Klinik der Frauenheilkunde
und Geburtshilfe
Band 7

Klinik der Frauenheilkunde und Geburtshilfe

Begründet von
Horst Schwalm und Gustav Döderlein

Herausgegeben von
Karl-Heinrich Wulf, Würzburg, und
Heinrich Schmidt-Matthiesen, Frankfurt/Main

Band 1 Endokrinologie und Reproduktionsmedizin I
Band 2 Endokrinologie und Reproduktionsmedizin II
Band 3 Endokrinologie und Reproduktionsmedizin III
Band 4 Schwangerschaft I
Band 5 Schwangerschaft II
Band 6 Geburt I
Band 7 Geburt II
Band 8 Gutartige gynäkologische Erkrankungen I
Band 9 Gutartige gynäkologische Erkrankungen II
Band 10 Allgemeine gynäkologische Onkologie
Band 11 Spezielle gynäkologische Onkologie I
Band 12 Spezielle gynäkologische Onkologie II

3. Auflage

Urban & Schwarzenberg · München–Wien–Baltimore

Klinik der Frauenheilkunde und Geburtshilfe
Band 7

Geburt II

Herausgegeben von
W. Künzel und K.-H. Wulf

unter Mitarbeit von
P. Baumann, D. Berg, S. Börgens, J. W. Dudenhausen, A. Feige, U. Gembruch,
J. Gille, M. Hermsteiner, M. Hohmann, A. Huch, E. Kastendieck, W. Künzel, H. Lukesch,
J. Martius, H. Schneider, K. T. M. Schneider, L. Spätling, R. Schück, F. J. Schulte,
H. B. von Stockhausen, R. Stuth, K. Ulsenheimer, K.-H. Wulf,
H. P. Zahradnik

Urban & Schwarzenberg · München–Wien–Baltimore

Wichtiger Hinweis für den Benutzer dieses Buches:

Die in diesem Werk enthaltenen Angaben zu diagnostischen und therapeutischen Maßnahmen sind durch die Erfahrungen der Autoren und den aktuellen Stand der Wissenschaft bei Drucklegung begründet. Dies entbindet den Benutzer jedoch nicht von der Pflicht, die Indikation zu therapeutischen Interventionen für jeden Patienten sorgfältig abzuwägen. Die Gabe von Medikamenten erfordert in jedem Fall die Beachtung der Herstellerinformationen und die Prüfung von Zweckmäßigkeit, Dosierung und Applikation.

Anschriften der Herausgeber:

Band 7
Prof. Dr. med. W. Künzel
Gf. Direktor der Universitäts-Frauenklinik
Klinikstraße 28
35392 Gießen

Gesamtwerk
Prof. Dr. med. K.-H. Wulf

Prof. em. Dr. med. K.-H. Wulf
Ehem. Direktor der Universitäts-Frauenklinik
Josef-Schneider-Straße 4
97080 Würzburg

Prof. em. Dr. med. H. Schmidt-Matthiesen
Ehem. Direktor des Zentrums für Frauenheilkunde
und Geburtshilfe der Universität Frankfurt
Humperdinckstraße 11
60598 Frankfurt/Main

Die Deutsche Bibliothek – CIP-Einheitsaufnahme

Klinik der Frauenheilkunde und Geburtshilfe / begr. von Horst Schwalm und Gustav Döderlein. Hrsg. von Karl-Heinrich Wulf und Heinrich Schmidt-Matthiesen. – München ; Wien ; Baltimore : Urban und Schwarzenberg.
  Früher Losebl.-Ausg.
NE: Schwalm, Horst [Hrsg.]; Wulf, Karl-Heinrich [Hrsg.]
Bd. 7 Geburt II / hrsg. von W. Künzel und K.-H. Wulf.
  Unter Mitarb. von P. Baumann ... [Die Zeichnungen erstellten Katja Dalkowski und Jochen Buschmann]. – 3. Aufl. – 1997
  ISBN 3-541-15073-4
NE: Künzel, Wolfgang [Hrsg.]; Baumann, P.

Planung und Lektorat: Dr. med. Burkhard Scheele, München
Redaktion: Pola Nawrocki, München
Herstellung: Petra Laurer, München

Die Zeichnungen erstellten Dr. med. Katja Dalkowski, München, und Jochen Buschmann, München. Einbandgestaltung von Dieter Vollendorf, München.

Gebrauchsnamen, Handelsnamen, Warenbezeichnungen und dergleichen, die in diesem Buch ohne besondere Kennzeichnung aufgeführt sind, berechtigen nicht zu der Annahme, daß solche Namen ohne weiteres von jedem benützt werden dürfen. Vielmehr kann es sich auch dann um gesetzlich geschützte Warenzeichen handeln.

Alle Rechte, auch die des Nachdruckes, der Wiedergabe in jeder Form und der Übersetzung in andere Sprachen behalten sich Urheber und Verleger vor. Es ist ohne schriftliche Genehmigung des Verlages nicht erlaubt, das Buch oder Teile daraus auf fotomechanischem Weg (Fotokopie, Mikrokopie) zu vervielfältigen oder unter Verwendung elektronischer bzw. mechanischer Systeme zu speichern, systematisch auszuwerten oder zu verbreiten (mit Ausnahme der in den §§ 53, 54 URG ausdrücklich genannten Sonderfälle).

Satz und Druck: Kösel, Kempten. Buchbinderische Verarbeitung: Monheim GmbH, Monheim · Printed in Germany.
© Urban & Schwarzenberg 1997

ISBN 3-541-15073-4

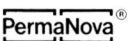

Geleitwort zur dritten Auflage

Die *Klinik der Frauenheilkunde und Geburtshilfe* wurde von H. Schwalm und G. Döderlein 1964 begründet und später zusammen mit K.-H. Wulf herausgegeben. Die erste Auflage erschien im Loseblatt-System in acht Bänden mit entsprechenden Ergänzungslieferungen bis 1984. Von 1985 bis 1990 wurde die zweite Auflage in Form von zwölf festen Einzelbänden ausgeliefert. Die Bände bzw. Bandgruppen präsentieren in monographischer Weise geschlossene Themenkomplexe der Gynäkologie und Geburtshilfe einschließlich ihrer Grenzgebiete.

Im Rahmen der jetzigen, dritten Auflage werden die einzelnen Bände in neubearbeiteter Form vorgelegt, wobei die aktuelle klinisch-wissenschaftliche Entwicklung und auch Wünsche der Leser berücksichtigt werden. So wurde die Stoffpräsentation didaktisch geändert, systematischer und optisch anschaulicher gestaltet. Schließlich erfolgte eine Straffung des Textes, wo dies ohne Verzicht auf Wesentliches möglich war.

Für Handlungsentscheidungen im klinischen Alltag werden konkrete Empfehlungen gegeben, um die Umsetzung des rein theoretischen Wissens zu erleichtern. Das Schwergewicht liegt auch weiterhin auf der Darstellung anwendbaren Wissens. Demgegenüber sind wissenschaftliche Aspekte nur so weit integriert, wie sie zum Verständnis der klinischen Problematik oder zur Abschätzung zukünftiger Entwicklung erforderlich scheinen. Gleiches gilt für die Bibliographie. Diese ist auf das Wesentliche beschränkt und nur dort ausführlicher berücksichtigt, wo es sich um innovative Methoden handelt.

Jährlich sind nach dem Perma-Nova-Prinzip zwei Banderneuerungen mit der oben erwähnten Zielsetzung vorgesehen. Dem Leser wird damit im Austauschverfahren eine Facharztbibliothek ständiger Aktualität angeboten.

Die *Klinik der Frauenheilkunde und Geburtshilfe* will auch in Zukunft dem praktisch tätigen Frauenarzt sowie den Ärzten, die sich in der Weiterbildung befinden, ein hilfreicher Ratgeber sein und alle Kenntnisse vermitteln, die für die tägliche Arbeit erforderlich sind.

Die Herausgeber

K.-H. Wulf
H. Schmidt-Matthiesen

Vorwort

Die Perinatalstatistiken der Bundesländer legen ein anschauliches Zeugnis über die Effektivität der geburtshilflichen Versorgung in der Bundesrepublik ab. Die perinatale Mortalität hat mit 0,5 bis 0,6% einen Tiefstand erreicht. Dieses Ergebnis ist seit einigen Jahren konstant und offenbar nicht mehr zu verbessern. Interessant ist jedoch, daß die neonatale Mortalität stärker zurückgegangen ist als die antepartale Mortalität. Aufgrund der nahezu lückenlosen Kontrolle des Feten sub partu ist die Sterblichkeit, die noch vor 30 Jahren ein Drittel der gesamten perinatalen Sterblichkeit betrug, nur noch 5 bis 8%. Die antepartale Mortalität und die neonatale Sterblichkeit stellen also heute das zu lösende Problem dar.

Im Band 7 werden die peripartalen Komplikationen als kausale Faktoren der antepartalen Mortalität umfassend besprochen. In den verschiedenen Kapiteln werden die Gefahrenzustände vor und während der Geburt erörtert und Störungen, die die Beeinträchtigung der fetalen Oxygenation zur Folge haben (Vena-cava-Okklusionssyndrom, Blutungen, Präeklampsie, Nabelschnurvorfall, Uterusruptur) oder Hinweise darauf liefern, daß eine solche besteht (Oligo- oder Polyhydramnion, Diabetes mellitus, Amnioninfektion, Sepsis und Schock), dargestellt.

Die Kapitel zur Frühgeburt und zur Mehrlingsschwangerschaft, die 1987 Bestandteil des Bandes 6 waren, sind im vorliegenden Band 7 mit aufgenommen worden. Im Kapitel „Mehrlingsschwangerschaft" ist die Problematik der Wachstumsretardierung und der zu frühen Geburt ebenfalls aufgegriffen und das Management einer speziellen Betrachtung unterzogen worden.

Der Themenbereich „Frühgeburt" wurde völlig neu gestaltet. Die Gliederung orientiert sich im wesentlichen an den Ursachen der Frühgeburt: sozialmedizinische Aspekte, fetale und maternale Ursachen der Frühgeburt.

Bei der Versorgung des Frühgeborenen sind neue Aspekte hinzugekommen. Sie erfolgt in enger Absprache mit unseren Kollegen von der neonatologischen Pädiatrie und mit Kollegen der Nachbarfächer Kardiologie, Chirurgie und Neurochirurgie. Nur in diesem engen Verband ist heute eine erfolgreiche Therapie des gesunden und des kranken Frühgeborenen denkbar.

In der Risikogeburtshilfe bleiben Versager der Therapie nicht aus. Nicht nur der Tod der Mutter oder des Kindes, sondern lebenslange bleibende Schäden können entweder die Folge einer unzureichenden Therapie oder auch schicksalhaft, weil nicht abänderbar, sein. Das Kapitel „Forensische Probleme" akzentuiert diesen Sachverhalt aus der Sicht eines im Medizinrecht erfahrenen Juristen. Denn Qualitäts-Management besteht nicht nur in der rechtzeitigen Wahl einer geeigneten Therapieform im Problemfall, sondern auch im sorgfältigen Protokollieren der ausgeführten Maßnahmen.

Die Herausgabe des Bandes wäre ohne die aktive, sorgfältige Mitarbeit der Autoren der einzelnen Kapitel nicht möglich gewesen. Ihnen sei an dieser Stelle sehr herzlich gedankt. Ein besonderer Dank gilt dem Verlag Urban & Schwarzenberg, insbesondere Herrn Dr. Scheele für die Beratung bei der Disposition des Bandes, und Frau Pola Nawrocki für die kritische Durchsicht und Bearbeitung der einzelnen Kapitel.

Vorwort

Die Herausgeber hoffen auf eine positive Aufnahme des vorliegenden Bandes. Sie sind sich der Tatsache bewußt, daß die Inhalte der einzelnen Kapitel einer kontinuierlichen Weiterentwicklung unseres Faches unterliegen und daß das, was heute Gültigkeit hat, morgen überholt sein kann. Sie wünschen sich aber auch, daß das Buch Nachschlagewerk und Rageber zugleich ist, denn nur im Verständnis um die pathophysiologischen Zusammenhänge ist eine rationale Therapie möglich.

Die Bandherausgeber   W. Künzel
                                                         K.-H. Wulf

Inhalt

Peripartale Komplikationen und Notsituationen

1 Vena-cava-Okklusionssyndrom
  W. Künzel 3

2 Akute fetale Hypoxie
  E. Kastendieck 11

3 Blutungen, erworbene Koagulopathien und Schock unter der Geburt
  H. P. Zahradnik 25

4 Präeklampsie, HELLP-Syndrom und Eklampsie unter der Geburt
  J. Gille 47

5 Amnioninfektionssyndrom, Sepsis, Schock
  J. Martius 59

6 Behandlung der diabetischen Schwangeren unter der Geburt
  A. Feige 67

7 Nabelschnurvorfall
  E. Kastendieck 71

8 Armvorfall
  E. Kastendieck 77

9 Uterusruptur
  W. Künzel 81

10 Fruchtwassermenge und Geburtsverlauf
   W. Künzel 85

11 Inversio uteri puerperalis
   E. Kastendieck 91

Frühgeburt

12 Frühgeburt und Grenzen
   K.-H. Wulf 101

13 Sozialmedizinische Aspekte der Frühgeburtlichkeit
   H. Lukesch 109

14 Fetale Fehlbildungen als Ursache der Frühgeburt
   U. Gembruch, P. Baumann 129

15 Uterine Ursachen der Frühgeburt
    M. Hermsteiner 139

16 Erkrankungen der Mutter als Ursache der Frühgeburt
    M. Hohmann, W. Künzel 149

17 Infektionen und Frühgeburt
    J. Martius 157

18 Intrauterine Wachstumsretardierung
    K. T. M. Schneider 177

19 Prophylaxe und Therapie vorzeitiger Wehen
    L. Spätling, H. Schneider 193

20 Prophylaxe und Therapie der Zervixinsuffizienz
    R. Stuth, D. Berg 221

21 Die Frühgeburt und ihre Prophylaxe aus psychosozialer Sicht
    S. Börgens 233

22 Der vorzeitige Blasensprung und die Leitung der Frühgeburt
    M. Hermsteiner, W. Künzel 245

Die Versorgung des Frühgeborenen

23 Die Primärversorgung des Frühgeborenen: Zusammenarbeit von
    Geburtshelfer und Pädiater
    A. Feige 263

24 Die Langzeitversorgung Frühgeborener – Intensivmedizin
    H. B. von Stockhausen 267

25 Die chirurgische Therapie kranker Reif- und Frühgeborener
    R. Schück 293

26 Das Atemnotsyndrom: Prävention und Therapie
    H. B. von Stockhausen 317

27 Die Entwicklung von Frühgeborenen: Prognose – Mortalität – Morbidität
    F. J. Schulte 335

Mehrlingsschwangerschaft und -geburt

28 Die Mehrlingsschwangerschaft
    J. W. Dudenhausen 351

29 Geburtsleitung bei Mehrlingen
    A. Huch 363

Forensische Probleme

30 Forensische Probleme in der Geburtshilfe
    K. Ulsenheimer 373

Autorenverzeichnis

Dr. med. P. Baumann
Klinik f. Frauenheilkunde u. Geburtshilfe
d. Medizinischen Universität
Ratzeburger Allee 160
D-23538 Lübeck

Prof. Dr. med. D. Berg
Chefarzt d. Frauenklinik
Klinikum St. Marien
D-92224 Amberg

Dr. phil. Dipl.-Psych. Sylvia Börgens
Waldstr. 57
D-61200 Wölfersheim

Prof. Dr. med. J. W. Dudenhausen
Leiter d. Abt. f. Geburtsmedizin
Virchow-Klinikum
Augustenburger Platz 1
D-13353 Berlin

Prof. Dr. med. A. Feige
Ltd. Arzt d. Frauenklinik II
Klinikum Nürnberg-Süd
Breslauer Str. 201
D-90471 Nürnberg

Prof. Dr. med. Ulrich Gembruch
Klinik f. Frauenheilkunde u. Geburtshilfe
d. Medizinischen Universität
Ratzeburger Allee 160
D-23538 Lübeck

Prof. Dr. med. J. Gille
Chefarzt d. Gynäk.-geburtshilfl. Abt.
Städtisches Krankenhaus Lüneburg
Bögelstr. 1
D-21339 Lüneburg

Dr. med. M. Hermsteiner
Univ.-Frauenklinik
Klinikstr. 32
D-35385 Gießen

Priv.-Doz. Dr. med. M. Hohmann
Chefarzt d. Frauenklinik
Klinikum Kreis Herford
Postfach 2151/2161
D-32045 Herford

Prof. Dr. med. A. Huch
Direktor d. Klinik f. Geburtshilfe
Departement f. Frauenheilkunde
Frauenklinikstr. 10
CH-8091 Zürich

Prof. Dr. med. E. Kastendieck
Chefarzt d. Geburtshilfl.-gynäk. Abt.
Martin-Luther-Krankenhaus
Caspar-Theyß-Str. 27–31
D-14193 Berlin

Prof. Dr. med. W. Künzel
Gf. Direktor d. Univ.-Frauenklinik
u. Hebammenlehranstalt
Klinikstr. 28
D-35385 Gießen

Prof. Dr. H. Lukesch
Institut f. Psychologie d. Univ.
Universitätsstr. 31
D-93040 Regensburg

Prof. Dr. med. J. Martius
Universitäts-Frauenklinik
Josef-Schneider-Str. 4
D-97080 Würzburg

o. Prof. Dr. med. H. Schneider
Direktor u. Chefarzt d. Geburtshilfe
Univ.-Frauenklinik
Schanzeneckstr. 1
CH-3012 Bern

Prof. Dr. med. K. T. M. Schneider
Frauenklinik u. Poliklinik d. Techn. Univ.
Klinikum rechts der Isar
Ismaninger Str. 22
D-81675 München

Priv.-Doz. Dr. med. R. Schück
Klinik f. Allgemein- u. Thoraxchirurgie d. Univ.
Klinikstr. 29
D-35385 Gießen

Prof. em. Dr. med. F. J. Schulte
ehem. Direktor der Kinderklinik
Universitäts-Krankenhaus Eppendorf
Martinistr. 52
D-20246 Hamburg

Prof. Dr. med. L. Spätling
Direktor d. Städt. Frauenklinik
Pacelliallee 4
D-36043 Fulda

Prof. Dr. med. H. B. von Stockhausen
Kinderklinik u. Poliklinik d. Univ.
Josef-Schneider-Straße 2
D-97080 Würzburg

Dr. med. R. Stuth
Klinikum St. Marien
Frauenklinik
D-92224 Amberg

Prof. Dr. Dr. K. Ulsenheimer
Maximiliansplatz 12/IV
D-80333 München

Prof. em. Dr. med. K.-H. Wulf
Ehem. Direktor d. Univ.-Frauenklinik
Josef-Schneider-Str. 4
D-97080 Würzburg

Prof. Dr. med. H. P. Zahradnik
Universitäts-Frauenklinik
Hugstetter Str. 55
D-79106 Freiburg

Peripartale Komplikationen und Notsituationen

1 Vena-cava-Okklusionssyndrom

W. Künzel

Inhalt

1	Einleitung	4
1.1	Beschwerden der Graviden bei Rückenlage	4
1.2	Zur Nomenklatur	4
2	Pathophysiologie der maternalen Hämodynamik beim Vena-cava-Okklusionssyndrom	4
2.1	Herzminutenvolumen	4
2.2	Arterieller Blutdruck	5
2.3	Blutdruck im venösen Gefäßsystem	6
2.4	Peripherer Strömungswiderstand	6
2.5	Uterusdurchblutung	7
3	Uterusdurchblutung und fetale Parameter beim Vena-cava-Okklusionssyndrom	7
4	Klinische Bedeutung des Vena-cava-Okklusionssyndroms	8
4.1	Untersuchung der Schwangeren und Kreißenden	8
4.2	Anästhesie	8
4.3	Vorzeitige Ablösung der Plazenta	9
4.4	Fruchtwasserembolie	9
4.5	Nierenfunktion	9
5	Therapie des Vena-cava-Okklusionssyndroms	10

1 Einleitung

Frauen mit fortgeschrittener Schwangerschaft haben gelegentlich Schwierigkeiten, auf dem Rücken zu liegen [1]. Das typische Symptomenbild, die sog. Herzinsuffizienz der Schwangeren, wird durch die Kompression der V. cava inferior verursacht. Untersuchungen der maternalen Hämodynamik zeigen entsprechende Veränderungen, die sich in Seitenlage völlig normalisieren. Auch der Fetus ist betroffen, sichtbar am Abfall der Herzfrequenz. Da das Vena-cava-Okklusionssyndrom im klinischen Alltag in vielfältiger Form in Erscheinung tritt, sollen die Klinik und die Pathophysiologie eingehend dargestellt werden.

Tabelle 1-1 Verteilung der Rückenlagebeschwerden in der 2. Hälfte der Schwangerschaft auf Erst- und Mehrgebärende (nach Ahltorp [2])

Para	untersuchte Patientinnen	Patientinnen mit Rückenlagebeschwerden		Patientinnen, die keine Rückenlage einnehmen konnten	
	n	n	%	n	%
I	401	115	28,7	19	4,7
II	157	49	31,2	12	7,9
III	53	15	28,3	4	7,5
IV–IX	42	18	42,9	7	16,7

1.1 Beschwerden der Graviden bei Rückenlage

Die Lagerung der Patientin auf dem Rücken zur routinemäßigen Schwangerenuntersuchung wird in der 2. Schwangerschaftshälfte von den Erstgebärenden in etwa 30% als unangenehm empfunden, und etwa 7% lehnen es ab, eine Rückenlage überhaupt einzunehmen (Tab. 1-1). Die Symptome treten häufiger bei Frauen auf, die vier und mehr Kinder geboren haben. Diffuse Beschwerden mit Lokalisation im Bauch (23%) und Atemnot, gesteigert bis zum Erstickungsgefühl, traten in 18% auf [2]; 11% der Patientinnen verspürten bei Rückenlage stark gesteigerte fetale Bewegungen.

Mitunter geht die Okklusion der V. cava mit einem dramatischen Erscheinungsbild einher. Blässe, Schwitzen, Übelkeit und schließlich Bewußtlosigkeit sind typische Zeichen, Krämpfe sind selten. Die Herzfrequenz steigt an. Bei Seitenlage, aber auch schon beim Anheben des Uterus bilden sich diese Beschwerden rasch zurück.

1.2 Zur Nomenklatur

Die Hypotonie bei schwangeren Patientinnen in Rückenlage, verursacht durch die Kompression der V. cava inferior, hat zu zahlreichen Bezeichnungen des oben beschriebenen Symptomenbilds geführt: Supine hypotensive syndrome, Vena-cava-inferior-Syndrom, inferior vena caval occlusion und Rückenlage-Schocksyndrom (Übersicht bei [10]).

Eine Hypotonie ist nicht generell nachweisbar. Hämodynamische Veränderungen distal der Kompressionsstelle, insbesondere im Bereich des Uterus und der Niere, erfolgen bereits vorher. Die Benennungen des Symptomenbilds, die nur auf die Hypotonie und den Schock hinweisen, beschreiben das Gesamtbild der Störungen deshalb nur teilweise. Um den Symptomenkomplex in allen Variationen zu erfassen, wird nachfolgend die Bezeichnung *Vena-cava-Okklusionssyndrom* (VCO) gewählt.

2 Pathophysiologie der maternalen Hämodynamik beim Vena-cava-Okklusionssyndrom

2.1 Herzminutenvolumen

Nimmt eine schwangere Patientin in den letzten Wochen der Schwangerschaft die Rückenlage ein, folgt eine Reihe hämodynamischer Störungen im maternen Organismus. Das Herzminutenvolumen nimmt um ca. 14% ab, das Schlagvolumen sinkt um ca. 10%, der periphere Widerstand steigt etwa um 13% an. Der arterielle Mitteldruck und die Herzfrequenz ändern sich nach den hier vorliegenden Untersuchungen nicht [15]. Die Veränderungen der materno-kardiovaskulären Parameter sind jedoch nicht einheitlich. Die Regulation des Herzminutenvolumens geschieht über Veränderungen der Herzfrequenz und des

Schlagvolumens. Faktoren, welche den venösen Rückstrom zum Herzen einschränken, verändern die Kammerfüllung während der Diastole, so daß das Schlagvolumen und Herzminutenvolumen abnehmen, wenn die Herzfrequenz konstant bleibt.

Der Einfluß der Rückenlage auf das Herzminutenvolumen bei Schwangeren war zunächst bei den Untersuchungen zur Bestimmung der maternalen Hämodynamik unbeachtet geblieben. Es bestanden widersprüchliche Beobachtungen (Übersicht bei [15]). Sie zeigten, daß das Herzminutenvolumen während der Schwangerschaft um etwa 30 bis 40% ansteigt, im letzten Drittel der Gravidität jedoch wieder abnimmt. Genauere Untersuchungen über den Einfluß der Lage bei Schwangeren auf das Herzminutenvolumen zeigten schließlich folgendes [28]:

- Das Herzminutenvolumen fiel bei der Lithotomieposition um 16,9%, in der Walcher-Lage um 8,2% und in der Trendelenburg-Lage um 18,3% ab.
- In linker Seitenlage und bei Seitenlagerung in Trendelenburg-Lage stieg das Herzminutenvolumen um 13,5% bzw. 12,9% an.

Die prozentualen Änderungen sind auf Messungen bezogen, die in Rückenlage vorgenommen wurden. Diese Untersuchungen wurden später bestätigt und ergänzt [13, 14, 18, 23, 26]. So konnte man zeigen, daß während der Uteruskontraktionen das Herzminutenvolumen, das Schlagvolumen und der Pulsdruck bei Schwangeren in Rückenlage signifikant stärker ansteigen als in Seitenlage [26, 27] (Tab. 1-2). Diese Beobachtung ist zunächst schwer zu erklären. Es ist jedoch denkbar, daß sich der in der Wehe kontrahierende Uterus aufrichtet, sich von der Wirbelsäule abhebt, die Kompression der V. cava freigibt und somit den venösen Rückstrom zum Herzen begünstigt. Bei Messungen des Herzminutenvolumens während des Kaiserschnitts nahm das Herzminutenvolumen im Mittel um 1,03 l/min (± 1,29) nach Geburt des Kindes und der Plazenta zu [14]. Die Kompression der V. cava als Ursache für die Reduktion des Herzminutenvolumens konnte experimentell nachgewiesen werden. Durch manuelle Kompression der V. cava nach Geburt des Kindes und der operativen Versorgung des Uterus nahm das Herzminutenvolumen um 1,5 bis 2 l/min ab. Die Abnahme erfolgte durch eine Reduktion des Schlagvolumens, die nur unzureichend durch einen geringen Anstieg der Herzfrequenz kompensiert war [14].

2.2 Arterieller Blutdruck

Bei einigen Graviden sinkt der Blutdruck in Rückenlage, bei vielen aber bleibt er unverändert. Dies zeigt, daß beim Vena-cava-Okklusionssyndrom die Reduktion des Herzminutenvolumens nicht allein die Ursache für den Blutdruckabfall sein kann.

Bei schwangeren Frauen, bei denen ein Kaiserschnitt durchgeführt wurde, bewirkte eine Kompression der V. cava einen Abfall des Herzminutenvolumens, jedoch ohne Abfall des maternalen arteriellen Blutdrucks [9]. Bei Frauen in Rückenlage variierte der Abfall des arteriellen Mitteldrucks ebenfalls. Andere Autoren fanden in sechs Fällen keine Änderung oder einen Anstieg des arteriellen Blutdrucks bis 12 mm Hg und in zehn Fällen einen Abfall von 1 bis 57 mm Hg [15]. Der Blutdruck fiel aber nur in drei Fällen auf ungefähr 55 mm Hg ab. Bei Patientinnen mit Spinalanästhesie ist der Blutdruck im Mittel niedriger als bei Patientinnen in Rückenlage ohne Spinalanästhesie. Offenbar wird durch die Spinalanästhesie der Tonus des venösen Gefäßsystems reduziert, da die Blockade der sympathischen Fasern durch Lokalanästhetika den Einfluß des Sympathikus auf die Gefäße hemmt. Das Herzminutenvolumen fiel z.B. nach Anlegen der Spinalanästhesie in Rückenlage von 5,4 auf 3,6 l/min und der arterielle Blutdruck von 124/72 auf 66/38 mm Hg ab [25] (Tab. 1-2). Nach der Geburt des Kindes war der Blutdruck wieder im Normbereich, und das Herzminutenvolumen war höher als zuvor in Rückenlage gemessen (8,4 ± 2,6 l/min).

Ähnlich wie beim Menschen verhält sich der Blutdruck im Tierexperiment beim Schaf (Abb. 1-1). Bei vollständiger Kompression der V. cava fiel der arterielle Mitteldruck um 1 bis 50 mm Hg ab [11]. Die Ursache für den variierenden Blutdruckabfall ist sehr

Tabelle 1-2 Herzminutenvolumen, Schlagvolumen und Blutdruck (systolisch/diastolisch) in Rückenlage und Seitenlage bei schwangeren Frauen am Termin sowie unter dem Einfluß der Spinalanästhesie und der Kontraktion des Uterus

Untersucher Methode	Anzahl der Fälle	Spezielle Versuchsbedingungen	Rückenlage			Seitenlage		
			Herzminutenvolumen (l/min)	Schlagvolumen (ml)	Blutdruck (mm Hg) syst./diast.	Herzminutenvolumen (l/min)	Schlagvolumen (ml)	Blutdruck (mm Hg) syst./diast.
Vorys et al. [28] (Farbstoffverdünnung)	14		6,6	–	–	7,7	–	–
Lees et al. [15] (Farbstoffverdünnung)	5		5,3 (± 0,59)	–	–	6,3 0,54	–	–
Ueland et al. [25] (Farbstoffverdünnung)	12	vor Anästhesie	5,4 (± 1,75)	62 (± 22)	124/72 (± 18/8)	7,24 (± 2,83)	87 (± 31)	–
		nach Spinalanästhesie	3,6 (± 1,2)	35 (± 14)	66/38 (± 15/12)	6,2 (± 1,9)	77 (± 16)	100/60 (± 19/16)
Ueland und Hansen [26, 27] (Farbstoffverdünnung)	9	vor Kontraktion des Uterus	5,2 (± 1,4)	59 (± 20)	112/70 (± 9/4)	6,3 (± 0,9)	75 (± 10)	115/71 (± 11/4)
		während der Kontraktion des Uterus	6,5 (± 1,2)	79 (± 14)	132/79 (± 10/6)	6,8 (± 0,9)	81 (± 8)	126/80 (± 16/7)

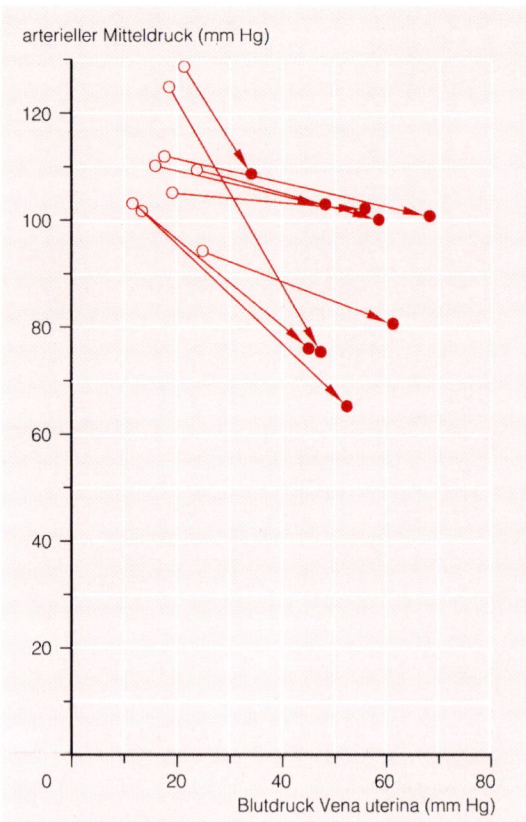

Abb. 1-1 Die Beziehung zwischen dem arteriellen Mitteldruck und dem Druck in der V. uterina vor (○) und während (●) vollständiger Okklusion der V. cava bei trächtigen Schafen. Als Folge der Vena-cava-Okklusion stieg der Druck in der V. uterina von 18 ± 4 mm Hg auf 53 ± 10 mm Hg an. Der Druckanstieg in der V. uterina war nicht immer von einem tiefen Blutdruckabfall begleitet. Der Abfall des arteriellen Mitteldrucks betrug 1 bis 50 mm Hg (nach Künzel et al. [11]).

system dilatiert wird und dann, wohl abhängig vom Blutdruck und vom Tonus der Venen, ein Teil der zirkulierenden Blutmenge im venösen Speichersystem verlorengeht. Dieser endogene Blutverlust scheint sehr variabel und überdies durch den Anstieg der Herzfrequenz (= Anstieg des Herzminutenvolumens) kompensierbar zu sein.

2.3 Blutdruck im venösen Gefäßsystem

Die Entstehung von Varizen bei Graviden beruht auf einer mechanischen Abflußbehinderung im kleinen Becken [6]. Der Blutdruck in den Varizen betrug im Liegen im Mittel 15,4 mm Hg. Dieser Druck war doppelt so hoch wie der Blutdruck, der in einer Vene am Arm gemessen wurde: 8,3 mm Hg.

Die Ursache dieser Drucksteigerung bei Schwangeren in den Venen der unteren Körperhälfte konnte durch venenangiographische Untersuchungen präzisiert werden [4]. Diese angiographischen Untersuchungen zeigen in zehn von zwölf schwangeren Patientinnen in Rückenlage die V. cava von der Bifurkation in die Beckenvenen an im gesamten abdominellen Bereich komprimiert. Nur in zwei Fällen war eine partielle Obstruktion nachweisbar. Das Kontrastmittel floß über die Vv. lumbales ascendentes, Vv. spinales und die Vv. thoracicae longitudinales ab. Eine zweite Röntgenaufnahme nach dem Kaiserschnitt zeigte die V. cava frei durchgängig, und eine Kontrastmitteldarstellung des Kollateralkreislaufs erfolgte nicht. Der Kollateralkreislauf scheint dennoch nicht die Obstruktion der V. cava voll zu kompensieren. Auch in Rückenlage oder auch beim manuellen Druck auf die V. cava inferior steigt der Blutdruck auf etwa 18 bis 24 mm Hg an. Im Tierversuch nahm der Blutdruck bei vollständiger Kompression der V. cava in der V. uterina auf 35 bis 65 mm Hg zu (Abb. 1-1) [10, 11, 18]. In Seitenlage, beim Anheben des Uterus oder Freigabe der manuellen Kompression fällt der Druck in wenigen Sekunden ab. In Seitenlage beträgt der Blutdruck in der V. cava inferior etwa 5 bis 10 mm Hg. Die Blutdruckwerte in der V. cava, in den Venen des Uterus und im intervillösen Raum sind annähernd gleich groß [8, 9, 10].

2.4 Peripherer Strömungswiderstand

Die Abnahme des Herzminutenvolumens bei unverändertem arteriellen Mitteldruck bedeutet eine Zunahme des peripheren Strömungswiderstands. Die Zunahme des peripheren Strömungswiderstands beim Vena-cava-Okklusionssyndrom ist wiederholt nachgewiesen worden [9, 14, 15]. In weniger als zwei Minuten steigt mit der Einnahme der Rückenlage der periphere Strömungswiderstand an, er fällt aber ebenso plötzlich bei Positionswechsel wieder ab. Widerstandsänderungen, die auf einen Spasmus der Arteriolen zurückzuführen sind, erfolgen in der Regel langsamer. Die rasche Änderung des peripheren Widerstands bei Positionswechsel weist jedoch darauf hin, daß die

wahrscheinlich im unterschiedlichen Tonus des venösen Gefäßsystems distal des Kompressionsorts bzw. in der Effizienz des kollateralen venösen Gefäßsystems zu suchen.

Der Blutdruck der Graviden dürfte bei Kompression der V. cava nicht abfallen, wenn nicht gleichzeitig durch den Druckanstieg in der V. cava und im übrigen venösen Gefäßsystem ein „endogener Blutverlust" in den venösen Speicher erfolgen würde.

Obgleich das Herzminutenvolumen sinkt, bleibt der arterielle Mitteldruck bei Kompression der V. cava zunächst konstant, da parallel der Abnahme des Herzminutenvolumens der periphere Strömungswiderstand ansteigt. Der Strömungswiderstand ist aber nicht im arteriellen Gefäßsystem, sondern in der V. cava lokalisiert. Der Abfall des arteriellen Mitteldrucks ist verzögert, da erst mit dem Anstieg des Blutdrucks in den Venen distal des Kompressionsorts das venöse Gefäß-

Widerstandsänderungen beim Vena-cava-Okklusionssyndrom zunächst nicht durch einen Arteriolospasmus verursacht werden, sondern allein auf die Kompression der V. cava durch den graviden Uterus zurückzuführen sind. Der Strömungswiderstand ist danach zunächst in der V. cava und nicht, wie vielfach spekuliert [18], im arteriellen Gefäßsystem lokalisiert.

2.5 Uterusdurchblutung

Wie die Durchblutung der meisten Organe, so ist auch die Durchblutung des Uterus dem Perfusionsdruck proportional und dem Strömungswiderstand des uterinen Gefäßsystems umgekehrt proportional (Übersicht in [20]).

Für den Uterus ist der Perfusionsdruck die Differenz zwischen dem Blutdruck in der V. uterina und dem arteriellen Mitteldruck. Die uterine Durchblutung wird reduziert, wenn durch die Kompression der V. cava inferior der Blutdruck in der V. uterina ansteigt und/oder der arterielle Mitteldruck sinkt [11].

Im Tierexperiment an Schafen steigt bei Kompression der V. cava inferior der Blutdruck in der V. uterina nach etwa 15 bis 20 Sekunden an, und der arterielle Mitteldruck fällt langsam ab (Abb. 1-2). Als Folge der arteriellen und venösen Druckänderungen wird die uterine Durchblutung reduziert.

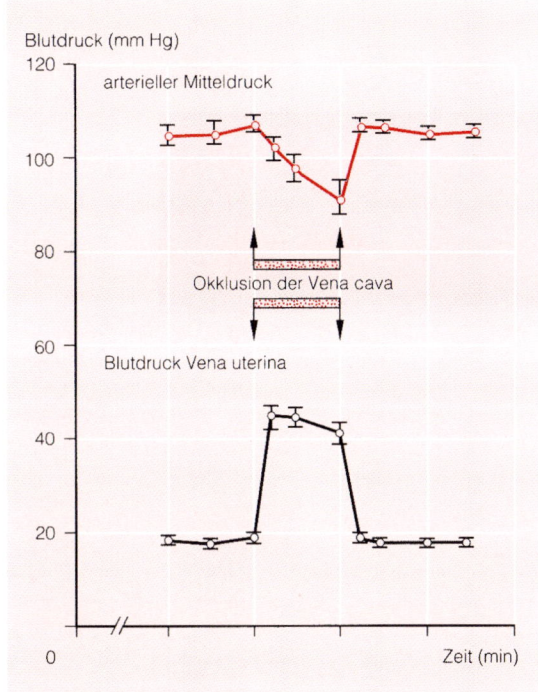

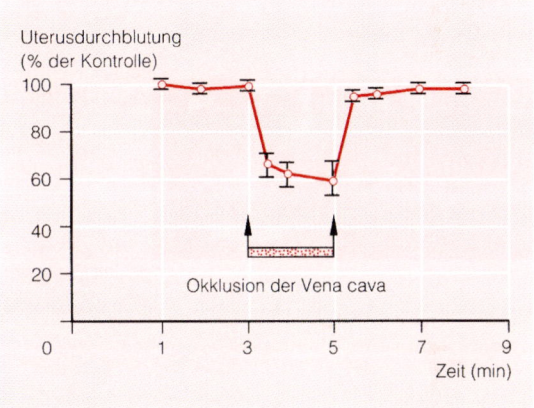

Abb. 1-2 Uterusdurchblutung, arterieller Mitteldruck und Blutdruck in der V. uterina vor, während und nach Kompression der V. cava beim Schaf (n = 24; Mittelwert ± mittlerer Fehler des Mittelwerts; nach Künzel et al. [11]).

3 Uterusdurchblutung und fetale Parameter beim Vena-cava-Okklusionssyndrom

Bei Rückenlage der Schwangeren treten in 11 % gesteigerte Kindsbewegungen auf [2]. Dies ist ein Befund, der auch im Tierexperiment zu erheben ist, wenn die Durchblutung des Uterus reduziert wird. Es sind ferner bei der Überwachung des Feten durch die kontinuierliche externe Messung der fetalen Herzfrequenz gelegentlich in Rückenlage Frequenzalterationen zu beobachten, die nicht zu den Wehen korrelieren und verschwinden, wenn die Schwangere die Seitenlage wieder einnimmt (Abb. 1-3; Übersicht bei [10]). Bisher unbeachtet blieb jedoch, daß auch bereits der Anstieg des venösen Blutdrucks die uterine Perfusion reduzieren kann, ohne daß der arterielle Mitteldruck wesentlich sinkt. Das bedeutet, daß fetale Herzfrequenzalterationen bereits ohne klinische Symptomatik wie Schwindel und Übelkeit bei der Patientin auftreten können.

Das Verhalten der fetalen Herzfrequenz wurde in einer tierexperimentellen Studie an Schafen untersucht. Bei Reduktion der uterinen Durchblutung um mehr als 30 % des Ausgangswerts sank die fetale Herzfrequenz ab, oberhalb dieser Grenze erfolgte ein geringer Anstieg der fetalen Herzfrequenz. Es besteht somit eine

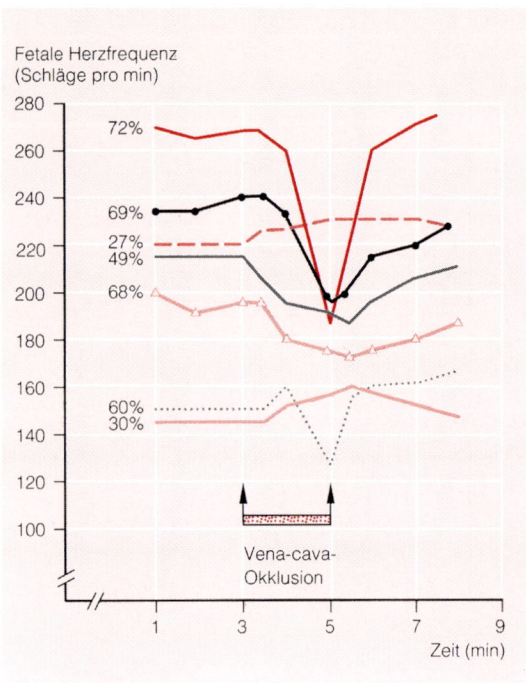

◁
Abb. 1-3 Die fetale Herzfrequenz während der Vena-cava-Okklusion bei Schafen. Die Prozentzahlen zeigen das Ausmaß der Reduktion der uterinen Durchblutung. Der Reduktion der Uterusdurchblutung um 30% folgt ein Anstieg der fetalen Herzfrequenz. Eine Reduktion der Uterusdurchblutung um 50% und mehr führt zu einem Abfall der fetalen Herzfrequenz (nach Künzel et al. [11]).

enge Beziehung zwischen der Reduktion der uterinen Durchblutung und dem Abfall der fetalen Herzfrequenz.

Der unterschiedliche Abfall der uterinen Durchblutung erklärt jedoch, warum beim Vena-cava-Okklusionssyndrom die Formen der Frequenzalterationen des Feten so variabel sind [11, 12].

Untersuchungen mit der Pulsoxymetrie beim Menschen während der Geburt belegen den Einfluß der Rückenlage auf die fetale Oxygenierung [4a]. In Seitenlage betrug die O_2-Sättigung an der Kopfhaut des Feten 53,2(SD 12,2)% und in der Rückenlage 46,7(SD 9,0)%. Ähnliche Beobachtungen konnten auch von anderen Autoren gemacht werden [2a].

4 Klinische Bedeutung des Vena-cava-Okklusionssyndroms

Die Kenntnis der Pathophysiologie des Vena-cava-Okklusionssyndroms und seine Auswirkung auf den Fetus ist für das Verständnis klinischer Zusammenhänge wichtig, da sich daraus sehr einfach der richtige therapeutische Weg ableiten läßt.

4.1 Untersuchung der Schwangeren und Kreißenden

Eine Reihe geburtshilflicher Untersuchungen werden durchgeführt, wenn die Schwangere sich in Rückenlage befindet. Bei den üblichen Untersuchungen zur Feststellung der Kindslage (Leopold-Handgriffe) tritt offenbar durch Verlagerung des Uterus das Vena-cava-Okklusionssyndrom gehäuft auf. Die gleiche Situation besteht auch bei der Durchführung intravenöser Glucosetoleranztests und Ultraschalluntersuchungen. Auch die externe Kardiotokographie ist als Ursache für die Ausbildung eines Vena-cava-Okklusionssyndroms zu beachten. Bleibt dies unbeachtet, sind Fehlinterpretationen des gewonnenen Kardiotokogramms die Folge. In etwa 6% der Fälle haben wir beim Anlegen der Kopfschwartenelektrode eine kindliche Herzfrequenzverlangsamung sehen können, die sich in Seitenlagerung normalisierte und in der folgenden Stunde bei interner Ableitung nicht mehr auftrat. In zwei von zehn Fällen trat bei einer Mikroblutanalyse eine Frequenzverlangsamung auf.

Bei diesen Fällen konnte gleichzeitig ein Abfall des arteriellen Mitteldrucks der Mutter registriert werden. Diese Beobachtungen geben Anlaß, die mit der Mikroblutuntersuchung gewonnenen Werte, insbesondere die des pO_2 und pCO_2, kritischer zu betrachten. Auch die Amnioskopie ist geeignet, die Ausbildung eines Vena-cava-Okklusionssyndroms zu begünstigen. Gelegentlich nachgewiesenes grünes Fruchtwasser ohne klinisch relevante Zeichen, wie z. B. Symptome eines EPH-Syndroms, könnten als passagere Hypoxie des Feten als Folge eines Vena-cava-Okklusionssyndroms gedeutet werden.

4.2 Anästhesie

Das relativ seltene Vorkommen des Vena-cava-Okklusions-Syndroms läßt vermuten, daß beim überwiegenden Teil der Schwangeren ein Blutdruckabfall in

Rückenlage nicht erfolgt, weil das venöse Gefäßsystem ausreichend tonisiert ist. Bei Inhalationsnarkose, insbesondere aber bei der Spinalanästhesie zur Durchführung eines Kaiserschnitts, sind dramatische Zwischenfälle bei Rückenlage der Patientin beschrieben worden. In einer Zusammenstellung von 17 Fällen aus der Literatur boten die Patientinnen in allen Fällen etwa die gleiche Symptomatik [7]: Nach Injektion des Anästhetikums in den Subarachnoidalraum war es in Rückenlage während des Kaiserschnitts zum plötzlichen Tod der Patientin gekommen. Das Intervall war abhängig vom verwendeten Anästhetikum und korrelierte zur Zeit, die gewöhnlich bis zur Sympathikusblockade verging. Es ist sehr wahrscheinlich, daß das Vena-cava-Okklusionssyndrom bei diesen Zwischenfällen ursächlich von Bedeutung war.

Diese Mitteilung ist später durch Untersuchungen über die Höhe der Anästhesie bei Spinalanästhesie ergänzt worden [3]. Bei abdomineller Kompression und bei Graviden in Rückenlage war die Höhe der Anästhesie im Segment Th7/Th8 lokalisiert, während bei der gynäkologischen Kontrollserie die Anästhesiehöhe bei Th11 lag. Die Ursache für die unterschiedliche Höhe der Anästhesie ist danach die Verteilung des Anästhetikums im Subarachnoidalraum. Die Verteilung war abhängig vom Füllungsdruck der Vertebralvenen. Dieser ist höher während der Rückenlage der Graviden und bei abdomineller Kompression [3]. Die wohl wesentliche Auswirkung der Inhalationsanästhesie, insbesondere aber der Spinalanästhesie, liegt demnach in der Blockade sympathischer Nerven. Die Reduktion der sympathischen Aktivität führt zu einer Dilatation im arteriellen und im venösen Gefäßsystem. Insbesondere die Dilatation des venösen Gefäßsystems begünstigt den internen Blutverlust in das schon ohnehin gestaute Gefäßgebiet. Das Herzminutenvolumen und der arterielle Blutdruck fallen nach Spinalanästhesie bedrohlich ab (siehe Tab. 1-2), während in Seitenlage die Veränderungen geringer sind [25, 26, 27]. Sympathotonika sind hier nur mit Vorsicht anzuwenden, da diese den Blutdruck wohl kurzfristig normalisieren, aber die Okklusion der V. cava nicht beseitigen. Die Wirkung der Sympathotonika nach Freigabe der Okklusion resultiert gelegentlich in einer exzessiven Blutdrucksteigerung und Ausbildung eines Lungenödems [9].

Die Lagerung zum Kaiserschnitt hat überdies auch einen Einfluß auf die fetale Oxygenation, ohne daß Zeichen eines Blutdruckabfalls nachweisbar sind. In Abhängigkeit von der Zeit der Lagerung bis zur Geburt des Kindes nimmt die O_2-Sättigung im umbilikalen Venenblut und Arterienblut ab [22]. Dieser Befund ist zu erwarten, wenn die Uterusdurchblutung sinkt.

4.3 Vorzeitige Ablösung der Plazenta

Beim EPH-Syndrom ist die vorzeitige Ablösung der normal sitzenden Plazenta sicher häufiger zu erwarten als beim Vena-cava-Okklusionssyndrom: Sechs Fälle mit vorzeitiger Plazentaablösung wurden bei 100 Patientinnen mit Vena-cava-Okklusionssyndrom berichtet [17]. Dennoch ergibt sich ein interessanter Aspekt der vorzeitigen Plazentaablösung in Verbindung mit dem Vena-cava-Okklusionssyndrom auf den Modus der Plazentalösung generell. Es liegt nahe, anzunehmen, daß der Anstieg des Blutdrucks in der V. cava das auslösende Moment für die Ablösung der Plazenta darstellt, da der Druck nicht nur in der V. cava ansteigt, sondern auch in der V. uterina und im intervillösen Raum erhöht ist. Bei vollständiger Kompression der V. cava entsprechen diese Drücke nahezu den arteriellen Drücken. Eine Reihe kasuistischer Mitteilungen über verifizierte plötzliche Plazentalösungen bei Patientinnen in Rückenlage stützen diese Vorstellung (Übersicht in [16, 17, 19, 21]).

4.4 Fruchtwasserembolie

Die Fruchtwasserembolie (Amnioninfusionssyndrom) ist ein extrem seltenes Ereignis (1 : 4000 bis 1 : 40 000 aller Geburten). Sie wird am häufigsten bei älteren Mehrgebärenden, bei Übertragungen, bei vorzeitiger Ablösung der Plazenta und bei Kaiserschnitten beobachtet. Anläßlich der Beobachtung eines Falles von Amnioninfusionssyndrom wird in diesem Zusammenhang die Entstehung des Amnioninfusionssyndroms bei gleichzeitigem Vorliegen eines Vena-cava-Okklusionssyndroms diskutiert [24].

4.5 Nierenfunktion

Für die Nierenfunktion beim Vena-cava-Okklusionssyndrom läßt sich folgendes feststellen: Der Uterus komprimiert die V. cava auch oberhalb der Einmündung der V. renalis. Als Folge des erhöhten renalen Venendrucks ist die renale Durchblutung vermindert. Die Kompression der Ureteren erfolgt in Höhe der Linea terminalis. Es ist jedoch sehr unwahrscheinlich, daß die Obstruktion des Ureters für die gesamte Reduktion der Diurese verantwortlich ist [5].

5 Therapie des Vena-cava-Okklusionssyndroms

Messungen der kardiovaskulären Parameter der Mutter zeigen sehr deutlich, daß das Vena-cava-Okklusionssyndrom selbst in bedrohlichen Situationen sehr einfach durch Lagerung der Patientin auf die linke Seite beherrscht werden kann. Beim Nachweis einer fetalen Notsituation ist diese Maßnahme ebenso sinnvoll. Wohl in nur ganz wenigen Fällen ist die operative Entbindung indiziert, so z. B., wenn es als Folge des Vena-cava-Okklusionssyndroms zur vorzeitigen Ablösung der Plazenta gekommen ist (siehe auch Abschnitt 4.3).

Eine Prophylaxe des schweren Symptomenbilds wäre wünschenswert und denkbar durch die Verabreichung von Pharmaka, die selektiv auf das venöse Gefäßsystem wirken, indem sie die Venen tonisieren würden, während sie das arterielle Gefäßsystem weitgehend unbeeinflußt ließen. Die Therapie mit solchen Substanzen würde zumindest die Ausbildung des schweren Schocks verhindern, wenn sie auch nicht imstande ist, die teilweise Reduktion der uterinen Durchblutung, die durch den Anstieg des venösen Blutdrucks verursacht wird, zu beseitigen.

Literatur

1. Ahltorp, G.: In Rückenlage eintretende Herzinsuffizienz bei einer Graviden. Acta obstet. gynaec. scand. 13 (1934) 67.
2. Ahltorp, G.: Über Rückenlagebeschwerden bei Graviden. Acta obstet. gynaec. scand. 15 (1936) 295.
2a. Aldrich, C. J., C. D'Antona, J. A. D. Spenser et al.: The effects of maternal posture on fetal cerebral oxygenation during labor. Brit. J. Obstet. Gynaec. 102 (1995) 14–19.
3. Barclay, D. L., O. J. Renegar, E. W. Nelson: The influence of inferior vena cava compression on the level of spinal anesthesia. Amer. J. Obstet. Gynec. 101 (1968) 792.
4. Bieniarz, J., T. Yoshida, G. Romero-Salinas, E. Curuchet, R. Caldeyro-Barcia, J. J. Crottogin: Aortocaval compression by the uterus in late human pregnancy. Amer. J. Obstet. Gynec. 103 (1969) 19.
4a. Carbonne, B., A. Benachi, M.-L. Lévèque, D. Cabrol, E. Papiernik: Maternal position during labor: effects on fetal oxygen saturation measured by pulse oximetry. Obstet. and Gynec. 88 (1996) 797–800.
5. Chesley, L. C.: Disorders of the kidney, fluids, and electrolytes. II. Renal clearance. In: Assali, N. (ed.): Pathophysiology of Gestation, vol. 1, p. 364. Academic Press, New York 1972.
6. Fuchs, L.: Über die Messung des Venendruckes und ihre klinische Bedeutung. Arch. klin. Med. 135 (1921) 68.
7. Holmes, F.: The supine hypotensive syndrome. Anaesthesia 15 (1960) 298.
8. Howard, B. K., J. H. Goodson, W. F. Mengert: Supine hypotensive syndrome in late pregnancy. Obstet. and Gynec. 1 (1953) 371.
9. Kerr, M. G.: The mechanical effects of the gravid uterus in late pregnancy. J. Obstet. Gynaec. Brit. Cwlth 72 (1965) 513.
10. Künzel, W.: Das Vena-cava-Okklusions-Syndrom. Pathophysiologie und Klinik. Z. Geburtsh. Perinat. 181 (1977) 135.
11. Künzel, W., E. Kastendieck, U. Boehme, A. Feige: Uterine hemodynamics and fetal response to vena caval occlusion in sheep. J. perinat. Med. 3 (1975) 260.
12. Künzel, W., W. Moll: Uterine O_2 consumption and blood flow of the pregnant uterus. Z. Geburtsh. Perinat. 176 (1972) 108.
13. Lees, M. M., D. B. Scott, M. G. Kerr, S. H. Taylor: The circulatory effects of recumbent postural change in late pregnancy. Clin. Sci. 32 (1967) 453.
14. Lees, M. M., D. B. Scott, K. B. Slawson, M. G. Kerr: Haemodynamic changes during caesarean section. J. Obstet. Gynaec. Brit. Cwlth 75 (1968) 546.
15. Lees, M. M., S. H. Taylor, D. B. Scott, M. G. Scott, M. G. Kerr: A study of cardiac output at rest throughout pregnancy. J. Obstet. Gynaec. Brit. Cwlth 74 (1967) 319.
16. Lemtis, H., G. Karkut, R. Huenenmohr, J. A. Saavedra: Untersuchungen über die Dauer der Nachgeburtsperiode bei verschiedenen Lagerungen der Frau. Geburtsh. und Frauenheilk. 27 (1967) 1181.
17. Lemtis, H., R. Seger: Das Rückenlage-Schock-Syndrom. De Gruyter, Berlin–New York 1973.
18. Lotgering, F. K., H. C. S. Wallenburg: Hemodynamic effects of caval and uterine venous occlusion in pregnant sheep. Amer. J. Obstet. Gynec. 155 (1986) 1164–1170.
19. Mengert, W. F., J. H. Goodson, R. G. Campbell, D. M. Haynes: Observations on the pathogenesis of premature separation of the normally implanted placenta. Amer. J. Obstet. Gynec. 66 (1953) 1104.
20. Moll, W., W. Künzel: Der uteroplazentare Kreislauf. Z. Geburtsh. Perinat. 178 (1974) 1.
21. Nesbit, R. E. L., S. R. Powers, A. Boda, A. Stein: Experimental abruptio placentae. Obstet. and Gynec. 12 (1958) 359.
22. Römer, V. M.: Untersuchungen über den Zustand des Neugeborenen nach Schnittentbindung bei Linksschräglage der Mutter. Habilitationsschrift, Basel 1975.
23. Schneider-Affeld, F., E. Kaukel, K. Nienstedt: Lageabhängige Veränderungen von Lungenfunktions- und Kreislaufparametern bei graviden Frauen am Geburtstermin. Z. Geburtsh. Perinat. 187 (1983) 65–68.
24. Seger, R., H. Lemtis, H. Hoffbauer: Rückenlage-Schock-Syndrom und Fruchtwasserembolie in neuer Deutung. Geburtsh. und Frauenheilk. 33 (1973) 868.
25. Ueland, K., R. E. Gills, J. M. Hansen: Maternal cardiovascular dynamics. I. Caesarean sectio under subarachnoid block anesthesia. Amer. J. Obstet. Gynec. 100 (1968) 42.
26. Ueland, K., J. M. Hansen: Maternal cardiovascular dynamics. II. Posture and uterine contractions. Amer. J. Obstet. Gynec. 103 (1969) 1.
27. Ueland, K., J. M. Hansen: Maternal cardiovascular dynamics. III. Labor and delivery under local and caudal analgesia. Amer. J. Obstet. Gynec. 103 (1969) 8.
28. Vorys, N., J. C. Ullery, G. E. Hanusek: The cardiac output changes in various positions in pregnancy. Amer. J. Obstet. Gynec. 82 (1961) 1312.

2 Akute fetale Hypoxie

E. Kastendieck

Inhalt

1	Definition	12	5	Therapie	16
			5.1	Geburtsbeendigung	16
2	Pathomechanismus	12	5.2	Intrauterine Reanimation	17
			5.2.1	Akuttokolyse	18
3	Gefahr der kindlichen Hirnschädigung bei akuter Hypoxie	13	5.2.2	Adjuvante Reanimationsmaßnahmen	20
			5.2.3	Indikationen und Kontraindikationen zur intrauterinen Reanimation	21
4	Diagnose und Differentialdiagnose	14	5.2.4	Praktisches Vorgehen bei intrauteriner Reanimation	21

1 Definition

Die akute fetale Hypoxie ist von dem chronischen intrauterinen O_2-Mangel bei Plazentainsuffizienz und von den wehenabhängigen passageren Hypoxämien mit der Gefahr der drohenden intrauterinen Hypoxie zu unterscheiden.

Der akute kindliche O_2-Mangel stellt eine Notfallkomplikation dar, die sofortiges geburtshilfliches Handeln erfordert. Auf der einen Seite besteht die Gefahr der kindlichen Hirnschädigung und des intrauterinen Absterbens. Andererseits gilt es, überstürzte Notoperationen mit zusätzlicher Gefährdung von Mutter und Kind zu vermeiden.

Kardiotokographisch ist die akute kindliche Hypoxie an einer Bradykardie (akute Bradykardie, Dauerdezeleration, prolongierte Dezeleration) oder an tiefen und breiten Dezelerationen mit zu kurzen dezelerationsfreien Intervallen zu erkennen. Ohne Behebung der Ursachen können anhaltende Herzfrequenzverlangsamungen in eine präfinale Bradykardie übergehen.

2 Pathomechanismus

Der plötzliche Abfall der Herzfrequenz weist auf eine akute intrauterine Hyp- oder Anoxämie des Kindes hin. Nicht hypoxiebedingte Herzfrequenzverlangsamungen, wie z. B. Bradykardien bei kardialen Rhythmusstörungen, sind äußerst selten. Der *akute intrauterine O_2-Mangel* wird hervorgerufen durch eine hochgradige Einschränkung bzw. Unterbrechung des plazentaren O_2-Transfers. Ursache hierfür ist in der weitaus überwiegenden Mehrzahl der Fälle eine plötzlich einsetzende *Verminderung der maternalen und/oder fetalen plazentaren Durchblutung*.

Pathophysiologisch ist die plazentare Durchblutungsreduktion auf eine Verringerung des plazentaren Perfusionsdrucks oder auf eine Erhöhung des präplazentaren Gefäßwiderstands zurückzuführen. Der plazentare Perfusionsdruck auf der *maternalen* Seite nimmt ab, wenn der mütterliche arterielle Blutdruck absinkt (Hypotonie, Schock) oder der Druck in der V. uterina ansteigt (Vena-cava-Kompressionssyndrom) [17]. Das Druckgefälle auf der *fetalen* Seite der Plazenta verringert sich, wenn bei Nabelschnurkomplikationen die V. umbilicalis komprimiert wird [17] oder bei hämorrhagischem oder hypoxischem Schock des Feten der arterielle Blutdruck abfällt.

Die Zunahme des präplazentaren Gefäßwiderstands steht zumeist in Zusammenhang mit Uteruskontraktionen. Bei uteriner Hyperaktivität werden die transmuralen Gefäßäste der A. uterina, bei ausgeprägter Nabelschnurkompression die A. umbilicalis eingeengt. Ein Anstieg des präplazentaren Gefäßwiderstands kann auch durch periphere Vasokonstriktion bei drohendem maternalem oder fetalem Kreislaufversagen hervorgerufen werden. Im Schock können arterielle Hypotension und präplazentare Gefäßkonstriktion zu einer hochgradigen Verminderung der Plazentadurchblutung führen.

Bei zusätzlichen *plazentaren Ursachen* einer verminderten plazentaren Durchblutung (subakute oder chronische Plazentainsuffizienz bei schweren Schwangerschaftsrisiken), können auch nur geringgradige Reduktionen der fetalen oder maternalen plazentaren Durchblutung zur akuten Hypoxie führen. Eine ausschließlich plazentar bedingte akute Hypoxie liegt bei vorzeitiger Lösung der Plazenta vor. Andere plazentare Ursachen einer akuten Plazentainsuffizienz sind nicht bekannt.

In den sehr seltenen Fällen einer akuten *kardiopulmonalen Insuffizienz* der Mutter (z. B. Krampfanfall, Fruchtwasserembolie) wird der plazentare Gasaustausch durch Verringerung des O_2-Gehalts im mütterlichen Blut und durch schockbedingte plazentare Durchblutungsminderung hochgradig eingeschränkt.

Die Pathogenese der akuten Hypoxie bei *Parazervikalanästhesie* ist möglicherweise multifaktoriell. Als Ursachen kommen z. B. Übertritt von Lokalanästhetika in die maternale und fetale Zirkulation mit Kreislaufdepression, Vasokonstriktion uteroplazentarer Gefäße, Vena-cava-Kompressionssyndrom und Dauerkontraktion beim Anlegen der Parazervikalanästhesie in Betracht.

Pathogenetisch ist die akute Hypoxie am häufigsten durch die plötzliche *Reduktion der plazentaren Durchblu-*

tung bedingt. Bei vollständiger Unterbrechung der Plazentadurchblutung sinkt der O_2-Gehalt im fetalen arteriellen Blut innerhalb von 90 bis 180 Sekunden auf nahezu Null [19, 31]. Der Abfall des O_2-Gehalts im fetalen Blut führt über eine fast simultane Reizung der Chemo- und Pressorezeptoren zu einer Aktivierung sympathischer und parasympathischer Zentren [19, 24]. Die Vagusstimulierung bewirkt die Bradykardie der fetalen Herzfrequenz, die Aktivierung des sympathoadrenalen Systems eine massive Katecholaminsekretion. Der ca. 50fache Anstieg der Noradrenalin- und der 300fache Anstieg der Adrenalinkonzentration im Blut bewirkt durch periphere Vasokonstriktion und Erhöhung des Schlagvolumens einen Anstieg des Blutdrucks mit Zunahme der zerebralen, adrenalen und myokardialen Durchblutung [14, 31]. Bei intrauterin nicht vorgeschädigtem Feten kann somit auch bei mehrminütigen Hypoxiezuständen durch Kreislaufzentralisation und Steigerung des Schlagvolumens die Durchblutung lebenswichtiger Organe aufrechterhalten bzw. sogar verbessert werden. Nach fünfminütiger Anoxie droht jedoch eine kardiovaskuläre Insuffizienz mit ständig zunehmendem Abfall des fetalen Blutdrucks [23, 26]. Bei vollständiger Desoxygenierung des fetalen Blutes sinkt der pH bei kombiniert respiratorisch-metabolischer Azidose um ca. 0,05 pro Minute ab, und die Lactatkonzentration und das Basendefizit im Blut steigen um ca. 1 mmol/l × min an [19, 23, 26].

3 Gefahr der kindlichen Hirnschädigung bei akuter Hypoxie

Bei einer akuten fetalen Hypoxie besteht außer der Gefahr des intrauterinen Absterbens die Gefahr des irreversiblen Zerebralschadens.

Das Risiko zerebraler Spätschäden ist abhängig von der Dauer und dem Schweregrad des O_2-Mangels, vorausgegangenen Hypoxiebelastungen, von der Reife des Kindes und von geburtstraumatischen Einwirkungen. Durch Geburtstrauma entstehende zerebrale Druckbelastungen können die Hirndurchblutung verschlechtern und intrakranielle Blutungen hervorrufen [33].

Hinsichtlich des Zusammenhangs zwischen Hirnschaden und Dauer der Hypoxieperiode gibt es nur wenige, überwiegend tierexperimentelle Daten. Die kortikale elektrische Hirnaktivität als Parameter der Hirnfunktion erlischt nach ein- bis zweiminütiger Anoxiedauer [38]. Durch anaerobe Glykolyse bleibt die ATP-Konzentration im Hirngewebe für annähernd fünf Minuten konstant und fällt dann ab [38]. Bei schwerer akuter Hypoxie (fetale arterielle O_2-Sättigung 10%) beträgt die Lactatakkumulation in der Großhirnhemisphäre ca. 0,6 µmol/g × min [13]. Bei einer intrazellulären Lactatkonzentration von 15 bis 20 µmol/g kommt es durch Flüssigkeitseinstrom in die Hirnzellen zum Ödem [26, 27]. Das Hirnödem führt zu einem intrakraniellen Druckanstieg mit Kompression der Kapillaren und Venolen. Eine Reduktion der zerebralen Durchblutung ist die Folge (Übersicht bei [1]). Zusätzlich wird die Hirndurchblutung vermindert, wenn bei anhaltender, schwerer Hypoxie mit zunehmender Kreislaufinsuffizienz der arterielle Blutdruck abfällt [33]. Das Auftreten zerebraler Nervenzellnekrosen ist abhängig von der Stärke der Blutdruckverminderung [23]. Stase mit intravasaler Gerinnselbildung, Ödem, Nekrosen, Infarkte und Hirnblutungen bewirken das klinische Bild der hypoxisch-ischämischen Enzephalopathie. Kolliquationsnekrosen führen zu Substanzdefekten (Porenzephalie) und zum Hydrozephalus als morphologische Substrate eines irreversiblen kindlichen Hirnschadens. Nach Untersuchungen beim Affenfeten ist die für die Hirnödementstehung kritische Lactatkonzentration im Hirngewebe 15 bis 20 µmol/g [26]. Diese Konzentration wird bei Anoxie (O_2-Gehalt ca. 0 Vol.-%) ca. nach zehn Minuten erreicht. Ist der O_2-Gehalt bei schwerer intrauteriner Asphyxie auf 10% des Normalwerts gesunken (O_2-Gehalt ca. 1 Vol.-%), toleriert das fetale Gehirn eine längere Hypoxiedauer. Erst nach einer Hypoxieperiode von 25 bis 30 Minuten kommt es unter diesen Bedingungen zum Hirnödem mit morphologischen und neurologischen Spätschäden [27] (siehe auch Kap. 27).

Zumeist ist in geburtshilflichen Notfällen mit akuter Bradykardie eine Hypoxie und nicht ein vollständiger O_2-Mangel (Anoxie) anzunehmen, da eine vollständige mehrminütige Unterbrechung der plazentaren Durchblutung eher selten ist. Entsprechend nahm nach Untersuchungen bei menschlichen Feten die Gefahr intrapartal erworbener Zerebralparesen bei akuten Bradykardien erst mit Zeitdauern von über 30 Minuten zu [36]. Auch bei der geburtshilflichen Gutachtertätigkeit sahen wir hypoxisch bedingte kindliche Hirnschäden erst bei über 25- bis 30minütiger fetaler Bradykardie [10]. Für die geburtshilfliche Tätigkeit ist jedoch zu betonen, daß bei einer Bradykardie der Schweregrad der Hypoxie nicht abgeschätzt werden kann. Im ungünstigsten Fall, z. B. bei vollständiger Ablösung der Plazenta, muß mit einer Anoxie gerechnet werden.

4 Diagnose und Differentialdiagnose

Diagnostisches Kriterium der akuten Hypoxie ist der steile, tiefe und anhaltende Abfall der fetalen Herzfrequenz (akute Bradykardie) bzw. schnell aufeinanderfolgende Dezelerationen. Der Herzfrequenzabfall zeigt eine akute fetale Hypoxämie an und bedeutet immer einen Gefahrenzustand des Kindes. Die Tiefe der Dezeleration spiegelt das Ausmaß der Desoxygenierung wider. Ein anhaltender Herzfrequenzabfall auf 50 bis 60 Schläge pro Minute ist ernster zu werten als ein Dezelerationstief über 80 Schläge pro Minute. Prognostisch ungünstig sind außerdem tachykarde Basalfrequenz, Oszillationsverlust und vorausgegangene pathologische Veränderungen der fetalen Herzfrequenz, die auf eine schon bestehende protrahierte fetale Hypoxie hinweisen.

Entscheidendes *Prognosekriterium* hinsichtlich der Gefahr einer zerebralen Hirnschädigung ist die Dauer der Bradykardie. Aufgrund ungenügender klinischer Daten können kritische Zeitdauern nur annähernd angenommen werden. Ohne hypoxische Vorschädigung werden Bradykardiephasen unter zehn Minuten im allgemeinen ohne bleibende Schäden toleriert. Bei einer Dauer von 10 bis 20 Minuten ist die Prognose unsicher, bei 20 bis 30 Minuten kritisch und bei einem über 30 Minuten persistierenden fetalen Herzfrequenzabfall ist die Gefahr eines bleibenden Hirnschadens sehr hoch. Da Dauer und Prognose des akuten O_2-Mangels in der individuellen Notsituation nicht abschätzbar sind, erfordert jeder Fall einer akuten Hypoxie entschlossenes Handeln.

Eine Fetalblutanalyse während einer akuten Bradykardie zur exakteren Zustandsdiagnostik des Feten ist kontraindiziert, da diese Untersuchung zu personal- und zeitaufwendig ist und andere diagnostische und therapeutische Maßnahmen in dieser fetalen Notsituation Vorrang haben. Bei einem akuten O_2-Mangel steht zudem nicht die *azidotische* Gefährdung, sondern die *Anoxiegefahr* im Vordergrund.

Um eine gezielte kausale Therapie des fetalen Gefahrenzustands zu ermöglichen, sollte versucht werden, die Ursache der akuten Hypoxie zu erkennen. Es können maternale, plazentare und fetale Ursachen unterschieden werden (Tab. 2-1). Am häufigsten sind:

– persistierende Nabelschnurkompression
– uterine Hyperaktivität (Dauerkontraktion, Hyperpolysystolie)
– Vena-cava-Kompressionssyndrom
– Wehen bei chronischer Plazentainsuffizienz
– akute mütterliche Hypotonie bei Periduralanästhesie oder Überdosierung von Antihypertensiva bei hypertoner Krise

Seltenere Ursachen sind vorzeitige Plazentalösung, Uterusruptur, Schulterdystokie und erschwerte Ent-

Tabelle 2-1   Ursachen der akuten Hypoxie

Maternale Ursachen
Uterine Dauerkontraktion, uterine Hyperaktivität
Vena-cava-Kompressionssyndrom
Uterusruptur
Akute maternale Hypotonie
– akutes Kreislaufversagen, z. B. hämorrhagischer Schock
– Komplikationen bei Periduralanästhesie, Überdosierung von Antihypertensiva
Parazervikalanästhesie
Akute maternale Hypoxämie
– Krampfanfall
– Fruchtwasserembolie
– akutes Lungenödem
– Narkosezwischenfall

Plazentare Ursachen
Vorzeitige Lösung
Schwere chronische Plazentainsuffizienz bei Wehenbelastung

Fetale Ursachen
Nabelschnurkomplikationen
– Vorfall, Vorliegen
– Umschlingung
– intrauterine Kompression
– Knoten
– Ruptur, Hämatom
Akutes fetales Kreislaufversagen
– fetomaternale Transfusion
– fetofetale Transfusion
– fetale Blutung (z. B. Nabelschnurruptur, Insertio velamentosa)
– hypoxischer Schock
Schulterdystokie
Erschwerte Entwicklung des Kindes aus Beckenend- und Querlage

wicklung des Kindes aus Beckenendlage und Querlage. Nicht selten liegt eine Kombination verschiedener Ursachen vor, z.B. Nabelschnurkompressionen bei uteriner Hyperaktivität. Gelegentlich bleibt die Genese der akuten Hypoxämie auch retrospektiv unklar.

Die diagnostischen Möglichkeiten, die Ursachen der akuten Hypoxie zu erkennen, sind in Tabelle 2-2 zusammengestellt.

Bei den *Nabelschnurkomplikationen* ist der Vorfall und Vorliegen der Nabelschnur durch vaginale Untersuchung – und in Zweifelsfällen amnioskopisch und sonographisch – eindeutig zu erkennen bzw. auszuschließen. Hingegen ist die Diagnose einer persistierenden Kompression der umbilikalen Gefäße durch Nabelschnurumschlingung, -knoten oder -hämatom nicht sicher möglich. Vorausgegangene Nabelschnur-Dezelerationsmuster und erfolgreiche intrauterine Reanimation durch vaginales Hochschieben des vorangehenden Teils erlauben nach Ausschluß anderer Ursachen die Verdachtsdiagnose der intrauterinen Nabelschnurkompression.

Kommt es bei Rückenlage der Schwangeren zu einer Dauerdezeleration, die durch Lagerungswechsel reversibel ist, so ist als erstes an ein *Vena-cava-Kompressionssyndrom* zu denken. Kollapssymptome können, müssen jedoch nicht vorhanden sein, weil eine Okklusion der V. cava inferior nicht immer mit einer klinisch relevanten arteriellen Hypotonie einhergeht [16].

Die *uterine Hyperaktivität* (Dauerkontraktion, Hyperpolysystolie) als Ursache der akuten Hypoxie ist tokographisch oder palpatorisch zu diagnostizieren. Die akute *maternale Hypotonie* wird durch Blutdruckmessung erkannt.

Die Diagnose der *vorzeitigen Plazentalösung* und der *Uterusruptur* kann aufgrund der sehr unterschiedlichen klinischen Symptomatik insbesondere bei Periduralanästhesie sehr schwierig sein. Wichtige Diagnosekriterien für eine vorzeitige Lösung sind die plötzlich einsetzende vaginale Blutung, die schmerzhafte Dauerkontraktion und das sonographisch nachweisbare retroplazentare Hämatom. Ein plötzlich auftretender abdominaler Schmerz, Unruhe und anhaltende Schmerzen in den Wehenpausen können auf eine Uterusruptur hinweisen. Erleichtert wird die Diagnose einer „stillen" Uterusruptur durch die interne Tokometrie, die nach Zerreißung der Uteruswand eine Verminderung der uterinen Aktivität und ein Absinken des Basaltonus auf intraabdominale Werte erkennen läßt.

Bei *schweren Schwangerschaftskomplikationen*, z.B. schwangerschaftsinduzierter Hypertonie, echter Übertragung, Diabetes mellitus, Rh-Inkompatibilität, liegen pathologisch-anatomische Plazentaveränderungen vor, die durch Reduktion der plazentaren Permeabilität und der plazentaren Durchblutung eine Plazentainsuffizienz zur Folge haben. Die verminderte Plazentafunktion sollte durch Schwangerschaftsüberwachung erkannt werden, um akute fetale O_2-Mangelzustände durch vorzeitige Schwangerschaftsbeendigung zu vermeiden. Oligohydramnie, mekoniumhaltiges Fruchtwasser, verminderte fetale motorische Aktivität, Fehlen der Akzelerationen, späte Dezelerationen und Einschränkung der Oszillation der fetalen Herzfrequenz sind die wichtigsten Hinweise für eine plazentar bedingte Plazentainsuffizienz.

Wenn auch bei jeder akuten Bradykardie von einem

Tabelle 2-2 Diagnostik der wichtigsten Ursachen der akuten Bradykardie

Ursache	Befunde und Diagnose
Nabelschnurkomplikationen:	
Vorfall, Vorliegen	– vaginale Untersuchung – Amnioskopie – Sonographie
Kompression	– nur Verdachtsdiagnose möglich bei vorausgegangenem Nabelschnurdezelerationsmuster und ex juvantibus nach intrauteriner Reanimation durch Hochschieben des vorangehenden Teils
Vena-cava-Kompressionssyndrom	– Dezeleration in Rückenlage – Behebung durch Seitenlagerung – fakultativ Kollapssymptome
Akute maternale Hypotonie	– Blutdruckmessung – Schocksymptomatik
Uterine Hyperaktivität	– Tokographie – Uteruspalpation
Vorzeitige Lösung	– vaginale Blutung – schmerzhafter Dauertonus – sonographisch retroplazentares Hämatom – Schocksymptomatik
Uterusruptur	– plötzlicher abdominaler Schmerz – Schocksymptomatik – intrauteriner Druckabfall – Sistieren der Wehen – Tasten von Kindsteilen durch die Bauchdecke – gelegentlich vaginale Blutung
Chronische und subakute Plazentainsuffizienz	– fetale Wachstumsretardierung – Oligohydramnie – mekoniumhaltiges Fruchtwasser – späte Dezelerationen und Verminderung der Oszillation – hochgradige Schwangerschaftskomplikationen

bedrohlichen O_2-Mangel des Feten auszugehen ist, sollten dennoch differentialdiagnostisch zwei andere seltene Ursachen in Betracht gezogen werden, die Anlaß für eine nichtindizierte Notoperation sein können:

– Bradykardie bei *kindlicher Herzrhythmusstörung*, z.B. atrioventrikuläre Erregungsüberleitungsstörung (AV-Block): Pathognomonisch sind bei exakter CTG-Registrierung der abrupte Übergang von der basalen Herzfrequenz und das starre Frequenzniveau während der Bradykardiephase (siehe auch Bd. 4, Kap. 18).

– *Ableitung der maternalen Herzfrequenz:* Besonders beim intrauterinen Fruchttod kann die registrierte maternale Herzfrequenz einen schweren fetalen O_2-Mangel vortäuschen. Gesichert wird die Diagnose durch Vergleich mit der mütterlichen Pulsfrequenz und durch sonographische Darstellung der fetalen Herzaktion.

5 Therapie

Der plötzliche und anhaltende Abfall der fetalen Herzfrequenz ist eine geburtshilfliche fetale Notsituation und erfordert gleichzeitig neben diagnostischen Maßnahmen sofortiges therapeutisches Handeln. Hierbei ist das Vorgehen unter Berücksichtigung der Ursache und des geburtshilflichen Befunds sowie eventuell vorhandener Schwangerschaftspathologie zu individualisieren (Abb. 2-1). Die Behandlung besteht entweder in der sofortigen Geburtsbeendigung oder in der intrauterinen Reanimation.

Nach intrauteriner Reanimation ist zu entscheiden, ob zunächst weiter abgewartet werden kann oder die Geburt operativ beendet werden sollte.

5.1 Geburtsbeendigung

Trotz der Möglichkeiten der intrauterinen Reanimation ist grundsätzlich die beste Behandlung der schweren intrauterinen Hypoxie die sofortige Geburtsbeen-

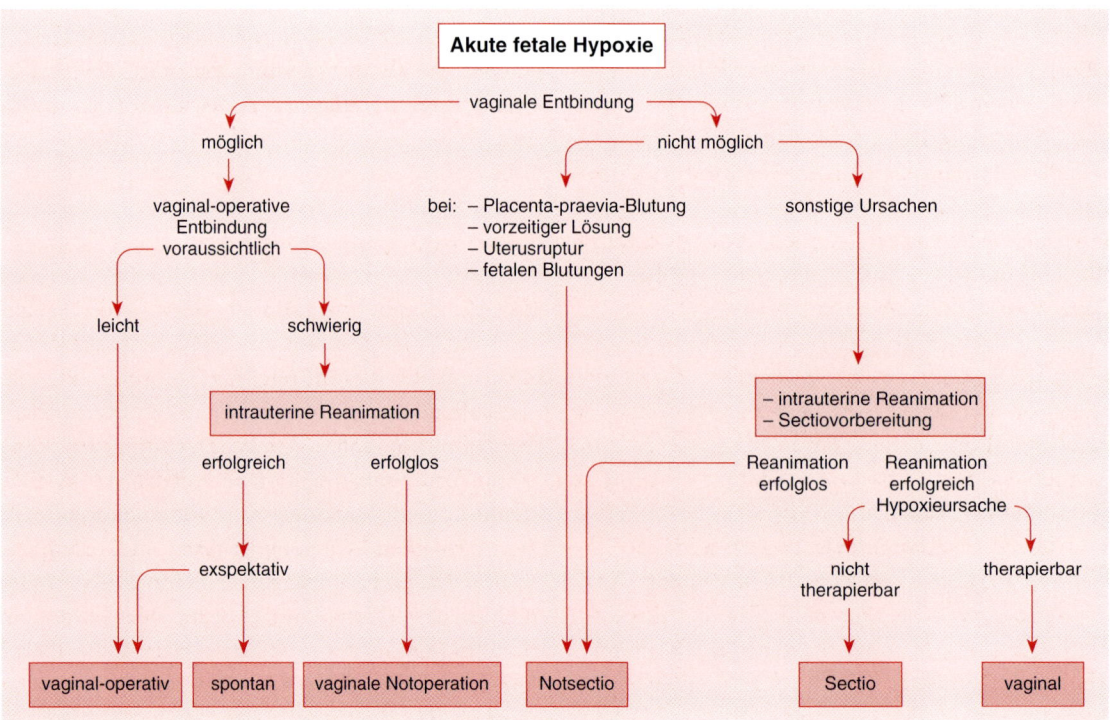

Abb. 2-1 Therapie bei akuter fetaler Hypoxie.

digung. Dieser Grundsatz gilt jedoch nur unter der Voraussetzung, daß der geburtshilfliche Eingriff keine erhöhte Gefährdung des Kindes und der Mutter bedeutet.

Die sofortige Geburtsbeendigung ist indiziert, wenn aufgrund des Befunds angenommen werden kann, daß die Geburt für Mutter und Kind auf vaginalem Wege in kurzer Zeit und schonend beendet werden kann. In diesen Fällen ist die extrauterine Wiederbelebung mit Zufuhr von reinem Sauerstoff der intrauterinen Reanimation überlegen. Dieses trifft besonders häufig bei der akuten Bradykardie in der letzten Phase der Preßperiode zu.

Die *Entbindung* kann dann durch Kristellern, frühzeitiges Anlegen einer Episiotomie und eventuell nach intravenöser Wehenmittelgabe als Spontangeburt oder operativ durch Vakuum- oder Forzepsextraktion zu Ende geführt werden. Zurückhaltung mit einem vaginal-operativen Noteingriff ist jedoch geboten, wenn bei hochstehendem Kopf bzw. pathologischen Schädellagen eine geburtsmechanisch schwierige Entwicklung zu erwarten ist. In diesen Fällen kann die Dauer der ununterbrochenen Hypoxie- bzw. Anoxieperiode erheblich verlängert werden und infolge des kontinuierlich erhöhten intrakraniellen Druckes die Hirndurchblutung vermindert sein [40]. Dadurch wird die Gefahr der hypoxisch-ischämischen Enzephalopathie erhöht [4]. Außerdem besteht die Gefahr der geburtstraumatischen Läsion mit intrakraniellen Blutungen [5, 28]. Bei voraussichtlich schwieriger vaginal-operativer Entbindung sollte daher bei akuter fetaler Hypoxie ein *intrauteriner Reanimationsversuch* mit Akuttokolyse, Seitenlagerung und Hochschieben des vorangehenden Teils erfolgen (siehe Abschnitt 5.2). Eine vaginale Notoperation wegen fetaler Hypoxie mit ungünstigen geburtsmechanischen Voraussetzungen erhöht das kindliche Risiko erheblich, wie Fälle aus der Gutachtertätigkeit beweisen [10].

Ist aufgrund des geburtshilflichen Befunds eine vaginal-operative Entbindung nicht möglich, ist zu entscheiden, ob der akute intrauterine O_2-Mangel so schwerwiegend und irreversibel ist, daß eine *Notsectio* erforderlich erscheint. Die notfallmäßig durchgeführte Schnittentbindung ist für die Mutter die gefährlichste geburtshilfliche Operation. Nicht selten wird auch die kindliche Prognose verschlechtert, wenn unter Notfallbedingungen operiert werden muß. Die Indikation zur Notsectio ist eine der schwierigsten geburtshilflichen Entscheidungen, die individuell ad hoc zu treffen ist. Wichtige Kriterien sind Ursachen der Hypoxie, bisheriger Verlauf und der aktuelle geburtshilfliche Befund.

Eindeutige *Indikationen zur Notsectio* bei lebensfähigem Kind sind akute Bradykardien bei Placenta-praevia-Blutung, vorzeitiger Lösung, Uterusruptur und Hypoxien infolge fetaler Blutungen. In diesen Fällen ist ein intrauteriner Reanimationsversuch durch Akuttokolyse nicht sinnvoll. Die Therapie besteht in der schnellstmöglichen Entwicklung des Kindes durch abdominale Schnittentbindung, wenn nötig, unter Verzicht auf zeitraubende Vorbereitungen (Dauerkatheter, sorgfältiges Abdecken und Desinfektion). Da die Gefahr der kindlichen Hirnschädigung im ungünstigen Fall bei einer Anoxiedauer von zehn Minuten schon existent ist, sind Zeiten zwischen Entscheidung zum Notfall-Kaiserschnitt und Entwicklung des Kindes (sog. E–E-Zeit) von zehn Minuten anzustreben. In der Mehrzahl der Geburtskliniken liegen die E–E-Zeiten deutlich höher. Eine E–E-Zeit von maximal 20 Minuten erscheint als eine realistische Forderung [34].

Kann eine maternale, plazentare oder fetale Blutung ausgeschlossen werden, ist eine *medikamentöse Wehenhemmung* indiziert, um während der Vorbereitung zur Sectio den plazentaren O_2-Transfer zu verbessern. Unter Berücksichtigung des Verlaufs, des geburtshilflichen Befunds und der Therapierbarkeit der fetalen Hypoxie muß dann die gelegentlich sehr schwierige Entscheidung getroffen werden, ob der Reanimationseffekt abgewartet werden kann. Unter günstigen Voraussetzungen kann dann eventuell ganz auf eine Schnittentbindung verzichtet werden. Akute fetale Hypoxien infolge Schulterdystokie, erschwerter Entwicklung des Kindes aus Beckenendlage oder Querlage erfordern spezielle geburtshilfliche Handgriffe (siehe auch Bd. 6, Kap. 10).

5.2 Intrauterine Reanimation

Ziel der intrauterinen Reanimation ist die Behebung der akuten Hypoxiegefahr des Feten durch Maßnahmen, die eine sofortige Verbesserung des eingeschränkten plazentaren O_2-Transfers und damit eine Verbesserung der fetalen Oxygenierung bewirken.

Im Vordergrund steht die medikamentöse Wehenhemmung (Akuttokolyse, Notfalltokolyse) durch Gabe von Beta-Sympathomimetika (z. B. 25 µg Fenoterol = Partusisten intrapartal®) (Abb. 2-2). Die Gabe eines Tokolytikums als Bolusinjektion bei akuter intrauteriner Hypoxie verbessert das Fetal-Outcome [2, 12]. Je nach Ursache der akuten fetalen Hypoxie haben verschiedene adjuvante Reanimationsmaßnahmen (Seitenlagerung, Hochschieben des vorangehenden

2 Akute fetale Hypoxie

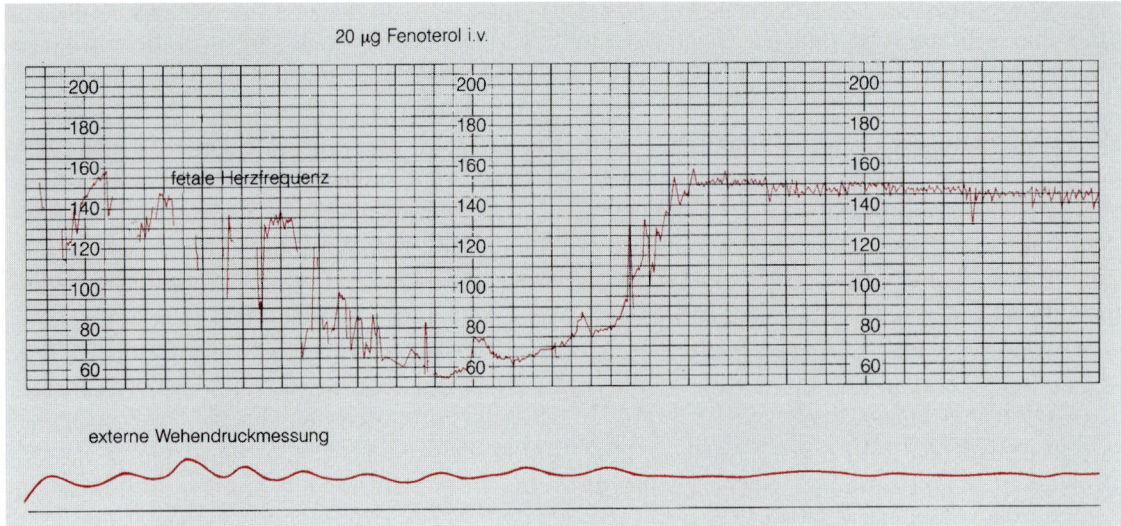

Abb. 2-2 Normalisierung der fetalen Bradykardie durch intravenöse Gabe von Fenoterol. Spontangeburt in der 40. Schwangerschaftswoche, Gewicht 3160 g, Apgar-Score 8/9/9, Nabelarterienblut-pH 7,27, pCO_2 44 mm Hg, pO_2 15 mm Hg, Basendefizit – 6,7 mmol/l.

Tabelle 2-3 Methode der intrauterinen Reanimation

- medikamentöse Wehenhemmung (Akuttokolyse, Notfalltokolyse) durch Gabe von Beta-Sympathomimetika (z. B. Partusisten intrapartal®, 25 µg i. v.)
- Halbseitenlagerung
- Hochschieben des vorangehenden Teils
- O_2-Atmung der Mutter
- Volumensubstitution

Teils, Volumensubstitution, O_2-Atmung der Mutter) unterschiedliche Bedeutung (Tab. 2-3).

5.2.1 Akuttokolyse

Wirkungsmechanismus

Der Wirkungsmechanismus der Akuttokolyse besteht in einer Verbesserung der durch die Wehentätigkeit reduzierten maternalen und/oder fetalen plazentaren Durchblutung. Durch Relaxation des Uterusmuskels wird die wehenbedingte Kompression der transmuralen uteroplazentaren Gefäße aufgehoben (Verringerung des präplazentaren Strömungswiderstands) und durch Verminderung des intraamnialen Druckes nimmt die arterioplazentare Druckdifferenz zu: Die maternale plazentare Durchblutung steigt an [18]. Bei der wehinduzierten Nabelschnurkompression wird durch Abnahme des Intrauterindrucks die Kompression aufgehoben und der umbilikale Gefäßwiderstand normalisiert: Die fetale plazentare Durchblutung nimmt zu.

Die Zunahme der plazentaren Durchblutung führt zu einem Anstieg des plazentaren O_2-Transfers und des fetalen O_2-Gehalts. Andere Wirkungsmechanismen der Beta-Sympathomimetika bei Notfalltokolyse sind nicht bekannt. Demzufolge ist nur die durch Wehentätigkeit ausgelöste akute Hypoxie durch Tokolyse therapierbar.

Wirkung auf den Fetus

Die Geschwindigkeit des O_2-Anstiegs im fetal-arteriellen Blut nach Behebung der Hypoxienoxe ist abhängig von der Dauer der Hypoxieperiode und dem fetalen Zustand vor dem akuten O_2-Mangel. Bei ein- bis zweiminütiger Hypoxie wird die prähypoxische Oxygenierung nach zwei Minuten, bei fünfminütiger Anoxie nach fünf Minuten erreicht. Nach vorausgegangener schwerer und langdauernder Hypoxie erfolgt die Reoxygenierung deutlich langsamer und nur unvollständig. Der O_2-Gehalt ist nach fünf Minuten auf 50 % und nach 50 Minuten auf 75 % des Ausgangswerts wieder angestiegen (tierexperimentelle Untersuchungen [10]). Demzufolge ist bei akuten O_2-Mangelzuständen ohne vorausgegangene schwere Hypoxienoxen das O_2-Defizit in wenigen Minuten behoben, nach vorausgegangenen prolongierten Hypoxiebelastungen ist dagegen nur ein unvollständiger Reanimationseffekt zu erwarten. Für die Geburtsleitung ist davon auszugehen, daß nach Beendigung der plazentaren Durchblutungsreduktion während einer zehnminütigen Tokolyse eine ausreichende Oxygenierung des Feten erreicht wird.

Die Verbesserung der Oxygenierung bei fetaler Hypoxie durch Tokolyse ist durch Fetalblutanalysen und durch transkutane pO_2-Messungen auch beim menschlichen Feten nachgewiesen worden [7, 9, 20, 21]. Der transkutane pO_2-Anstieg ist gegenüber dem intraarteriell gemessenen pO_2 verzögert und weniger ausgeprägt, da der transkutane pO_2 wesentlich von der Hautdurchblutung beeinflußt wird. Die Hautdurchblutung wird bei Hypoxie durch exzessive Noradrenalinausschüttung mit Zentralisation des fetalen Kreislaufs stark reduziert (sog. blasse Asphyxie) [8, 30].

Die Zunahme des O_2-Gehalts im fetal-arteriellen Blut geht mit einem annähernd simultanen *Anstieg der fetalen Herzfrequenz* einher [10]. Der Reanimationserfolg im Hinblick auf die Reoxygenierung des Feten ist demnach an dem Wiederanstieg der fetalen Herzfrequenz zu erkennen. In der posthypoxischen Erholungsphase ist die Herzfrequenz häufig tachykard. Die passagere Tachykardie ist auf die ausgeprägte sympathoadrenale Stimulation mit exzessiver Katecholaminausschüttung zurückzuführen. Der um das 100- bis 300fach erhöhte Anstieg der Adrenalinkonzentration bestimmt nach vorübergehender vagaler Dominanz während der Bradykardiephase in der posthypoxischen Erholungsphase das Verhalten der fetalen Herzfrequenz [14, 31]. Während der posthypoxischen Tachykardie kann häufig auch ein Oszillationsverlust beobachtet werden. Dieser ist meist nur vorübergehend und sollte als alleiniges Prognosekriterium nicht als ungünstig interpretiert werden. Mit der Zunahme der fetalen Herzfrequenz und des Herzminutenvolumens steigt der Blutdruck an, um während der posthypoxischen Erholungsphase sich langsam wieder dem prähypoxischen Ausgangswert zu nähern [10, 19]. Der Wiederanstieg der fetalen Herzfrequenz ist jedoch nicht immer ein sicherer Beweis für eine ausreichende Gewebedurchblutung. Nach vorausgegangenen prolongierten Hypoxiephasen kann aufgrund myokardialer Insuffizienz ein fetales Kreislaufversagen mit irreversibler arterieller Hypotonie vorliegen. Bestanden vor der akuten Hypoxie jedoch keine Zeichen eines protrahierten hypoxischen Schockzustands (Tachykardie, Oszillationsverlust, Dezelerationen, Azidose), so deutet der Wiederanstieg der fetalen Herzfrequenz auch auf eine ausreichende Durchblutung der lebenswichtigen Organe hin.

Während der Reoxygenierung kommt es auch zu einer *Verminderung der respiratorischen und metabolischen Azidose* des Feten [10, 19, 37]. Sie erfolgt jedoch erheblich langsamer als die Verbesserung der fetalen Oxygenierung [10]. Der Anstieg des pH-Werts ist abhängig von dem Azidosegrad vor Tokolyse. Bei einem pH-Wert von 7,20 ist nach 15minütiger Tokolyse ein Anstieg von 0,1 möglich [12]. Die respiratorische Azidose verringert sich schneller als die metabolische Azidose. Zu Beginn der Reanimation ist sogar zu erwarten, daß aufgrund des weiteren Einstroms von Milchsäure aus dem Intrazellularraum in den Kreislauf die Lactatkonzentration im Blut noch zunimmt [10, 19]. Die Elimination der hypoxisch gebildeten Milchsäure erfolgt durch plazentaren Lactat- und Bicarbonattransfer und durch Milchsäureabbau im Feten. Der plazentare Transfer ist abhängig von der mütterlichen metabolischen Azidose. Die Metabolisierungsrate der Milchsäure wird von der fetalen Oxygenierung bestimmt. Die Halbwertszeit des Lactatabbaus beträgt bei Normoxie ca. 30 Minuten, bei mittelgradiger Hypoxie ca. 90 Minuten (tierexperimentelle Untersuchungen [29]). Insgesamt gesehen sind die Auswirkungen der Akuttokolyse auf die fetale metabolische Azidose gering. Das therapeutische Ziel der Notfalltokolyse bei akuter Hypoxie ist es auch nicht, die metabolische Azidose zu verringern, sondern möglichst schnell die O_2-Versorgung des Feten zu verbessern. Bei ausreichender Oxygenierung hat eine kurzdauernde Azidose keine ungünstigen Auswirkungen auf die wichtigsten fetalen Funktionen [29].

Pharmakologie der Akuttokolyse

Dosierung: Zur akuten Wehenhemmung hat sich eine Dosierung von 10 bis 30 µg Fenoterol bewährt (siehe auch Kap. 19, Abschnitt 4.2.1). Die intravenöse Injektion muß wegen der kardiovaskulären Nebenwirkungen langsam erfolgen (Injektionsdauer: 10 Sekunden/10 µg Fenoterol). Fenoterol liegt zur Anwendung als Notfallspritze in einer Ampulle von 25 µg/ml als Partusisten intrapartal® vor. Zur exakten Dosierung ist eine Verdünnung im Verhältnis 1:4 zu empfehlen (1 ml = 5 µg). Eine höhere Dosierung (50 µg) hat keine Verkürzung des Wirkungseintritts und nur eine geringfügige Verlängerung der Tokolyse von zwei bis drei Minuten zur Folge [41]. Die Bolusinjektion von 50 µg Fenoterol bedeutet zudem eine deutliche Zunahme der kardiovaskulären und subjektiven Nebenwirkungen. Eine höhere Dosierung kann unter Umständen nach vorausgegangenen wiederholten Gaben von Tokolytika erforderlich sein, da nach mehrmaliger Verabreichung ein Wirkungsverlust eintritt [10, 41]. Ist eine Verlängerung der präoperativen Tokolyse erforderlich, kann die Wehenhemmung mit 2 bis 4 µg/min Fenoterol per infusionem fortgesetzt werden (20 bis

40 Tropfen oder 1 bis 2 ml/min einer Verdünnungslösung von 500 µg Fenoterol in 250 ml).

Wirkungseintritt und Wirkungsdauer: Der wehenhemmende Effekt ist ein bis zwei Minuten nach intravenöser Injektion von 20 bis 30 µg Fenoterol nachweisbar [10]. Die Tokolysedauer schwankt individuell zwischen 5 und 15 Minuten und verkürzt sich bei wiederholter Gabe [35]. Der tokolytische Effekt kann innerhalb von wenigen Minuten durch intravenöse Verabreichung von Oxytocin aufgehoben werden.

Nebenwirkungen: Bei der Akuttokolyse sind außer den unangenehmen subjektiven Nebenwirkungen (Herzjagen, Tremor, Schweißausbruch, Übelkeit, Erbrechen) vor allem die kardiovaskulären Reaktionen von klinischer Bedeutung. Die intravenöse Bolusinjektion von 25 µg Fenoterol führt zu einem Anstieg der maternalen Herzfrequenz um 30 Schläge pro Minute. Der systolische Blutdruck sinkt infolge peripherer Vasodilatation um 10 mm Hg, der diastolische um 20 mm Hg [41]. Das Maximum des Blutdruckabfalls erfolgt zwei bis drei Minuten nach Injektionsbeginn und weist eine große individuelle Streubreite auf [41]. Der ca. 10- bis 15minütige mütterliche Blutdruckabfall führt zu einer Verminderung der maternalen Plazentadurchblutung. Dadurch kann besonders bei gleichzeitig bestehendem Vena-cava-Kompressionssyndrom und bei Sympatholyse durch Periduralanästhetika, Narkotika und Antihypertensiva der plazentare O_2-Transfer kurzfristig bedrohlich eingeschränkt werden. Auf das fetale Risiko durch den mütterlichen Blutdruckabfall ist wiederholt hingewiesen worden [6, 10, 15, 35, 41].

5.2.2 Adjuvante Reanimationsmaßnahmen

Halbseitenlagerung

Zur Vermeidung eines Vena-cava-Okklusionssyndroms sollte bei akuter fetaler Hypoxie die Schwangere eine linke Halbseitenlage einnehmen. Der durch Akuttokolyse relaxierte uterine Fruchthalter begünstigt in Rückenlage die Kompression der V. cava inferior mit der Gefahr der hochgradigen Reduktion der maternalen Plazentaperfusion.

Hochschieben des vorangehenden Teils

Durch Tiefertreten des vorangehenden Teils während der Wehe können Nabelschnurkomplikationen auftreten. Die Elevation des Kopfes oder des Steißes ist eine effektive Maßnahme, um die Kompression der Nabelschnur aufzuheben [3]. Dieses gilt nicht nur für den Vorfall oder Vorliegen der Nabelschnur, sondern auch bei der Nabelschnurumschlingung. Durch Hochschieben des vorangehenden Teils gelingt es zumeist, die bei straffer Nabelschnurumschlingung gelegentlich auch im wehenfreien Intervall anhaltende Kompression der umbilikalen Gefäße aufzuheben.

Das Hochschieben des vorangehenden Teils sollte *nur in der Wehenpause* und *sehr vorsichtig* erfolgen. Es ist kontraindiziert, wenn Hinweise für eine drohende Uterusruptur vorliegen.

Volumensubstitution

Bei Abfall des mütterlich-arteriellen Blutdrucks sollte durch Volumensubstitution mit einem Plasmaexpander die uterine Durchblutung verbessert werden. Durch den Verdünnungseffekt kommt es zwar zu einer Erniedrigung des Hämoglobingehalts im mütterlichen Blut, doch steigt der für den plazentaren O_2-Transfer entscheidende plazentare Hämoglobinfluß an. Infolge der Volumengabe wird der Blutdruck erhöht, die präplazentare Vasokonstriktion bei drohendem Schockzustand vermieden bzw. aufgehoben und die Viskosität verringert. Durch Zunahme des plazentaren Hämoglobinflows nimmt die fetale Oxygenierung zu.

Sauerstoffatmung der Mutter

Die (Be-)Atmung der Mutter ist die entscheidende Behandlung bei schwerer kardiopulmonaler Komplikation, die zur arteriellen Hypoxämie und Verminderung des plazentaren O_2-Transfers führt. Die maternale Hypoxämie ist jedoch nur sehr selten Ursache eines akuten O_2-Mangels des Feten. Da fast immer die akute Hypoxie durch eine Verminderung der Plazentadurchblutung verursacht wird, ist die Verbesserung der plazentaren Perfusion die kausale Therapie. Die O_2-Zufuhr an die Mutter ist jedoch als *additive* Therapiemaßnahme sinnvoll. Bei voll oxygeniertem arteriellem Blut kann durch reine O_2-Atmung der physikalisch gelöste O_2-Gehalt im mütterlichen Blut erhöht werden. Das bedeutet eine Zunahme um 1 bis 2 Vol.-%, d. h. eine Steigerung des O_2-Gehalts um 5 bis 10 %. Dadurch steigt bei annähernd normaler Plazentadurchblutung der fetal-arterielle pO_2 um 3 bis 4 mm Hg an [7, 11, 25]. Die Zunahme des pO_2 um wenige mm Hg bedeutet immerhin eine Zunahme der O_2-Sättigung von 15 bis 20 % [7]. Die Gabe von 100 %igem Sauerstoff an die Mutter vermag somit bei noch vorhandener plazentarer Durchblutung die fetale Oxygenierung in begrenztem Umfang zu verbessern. Auch bei erheblich reduzierter plazentarer Durchblutung (25% der normalen Durchblutung) ist im Tierexperiment durch mütterliche O_2-Atmung ein signifikanter Anstieg der O_2-Sättigung im fetalen arteriellen Blut um ca. 10% nachweisbar [32]. Als alleinige Reanimationsmaßnahme ist die O_2-Atmung bei wehenindizierter fetaler Hypoxie jedoch insuffizient [11].

5.2.3 Indikationen und Kontraindikationen zur intrauterinen Reanimation

Indikationen

Die intrauterine Reanimation durch Akuttokolyse ist indiziert, wenn die fetale Hypoxie durch Wehentätigkeit ausgelöst oder durch Uteruskontraktionen verstärkt wird. Die Notfalltokolyse ist demnach auch dann indiziert, wenn die Wehentätigkeit nicht die entscheidende Ursache der fetalen Hypoxie ist, wie z.B. beim mütterlichen Krampfanfall, bei dem im wesentlichen die maternale Hypoxämie die fetale Hypoxie verursacht. Beim Krampfanfall ist jedoch oft eine uterine Hyperaktivität nachweisbar, so daß außer antikonvulsiver Therapie und O_2-Zufuhr auch die medikamentöse Wehenhemmung zu empfehlen ist [39].

Die Akuttokolyse ist weiterhin nur dann indiziert, wenn das intrauterin akut durch O_2-Mangel bedrohte Kind nicht in wenigen Minuten spontan oder durch einen für Mutter und Kind gefahrlosen vaginal-operativen Eingriff geboren werden kann.

Eine akut bedrohliche Hypoxie besteht bei einer Dauerdezeleration oder bei tiefen und breiten Dezelerationen mit zu kurzen dezelerationsfreien Reoxygenierungsphasen. Oszillationsverluste und intermittierende Tachykardien sind ominöse Zusatzkriterien, die auf einen hypoxischen Schockzustand des Feten hindeuten [30].

Kontraindikationen

Die intrauterine Reanimation bei akuter Hypoxie ist nicht indiziert, wenn die Geburt in wenigen Minuten und für Mutter und Kind in schonender Weise vaginal beendet werden kann. Kurzdauernde terminale Bradykardiephasen werden vom Kind ohne schwerwiegende Auswirkungen toleriert.

Die Akuttokolyse ist kontraindiziert bei:

- Vena-cava-Kompressionssyndrom und wehenlosem Uterus; beim Rückenlage-Schocksyndrom wird durch tokolysebedingten Blutdruckabfall die uterine Durchblutung zusätzlich verschlechtert
- lebensbedrohlichen uteroplazentaren Blutungen, z.B. bei Placenta praevia, vorzeitiger Lösung oder Uterusruptur; Vasodilatation und Relaxation des Uterusmuskels verstärken die Blutung
- schwerwiegenden kardialen Erkrankungen, Thyreotoxikose und Schock der Mutter

5.2.4 Praktisches Vorgehen bei intrauteriner Reanimation

Kommt es zu einem anhaltenden Abfall der fetalen Herzfrequenz, sind von der Hebamme neben der sofortigen Information des ärztlichen Geburtshelfers erste Maßnahmen zu treffen:

- Seitenlagerung
- Unterbrechung einer Oxytocininfusion
- Veratmen von Preßwehen (kein Mitpressen)
- tiefes und langsames Durchatmen der Mutter in der Wehenpause (jedoch Vermeidung der Hyperventilation)
- O_2-Gabe an die Mutter
- Blutdruckmessung
- Vorbereitungen zur eventuell erforderlichen Akuttokolyse und operativen Entbindung

Der Arzt sollte nach Ausschluß einer uteroplazentaren Blutung durch Placenta praevia, vorzeitige Lösung oder Uterusruptur in Halbseitenlagerung *vaginal untersuchen*, um einen Nabelschnurvorfall und eine fetale Blutung auszuschließen. Gleichzeitig wird der geburtshilfliche Befund erhoben. Erscheint eine schnelle und schonende vaginale Entbindung möglich, kann auf weitere diagnostische und therapeutische Maßnahmen verzichtet und die Geburt sofort beendet werden. Sind diese Voraussetzungen nicht gegeben, ist bei weheninduzierter fetaler Hypoxie die Akuttokolyse mit 10 bis 30 µg Fenoterol indiziert. Unter Berücksichtigung der individuellen geburtshilflichen Situation sollte schon während der intrauterinen Reanimation die frühzeitige Alarmierung der Operationsschwestern, des Anästhesisten und gegebenenfalls des Neonatologen für die eventuell erforderliche Notsectio erwogen werden, da in ca. 5 bis 10% der Notfälle die intrauterine Reanimation versagt [10].

Die *adjuvanten Therapiemaßnahmen* haben je nach Ursache der akuten Hypoxie unterschiedliches Gewicht. In den Fällen mit Nabelschnurkompression wird die Reanimation durch vaginales Hochschieben des vorangehenden Teils begünstigt. Zur Vermeidung des Vena-cava-Kompressionssyndroms sollte die Halbseitenlagerung beibehalten werden. Die fetale Herzfrequenz und die Wehentätigkeit sind kontinuierlich zu registrieren.

Der *Reanimationseffekt* wird an dem Ansteigen der fetalen Herzfrequenz beurteilt. Nur wenn Uteruskontraktionen noch nachweisbar sind, ist bei persistierender Bradykardie eine Nachinjektion des Tokolytikums sinnvoll. Bei Relaxation des Uterusmuskels wird durch Nachinjektion die plazentare Durchblutung (mütterlicher Blutdruckabfall) und damit der plazentare O_2-Transfer verschlechtert.

Ist nach fünf Minuten keine Normalisierungstendenz der fetalen Herzfrequenz erkennbar (Therapieversager), muß die operative Geburtsbeendigung als Noteingriff erfolgen. Wird nach erfolgreicher Reanimation die Indikation zur operativen Geburtsbeendigung gestellt, so ist eine fünf- bis zehnminütige Erholungsphase für die Reoxygenierung ausreichend. In dieser Zeit können die Vorbereitungen für die operative Entbindung getroffen werden. Eine längere Tokolysedauer verbessert die fetale Oxygenierung nicht [10]. Wird nach erfolgreicher intrauteriner Reanimation von einer sofortigen Geburtsbeendigung abgesehen, sollten bei in absehbarer Zeit nicht bevorstehender Geburt Fetalblutanalysen durchgeführt werden. Bei nicht vorhandener Azidose bzw. Zunahme des pH-Werts bei Kontrolle kann abgewartet werden [10].

Die wichtigsten *Vorteile der Tokolyse als Notfallmaßnahme* bei akuter Hypoxie sind:

– Vermeidung der geburtshilflichen Notoperation mit dem Risiko der Gefährdung von Mutter und Kind durch den Noteingriff selbst. Die Gefahr hypoxisch-ischämisch-traumatischer Zerebralschäden wird verringert, wenn der Geburtshelfer bei akuter fetaler Hypoxie nicht zu einer vaginalen Notoperation mit ungünstigen geburtsmechanischen Voraussetzungen gezwungen wird [10, 22].
– Nicht selten kann durch Tokolyse die geburtshilfliche Operation ganz vermieden werden, da Nabelschnurkomplikationen und uterine Hyperaktivität gelegentlich reversibel bzw. therapierbar sind [10, 22].

Literatur

1. Brann, A. W.: Hypoxic ischemic encephalopathy (asphyxia). Pediatr. Clin. North Amer. 33 (1986) 451.
2. Burke, M. S., R. P. Porreco, D. Day et al.: Intrauterine resuscitation with tocolysis: an alternate-month clinic trial. J. Perinat. 9 (1989) 296–300.
3. Cohen, W. R., B. S. Schifrin, G. Doctor: Elevation of the fetal presenting part: a method of intrauterine resuscitation. Amer. J. Obstet. Gynec. 123 (1975) 646.
4. Cyr, R. M., R. H. Usher, F. H. McLean: Changing pattern of birth asphyxia and trauma over 20 years. Amer. J. Obstet. Gynec. 148 (1984) 490.
5. Fenichel, G. M., D. L. Webster, W. K. T. Wong: Intracranial hemorrhage in the term newborn. Arch. Neurol. 41 (1984) 30.
6. Heidenreich, J., M. Steyer: Herz-Kreislaufwirkungen von intravenösen niedrig dosierten Langzeit- und hochdosierten Kurzzeit-Infusionen von Partusisten. In: Jung, H., E. Friedrich (Hrsg.): Fenoterol (Partusisten®) bei der Behandlung in der Geburtshilfe und Perinatologie, S. 136. Thieme, Stuttgart–New York 1978.
7. Huch, R.: Diagnose der fetalen Asphyxie sub partu und Möglichkeiten der intrauterinen Reanimation. Klin. Anästhesiol. Intensivther. 37 (1989) 150–160.
8. Jensen, A., M. Hohmann, W. Künzel: Änderung der Organdurchblutung und des transcutanen pO_2 des Feten nach rezidivierenden Hypoxien. Arch. Gynec. 235 (1983) 646.
9. Jensen, A., W. Künzel: Transcutaneous fetal pO_2 under the influence of Fenoterol. In: Jung, H., G. Lamberti (eds.): Beta-mimetic Drugs in Obstetrics and Perinatology, p. 178. Thieme, Stuttgart–New York 1982.
10. Kastendieck, E.: Akuttokolyse während der Geburt. Gynäkologe 17 (1984) 265.
11. Kastendieck, E.: Führt die Sauerstoffatmung der Mutter zu einer Verbesserung der Sauerstoffversorgung des Feten bei hypoxischem Zustand unter der Geburt? Zbl. Gynäk. 108 (1986) 520–522.
12. Kastendieck, E., W. Künzel, J. Kirchhoff: Der Einfluß von Th 1165a auf die metabolische Azidose des Feten während der Austreibungsperiode: ein Beitrag zur Frage der intrauterinen Reanimation. Z. Geburtsh. Perinat. 178 (1974) 439.
13. Kastendieck, E., R. Paulick, J. Martius: Lactate in fetal tissue during hypoxia: correlation to lactate, pH and base deficit in the fetal blood. Europ. J. Obstet. Gynaec. 29 (1988) 61.
14. Kastendieck, E., R. Paulick, J. Martius, H. Wernze: Fetale Katecholamin- und Cortisolsekretion bei hypoxischer Dezeleration. Arch. Gynec. 238 (1985) 282–284.
15. Klöck, F. K., H. Chantraine: Möglichkeiten und Grenzen der intrauterinen Reanimation. Z. Geburtsh. Perinat. 179 (1975) 401.
16. Künzel, W.: Das Vena-cava-Okklusions-Syndrom: Pathophysiologie und Klinik. Z. Geburtsh. Perinat. 181 (1977) 135.
17. Künzel, W.: Umbilical circulation physiology and pathology. J. Perinat. Med. 9 (Suppl. 1) (1981) 68.
18. Künzel, W., E. Kastendieck: Uterine blood flow, fetal oxygenation and betamimetic drugs (Partusisten®) In: Weidinger, H. (ed.): Labour Inhibition – Beta-mimetic Drugs in Obstetrics, p. 87. Fischer, Stuttgart–New York 1977.
19. Künzel, W., E. Kastendieck, M. Hohmann: Heart rate and blood pressure response and metabolic changes in the sheep fetus following reduction of uterine blood flow. Gynec. obstet. Invest. 15 (1983) 300.
20. Künzel, W., J. Reinecke: Der Einfluß von Th 1165a auf die Gaspartialdrucke und auf kardiovaskuläre Parameter von Mutter und Fetus. Zugleich eine quantitative Analyse der Wehentätigkeit. Z. Geburtsh. Perinat. 177 (1973) 81.
21. Liedtke, B., H. Fendel, C. Karl: Transcutaneous measurements of fetal pO_2 in tocolysis during labor using Fenoterol, with

21. simultaneous administration of Metoprolol. In: Jung, H., G. Lamberti (eds.): Beta-mimetic Drugs in Obstetrics and Perinatology, p. 173. Thieme, Stuttgart–New York 1982.
22. Lipshitz, J., C. W. Klose: Use of tocolytic drugs to reverse oxytocin-induced uterine hypertonus and fetal distress. Obstet. and Gynec. 66 (1985) 16 S.
23. Mallard, E. C., C. E. Williams, B. M. Johnston, P. D. Gluckman: Increased vulnerability to neuronal damage after umbilical cord occlusion in fetal sheep with advancing gestation. Amer. J. Obstet. Gynec. 170 (1994) 206–214.
24. Martin, C. B.: Regulation of the fetal heart rate and genesis of FHR patterns. Semin. Perinat. 2 (1978) 131.
25. Meschia, G.: Transfer of oxygen across the placenta. In: Gluck, L. (ed.): Intrauterine Asphyxia and the Developing Fetal Brain, p. 109. Year Book Medical, Chicago – London 1977.
26. Myers, R. E.: Experimental models of perinatal brain damage: relevance to human pathology. In: Gluck, L. (ed.): Intrauterine Asphyxia and the Developing Fetal Brain, p. 37. Year Book Medical, Chicago–London 1977.
27. Myers, R. E.: Brain damage due to asphyxia: mechanism of causation. J. perinat. Med. 9 (Suppl. 1) (1981) 78.
28. O'Driscoll, K., D. Meagher, D. MacDonald: Traumatic intracranial haemorrhage in firstborn infants and delivery with obstetric forceps. Brit. J. Obstet. Gynaec. 88 (1981) 577.
29. Paulick, R., E. Kastendieck, J. Martius: Einfluß der Infusionsazidose auf den Zustand der Feten: tierexperimentelle Untersuchungen. Z. Geburtsh. Perinat. 190 (1986) 185.
30. Paulick, R., E. Kastendieck, H. Wernze: Catecholamines in arterial and venous umbilical blood: placental extraction, correlation with fetal hypoxia, and transcutaneous partial oxygen tension. J. perinat. Med. 13 (1985) 31.
31. Paulick, R., O. Schwab, E. Kastendieck, H. Wernze: Plasma free and sulfoconjugated catecholamines during acute asphyxia in the sheep fetus-relation to cardiovascular parameters. J. perinat. Med. 16 (1988) 113.
32. Paulick, R. P., R. L. Meyers, A. M. Rudolph: Effect of maternal oxygen administration on fetal oxygenation during graded reduction of umbilical or uterine blood flow in fetal sheep. Amer. J. Obstet. Gynec. 167 (1992) 233–239.
33. Raju, T. N. K., D. Vidyasagar, C. Papazafiraton: Cerebral perfusion pressure and abnormal intracranial pressure wave forms: their relation to outcome in birth asphyxia. Crit. Care Med. 9 (1981) 449.
34. Roemer, V. M., G. Heger-Römermann: Gedanken und Beobachtungen zur „E–E-Zeit" beim Notfall-Kaiserschnitt. Z. Geburtsh. Neonat. 199 (1995) 92–98.
35. Schenk, D., H. Rüttgers, F. Kubli: Intrapartale Tokolyse zur Vermeidung der geburtshilflichen Notoperation. Gynäkologe 8 (1975) 28.
36. Scott, H.: Outcome of very severe birth asphyxia. Arch. Dis. Child. 51 (1976) 712.
37. Tejani, N., L. I. Mann, A. Bhakthavathsalan, R. R. Weiss: Prolonged fetal bradycardia with recovery: its significance and outcome. Amer. J. Obstet. Gynec. 122 (1975) 975.
38. Vannucci, R. C., T. E. Duffy: Cerebral metabolism in newborn dogs during reversible asphyxia. Ann. Neurol. 1 (1977) 528.
39. Weissman, A., E. Z. Zimmer: Fetal resuscitation with ritodrine during maternal seizures in labor: a case report. J. reprod. Med. 33 (1988) 731–732.
40. Wigglesworth, J. S., K. E. Pape: Pathophysiology of intracranial haemorrhage in the newborn. J. perinat. Med. 8 (1980) 119.
41. Zahn, V., S. Bittner, H. P. Zach: Notfalltokolyse. Geburtsh. u. Frauenheilk. 37 (1977) 207.

3 Blutungen, erworbene Koagulopathien und Schock unter der Geburt

H. P. Zahradnik

Inhalt

1	Einführung	26	3.2.3 Diagnostik anderer Blutungsursachen	33
1.1	Schwangerschaftsspezifische hämodynamische Veränderungen	26	3.3 Therapie präpartaler und intrapartaler Blutungen	33
1.2	Vaskuläre Besonderheiten schwangerschaftsspezifischer Gewebe	27	3.3.1 Therapie bei Placenta praevia	33
1.3	Schwangerschaftsspezifischer uteriner Blutfluß	28	3.3.2 Therapie bei Abruptio placentae	35
1.4	Schwangerschaftsspezifische Veränderungen des Gerinnungssystems	28	3.4 Komplikationen präpartaler und intrapartaler Blutungen	36
1.5	Geburtsvorgang	29	4 Postpartale Blutungen	37
			4.1 Übersicht der postpartalen Blutungen	37
2	Physiologie der Plazentalösung	30	4.2 Frühatonie	38
			4.3 Frühe Blutungen ohne Atonie	40
3	Präpartale und intrapartale Blutungen	31	4.4 Spätatonie	42
3.1	Ursachen präpartaler und intrapartaler Blutungen	31	5 Peripartaler Schock	43
3.2	Diagnostik präpartaler und intrapartaler Blutungen	31	5.1 Vena-cava-Kompressionssyndrom	43
			5.2 Kardiogener Schock	43
3.2.1	Diagnostik der Placenta praevia	31	5.3 Fruchtwasserembolie	43
3.2.2	Diagnostik der Abruptio placentae	32	5.4 Septischer Schock	44
			5.5 Hypovolämischer Schock	44

1 Einführung

Der Mensch lebt im Überfluß, zumindest was die Schwangerschaft anbetrifft. Er leistet sich den Luxus, im Rahmen seiner Fortpflanzung ein Organ aufzubauen, das in seiner Komplexität einmalig, in seiner Vielfalt unübertroffen und in seiner Leistungsfähigkeit beeindruckend ist. Es handelt sich um die Plazenta, die normalerweise so lange funktioniert, wie es der kindliche Organismus braucht bzw. zuläßt. Ohne nervöse Bindungen an Mutter oder Kind erledigt die Plazenta biochemische Leistungen, die ausschließlich durch metabolische Stellgrößen gesteuert werden. Substratangebote aus dem mütterlichen und dem kindlichen Organismus bestimmen in sehr großer Toleranzbreite die Funktion der Plazenta.

Zum Verständnis der in diesem Kapitel zu behandelnden Probleme unter der Geburt muß zunächst auf allgemeine schwangerschaftsspezifische Veränderungen eingegangen werden. Sie stehen oft in enger Beziehung zu pathologischen Ereignissen, die mit Blutungen verbunden sind, ausgehend zumeist von der Plazenta.

1.1 Schwangerschaftsspezifische hämodynamische Veränderungen

Die hämodynamischen Veränderungen während der Schwangerschaft sind erheblich. Neben der Notwendigkeit, einen adäquaten Blutfluß zu gewährleisten, muß der mütterliche Organismus auch für eine gute Wärmeableitung aus dem kindlichen Organismus sorgen.

Das *Herzminutenvolumen* steigt in der Schwangerschaft um etwa 40% an. Bereits in der frühesten Schwangerschaft – etwa ab der 5. Schwangerschaftswoche – ist ein Anstieg feststellbar, welcher in der 20. Schwangerschaftswoche ein Maximum erreicht [42]. Das erhöhte Herzminutenvolumen während der Schwangerschaft wird zum Teil durch eine *relative Tachykardie* erreicht. Bei trainierten Athletinnen steigt die Herzfrequenz ab der 4. Schwangerschaftswoche um fast 10 Schläge pro Minute an und erreicht ein Maximum etwa in der 36. Schwangerschaftswoche; der durchschnittliche Ruhepuls liegt dann fast 20 Schläge pro Minute höher als außerhalb der Schwangerschaft. Untrainierte Frauen weisen in etwa einen gleichwertigen Anstieg der Herzfrequenz auf, allerdings ist der Ausgangswert auf einem höheren Niveau [14]. Das Herzschlagvolumen im II. Trimenon ist um 30 bis 35 % höher als außerhalb der Schwangerschaft [42]. Ferner ist während der Schwangerschaft die venöse Kapazität in Anpassung an das erhöhte Blutvolumen vermehrt. Das maximale Herzminutenvolumen und das maximale Schlagvolumen werden etwa um die 20. Schwangerschaftswoche erreicht. Der mütterliche Organismus wird also bereits relativ früh für die kardiovaskulären Notwendigkeiten im späteren Verlauf der Schwangerschaft vorbereitet.

Im Sinne eines „Vorhaltebeckens" werden in der Frühschwangerschaft vor allem *nicht unbedingt für die Schwangerschaft notwendige Gewebe versorgt*. Mit fortschreitender Schwangerschaftsdauer wird der plazentare Gefäßbaum immer ausgedehnter und es kommt zu einer Blutflußumverteilung aus den nicht schwangerschaftsspezifischen Geweben in Richtung Plazenta. Das vermehrte Herzminutenvolumen gewährleistet so die zusätzliche Versorgung von Uterus und Brustdrüse, aber auch die nicht-schwangerschaftsspezifischer Gewebe, und zwar auf dem Niveau, wie es außerhalb der Schwangerschaft gefordert wird. Es steht in der Zwischenzeit fest, daß beim Menschen die Steroidhormone – speziell das Estradiol – für die schwangerschaftsspezifischen kardialen Veränderungen verantwortlich sind. Und es ist wahrscheinlich, daß Sexualsteroide auch die hämodynamischen Notwendigkeiten gewährleisten, um einen erfolgreichen Schwangerschaftsverlauf zu garantieren [50]. Hormonelle Regulationsstörungen könnten also für Blutungen verantwortlich sein.

Der aufrechte Gang des Menschen brachte nicht nur Vorteile, sondern auch erhebliche Nachteile. Der *venöse Blutrückfluß aus den Extremitäten* – speziell den Beinen – ist einzig und allein beim Menschen ein Problem. Zusätzlich ist aufgrund ihrer gewichtstragenden Funktion die Beinmuskulatur relativ stark ausgeprägt. Dies bedeutet auch, daß die unteren Extremitäten erheblich mehr durchblutet werden müssen als andere periphere Organe. Hinzu kommt während der Schwangerschaft noch das Problem der venösen Relaxation [35]. Zusätzlich erhöht der sich vergrößernde Uterus den intraabdominalen Druck, die V. cava inferior wird – vor allem in sitzender Position – komprimiert [31]. Ausgedehnte und inadäquate hypotensive Zustände mit Bradykardie und vermindertem Herzminutenvolumen sind die Folge.

Bei Beginn der *Wehen* steigt das Herzminutenvolumen mit jeder uterinen Kontraktion an, um auf einen jeweils progressiv sich erhöhenden Basiswert wieder zurückzukehren. Diese Erhöhung des basalen Herzminutenvolumens kommt durch den Anstieg des venösen Rückflusses aus dem sich kontrahierenden Uterus zustande. Da sich gleichzeitig die Pulsfrequenz nicht verändert, ja sogar abfällt, kann man davon ausgehen, daß die Zunahme des Herzminutenvolumens aufgrund einer Zunahme des Schlagvolumens zustande kommt. Ferner komprimiert der Uterus bei jeder kräftigen Wehe teilweise die distale Aorta und fast vollständig die A. iliaca communis [11]. Das Blut fließt vermehrt aus dem linken Ventrikel in die obere Körperhälfte. Der arterielle Blutdruck, am Arm gemessen, steigt an, derjenige der unteren Körperhälfte sinkt ab. Das mütterliche Herzminutenvolumen steigt unmittelbar nach der Entbindung auf fast 80 % höhere Werte als vor Einsetzen der Wehentätigkeit an. Diese Erhöhung dürfte dadurch zustande kommen, daß einerseits die zuvor bestehende Kompression der V. cava durch den schweren Uterus wegfällt; andererseits entsteht nun nach Entleerung des Uterus eine relative Hypervolämie, die noch unterstützt wird durch die anhaltenden Kontraktionen des Uterus und die hierdurch bedingte Entleerung des uterinen venösen Systems. Das erhöhte Herzminutenvolumen bleibt nachfolgend für einige Tage bestehen und normalisiert sich erst wieder auf Werte, wie man sie außerhalb der Schwangerschaft sieht, gegen Ende der ersten postpartalen Woche [2].

In welchem Umfang funktionelle Störungen im kardiovaskulären Bereich für Blutungen unter der Geburt bzw. danach verantwortlich sind, ist nur schwer abzuschätzen; sicherlich ist der Anteil nicht unerheblich.

1.2 Vaskuläre Besonderheiten schwangerschaftsspezifischer Gewebe

In den letzten Jahren ist die Funktion der Gefäßendothelien schwangerschaftsspezifischer Gewebe immer mehr in den Mittelpunkt des Interesses gerückt. Endothelzellen sind in der Lage, eine Vielzahl von Substanzen zu bilden und auf eine Vielzahl von Substanzen zu reagieren, die für den physiologischen, aber auch pathologischen Verlauf einer Schwangerschaft bedeutsam sind. Vasodilatatoren, wie beispielsweise das Prostacyclin (PGI_2) und Vasokonstriktoren wie das Thromboxan A_2 (TxA_2) sind die am meisten untersuchten Arachidonsäuremetaboliten (siehe auch Bd. 1, Kap. 7).

Hinzu kommen sog. Endothelium-derived-Relaxing-Faktoren und kontrahierende Substanzen wie z. B. das Endothelin sowie pro- und antikoagulatorische Stoffe, Wachstumsfaktoren und Zytokine. Die Freisetzung all dieser Substanzen wird durch mechanische, chemische und neurohumorale Stimuli moduliert. Ferner sind die Gefäßendothelien in der Lage, andere Stoffwechselvorgänge zu aktivieren oder zu inaktivieren, wozu das Bradykinin, das Angiotensin, ADP und biogene Amine gehören. Endothelien modulieren also vaskuläre Reaktionen, wie sie ja auch Blutkoagulation, Fibrinolyse, Angiogenese und bestimmte Barorezeptorfunktionen steuern. Besonders interessant ist die regionale Spezialisierung bestimmter Endothelien [23].

Der obengenannte Endothelium-derived-Relaxing-Faktor (EDRF) ist das *NO (nitric oxide, Nitritoxid)*. Es hat eine entscheidende Funktion bei der Vasodilatation, der Hemmung der Thrombozytenaggregation und Erhaltung der mikrovaskulären Integrität. NO wurde während der Schwangerschaft vermehrt gefunden [56], aber auch in unveränderter Größenordnung gemessen [3]. Auf jeden Fall führt eine Hemmung der NO-Synthese zu einer gesteigerten Antwort, wenn Vasopressoren gegeben werden, wie zumindest im Tierversuch gezeigt werden konnte [36]. Man kann also annehmen, daß NO während der Schwangerschaft die vaskuläre Reaktivität auf pressorische Substanzen vermindert. Neben der Funktion im mütterlichen Organismus soll NO auch eine bedeutende Rolle bei der *Regulation der plazentaren Zirkulation* haben [37].

Nicht nur relaxierende Faktoren, sondern auch *kontrahierende Substanzen* werden vom plazentaren Endothel produziert, insbesondere das in drei Isoformen vorkommende *Endothelin (ET)*. ET-1 ist ein äußerst effektiver Vasokonstriktor und besitzt die zehnfache vasokonstriktorische Potenz von Angiotensin II [60]. Sowohl in der menschlichen Nabelschnur als auch im plazentaren Gefäßbett spielt ET-1 eine erhebliche vasokonstriktorische Rolle [59]. Ob die Plasmawerte von ET während der Schwangerschaft erhöht oder erniedrigt sind, ist bisher noch nicht entschieden. Die ET-mRNA-Expression ist in menschlichem Plazentagewebe und in Nabelschnurgefäß-Endothelzellkulturen nachgewiesen worden [38]. In gleicher Weise fand man Bindungsproteine für ET in der Plazenta und in den Nabelschnurgefäßen [29, 59]. Es ist somit anzunehmen, daß sowohl NO als auch ET von entscheidender Bedeutung für den Verlauf einer Schwangerschaft und der Geburt sind.

1.3 Schwangerschaftsspezifischer uteriner Blutfluß

Welche Rolle die beiden in Abschnitt 1.2 beschriebenen Mediatoren der Gefäßrelaxationen und Kontraktion bei der Pathogenese von Blutungen peripartal spielen, ist noch unbekannt.

Der uterine Blutfluß nimmt im Verlauf der Schwangerschaft kontinuierlich zu. Er erreicht schließlich einen Wert von annähernd 1,2 l/min, was etwa 17% des mütterlichen Herzminutenvolumens entspricht. Bei der Betrachtung des Blutflusses im uterinen bzw. plazentaren Bereich muß auf einen sehr wichtigen Unterschied zu anderen Spezies hingewiesen werden. Im Gegensatz zu den meisten Tieren erodiert der invasiv wachsende Trophoblast einer frühen menschlichen Schwangerschaft die Gefäßwände der Spiralarterien auf der plazentaren Seite und setzt so die Funktion der glatten Muskulatur außer Kraft. Dadurch wird das Schwergewicht vasoaktiver Reaktionen der Gefäße in Richtung auf die Radialarterien verschoben, die einen zehnfach größeren Durchmesser als die Spiralarterien besitzen [41].

Ist diese Besonderheit ein Grund für die vergleichsweise große Zahl an peripartalen Blutungsstörungen beim Menschen?

1.4 Schwangerschaftsspezifische Veränderungen des Gerinnungssystems

Das äußerst sinnvolle Gefäßarrangement im Bereich der Plazenta wird physiologischerweise rasch und abrupt nach der Geburt des Kindes unterbrochen. Entscheidende Faktoren, welche die Mutter vor einem exzessiven und unkontrollierten Blutverlust aus der plazentaren Haftfläche schützen, sind langanhaltende *uterine Kontraktionen*. Sie sind für einen primären Verschluß der großen Gefäßöffnungen verantwortlich.

Hinzu kommen allerdings auch *Anpassungsvorgänge des gesamten Gerinnungssystems,* die bereits im Verlauf der Schwangerschaft die Fähigkeit der Mutter steigern, direkt postpartal den fibrinbedingten Verschluß der Blutgefäße zu gewährleisten. Deshalb ist eine Schwangerschaft mit einer *Hyperkoagulabilität* vergesellschaftet. Sie zeigt sich in einem Anstieg der Plättchenaggregation, einem Anstieg der zirkulierenden Gerinnungsfaktoren, in einer Verminderung der Konzentration von Gerinnungsinhibitoren und einer Verminderung der fibrinolytischen Aktivität [50]. Veränderungen im Gerinnungssystem werden ab der 14. Schwangerschaftswoche meßbar, Fibrinogen steigt beginnend ab der 20. Schwangerschaftswoche kontinuierlich an und erreicht am Geburtstermin einen um 50% höheren Wert als vor der Schwangerschaft. Nach der Geburt gibt es einen zweiten deutlichen Anstieg des Fibrinogens, das etwa am 10. Tag post partum auf Normalwerte abfällt [18]. Ferner steigt das Fibronektin, ein Plasma- und Matrixprotein, das bei Reparaturvorgängen im Gewebe oder bei Gefäßverletzungen eine Rolle spielt, während der normalen Schwangerschaft kontinuierlich an [30]. Demgegenüber bleibt die Konzentration von Antithrombin III (AT-III) im mütterlichen Blut während einer normalen Schwangerschaft völlig unverändert.

Erhebliches Interesse hat in letzter Zeit der Schwangerschaftsverlauf des *Protein C* erlangt. Aktiviertes Protein C degradiert Faktor Va und VIIIa und hat ebenfalls selbst fibrinolytische Eigenschaften. Zur Aktivierung des Protein C bedarf es der Bindung von Thrombin an Thrombomodulin. Dies ist ein intrinsisches Membranglykoprotein, das in Gefäßendothelien, in der glatten Muskulatur und im Trophoblastgewebe der Plazenta gefunden wurde. Die antikoagulierende Fähigkeit des Protein C hängt wiederum ab von einem nicht enzymatischen Co-Faktor, dem Protein S. Die Aktivität von Protein C ist während des Verlaufs der Schwangerschaft nicht verändert, die des Protein S fällt jedoch ab [17]. Sind diese beiden Faktoren eingebunden in die Pathophysiologie perinataler Blutungen?

Die *fibrinolytische Aktivität* hängt von Plasminogenaktivatoren ab, die nicht in der Plazenta gefunden wurden. Die fibrinolytische Aktivität im Plasma ist während der Schwangerschaft erheblich vermindert und normalisiert sich wieder innerhalb von 30 Minuten nach der Geburt. Dies beruht einerseits auf der verminderten Wirksamkeit von Plasminogenaktivatoren, andererseits aber auf erhöhten Spiegeln an Inhibitoren. Dennoch sind während einer normalen Schwangerschaft und im Wochenbett die Konzentrationen an Fibrinspaltprodukten (einschließlich D-Dimere) im mütterlichen Blut erheblich erhöht. Man nimmt an, daß eine mangelhafte Beseitigung der Fibrinspaltprodukte durch eine schwangerschaftsspezifische, veränderte Aktivität des retikuloendothelialen Systems hierfür verantwortlich ist. Man stellt sich vor, daß Plasminogeninaktivator-Inhibitoren plazentaren Ursprungs die Fibrinspaltung indirekt verhindern, so daß das Fibrin in vermehrtem Maße lokal im plazentaren Gefäßnetz zur Verfügung steht. Hiermit stimmt die Beobachtung überein, daß Plasminogenaktivator-Inhibitoren I und II sehr rasch nach der Geburt abfallen [24].

Tabelle 3-1 Blutungsursachen e graviditate

Hormonelle Regulationsstörungen
Allgemeine kardiovaskuläre Funktionsstörungen
Lokale vaskuläre Funktionsstörungen
Gerinnungsstörungen
Fibrinolysestörungen

Wie bereits mehrfach angedeutet, spielt die Plazenta eine zentrale Rolle bei der mütterlichen Antwort auf die hämostatischen Veränderungen, die bei der Ablösung der Plazenta auftreten. Die Fibrinbildung und Stabilisierung geschieht auf der plazentaren Seite äußerst rasch und effektiv. Wahrscheinlich ist die Aktivierung extrinsischer gerinnungsaktiver Komponenten der Grund. Innerhalb von Minuten wird die Plazentahaftfläche von einer stabilen Fibrinschicht abgedeckt [12].

Während der ersten zwei Wochen nach der Geburt ist das Gerinnungssystem der Mutter wie auch die Fibrinolyse deutlich gesteigert. Ab der 3. Woche postpartal normalisieren sich diese gesteigerten Aktivitäten und erreichen Größenordnungen wie außerhalb der Schwangerschaft [19].

Gerinnung und Fibrinolyse in physiologischer Ausgewogenheit gewährleisten einen normalen Geburtsverlauf mit adäquatem Blutverlust. Diese beiden Mechanismen können aber nur wirken, wenn der primäre Gefäßverschluß durch entsprechende uterine Kontraktionen garantiert ist. Für das Verständnis der Pathophysiologie von Blutungen unter der Geburt ist das Wissen um den Geburtsvorgang selbst ganz entscheidend [62] (Tab. 3-1).

1.5 Geburtsvorgang

Die Geburt beginnt mit Wehen. Hierbei handelt es sich um merkbare, meistens schmerzhafte physiologische Kontraktionen. Diese uterine Aktivität führt zu einer progressiven Verkürzung, Erweichung und Erweiterung der Zervix und bewirkt eine zielgerichtete Entleerung des Gebärmutterinhalts, zunächst des Kindes und schließlich der Plazenta. Übereinkunftsgemäß wird der Geburtsverlauf in drei Phasen eingeteilt:

– Die 1. Phase, die *Eröffnungsperiode,* beginnt mit dem Einsetzen geburtswirksamer Wehen (eine Definition, die prinzipiell erst im nachhinein exakt vorgenommen werden kann) und endet mit dem vollständig eröffneten Muttermund; meistens fällt in diesen Zeitraum der Blasensprung.
– Die 2. Phase ist die *Austreibungs-* oder *Preßperiode;* sie beginnt mit vollständig eröffnetem Muttermund und endet mit der Geburt des Kindes. Man hat hierbei wiederum zwischen zwei Phasen zu unterscheiden: eine passive Phase, die dazu dient, den vorangehenden Teil des Kindes bis auf den Beckenboden zu bringen, und eine aktive Preßphase. Die Angaben über die zeitlichen Limits dieses Geburtsabschnitts, nach dessen Überschreiten mit Problemen für Mutter und Kind gerechnet werden muß, sind für Erstgebärende zwei Stunden, für Mehrgebärende 45 Minuten [62].
– Die 3. Phase der Geburt *beginnt nach Geburt des Kindes und endet mit der Ausstoßung von Plazenta und Eihäuten;* üblicherweise wird die Plazenta im Verlaufe der ersten Kontraktionen nach Geburt des Kindes von der Uteruswand gelöst und schließlich ausgestoßen.

Die Angaben über die Länge der einzelnen Geburtsphasen bzw. die Zumutbarkeit der Geburtsdauer insgesamt hat sich im Laufe der letzten Jahrzehnte erheblich geändert. In dem Maße, wie die Eröffnungsperiode therapeutisch beeinflußbar und somit verkürzbar wurde, hat sich auch die Grenze der Zumutbarkeit verändert. In dem Maße wie das vermeintliche Wohlbefinden des Kindes – ablesbar an sog. normalen CTG-Mustern – in den Mittelpunkt des Interesses eines Geburtshelfers getreten ist, hat man große Aufmerksamkeit darauf verwendet, die Austreibungsperiode so kurz wie möglich zu gestalten. In dem Maße, wie mit Hilfe von Medikamenten die Kontraktionsbereitschaft bzw. die Kontraktionskraft des postpartalen Uterus verbessert werden kann, hat man sicherlich sinnvollerweise große Aufmerksamkeit darauf verwendet, die 3. Phase der Geburt so kurz wie möglich und somit so blutverlustarm wie nötig zu gestalten. Die heute übliche und damit als normal einzustufende *Dauer* der einzelnen Abschnitte einer der Geburt ist [34]:

– für die *Eröffnungsperiode* bei der Erstgebärenden zwölf Stunden, bei der Mehrgebärenden acht Stunden
– für die *Austreibungsperiode* bei Erst- wie Mehrgebärenden eine Stunde, wobei die *Preßperiode* eine halbe Stunde nicht überschreiten sollte
– die *Nachgeburtsperiode,* die sowohl bei der Erst- als auch bei der Mehrgebärenden eine Stunde betragen darf

In sehr vielen Fällen hat man also bei Blutungen unter der Geburt in der genauen Analyse des Geburtsvorgangs selbst den Schlüssel für die Klärung der Pathophysiologie und der entsprechenden Therapie bereits in der Hand.

2 Physiologie der Plazentalösung

Um Vorgänge im Zusammenhang mit einer postpartalen Atonie zu verstehen, muß zunächst auf die wesentlichen Abläufe bei der normalen Plazentalösung eingegangen werden [52]. Es muß vor allem nochmals der Blutstillungsprozeß im Anschluß an die Ausstoßung der Plazenta näher betrachtet werden.

Es gibt relativ wenig Information über die normale Plazentalösung nach der Geburt des Kindes. Die meisten Befunde stammen von Hysterektomien und sind somit nur bedingt auf normale Verhältnisse übertragbar (siehe auch Bd. 6, Kap. 16, Abschnitt 2).

Üblicherweise ist die *Trennung der Plazenta von der Uterusinnenwand* ein rascher, innerhalb von Minuten ablaufender Prozeß nach der Geburt des Kindes. Bedingt durch eine oder mehrere Kontraktionen retrahiert sich der Uterus erheblich, die innere Oberfläche wird kleiner und die nichtelastische Plazentaoberfläche schert sich von der Haftfläche ab. Nach Abtrennung der Plazenta ist die Uterusinnenfläche von einer Fibrinschicht ausgekleidet. Wann genau diese Fibrinschicht gebildet wird, steht nicht fest, wahrscheinlich bereits peripartal oder kurz postpartum [9].

Lange Zeit war man der Auffassung, daß die *Trennschicht* zwischen Plazenta und Uterusinnenwand der sog. Nitabuch-Streifen sei, ein Fibrinstreifen, der im dezidualen Gewebe die Trennung zwischen kindlichem und mütterlichem Organismus markiert. Man weiß jetzt, daß die Ablösung der Plazenta tiefer im Bereich der Basalplatte stattfindet; der Nitabuch-Streifen bleibt meistens an der Plazenta haften. Die basale Schicht besteht fast ausschließlich aus mütterlichem Zellmaterial, und zwar aus dezidualem Gewebe und endometrialem Stromagewebe. Die normale Lösung der Plazenta hängt ganz entscheidend von der Struktur der dezidualen Gewebeschicht im Bereich der Implantationsstelle ab. Untersuchungen bei Tieren haben gezeigt, daß bereits einige Tage vor der Geburt bzw. vor Wehenbeginn in der Dezidua eine spongiöse Schicht entsteht. Dies konnte bei vorzeitiger Plazentalösung auch beim Menschen entdeckt werden, bei der die Dicke dieser spongiösen Schicht, die normalerweise etwa 4 mm beträgt, auf 0,5 mm verringert war [8].

Klinisch fällt die Lösung der Plazenta bisweilen durch den Abgang eines Blutschwalls und die Verlängerung und das Schlaffwerden der Nabelschnur auf. Der Uterus selbst „kantet" sich, er wird im Fundusbereich abgerundet.

Die zwei wesentlichen Faktoren, die der *Blutstillung* dienen, sind einerseits die vaskuläre Kontraktion und andererseits die Thrombenbildung. Zur vaskulären Kontraktion kommt es durch intrinsische Kontraktionsmechanismen, die von der Gefäßwand selbst ausgehen, und durch extrinsische Faktoren, worunter man das Zusammenpressen der Gefäße von außen versteht. Zu diesen extrinsischen Mechanismen, die die Blutgefäße zusammenquetschen und somit den Blutfluß aus den offenen Gefäßen nach Ausstoßung der Plazenta verhindern, kommt es wiederum aufgrund zweier unterschiedlicher physiologischer Vorgänge. Der erste dieser Vorgänge ist die wehenartige Kontraktion des Myometriums und die zunehmende und anhaltende myometriale Retraktion, die schließlich zu einer raschen und anhaltenden Verkleinerung der Gebärmutter selbst führt. Die Effektivität dieser Abläufe hängt sehr stark von den individuellen organbedingten Besonderheiten ab, z.B. der Parität der betroffenen Frau [52]. Die Blutgefäße, die das Plazentabett versorgen, sind eingebettet in das Netzwerk der Myometriumfasern. Kontraktion und vor allem Retraktion der speziell gebündelten Muskelfasern quetschen die durchführenden Gefäße zusammen, wie man es mit einer Staubinde ebenfalls erreichen würde. Die strukturellen Gefäßveränderungen, wie sie im Laufe der Schwangerschaft in den terminalen Abschnitten der Spiralarterien stattfinden, nämlich Verlust der elastischen Strukturen und der glatten Muskulatur der Media sowie Ersatz durch eine Fibrinschicht, ermöglichen dann den postpartalen Kollaps der Gefäße und somit den Verschluß durch die myometriale Kompression [46].

Bei der *Thrombusbildung* spielen zwei Faktoren eine wesentliche Rolle: einerseits die Thrombozytenaggregation per se und andererseits die Gerinnungsvorgänge, auf die oben bereits ausführlich eingegangen wurde. Die 1. Phase der Plättchenaggregation besteht in einer Adhäsion an den verletzten Gefäßwänden und einer Aggregation, die 2. Phase beruht auf der Fibrinbildung und der Ausbildung des Thrombus. Für die Thrombosierung verantwortlich ist sicherlich auch der verminderte Blutfluß, der neben der vaskulären Verletzung an der Aktivierung von Gerinnungsfaktoren mitwirkt. Der letztgenannte thrombotische Prozeß ist eher als protrahierter, chronischer Vorgang zu verstehen, im Gegensatz zu dem rasch ablaufenden muskulären Verschlußmechanismus.

Wesentliche Promotoren der myometrialen Kontraktion, der Retraktion des Uterus, der Vasokonstriktion und der Thrombose sind *Prostaglandine*. Ihre Bedeutung – auch für die postpartal anhaltenden Wehen – ist unbestritten [52, 62]. Auf eine Besonderheit ist hierbei allerdings hinzuweisen, nämlich die prostaglandinbedingte Erhöhung des Basaltonus im Rahmen der Retraktion des postpartalen Uterus. Diese Erhöhung des Basaltonus ist entscheidend für die passive Kompression und für den Verschluß der Spiral- und der Radialarterien nach Ausstoßung der Plazenta. Die Basaltonuserhöhung ist wahrscheinlich der entscheidende Mechanismus der Blutstillung bis die langsamer ablaufenden Gerinnungs- bzw. Thromboseprozesse den Verschluß der Gefäße vervollständigen können.

Prostaglandin $F_{2\alpha}$ ($PGF_{2\alpha}$) scheint hierbei eine zentrale Rolle zu spielen [25]. Für die vaskuläre Reaktion selbst scheint Thromboxan A_2 in wesentlichem Umfang verantwortlich zu sein. Diese Substanz ist nicht nur zur Vasokonstriktion, sondern auch zur Plättchenaggregation befähigt und kommt in erheblichen Größenordnungen im schwangerschaftsspezifischen Gewebe vor [57]. Der funktionelle Gegenspieler zum Thromboxan A_2 im Bereich der Gefäße ist das Prostacyclin (PGI_2). PGI_2-Spiegel fallen nach der Geburt innerhalb von zwei Stunden ab [45]. Hierdurch kommt es zu einem eindeutigen Überwiegen der uteruskontrahierenden Prinzipien $PGF_{2\alpha}$, Thromboxan A_2 und Oxytocin, was schließlich eine effektive Rückbildung der Gebärmutter ermöglicht.

3 Präpartale und intrapartale Blutungen

3.1 Ursachen präpartaler und intrapartaler Blutungen

Blutungen während des III. Trimenons, also zu einem Zeitpunkt, wo die Entwicklung eines lebenden Kindes bei vertretbarer Morbiditätsrate heutzutage möglich ist, sind meistens Zeichen einer Störung im Bereich der Plazenta. Solche Blutungen kommen in 3,8 % aller Schwangerschaften vor. Hierbei handelt es sich dann zu 22 % um eine *Placenta praevia* unterschiedlichen Ausmaßes, zu 31 % um eine sog. *Abruptio placentae* und zu 47 % um andere Ursachen, die teilweise eruierbar, teilweise aber auch nicht eruierbar sind [27].

Eine der Ursachen der in 47 % der Fälle auftretenden Blutungen unbekannter Ätiologie im III. Trimenon können vaginale oder zervikale *Verletzungen* sein. Häufig wird aber auch die Diagnose einer sog. *Randsinusblutung* gestellt, die durch eine umschriebene Blutung im dezidualen Bereich bedingt ist, möglicherweise häufiger als bisher angenommen durch eine *lokale Infektion*. Das Risiko für Mutter und Kind durch eine solche Blutung ist meistens gering. Sollte allerdings die Blutung vor der 37. Schwangerschaftswoche eintreten, so wird in etwa 15 % der Fälle das Kind unreif zur Welt kommen.

3.2 Diagnostik präpartaler und intrapartaler Blutungen

3.2.1 Diagnostik der Placenta praevia

Die Diagnose einer Placenta praevia totalis wird im III. Trimenon in 0,4 bis 0,9 % aller Schwangerschaften gestellt. Sonographisch wird noch während des II. Trimenons in über 5 % aller Schwangerschaften eine Placenta praevia gesehen. 90 % dieser Fälle haben dann allerdings bei der Geburt eine normale plazentare Lokalisation, sicherlich auch aufgrund der plazentaren Wachstumsvorgänge und aufgrund von Veränderungen im unteren Uterinsegment im Verlauf der fortschreitenden Schwangerschaft.

Die *Inzidenz* einer Placenta praevia ist sehr hoch bei Vielgebärenden, nämlich 1:20 im Vergleich zu 1:1500 bei Primiparae [27]. In gleicher Weise ist die Inzidenz höher bei älteren Müttern, bei Mehrlingsschwangerschaften oder wenn Fehlgeburten vorausgegangen sind. Auch bei einem Uterus myomatosus, im Zustand nach Endometritis sowie im Zustand nach Kaiserschnitt oder bereits abgelaufener Placenta praevia ist die Inzidenz erhöht. Das *Wiederholungsrisiko* einer Placenta praevia beträgt 4 bis 8 %, vor allem bei Frauen, die zuvor mehrere Kaiserschnitte hatten. Hier beträgt die Inzidenz bei nachfolgenden Schwangerschaften über 10 % [16]. Diese Erkenntnis deutet darauf hin, daß Verletzungen bzw. Veränderungen der Gebär-

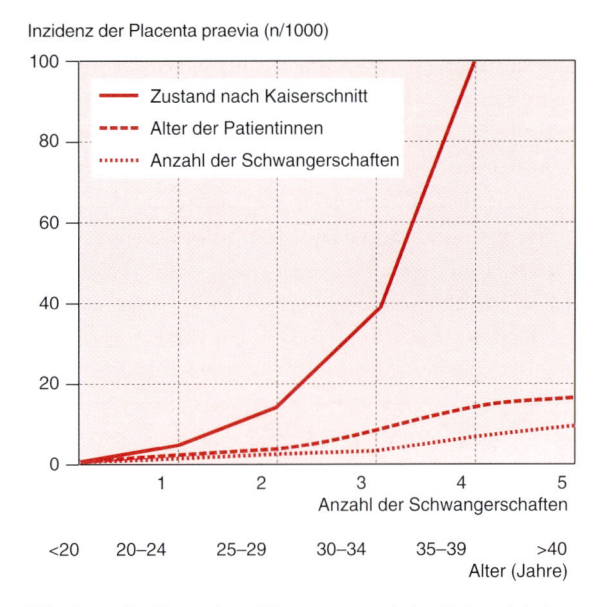

Abb. 3-1 Inzidenz einer Placenta praevia in Abhängigkeit von vorausgegangener Sectio caesarea, Anzahl der Schwangerschaften und Alter der Patientinnen (modifiziert nach Greene und Gimovsky [28]).

mutterinnenwand ursächlich entscheidend für die Entstehung einer Placenta praevia sind (Abb. 3-1).

3.2.2 Diagnostik der Abruptio placentae

Die frühzeitige Trennung einer normalsitzenden Plazenta ist eine der wesentlichen Ursachen für mütterliche und perinatale Todes- bzw. Krankheitsfälle. Die Inzidenz einer *Abruptio placentae* im III. Trimenon beträgt 0,5 bis 1,3%.

Es ist unmöglich, die *Ursache* der Entstehung eines solchen Notfalls auf einen einzigen Faktor einzugrenzen. Pathologische Vorgänge im Bereich der Plazentahaftstelle spielen sicherlich eine ebenso große Rolle wie Besonderheiten der uterinen Gefäße. Beide Gründe können meistens erst nachträglich ursächlich näher definiert werden [27]. *Anamnestisch* sind gewisse Hinweise auf pathologische Schwangerschaftsverläufe, erhöhte Parität, vermindertes Kindsgewicht, vor allem aber Zigarettenrauchen oder Drogenbenutzung zu beachten. Sehr selten ist ein direktes uterines Trauma die Ursache einer Abruptio placentae. Weniger bei uns, aber vor allem in den USA ist ein besonderes Problem die Einnahme von Drogen während der Schwangerschaft (11%) [13]. Wie bei den 30% Schwangeren, die rauchen, ist die Inzidenz einer Abruptio placentae in diesen beiden Risikogruppen signifikant erhöht [28]. Häufig genannt, jedoch selten bewiesen, ist die mangelhafte Schwangerenvorsorge Ursache einer Abruptio

placentae. In gleicher Weise sind die Aussagen bezüglich einer essentiellen Hypertonie als ätiologischem Faktor einer Abruptio placentae widersprüchlich. Weitere Risikofaktoren dürften rasche Druckentlastung des Uterus nach dem Blasensprung oder eine rasche Entleerung des Uteruskavums bei einem Hydramnion sein, ferner nach Geburt des ersten Kindes bei einer Mehrlingsschwangerschaft, bisweilen auch vorzeitige Wehentätigkeit und vorzeitige Geburten. Sehr selten ist eine kongenitale Hypofibrinogenämie die Ursache einer Abruptio placentae, wie man auch praktisch nie eine Korrelation zwischen diagnostischer Frühamniozentese und Abruptio placentae herstellen kann [51].

Was die *Diagnostik* der angedeuteten plazentaren Besonderheiten anbetrifft, so ist die genaue Anamneseerhebung ganz wesentlich. Es muß nach traumatisierenden Ereignissen gefragt werden. Es muß nach dem letzten Verkehr gefragt werden, es muß vor allem danach gefragt werden, ob gleichzeitig Schmerzen aufgetreten sind und ob diese Blutungen das erste Mal aufgetreten sind oder schon längere Zeit bestehen. Bei asymptomatischen Blutungen ist die sonographische Diagnostik entscheidend.

Am häufigsten treten Blutungen, die mit einer plazentaren Besonderheit zusammenhängen, in der 34./35. Schwangerschaftswoche auf. Die Blutungsstärke schwankt von leichten Schmierblutungen bis zu lebensgefährlichen Blutungen. Sie können schmerzlos oder aber auch mit leichten bis schwereren Schmerzen verbunden sein. Die Blutung kann kontinuierlich und leicht, oder intermittierend sein und sie kann mit Kontraktionen verbunden sein. Eine schmerzlose Blutung im späten III. Trimenon wird klassischerweise mit einer Placenta praevia in Verbindung gebracht. Dies kann aber auch ein Zeichen einer vorzeitigen Plazentalösung sein, bei der nur in 25% der Fälle Kontraktionen auffallen müssen [28]. Bei kleinen plazentaren Ablösungen kann bei einer vorzeitigen Lösung die Blutung ebenfalls schmerzfrei sein. Stimmt allerdings das klinische Bild bei der Mutter nicht mit der Größe des Blutverlusts überein, fällt z.B. ein niedriger Blutdruck mit oder ohne gleichzeitige Anämie auf, so muß von einer stärkeren Blutung ausgegangen werden. Sie kann sich unter Umständen intramural ausbreiten, und es muß daraus rasch die gleiche Konsequenz wie bei einer schweren vorzeitigen Plazentalösung gezogen werden.

Die *gynäkologische, bimanuelle Untersuchung* ist dann hilfreich, wenn eine Abruptio placentae klassisch verläuft. Der stark kontrahierte Uterus steht im Vordergrund, man ist von den Symptomen einer Hypovolämie beeindruckt. Leider sind atypische Verläufe jedoch sehr häufig. Aus diesem Grund ist sicherlich die gynäkologische Untersuchung einzig und allein eine orientierende Untersuchung, die umgehend durch eine genaue sonographische Analytik ergänzt und erweitert werden sollte. Es muß allerdings bedacht werden, daß die Identifikation einer plazentaren Abtrennung oder andere Ursachen, die zu einer intrauterinen Blutung führen, sonographisch bisweilen diagnostische Probleme machen kann. Dennoch kann man davon ausgehen, daß im III. Trimenon die Aussagekraft einer transabdominalen Sonographie bezüglich der plazentaren Lokalisation bei 93 bis 97% liegt, auch wenn die Zuverlässigkeit der Diagnostik sehr stark von der Fähigkeit des Untersuchers abhängt.

3.2.3 Diagnostik anderer Blutungsursachen

Wenn eine Placenta praevia oder eine vorzeitige Lösung ausgeschlossen wurde, so steht als Ursache einer vaginalen Blutung im III. Trimenon sehr oft der Verdacht auf eine *Randsinusblutung* oder eine *partielle Abruptio placentae* im Raum. Die sonographische Begründung für die notwendige therapeutische Entscheidung ist bisweilen problematisch. Es ist nicht genau zu eruieren, wieviel Blut tatsächlich in welche Organabschnitte oder Körperhöhlen verschwunden ist. Die sonographische Unterscheidung zwischen Koagel, Plazenta und unter Umständen Myomen kann Schwierigkeiten bereiten. Hier muß die Klinik mit Schmerz, uteriner Übererregbarkeit, Anämie, fetalen Problemen, die Schwere des Krankheitsbilds näher definieren. Auf jeden Fall wird die sonographische Untersuchung Aufschluß über Gestationsalter, kindliche Normalität wie auch Position und Fruchtwasservolumen erbringen, die für die weiteren Entscheidungen extrem wichtig sind.

Bei der Diagnostik einer vorzeitigen Plazentalösung – aber auch mit allen Einschränkungen die einer Placenta praevia – ist die *transvaginale Ultraschalluntersuchung* von großer Bedeutung. Wenn bei der transvaginalen Sonographie eine Placenta praevia auszuschließen ist, so ist dies ein äußerst aussagekräftiger Hinweis. Die Voraussagewahrscheinlichkeit beträgt immerhin 71 bis 93% [28]. Eine *kernspintomographische (NMR-)Untersuchung* kann bei einer Blutung im III. Trimenon hilfreich sein. Die Technik ist nicht invasiv, kann hervorragend die einzelnen Gewebe voneinander unterscheiden und identifiziert Blut. Es werden keine ionisierenden Strahlen verwandt und keine Kontrastmittel. Die Erfahrungen mit dieser Methode während der Schwangerschaft sind allerdings begrenzt. Hinzu kommt, daß die Kosten bisweilen erheblich sind. Ferner ist die NMR-Untersuchung sicherlich nicht immer dem akuten Geschehen entsprechend organisierbar. In den meisten Fällen ist zwischen Kreißsaal und dem Gerät ein längerer Transport notwendig, und die Isolation der Patientin während der Untersuchung wird als äußerst unangenehm empfunden. Hinzu kommt, daß es keine vergleichende Untersuchung zwischen NMR und sonographischer Untersuchung gibt, die Vor- bzw. Nachteile der jeweiligen Untersuchungtechniken aufgezeigt hätten.

Selbstverständlich darf im Rahmen der Diagnostik im III. Trimenon die eingehende *Registrierung der kindlichen Herztöne* und der *uterinen Aktivität* nicht fehlen (siehe auch Bd. 6, Kap. 8). Sollte eine vorzeitige plazentare Lösung größeren Ausmaßes vorliegen, so wird die Dramatik dieses Befunds auch im Kardiotokogramm ablesbar sein. Verspätete Dezelerationen oder längerdauernde Bradykardie sind untrügliche Zeichen. Diese klinischen Informationen sind heutzutage unabhängig von der Schwere der Blutung oder der Ausdehnung des sonographisch gesehenen retroplazentaren Hämatoms immer ein Grund, unverzüglich im Interesse des Lebens des Kindes die Schwangerschaft zu beenden. Andererseits ist natürlich auch bei unauffälligen kardiotokographischen Kontrollen und extremer Unreife des Kindes ein weiteres Abwarten unter strenger Kontrolle der kindlichen Herzaktionen gerechtfertigt. Eine Kortikoidprophylaxe zur Lungenreifung des Kindes ist angebracht [61].

3.3 Therapie präpartaler und intrapartaler Blutungen

3.3.1 Therapie bei Placenta praevia

Für die diagnostische Einschätzung einer Placenta praevia und die davon ableitbare Therapie ist wichtig zu wissen, daß die erste Blutung selten eine lebensgefährliche Blutung ist. Oft führt eine relativ schwache Blutung die Patientin in die Klinik. Sollte die Blutung zum Stillstand gekommen sein, so kann in Ausnahmefällen bis in die Nähe des errechneten Geburtstermins hin abgewartet werden. Der ideale Entbindungstermin ist jedoch sicherlich in der 37. Schwangerschaftswoche. Bei entsprechender Lungenreife kann bei zunehmender Blutung und Blutungshäufigkeit auch eine Entbindung in der 33./35. Schwangerschaftswoche sinnvoll sein.

Die Vorbereitung eines *Kaiserschnitts* bei Placenta praevia totalis ist extrem wichtig. Mindestens vier gekreuzte Blutkonserven sollten bereitstehen. Der Pädiater muß frühzeitig informiert werden, denn in 18% aller Fälle haben Neugeborene von Müttern mit einer Placenta praevia primär eine Anämie oder eine Hypotonie. Wenn möglich, kann ein isthmischer Querschnitt durchgeführt werden, Voraussetzung ist allerdings eine exakte sonographische Bestimmung des Plazentarrands und eine genaue Lagediagnostik des Kindes. Sollte die Plazenta im ventralen Bereich liegen, so ist es sinnvoll, am Plazentarrand entlang zu präparieren.

Von ganz entscheidender Bedeutung ist die rasche und konsequente *Infusion von Wehenmitteln direkt nach oder während der Lösung der Plazenta*. Gelingt es nicht, den Uterus zur Kontraktion zu bringen bzw. eine Blutung bei Placenta praevia zum Stillstand zu bringen, so muß ohne langes Zögern die *Ligatur der A. uterina* vorgenommen werden. Wenn auch diese Maßnahme nicht erfolgreich ist, so kann durch großzügige Unterstechung venöser, meist variköser Gebiete zumindest vorübergehend der Gesamtblutverlust etwas reduziert und die Sicht etwas verbessert werden, wobei man sich darüber im klaren sein muß, daß hiermit in den allermeisten Fällen keine endgültige Blutstillung zu erreichen ist. Auch die in diesen Fällen durchgeführte *uterine Tamponade* ist zwar in der Lage, allein kurzfristig eine etwas bessere Übersicht zu ermöglichen, eine endgültige Blutstillung gelingt damit in den allerseltensten Fällen. Als letzte Maßnahme vor einer *Hysterektomie* kann die *A. hypogastrica ligiert* werden. Es ist in gewisser Weise tröstlich, daß die großzügige Ligatur der Gefäße extrem selten mit wesentlichen Komplikationen belastet ist, da in der Schwangerschaft eine ausgeprägte Kollateralenbildung eine gute Blutversorgung gewährleistet. In manchen Fällen ist allerdings dennoch eine Hysterektomie notwendig, wobei die Entfernung der Cervix uteri dringend anzuraten ist, da eine Placenta praevia oft mit einer Placenta accreta an der Vorderwand einhergeht [15].

Das Problem der Behandlung einer massiven Placenta-praevia-Blutung *weit vor dem errechneten Geburtstermin* ist die Unreife des Kindes und die damit verbundene erhöhte perinatale Mortalität bzw. Morbidität. Eine abwartende Haltung ist einzunehmen, solange es nur geht, zumal die Diagnose einer Placenta praevia mit zunehmendem Gestationsalter häufiger revidiert werden kann.

Die Therapie einer Placenta-praevia-Blutung wird durch die *Schwere der Blutung* und nicht die Häufigkeit von Blutungen bestimmt. Der Blutverlust muß objektiviert werden, Hämoglobin und Hämatokrit sind zu beachten. Sollte die Patientin Rh-negativ sein, so ist eine Rhesusprophylaxe durchzuführen. Vor der 28. Schwangerschaftswoche ist wegen der häufigen Lageanomalien des Kindes und der kleinen Isthmusverhältnisse häufig ein uteriner Längsschnitt beim Kaiserschnitt nötig.

Sollte eine Frau mit einer Placenta praevia auf einer *ambulanten Betreuung* bestehen, so muß gewährleistet sein, daß sie innerhalb von 15 Minuten die Klinik erreichen kann, sie darf keine problematische Blutgruppenkonstellation aufweisen, sie muß ein Telefon haben, es muß ein 24-Stunden-Begleit- und -Transportsystem gewährleistet sein. Nach der zweiten Blutungsepisode muß die Frau auf jeden Fall hospitalisiert werden. Die Kosten einer ambulanten Betreuung mögen zwar geringer als die stationäre Beobachtung sein, die durchschnittlichen Kindsgewichte sind aber bei stationärer Betreuung höher, und die Komplikationen bei den Neugeborenen signifikant geringer [21]. Dies schlägt sich natürlich in niedrigeren Kosten für die kindliche Betreuung nieder.

Die Notwendigkeit einer *Bluttransfusion* wird klinisch festgelegt. Aufgrund bekannter Komplikationen ist die Einstellung zur Transfusion von Blut deutlich restriktiver geworden. Man kommt zunehmend von der Grenzziehung eines bestimmten Laborwerts weg, unterhalb dessen eine Transfusion unbedingt notwendig sei, und favorisiert fast ausschließlich die klinische Symptomatik der Patientin [53]. Ein andauernder Blutverlust, eine akute Hypoxie oder eine bevorstehende Operation spielen selbstverständlich bei der Entscheidung eine große Rolle.

Betamimetika sind bei einer Placenta-praevia-Blutung und eventuell bestehender Wehentätigkeit relativ kontraindiziert. Der negative Effekt dieser Medikamente auf den mütterlichen Blutdruck und Puls gleichen bei weitem nicht einen bisher nicht bewiesenen positiven Effekt eines verminderten Blutverlusts durch die Wehenhemmung aus. *Magnesium* kann zur uterinen Reaktionsverminderung gegeben werden. Es gibt Studien, die eine Verlängerung der Schwangerschaft ohne wesentliche Nebenwirkungen bewiesen haben [44, 55]. Leider kann keine aussagekräftige klinische Studie die Überlegenheit einer medikamentösen Therapie gegenüber einer abwartenden Haltung aufzeigen (siehe auch Kap. 19, Abschnitt 4.2).

Als Prophylaxe bei Blutungen im III. Trimenon wird immer wieder eine *Cerclage* genannt. Es fällt wirklich nicht schwer, in der Literatur entsprechende Indikationen für eine Cerclage auszumachen. Aber gerade bei den Indikationen „vorzeitige Plazentalösung" und „Placenta praevia" gibt es keinen Beweis, der diese Maßnahme rechtfertigen würde.

In einer Studie aus dem Jahr 1988 [5] wurden Patientinnen mit der Diagnose Placenta praevia in der Frühschwangerschaft randomisiert und mit bzw. ohne Cerclage behandelt. Die jeweils 25 Patientinnen hatten möglicherweise einen gewissen Nutzen von einer Cerclage. Diese Untersuchung hatte leider einen ganz großen Nachteil. Mehrere Frauen, die prophylaktisch in der Frühschwangerschaft eine Cerclage bekamen, hatten bei der Entbindung keinerlei Anhalt mehr für das Vorhandensein einer Placenta praevia.

Welche Strategie bei der Behandlung einer Placenta praevia auch immer eingeschlagen wird, etwa die Hälfte aller Fälle wird mit einer vorzeitigen Entbindung enden. Auch wenn die pränatale *Glukokortikoidbehandlung* zur Lungenreifung des unreifen Kindes immer noch kontrovers diskutiert wird, ist die Anwendung von Kortikosteroiden bei bevorstehender Entbindung in der 26. bis 32. Schwangerschaftswoche angezeigt. Eine Wiederholung in wöchentlichen Abständen bis zur 34. Schwangerschaftswoche ist nötig [61].

3.3.2 Therapie bei Abruptio placentae

Das diagnostische und therapeutische *Vorgehen beim Verdacht auf eine vorzeitige Plazentalösung* hängt ganz entscheidend von der Ausdehnung des Befunds und vom Gestationsalter ab. Bei unauffälligen Vitalitätszeichen des Kindes, normalem Wachstum, und weitgehendem Wohlbefinden der Mutter gibt die sonographische Diagnostik durch einen erfahrenen Untersucher die entscheidenden Hinweise auf das weitere therapeutische Procedere. Bei leichten Formen wird die Patientin ruhiggestellt, man kann weiter abwarten. Wird die Diagnose kurz vor dem errechneten Geburtstermin gestellt, so dürfte die baldige Entbindung als therapeutische Maßnahme angezeigt sein. Bei erhöhter Wehenbereitschaft hat sich die Ruhigstellung der Gebärmutter durch Magnesium bewährt.

Leider sind sowohl die diagnostischen als auch die therapeutischen Aussagen über die *leichten Formen einer Abruptio placentae* durch keine exakte wissenschaftliche Untersuchungsreihe, wie z. B. eine prospektiv-randomisiert angelegte Studie begründbar. Es gibt keine aussagekräftigen Ergebnisse, die einen Nutzen für Mutter und Kind aus der oben bezeichneten Wehenhemmung oder der abwartenden Haltung oder aber der Ruhigstellung der Mutter beweisen würden. Auch bei der leichten Form einer Abruptio placentae sollte immer an die *Verbrauchskoagulopathie* gedacht werden. Bei Vorliegen eines geburtsbereiten Befunds und gleichzeitiger Reife des Kindes sollte also großzügig die Indikation zur Geburtseinleitung gestellt werden.

Handelt es sich um eine *mittelschwere und schwere Form der Abruptio placentae* [33], so zwingen die Blutungsstärke, das verminderte Wohlbefinden der Mutter, Schmerzen sowie pathologische kindliche Kontrollparameter oder Gerinnungsstörungen eingreifendere therapeutische Maßnahmen einzuleiten. Bei kindlicher Gefährdung oder sogar einem intrauterinen Fruchttod muß frühzeitig Blut transfundiert werden. Es ist daran zu denken, daß die *Laborwerte* der tatsächlichen Situation hinterherhinken können. Dennoch sind Verlaufskontrollen von Hämoglobin, Hämatokrit, Fibrinogen sowie Fibrinspaltprodukten, Thrombozyten und Antithrombin III (AT-III) unabdingbare diagnostische Maßnahmen. Besonders zu beachten sind die Fibrinogenspiegel. Sind diese unter 250 mg/dl abgefallen, so besteht Handlungsbedarf. Entscheidend allerdings für das endgültige Vorgehen ist der *klinische Eindruck*.

Entbindungsmodus: Wenn die vitalen Funktionen der Mutter stabilisierbar sind und die kindlichen Kontrollparameter keine akute Gefährdung anzeigen, so ist ein *Kaiserschnitt* nicht unbedingt der beste Weg zur Entbindung. Der operative Weg beinhaltet gerade in dieser speziellen Situation eine weitere erhebliche Belastung für den mütterlichen Organismus. Insbesondere trifft dies zu, wenn das Kind abgestorben sein sollte. Im Fall einer Geburtseinleitung bei unauffälligen kindlichen Parametern sollte frühzeitig eine *Amniotomie* angestrebt werden. Einerseits erreicht man dadurch eine Verminderung des Blutabflusses in das Myometrium und andererseits eine weitere Stimulation der Wehentätigkeit. Darüber hinaus bietet diese Maßnahme die Möglichkeit, eine genaue intrauterine Druckmessung vorzunehmen und die Herzaktionen mit Hilfe einer Skalpelektrode abzuleiten. Eine intrauterine Druckmessung ist in diesen Fällen auch deshalb von besonderem Vorteil, da man häufig erhöhte basale Drucke findet. Übersteigt der intrauterine Basisdruck 20 mm Hg, so kann darauf rasch und adäquat reagiert werden, zumal bei diesen Druckverläufen die Wehen oft ineffektiv sind und Herztonalterationen des Kindes häufig zu finden sind. Obwohl heutzutage die technischen Möglichkeiten eine sehr gute Kontrolle der kindlichen Parameter ermöglichen und die pharmakologischen Möglichkeiten sehr oft eine problemlose Geburt gewährleisten sollten, ist dennoch bei der mittelschweren Form der Abruptio placentae in etwa 60 % der Fälle mit einer erheblichen kindlichen Gefährdung zu rechnen [7]. Die vaginale Entbindung ist aber immer nur bei optimalen Kontrollmöglichkeiten und weitgehend unauffälligen Verlaufsparametern anzustreben. Die Kaiserschnittentbindung steht sicherlich im Vordergrund.

Von mütterlicher Seite aus betrachtet, ist die Verhinderung eines operativen Eingriffs immer wünschenswert. Eine weitere Verschlimmerung der praktisch immer vorliegenden Verbrauchskoagulopathie ist so zu vermeiden. Da jedoch der operative Eingriff in den meisten Fällen unumgänglich ist, ist eine frühzeitige und ausreichende *Volumensubstitution* mit Erythrozytenkonzentraten und Fresh-frozen-Plasma in den hier genannten Fällen angebracht. Dieses rasche therapeutische Vorgehen gewährleistet fast immer eine zunehmende Besserung bei der Mutter.

In etwa 8 % der Kaiserschnitte, die wegen einer massiven Abruptio placentae durchgeführt werden, findet man ausgedehnte Einblutungen in das Myometrium und eine sog. uteroplazentare Apoplexie (Couvelaire-Uterus) [7, 33]. Postpartale Nachblutungen und uterine Atonien sind meistens die Folge. Da heutzutage sehr viel effektivere uteruskontrahierende Medikamente zur Verfügung stehen als früher, ist sicherlich nicht immer die Hysterektomie die einzige Lösungsmöglichkeit dieses Problems [48, 63].

3.4 Komplikationen präpartaler und intrapartaler Blutungen

Komplikationen als Folge einer vorzeitigen Plazentalösung (Tab. 3-2) – vor allem, wenn es sich um mittelschwere und schwere Formen handelte – sind primär direkte *Folgen der vermehrten Blutung,* also der akute hämorrhagische Schock. Als Sekundärfolgen sind die erworbene Koagulopathie und die Folgen für das Kind zu nennen. Akut ist das Kind natürlich durch die Hypoxie gefährdet, auf längere Sicht fallen die Folgen der sehr oft frühzeitigen Entbindung ins Gewicht. Belastend kann beim Kind zusätzlich eine Rhesus-Inkompatibilität, eine Organpathologie aufgrund einer Hypoperfusion und eine intrauterine Wachstumsretardierung hinzukommen.

Die *maternale Hypotonie* und *mangelhafte Perfusion bestimmter Organe* sind fatale Folgen massiver Blutungen der Mutter. Dies kann durch operative Eingriffe erheblich verstärkt werden. Während normalerweise bei einem unkomplizierten Kaiserschnitt der Blutverlust zwischen 500 und 1000 ml beträgt, ist bei einer Sectio caesarea aufgrund einer vorzeitigen Plazentalösung oft

Tabelle 3-2 Folgen einer Blutung wegen Placenta praevia oder vorzeitiger Plazentalösung

Primäre Folgen
Mutter: – hämorrhagischer Schock
Kind: – Hypoxämie

Sekundäre Folgen
Mutter: – Koagulopathie (häufig)
– Hyperfibrinolyse (häufig)
– Isoimmunisierung (häufig)
– Magen-/Darmblutungen (bisweilen)
– Leberfunktionsstörungen (bisweilen)
– akute tubuläre Nekrose der Niere (selten, spät)
– Atemnotsyndrom des Erwachsenen (selten)
– Nierenrindennekrose (sehr selten, früh)
– Sheehan-Syndrom (sehr selten)
Kind: – Frühgeburtlichkeit
– intrauterine Wachstumsretardierung
– Rhesus-Inkompatibilität
– Organpathologie durch Hypoperfusion

mit einem zwei- bis dreifach höheren Blutverlust zu rechnen. Dementsprechend muß die Mutter nach der Operation im Sinne einer Intensivüberwachung beobachtet werden. Sollte die Urinausscheidung 25 bis 30 ml pro Stunde unterschreiten, so ist Ringer-Lactat-Lösung als initiale Therapie angezeigt. Blutersatz muß großzügig gegeben werden. Auf vier bis sechs Konserven sollte jeweils eine Einheit Fresh-frozen-Plasma hinzugegeben werden. Das Hauptaugenmerk sollte auf die *Vermeidung eines Schocks* gerichtet sein. Besonders sensibel muß deshalb auf eine Oligurie geachtet werden.

Als sekundäre Folge einer ausgeprägten Blutung ist die *Koagulopathie* zu beachten. Auslöser dieser fatalen Kaskade, die zu einer verminderten Gerinnung führt, ist Thromboplastin. Dieser Gerinnungsfaktor wird in großen Mengen aus der abgelösten Plazentahaftstelle freigesetzt und gelangt so in den mütterlichen Kreislauf. Gerinnungs- und fibrinolytisches System werden überaktiviert. Das Resultat ist der rasche Verbrauch von Fibrinogen und Thrombozyten, Fibrinspaltprodukte steigen erheblich an, eine vermehrte Blutungsneigung ist die Folge. Thrombin-, Prothrombin- und partielle Thromboplastinzeiten sind verlängert. Als Meßwert ist sicherlich der Fibrinogenspiegel äußerst hilfreich. Während normalerweise im letzten Trimenon der mittlere Fibrinogenwert 450 mg/dl beträgt, sollte ein Abfall unter 300 mg/dl Handlungsbedarf signalisieren. Ein Wert unter 150 mg/dl muß sofortige Maßnahmen nach sich ziehen [28].

Sollte der *Fibrinogenspiegel* unter 100 mg/dl abgefallen sein, so sollte vor einem operativen Eingriff unbedingt Fresh-frozen-Plasma, z. B. vier bis sechs Einheiten, gegeben werden, zusammen mit mindestens zwei Konserven Erythrozytenkonzentrat. Bei Thrombozyten unter 20 000 und deutlichen klinischen Hinweisen auf eine Koagulopathie sollte man ebenfalls präoperativ Thrombozyten substituieren. Wenn überhaupt indiziert, so sollte Heparin äußerst restriktiv verwendet werden. Die Entbindung der Mutter und die Entfernung der Plazenta beseitigen die Ursache der Gerinnungsstörung. Die Fibrinogenspiegel steigen rasch nach der Entbindung an, der Thrombozytenanstieg ist etwas langsamer.

Die *Niere* ist sicherlich gegenüber einer Hypoperfusion, einer O_2-Minderversorgung und intravaskulären vermehrten Gerinnung das verletzlichste Organ. Zu achten ist auf eine Oligurie sowie zunehmende Harnstoff- und Creatininkonzentrationen. Eine akute tubuläre Nekrose tritt relativ spät im Verlauf der Erkrankung bzw. erst nach länger dauernder Blutung auf und ist üblicherweise reversibel. Die damit zusammenhängende Hyperkaliämie, Natriumstoffwechselstörungen und eine Volumenüberlastung sind die Probleme, die hierbei im Vordergrund stehen. Eine Nierenrindennekrose tritt bei diesen Zuständen sehr viel früher auf und ist durch eine Anurie gekennzeichnet, die unter Umständen zum Tode führen kann. Obwohl insgesamt sehr selten, so ist doch während der Schwangerschaft die Nierenrindennekrose häufiger als außerhalb der Schwangerschaft. Sie tritt auf im Zusammenhang mit Koagulopathien, vor allem bei septischen Aborten und schwersten vorzeitigen Plazentalösungen. Bisweilen ist die Nierenrindennekrose unvollständig, und gewisse Nierenfunktionen lassen sich wiederherstellen; allerdings sieht man im späteren Leben danach häufig den Verlust der Nierenfunktion. Es muß also bei den hier beschriebenen Schwangerschaftskomplikationen sehr frühzeitig und äußerst konsequent die Schocksymptomatik beachtet und behandelt werden.

Auch *gastrointestinale Blutungen* können auftreten und zu gesteigerter Säuresekretion oder sogar Ulzeration führen. Histamin-H2-Blocker sind hierbei die Mittel der Wahl. Da Alterationen der Leberfunktion im Zusammenhang mit einer akuten massiven Blutung gesehen werden, und dies leicht mit septischen Verläufen einhergehen kann, ist eine breite antibiotische Abdeckung immer angebracht.

Zu beachten ist ferner das zwar sehr seltene, aber doch mögliche *Atemnotsyndrom des Erwachsenen* bzw. das akute progressive Lungenversagen, das frühzeitig durch entsprechende Ventilationshilfen angegangen werden sollte.

Schließlich kann es vorkommen, daß nach erfolgreichem Überstehen all der dramatischen Ereignisse ein Hypothyreoidismus und eine Nebennierenrindeninsuffizienz auffällt, die charakteristisch sind für das *Sheehan-Syndrom*. Die Folge der äußerst seltenen und nicht vorhersehbaren Nekrose des Hypophysenvorderlappens muß durch entsprechende Substitutionsbehandlung ausgeglichen werden.

Schließlich besteht die Möglichkeit der *Isoimmunisierung* im Rahmen der Behandlung einer massiven Blutung bei Placenta praevia oder Abruptio placentae. Eine Rhesus-Immunglobulingabe ist deshalb angezeigt.

4 Postpartale Blutungen

4.1 Übersicht der postpartalen Blutungen

Sollte die Ausstoßung der Plazenta verzögert sein, oder eine stärkere Blutung als normal auffallen, so muß als klinische Konsequenz eine manuelle Lösung der Plazenta vorgenommen werden. Ursache einer solchen *verzögerten Plazentalösung* kann eine teilweise oder komplette Placenta accreta sein (siehe auch Bd. 6, Kap. 16, Abschnitt 4).

Wenn nur eine *gering ausgeprägte Blutung* festzustellen ist, der Fundus uteri ausreichend kontrahiert ist und nicht höher steigt, wenn ferner die mütterlichen Kontrollparameter stabil sind, kann man bereits mit der Versorgung der Episiotomie oder der *Versorgung vaginaler Verletzungen* beginnen und die weitere Ausstoßung der Plazenta abwarten. Selbstverständlich ist die Angst vor einer Verletzung der frisch versorgten Wunde dann, wenn eine manuelle Lösung der Plazenta notwendig wird, nicht unbegründet. Sie wird aber auch häufig überbewertet. Andererseits ist aber auch einsichtig, daß eine frühe Versorgung der Episiotomie oder eines blutenden Vaginalrisses den mütterlichen Blutverlust erheblich reduziert.

Ein *übermäßiger postpartaler Blutverlust* ist eine ernstzunehmende und relativ häufige Komplikation einer Schwangerschaft, die zum Tode der Mutter führen kann (Tab. 3-3) [1, 54]. Ein Drittel aller mütterlichen Todesfälle ist auf postpartale verstärkte Blutungen

Tabelle 3-3 Medizinische Bedeutung postpartaler Blutungen

Verblutung:
- vor 50 Jahren Ursache von 13–20% aller mütterlichen Todesfälle
- heute Ursache von 2–4% aller mütterlichen Todesfälle
- insgesamt muß mit 5 mütterlichen Todesfällen auf 1 Mio. lebendgeborene Kinder gerechnet werden

zurückzuführen. Die Inzidenz wird heutzutage insgesamt zwischen 5 und 10 % aller Geburten angegeben. Fünf Prozent aller Vaginalgeburten sind mit einem Blutverlust von 1000 ml oder mehr verbunden. Wenn es zur verstärkten Blutung kommt, ist die Kontrolle des Blutverlusts extrem wichtig, und es muß umgehend Sorge dafür getragen werden, daß der Mutter in kurzer Zeit große Mengen an Flüssigkeit zugeführt werden können. Häufig ist aktives Vorgehen in der postpartalen Phase angebracht und kann eine verstärkte postpartale Blutung verhindern, aber nicht in allen Fällen.

Man unterscheidet zwischen einer *frühen und späten verstärkten postpartalen Blutung* (Tab. 3-4). Als früh wird dieser Blutungstyp bezeichnet, wenn er während der ersten 24 Stunden nach der Entbindung auftritt. In den allermeisten Fällen ist die Ursache eine uterine Atonie. Seltener findet man Plazentareste im Uteruskavum. Eine späte verstärkte postpartale Blutung tritt erst 24 Stunden nach der Entbindung auf und kommt nicht mehr sechs Wochen nach der Entbindung vor. Die späte Form dieses Blutungstyps ist meistens gekennzeichnet durch eine Subinvolution des Uterus, üblicherweise in Kombination mit einer chronischen Infektion und sehr oft vergesellschaftet mit zurückgebliebenen Plazentaresten oder Plazentapolypen. Die Diagnose wird aufgrund des klinischen Bildes gestellt.

4.2 Frühatonie

Ursachen

Obwohl jede Frau nach der Geburt von einer verstärkten postpartalen Blutung betroffen sein kann, sind doch gewisse *Risikogruppen* auszumachen (Tab. 3-5). Hierzu gehören Frauen während oder nach einem Kaiserschnitt, Frauen in Allgemeinnarkose, Frauen mit Zeichen einer Amnionitis, mit Präeklampsie und mit verzögertem Geburtsverlauf. Ferner spielen die Multiparität, eine Mehrlingsschwangerschaft, ein Hydramnion sowie plazentare Abnormitäten ätiopathogenetisch eine Rolle. Eine Atonie bei früheren Geburten ist möglicherweise der wesentlichste prädiktive Faktor, wie auch Koagulopathien als Risikofaktoren gelten. Eine Koagulopathie aufgrund einer Abruptio placentae, eine Placenta accreta oder einer Fruchtwasserembolie, aber auch eine schwere Präeklampsie oder Eklampsie prädisponieren zur verstärkten postpartalen Blutung. Auch eine idiopathische thrombozytopenische Purpura oder eine Antikoagulanziengabe prädestinieren zum Auftreten postpartaler verstärkter Blu-

Tabelle 3-4 Ursachen postpartaler Blutungen

Frühe Ursachen
Uterus: – Atonie
           – Ruptur
           – Inversion
Plazenta: – unvollständig
           – praevia
           – partiell oder total vorzeitig gelöst
           – adhaerens/accreta/increta/percreta
Zervix: – Ruptur
           – Verletzung
Vagina: – Verletzung
Vulva: – Verletzung
andere: – Koagulopathie
           – intrauteriner Fruchttod
           – iatrogen (Heparin/Kumarine)
           – Fruchtwasserembolie

Spätere Ursachen
Uterus: – Subinvolution
           – Endometritis
           – Myome
           – Zustand nach Sectio caesarea (Nahtsequester)
andere: – Stillschwierigkeiten

Tabelle 3-5 Risikofaktoren für eine postpartale Atonie

– Mehrlingsschwangerschaft	– Uterus myomatosus
– Hydramnion	– Chorioamnionitis
– protrahierter Geburtsverlauf	– Zustand nach operativer
– langdauernde Oxytocininfusion	Entbindung
– Multiparität	– Zustand nach Atonie

Tabelle 3-6 Häufigkeitsverteilung postpartaler Blutungen

– atonische Nachblutung: (2–8% aller Geburten)	75–83%
– Geburtstrauma:	8–19%
– Plazentalösungsstörung:	6–8%
– sekundäre Verbrauchsblutung:	selten
– Blutungsneigung: (Thrombozytenstörung, von-Willebrand-Jürgens-Syndrom, Vaskulopathie, Hämophilie, Heparintherapie)	selten

tungen. Glücklicherweise sind diese medizinischen Gründe meistens vor der Geburt bekannt, und es kann entsprechend prophylaktisch vorgegangen werden (Tab. 3-6).

Diagnostik

Entscheidend und richtungweisend für die Diagnostik ist die *vaginale Blutung,* bei der man sich hüten muß, sie in ihrer Stärke zu unterschätzen. Seltener wird die Blutmenge von ängstlichen oder unerfahrenen Beobachtern überschätzt. Objektivierbare Indikatoren für eine therapiebedürftige verstärkte Blutung sind ein Blutdruckabfall und eine Tachykardie, bei längerem Bestehen des kritischen Zustands eine Oligurie, bisweilen abdominale oder pelvine Beschwerden und schließlich eine Dyspnoe. Die Blutdruckmessung als Entscheidungskriterium ist unter Umständen problematisch. Ein Blutdruck im Normalbereich kann bei einer Patientin, die zuvor einen Bluthochdruck hatte, eine falsche Sicherheit vortäuschen. Hinzu kommt, daß manche Medikamente, die unter der Geburt oder bei einer Anästhesie gegeben wurden, die wahre Höhe des Blutdrucks verschleiern können.

Schon die starke postpartale Blutung, die das Maß des bekannt Normalen überschreitet, muß die ersten therapeutischen Schritte bestimmen. Sie muß Veranlassung dazu geben, die Patientin intensiv zu überwachen. Wenn es gelingt, die Blutungsstärke rasch zu reduzieren, kann sehr objektiv und wenig invasiv die Kreislaufsituation durch die Messung der Nierenausscheidung beurteilt werden. Beträgt diese über 30 ml pro Stunde, so kann man von einer ausreichenden renalen Perfusion ausgehen. Natürlich müssen Hämoglobin, Hämatokrit bestimmt und Gerinnungsfaktoren sowie Kreuzblut abgenommen werden und als Werte umgehend zur Verfügung stehen.

Therapie

Der Behandlungserfolg bei einer verstärkten postpartalen Blutung hängt einzig und allein von der richtigen Einschätzung der Schwere der Blutung, der raschen Einleitung aller nötigen Maßnahmen, die zur Stabilisierung der vitalen Funktionen der Mutter dienen, und der konsequenten Durchführung der therapeutischen Maßnahmen ab. Hierzu zählt die rasche *Entleerung des Uterus* bei Verdacht auf eine gestörte Plazentalösung bzw. auf eine unvollständig ausgestoßene Plazenta. Umgehend muß *Flüssigkeit* zugeführt, und es müssen *uteruskontrahierende Medikamente* in ausreichender Menge appliziert werden. Wird die Plazenta bei der Inspektion als vollständig erkannt, so sollte noch während der *Abklärung weiterer Blutungsursachen* wie Risse oder sonstiger Traumata bereits alles zur verbesserten Uteruskontraktion getan werden. Hierzu zählt die Infusion von Oxytocin oder Methergin bzw. Prostaglandin $F_{2\alpha}$ ($PGF_{2\alpha}$) oder dem PGE_2-Derivat Sulproston. Parallel zur Infusion mit den Kontraktionsmitteln sollten *Plasmaexpander* infundiert werden; 500 ml, in zehn Minuten infundiert, sind anfänglich notwendig, um die mütterliche Kreislaufsituation einigermaßen zu stabilisieren. Das therapeutische Vorgehen wird ganz wesentlich von der persönlichen Erfahrung mit diesen dramatischen Vorgängen bestimmt.

Es wird angegeben [6], daß zunächst intravenös 20 bis 40 IE Oxytocin in isotonischer Kochsalzlösung rasch infundiert werden sollten. Wenn der Uterus hierauf nicht mit einer zufriedenstellenden Kontraktionsneigung reagiert, so kann – wenn eine Hochdruckerkrankung ausgeschlossen ist – Methylergometrin i.m. oder i.v. in einer Dosierung von 0,2 mg appliziert werden. Führt auch diese Maßnahme nicht zum

Tabelle 3-7 Therapieschemata der postpartalen Atonie

Therapieschema I

– Verletzungen ausschließen!

rasches, konsequentes Vorgehen:

– Oxytocin (6–30 IE)/Methergin® (0,2–0,4 mg) als Prophylaxe/Therapie

wenn erfolglos: SOFORT

– i.v. Minprostin® $F_{2\alpha}$ (ca. 5 mg auf 1000 ml Elektrolytlösung; selbst „im Schuß" wird damit die maximale Dosierung von 150 µg/min nicht überschritten)

oder

– i.v. Sulproston (500 µg auf 250 ml Elektrolytlösung: in der Infusionspumpe [z.B. Perfusor®] 8–16 µg/min = 40–160 Tropfen/min, 120–130 min lang)

oder

– z.B. bei Sectio caesarea: im Fundusbereich intramyometrial bis zu 250 µg Minprostin® $F_{2\alpha}$
bis zu 250 µg Sulproston + 250 µg Sulproston i.m.

Therapieschema II (in Operationsbereitschaft!)

– intrakavitär Minprostin® $F_{2\alpha}$ via Katheter in den Fundusbereich: 2,5–5 mg auf 5–10 ml (maximal 3mal)

oder

– Uterustamponade (maximal 3mal) mit „schmalem, langem Tuch" = „breiter Tamponade", getränkt mit 10 mg Minprostin® $F_{2\alpha}$ in 30 ml NaCl-Lösung

Weiterhin Blutung?

– konsequente chirurgische Intervention, z.B. Hysterektomie, Unterbindung der Aa. uterinae bzw. der Aa. iliacae internae oder andere Varianten

Erfolg, so steht die Anwendung von Prostaglandin $F_{2\alpha}$ ($PGF_{2\alpha}$) als Infusion (5 mg auf 1000 ml physiologische Kochsalzlösung) zur Verfügung [63, 64]. Bei dieser Verdünnung kann $PGF_{2\alpha}$ sehr rasch infundiert werden, ohne daß ein vaso- oder bronchokonstriktorischer Effekt zu befürchten wäre. Statt $PGF_{2\alpha}$ kann auch das PGE_2-Derivat Sulproston infundiert werden (1500 µg auf 500 ml) (Tab. 3-7, Therapieschema I).

Der hier wiedergegebene Ablauf ist gerechtfertigt, wenn die Blutungsstärke das abgestufte Vorgehen erlaubt. Von der Wirksamkeit her ist sicherlich die Anwendung von $PGF_{2\alpha}$ bzw. Sulproston als die effektivste Methode anzusehen, und es ist bei besonders ausgeprägter Blutungsstärke ratsam, sofort die effektivsten pharmakologischen Maßnahmen einzuleiten. Führt die pharmakologische Intervention nicht umgehend zum Erfolg, so ist es ohne weiteres angebracht, den Uterus bimanuell zu komprimieren (sog. *Halten des Uterus*). Bisweilen ist hiermit sogar ein bleibender Erfolg zu erzielen; in den meisten Fällen kann man zumindest den Blutverlust solange reduzieren, bis andere therapeutische Verfahren zur Verfügung stehen. Eines dieser anderen Verfahren ist die *Tamponade des Uterus*, wobei der Gazestreifen mit verschiedenen uteruskontrahierenden Substanzen getränkt sein kann (Tab. 3-7, Therapieschema II). Vasopressin, gelöst in physiologischer Kochsalzlösung (20 IE auf 150 ml NaCl-Lösung) oder 5 mg $PGF_{2\alpha}$, oder 500 µg Sulproston in 30 ml physiologischer Kochsalzlösung zusammen mit der Tamponade ins Uteruskavum eingebracht, führen als letzte konservative Maßnahme bei unverletztem atonischem Uterus häufig zum Erfolg. Da dieses therapeutische Vorgehen reichlich Erfahrung im Umgang mit den entsprechenden Medikamenten voraussetzt und die Notwendigkeit in sich birgt, bei Erfolglosigkeit rasch eine Hysterektomie zu machen bzw. ein anderes operatives Vorgehen zu wählen, sollten die beschriebenen pharmakologischen Maßnahmen *im Operationssaal bzw. in Operationsbereitschaft* und *nur von erfahrenen Ärzten* durchgeführt werden. Intensivüberwachung sowie adäquate anästhesiologische Betreuung sind die entscheidenden Kriterien, die über Erfolg oder Mißerfolg der Therapie bestimmen.

Eine breite *antibiotische Abdeckung* schon am Anfang jeglicher intrauteriner oder operativer Manipulationen ist entscheidend dafür, ob der postoperative Verlauf problemlos ist oder nicht [22].

4.3 Frühe Blutungen ohne Atonie

Es versteht sich von selbst, daß unter entsprechender Anästhesie bei einer unvollständig ausgestoßenen Plazenta und zunehmender Blutung eine manuelle Nachtastung bzw. instrumentelle Entfernung der Plazentareste durchgeführt wird.

Normalerweise wird die Plazenta innerhalb von Minuten nach Geburt des Kindes ausgestoßen: 95% aller spontanen Plazentalösungen werden innerhalb der ersten 30 Minuten beobachtet, im Mittel nach etwa sechs Minuten. Eine mangelhafte, unvollständige oder ausbleibende Lösung der Plazenta kommt häufiger bei Frühgeburtlichkeit vor, kann aber auch Zeichen einer Placenta accreta, increta oder percreta (siehe auch Bd. 6, Kap. 16, Abschnitt 4) oder sogar der zervikalen Inkarzeration sein [43]. Das therapeutische Vorgehen wird auch in diesem Fall von den klinischen Umständen bestimmt.

Eine *verzögerte Plazentalösung mit zunehmender Blutung* bedarf der *sofortigen Intervention*, unabhängig von der Zeitdauer seit der Geburt. Noch während der Narkosevorbereitung können andere Blutungsursachen, außer der uterinen, ausgeschlossen werden. Es kann geklärt werden, ob der Zervikalkanal bereits verschlossen ist, oder ob eine zu volle Harnblase die Ursache für eine verzögerte Plazentalösung ist. Sollte ein äußerst rigider und eng verschlossener Zervikalkanal auffallen, so kann eine Relaxation mit 150 bis 500 µg Nitroglycerin i.v. versucht werden. Wenn dies die Ursache war, so wird es innerhalb von zwei bis drei Minuten zur Relaxation der Cervix uteri kommen. Sollte die Plazenta gelöst sein, wird sie dann – zumal in Kombination mit der entsprechenden Manualhilfe – entfernt werden können [4, 20]. Wenn 30 Minuten nach der Geburt die Plazenta sich noch nicht gelöst haben sollte, ist eine manuelle Entfernung angezeigt, insbesondere wenn die Blutung zunimmt.

Handelt es sich um eine *Placenta accreta,* so ist eine manuelle Lösung nicht möglich. Bei nur partiellem Befund kann in Ausnahmefällen mit Hilfe einer Abrasio in Kombination mit großzügigen Kontraktionsmittelgaben eine Hysterektomie verhindert werden, in den meisten Fällen kommt man jedoch um diese eingreifende Maßnahme nicht herum. Als Prädispositionen für eine Placenta accreta, increta oder percreta werden Multiparität, tiefer Plazentasitz, uterine Fehlbildungen oder aber die Implantation der Plazenta auf vorbestehende uterine Narbengebiete, speziell im Narbengebiet einer Sectio caesarea, genannt. Narbengebiete im Bereich des Endometriums erhöhen das

Risiko für eine Placenta accreta um ein Vielfaches [10]. Aber auch bei Blutungen im mittleren Trimenon, bei bekanntem Uterus myomatosus oder bei einer Schwangerschaft im Zustand nach verzögerter plazentarer Lösung ist die Rate an Plazentalösungsstörungen erhöht. Insgesamt muß man allerdings sagen, die Ätiologie einer Placenta accreta oder percreta ist unbekannt. Man weiß bis heute nicht, warum in einigen wenigen Fällen eine abnorme feto-maternale immunologische Situation besteht, die eine abnorme Invasion des Trophoblasten ins Myometrium zuläßt.

In gut 50 % aller Fälle, bei denen postpartal eine *Hysterektomie* vorgenommen werden muß, handelt es sich um eine Placenta accreta. Wie bereits erwähnt, kann in seltenen Fällen bei weniger ausgeprägter Symptomatik eine Kürettage in Kombination mit der großzügigen Gabe von Uterotonika erfolgreich sein. Man muß allerdings bedenken, daß 26 % all der Patientinnen, bei denen zunächst ein konservatives Vorgehen gewählt wurde, verstarben, während nur 6 % der Frauen verstarben, bei denen ohne Verzögerung eine Hysterektomie durchgeführt wurde [40].

An eine *uterine Verletzung* oder *Ruptur* als Ursache einer verstärkten postpartalen Blutung ist nach einer instrumentell beendeten vaginalen Entbindung oder einem falsch durchgeführten Credé-Handgriff zu denken. Auch nach einer Beckenendlagenentwicklung, einer Schulterdystokie oder einer normalen vaginalen Entbindung kann eine uterine Verletzung vorliegen. Zumeist ist dann eine Laparotomie umgehend notwendig. Spontane uterine Rupturen sind bei Erstgebärenden extrem selten. Bei Vielgebärenden kann gelegentlich eine spontane Ruptur auftreten, wobei sehr oft ein ungewöhnlicher Plazentasitz eine Rolle spielt. Massive postpartale Blutung und Kollapsneigung sollten immer auch an eine uterine Ruptur denken lassen, zumal dann, wenn effektive Kontraktionsmittel wie z. B. $PGF_{2\alpha}$ nur kurzfristig wirken und es immer wieder zu gleichstarken, rasch einsetzenden Blutungen kommt [64].

Bei unstillbarer vaginaler Blutung und gut kontrahiertem Uterus muß an eine *Zervixverletzung* gedacht werden. Eine sorgfältig durchgeführte Spiegeleinstellung läßt diese Besonderheit rasch erkennen und ermöglicht in den meisten Fällen eine problemlose Reparatur des entsprechenden Schadens. Sollte der Riß nicht bis zum Ende weiterverfolgt werden können und ein Weiterreißen bis in das untere Uterinsegment wahrscheinlich sein, so muß laparotomiert werden. Zu warnen ist vor einer aggressiv durchgeführten blinden lateralen Wundversorgung. Die Nähe des Ureters macht ein Vorgehen bei optimaler Sicht notwendig. In den meisten Fällen ist nach sorgfältiger Wundversorgung eine funktionelle Normalisierung der Zervix gegeben. Dennoch muß an eine Zervixinsuffizienz bei einer nachfolgenden Schwangerschaft gedacht werden. Eine Nachuntersuchung vor einer erneuten Schwangerschaft und kurzfristige Untersuchungen im Verlauf des III. Trimenons sind bei solchen Frauen sicherlich angebracht. Ein Zervixriß, der nicht blutet und maximal 2 cm lang ist, bedarf keiner operativen Korrektur. Bei operativer Versorgung besteht sogar die Gefahr, eine Zervixstenose zu provozieren.

Teilweise *heftig blutende vaginale Verletzungen* sind relativ häufig, die funktionelle Wiederherstellung ist in den meisten Fällen problemlos. Es kann aber auch zu erheblichen Verletzungen in der lateralen Vaginalwand mit ausgedehnten Hämatomen kommen. Wenn größere arterielle Gefäße davon betroffen sind, muß breit eröffnet und die Blutungsquelle konsequent aufgesucht und unterbunden werden. Ausgedehnte Hämatome, die sich rasch und weit in dem lockeren paravaginalen Bindegewebe ausbreiten, sind an schweren perinealen und vaginalen Schmerzen, verbunden mit progressiven unilateralen Verdickungen, im Labienbereich erkennbar. In Vollnarkose sind diese Verletzungen abzuklären und entsprechend chirurgisch zu versorgen, wobei im Anschluß daran eine feste vaginale Tamponade über 24 Stunden angebracht ist. Nicht zu vergessen ist auch in diesem Fall eine ausreichend hochdosierte, breit abdeckende antibiotische Therapie.

Ein *Vulvahämatom* kann äußerst schmerzhaft sein und mit erheblichem Blutverlust einhergehen. Es imponiert in Form einer Schwellung der Vulva oder als Tumor in der Fossa ischiorectalis, aber auch im paravaginalen Gewebe. Auch an hochreichende Hämatome, die bis ins Lig. latum oder weit retroperitoneal reichen können, muß bei entsprechender Symptomatik gedacht werden. Entscheidend für die Diagnostik ist sicherlich die Sonographie. *Therapeutisch* muß oft von abdominal her chirurgisch vorgegangen werden. Eine weitere Möglichkeit der Therapie besteht in einer Embolisation von schwer zugänglichen offenen Gefäßgebieten. Diese Methode ist aber nur bedingt bei akutem Geschehen anzuwenden. Sie ist eher für weniger dramatische Fälle geeignet, wenn eine Laparotomie aufgrund stabiler mütterlicher Bedingungen akut nicht notwendig ist. Wenn laparotomiert werden muß, so kommt eine bilaterale Unterbindung der Aa. uterinae oder der uteroovariellen Gefäße in Frage, da diese Maßnahme relativ rasch durchgeführt werden kann.

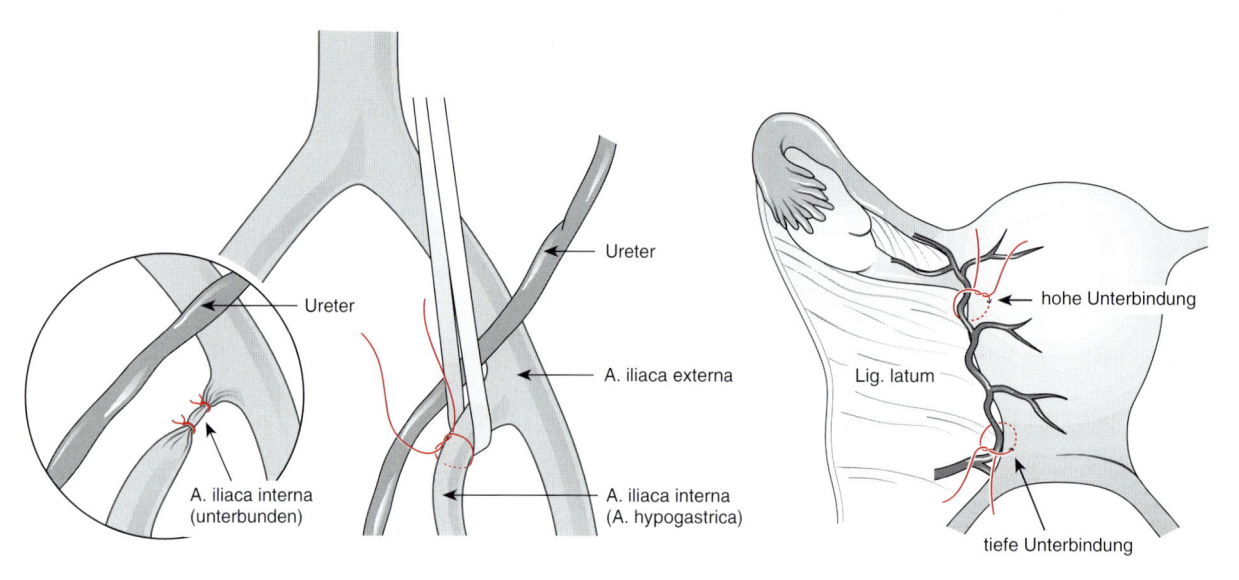

Abb. 3-2 Mögliche Gefäßunterbindungen bei medikamentös nicht stillbaren peri-/postpartalen Blutungen.
a) Unterbindung der A. hypogastrica (= A. iliaca interna) mit nichtresorbierbarem Nahtmaterial
b) hohe und tiefe Unterbindung der uterinen Gefäßbündel mit resorbierbarem Nahtmaterial

Der Uterus wird angehoben, und es kann mit einem resorbierbaren Faden (Nr. 1) etwa 1 cm tief ins Myometrium eindringend im avaskulären Segment des Lig. latum im Bereich des Isthmus unterbunden werden [39] (Abb. 3-2). Diese Ligaturen sind leichter durchzuführen und mindestens genauso effektiv wie die Ligatur der Aa. hypogastricae. In Extremfällen kann auch die manuelle Kompression der Aorta oberhalb der Bifurkation vorübergehend Abhilfe schaffen, zumindest um einen besseren Überblick zu bekommen. In vielen Fällen ist es allerdings notwendig, rasch und konsequent eine Hysterektomie durchzuführen; diese Maßnahme ist allerdings mit einer erheblichen Morbiditätsrate für die betroffene Frau verbunden. In etwa 4 % der Fälle muß mit einer Verletzung der Ureteren gerechnet werden. In 4 % der Fälle kann es zu dramatischen kardialen Komplikationen, in 3 % zu einer Thrombophlebitis kommen. Die mütterliche Todesrate beträgt etwa 1 % [6].

4.4 Spätatonie

Ursachen

Eine spät auftretende verstärkte postpartale Blutung geht in den meisten Fällen mit einer Subinvolution des Uterus einher. Sehr oft ist dies mit einer chronischen Endometritis verbunden. Bisweilen wird die Blutung aber auch durch plazentare Polypen ausgelöst. Seltener stecken nichtdiagnostizierte Tumoren hinter diesem Krankheitsbild. Äußerst selten sind Trophoblasttumoren die Ursache.

Diagnostik

Diagnostisch fällt ein schlaffer vergrößerter Uterus auf, die Lochien riechen. Zur Abklärung der Ursache ist eine sonographische Untersuchung wertvoll.

Therapie

Auch hier hat sich therapeutisch der Einsatz entsprechender Kontraktionsmittel bewährt. Ob, wie in Abschnitt 4.2 beschrieben (siehe Tab. 3-7) zunächst Oxytocin, dann Methylergometrin und schließlich Prostaglandine gegeben werden sollen, wird allein durch die Ausprägung der Beschwerden bestimmt. Auf jeden Fall sollten Antibiotika zur Prophylaxe und/oder Therapie gegeben werden. Bei entsprechendem sonographischem Verdacht kann bisweilen eine vorsichtig durchgeführte Kürettage notwendig sein.

Eine ausgeprägte, spät auftretende uterine Blutung kann in äußerst seltenen Fällen (1–2 auf 20 000 Entbindungen) auch Zeichen einer *uterinen Inversion* sein. Es kann sich um eine vollständige oder um eine partielle Inversion handeln. Im akuten Zustand muß sofort durch manuelle Zurückverlagerung gehandelt werden. Konsequente Uterustonisierung nach Rückverlagerung ist entscheidend. Sehr oft ging einer uterinen Inversion eine verstärkte Cord-Traction voraus, bei der dann in 60 % eine plazentare Adhäsion im Fundusbereich bestand [6] (siehe auch Kap. 11).

5 Peripartaler Schock

Wenn eine Schwangere klinische Zeichen eines Schocks aufweist, so kann dies viele Ursachen haben. Meistens wird der Geburtshelfer mit dem hypovolämischen Schock konfrontiert; die Gründe sind dann prä-, intra- oder postpartale Blutungen. Aber auch andere Möglichkeiten der Entwicklung eines Schocks müssen beachtet werden, wie z. B. Volumenumverteilungen im Rahmen einer schweren Präklampsie oder Eklampsie oder als Ausdruck eines septischen Geschehens. Ein kardiogener Schock, vor allem im Zusammenhang mit einer Lungenembolie, kommt in der Schwangerschaft immer differentialdiagnostisch in Frage, während ein Schockgeschehen bei Fruchtwasserembolie ein extrem seltenes Ereignis darstellt.

5.1 Vena-cava-Kompressionssyndrom

In fortgeschrittenem Schwangerschaftsalter muß man immer mit einem schockartigen Ereignis rechnen, das als Vena-cava-Kompressionssyndrom oder als hypotensives Syndrom in sitzender bzw. liegender Position auftritt. Es ist charakterisiert durch einen Blutdruckabfall, Bradykardie, Schwitzen, Übelkeit, Lufthunger und Ohnmacht. Gleichzeitig kommt es zur uterinen Kontraktionssteigerung und zum kindlichen Herztonabfall unterschiedlicher Ausprägung. Die Ursache ist eine aortokavale Kompression durch den Uterus mit nachfolgender hämodynamischer Anpassung. Im Gegensatz zu früheren Empfehlungen führt die rasche Linkslagerung zur umgehenden Erholung und somit zur Beseitigung der schockähnlichen Beschwerden (siehe auch Kap. 1).

5.2 Kardiogener Schock

Zwar selten, aber doch erwähnenswert ist ein kardiogenes Schockgeschehen. Im späten letzten Trimenon, unter der Geburt oder auch bis zu sechs Monate nach der Entbindung kann es zu einer *peripartalen Kardiomyopathie* kommen, ohne daß früher eine kardiale Erkrankung bekannt gewesen wäre [49]. Bei etwa 50 % dieser Patientinnen liegt ein embolisches Geschehen vor. Die hämodynamischen Veränderungen ähneln denen anderer Kardiomyopathien. Obwohl 50 % der betroffenen Frauen innerhalb von sechs Monaten post partum eine fast vollständige Normalisierung ihrer kardialen Funktion erleben, kommt es bei den restlichen Patientinnen zu einer hohen Rate an bleibenden Herzfehlern und Todesfällen [32]. Neben Digitalisierung, Diuretika und Vasodilatatoren kann für kurze Zeit auch in der Schwangerschaft Nitroprussid gegeben werden [58] (siehe auch Kap. 16 und Bd. 6, Kap. 1, Abschnitt 2).

Häufiger ist eine *Lungenembolie*, seltener eine *Herzbeuteltamponade* oder eine *Klappenstenose* Ursache für einen obstruktiven kardiogenen Schock. Die hämodynamischen Veränderungen sind dabei gekennzeichnet vom Abfall des Schlagvolumens und des mittleren arteriellen Blutdrucks, vom ansteigenden pulmonalen Gefäßwiderstand und der Widerstandserhöhung in der A. pulmonalis. Diese Symptomatik ist deshalb so beachtenswert, weil das Risiko eine tiefe Beinvenenthrombose zu bekommen – die ja Hauptgrund für die Entstehung einer Lungenembolie ist – für Schwangere und Frauen postpartal im Vergleich zu nichtschwangeren Frauen ohne Pilleneinnahme um den Faktor 5,5 erhöht ist [47]. Ferner ist zu bedenken, daß 50 % aller venösen thromboembolischen Ereignisse bei Frauen im Alter unter 40 Jahren während der Schwangerschaft oder in der Postpartalphase auftreten.

Das *therapeutische Ziel* beim kardiogenen Schock im Zusammenhang mit einer Lungenembolie muß die Beseitigung der Hypotonie sein. Dies gelingt nur durch Erhaltung des rechtsventrikulären Füllungsdrucks. Wenn durch entsprechende Infusionen die hämodynamischen Funktionen nicht ausreichend stabilisiert werden können, muß direkt kardial behandelt werden, wobei darauf geachtet werden muß, daß die Medikamente nicht den pulmonalen vaskulären Widerstand erhöhen [49].

5.3 Fruchtwasserembolie

Wenn aus vollem Wohlbefinden heraus eine Frau unter der Geburt Dyspnoe, Hypoxie, Brustschmerz, Zeichen eines Lungenödems und des Schocks bekommt, so muß an eine Fruchtwasserembolie gedacht werden, deren Mortalitätsrate zwischen 80 und 90 % beträgt. Differentialdiagnostisch kommen Lungenembolie, Eklampsie und hämorrhagischer und anaphylaktischer Schock in Frage. Die Diagnose wird gesichert durch den Nachweis fetaler Elemente im mütterlichen Blut [16]. Besonders gefährdet sind vielgebärende Frauen in der frühen Eröffnungsperiode mit vorzeitigem Blasensprung und nicht fest engagiertem kindlichem Kopf. Unter Umständen spielt eine zu starke Stimulation der Wehentätigkeit, z. B. mit Oxytocin, pathogenetisch eine Rolle.

Der typische *klinische Verlauf* ist katastrophal, mit rasch eintretendem Kollaps und Tod. Bei den wenigen leichteren Formen imponiert zunächst eine leichte Dyspnoe bei starker Wehentätigkeit. Es folgen dann ein rascher Verfall des Allgemeinbefindens, Erstickungsgefühl, Agitation, manchmal Fieber, Zyanose, Tachykardie, Atemfrequenz von 40 Atemzügen pro Minute und schließlich Kollaps. Rasch entwickelt sich eine Verbrauchskoagulopathie.

Der *therapeutische Erfolg* hängt ganz entscheidend davon ab, ob der Geburtshelfer frühzeitig die richtige Diagnose gestellt hat und ob die Zusammenarbeit mit der Intensivmedizin rechtzeitig und reibungslos funktioniert. Es muß gewährleistet sein, daß die Frau rasch intubiert wird, die Messung des zentralen Venendrucks und des Drucks in der A. pulmonalis muß möglich sein. Unter diesen Bedingungen ist es dann möglich, sinnvoll vasopressorisch und diuretisch zu behandeln oder kontrolliert die Hypotonie anzugehen, wobei die Flüssigkeitszufuhr wegen der Gefahr der Entstehung eines Atemnotsyndroms der Mutter auf ein Minimum beschränkt bleiben muß. Fest steht, daß die Behandlung einer Fruchtwasserembolie nicht nach einfachen Regeln ablaufen kann, daß vielmehr die Behandlung äußerst flexibel gestaltet werden muß [49].

5.4 Septischer Schock

Beim septischen Schock, der peripartal vor allem nach einer Chorioamnionitis, nach Endometritis im Zustand nach Sectio caesarea oder nach Pyelonephritis auftritt, kann man drei *Entwicklungsphasen* unterscheiden:

- die frühe, mehrere Stunden dauernde *Fieberphase* mit Rötung, Temperatur über 39 °C, Tachykardie, Blutdruck systolisch zwischen 85 und 95 mm Hg; das Bewußtsein ist klar, die Nierenausscheidung ausreichend. Dieser Phase folgt
- die sog. *kalte Hypotonie,* die sich durch kaltschweißige Haut, Nagelbettzyanose, subnormale Temperaturen, einen Blutdruck von systolisch unter 70 mm Hg, raschen, flachen Puls, gestörtes Bewußtsein und Oligurie auszeichnet. Das Bild ähnelt dem eines hämorrhagischen Schocks. Schließlich kann es dann zum
- *irreversiblen Schock* mit schwerer metabolischer Azidose, Anstieg der Lactatspiegel, Anurie, Herzversagen, Lungenversagen und Koma kommen

Wichtig für die adäquate *Therapie* ist ein frühes Erkennen der tatsächlichen Zusammenhänge und die konsequente, aggressive Behandlung. Unter entsprechender invasiver kardialer und pulmonaler Kontrolle, was wiederum eine enge Kooperation mit Intensivmedizinern notwendig macht, ist Volumenersatz oft hilfreich, häufig ist aber Dopamin nötig. Auch wenn die Anwendung von Glukokortikoiden nicht unumstritten ist, so sollten sie doch bei Versagen anderer Therapieformen verwendet werden. Bei ausgedehnter Hämolyse müssen Erythrozytenkonzentrate gegeben werden, während die Gabe von Gerinnungsfaktoren und Thrombozyten unter Umständen die disseminierte intravasale Gerinnung noch verstärken kann. Selbstverständlich muß für die entsprechende Antibiotikatherapie gesorgt werden, die durch Blutkulturen und Abstriche definiert und kontrolliert wird.

5.5 Hypovolämischer Schock

Massive Blutungen vor, während und nach der Geburt sind die häufigsten Ursachen für einen hypovolämischen Schock. Seltener zum Schock führend, aber doch beachtenswert, ist die Reduktion des intravaskulären Volumens durch Exsudation in den extravasalen Bereich bei schwerer Präklampsie. Die Ursachen für die Entstehung eines peripartalen hämorrhagischen Schocks sind vielfältig (siehe Tab. 3-4), so wie die Möglichkeiten des verstärkten Blutverlusts unter und nach der Geburt groß sind.

In Abhängigkeit vom Schweregrad der Schocksymptomatik steht natürlich zunächst der Volumen- und sekundär der Blutersatz *therapeutisch* im Mittelpunkt. Als Sofortmaßnahme werden kristalloide und kolloidale Lösungen infundiert. Zu bedenken ist, daß Elektrolyt- und niedermolekulare Kohlenhydratlösungen eine kurze Verweildauer intravasal aufweisen und deshalb große Mengen infundiert werden müssen, was die Gefahr der Hyperhydratation beinhaltet. Albumin oder künstliche kolloidale Lösungen, gleichzeitig gegeben, verringern diese Gefahr, da sie den onkotischen Druck erhöhen. Auch Erythrozytenkonzentrate sind hierbei hilfreich. Schwerpunktmäßig sollten kolloidale Volumenersatzmittel eingesetzt werden, da hiermit auch die Mikrozirkulation verbessert wird. O_2-Träger müssen aufgefüllt werden, wenn der Blutverlust zwischen 20 und 50% des Ausgangsvolumens beträgt. Weitere Blutverluste können mit 5%igem Humanalbumin ausgeglichen werden, wobei schließlich der Verlust der plasmatischen Gerinnungsfaktoren durch Fresh-frozen-Plasma oder Frischblut auszugleichen ist. Die Gabe einzelner Gerinnungsfaktoren (Thrombozyten, AT-III usw.) kommt lediglich bei Einschränkungen der Volumenbelastung in Frage, eine Fibrinogenzufuhr ist nur bei Fibrinogenspiegeln unter 100 mg/dl angezeigt. Zum Ausgleich einer metabolischen Azidose ist unter Umständen die Zufuhr einer Natriumbicarbonatlösung notwendig, deren Bedarf jedoch zur Vermeidung einer Alkalose exakt berechnet werden muß [26]. Bei kardialer Insuffizienz muß digitalisiert werden, Dopamingaben sind bisweilen nötig.

Wie bei den anderen Schockformen auch, steht und fällt der Behandlungserfolg mit der *Intensivüberwachung*. Intubation, Beatmung und invasive Diagnostik in Zusammenarbeit mit Intensivmedizinern müssen jederzeit möglich sein.

Literatur

1. ACOG: Diagnosis and management of postpartum hemorrhage. Technical Bulletin No. 143. American College of Obstetrics and Gynecology, Washington 1990.
2. Adams, J. Q.: Cardiovascular physiology in normal pregnancy: studies with the dye dilution technique. Amer. J. Obstet. Gynec. 67 (1954) 741.
3. Ahokas, R. A., B. M. Mercer, B. M. Sibai: Enhanced endothelium-derived relaxing factor activity in pregnant spontaneously hypertensive rats. Amer. J. Obstet. Gynec. 165 (1991) 801.
4. Altabef, K. M., J. T. Spencer, S. Zinberg: Intravenous nitroglycerin for uterine relaxation of an invertet uterus. Amer. J. Obstet. Gynec. 166 (1992) 1237.
5. Arias, F: Cervical cerclage for the temporary treatment of patients with placenta previa. Obstet. and Gynec. 71 (1988) 545.
6. Bayer-Zwirello, L. A., D. K. Veronikis: The third stage. In: O'Grady, J. P., M. L. Gimovsky (eds.): Operative Obstetrics, p. 487. Williams & Wilkins, Baltimore 1995.
7. Benedetti, T. J.: Obstetric hemorrhage. In: Gabbe, S. G., J. R. Niebyl, J. I. Simpson (eds.): Obstetrics: Normal and Problem Pregnancies, p. 573. Churchill Livingstone, New York 1991.
8. Benirschke, K., P. Kaufmann (eds.): Pathology of the Human Placenta, 2nd ed., p. 385. Springer, Berlin–Heidelberg–New York 1990.
9. Benirschke, K., P. Kaufmann (eds.): Pathology of the Human Placenta, 2nd ed., p. 275. Springer, Berlin–Heidelberg–New York 1990.
10. Benirschke, K., P. Kaufmann (eds.): Pathology of the Human Placenta, 2nd ed., p. 378. Springer, Berlin–Heidelberg–New York 1990.
11. Bieniarz, J., J. J. Crottagini, E. Curuchet et al.: Aortocaval compression by the uterus in late human pregnancy II: an arteriographic study. Amer. J. Obstet. Gynec. 100 (1968) 203.
12. Bonnar, J.: Haemostasis in pregnancy and coagulation disorders. In: MacDonald, R. R. (ed.): Scientific Basis of Obstetrics and Gynaecology, 2nd ed., p. 249. Churchill Livingstone, Edinburgh 1978.
13. Chasnoff, I. J., H. J. Landress, M. E. Barrett: The prevalence of illicit-drug or alcohol use during pregnancy and discrepancies in mandatory reporting in Pinellas County, Florida. New Engl. J. Med. 322 (1990) 1202.
14. Clapp, J. F. III: Maternal heart rate in pregnancy. Amer. J. Obstet. Gynec. 152 (1985) 659.
15. Clark, S. L., P. P. Koonings, J. P. Phelan: Placenta previa/accreta and prior cesarean section. Obstet. and Gynec. 66 (1985) 89.
16. Clark, S. L., D. B. Cotton, B. Gonik et al.: Central hemodynamic alterations in amniotic fluid embolism. Amer. J. Obstet. Gynec. 158 (1988) 1124.
17. Comp, P. C., G. R. Thurnau, J. Welsh et al.: Functional and immunologic protein levels are decreased during pregnancy. Blood. 68 (1986) 881.
18. Condie, R. G., D. Ogston: Sequential studies on components of the haemostatic mechanism in pregnancy with particular reference to the development of pre-eclampsia. Brit. J. Obstet. Gynaec. 83 (1976) 938.
19. Dahlman, T., M. Hellgren, M. Blomback: Changes in blood coagulation and fibrinolysis in the normal puerperium. Gynec. Obstet. Invest. 20 (1985) 37.
20. De Simone, C. A., M. C. Norris, B. L. Leighton: Intravenous nitroglycerin aids manual extraction of a retained placenta. Anesthesiology 73 (1990) 787.
21. D'Angelo, L. J., L. F. Irwin: Conservative management of placenta previa: a cost-benefit analysis. Amer. J. Obstet. Gynec. 149 (1984) 320.
22. Egarter, C., P. Husslein (eds.): Post Partum Uterine Atonia, p. 7. Facultas, Wien 1988.
23. Ekelund, U., S. Mellander: Role of endothelium-derived nitric oxide in the regulation of tonus in large-bore arterial resistance vessels, arterioles and veins in cat skeletal muscle. Acta physiol. scand. 140 (1990) 301.
24. Fell, G., D. E. Strandness jr: Diagnosis and management of acute venous thrombosis. Clin. Obstet. Gynec. 24 (1981) 761.
25. Forman, A., P. Gandrup, K. E. Andersson, U. Ulmsten: Effects of nifedipine on oxytocine and prostaglandin $F_{2\alpha}$ induced activity in the post-partum uterus. Amer. J. Obstet., Gynec. 144 (1983) 665.
26. Friedberg, V.: Der Schock in der Gynäkologie. In: Friedberg, V. (Hrsg.): Medikamentöse Therapie in der Gynäkologie, S. 232. Springer, Berlin–Heidelberg–New York 1991.
27. Green, J. R: Placenta praevia and abruptio placentae. In: Creasy, R. K., R. Resnik (eds.): Maternal-Fetal Medicine: Principles and Practice, p. 592. Saunders, Philadelphia 1989.
28. Greene, K. W., M. L. Gimovsky: Placental abnormalities. In: O'Grady, J. P., M. L. Gimovsky (eds.): Operative Obstetrics, p. 126. Williams & Wilkins, Baltimore 1995.
29. Hemsen, A., C. Gillis, O. Larsson et al.: Characterisation, localisation and actions of endothelins in umbilical vessels and placenta of man. Acta physiol. scand. 143 (1991) 395.
30. Kanayama, N., T. Terao: Plasma fibronectin receptor levels during pregnancy complicated by preeclampsia and abruptio placentae. Gynec. Obstet. Invest. 33 (1992) 147.

31. Kerr, M. G: The mechanical effects of the gravid uterus in late pregnancy. J. Obstet. Gynaec. Brit. Cwlth 72 (1965) 513.
32. Lee, W., D. B. Cotton: Peripartum cardiomyopathy: current concepts and clinical management. Clin. Obstet. Gynec. 32 (1989) 54.
33. Martius, G., M. Breckwoldt, A. Pfleiderer (Hrsg.): Lehrbuch der Gynäkologie und Geburtshilfe, S. 246. Thieme, Stuttgart–New York 1994.
34. Martius, G., M. Breckwoldt, A. Pfleiderer (Hrsg.): Lehrbuch der Gynäkologie und Geburtshilfe, S. 196. Thieme, Stuttgart–New York 1994.
35. McCausland, A. M., C. Hyman, T. Winsor, A. D. Trotter: Venous distensibility during pregnancy. Amer. J. Obstet. Gynec. 81 (1961) 472.
36. Molnar, M., F. Hertelendy: N-omega-nitro-L-arginine, an inhibitor of nitric oxide synthesis, increases blood pressure in rats and reverses the pregnancy-induced refractoriness to vasopressor agents. Amer. J. Obstet. Gynec. 166 (1992) 1560.
37. Myatt, L., A. S. Brewer, G. Langdon et al.: Attenuation of the vasoconstrictor effects of thromboxane and endothelin by nitric oxide in the human fetal-placental circulation. Amer. J. Obstet. Gynec. 166 (1992) 224.
38. Nunez, D. J. R., M. J. Brown, A. P. Davenport et al.: Endothelin-1 mRNA is widely expressed in porcine and human tissue. J. clin. Invest. 85 (1990) 1537.
39. O'Leary, J. L., J. A. O'Leary: Uterine artery ligation for control of post-cesarean section hemorrhage. Obstet. and Gynec. 43 (1974) 849.
40. Ramin, S. M., L. C. Gilstrap II: Placental abnormalities: previa abruption and accreta. In: Plauch, W. C., J. C. Morrison, M. O'Sullivan (eds.): Surgical Obstetrics, p. 203. Saunders, Philadelphia 1992.
41. Ramsey, E. M., M. L. Houston, J. W. S. Harris: Interactions of the trophoblast and maternal tissues in three closely related primate species. Amer. J. Obstet. Gynec. 124 (1976) 647.
42. Robson, S. C., S. Hunter, R. J. Boys, W. Dunlop: Serial study of factors influencing changes in cardiac output during human pregnancy. Amer. J. Physiol. 256 (1989) H 1060.
43. Romero, R., Y. C. Hsu, A. P. Athanassiadis et al.: Preterm delivery: a risk factor for retained placenta. Amer. J. Obstet. Gynec. 163 (1990) 823.
44. Saller, D. N. jr., D. A. Nagey, M. J. Pupkin: Tocolysis in the management of third trimester bleeding. J. Perinat. 10 (1990) 125.
45. Seed, M. P., K. I. Williams, D. S. Bamford: Influence of gestation on prostacyclin synthesis by human pregnant myometrium. In: Lewis, P. J., S. Moncada, J. O'Grady (eds.): Prostacyclin in Pregnancy, p. 31. Raven Press, New York 1983.
46. Sheppard, B. L., J. Bonnar: The ultrastructure of the arterial supply of the human placenta in early and late pregnancy. Brit. J. Obstet. Gynaec. 81 (1974) 497.
47. Sipes, S. L., C. P. Weiner: Venous thromboembolic disease in pregnancy. Semin. Perinat. 14 (1990) 103.
48. Stanco, L. M., D. B. Schrimmer, R. H. Paul, D. R. Mishell jr: Emergency peripartum hysterectomy and associated risk factors. Amer. J. Obstet. Gynec. 168 (1993) 879.
49. Steingrub, J. S., M. L. Gimovsky: Invasive monitoring. In: O'Grady, J. P., M. L. Gimovsky (eds.): Operative Obstetrics, p. 444. Williams & Wilkins, Baltimore 1995.
50. Stock, M. K., J. Metcalfe: Maternal physiology during gestation. In: Knobil, E., J. D. Neill (eds.): The Physiology of Reproduction, 2nd ed., vol. 2, p. 974. Raven Press, New York 1994.
51. Tabor, A., M. Madson, E. B. Obel et al.: Randomized controlled trial of genetic amniocentesis in 4606 low risk women. Lancet I (1986) 1287.
52. Toppozada, M. K: Postpartum haemorrhage. In: Bygdeman, M., G. S. Berger, L. G. Keith (eds.): Prostaglandins and Their Inhibitors in Clinical Obstetrics and Gynaecology, p. 232. MTP Press, Lancaster 1986.
53. U.S. Department of Health and Human Services: Indications for the use of red blood cells, platelets and fresh frozen plasma. NIH Publication No. 89-2974 A, May 1989.
54. Varner, M.: Postpartum hemorrhage. Crit. Care Clin. 7 (1991) 883.
55. Watson, W. J., R. C. Cefalo: Magnesium sulfate tocolysis in selected patients with symptomatic placenta previa. Amer. J. Perinat. 7 (1990) 251.
56. Weiner, C., K. Z. Liu, L. Thompson et al.: Effect of pregnancy on endothelium and smooth muscle: their role in reduced adrenergic sensitivity. Amer. J. Physiol. 261 (1991) H 1275.
57. Wetzka, B., W. Schäfer, M. Scheibel, R. Nüsing, H. P. Zahradnik: Eicosanoid production by intrauterine tissues before and after labor in short-term tissue culture. Prostaglandins 45 (1993) 571.
58. Widerhorn, J., J. N. Rubin, W. H. Frishman et al.: Cardiovascular drugs in pregnancy. Cardiol. Clin. 5 (1987) 651.
59. Wilkes, B. M., P. F. Mento, A. M. Hollander et al.: Endothelin receptors in human placenta: relationship to vascular resistance and thromboxane release. Amer. J. Physiol. 258 (1990) E 864.
60. Yanagisawa, M., H. Kurihara, S., Kimura et al.: A novel potent vasoconstrictor peptide produced by vascular endothelial cells. Nature 32 (1988) 411.
61. Yeomans, E. R.: Prenatal corticosteroid therapy to prevent respiratory distress. Semin. Perinat. 4 (1993) 253.
62. Zahradnik, H. P.: The birth process. In: Greger, R., U. Windhorst (eds.): Comprehensive Human Physiology, vol. 2, p. 2347. Springer, Berlin – Heidelberg – New York 1996.
63. Zahradnik, H. P., L. Quaas, M. Breckwoldt: Uterusatonie: Wandel der Behandlungsmethoden in den letzten 20 Jahren (UFK Freiburg 1966–1986). In: Haller, U., F. Kubli, P. Husslein (Hrsg.): Prostaglandine in Geburtshilfe und Gynäkologie, S. 220. Springer, Berlin–Heidelberg–New York 1988.
64. Zahradnik, H. P., H. Steiner, H. G. Hillemanns et al.: Prostaglandin $F_{2\alpha}$ und 15-Methyl-Prostaglandin $F_{2\alpha}$: Anwendung bei massiven uterinen Blutungen. Geburtsh. u. Frauenheilk. 37 (1977) 493.

4 Präeklampsie, HELLP-Syndrom und Eklampsie unter der Geburt

J. Gille

Inhalt

1	Einleitung	48
2	Häufigkeit	48
3	Ätiologie	48
4	Diagnose	49
4.1	Klinik	49
4.1.1	Eklampsie	49
4.1.2	HELLP-Syndrom	50
4.2	Laborwerte	52
5	Therapie	53
5.1	Beendigung der Schwangerschaft	53
5.1.1	Induktion der Lungenreife/Tokolyse	54
5.1.2	Infusionstherapie	54
5.2	Sedativa	54
5.3	Antihypertensiva	54
5.4	Bilanzierung	55
5.5	Blutgerinnung	55
5.6	Prophylaxe	55
6	Verlauf und Prognose	56
6.1	Mutter	56
6.2	Kind	56

1 Einleitung

Für die in der Schwangerschaft auftretenden Symptome Hypertonie und Proteinurie werden jetzt überwiegend die Begriffe *Schwangerschaftshypertonie* und *Schwangerschaftsproteinurie* verwendet. Bei gleichzeitigem Auftreten der beiden Symptome wird das Krankheitsbild *Präeklampsie* genannt (siehe auch Bd. 5, Kap. 1, Abschnitt 3.1.2). Eine spezielle Verlaufsform, das *HELLP-Syndrom,* hat in den letzten Jahren vermehrte Aufmerksamkeit gefunden [28]. Es ist charakterisiert durch Hämolyse, erhöhte Leberwerte und erniedrigte Thrombozytenzahlen. Präpartal, sub partu sowie postpartal auftretende tonisch-klonische Krämpfe finden sich bei der *Eklampsie*.

Wann und ob in der anscheinend unkomplizierten Schwangerschaft oder bei bestehender Präeklampsie ein *eklamptischer Anfall* auftreten wird oder sich sogar mehrere Anfälle entwickeln, läßt sich auch bei Beachtung der *Zeichen der Verschlechterung* der Schwangerschaftshypertonie/-proteinurie (Blutdruckanstieg, zunehmende Proteinurie, extreme Wassereinlagerung) nicht sicher vorhersehen, wenn auch das gleichzeitige Auftreten zerebraler Symptome, wie Kopfschmerzen, Sehstörungen und Hyperreflexie eine starke Gefährdung der Schwangeren befürchten lassen.

Noch schwieriger einzuschätzen ist die Entwicklung des HELLP-Syndroms, das bei diskretem klinischem Prodromalstadium über lange Zeit mit nur geringgradigen Laborveränderungen bestehen bleiben kann oder sich aber plötzlich in einen dramatischen Krankheitsverlauf mit lebensbedrohlichen Komplikationen für die Mutter verwandelt.

Nach wie vor gültig ist die Vorstellung, daß die Beendigung der Schwangerschaft die Gefährdung durch eine Eklampsie oder ein HELLP- Syndrom herabsetzt. Allerdings können diese Komplikationen auch erst im Wochenbett auftreten, in den meisten Fällen im unmittelbaren zeitlichen Zusammenhang mit der Entbindung [4].

2 Häufigkeit

Liegt die Häufigkeit von Schwangerschaftshypertonien und -proteinurien in Niedersachsen zur Zeit bei 5 % (Hypertonie 3,3 %, Proteinurie 1 %, Kombination 0,7 % [12]), ist mit einer Eklampsie in etwa 1 ‰ [17] zu rechnen. Eine aktuelle Analyse aus England errechnet sogar nur 0,49 ‰ [4], d. h. auf etwa 2000 Geburten ist präpartal, sub partu oder postpartal mit einer Eklampsie zu rechnen.

Wesentlich häufiger ist ein HELLP-Syndrom zu erwarten (1:150–1:300 Geburten in Perinatalzentren [15]). In kleineren geburtshilflichen Einheiten wird dieses Krankheitsbild seltener anzutreffen sein.

3 Ätiologie

Zu den Krankheitsursachen sind in den letzten Jahren Konzepte entwickelt worden (siehe auch Bd. 5, Kap. 1, Abschnitt 3.3). Mangelhafte Trophoblastinvasion, unzureichende Dilatation der Spiralarterien, schlechte Trophoblastperfusion, Gefäßendothelschädigung, Verschiebung des Gleichgewichts von Prostacyclin und Thromboxan A_2 (TxA_2) [27] folgen aufeinander und führen zu einer Aktivierung der Blutgerinnungskaskade und zu einem Vasospasmus, die das klinische Bild von Hochdruck, Nieren- und Leberschädigung in Gang setzen und den Krankheitsablauf durch Mikrozirkulationsstörungen unterhalten. Durch diese Schädigung der Gefäße von Plazenta, Nieren, Leber, Gehirn sowie des Augenhintergrunds kann es zu einer Retardierung der fetalen Entwicklung durch Plazentainfarkte, möglicherweise zur vorzeitigen Plazentalösung, zum Nierenversagen, zu einer Leberzellschädigung mit Anstieg der Enzymwerte, zu Kopfschmerzen, eklamptischen Anfällen, Augenflimmern, unter Umständen vorübergehender Blindheit kommen.

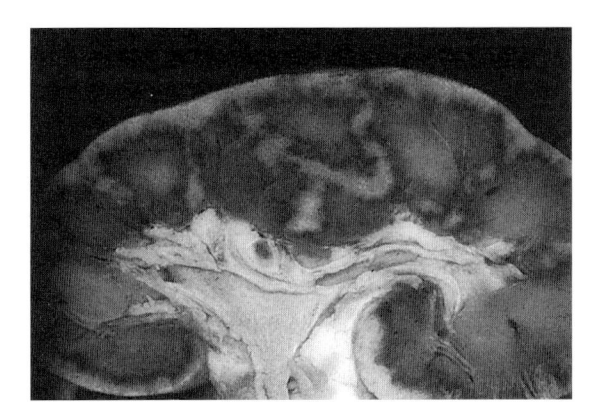

Abb. 4-1 Nierenrindennekrosen bei einer Patientin, die nach Eklampsie ad exitum gekommen ist.
(*Original:* K. Benirschke, San Diego/La Jolla)

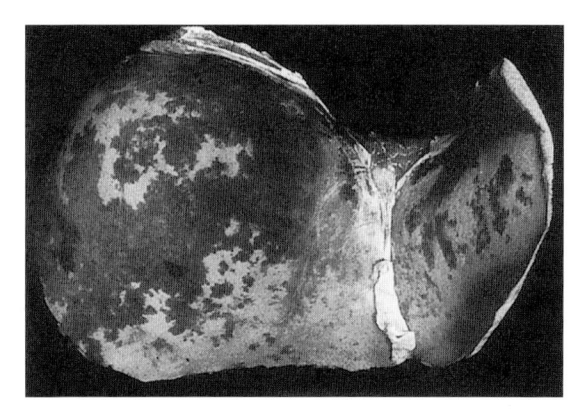

Abb. 4-2 Hämorrhagische Nekrosen der Leber bei einer Patientin, die nach Eklampsie ad exitum gekommen ist.
(*Original:* K. Benirschke, San Diego/La Jolla)

Die alle Gefäße betreffenden Veränderungen mit Endothelzellschädigung und Vasospasmus führen nicht nur zu einer weiteren Erhöhung des Blutdrucks, sondern auch zu Organeinblutungen (Niere, Abb. 4-1; Leber, Abb. 4-2; Gehirn, siehe Kap. 27, Abb. 27-1) sowie zu Blutgerinnungsstörungen mit disseminierter intravasaler Koagulopathie (DIC) [14].

In Unkenntnis des auslösenden Agens kann die Erkankung bisher nicht *kausal* beeinflußt werden. Die Hoffnungen auf eine *Prophylaxe* (siehe auch Abschnitt 6) haben sich nur in geringem Maße erfüllt [2]. So bleibt als *therapeutischer Weg* nur:

– die symptomatische Therapie des Hochdrucks, der drohenden oder eingetretenen Eklampsie, die Unterstützung der eingeschränkten Nieren- und Leberfunktion, die Verbesserung des onkotischen Drucks
– als wesentliche Maßnahme bei Nichtansprechen der Therapie die Beendigung der Schwangerschaft

Die *klinischen Symptome* Hypertonie und Proteinurie stehen bei der Diagnose von Präklampsie und Eklampsie im Vordergrund, das HELLP-Syndrom jedoch läßt diese Erstsymptome oft vermissen, so daß wegen des unberechenbaren Verlaufs bei diesem Krankheitsbild einer Therapie (Gabe von Cortison, Plasmapherese) oder dem abwartenden Verhalten selten, der sofortigen Entbindung meistens der Vorzug zu geben ist.

Das *pathogenetische Konzept* mit Ausbildung des klinischen Bildes der Präklampsie, Eklampsie und des HELLP-Syndroms kann auch in Zusammenhang mit der Entstehung der Schwangerschaftsfettleber, der thrombotisch-thrombozytopenischen Purpura sowie des hämolytisch-urämischen Syndroms gesehen werden, ebenso die Endothelzellschädigungen beim Lupus erythematodes (LE) sowie die Erhöhungen der Phospholipase A2 (Typ II) [10]. Klinisch ist die Kombination von LE und Präklampsie lebensbedrohlich.

4 Diagnose

4.1 Klinik

4.1.1 Eklampsie

Wenn sich aus einer Präklampsie eine Eklampsie zu entwickeln droht, geht in der Regel die zentrale Komponente voraus (Tab. 4-1), ohne daß gleichzeitig die übrigen Parameter exazerbieren müssen. So fanden sich in einer neuen Untersuchung in 38 % keine Blutdruckerhöhungen oder Proteinurien vor der Eklampsie [4]. Noch schwieriger ist die klinische Symptomatik zu deuten, die vor der Manifestation des HELLP-Syndroms besteht.

Die zentralen Prodromi des eklamptischen Anfalls sind gut bekannt, eklamptische Anfälle vielen Geburtshelfern wegen ihres seltenen Auftretens eher nicht, daher die klassische Beschreibung von L. Seitz aus dem Jahre 1930 [19]:

Tabelle 4-1 Diagnostik der drohenden Eklampsie, der Eklampsie und des HELLP-Syndroms. I. Klinische Symptomatik

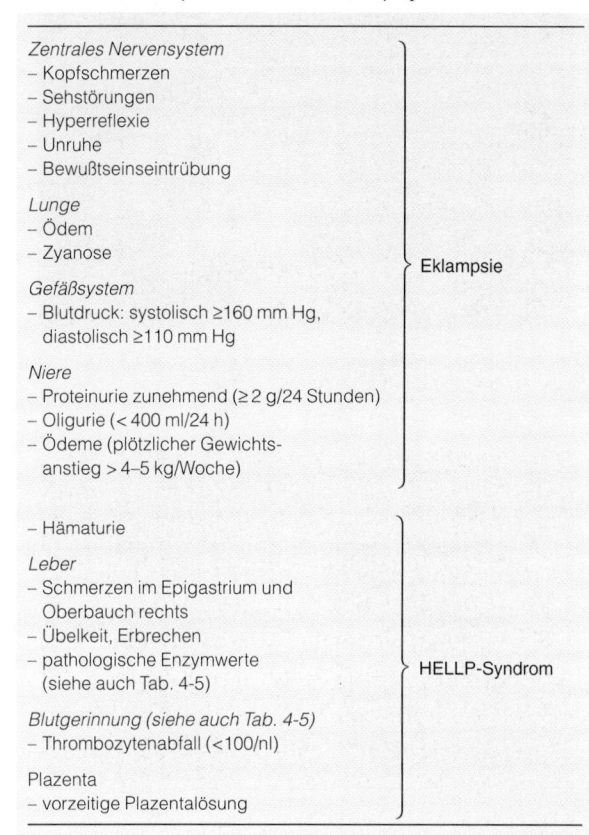

Zentrales Nervensystem – Kopfschmerzen – Sehstörungen – Hyperreflexie – Unruhe – Bewußtseinseintrübung *Lunge* – Ödem – Zyanose *Gefäßsystem* – Blutdruck: systolisch ≥160 mm Hg, diastolisch ≥110 mm Hg *Niere* – Proteinurie zunehmend (≥ 2 g/24 Stunden) – Oligurie (< 400 ml/24 h) – Ödeme (plötzlicher Gewichtsanstieg > 4–5 kg/Woche)	Eklampsie
– Hämaturie *Leber* – Schmerzen im Epigastrium und Oberbauch rechts – Übelkeit, Erbrechen – pathologische Enzymwerte (siehe auch Tab. 4-5) *Blutgerinnung (siehe auch Tab. 4-5)* – Thrombozytenabfall (<100/nl) *Plazenta* – vorzeitige Plazentalösung	HELLP-Syndrom

Tabelle 4-2 Mögliche Komplikationen nach eklamptischem Anfall

zerebral
– weitere Anfälle
– Koma
– zerebrale Blutung (petechial bis Massenblutung)
– temporäre Erblindung (selten)
– Temperaturerhöhung
Atmung
– temporärer Atemstillstand, später erhöhte Frequenz
– röchelnde Atmung
– Zyanose
Lunge
– Lungenödem und andere Zeichen der Herzinsuffizienz
– Aspiration mit nachfolgender Pneumonie
Niere
– Oligurie, Anurie
– Hämoglobinurie
Leber
– Ruptur (selten)

„... die Kranken stürzen wie vom Blitz getroffen zu Boden, tonische Krämpfe setzen ein, die Finger ballen sich zusammen, die Zähne werden fest aufeinandergebissen, das Gesicht wird bläßbläulich, dann folgen heftige, rasch aufeinanderkommende klonische Zuckungen in den Armen, den Beinen, im ganzen Gesicht, namentlich in der Augen- und Mundmuskulatur, die Atmung steht still, vor den Mund tritt Schaum, das Gesicht wird tiefblau ... da setzt plötzlich ein tiefer, schnarchender Atemzug ein, und mit ihm verschwinden die Krämpfe. Im tiefen Koma liegt nun die Kranke da, die Atmung ist durch vermehrte Salivation meist laut und stertorös, das Gesicht blau gedunsen, auf der Zunge sind Bisse von den Zähnen zu erkennen ..."

Bei einem solchen eklamptischen Anfall kann es sich als Ausnahme um einen Einzelanfall handeln, wahrscheinlicher ist jedoch bei fehlender oder unzureichender Behandlung eine weitere Folge von Anfällen. Ein eklamptischer Anfall kann nicht nur vor oder während der Geburt, sondern auch postpartal auftreten (18–44% [4]).

Verlauf

Nach einem Anfall können zahlreiche Komplikationen auftreten (Tab. 4-2). Die Atemfrequenz ist auf über 50 Atemzüge pro Minute beschleunigt. In dieser Phase tritt eine Zyanose auf, es besteht die Gefahr des Lungenödems. Die Temperatur kann zentral bedingt auf über 39 °C steigen. Eine temporäre Erblindung ist möglich, hervorgerufen durch eine Retinablutung oder -ablösung.

Ausgelöst durch einen zerebralen Vasospasmus ist die schwerwiegendste Komplikation das Hirnödem, nachfolgend die petechiale Blutung, der Infarkt und schließlich die Hirnmassenblutung. Mit der Zahl der eklamptischen Anfälle steigt die Wahrscheinlichkeit einer solchen Blutung, entsprechend auch die mütterliche Mortalität [3]. Diagnostische Maßnahmen zur Hirndiagnostik sind die Untersuchung zerebrospinalen Liquors auf erhöhten Druck, Eiweiß und Erythrozyten, das Elektroenzephalogramm, die Angiographie, das kraniale Computertomogramm sowie das Kernspintomogramm [3].

Differentialdiagnose

Abzugrenzen gegenüber der Eklampsie sind: Hyperventilationstetanie, hysterischer Anfall, Epilepsie, Enzephalitis, Meningitis, AIDS-bedingte Anfälle (primäre Hirnlymphome, Zytomegalievirus-Enzephalitis), Hirntumor, akute Porphyrie, Hirnbasisaneurysma. Zu bedenken ist jedoch, daß in der speziellen Situation unter der Geburt mit entprechender Begleitsymptomatik der eklamptische Anfall am wahrscheinlichsten ist.

4.1.2 HELLP-Syndrom

Auch beim HELLP-Syndrom sind Anfälle möglich, die wohl als eklamptische Anfälle, nicht als Anfallstyp sui generis einzuordnen sind.

Tabelle 4-3 Symptome des HELLP-Syndroms

Klinische Symptome
– Oberbauchschmerzen (Mitte-rechts)
– Übelkeit, Erbrechen
– Ödeme (fakultativ)
– bei stationärer Aufnahme Fehlen von Hypertonie und/oder Proteinurie möglich

Laborbefunde
– *H (Hämolyse)*
  Bilirubin im Serum erhöht
  Fragmentozyten im Blutausstrich (nicht obligat)
  Hämaturie (kein Frühsymptom)
– *EL (erhöhte Leberwerte)*
  LDH erhöht, steigende Tendenz
  SGOT, SGPT, γ-GT erhöht, steigende Tendenz
– *LP (low platelets = erniedrigte Thrombozyten)*
  Thrombozyten <100/nl, fallende Tendenz

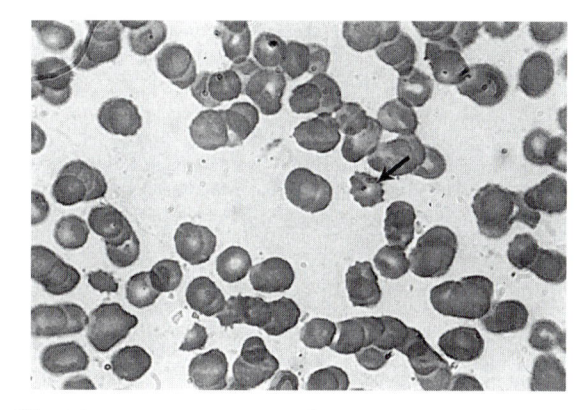

Abb. 4-3 Fragmentozyten im Blutausstrich einer Patientin mit HELLP-Syndrom (1100fache Vergrößerung).

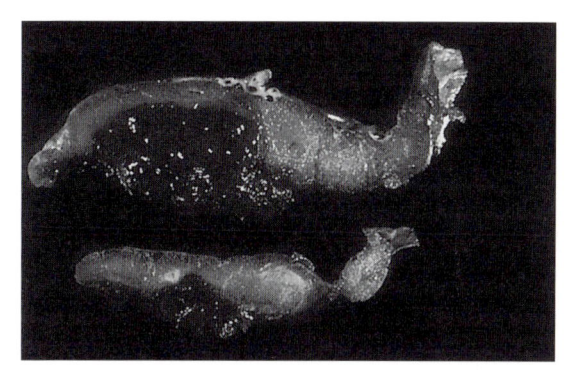

Abb. 4-4 Abruptio placentae bei Eklampsie und Totgeburt. *(Original:* K. Benirschke, San Diego/La Jolla)

Die *Symptomatik* des HELLP-Syndroms (Tab. 4-3) wurde 1954 zuerst beschrieben [13] und 1982 durch eine neuerliche Publikation bekannt gemacht [28]; seit dieser Zeit findet das HELLP-Syndrom zunehmende Beachtung in der wissenschaftlichen Literatur. Nach allgemeiner Übereinstimmung handelt es sich allerdings nur um eine besondere Verlaufsform der Präeklampsie. Das HELLP-Syndrom hat sich in Unkenntnis der spezifischen Laborbefunde früher unter den Eklampsien verborgen, die mit den Zeichen schwerer Gerinnungsstörungen zum Tode führen konnten, oder aber es ist in einigen Fällen zur Rückbildung der nicht festgestellten Veränderungen gekommen.

Das heutige Dilemma besteht darin, daß vorab eine diagnostische Unterscheidung zwischen später lebensbedrohlichem oder harmlosem Verlauf bisher nicht möglich ist. So hat z. B. die Höhe der Thrombozytenwerte (≤50, ≤100, >100/nl) zur statistischen Unterscheidung von verschiedenen Kollektiven geführt [16], eine Abschätzung des klinischen Risikos ist jedoch nicht möglich. Ohne wesentliche klinische Prodromi kann sich für Mutter und Kind ein äußerst gefährlicher Verlauf entwickeln, der in der Regel nur durch eine sofortige operative Entbindung abgekürzt oder beendet werden kann. Daher wird auch von den meisten Autoren empfohlen, eine Patientin mit HELLP-Syndrom sofort operativ zu entbinden [14].

Verlauf

Klagen schwangere Patientinnen über Oberbauchbeschwerden, wird man differentialdiagnostisch immer die Diagnose HELLP-Syndrom erwägen müssen, bevor man an eine Erkrankung von Magen, Darm oder Gallenblase denkt. Neben Bauchschmerzen in 76% finden sich beim HELLP-Syndrom charakteristische *Laborveränderungen:* in 94% LDH-Erhöhung, in 88% Anstieg der übrigen Leberenzyme, in 82% Abfall der Thrombozyten. Eine Hypertonie wird in 70% beschrieben, wobei diese oft erst nach den anderen Symptomen auftritt [8]. Als Zeichen der Hämolyse können im Blutausstrich Fragmentozyten nachgewiesen werden (Abb. 4-3).

Das *pathologisch-anatomische Korrelat* für die Oberbauchschmerzen stellt die Kapselspannung der Leber dar, hervorgerufen durch parenchymatöse Blutungen. Es ist möglich, daß es in einigen Fällen durch ausgedehnte Hämatome zur Ruptur der Leberkapsel kommt. Diese Patientinnen können unter Umständen nur durch eine Lebertransplantation gerettet werden.

Die bei Präklampsie und HELLP-Syndrom vermehrt auftretende *vorzeitige Plazentalösung* (Abb. 4-4) stellt ein klinisch nicht zu übersehendes Ereignis dar, das eine sofortige Entbindung verlangt. Andererseits gibt es auch einen diskreten Beginn mit geringen Blutungen, die sonographisch erkannt werden können.

Wie die Eklampsie, kann sich auch ein HELLP-Syndrom erst postpartal entwickeln.

Tabelle 4-4 Differentialdiagnostische Abgrenzung des HELLP-Syndroms, der thrombotisch-thrombozytopenischen Purpura und der akuten Schwangerschaftsfettleber von der Präeklampsie/Eklampsie (hervorgehoben die jeweils charakteristischen Symptome)

Präeklampsie/Eklampsie	HELLP-Syndrom	thrombotisch-thrombzytopenische Purpura	Schwangerschaftsfettleber
Schmerzen im Epigastrium/ rechten Oberbauch	Schmerzen im Epigastrium/ rechten Oberbauch		Schmerzen im rechten Oberbauch
Hämolyse	Hämolyse	hämolytische Anämie	Hämolyse
Thrombozytopenie	Thrombozytopenie	thrombozytopenische Purpura	disseminierte intravasale Gerinnung
pathologische Leberwerte	pathologische Leberwerte		pathologische Leberwerte, v. a. Bilirubinanstieg, Ikterus
ZNS-Symptomatik mit Anfällen	Kopfschmerzen bis zu Grand-mal-Anfällen	neurologische Symptomatik, Anfälle möglich	Coma hepaticum
Blutdruck erhöht	Blutdruck mäßig erhöht	Blutdruck mäßig erhöht, bei Kombination mit Präeklampsie/ Eklampsie erhöht	Blutdruck unauffällig, bei Kombination mit Präeklampsie/ Eklampsie erhöht
Proteinurie	pathologische Nierenwerte	Nierenschädigung	
		Fieber	
			Leukozytose Hypoglykämie

Differentialdiagnose

In Tabelle 4-4 sind die klinischen Symptome und Hauptlaborbefunde zusammengestellt, die nicht nur Präeklampsie/Eklampsie und HELLP-Syndrom gegeneinander abgrenzen lassen, sondern auch die Befunde bei der thrombotisch-thrombozytopenischen Purpura sowie bei der Schwangerschaftsfettleber einbeziehen. Die Prognose der akuten Fettleber kann bei früher Diagnose und konsequenter Schwangerschaftsbeendigung als gut eingestuft werden. Kombinationen der Krankheitsbilder sind möglich.

4.2 Laborwerte

Für die *Überwachung der Schwangerschaftshypertonie und -proteinurie* finden sich in Band 5, Kapitel 1, Abschnitt 3.4.3 ausführliche Angaben über die Laborbefunde. Von besonderer Wichtigkeit für die meistens unter Zeitdruck auszuführende Diagnostik während der Geburt bei drohender Eklampsie und/oder HELLP-Syndrom sind die in Tabelle 4-5 zusammengestellten Untersuchungen.

Klinische Symptomatik und Laborparameter lassen die *Schwere der Erkrankung* abschätzen. Welchen therapeutischen Weg man jedoch einzuschlagen hat, wird sich nach Abschätzung des mütterlichen Risikos und der Progredienz des Krankheitsbilds zusätzlich aus der

Tabelle 4-5 Diagnostik der drohenden Eklampsie, der Eklampsie und des HELLP-Syndroms. II. Laborbefunde

System	Parameter	Ergebnis
Hämatologie:	Hämoglobin	< 10,5 g/dl
		> 14,5 g/dl
	Hämatokrit	> 38%
	Fragmentozyten (im Ausstrich, Abb. 4-3)	nachweisbar
Nierenfunktion:	Harnsäure	> 3,6 mg/dl (<32. SSW)
		> 5,0 mg/dl (>32. SSW)
	Creatinin	> 1,2 mg/dl
	Proteinurie	zunehmend
Leberfunktion:	LDH	> 200 IE/l (Verlauf!)
	SGOT, SGPT, γ-GT	erhöht
	Bilirubin	> 1,2 mg/dl
Blutgerinnung:	Thrombozyten	< 100/nl (Verlauf!)
	Antithrombin III Quick-Wert, Thrombinzeit, Fibrinogen	erniedrigt (Verlauf!)
Spezialuntersuchungen:	Haptoglobin	erniedrigt
	D-Dimere	erhöht
	Fibrinolyseparameter	erhöht

fetalen Situation ergeben müssen (fetales Herzfrequenzmuster, Wehentätigkeit, Schwangerschaftsalter, Retardierung). Der dominierende pathologische Befund wird zur Entscheidung führen.

Die *Progredienz* der Erkrankung läßt sich bei der

Eklampsie eher von den klinischen, beim HELLP-Syndrom eher von den Laborparametern ableiten. Die Beurteilung des Verlaufs der LDH-Werte sowie der Thrombozytenzahl ist nur durch kurzfristige Kontrollen möglich. Die Thrombozytenwerte zeigen nach der Entbindung teilweise noch einen dramatischen Abfall.

In der akuten Situation wird es nicht in jeder geburtshilflichen Klinik möglich sein, eine differenzierte Gerinnungsanalyse zu erhalten. Jedoch stellen gerade die unter den Spezialuntersuchungen aufgeführten Bestimmungen von Haptoglobin sowie der Fibrinolyseparameter Gewebe-Plasminogenaktivator (tPA) und Plasminogenaktivator-Inhibitor Typ 1 (PAI-1) geeignete Früherkennungsparameter für das HELLP-Syndrom dar [7]. Die Veränderungen des Gerinnungssystems im Verlauf von Präeklampsie, HELLP-Syndrom und Eklampsie entsprechen dem bei diesen Krankheitsbildern angenommenen Zustand der verstärkten Hyperkoagulabilität und der Erhöhung des rheologischen Widerstands, die zur manifesten Koagulopathie (Zeichen der disseminierten intravasalen Gerinnung) und Hämolyse führen können [14]. Aus diesem Grund sollte in dieser Krankheitsphase eine Heparinprophylaxe nicht durchgeführt werden.

5 Therapie

Das vorrangige Therapiekonzept ist:

– das HELLP-Syndrom rechtzeitig zu erkennen und durch eine Beendigung der Schwangerschaft lebensbedrohliche mütterliche Komplikationen zu vermeiden
– den eklamptischen Anfall zu verhindern
– bei vorzeitiger Plazentalösung sofort zu entbinden

Steht für das HELLP-Syndrom die Labordiagnostik im Vordergrund, um rechtzeitig eingreifen zu können, sind bei drohender Eklampsie Sedierung und Blutdrucksenkung nötig. Da sich beide Krankheitsbilder kombinieren können, ergeben sich daraus auch gemeinsame Therapieansätze (Tab. 4-6). Je früher eine Eklampsie auftritt, desto häufiger bestehen gleichzeitig die Symptome des HELLP-Syndroms.

Tabelle 4-6 Behandlung der drohenden Eklampsie, der Eklampsie und des HELLP-Syndroms

Voraussetzung: ständige Überwachung der fetalen Herzfrequenz und der Wehentätigkeit

Entbindung baldmöglichst

Sedierung:
– *initial:* Diazepam i.v.
  anschließend: Magnesiumsulfat (oder -ascorbat) i.v. (auch initial möglich), weiter als Infusion
– akustische Abschirmung
– Gummimundkeil bereitlegen

Blutdrucksenkung:
– Hydralazin i.v. als Bolus, anschließend als Infusion
– u. U. Nifedipin
– u. U. Labetalol

Flüssigkeitsbilanzierung:
– Messung des zentralvenösen Drucks
– Infusion mit Plasmaexpandern, Eiweißlösungen
– Diuretikum bei Lungenödem oder sistierender Diurese

Korrektur der Blutgerinnung:
– entsprechend Laborbefunden, z. B. mit Fresh-frozen-Plasma, Thrombozytenkonzentraten
– keine Heparinprophylaxe in der Akutphase

5.1 Beendigung der Schwangerschaft

Da Präeklampsie, Eklampsie und HELLP-Syndrom mit der Existenz der Schwangerschaft kausal verknüpft sind, ist deren Beendigung der effektive, weil kausal wirksame therapeutische Weg, wenn man von den auch noch postpartal möglichen Eklampsien und Verschlechterungen des HELLP-Syndroms absieht. So geht die Empfehlung aller Autoren dahin, bei lebensfähigem Kind, d. h. jenseits von 31 Schwangerschaftswochen, bei entsprechender klinischer Symptomatik die Entbindung durchzuführen. Auf der anderen Seite kann abwartendes Verhalten bei entsprechender klinischer Situation die Parameter Kindsgewicht, neonatale Komplikationen und mütterliche Morbidität verbessern.

Der Entbindungsmodus muß sich nach dem Zustand des Kindes und dem der Mutter richten. Wird die Sectio caesarea bei niedrigen Thrombozytenwerten durchgeführt, ist an eine besonders sorgfältige Nahttechnik und an Einlegen von Drainagen (auch bei Episiotomien) zu denken. Es besteht eine direkte Korrelation zwischen Thrombozytenzahl und nachfolgenden Blutungen aus dem Operationsbereich. Kritisch ist die Grenze von 40/nl [16].

5.1.1 Induktion der Lungenreife/Tokolyse

Befindet sich die Patientin in einem Zustand, der ein abwartendes Verhalten rechtfertigt, sollte bei einem Schwangerschaftsalter von unter 35 Wochen versucht werden, mit Glukokortikoiden die *Lungenreife* zu induzieren, gegebenenfalls unter gleichzeitiger Tokolyse.

Der Einsatz dieser Therapie bei der Präeklampsie verlangt jedoch große Erfahrung und größte Vorsicht. Bei der Präeklampsie ist der intravaskuläre Druck erhöht, der interstitielle Flüssigkeitsgehalt hoch, die Kapillarpermeabilität gesteigert und der kolloidosmotische Druck erniedrigt. Die Wirkung des Tokolytikums verstärkt neben der erwünschten Relaxierung der glatten Muskulatur die genannten pathophysiologischen Veränderungen, so daß die Gefahr des Lungenödems entsteht. Auch Glukokortikoide unterstützen noch die Gefahr des Lungenödems; daher wird nur unter Kontrolle des zentralvenösen Drucks eine solche Therapie möglich sein.

5.1.2 Infusionstherapie

Unter sorgfältiger Bilanzierung erscheinen Infusionen mit Plasmaexpandern (HAES) und Humanalbumin in einigen Fällen sinnvoll (siehe auch Bd. 5, Kap. 1, Abschnitt 3.6.4.1).

5.2 Sedativa

Die initiale, in jedem Kreißsaal sofort vorhandene Medikation besteht in der langsamen intravenösen Gabe von 5 bis 10 mg *Diazepam*. Als Dauertherapie jedoch ist Diazepam nicht geeignet.

Anschließend soll eine intravenöse Therapie mit *Magnesium* erfolgen. Initial werden 4 g Magnesiumsulfat über 15 Minuten intravenös injiziert, dann werden als Infusion (Perfusor® oder Infusomat®) stündlich 2 bis 3 g appliziert [20]. Eine Behandlung mit Magnesiumascorbat erfordert eine um 50% höhere Dosierung, da die Äquivalentdosis für 1 mg Magnesiumsulfat 1,5 g Magnesiumascorbat beträgt.

Magnesium hemmt als Calciumantagonist die neuromuskuläre Übertragung, es kommt zu einer Relaxierung der glatten und quergestreiften Muskulatur sowie zu einer zentralen Dämpfung. Die Vitalkapazität sowie der in- und exspiratorische Druck werden herabgesetzt. Magnesium soll zu einer Vasodilatation intrakranieller Gefäße und damit zu einer Verbesserung der zerebralen Durchblutung führen. Insgesamt fehlen jedoch noch experimentelle Daten über den Effektivitätsnachweis von Magnesium [9] (siehe auch Kap. 19, Abschnitt 4.2.2).

Die *Gefahr der Magnesiumtherapie* besteht bei Überdosierung in der Atemdepression und im Herzstillstand; eine Bolusinjektion ist daher nicht empfehlenswert. Antidot ist Calciumglukonat (z. B. Calcium-Sandoz® 20%ig, 10 ml langsam i.v.).

Eine *intravenöse Magnesiumtherapie* darf nur durchgeführt werden, wenn folgende Voraussetzungen erfüllt sind [30]:

– Atemfrequenz > 12 Züge pro Minute
– Urinausscheidung > 25 ml/Stunde
– Achilles- und Patellarsehnenreflexe vorhanden

Bei zusätzlicher Gabe von Muskelrelaxanzien (z. B. während der Narkose bei Sectio caesarea) ist der *Synergismus* der Substanzen zu beachten. Im Kardiotokogramm kann Magnesium zu eingeengter Undulation führen.

Die therapeutische Wirksamkeit wird bei Spiegeln zwischen 4 und 7 mg/dl erreicht. Die therapeutische Breite ist relativ groß. Erst bei zwei- bis dreifacher Überdosierung sind Komplikationen durch Atem- und Herzstillstand zu befürchten. Zur Überwachung der Therapie sind die Voraussetzungen regelmäßig zu überprüfen, die auch bei der initialen Gabe von Bedeutung sind: die Atemfrequenz, die Urinausscheidung und die Nachweisbarkeit der – wenn auch abgeschwächten – Reflexe.

Die Magnesiumtherapie sollte auch *noch nach der Entbindung* über 24 bis 48 Stunden hinaus fortgesetzt werden, um spätere Eklampsien zu vermeiden.

Wegen der engeren therapeutischen Breite ist die als Antikonvulsivum, Sedativum und Hypnotikum eingesetzte Substanz *Clomethiazol* weitgehend verlassen worden, wenn sich damit auch in der Hand des Erfahrenen hervorragende Ergebnisse erzielen ließen.

5.3 Antihypertensiva

Die Blutdruckerhöhung birgt die Gefahr der Hirnblutung, die eine der Haupttodesursachen der Mütter darstellt, so daß neben der Sedierung die Blutdrucksenkung eingeleitet werden muß. Wird allerdings der Blutdruck zu rasch und zu tief gesenkt, besteht die Gefahr der Beeinträchtigung des Feten in utero durch eine plötzlich verminderte plazentare Perfusion. Es sollte daher bei der antihypertensiven Therapie beachtet werden, daß:

- die Blutdrucksenkung allmählich erfolgt
- der medikamentöse Effekt bei Hydralazin verzögert einsetzt
- der diastolische Wert 90 mm Hg nicht unterschreitet

Wie auch in der Schwangerschaft stehen mehrere Antihypertensiva zur Verfügung (siehe auch Bd. 5, Kap. 1, Abschnitt 3.6.4.1); am besten bewährt hat sich *Dihydralazin*. Durch direkten Einfluß auf die glatte Muskulatur der Arteriolen kommt es zu einer Senkung des peripheren Widerstands und nach neueren Ergebnissen damit nicht nur zu einer Blutdrucksenkung, sondern über eine Dilatation uteroplazentarer Gefäße zu einer Verbesserung der plazentaren Perfusion.

Initial werden 5 mg Dihydralazin langsam intravenös injiziert, anschließend kann entweder über Infusomat® oder Perfusor® weitertherapiert werden (ca. 5 mg/h, abhängig vom Ansprechen der Blutdruckwerte). Zur Behandlung unangenehmer Tachykardien kann ein kardioselektiver Beta-1-Blocker zusätzlich verabreicht werden.

Diazoxid und *Natriumnitroprussid* als weitere potente blutdrucksenkende Medikamente sind wegen der schwierigen Steuerbarkeit nur bedingt zu empfehlen. *Nifedipin* stellt dagegen ein schnell wirksames, oral bzw. sublingual zu verabfolgendes Medikament dar (Dosierung 5 mg). *Labetalol* ist ebenfalls als Einzeldosisapplikation wirksam.

5.4 Bilanzierung

Wie bereits in Abschnitt 5.1 besprochen, ist es notwendig, durch zentralvenöse Druckmessung die Gefahr eines Lungen- oder Hirnödems, das bei übermäßiger Infusionsmenge, Tokolyse oder Cortisontherapie auftreten kann, rechtzeitig zu erkennen.

5.5 Blutgerinnung

Grundsätzlich sollte immer versucht werden, bereits bei einer beginnenden Gerinnungsstörung zu operieren und nicht weiter abzuwarten. Die Hoffnung, daß es noch zu einer Verbesserung der Gerinnungswerte kommen könnte, ist trügerisch. Auch die präpartale Transfusion von Thrombozytenkonzentraten verringert die Blutungsbereitschaft nicht.

Eine *Heparinprophylaxe* sollte in dieser Phase der unmittelbar bevorstehenden oder eben abgeschlossenen Operation *nicht* erfolgen [14]. Nicht nur daß Blutungen aus dem Operationsgebiet zu befürchten sind, sondern auch die Entwicklung einer ausgedehnten Leber- oder Hirnparenchymblutung könnte begünstigt werden.

Bei manifester Gerinnungsstörung sind Gaben von *Fresh-frozen-Plasma* indiziert, das, da es von einem einzigen Spender stammt, als relativ infektionssicher gelten kann.

5.6 Prophylaxe

Daß die Zahl von Eklampsien stark rückläufig ist (1927: 1 auf 300 Entbindungen [5], 1994: 4,9 auf 10 000 Entbindungen [4]), zeigt deutlich den Zusammenhang mit dem allgemeinen Fortschritt der Medizin. Im besonderen spielt sicher die Schwangerenvorsorge sowie die durchweg gesundheitsbewußte Lebensweise der Schwangeren eine entscheidende Rolle.

Zusätzlich wird nach Möglichkeiten gesucht, diese noch immer gefürchtete Schwangerschaftskomplikation zu vermeiden. Die *Ziele einer prophylaktischen Therapie* sind:

- in der ersten Schwangerschaft das Erkrankungsrisiko zu vermindern
- in einer ersten oder erneuten Schwangerschaft das Risiko der fetalen Retardierung und Frühgeburtlichkeit zu verringern
- das mütterliche Risiko einer erneuten Erkrankung zu reduzieren

Acetylsalicylsäure (ASS) greift in den Entstehungsmechanismus der Erkrankung ein, indem das Ungleichgewicht von Prostacyclin und TxA_2 durch Suppression von TxA_2 beeinflußt wird. Daher wurde ASS zur prophylaktischen Therapie in einer Dosierung von 50 bis 60 mg/Tag ab der 15. Schwangerschaftswoche eingesetzt. Eine Metaanalyse von insgesamt etwa 13 000 Fällen [26] ließ erkennen, daß lediglich die Manifestation der Präklampsie auf ein späteres Schwangerschaftsalter verschoben wurde, die Zahl der Frühgeburten zurückging, nicht aber die Zahl der wachstumsretardierten Kinder. Der Therapieeffekt in einer nachfolgenden Schwangerschaft war stärker ausgeprägt als bei Erstschwangeren [2]. Ein negativer Effekt auf eine erhöhte Blutungsneigung bestand nicht. Der Einsatz von ASS erscheint damit nur von bedingtem Wert.

An *anderen Substanzen* werden zur Zeit Calcium, Vitamin D_3 und Selen zur Prophylaxe eingesetzt.

6 Verlauf und Prognose

6.1 Mutter

Die hohe Gefährdung der Schwangeren durch Eklampsie und HELLP-Syndrom wird aus der mütterlichen Mortalitätsstatistik deutlich. Für Eklampsien wird die mütterliche Mortalität mit 1,8% angegeben [4], für das HELLP-Syndrom sogar mit 3,3% [15]. Entsprechend der Auswertung von 150 mütterlichen Todesfällen verstarben 15 Frauen an den Folgen einer Präeklampsie, davon 14 mit den Zeichen eines HELLP-Syndroms [29].

Da der medizinische Standard der Schwangerenbetreuung sowie der intra- und postpartalen Überwachung großen Einfluß auf die mütterliche Mortalität besitzt, überrascht nicht, daß in den Entwicklungsländern bis zu 30% der Mütter an den Folgen hypertensiver Erkrankungen in der Schwangerschaft sterben.

Nach *Eklampsie* verstorbene Frauen zeigten bei der Obduktion [6, 11]:

- parenchymatöse Hirnblutungen oder Malazien
- Lungenödem, Pneumonie
- Nierenrindennekrosen
- subkapsuläre Leberhämatome, Leberruptur
- Abruptio placentae
- Zeichen der Hämolyse

Statistisch verwertbare Auswertungen von Patientinnen, die an den Folgen eines HELLP-Syndroms verstarben, gibt es nicht. Typisch sind Leberrißblutungen und massive Hämatombildung im Bereich des Operationsgebiets.

Die *Prognose* nach überstandener schwerer Präeklampsie, HELLP-Syndrom und Eklampsie richtet sich im wesentlichen nach dem Verlauf der ersten Schwangerschaft. Vorbestehende chronische Hypertonie und Auftreten vor der 30. Schwangerschaftswoche sind ungünstige prognostische Faktoren.

Das *Risiko*, nach schwerer Präeklampsie/Eklampsie in der folgenden Schwangerschaft erneut an einer Präeklampsie zu erkranken, wird zwischen 21 und 46,8% angegeben [21, 22, 24]. Die Gefahr des Rezidivs nach HELLP-Syndroms liegt zwischen 2,6 und 24% [25]. Diese große Schwankungsbreite kommt sicher durch unterschiedliche Definitionen des Krankheitsbilds zustande. In einer der neuesten Studien wird ein Rezidivrisiko von 3 bis 5% angegeben [23].

Daß sich im späteren Leben eine chronische Hypertonie entwickelt, ist um so wahrscheinlicher, je früher die Präeklampsie/Eklampsie in der ersten Schwangerschaft auftrat. Ist damit insgesamt in 9,5 bis 14,8% [21, 22] zu rechnen, steigt das Risiko nach einer Eklampsie vor der 30. Schwangerschaftswoche oder nach rezidivierender Präeklampsie auf 35% an [22].

6.2 Kind

Die *kindliche Mortalität* ist bei Eklampsien und HELLP-Syndrom erwartungsgemäß hoch (5,6–22,6% [4, 15]).

Die *perinatale Mortalität* der Kinder ist im wesentlichen vom Schwangerschaftsalter sowie vom Geburtsverlauf abhängig, ohne daß spezielle Gefährdungen statistisch bekannt sind. Ein Zusammenhang der perinatalen Mortalität mit dem Schweregrad der Proteinurie (>5 g/24 Stunden) wird immer wieder beschrieben [1, 12].

Die Langzeitprognose ist krankheitsunabhängig, wie auch die perinatale Situation. 17 Jahre nach Geburt untersuchte Kinder von Müttern mit Präeklampsie zeigten gegenüber Vergleichskindern keine Unterschiede [18].

Literatur

1. Chua, S., C. W. G. Redman: Prognosis for pre-eclampsia complicated by 5 g and more of proteinuria in 24 hours. Europ. J. Obstet. Gynaec. 43 (1992) 9.
2. CLASP (Collaborative Low-dose Aspirin Study in Pregnancy) Collaborative Group: CLASP, a randomised trial of low-dose aspirin for the prevention and treatment of pre-eclampsia among 9364 pregnant women. Lancet 343 (1994) 619.
3. Donaldson, J. O.: The brain in eclampsia. Hypertension Pregn. 13 (1994) 115.
4. Douglas, K. A., C. W. G. Redman: Eclampsia in the United Kingdom. Brit. med. J. 309 (1994) 1395.
5. Essen-Möller, E.: Eklampsismus und Eklampsie. In: Halban, J., L. Seitz (Hrsg.): Biologie und Pathologie des Weibes, Bd. VII/1, S. 909. Urban & Schwarzenberg, Berlin–Wien 1927.
6. Govan, A. D. T.: The pathogenesis of eclamptic lesions. Path. Microbiol. (Basel) 24 (1961) 561.
7. Kolben, M., A. Lopens, M. Schmitt, K. T. M. Schneider,

H. Graeff: Veränderungen Fibrinolyse-assoziierter Parameter bei HELLP-Syndrom. Geburtsh. u. Frauenheilk. 54 (1994) 257.
8. Krick, M., C. Pagel, J. Baltzer: Das zunehmend häufigere HELLP-Syndrom: Diagnostik und Behandlung. Zbl. Gynäk. 116 (1994) 207.
9. Lim, K.-H., S. A. Friedman: Hypertension in pregnancy. Curr. Opin. Obstet. Gynec. 5 (1993) 40.
10. Lim, K.-H., G. E. Rice, C. J. de Grott, R. N. Taylor: Plasma type II phospholipase A2 levels are elevated in severe preeclampsia. Amer. J. Obstet. Gynec. 172 (1995) 998.
11. Lopez-Llera, M.: Complicated eclampsia: fifteen years experience in a referral center. Amer. J. Obstet. Gynec. 142 (1982) 28.
12. Perinatologische Arbeitsgemeinschaft Niedersachsen: Perinatalerhebung 1994. Kassenärztliche Vereinigung Niedersachsen, Hannover.
13. Pritchard, J. A., R. Weisman, O. D. Ratnoff, G. J. Vosburgh: Intravascular hemolysis, thrombocytopenia and other hematologic abnormalities associated with severe toxemia of pregnancy. New Engl. J. Med. 250 (1954) 89.
14. Rath, W., W. Loos, H. Graeff, W. Kuhn: Das HELLP-Syndrom. Gynäkologe 25 (1992) 430.
15. Rath, W., W. Loos, W. Kuhn: Das HELLP-Syndrom. Zbl. Gynäk. 116 (1994) 195.
16. Roberts, W. E., K. G. Perry, J. B. Woods, J. C. Files, P. G. Blake, J. N. Martin: The intrapartum platelet count in patients with HELLP (hemolysis, elevated liver enzymes, and low platelets) syndrome: is it predictive of later hemorrhagic complications? Amer. J. Obstet. Gynec. 171 (1994) 799.
17. Saftlas, A. F., D. R. Olson, A. I. Franks, H. K. Atrash, R. Pokras: Epidemiology of preeclampsia and eclampsia in the United States, 1979–1986. Amer. J. Obstet. Gynec. 163 (1990) 460.
18. Seidman, D. S., A. Laor, R. Gale, D. K. Stevenson, S. Mashiach, Y. L. Danon: Pre-eclampsia and offspring's blood pressure, cognitive ability and physical development at 17 years-of-age. Brit. J. Obstet. Gynaec. 98 (1991) 1009.
19. Seitz, L.: Die pathologischen Vorgänge im Organismus der Mutter während Schwangerschaft und Geburt (pathologische Biologie). In: Stoeckel, W. (Hrsg.): Lehrbuch der Geburtshilfe, S. 529. Fischer, Jena 1930.
20. Sibai, B. M., J. M. Graham, J. H. McCubbin: A comparison of intravenous and intramuscular magnesium sulfate regimens in preeclampsia. Amer. J. Obstet. Gynec. 150 (1984) 728.
21. Sibai, B. M., A. El-Nazer, A. Gonzalez-Ruiz: Severe preeclampsia-eclampsia in young primigravid women: subsequent pregnancy outcome and remote prognosis. Amer. J. Obstet. Gynec. 155 (1986) 1011.
22. Sibai, B. M., B. M. Mercer, C. Sarinoglu: Severe preeclampsia in the second trimester: recurrence risk and long-term prognosis. Amer. J. Obstet. Gynec. 165 (1991) 1408.
23. Sibai, B. M., M. K. Ramadan, R. S. Chari, S. A. Friedman: Pregnancies complicated by HELLP-syndrome (hemolysis, elevated liver enzymes, and low platelets): subsequent pregnancy outcome and long-term prognosis. Amer. J. Obstet. Gynec. 172 (1995) 125.
24. Sibai, B. M., C. Sarinoglu, B. M. Mercer: VII. Pregnancy outcome after eclampsia and long-term prognosis. Amer. J. Obstet. Gynec. 166 (1992) 1757.
25. Spitzer, D., H. Steiner, A. Graf, M. Klein, A. Staudach: Das Rezidivrisiko beim HELLP-Syndrom. 197 (1993) 241.
26. Wallenburg, H. C. S.: Low-dose aspirin therapy in obstetrics. Curr. Opin. Obstet. Gynec. 7 (1995) 135.
27. Walsh, S. W.: Lipid peroxidation in pregnancy. Hypertension Pregn. 13 (1994) 1.
28. Weinstein, L.: Syndrome of hemolysis, elevated liver enzymes and low platelet count: a severe consequence of hypertension in pregnancy. Amer. J. Obstet. Gynec. 142 (1982) 159.
29. Welsch, H., A. Krone: Mütterliche Mortalität bei HELLP-Syndrom in Bayern 1983–1992. Zbl. Gynäk. 116 (1994) 202.
30. Zuspan, F. P.: Problems encountered in the treatment of pregnancy-induced hypertension. Amer. J. Obstet. Gynec. 131 (1978) 591.

5 Amnioninfektionssyndrom, Sepsis, Schock

J. Martius

Inhalt

1 Definition 60
2 Häufigkeit 60
3 Ätiologie und Pathogenese 60
4 Diagnose und Differentialdiagnose 61
5 Risikofaktoren 62
6 Komplikationen 63
7 Prophylaxe 63
8 Therapie 64

1 Definition

Das Amnioninfektionssyndrom (AIS) wird definiert als eine symptomatische Infektion des Fruchtwassers, der Eihäute, der Plazenta und/oder des Feten. In den meisten Fällen handelt es sich um eine aufsteigende Infektion mit Mikroorganismen, die aus der Vagina oder der Zervix stammen. Der hämatogene oder iatrogene Infektionsweg im Rahmen einer Bakteriämie, einer Amniozentese oder einer intrauterinen Transfusion spielt zahlenmäßig nur eine geringe Rolle. Synonym verwendete Bezeichnungen für das AIS sind das Fieber unter der Geburt und die Chorioamnionitis.

2 Häufigkeit

Die Angaben zur Häufigkeit des AIS schwanken zwischen 1 und 10% [1, 7]. In der Bayerischen Perinatalerhebung von 1992 mit insgesamt über 110 000 ausgewerteten Geburten liegt die Häufigkeit des AIS bei 0,6%. Die deutliche Abhängigkeit der Häufigkeit des AIS vom Gestationsalter und vom vorzeitigen Blasensprung zeigt die Tabelle 5-1. So findet sich ein Fieber unter der Geburt in etwa 10% der Fälle bei einem Gestationsalter von unter 32 Wochen und steigt auf Werte um 20% bei einem Gestationsalter unter 32 Wochen und gleichzeitigem vorzeitigem Blasensprung.

Tabelle 5-1 Prozentuale Häufigkeit des Fiebers unter der Geburt (Amnioninfektionssyndrom) in der Bayerischen Perinatalerhebung 1992 (BPE[*]) und 1987 (BPE[**])

	Fieber unter der Geburt (%)
BPE[*] insgesamt	0,6
BPE[**] nach vorzeitigem Blasensprung	1,8
BPE[**] unter 32 Wochen	9,8
BPE[**] unter 32 Wochen und nach vorzeitigem Blasensprung	19,9

3 Ätiologie und Pathogenese

Zu einem AIS kommt es in der überwiegenden Mehrzahl der Fälle durch eine aszendierende Infektion. Mikroorganismen aus dem Bereich der Vagina und Zervix können dabei mechanische Barrieren, wie die intakte Fruchtblase und die geschlossene Zervix oder biologische Barrieren, wie die bakterienhemmende Wirkung des Fruchtwassers und immunologische Abwehrmechanismen überwinden und zu einer Infektion der Plazenta, der Eihäute, des Fruchtwassers und des Feten führen. Die Keime gelangen über die Dezidua und Plazenta, aber auch direkt über den unteren Eipol in das Fruchtwasser. Ein Blasensprung erleichtert die Keimaszension, ist aber keine unbedingte Voraussetzung, da Bakterien auch eine intakte Fruchtblase überwinden können [11]. Auch bei unkompliziert verlaufenden Geburten kann es nach Blasensprung zu einer Aszension von Keimen kommen, ohne daß dies in den meisten Fällen zu einem AIS führt. Zusätzliche Faktoren wie die Dauer der Geburt, die Virulenz und Keimdichte der Erreger und lokale Abwehrmechanismen spielen hierbei eine wichtige Rolle. Vereinzelt können Bakterien wie Listeria monocytogenes und Streptokokken der Gruppe A im Rahmen einer Bakteriämie der Schwangeren hämatogen zur Plazenta und zum Feten gelangen. Zu einer direkten Verschleppung von Mikroorganismen in das Fruchtwasser oder das Blut des Feten kann es während einer Amniozentese, einer Chorionzottenbiopsie oder einer Nabelschnurpunktion kommen.

Zu den am häufigsten vom Fruchtwasser, von der Plazenta oder vom Blut isolierten *Organismen* bei AIS gehören Aerobier wie Streptokokken der Gruppen A, B und D, Staphylococcus aureus, Haemophilus influenzae, Gardnerella vaginalis, Escherichia coli und Anaerobier wie Bacteroides spp., Peptokokken, Peptostreptokokken und Fusobacterium spp. [26]. Auch die genitalen Mykoplasmen Ureaplasma urealyticum und Mycoplasma hominis werden regelmäßig aus dem Fruchtwasser von Patientinnen mit AIS isoliert. Da Ureaplasma urealyticum häufig bei Patientinnen ohne AIS aus dem Fruchtwasser zu isolieren ist, muß die pathologische Bedeutung für die Entstehung des AIS bezweifelt werden. Mycoplasma hominis, häufig in Kombination mit Gardnerella vaginalis und Anaerobiern, findet sich dagegen deutlich öfter im Fruchtwasser von Patientinnen mit AIS verglichen mit Frauen ohne AIS, was für einen möglichen ätiologischen Zusammenhang spricht [6].

In der Regel handelt es sich beim AIS um eine *polymikrobielle Infektion* mit mehr als zwei verschiedenen Organismen unter Beteiligung von aeroben und anaeroben Bakterien. Die Keimdichte im Fruchtwasser von Patientinnen mit AIS liegt in der Regel über 10^2 koloniebildenden Einheiten (cfu)/ml. Entwickelt sich bei Patientinnen mit einem AIS oder deren Neugeborenen eine Bakteriämie, so sind Escherichia coli und Streptokokken der Gruppe B die am häufigsten in der Blutkultur nachgewiesenen Bakterien.

4 Diagnose und Differentialdiagnose

Zu den typischen Befunden bei einem AIS gehören ein Fieber über 38 °C in Verbindung mit einer Leukozytose von über $15\,000/\text{mm}^3$, einer Tachykardie der Schwangeren und des Feten, übelriechendem Fruchtwasser und einer druckdolenten Gebärmutter. Eine Temperaturerhöhung von über 39 °C, das Auftreten von Schüttelfrösten, eine zunehmende Ateminsuffizienz mit Abfall des pO_2, Bewußtseinstrübungen, Blutbildveränderungen (Leukozytose $>20\,000/\text{mm}^3$, Leukopenie, Thrombozytopenie) und Veränderungen im Sinne einer disseminierten intravaskulären Gerinnung lassen an eine Sepsis und einen bakteriellen Schock denken. Da nur wenige Patientinnen mit einem AIS alle genannten Befunde gleichzeitig aufweisen und da die einzelnen Untersuchungen nur eine geringe Spezifität zeigen, bereitet eine frühzeitige Diagnose oft Schwierigkeiten. Mit zusätzlichen Untersuchungen wie der Bestimmung des C-reaktiven Proteins (CRP) im Serum der Schwangeren, dem Nachweis von Bakterien im Fruchtwasser durch Gram-Präparat oder Kultur und der Bestimmung der Glucosekonzentration im Fruchtwasser kann die Diagnostik zum Ausschluß eines AIS ergänzt werden. An der Universitäts-Frauenklinik in Würzburg bestimmen wir bei Patientinnen mit protrahiertem Geburtsverlauf nach Blasensprung am Termin das CRP im Serum der Schwangeren. Im Routinebetrieb verzichten wir auf eine Fruchtwassergewinnung für den Keimnachweis und die Glucosebestimmung. Das diagnostische und therapeutische Vorgehen bei drohender Frühgeburt wird ausführlich in Kapitel 17 dargestellt.

Das *C-reaktive Protein* ist ein in der Leber synthetisiertes Akutphasenprotein, das in erhöhten Konzentrationen im Serum nach Trauma, nekrotisierenden Prozessen und bei bakteriellen Infektionen nachweisbar ist. Bei gesunden nichtschwangeren Frauen liegt die Serumkonzentration des CRP um 1 mg/dl und steigt in der Schwangerschaft vor Beginn der Wehentätigkeit bis zu 2 mg/dl an. Mit Beginn der Wehentätigkeit muß mit einem nochmaligen leichten Anstieg des CRP-Werts gerechnet werden. Die CRP-Bestimmung in der Schwangerschaft zum Ausschluß einer Aszension ist nur dann sinnvoll, wenn die Werte quantitativ und möglichst mehrmals bestimmt werden, da es auf die Dynamik des Verlaufs der Einzelbestimmungen besonders ankommt. Für die Praxis ist der *hohe negative prädikative Wert* des CRP von Vorteil, da dies bedeutet, daß ein normaler CRP-Wert unter der Geburt mit großer Sicherheit gegen eine Infektion spricht. Dabei ist zu bedenken, daß bisher keine Untersuchungen vorliegen, die einen Vorteil der Antibiotikatherapie nur aufgrund eines erhöhten CRP-Werts bei Termingeburten oder Frühgeburten belegen [40, 41].

Eine weitere ergänzende diagnostische Maßnahme bei AIS oder zum Ausschluß einer subklinischen Aszension bei drohender Frühgeburt stellt die *Fruchtwassergewinnung* durch Amniozentese oder über einen transzervikalen Katheter dar. Im nach Gram gefärbten Fruchtwasser können Bakterien und Leukozyten innerhalb kurzer Zeit nachgewiesen werden. Der kulturelle Nachweis von Organismen im Fruchtwasser benötigt mit etwa 48 Stunden viel Zeit, wodurch die Praxistauglichkeit eingeschränkt wird. Gerade bei schwer verlaufenden septischen Verlaufsformen des AIS kann das Ergebnis der Fruchtwasserkultur allerdings entscheidende Hinweise für die geeignete antibiotische Therapie liefern. In diesen Fällen sollte die Diagnostik um eine Blutkultur der Patientin ergänzt werden.

Da die *Glucosekonzentration* im Fruchtwasser bei bakteriellen Infektionen erniedrigt ist, wurde diese Untersuchungsmethode von einigen Autoren empfohlen. Die höchsten positiven prädikativen Werte um 100 % für eine bakterielle Infektion des Fruchtwassers erzielt man mit einer Glucosekonzentration unter 11 mg/dl. Auch hier müssen weitere Studien zeigen, ob die Glucosebestimmung im Fruchtwasser eine sinnvolle Ergänzung der Diagnostik zum Ausschluß eines AIS darstellt [9, 14, 15, 28, 29].

Einen Fortschritt bei der Diagnose subklinischer aszendierender Infektionen unter der Geburt könnte die Bestimmung von *Zytokinen* wie Interleukin 1α und 1β, Interleukin 6, Interleukin 8, *Tumornekrosefaktor* und *Prostaglandinen* E_2 und $F_{2\alpha}$ im Fruchtwasser oder im Serum darstellen [3, 10, 13, 27, 28, 34]. Diese Substanzen sind in hohen Konzentrationen im Fruchtwasser bei Patientinnen mit einer aszendierenden Infektion nachweisbar. Mit *Schnelltests* zum Nachweis von Zytokinen und Prostaglandinen im Fruchtwasser oder im Serum könnte es in der Zukunft möglich werden, schneller und sicherer aszendierende subklinisch verlaufende Infektionen unter der Geburt zu diagnostizieren.

Differentialdiagnostisch müssen bei Verdacht auf AIS extragenital bedingte Temperaturerhöhungen der Schwangeren in Erwägung gezogen werden. Hierzu gehören grippale Infekte, Infektionen der Harnwege, Infektionen durch einen intravenösen Zugang, eine akute Appendizitis und eine Cholezystitis [20].

5 Risikofaktoren

Die Risikofaktoren für die Entstehung eines AIS sind in der Tabelle 5-2 zusammengefaßt. Hierzu gehören der vorzeitige Blasensprung, insbesondere in Verbindung mit einem niedrigen Gestationsalter; die Zeit nach Blasensprung und der Wehentätigkeit; Urogenitalinfektionen; Manipulationen im Bereich der Zervix und intrauterine Eingriffe, wie z. B. die Amniozentese, die Chorionzottenbiopsie und die Nabelschnurpunktion [7, 25, 32]. Eine Reihe weiterer Risikofaktoren wird diskutiert, da sie theoretisch zu einer Schwächung der Abwehrmechanismen gegen Infektionen führen können. Hierzu gehören eine mütterliche Immunsuppression durch HIV, Drogenmißbrauch, Chemotherapie, Kortikosteroide, Diabetes mellitus und die Verminderung der antibakteriellen Wirkung des Fruchtwassers durch Beimengung mit Mekonium und Blut oder bei niedrigem Schwangerschaftsalter [2]. In einer Studie wurde auch die Erstparität als wichtiger Risikofaktor für ein AIS identifiziert [25].

Die Bedeutung des vorzeitigen Blasensprungs und des niedrigen Gestationsalters als Risikofaktoren für ein AIS geht aus Tabelle 5-1 hervor. Unbestritten ist, daß die Häufigkeit des AIS am Termin bei einem Zurückliegen des Blasensprungs von mehr als 12 bis 24 Stunden vor allem bei regelmäßiger Wehentätigkeit zunimmt. Im Gegensatz dazu findet man bei Schwangerschaften vor der 34. Woche keinen eindeutigen Zusammenhang zwischen der Dauer der wehenlosen Latenz nach Blasensprung oder der Dauer nach Blasensprung bis zur Geburt und dem AIS.

Urogenitale Infektionen wie die bakterielle Vaginose oder Mikroorganismen wie die Streptokokken der Gruppe B, Neisseria gonorrhoeae und möglicherweise auch Chlamydia trachomatis erhöhen das Risiko einer aszendierenden Infektion unter der Geburt und damit das Risiko eines AIS [5, 18, 19, 21, 37, 38, 39]. Aber auch eine hohe Virulenz der Erreger, eine hohe Keimdichte und eine Immunsuppression stellen wichtige Risikofaktoren dar. Manipulationen im Bereich der Zervix, wie z. B. die Cerclage und der totale Muttermundverschluß, die Anzahl der vaginalen Untersuchungen unter der Geburt und die interne Kardiotokographie führen ebenfalls zu einem erhöhten Risiko.

Tabelle 5-2   Risikofaktoren für ein Amnioninfektionssyndrom

- Frühgeburtlichkeit
- vorzeitiger Blasensprung
- Dauer der Geburt nach Blasensprung
- urogenitale Infektionen
- Virulenz und Keimdichte der Erreger
- mütterliche Immunsuppression
- Erstparität
- Cerclage und totaler Muttermundsverschluß
- interne Kardiotokographie
- Anzahl der vaginalen Untersuchungen unter der Geburt
- Amniozentese und Chorionzottenbiopsie
- Nabelschnurpunktionen

6 Komplikationen

Gefürchtete septische Verlaufsformen eines AIS (Tab. 5-3) sind – dank der modernen Antibiotika – sehr selten geworden. Bei frühzeitiger antibiotischer Therapie und zügiger Geburtsbeendigung ist die Prognose für die *Mutter* nach einem AIS als gut zu bezeichnen. Die Sectiofrequenz ist bei Geburten mit einem AIS zwei- bis dreimal höher als bei Geburten ohne Infektion [1, 36]. Hierfür gibt es zwei mögliche Erklärungen: Zum einen könnte eine primär bestehende Dystokie zu protrahierten Geburtsverläufen und damit zu einer erhöhten Rate des AIS führen. Denkbar ist auch, daß das intrauterine infektiöse Geschehen die Ansprechbarkeit des Myometriums auf Oxytocin herabsetzt oder zu einer unkoordinierten Wehentätigkeit mit protrahiertem Geburtsverlauf führt [30, 31]. Nach der Geburt mit einem AIS steigt die infektiöse Morbidität der Mutter (Endometritis post partum und Wundinfektionen) an. Hierfür ist neben dem AIS auch die erhöhte Sectiofrequenz verantwortlich.

Die infektiöse Morbidität des *Neugeborenen* nach einem AIS ist höher als bei Neugeborenen ohne vorausgegangenes AIS. Von entscheidendem Einfluß für die Prognose der Neugeborenen nach einem AIS ist das Schwangerschaftsalter bei der Geburt. So ist die perinatale Mortalität bei reifgeborenen Kindern nach AIS nicht erhöht, wenn bereits mit einer intrapartalen antibiotischen Therapie begonnen wurde. Bei unreif geborenen Kindern führt das AIS zu einer höheren perinatalen Mortalität, einer Zunahme des Ateminsuffizienzsyndroms, einer Zunahme von Ventrikelblutungen und zu einer Zunahme der Sepsis, verglichen mit Frühgeborenen ohne vorausgegangenes AIS [7, 12, 24]. Damit stellt das AIS neben der Unreife einen zusätzlichen unabhängigen Risikofaktor für die Prognose von Frühgeborenen dar. Zur Infektion des Feten bei einem AIS kommt es in der Regel durch direkten Kontakt mit dem infizierten Fruchtwasser.

Die *pathogenetischen Zusammenhänge* zwischen aszendierenden Infektionen während der Schwangerschaft und der Ätiologie der Frühgeburt werden ausführlich im Kapitel 17 dargestellt.

Tabelle 5-3 Komplikationen des Amnioninfektionssyndroms

- protrahierter Geburtsverlauf mit erhöhter Sectiofrequenz
- Sepsis und Schock der Mutter
- Endometritis post partum und Wundinfektionen
- lokale und generalisierte Infektionen des Neugeborenen
- erhöhte perinatale Mortalität, vor allem in Verbindung mit Unreife

7 Prophylaxe

Die prophylaktischen Maßnahmen zur Verhinderung eines AIS ergeben sich aus der Beachtung der Risikofaktoren. Wegen der engen Korrelation zwischen der Frühgeburt und der peripartalen Infektionsmorbidität der Schwangeren und des Neugeborenen besteht eine wichtige Aufgabe in der Verringerung der Frühgeburtenrate. Weiterhin sollten urogenitale Infektionen wie die bakterielle Vaginose, Neisseria gonorrhoeae und Chlamydia trachomatis rechtzeitig in der Schwangerschaft erkannt und behandelt werden. Operative Eingriffe an der Zervix wie die Cerclage oder der totale Muttermundsverschluß dürfen nur nach strenger Indikationsstellung zur Anwendung kommen. Protrahierte Geburtsverläufe von mehr als 12 bis 24 Stunden sind zu vermeiden, besonders bei sicher reifem Feten und nach Blasensprung. Die Anzahl der vaginalen Untersuchungen unter der Geburt ist auf das notwendige Maß zu beschränken. Eine *prophylaktische Gabe von Antibiotika* an die werdende Mutter ohne klinische Zeichen einer aszendierenden Infektion nach Blasensprung und protrahiertem Geburtsverlauf und einem *Schwangerschaftsalter über 36 Wochen* zur Vermeidung eines AIS ist nicht indiziert.

Neuere Untersuchungsergebnisse deuten darauf hin, daß eine antibiotische Prophylaxe bei Schwangeren mit drohender Frühgeburt nach vorzeitigem Blasensprung und fehlenden Zeichen einer aszendierenden Infektion die infektiöse Morbidität der Mutter (AIS) und des Neugeborenen (Sepsis) reduziert und zu einer Verlängerung des Gestationsalters beiträgt [4, 22, 23]. An der Universitäts-Frauenklinik in Würzburg führen wir deshalb seit kurzem bei drohender Frühgeburt *mit vorzeitigem Blasensprung vor der 34. Woche* eine *generelle antibiotische Prophylaxe* der werdenden Mutter in Form von drei- bis viermal 2 g Ampicillin i.v. für mindestens drei Tage durch.

Nach vorzeitigem Blasensprung *zwischen der 34. und 36. Woche* wird eine antibiotische Prophylaxe nur begonnen, wenn Streptokokken der Gruppe B im Bereich der Vagina oder Zervix nachweisbar sind.

Bei drohender Frühgeburt *vor der 37. Woche* und *stehender Fruchtblase* beschränken wir die antibiotische Prophylaxe auf die Fälle mit Nachweis von Streptokokken der Gruppe B. Zusätzliche Angaben zur Infektionsprophylaxe bei drohender Frühgeburt finden sich im Kapitel 17.

8 Therapie

Die Diagnose eines AIS erfordert in allen Fällen eine *sofortige intravenöse antibiotische Therapie* der Schwangeren (Tab. 5-4). Auf keinen Fall sollte mit der Behandlung bis nach der Geburt gewartet werden, da gezeigt werden konnte, daß der sofortige Beginn der Antibiose zu einer deutlichen Verbesserung der infektiösen Morbidität von Mutter und Neugeborenem führt [8, 33, 36]. In Frage kommen Penizilline (z.B. Penicillin G, 5 Mio. IE alle 6 Stunden) und deren Derivate (z.B. Ampicillin, drei- bis viermal 2 g), Zephalosporine und bei schweren septischen Verlaufsformen zusätzlich Aminoglykoside (z.B. Gentamicin, 1 mg/kg alle 8–12 Stunden) und Clindamycin. Bei uns hat sich bei unkomplizierten Formen des AIS die intravenöse Gabe von drei- bis viermal 2 g Ampicillin bis heute sehr bewährt.

Grundsätzlich ist dabei zu berücksichtigen, daß jegliche antibiotische Therapie in der Schwangerschaft den veränderten pharmakologischen Bedingungen anzupassen ist. Wegen des erhöhten Plasmavolumens und der erhöhten Ausscheidungsrate über die Nieren liegen die Serumspiegel der Antibiotika deutlich niedriger, so daß die entsprechenden Dosierungen nach oben korrigiert werden müssen [17, 35]. Die intrapartale Gabe eines Antibiotikums hat den Vorteil, daß bei Verwendung von Ampicillin oder Zephalosporinen innerhalb von etwa 60 Minuten therapeutische Konzentrationen beim Feten und nach einigen Stunden auch im Fruchtwasser erreicht werden.

Bei reifem Feten sollte beim Vorliegen eines AIS zügig unter antibiotischem Schutz die Geburtsbeendigung auf vaginalem Wege angestrebt werden. Das unkomplizierte AIS allein bedeutet jedenfalls keine absolute Indikation für die Sectio caesarea [16]. Ist bei einem AIS mit der Geburt eines extrem unreifen Neugeborenen zu rechnen, so muß nach Rücksprache mit den Neonatologen bei der Entscheidung über das weitere geburtshilfliche Vorgehen zwischen dem Risiko der Unreife einerseits und dem Risiko der Sepsis andererseits individuell abgewogen werden.

Zum Schock führende *septische Verläufe* eines AIS bedürfen einer hochdosierten antibiotischen Kombinationstherapie (z.B. Zephalosporine, Aminoglykoside und Clindamycin). In diesen Fällen ist die schnelle Entleerung der Gebärmutter von großer Bedeutung für die Prognose der Mutter. Ist dies auf vaginalem Wege nicht erreichbar, so kann eine Sectio caesarea aus mütterlicher Indikation notwendig werden. Wenn die ergriffenen Maßnahmen einschließlich der notwendigen intensivmedizinischen Betreuung (Volumensubstitution, Normalisierung der Gerinnung, rechtzeitige Intubation) nicht zum Erfolg führen, muß im Sinne einer Herdsanierung auch die Hysterektomie in Erwägung gezogen werden.

Tabelle 5-4 Therapie des Amnioninfektionssyndroms

- sofortiger Beginn einer i.v. Antibiose bei der Patientin, z.B. in Form von 3- bis 4mal 2 g Ampicillin
- zügige Geburtsbeendigung auf vaginalem Wege anstreben
- bei schweren Verläufen (Sepsis und Schock) i.v. Kombinationsbehandlung, z.B. mit Ampicillin plus Gentamicin, 1 mg/kg alle 8–12 h, plus Clindamycin, 3- bis 4mal 600 mg; frühzeitige Intensivbehandlung; bei Versagen der Behandlung Hysterektomie in Erwägung ziehen
- intensive Überwachung und rechtzeitige antibiotische Behandlung des Neugeborenen

Literatur

1. Blanco, J. D.: Intra-amniotic infection. In: Pastorek, J. G. (ed.): Obstetric and Gynecologic Infectious Disease, pp. 275–282. Raven Press, New York 1994.
2. Bowdler, N. C., R. P. Galask: Amniotic fluid and its relation to infection. In: Pastorek, J. G. (ed.): Obstetric and Gynecologic Infectious Disease, pp. 417–425. Raven Press, New York 1994.
3. Cherouny, P. H., G. A. Pankuch, J. J. Botti, P. C. Appelbaum: The presence of amniotic fluid leukoattractants accurately identifies histologic chorioamnionitis and predicts tocolytic efficacy in patients with idiopathic preterm labor. Amer. J. Obstet. Gynec. 167 (1992) 683–688.
4. Egarter, C., H. Leitich, H. Karas et al.: Antibiotic treatment in preterm rupture of membranes and neonatal morbidity: a meta-analysis. Amer. J. Obstet. Gynec. 174 (1996) 589–597).
5. Eschenbach, D. A.: Bacterial vaginosis and anaerobes in obstetric-gynecologic infection. Clin. inf. Dis. 16 (1993) 282–287.
6. Gibbs, R. S., G. H. Cassel, J. K. Davis, P. J. St. Clair: Further studies on genital mycoplasms in intra-amniotic infection: blood cultures and serologic response. Amer. J. Obstet. Gynec. 154 (1986) 17–26.
7. Gibbs, R. S., P. Duff: Progress in pathogenesis and management of clinical intraamniotic infection. Amer. J. Obstet. Gynec. 164 (1991) 1317–1326.
8. Gilstrap, L. C., K. J. Leveno, S. M. Cox, J. S. Burris, M. Mashburn, C. R. Rosenfeld: Intrapartum treatment of acute chorioamnionitis: impact on neonatal sepsis. Amer. J. Obstet. Gynec. 159 (1988) 579–583.
9. Greig, P. C., J. M. Ernest, L. Teot: Low amniotic fluid glucose levels are a specific but not a sensitive marker for subclinical intrauterine infections in patients in preterm labor with intact membranes. Amer. J. Obstet. Gynec. 171 (1994) 365–371.
10. Greig, P. C., J. M. Ernest, L. Teot, M. Erikson, R. Talley: Amniotic fluid interleukin-6 levels correlate with histologic chorioamnionitis and amniotic fluid cultures in patients in premature labor with intact membranes. Amer. J. Obstet. Gynec. 169 (1993) 1035–1044.
11. Gyr, T. N., A. Malek, F. Mathez-Loic et al.: Permeation of human chorioamniotic membranes by Escherichia coli in vitro. Amer. J. Obstet. Gynec. 170 (1994) 223–227.
12. Hillier, S. L., M. Krohn, N. B. Kiviat, D. H. Watts, D. A. Eschenbach: Microbiologic causes and neonatal outcomes associated with chorioamnion infection. Obstet. and Gynec. 165 (1991) 955–961.
13. Hillier, S. L., S. S. Witkin, M. Krohn, D. H. Watts, N. B. Kiviat, D. A. Eschenbach: The relationship of amniotic fluid cytokines and preterm delivery, amniotic fluid infection, histologic chorioamnionitis, and chorioamnion infection. Obstet. and Gynec. 81 (1993) 941–948.
14. Kiltz, R. J., M. S. Burke, R. P. Porreco: Amniotic fluid glucose concentration as a marker for intra-amniotic infection. Obstet. and Gynec. 78 (1991) 619–622.
15. Kirshon, B., B. Rosenfeld, G. Mari, M. Belfort: Amniotic fluid glucose and intraamniotic infection. Amer. J. Obstet. Gynec. 164 (1991) 818–820.
16. Maberry, M. C., S. M. Ramin, L. C. Gilstrap, K. J. Leveno, J. S. Dax: Intrapartum asphyxia in pregnancies complicated by intra-amniotic infection. Obstet. and Gynec. 76 (1990) 351–354.
17. Maberry, M. C., K. J. Trimmer, R. E. Bawdon, S. Sobhi, J. B. Dax, L. C. Gilstrap: Antibiotic concentration in maternal blood, cord blood and placental tissue in women with chorioamnionitis. Gynec. obstet. Invest. 33 (1992) 185–186.
18. Martius, J.: Bacterial vaginosis. In: Elsner, P., J. Martius (eds.): Vulvovaginitis, pp. 345–364. Marcel Dekker, New York 1993.
19. Martius, J.: Zur Prophylaxe der Neugeborenensepsis durch Streptokokken der Gruppe B. In: Friese, K., W. Kachel (Hrsg.): Infektionserkrankungen der Schwangeren und des Neugeborenen, S. 200–204. Springer, Berlin–Heidelberg–New York 1994.
20. Martius, J., G. Martius: Fieber sub partu. In: Martius, G. (Hrsg.): Differentialdiagnose in der Geburtshilfe und Gynäkologie, Bd. I (Geburtshilfe), S. 94–97. Thieme, Stuttgart–New York 1987.
21. McGregor, J. A., J. I. French: Chlamydia trachomatis infection during pregnancy. Amer. J. Obstet. Gynec. 164 (1991) 1782–1789.
22. Mercer, B. M., K. L. Arheart: Antimicrobial therapy in expectant management of preterm rupture of the membranes. Lancet 346 (1995) 1271–1279.
23. Mercer, B., M. Miodovnik, G. Thurnau, R. Goldenberg: A multicenter randomized masked trial of antibiotic vs. placebo therapy after preterm premature rupture of the membranes. Amer. J. Obstet. Gynec. 174 (1996) 304.
24. Morales, W. J.: The effect of chorioamnionitis on the developmental outcome of preterm infants at one year. Obstet. and Gynec. 70 (1987) 183–186.
25. Newton, E. R., T. J. Prihoda, R. S. Gibbs: Logistic regression analysis of risk factors for intra-amniotic infection. Obstet. and Gynec. 73 (1989) 571–575.
26. Parsons, M. T., J. L. Angel: Specific intra-amniotic bacterial infections. In: Pastorek, J. G. (ed.): Obstetric and Gynecologic Infectious Disease, 383–398. Raven Press, New York 1994.
27. Romero, R., M. Ceska, C. Avila, M. Mazor, E. Behnke, I. Lindley: Neutrophil attractant-activating peptide-1 / interleukin-8 in term and preterm parturition. Amer. J. Obstet. Gynec. 165 (1991) 813–820.
28. Romero, R., B. Hyun Yoon, M. Mazor et al.: The diagnostic and prognostic value of amniotic fluid white blood cell count, glucose, interleukin-6, and Gram stain in patients with preterm labor and intact membranes. Amer. J. Obstet. Gynec. 169 (1993) 805–816.
29. Romero, R., C. Jimenez, A. K. Lohda et al.: Amniotic fluid glucose concentration: a rapid and simple method for the detection of intraamniotic infection in preterm labor. Amer. J. Obstet. Gynec. 163 (1990) 968–974.
30. Satin, A. J., M. C. Maberry, K. J. Leveno, M. L. Sherman, D. M. Kline: Chorioamnionitis: a harbinger of dystocia. Obstet. and Gynec. 79 (1992) 913–915.
31. Silver, R. K., R. S. Gibbs, M. Castillo: Effect of amniotic fluid bacteria on the course of labor in nulliparous women at term. Obstet. and Gynec. 68 (1986) 587–592.
32. Soper, D. E., C. G. Mayhall, H. P. Dalton: Risk factors for intraamniotic infection: a prospective epidemiologic study. Amer. J. Obstet. Gynec. 161 (1989) 562–568.
33. Sperling, R. S., R. S. Ramamurthy, R. S. Gibbs: A comparison of intrapartum versus immediate postpartum treatment of intraamniotic infection. Obstet. and Gynec. 70 (1987) 861–865.
34. Steinborn, A., R. Gätje, P. Krämer, M. Kühnert, E. Halberstadt: Zytokine in der Diagnostik des Amnion-Infekt-Syndroms. Z. Geburtsh. Perinat. 198 (1994) 1–5.
35. Sweet, R. L., R. S. Gibbs: Antimicrobial agents. In: Sweet, R. L., R. S. Gibbs: Infectious Diseases of the Female Genital Tract, pp. 408–459. Williams & Wilkins, Baltimore 1990.
36. Sweet, R. L., R. S. Gibbs: Intraamniotic infection. In: Sweet, R. S., R. S. Gibbs: Infectious Diseases of the Female Genital Tract, pp. 337–347. Williams & Wilkins, Baltimore 1990.
37. Sweet, R. L., D. V. Landers, C. Walker, J. Schachter: Chlamydia trachomatis infection and pregnancy outcome. Amer. J. Obstet. Gynec. 156 (1987) 824–833.
38. Thomas, G. B., J. Jones, A. J. Sbarra, C. Cetrulo, D. Reisner: Isolation of Chlamydia trachomatis from amniotic fluid. Obstet. and Gynec. 76 (1990) 519–520.
39. Thorp, J. M., V. L. Katz, L. J. Fowler, J. T. Kurtzman, W. A.

Bowes: Fetal death from chlamydial infection across intact amniotic membranes. Amer. J. Obstet. Gynec. 161 (1989) 1245–1246.
40. Watts, D. H., M. Krohn, S. L. Hillier, M. H. Wener, N. B. Kiviat, D. A. Eschenbach: Characteristics of women in preterm labor associated with elevated C-reactive protein levels. Obstet. and Gynec. 82 (1993) 509–514.
41. Watts, D. H., M. Krohn, M. H. Wener, D. A. Eschenbach: C-reactive protein in normal pregnancy. Obstet. and Gynec. 77 (1991) 176–180.

6 Behandlung der diabetischen Schwangeren unter der Geburt

A. Feige

Inhalt

1 Behandlung bei diätetisch eingestelltem Diabetes mellitus 68

2 Behandlung bei insulinpflichtigem Diabetes mellitus 68

1 Behandlung bei diätetisch eingestelltem Diabetes mellitus

Eine Patientin, deren Diabetes bislang diätetisch behandelt wurde und deren mittleres Blutzuckertagesprofil ohne Insulintherapie nüchtern unter 100 mg/dl lag, erhält im Kreißsaal die für sie berechnete Kohlenhydratmenge in Form von Glucoseinfusionen. Bekommt eine Patientin z. B. eine Diabetesdiät, die aus 16 Broteinheiten (BE) entsprechend 192 g Kohlenhydraten (KH) besteht, so wird sie unter der Geburt auf Glucoseinfusion folgender Zusammensetzung umgestellt:

3×500 ml 10%ige Glucose = 150 g KH
3×35 ml 40%ige Glucose = $\underline{42 \text{ g KH}}$
Summe 192 g KH

Jede Infusion enthält also ein Gemisch aus 10%iger und 40%iger Glucose und wird über acht Stunden infundiert. Sollte die Patientin innerhalb von 24 Stunden spontan entbinden, kann sie die auf 24 Stunden berechnete und nicht i.v. applizierte Glucosemenge in Form ihrer üblichen Diabetesdiät oral einnehmen.

2 Behandlung bei insulinpflichtigem Diabetes mellitus

Neben der oben angegebenen Umstellung auf i.v. Glucosegabe sollte eine insulinbedürftige Patientin sub partu immer auf Altinsulin umgesetzt werden. Die Umstellung von Depot- oder Intermediär- auf Altinsulin erfolgt im Verhältnis 1:1,5. Eine Patientin mit einem Insulinbedarf von z. B.:

– 20 IE Verzögerungsinsulin morgens
– 12 IE Altinsulin mittags
– 12 IE Verzögerungsinsulin abends

erhält also 60 IE Altinsulin pro 24 Stunden.

Der oben angegebenen Glucosemenge werden also pro acht Stunden 20 IE Altinsulin zugegeben. Um kleine Schwankungen des Blutzuckerspiegels besser ausgleichen zu können, halten wir immer 500 ml 5%ige Glucose im Bypass bereit.

Hat die Patientin z. B. morgens die Tagesdosis Insulin gespritzt, hat sie gefrühstückt und haben sich kurz darauf Wehen eingestellt, die zur Klinikaufnahme führen, kann das weitere Vorgehen von der Erhebung des geburtshilflichen Aufnahmebefunds abhängig gemacht werden: Ist mit einer operativen Entbindung in Narkose zu rechnen, wird auf die oben beschriebene Insulin-Glucose-Infusion zurückgegriffen. Ist eher mit einer Spontangeburt zu rechnen, kann die Patientin essen. „Hungern" ist wegen des Risikos einer sich ausbildenden Ketoazidose eine ungeeignete Form der Diabeteseinstellung sub partu.

Zum Zeitpunkt der *Geburt* sollten die mütterlichen Blutzuckerwerte nicht unter 90 mg/dl liegen; die fetalen Werte betragen dann zwei Drittel oder etwa 60 mg/dl. Auf diese Weise wird einer fetalen Hypoglykämie post partum vorgebeugt.

Nach Expression der Plazenta wird zur Vermeidung von Hypoglykämien das Insulin-Glucose-Gemisch durch alleinige Glucosegabe ersetzt.

Falls die Patientin spontan entbunden wird und nicht mehr nüchtern zu sein braucht, kann sie ihre fehlenden Kohlenhydrate an dem Tag auch in Form ihrer üblichen Diät zuführen. Insulin braucht am Tag 1 der Entbindung meist nicht zugeführt zu werden. In den folgenden Tagen wird der Insulinbedarf wieder zunehmen und nach etwa drei bis vier Tagen den Ausgangsbedarf vor Eintritt der Schwangerschaft wieder erreicht haben.

Bei allen Diabetikerinnen sollte am Tag der Entbindung Natrium und Kalium bestimmt werden, eventuelle Hypokaliämien sollten ausgeglichen werden.

Blutzuckerkontrollen sollten am Tag der Entbindung zwei- bis vierstündlich erfolgen, je nach Güte der Einstellung. Den Einsatz einer glucosegesteuerten Insulinpumpe („künstliches Pankreas") unter der Geburt halten wir für nicht erforderlich (siehe auch Bd. 5, Kap. 4, Abschnitt 3).

Literatur

1. Feige, A., A. Rempen, W. Würfel, H. Caffier, J. Jawny: Frauenheilkunde, S. 299–305. Urban & Schwarzenberg, München–Wien–Baltimore 1997.
2. Weiss, P. A. M., D. R. Coustan (eds.): Gestational Diabetes. Springer, Berlin–Heidelberg–New York 1988.
3. Weiss, P. A. M., H. Hofmann: Diabetes mellitus und Schwangerschaft. In: Burghardt, E. (Hrsg.): Spezielle Gynäkologie und Geburtshilfe, S. 337–421. Springer, Berlin–Heidelberg–New York 1985.

7 Nabelschnurvorfall

E. Kastendieck

Inhalt

1	Definitionen und Häufigkeit	72
2	Pathogenese und Pathophysiologie	72
2.1	Pathogenese	72
2.2	Pathophysiologie der intrauterinen Hypoxie	72
3	Diagnose	73
4	Prophylaxe	74
4.1	Prophylaxe vor Geburtsbeginn	74
4.2	Prophylaxe während der Geburt	74
5	Therapie	75
5.1	Sofortmaßnahmen	75
5.2	Entbindungsmodus	75

1 Definitionen und Häufigkeit

Der Nabelschnurvorfall ist ein sehr seltener geburtshilflicher Notfall mit Gefahr der kindlichen Hirnschädigung und des intrauterinen Fruchttods durch Unterbrechung der Nabelschnurdurchblutung. Beim *Vorfall* der Nabelschnur liegt bei gesprungener oder eröffneter Fruchtblase die Nabelschnur vor bzw. neben dem vorangehenden Kindsteil. Befindet sich die vorgefallene Nabelschnur innerhalb der Gebärmutterhöhle neben dem vorangehenden Teil, so spricht man von einem *okkulten* Nabelschnurvorfall. Die Häufigkeit des Nabelschnurvorfalls im Gesamtgeburtengut beträgt 0,2% [6, 17, 22], in der Bayerischen Perinatalerhebung 1994 sogar nur 0,1% [3], und ist vor allem abhängig von der Lage des Kindes und vom Schwangerschaftsalter. Bei über 2500 g schweren Kindern mit Schädellage beträgt sie nur 0,1%, bei Beckenendlage 2,5% und bei Querlage steigt die Häufigkeit des Nabelschnurvorfalls auf 10% an [9]. Bei den sehr untergewichtigen Frühgeburten ist die Gefahr des Nabelschnurvorfalls deutlich erhöht: Bei Frühgeburten mit einem Geburtsgewicht von 1000 bis 1500 g beträgt die Inzidenz des Nabelschnurvorfalls bei Schädellage 2% und bei Beckenendlage 10% [9]. Die kindliche perinatale Mortalität verringerte sich in den letzten Jahrzehnten bei Kindern mit einem Geburtsgewicht von über 1000 g auf 10% [9].

Von dem Nabelschnurvorfall abzugrenzen ist das prognostisch günstigere *Vorliegen* der Nabelschnur. Ein Vorliegen besteht, wenn die Nabelschnurschlinge vor oder neben dem vorangehenden Teil liegt und die Fruchtblase noch intakt ist.

2 Pathogenese und Pathophysiologie

2.1 Pathogenese

Voraussetzung für die Entstehung eines Nabelschnurvorfalls ist, daß das untere Uterinsegment durch den vorangehenden Kindsteil ungenügend abgedichtet ist. Die Gefahr des Vorfalls besteht besonders dann, wenn zum Zeitpunkt des Blasensprungs der vorangehende Teil zum Beckeneingang noch keine feste Beziehung aufgenommen hat (80% der Fälle [7]). Bei unzureichender Abdichtung des Geburtskanals entleert sich schwallartig Fruchtwasser in die Vagina und schwemmt die Nabelschnur durch die Lücke zwischen vorangehendem Teil und Geburtsweg aus dem Cavum uteri heraus. Zahlreiche Faktoren begünstigen das Auftreten dieser Nabelschnurkomplikation. Im Einzelfall liegt oft ein multifaktorieller Entstehungsmechanismus vor.

Formalgenetisch kann man *fetale* (Lageanomalie, Frühgeburtlichkeit, Mehrlingsschwangerschaft, Armvorfall), *maternale* (Multiparität, enges Becken) und *intrauterine* Faktoren (vorzeitiger Blasensprung, Hydramnion, lange Nabelschnur, Placenta praevia marginalis, tiefer Plazentasitz) sowie *iatrogene* Ursachen (Blasensprengung und andere geburtshilfliche Manipulationen bei hochstehendem vorangehendem Teil) unterscheiden.

Klinisch ist die Gewichtung der verschiedenen Risikofaktoren von Bedeutung. Vergleicht man die Häufigkeit disponierender Faktoren beim Nabelschnurvorfall mit der Inzidenz im Gesamtgeburtengut, so kann das Risiko des Nabelschnurvorfalls bei verschiedenen geburtshilflichen Komplikationen abgeschätzt werden (Tab. 7-1) [9]. Die größte Gefahr eines Nabelschnurvorfalls besteht bei Fuß- und Knielage, Querlage, Steißfußlage, Frühgeburt unter 1500 g, Mehrlingsgravidität und bei tiefem Plazentasitz bzw. Placenta praevia marginalis.

2.2 Pathophysiologie der intrauterinen Hypoxie

Die beim Nabelschnurvorfall drohende Verminderung der umbilikalen Durchblutung entsteht durch:

- Kompression der Nabelschnurgefäße zwischen vorangehendem Teil und den Wänden des Geburtskanals
- Konstriktion der Nabelschnurgefäße infolge Kälteeinwirkung und Hypoxieschock
- iatrogen bedingte Kompression beim Hochschieben des vorangehenden Teils

Tabelle 7-1 Häufigkeit zum Nabelschnurvorfall disponierender Risikofaktoren bei Nabelschnurvorfall und im Gesamtgeburtengut. Die Mittelwerte wurden aus einer Sammelstatistik von 1984 berechnet [9]. Der Quotient aus beiden Häufigkeiten ist ein Maß für die kausalgenetische Beziehung und erlaubt eine Gewichtung als Risikofaktor.
Beispiel: Die Fuß-, Knielage ist beim Nabelschnurvorfall zirka 30mal (19%:0,6%) häufiger als im Gesamtgeburtengut, der vorzeitige Blasensprung hingegen nur ca. zweimal häufiger (34%:18%)

Risikofaktoren	Häufigkeit beim Nabelschnurvorfall	Häufigkeit im Gesamtgeburtengut	Häufigkeit bei Nabelschnurvorfall / Häufigkeit im Gesamtgeburtengut
Fuß-, Knielage	19%	0,6%	30
Querlage	10%	0,5%	20
Steißfußlage	9%	0,6%	15
Frühgeburt < 1500 g	18%	1,5%	12
Mehrlingsgravidität	11%	1,0%	10
Placenta praevia, tiefer Plazentasitz	4%	0,4%	10
Hydramnion	6%	1,0%	6
Stirn-, Gesichtslage	2%	0,5%	4
Frühgeburt 1500–2500 g	19%	7,0%	3
Reine Beckenendlage	5%	2,5%	2
Multiparität	23%	10,0%	2
Vorzeitiger Blasensprung	34%	18,0%	2
Lange Nabelschnur (>70 cm)	10%	5,0%	2
Enges Becken	14%	11,0%	1,5
Blasensprengung	13%	?	?

(Abnehmende Bedeutung als Risikofaktor ↓)

Bei leichter bis mittelgradiger Verminderung der Nabelschnurdurchblutung verringert sich der plazentare O_2-Transfer nur geringfügig, da durch eine Vergrößerung der arteriovenösen O_2-Konzentrationsdifferenz zwischen A. und V. umbilicalis die fetale O_2-Aufnahme fast konstantgehalten werden kann. Erst bei einer Reduktion der umbilikalen Durchblutung auf weniger als 100 ml/min·kg Fetalgewicht nimmt der plazentare O_2-Transfer steil ab [15]. Bei vollständiger Unterbrechung der Nabelschnurdurchblutung sinkt der O_2-Gehalt im fetalarteriellen Blut in ein bis zwei Minuten auf nahezu Null [15]. Der pH-Wert nimmt bei desoxygeniertem Blut in einer Minute um 0,05 ab, das Basendefizit und die Milchsäurekonzentration um ca. 1 mmol/l·min zu [19]. Die Anoxie ist an der akuten Bradykardie mit einer Herzfrequenz von 60 bis 80 Schlägen pro Minute mit vollständigem Oszillationsverlust zu erkennen. In der überwiegenden Mehrzahl der Fälle ist aufgrund der Sofortmaßnahmen nicht mit einem absoluten O_2-Mangel, sondern mit einer unterschiedlich ausgeprägten schweren Hypoxie zu rechnen. Bei einer Verminderung des O_2-Gehalts auf 1 Vol.-% (= 10% des normalen arteriellen O_2-Gehalts) kann ohne vorausgegangene Hypoxieperioden eine Hypoxiedauer von 25 bis 30 Minuten vom Feten ohne Hirnschädigung toleriert werden [19]. Nachuntersuchungen von Kindern ein Jahr nach Nabelschnurvorfall lassen auf eine günstige Entwicklungsprognose schließen. Signifikant gehäufte Spätschäden waren nicht nachweisbar, obgleich ein großer Teil der Kinder eine schwere peripartale Asphyxie aufwies [7, 17].

3 Diagnose

Die kindliche Prognose ist abhängig von dem Zeitintervall zwischen Nabelschnurvorfall und Therapiebeginn [14]. Die Früherkennung eines Nabelschnurvorfalls ist daher von wesentlicher Bedeutung, um die perinatale Mortalität und die Gefahr zerebraler Spätschäden niedrigzuhalten. Hinweise sind frühe und variable Dezelerationen und die akute Bradykardie (siehe auch Kap. 2 und Bd. 6, Kap. 8, Abschnitt

5.2.4.1). Die Frühdiagnose des Nabelschnurvorfalls wird durch kontinuierliche CTG-Überwachung und eine großzügige Indikation zur vaginalen Untersuchung erleichtert [18]. Die vaginale Untersuchung zur Früherkennung bzw. Ausschluß eines Nabelschnurvorfalls ist indiziert, wenn nach Blasensprung Dezelerationen auftreten oder zum Nabelschnurvorfall disponierende Faktoren vorliegen (Lageanomalie, Frühgeburt, hochstehender Kopf). Bei unsicherer Diagnose kann eine vaginalsonographische Abklärung hilfreich sein.

Bei der vaginalen Untersuchung ist auf das Pulsieren der Nabelschnurarterien zu achten. Fehlende Pulsationen oder auskultatorisch nicht wahrnehmbare Herztöne berechtigen jedoch nicht die Diagnose eines intrauterinen Fruchttods. Die fetale Herzaktion läßt sich im Zweifelsfall sonographisch nachweisen.

4 Prophylaxe

4.1 Prophylaxe vor Geburtsbeginn

Die prophylaktischen Maßnahmen zur Verhinderung des Nabelschnurvorfalls sind begrenzt. Bei vorzeitigem Blasensprung ist die sofortige stationäre Aufnahme anzuraten. Der notfallmäßige Krankentransport im Liegen erscheint als eine überzogene Vorsichtsmaßnahme, da vor Einsetzen regelmäßiger Wehen das Risiko eines Nabelschnurvorfalls und die Kompressionsgefahr beim wehenlosen Uterus gering ist [9]. Nach Aufnahme in der Geburtsklinik sollte bei gesprungener Fruchtblase und Vorliegen disponierender Faktoren vaginal untersucht und die fetale Herzfrequenz zunächst kontinuierlich registriert werden. Bei unzureichender Abdichtung des inneren Muttermunds durch den vorangehenden Teil sind die üblichen Vorbereitungen (Dusche, Einlauf) zurückzustellen.

Bei Fuß-, Knie- und Steißfußlagen ist wegen des hohen Risikos des Nabelschnurvorfalls (11 % bei über 2500 g schweren Kindern [14]) auch bei intakter Fruchtblase und wehenlosem Uterus die präpartale Hospitalisierung zu empfehlen, wenn der Muttermund eine Öffnungstendenz aufweist. Mit der Verbesserung der sonographischen Untersuchungstechniken ist es sinnvoll, bei Lageanomalien und hochstehendem Kopf ein Vorliegen der Nabelschnur mittels Ultraschall auszuschließen [16].

4.2 Prophylaxe während der Geburt

Bei *Vorliegen* einer Nabelschnurschlinge kann bei noch nicht tief und fest im Beckeneingang stehendem vorangehendem Teil durch Beckenhochlagerung und Lagerung auf die der Nabelschnur entgegengesetzte Seite das Zurückgleiten der Nabelschnur angestrebt werden. Bei Beckenendlagen, insbesondere Fuß-, Knie- und Steißfußlagen, kann dieses Vorgehen wegen der unzureichenden Abdichtung des unteren Uterinsegments nicht empfohlen werden. Beim Vorliegen der Nabelschnur sind alle Maßnahmen, die eine frühzeitige Amnionruptur begünstigen, zu vermeiden. Beim Vorhandensein von zum Nabelschnurvorfall disponierenden Faktoren ist die Indikation zur Amniotomie sehr streng zu stellen. Andererseits scheint es in der späten Eröffnungsperiode bei hochstehendem vorangehendem Teil und sich prall vorwölbender Fruchtblase günstiger zu sein, die Amniotomie mit vorsichtigem Ablassen des Fruchtwassers durchzuführen, um eine schwallartige Entleerung des Fruchtwassers mit der Gefahr des Herausschwemmens der Nabelschnurschlinge zu vermeiden.

In älteren Veröffentlichungen wird die geburtshilfliche Manipulation als ätiopathogenetischer Faktor des Nabelschnurvorfalls herausgestellt. In der modernen Geburtshilfe sind es vaginale Untersuchungen, Amnioskopie, Anlegen der internen CTG-Elektrode, Muttermundsdehnung und Fetalblutanalysen, die durch Hochschieben des vorangehenden Teils die Entstehung des Nabelschnurvorfalls begünstigen können. Die Vermeidung forcierter vaginaler Manipulationen und eines nicht indizierten aktiven Vorgehens kann möglicherweise die Häufigkeit des Nabelschnurvorfalls verringern helfen [9, 17].

5 Therapie

Bei der Behandlung des Nabelschnurvorfalls sind *Sofortmaßnahmen* zur Behebung bzw. zur Vermeidung einer akuten fetalen Hypoxie und der *definitive Entbindungsmodus* zu unterscheiden. Das Vorgehen richtet sich nach der geburtshilflichen Situation zum Zeitpunkt des Nabelschnurvorfalls. Bei unmittelbar bevorstehender bzw. in wenigen Minuten möglicher vaginaler Entbindung kann auf Sofortmaßnahmen verzichtet und die Geburt spontan oder vaginal operativ beendet werden.

5.1 Sofortmaßnahmen

Das Ziel der sofort nach Diagnosestellung einsetzenden Maßnahmen ist es, bestehende oder mögliche Kompression der Nabelschnur bis zur Entbindung aufzuheben und die fetale Oxygenierung zu verbessern (sog. intrauterine Reanimation). Folgendes Vorgehen wird allgemein empfohlen [7, 9, 10, 21]:

— *Beckenhochlagerung:* Zur Prophylaxe eines Venacava-Kompressionssyndroms sollte dabei eine linke Seitenlagerung eingenommen werden.
— *manuelles Hochschieben des vorangehenden Teils bis zur Entbindung:* Die kindlichen Mortalitätsziffern sind geringer, wenn durch Hochschieben des vorangehenden Teils eine Dekompression der Nabelschnurgefäße erzielt wird [4, 7]. Ist aus personell-organisatorischen Gründen eine Eilentbindung nicht möglich, wird zur Elevation des vorangehenden Teils eine maximale Auffüllung der Harnblase mit 0,9%iger NaCl-Lösung empfohlen [5, 11].
— *Feststellung des geburtshilflichen Befunds*
— *Akuttokolyse mit Betamimetika* [8, 9, 10, 11]: Durch die medikamentöse Wehenhemmung (initial 25 μg Fenoterol i.v.) wird die wehenbedingte Kompression der Nabelschnurgefäße aufgehoben, der plazentare O_2-Transfer und die fetale Oxygenierung verbessert. Bei erfolgreicher intrauteriner Reanimation kann die für Mutter und Kind gefährliche Notoperation vermieden werden.
— eventuell O_2-*Atmung der Mutter*, um die intrauterine Reanimation des Feten zu beschleunigen. Diese adjuvante Reanimationsmaßnahme ist nur dann sinnvoll, wenn die umbilikale Kompression behoben ist.
— *fetale Herzfrequenzkontrolle,* möglichst kontinuierlich kardiotokographisch
— *kein Repositionsversuch der Nabelschnur in den Uterus* während einer Hypoxiephase des Feten [2, 9, 21, 26]. Durch Manipulationen der Nabelschnur kann es zusätzlich zu Kompression und Konstriktion der Nabelschnurgefäße kommen. Selbst nach der nur gelegentlich erfolgreichen Reposition ist das Rezidivrisiko mit ca. 30 bis 40% hoch [1]. Die zeitliche Verzögerung bis zur Entbindung erhöht das kindliche Risiko. Nur bei sehr günstigem geburtshilflichem Befund [8] und nur bei gering prolabierter Nabelschnur (Länge der Nabelschnurschlinge <25 cm [2]) scheint nach erfolgreicher intrauteriner Reanimation ein Repositionsversuch in Sectiobereitschaft gerechtfertigt [8]. Hierbei wird in der Wehenpause und bei Beckenhochlagerung der kindliche Kopf vorsichtig auf vaginalem Wege manuell hochgeschoben und die Nabelschnur digital am Kopf vorbei möglichst in die Nackenregion plaziert [2].
— Immer indiziert ist die *Reposition der vor der Vulva gelegenen Nabelschnurschlinge in die Vagina,* um eine kälteinduzierte Konstriktion der Umbilikalgefäße zu vermeiden [11].

5.2 Entbindungsmodus

Nach Diagnosestellung und Durchführung der Sofortmaßnahmen (siehe Abschnitt 5.1) ist die sofortige Geburtsbeendigung anzustreben. Durch zahlreiche Untersuchungen ist belegt, daß die Häufigkeit von deprimierten Neugeborenen [5, 14] und die perinatale kindliche Mortalität mit zunehmendem Zeitintervall zwischen Diagnose und Entbindung ansteigen [14, 20]. Zwar erscheint bei Anwendung von Tokolytika der Zeitfaktor für die kindliche Prognose von geringerer Bedeutung [5], dennoch ist auch nach Akuttokolyse die rasche Geburtsbeendigung indiziert, da im Einzelfall Reanimationsversager möglich sind [9, 11].

Bei unvollständigem Muttermund gilt die abdominale Schnittentbindung als das Entbindungsverfahren der Wahl. Die kindliche Prognose ist deutlich günstiger bei Geburtsbeendigung durch Sectio: Die Mortalität der Sectiokinder betrug 1% gegenüber 11% bei vaginaler Entbindung (Literaturzusammenstellung bei [9]).

Auch bei (fast) vollständigem Muttermund ist die Sectio der vaginalen Entbindung vorzuziehen, wenn die Geburt vaginal nicht schnell und schonend für Mutter und Kind beendet werden kann. Die kindliche Mortalität bei Geburtsbeendigung durch abdominale Schnittentbindung ist selbst bei vollständigem oder fast vollständigem Muttermund dreifach niedriger als bei vaginaler Entbindung (Literaturzusammenstellung bei [9]). Die Gefahr geburtstraumatischer Schädigung von Mutter und Kind bei forcierter vaginaler Notentbindung ist zu groß und läßt bei Nabelschnurvorfall eine vaginale Geburt nur unter besonderen Voraussetzungen rechtfertigen:

- Nabelschnurvorfall beim zweiten Zwilling
- sehr günstige geburtsmechanische Voraussetzungen für eine vaginale Entbindung, d. h., wenn die Geburt in wenigen Minuten für Mutter und Kind in schonender Weise beendet werden kann
- bei trotz intrauteriner Reanimation persistierender fetaler Hypoxie, wenn aus personell-organisatorischen Gründen eine Notsectio nicht möglich ist

Von den vaginalen operativen Entbindungsverfahren bei Nabelschnurvorfall ist die *Wendung mit ganzer Extraktion* mit einer sehr hohen kindlichen Mortalität von 40% belastet (Literaturzusammenstellung bei [9]). Die Wendung und ganze Extraktion ist beim lebensfähigen Kind aus kindlicher Indikation nur beim zweiten Zwilling gerechtfertigt. In neueren Untersuchungen ist die kindliche Mortalität bei der vaginal-operativen Entbindung durch Forzeps- und Vakuumextraktion niedriger (0 bis 10% [9, 18]) geworden als in älteren Publikationen angegeben (ca. 20%, Literaturzusammenstellung bei [9]). Dennoch wird die *abdominale Schnittentbindung* bei Nabelschnurvorfall auch in neueren Publikationen als das günstigste Entbindungsverfahren angesehen [6, 12, 13]. Für den erfahrenen Geburtshelfer ist jedoch Raum für individuelle Entscheidungen zugunsten der vaginalen Entbindung bei günstigen Voraussetzungen. Durch frühzeitige Diagnosestellung mit Hilfe der Kardiotokographie und großzügiger Indikation zur vaginalen Untersuchung, Behebung der akuten Hypoxie durch Akuttokolyse (siehe auch Kap. 2), bei großzügiger Indikation zur Sectio und dank der Verbesserung der postpartalen Versorgung der Frühgeburten kann die kindliche perinatale Mortalität bei Nabelschnurvorfall bis nahe an die kindliche Gesamtmortalität gesenkt werden [5, 9].

Literatur

1. Altaras, M., G. Potashnik, N. Ben-Adereth, H. Leventhal: The use of vacuum extraction in cases of cord prolapse during labor. Amer. J. Obstet. Gynec. 118 (1974) 824.
2. Barrett, J. M.: Funic reduction for the management of umbilical cord prolapse. Amer. J. Obstet. Gynec. 165 (1991) 654.
3. Bayerische Landesärztekammer und Kassenärztliche Vereinigung (Hrsg.): Bayerische Perinatalerhebung, Jahresbericht 1994. München 1995.
4. Brant, H. A., B. V. Lewis: Prolapse of the umbilical cord. Lancet II (1966) 1443.
5. Caspi, E., Y. Lotan, P. Schreyer: Prolapse of the cord: reduction of perinatal mortality by bladder instillation and cesarean section. Israel J. med. Sci. (1983) 541.
6. Critchlow, C. W., T. L. Leet, T. J. Benedetti, J. R. Daling: Risk factors and infant outcomes associated with umbilical cord prolapse: a population-based case-control study among births in Washington State. Amer. J. Obstet. Gynec. 170 (1994) 613.
7. Cushner, I. M.: Prolapse of the umbilical cord, including a late follow-up of fetal survivors. Amer. J. Obstet. Gynec. 81 (1961) 666.
8. Gauwerky, J., H. Rüttgers: Eine Möglichkeit zur Behandlung des Nabelschnurvorfalls: ein Fallbericht. Z. Geburtsh. Perinat. 186 (1982) 108.
9. Kastendieck, E.: Nabelschnurvorfall. Gynäkologe 17 (1984) 96.
10. Kastendieck, E.: Akuttokolyse während der Geburt. Pathophysiologie und Klinik der intrauterinen Reanimation. Gynäkologe 17 (1984) 265.
11. Katz, Z., M. Lancet, R. Borenstein: Management of labor with umbilical cord prolapse. Amer. J. Obstet. Gynec. 142 (1982) 239.
12. Katz, Z., Z. Shoham, M. Lancet, I. Blickstein, B. M. Mogilner, Y. Zalel: Management of labor with umbilical cord prolapse: a 5-year-study. Obstet. and Gynec. 72 (1988) 278.
13. Koonings, P. P., R. H. Paul, K. Campbell: Umbilical cord prolapse: a contemporary look. J. reprod. Med. 35 (1990) 690.
14. Kouam, L., E. C. Miller: Einige neue Aspekte zum Nabelschnurvorfall. Zbl. Gynäk. 102 (1980) 724.
15. Künzel, W., L. Mann, A. Bhakthavathsalan, J. Airomlooi: Cardiovascular, metabolic and fetal brain function observation following total cord occlusion. J. perinat. Med. 8 (1980) 73.
16. Lange, I. R., F. A. Manning, I. Morrison, P. F. Chamberlain, C. R. Harman: Cord prolapse: is antenatal diagnosis possible? Amer. J. Obstet. Gynec. 151 (1985) 1083.
17. Levy, H., P. R. Meier, E. L. Makowski: Umbilical cord prolapse. Obstet. and Gynec. 64 (1984) 499.
18. Migliorini, G. D., R. J. Pepperell: Prolapse of the umbilical cord: a study of 69 cases. Med. J. Aust. 2 (1977) 522.
19. Myers, R. E.: Experimental models of perinatal brain damage: relevance to human pathology. In: Gluck, L. (Hrsg.): Intrauterine asphyxia and the developing fetal brain. Year Book Medical, Chicago – London 1977.
20. Niswander, K. R., E. A. Friedman, D. B. Hoover, H. Pietrowski, M. Westphal: Fetal morbidity following potentially anoxigenic obstetric conditions. III. Prolapse of the umbilical cord. Amer. J. Obstet. Gynec. 95 (1966) 853.
21. Savage, E. W., S. G. Kohl, R. M. Wynn: Prolapse of the umbilical cord. Obstet. and Gynec. 36 (1970) 502.
22. Stranz, G., K. Egashira: Der Nabelschnurvorfall – eine intrapartale Notsituation. Zbl. Gynäk. 106 (1984) 1419.

8 Armvorfall

E. Kastendieck

Inhalt

1 Definitionen und Häufigkeit 78

2 Ätiologie 78

3 Diagnose 79

4 Prognose, Verlauf, Komplikationen 79

5 Therapie 79

8 Armvorfall

1 Definitionen und Häufigkeit

Ein Vorliegen oder Vorfall des Armes bei Schädellage besteht, wenn Hand oder Arm vor oder neben dem Kopf des Kindes zu tasten sind. Wie beim Vorliegen oder Vorfall der Nabelschnur unterscheidet man ein *Vorliegen* bei stehender Fruchtblase von dem *Vorfall* des Armes, wenn die Fruchtblase gesprungen ist. Prognostisch und therapeutisch wichtig ist, ob es sich um einen unvollkommenen oder vollkommenen Armvorfall handelt.

Bei *unvollkommenem* Armvorfall ist die Hand neben dem Kopf zu fühlen (Handvorfall), bei *vollkommenem* Armvorfall liegt die Hand oder der Arm vor dem Kopf. (Abb. 8-1).

Der Armvorfall ist bei Querlage mit 20 bis 25 % ein häufiges Ereignis [1], bei Schädellage hingegen mit einer Häufigkeit unter 0,1 % eine sehr seltene Geburtskomplikation.

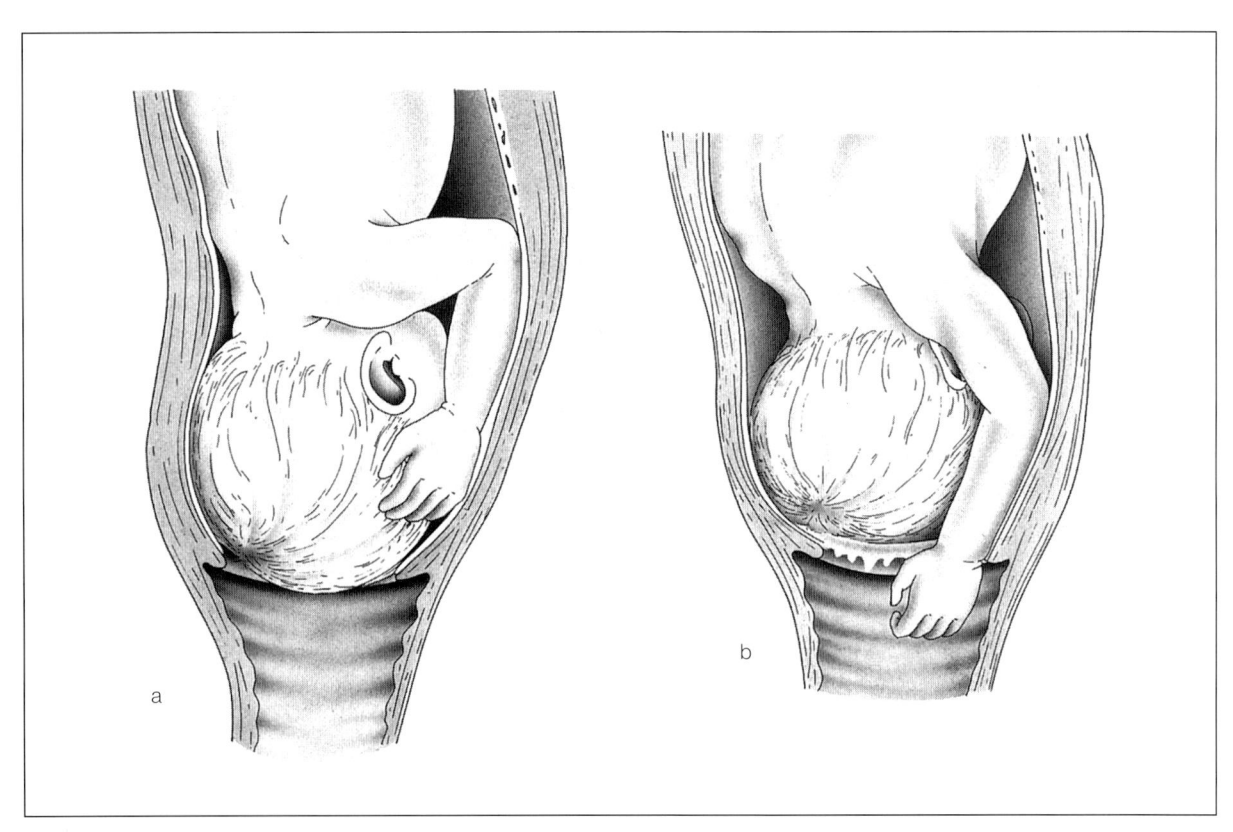

Abb. 8-1 Armvorfall bei Schädellage: a) unvollkommener Armvorfall, b) vollkommener Armvorfall.

2 Ätiologie

Die Ursachen des Armvorliegens bzw. -vorfalls bei Schädellage sind zum Teil identisch mit denen des Nabelschnurvorfalls [1]:
- unzureichende Abdichtung des Beckeneingangs durch hochstehenden Kopf bei Mehrgebärenden, bei Beckenverengungen, Einstellungs- und Haltungsanomalien, Frühgeburten, Mehrlingsgeburten (besonders bei Geburt des zweiten Zwillings)
- Hydramnion und bei geburtshilflichen Eingriffen mit Hochschieben des vorangehenden Teils

3 Diagnose

Vorliegen und Vorfall des Armes werden zumeist durch die *vaginale Untersuchung* diagnostiziert, oft zufällig bei routinemäßiger Kontrolle des Geburtsfortschritts. Kommt es bei vollkommenem Armvorfall zu einem Geburtsstillstand, so wird spätestens bei der dann indizierten vaginalen Untersuchung der Armvorfall erkannt.

Differentialdiagnostisch ist beim Tastbefund kleiner Teile an das Vorliegen einer Beckenendlage oder einer Querlage zu denken. Der Fußvorfall bei Schädellage ist eine Rarität [4]. Die Unterscheidung zwischen Hand und Fuß mittels Fersen-, Zeh- und Daumenzeichen [3] hat wegen der einfachen und sicheren Lagediagnostik durch die Sonographie an Bedeutung verloren. Auch die differentialdiagnostische Abgrenzung gegenüber der Querlage ist sonographisch leicht möglich.

Der vorliegende oder vorgefallene Arm bei Schädellage kann außer der Tastuntersuchung auch *sonographisch* dargestellt werden. Bei Tiefertreten des Kopfes und nach Blasensprung verringert sich jedoch die diagnostische Bedeutung der Sonographie. Gerade hinsichtlich der Frage des vollkommenen Armvorfalls ist der vaginale Tastbefund entscheidend.

4 Prognose, Verlauf, Komplikationen

Bei *Schädellage* können Armvorliegen und Armvorfall für den Geburtsverlauf zunächst harmlos sein. Unter ungünstigen Bedingungen kann sich jedoch auch ein unüberwindbares Geburtshindernis entwickeln. Das Vorliegen des Armes und auch der unvollkommene Armvorfall beeinflussen den Geburtsverlauf zunächst nicht. Zumeist gleitet die Hand bei weiterem Geburtsfortschritt zurück. Gelegentlich wird auch eine Hand neben dem Kopf geboren, ohne daß es zu einem protrahierten Verlauf oder Geburtsstillstand kommt.

Eine ernste *Geburtskomplikation* entsteht, wenn nach Blasensprung der Arm oder die Hand *vor* dem Kopf tiefer tritt (vollkommener Armvorfall). Bis auf seltene Ausnahmen (Frühgeburten, hochgradige kindliche Wachstumsretardierung) kommt es dann wegen eines unüberwindbaren Hindernisses zu einem Geburtsstillstand mit der Gefahr der Uterusruptur. Der vorgefallene Arm kann sowohl den Eintritt des Kopfes in das Becken als auch den weiteren Durchtritt verhindern.

Bei unzureichender Abdichtung des Beckeneingangs ist das Kind außerdem durch Nabelschnurvorfall gefährdet. Die Häufigkeit des Nabelschnurvorfalls bei Armvorfall beträgt ca. 20 bis 25 % [1].

5 Therapie

Schädellage

Beim *Vorliegen* eines Armes besteht die Behandlung darin, durch Lagerung auf die dem vorliegenden Arm entgegengesetzte Seite das Zurückgleiten des Armes zu erleichtern. Aufgrund der Schwerkraft sinkt der Fundus uteri mit dem Steiß des Kindes auf die betreffende Seite. Die entgegengesetzte Schulter des Kindes mit dem vorliegenden Arm wird zur anderen Seite und funduswärts angehoben. Hierdurch wird das Zurückgleiten des vorliegenden Armes unterstützt. Gleichzeitig wird der Kopf auf den Beckeneingang zentriert, wodurch der Beckeneingang abgedichtet wird [3]. Die Blasensprengung ist bei vorliegendem Arm kontraindiziert. Auf forcierte vaginale Untersuchungen und Repositionsversuche sollte wegen der Gefahr der artifiziellen Amnionruptur verzichtet werden.

Das Vorgehen bei *unvollkommenem Armvorfall* (Hand neben dem Kopf bei gesprungener Fruchtblase) ist zunächst wie beim Vorliegen unter intensiver Kontrolle des Geburtsfortschritts abwartend. Durch Lagerung der Gebärenden auf die dem vorgefallenen Arm entgegengesetzte Seite wird das Zurückgleiten der Hand angestrebt. In vielen Fällen kann bei Fehlen anderer Komplikationen auf diese Weise ein unauffälliger Geburtsverlauf erreicht werden. Kommt es nicht zu einem spontanen Zurückgleiten der Hand, ist ein vorsichtiger manueller Repositionsversuch gerechtfertigt. Wegen der Gefahr des Nabelschnurvorfalls sollte dabei das Becken hochgelagert und der kindliche Kopf sowenig wie nötig nach oben geschoben werden.

Bei *vollkommenem Armvorfall* und lebensfähigem Kind wird zumeist die Sectio empfohlen [2]. Nur bei sehr günstigen Verhältnissen mit nahezu vollständigem Muttermund, hochstehendem Kopf und ausreichend geräumigem Becken kann in Periduralanästhesie oder Allgemeinnarkose eine Reposition versucht werden. Dabei geht die Hand des Geburtshelfers, die der Seite des vorgefallenen Armes entspricht, ganz in die Vagina ein. Sie drängt den Arm am kindlichen Kopf vorbei, zumindest bis in Höhe des Halses [2]. Bei der nächsten Wehe wird der Kopf durch Druck von außen in das kleine Becken gedrängt, während die innere Hand langsam zurückgezogen wird.

Jeder Repositionsversuch kann einen Nabelschnurvorfall verursachen, der immer nach erfolgter Manipulation auszuschließen ist.

Nach mißlungener Reposition ist bei lebensfähigem Kind die abdominale Schnittentbindung indiziert.

Eine innere Wendung aus Kopflage auf den Fuß ist wegen des hohen Risikos für Mutter (Uterusruptur) und Kind (Hypoxie) nicht gerechtfertigt [1, 2]. Allein beim zweiten Zwilling mit Armvorfall kann unter günstigen Bedingungen die Wendungsoperation als geeignetes Entbindungsverfahren in Betracht gezogen werden.

Querlage

Die Therapie bei Querlage mit Armvorfall besteht bei lebensfähigem Kind immer in der abdominalen Schnittentbindung. Nur beim zweiten Zwilling ist bei Querlage mit Armvorfall die innere Wendung gerechtfertigt.

Intrauteriner Fruchttod

Bei intrauterinem Fruchttod und Geburtsstillstand wegen Armvorfalls sollte zunächst versucht werden, den Arm zu reponieren. Gelingt dieses nicht, ist bei günstigem geburtshilflichem Befund ein vaginal operativer Entbindungsversuch mit Vakuumextraktion gerechtfertigt. Ist auch dieses nicht ohne Gefährdung der Mutter möglich, kann durch Perforation des Kopfes die Entbindung auf vaginalem Wege zu Ende geführt werden.

Literatur

1. Käser, O., R. Richter: Geburt aus Kopflage. In: Käser, O., V. Friedberg, K. G. Ober, K. Thomsen, J. Zander (Hrsg.): Gynäkologie und Geburtshilfe, 2. Aufl., Bd. II, Teil 2, S. 12.17. Thieme, Stuttgart–New York 1981.
2. Martius, G.: Operatives Vorgehen beim Vorliegen und Vorfall kleiner Teile. In: Martius, G. (Hrsg.): Geburtshilflich-Perinatologische Operationen. Thieme, Stuttgart–New York 1968.
3. Pschyrembel, W. J., W. Dudenhausen: Praktische Geburtshilfe, 18. Aufl. DeGruyter, Berlin–New York 1994.
4. Schneeweiß, W. D. N.: Doppelter Fußvorfall bei Schädellage (Fallbericht). Geburtsh. u. Frauenheilk. 40 (1980) 1034.

9 Uterusruptur

W. Künzel

Inhalt

1 Einleitung 82

2 Ätiologie 82

3 Klinik und Diagnose 83

4 Mütterliche und kindliche Mortalität 83

5 Therapie 84

1 Einleitung

Die Ruptur des Uterus geht mit einer hohen Morbidität und Mortalität von Mutter und Kind einher. Sie kann zu jedem Zeitpunkt der Schwangerschaft eintreten [3, 5, 12, 13]. Es gibt zahlreiche Berichte über Uterusrupturen zwischen der 15. und 24. Schwangerschaftswoche bei induziertem Abort [2, 7]. Besonders häufig tritt jedoch die Ruptur im Zusammenhang mit der Geburt auf. Die Häufigkeit wird in einzelnen Kliniken und Ländern zwischen 0,02 und 1,7 % angegeben [4, 10, 14, 17, 20, 22, 24, 25]. Die Uterusruptur stellt in den meisten Fällen ein dramatisches Ereignis dar [9], das mit einer starken Blutung einhergeht. In vielen Fällen erscheint sie jedoch auch als stille oder gedeckte Ruptur.

2 Ätiologie

Die Ruptur des Uterus kann durch zahlreiche Faktoren verschiedener Art verursacht werden (Tab. 9-1). So treten Rupturen nach traumatischen Ereignissen auf, z. B. instrumentelle Perforation oder Unfall. Sie entstehen auch aufgrund geburtshilflicher Maßnahmen wie Oxytocinüberdosierung, durch intrauterine Manipulationen oder operative Interventionen, bei zu später Entscheidung zur Sectio und bei zephalopelvinem Mißverhältnis. Die Ruptur wird häufig auch nach vorausgegangenen Uterusoperationen (in ca. 2 bis 7 % der Fälle) beobachtet. Während in den Ländern der Dritten Welt über spontane Uterusrupturen häufiger berichtet wird (80,8 % [22]), wird in Europa und USA die Ruptur im wesentlichen nach erfolgtem Kaiserschnitt gesehen (61,3 % [4, 19]). Die Ergebnisse einer

Tabelle 9-1 Ursachen der Uterusruptur (nach Künzel [16])

Traumatische Ruptur
Instrumentelle Perforation
Intrauterine Manipulation
Unfall

Spontane Ruptur
Nach Uterusoperationen
– Sectio caesarea
– Tubenimplantation
Ohne Uterusoperationen
– Multiparität
– Oxytocinüberstimulation
– zephalopelvine Disproportion
– Placenta percreta
– Diethylstilbestrol
– Prostaglandin E_2

Tabelle 9-2 Die Häufigkeit der Uterusruptur bei 110058 Erstgebärenden und 114592 Mehrgebärenden mit Einlingsschwangerschaften der Hessischen Perinatalerhebungen 1990–1993. Die Uterusruptur ist bei Erstgebärenden nach vaginaler Entbindung ein seltenes Ereignis (0,013 %). Das Risiko ist jedoch nach vorausgegangener Sectio besonders hoch (5,80 %). Im Kollektiv der operativen Intervention ist auch die perinatale Mortalität um das Drei- bis Fünffache erhöht.

	keine Uterusruptur (n)	Uterusruptur (n)	(%)	perinatale Mortalität	
				ohne Uterusruptur (%)	mit Uterusruptur %
Erstgebärende					
– vaginale Entbindung	86291	11	0,013	0,46	0
– Sectio caesarea	23617	139	0,59	0,72	1,44
Mehrgebärende					
– vaginale Entbindung	91472	6	0,007	0,37	0
– Sectio caesarea	7118	79	1,10	1,78	2,53
– vaginale Entbindung bei Status nach Sectio	7463	9	0,12	0,54	0
– Sectio bei Status nach Sectio	7955	490	5,80	0,55	1,63

Datenanalyse der Hessischen Perinatalerhebungen von 1990 bis 1993 sind in Tabelle 9-2 aufgeführt. Die Uterusruptur tritt danach im Mittel in 0,32% auf; ein hoher Anteil erfolgt während der Geburt bei Patientinnen mit vorausgegangenen Uterusoperationen. Die Ruptur des Uterus, bei dem keine Uterusoperationen vorausgegangen sind, ist ein sehr viel dramatischeres Ereignis als bei vorausgegangenen Operationen [6].

Häufig sind es Mehrgebärende, bei denen die Ruptur erfolgt. Abruptio placentae oder eine Placenta percreta [22, 23, 24] sowie erfolgte Tubenimplantation sind seltene Gründe für die Ruptur.

Als Ursache für die spontane Ruptur des Uterus wird auch die vorausgegangene Exposition mit Diethylstilbestrol beschrieben [26].

3 Klinik und Diagnose

Die typischen Zeichen der drohenden Uterusruptur sind die extreme Schmerzhaftigkeit des Uterus, die Druckschmerzhaftigkeit im unteren Uterinsegment und das Hochsteigen der Bandl-Furche bei protrahiertem Geburtsverlauf. Nach erfolgter Ruptur besteht häufig Wehenlosigkeit und Schmerzfreiheit. In Abhängigkeit vom Ausmaß der Blutung tritt eine allgemeine Verschlechterung des maternalen Befindens mit Blutdruckabfall und Schock auf. Das Kind verstirbt häufig in utero. Vielfach werden jedoch die klassischen Zeichen der Uterusruptur, der Rupturschmerz und das Sistieren der Wehentätigkeit und auch Herzfrequenzveränderungen des Feten nicht beobachtet [1, 8].

Bei einer Beschreibung der Symptomatik in fünf Fällen von spontan aufgetretener Ruptur traten Schmerzen im Abdomen und Dolenz des Uterus nur in einem Fall auf [11]. Demgegenüber wurde der Schock immer beobachtet, die vaginale Blutung in vier Fällen und Alterationen der fetalen Herzfrequenz in drei von vier Fällen bei lebendem Feten.

Da die einzelnen Symptome in zeitlich sehr unterschiedlicher Reihenfolge auftreten können, wird oft an die richtige Diagnose sehr spät gedacht. Es ist deshalb wichtig, bei Auftreten einer maternalen Schocksymptomatik und Wehentätigkeit nicht nur an Fruchtwasserembolie oder Gerinnungsstörung zu denken, sondern die Uterusruptur in die Differentialdiagnose miteinzubeziehen [23].

4 Mütterliche und kindliche Mortalität

Die mütterliche und kindliche Mortalität nach Uterusruptur, insbesondere bei spontaner Uterusruptur ohne vorausgegangene Operation, ist hoch. Die Mortalität ist vor allem in den Ländern der Dritten Welt erhöht (Tabelle 9-3). In 15 Fällen von Uterusruptur betrug nach einer Analyse von 65 488 Entbindungen die perinatale Mortalität 33%. Die intrapartale Diagnose der Uterusruptur war immer von pathologischen Herzfrequenzveränderungen begleitet [4]. In den Jahren 1990 bis 1993 wurde in Hessen im Zusammenhang mit der Uterusruptur kein mütterlicher Todesfall beobachtet. Nur die perinatale Mortalität war um das Drei- bis Fünffache erhöht (Tabelle 9-3). Sie beträgt z.B. in Ost-Libyen 8,2% [22] und variiert zwischen 0 und 9,4% [18, 19, 21, 22, 27]. Die kindliche Mortalität beträgt 35 bis 89% [6, 18, 19, 21, 22].

Tabelle 9-3 Häufigkeit der Uterusruptur und der dadurch bedingten mütterlichen und kindlichen Mortalität in verschiedenen Ländern

Ort	Häufigkeit (%)	maternale Mortalität (%)	perinatale Mortalität (%)
Karachi/Pakistan Hassan et al. [10] (n = 189)	0,52	3,9	88
Karachi/Pakistan Khan [14] (n = 50)	1,1	–	81,6
Monastir/Tunesien Rachdi [20] (n = 32)	0,18	3,1	46,9
Karadeniz/Türkei Vedat et al. [26] (n = 150)	0,10	2,0	32,2
Dublin/Irland Gardeil et al. [4] (n = 15)	0,023	0	33,0
Hessen Hessische Perinatalerhebungen 1990–1993	0,007–5,80	0	1,4–2,5

5 Therapie

In Abhängigkeit von der Verletzung des Uterus oder dem Zustand der Patientin wird man sich entscheiden müssen, wie im einzelnen Fall vorzugehen ist. Bei vorausgegangenen Uterusoperationen, z. B. nach Sectio, ist in den meisten Fällen die Uteruswunde durch eine Naht einfach zu versorgen [6, 18, 22, 28]. Das gilt insbesondere für jene Fälle, bei denen eine stille Ruptur erfolgte oder die Ruptur durch das Peritoneum noch abgedeckt war [15]. In Fällen von Placenta percreta als Ursache der Uterusruptur oder stark unübersichtlichen Wundverhältnissen ist die Exstirpation des Uterus die Methode der Wahl. Zugaib und Mitarbeiter berichten über 42 Fälle von Uterusruptur, wo in 57,1 % die einfache Naht erfolgte, in 38,1 % die Naht mit einer Tubenligatur verbunden wurde, und nur in 4,8 % die totale Hysterektomie erfolgen mußte [27].

Literatur

1. Bernaschek, G.: Verdacht auf Uterusruptur auch durch externes Routine-Kardiotokogramm? Z. Geburtsh. Perinat. 185 (1981) 296–297.
2. Biale, Y., H. Lewenthal: Uterine rupture during induced midtrimester abortion. Europ. J. Obstet. Gynaec. 19 (1985) 175–182.
3. Duflou, J. A., L. C. Odes: Idiopathic uterine rupture in the mid-trimester of pregnancy: a case report. S. Afr. med. J. 65 (1984) 221–222.
4. Gardeil, F., S. Daly, M. J. Turner: Uterine rupture in pregnancy reviewed. Europ. J. Obstet. Gynaec. 56 (1994) 107–110.
5. Gautier, C., Y. van Belle, L.-J. van Bogaert, E. de Mylder: Rupture uterine. Reflexion à propos d'un cas spontané à migrossesse. J. Gynéc. Obstét. 14 (1986) 201–209.
6. Golan, A., O. Sandbank, A. Rubin: Rupture of the pregnant uterus. Obstet. and Gynec. 56 (1980) 549–554.
7. Graham, D.: Uterine rupture occurring during midtrimester abortion. Obstet. and Gynec. 59 (Suppl. 1982) 62–64.
8. Gummerus, M., T. Palo: Kardiotokografisch registrierte spontane Uterusruptur. Zbl. Gynäk. 102 (1980) 1194–1197.
9. Gupta, U., K. Ganesh: Emergency hysterectomy in obstetrics: a review of 15 years. Asia-Oceania J. Obstet. Gynaec. 20 (1994) 1–5.
10. Hassan, T. J., R. Korejo, S. N. Jafarey: Rupture of uterus in full-term pregnancy. J. Pak. Med. Assoc. 43 (1993) 172–173.
11. Issel, E. P., H. Gstöttner, K. Hahmann: Vielfältigkeit der Symptome bei Uterusruptur. Zbl. Gynäk. 196 (1984) 1536–1543.
12. Job, H., F. Hübner, R. Berndt: Uterine rupture in the 22nd week of pregnancy in placenta percreta. Geburtsh. u. Frauenheilk. 54 (1994) 179–180.
13. Karkut, G., V. Jaluvka: Zervikale Zwillingsschwangerschaft. Geburtsh. u. Frauenheilk. 40 (1980) 358–361.
14. Khan, N. H.: Rupture of the uterus. J. Pak. Med. Assoc. 43 (1993) 175–176.
15. Knitza, R., P. Scheidel, H. Hepp: Gedeckte Uterusruptur unter Katheterperiduralanästhesie. Geburtsh. u. Frauenheilk. 40 (1980) 652–653.
16. Künzel, W.: Uterusruptur. In: Künzel, W., K.-H. Wolf (Hrsg.): Physiologie und Pathologie der Geburt II. Klinik der Frauenheilkunde und Geburtshilfe, 2. Aufl., Bd. 7/II, S. 369–372. Urban & Schwarzenberg, München–Wien–Baltimore 1990.
17. Lusanga-Nkwey, T., R. Tandu-Umba et al.: Evolution des ruptures de l'utérus gravide dans les cliniques universitaires de Kinshasa. A propos de 24 observations de 1973 à 1980. J. Gynéc. Obstét. 12 (1983) 755–761.
18. Paydar, M., A. Hassannzadeh: Rupture of the uterus. Int. J. Gynec. Obstet. 15 (1978) 405–409.
19. Plauché, W. C., W. von Almen, R. Muller: Catastrophic uterine rupture. Obstet. and Gynec. 64 (1984) 792–797.
20. Rachdi, R., C. Mouelhi, M. S. Fekih, L. Massoudi, H. Brahmin: Uterine ruptures: 32 cases. Rev. Franç. Gynec. Obstet. 89 (1994) 77–80.
21. Rahman, J., M. H. Al-Sibai, M. S. Rahman: Rupture of the uterus in labor. Acta obstet. gynaec. scand. 64 (1985) 311–315.
22. Rahman, M. S., R. J. Fothergill: Rupture of the pregnant uterus in Eastern Libya. J. roy. Soc. Med. 72 (1979) 415–420.
23. Riss, P., R. Rudelstorfer: Zur Frage des Risikowandels der Uterusruptur. Z. Geburtsh. Perinat. 186 (1982) 300–302.
24. Tischendorfer, D.: Die Leitung von Geburts- und Nachgeburtsperiode bei Zustand nach Sectio caesarea. Zbl. Gynäk. 101 (1979) 547–554.
25. Vedat, A., B. Hasan, A. Ismail: Rupture of the uterus in labor: a review of 150 cases. Isr. J. Med. Sci. 29 (1993) 639–643.
26. Williamson, H. O., G. A. Sowell, H. E. Smith: Spontaneous rupture of gravid uterus in a patient with diethylstilbestrol-type genital changes. Amer. J. Obstet. Gynec. 150 (1984) 158–160.
27. Zugaib, M., L. Nobile, A. J. Salomao et al.: Análise 42 casos de rotura uterina. I. Consideracoes acerca da incidência, epidemiologia e diagnóstico. Obstet. Ginec. lat.-amer. 41 (1983) 281–287.

10 Fruchtwassermenge und Geburtsverlauf

W. Künzel

Inhalt

1	Oligohydramnion	86	2	Hydramnion ... 87
1.1	Vorkommen und Begleiterkrankungen	86	2.1	Vorkommen und Begleiterkrankungen ... 87
1.2	Diagnose und Therapie	86	2.2	Pathophysiologie ... 88
			2.3	Diagnose ... 88
			2.4	Therapie ... 88

Die Physiologie und Pathophysiologie des Fruchtwassers sind in Band 4, Kapitel 3, ausführlich dargestellt. Die vorliegenden Ausführungen konzentrieren sich daher ausschließlich auf die Bedeutung einer verminderten Fruchtwassermenge (Oligohydramnion) und einer vermehrten Fruchtwassermenge (Hydramnion = Polyhydramnion) für den Schwangerschaftsverlauf und die Geburt.

1 Oligohydramnion

1.1 Vorkommen und Begleiterkrankungen

Die *Häufigkeit* eines Oligohydramnions wurde an 2815 Fällen untersucht [29]. In 86% der Fälle konnte eine normale, in 8,1% eine verminderte und in 5,9% eine vermehrte Fruchtwassermenge festgestellt werden (Tab. 10-1). Definitionsgemäß bestand ein Oligohydramnion in 5,5%, und in 2,6% lag die Fruchtwassermenge im Bereich der unteren Norm. Ähnliche Befunde wurden auch von anderen Autoren erhoben [23, 25]. Die Fruchtwassermenge ist offenbar eng mit dem *Alter der Patientin* assoziiert. Von 200 Patientinnen mit normaler Fruchtwassermenge waren nur drei Frauen älter als 35 Jahre (1,5%), während von 131 Patientinnen mit Oligohydramnion 13,7% älter als 35 Jahre waren.

Begleiterkrankungen: Es finden sich häufiger *Gestosen* bei Oligohydramnion (12,2%). Offenbar besteht hier eine enge Verbindung zwischen der Perfusion des Uterus bzw. der Plazenta und dem Zustand des Feten in utero. Der chronische O_2-Mangel bei einer schweren Gestose könnte einen Einfluß auf die Nierenperfusion des Feten haben und damit über eine verminderte Harnproduktion die Entstehung eines Oligohydramnions begünstigen. Im akuten Experiment an Schafen ist dieser Zusammenhang jedoch nicht zu belegen [6]. Nur 75% der Patientinnen mit Oligohydramnion werden nach der 36. Woche entbunden, dagegen 16,9% in der 33. bis 36. Schwangerschaftswoche und 8,1% in der 28. bis 32. Schwangerschaftswoche. In sechs von zehn Fällen dieser Gruppe ist ein *intrauteriner Fruchttod* aufgetreten. Damit wird auch die Häufigkeit der *Wachstumsretardierung*, die in 30,6% der Fälle nachweisbar war (9,0% bei normaler Fruchtwassermenge) und die häufigere Indikation zur Sectio bei Oligohydramnion verständlich (42,7% verglichen mit 15,5% bei Patientinnen mit normaler Fruchtwassermenge) [10, 13, 26].

Eine besondere Beachtung muß den *Fehlbildungen* bei Vorliegen eines Oligohydramnions geschenkt werden. Bei verminderter Fruchtwassermenge wurden

Tabelle 10-1 Zusammenhang von Fruchtwassermenge und geburtshilflichen Faktoren (nach Rabe et al. [29])

	Fruchtwassermenge			
	normal %	untere Norm %	vermindert (Oligohydramnion) %	vermehrt (Polyhydramnion) %
Häufigkeit	86,0	2,6	5,5	5,9
Alter der Patientin				
< 35 Jahre	98,5	80,0	88,0	
> 35 Jahre	1,5	20,0	13,7	
Gestose	0	11,6	12,2	
Entbindungszeitpunkt				
28.–32. SSW	0,5	8,7	*8,1	
33.–36. SSW	3,0	17,4	16,9	
>36. SSW	96,5	73,9	75,0	
Gewicht des Kindes				
< 10. Perzentile	9,0	30,9	30,6	
Entbindungsmodus				
Sectio	15,5	42,0	42,7	
Fehlbildungen	1,0	5,5	13,0	

* intrauteriner Fruchttod in 6 von 10 Fällen

über 8,5% schwere Fehlbildungen berichtet [30]. Das Potter-Syndrom ist die am häufigsten diagnostizierte Fehlbildung (11,1%). Die geringe Fruchtwassermenge war ferner mit einer hohen Rate pulmonaler Komplikationen und einer perinatalen Mortalität von 7,2% assoziiert [35].

1.2 Diagnose und Therapie

Das Oligohydramnion ist nur bei extremer Verminderung der Fruchtwassermenge mit klinischen Mitteln zu diagnostizieren. In Grenzsituationen ist durch Ultraschalluntersuchungen die Diagnostik des Oligohydramnions heute sehr viel einfacher geworden [16, 19, 23]. Es wird die größte sonographisch meßbare Fruchtwassertiefe beurteilt oder nach der *Vierquadrantenmethode* die Menge geschätzt. Nach diesem Verfahren werden Fruchtwasserdepots von weniger als 5 cm als Oligohydramnion eingestuft, während Fruchtwassermengen in der Grenze von 5 bis 8 cm als unterer Normbereich zu betrachten sind. Dieses Verfahren ist durch zahlreiche Untersuchungen auf seine Wertigkeit und Aussagefähigkeit hin überprüft worden [18, 32, 34, 36).

Mit diesem semiquantitativen Beurteilungskriterium sind Störungen während der Schwangerschaft früh zu erkennen. Das Oligohydramnion ist sehr häufig mit Fehlbildungen assoziiert, was bei der Geburtsleitung zu berücksichtigen ist [2, 3, 15, 22, 24, 29].

2 Hydramnion

2.1 Vorkommen und Begleiterkrankungen

In einer Übersichtsarbeit aus dem Jahr 1970 wurde die Häufigkeit des Hydramnions bei 86000 Schwangerschaften in der Zeit von 1948 bis 1967 ermittelt; sie betrug 0,41% [27]. Diese Häufigkeit wird mit den heute verfügbaren Ultraschalltechniken bestätigt, wobei anhand von 1900 Ultraschalluntersuchungen eine Häufigkeit von 0,33% festgestellt wurde [17, 28].

Der Nachweis eines Hydramnions während der Schwangerschaft und bei Geburt ist wichtig, da bekannt ist, daß das Hydramnion mit einer hohen Fehlbildungsrate einhergeht. In früheren Untersuchungen war das Hydramnion in 25% durch einen maternalen Diabetes, in 11,5% mit einer fetalen Erythroblastose und in 8,4% mit Mehrlingsschwangerschaften assoziiert. Von den verbleibenden 55% der Schwangerschaften waren 60% ungeklärter Genese, und 40% waren verbunden mit Fehlbildungen. In den heute verfügbaren Statistiken spielen die Erythroblastose und der Diabetes mellitus aufgrund der besseren therapeutischen Möglichkeiten nur noch eine untergeordnete Rolle. Eine Zusammenstellung der von mehreren Autoren mitgeteilten Daten zeigt, daß in 50% der Fälle bei Patientinnen mit Hydramnion unauffällige Neugeborene geboren werden (Tab. 10-2) [4, 11, 14, 28]. In 24,3% der Fälle sind Störungen im zentralen Nervensystem nachweisbar: Anenzephalie, Neuralrohrdefekte, Meningomyelozele und Hydrozephalus. Die Duodenalatresie und die Ösophagusatresie haben mit 9,8% einen relativ hohen Anteil. Weniger häufig sind Störungen des kardiovaskulären Systems (3,6%) und des Urogenitalsystems. Die Palette der verschiedenen Fehlbildungen und Störungen als Ursache für das Hydramnion ist vielfältig. So sind mit dem Hydramnion mehrere Krankheitsbilder vergesellschaftet [21]: das Bartter-Syndrom, eine Erkrankung, die mit einer hypokaliämischen Alkalose, einem Hyperaldosteronismus bei normalem Blutdruck und Hyperplasie des juxtaglomerulären Apparats einhergeht [33], aber auch fetale Zysten [31], die Triploidie [8], zystische adenomatoide Fehlbildungen der Lunge [9] und die Stein-Erkrankung, eine myotone Dystrophie, die die glatten und gestreiften Muskeln betrifft und gastrointestinale Störungen verursacht. Jedoch sind für die Entstehung des Hydramnions auch Virusinfektionen ursächlich verantwortlich [7].

Interessant ist die Beobachtung von Yancey und Richards [37] bei Frauen, die in Höhenlagen von ca. 2000 m leben. Diese Frauen haben einen signifikant höheren Amnionflüssigkeits-Index im Vergleich mit einer Kontrollgruppe in Meereshöhe. Bei 5,8% wurde ein Hydramnion (gegenüber 1,0% in der Kontrollgruppe) und bei nur 2,5% ein Oligohydramnion festgestellt (gegenüber 5,6% der Kontrollen). Die zugrundeliegende Pathophysiologie ist nicht bekannt. Möglicherweise erfolgt die Zunahme über eine vermehrte Urinproduktion und verminderte Schluckaktivität des Feten, wie in tierexperimentellen Untersuchungen des Feten zur Reduktion der uterinen Perfusion nachgewiesen wurde [6, 20].

Tabelle 10-2 Fetale Fehlbildungen und Störungen bei Kindern von Patientinnen mit Hydramnion (Zusammenstellung der Daten von Brusis et al. [4], Henrion et al. [14] und Quinlan et al. [28]

	n	%
unauffällige Neugeborene	41	50,0
Fehlbildungen des zentralen Nervensystems	20	24,3
kardiopulmonale Störungen	3	3,6
intestinale Störungen	8	9,8
urogenitale Störungen	1	1,2
plazentare Störungen	1	1,2
andere Fehlbildungen bzw. Störungen	8	9,8
Gesamt	82	100

2.2 Pathophysiologie

Das Hydramnion kommt möglicherweise durch eine Störung der Sekretion und Resorption der Amnionflüssigkeit zustande. Bei idiopathischem Hydramnion sind *morphologische Veränderungen* nachgewiesen. Die Amnionzellen zeigen stark verlängerte Mikrozotten. Im Bereich der Plasmamembran aller Amniontrophoblasten und Deziduazellen herrscht eine sehr intensive pinozytotische Aktivität. Eihaut und Choriontrophoblast sind von zahlreichen, stark dilatierten Interzellularkanälen durchzogen, die von Mikrozotten eingefaßt sind [25].

Störungen im Schluckmechanismus und in der *Ausscheidungsrate* sind offenbar für die Entstehung des Hydramnions ebenfalls von Bedeutung [6]. Eine Untersuchung des Schluckmechanismus ergab eine Aufnahmerate von 189 ml/die und eine mittlere Ausscheidungsrate von 23,6 ml/h bei ungestörten Schwangerschaften, jedoch stellten sich keine signifikanten Differenzen zu Patientinnen, bei denen ein Hydramnion und ein Oligohydramnion bestand, heraus [1]. Möglicherweise sind die unterschiedlichen Befunde in diesen Fällen auf die nicht einheitliche Ursache des Hydramnions und Oligohydramnions zurückzuführen.

Bei monozygoten, diamnioten Zwillingen tritt in einigen Fällen beim einen Zwilling ein Hydramnion und beim anderen Zwilling ein Oligohydramnion als Ergebnis einer feto-fetalen Transfusion auf. Der Empfängerzwilling kompensiert das vermehrt angebotene Blutvolumen mit einer Diurese, während der Spenderzwilling auf den Volumenmangel mit einer Reduktion der Harnausscheidung reagiert.

2.3 Diagnose

Die Selektion von Patientinnen mit Hydramnion ist durch die routinemäßige Kontrolle des Symphysen-Fundus-Abstands bzw. Leibesumfangs möglich. Ein Abweichen dieser Parameter von der Normkurve gibt in der Regel den ersten Hinweis und sollte eine nähere Abklärung der fetalen Entwicklung veranlassen. Der Nachweis der vermehrten Fruchtwassermenge ist zu erbringen, wenn die Fruchtwasserdepots während der Gravidität das übliche Maß der Thoraxbreite überschreiten. Eine Fruchtwassermenge von mehr als 2000 ml wird als Hydramnion bezeichnet. Hilfreich ist auch die Bestimmung des gesamten intrauterinen Volumens (Abb. 10-1) [10]. Jedoch wird diese diffizile Bestimmungsmethode vorerst nur den Ultraschallzentren vorbehalten sein. In letzter Zeit hat sich die Bestimmung der Fruchtwassermenge nach der Vierquadrantenmethode bewährt [34, 36] (siehe auch Abschnitt 1.2).

Die Bestimmung der Alphafetoprotein-(AFP-)Konzentration kann in Fällen von Hydramnion hilfreich in der Diagnostik fetaler Fehlbildungen sein. Doch ist die AFP-Konzentration nicht in allen Fällen fetaler Fehlbildungen erhöht [4, 14].

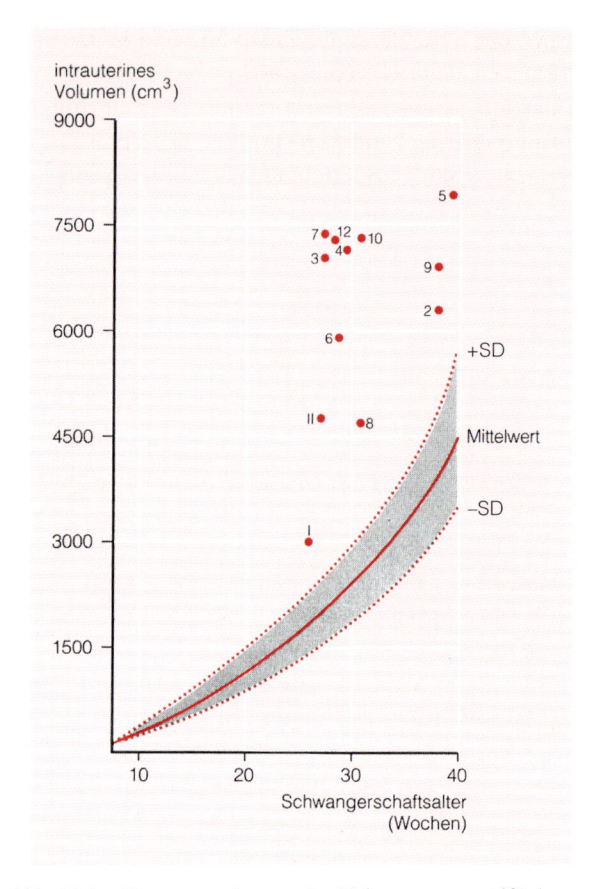

Abb. 10-1 Das gesamte intrauterine Volumen von zwölf Schwangerschaften mit dem sonographischen Hinweis auf ein Hydramnion. Das gemessene Volumen ist zum Schwangerschaftsalter in Beziehung gesetzt (nach Quinlan et al. [28]).

2.4 Therapie

Die Therapie des Hydramnions setzt eine gezielte Diagnostik und den Ausschluß von Fehlbildungen voraus, denn sie sind in etwa 50 % der Fälle zu erwarten. Bei einem idiopathischen Hydramnion ist der Therapieansatz mit Indometacin, 3 mg/kg/die, vertretbar [5]. Umfangreiche Studien liegen dazu allerdings noch nicht vor. Bisher hat sich die Punktion der Amnionhöhle und Ablassen des Fruchtwassers bewährt [12].

Damit wird das Beschwerdebild der Patientin, die unter der enormen Vergrößerung des Uterus leidet, verbessert.

Häufig sind bei Vorliegen eines Hydramnions Lage-, Haltungs- und Einstellungsanomalien des Feten vorhanden. Das Management der Geburt und die Versorgung des Neugeborenen sollten dem Schwerebild der Erkrankung des Feten, das zu erwarten ist, angepaßt werden.

Literatur

1. Abramovich, D. R., A. Garden, L. Jandial, K. R. Page: Fetal swallowing and voiding in relation to hydramnios. Obstet. and Gynec. 54 (1979) 15–20.
2. Anandakurmar, C., A. Biswas, S. Arulkumaran, Y. C. Wong, G. Malarvishy, S. S. Ratnam: Should assessment of amniotic fluid volume form an integral part of antenatal fetal surveillance of high risk pregnancy? Aust. N. Z. J. Obstet. Gynaec. 33 (1992) 272–275.
3. Bastide, A., F. Manning, C. Harman, I. Lange, I. Morrison: Ultrasound evaluation of amniotic fluid: outcome of pregnancies with severe oligohydramnios. Amer. J. Obstet. Gynec. 154 (1986) 895–900.
4. Brusis, E., H. K. Rjosk, E. Kuss: Wertigkeit der Alpha-1-Fetoprotein-Bestimmung im Fruchtwasser für die Diagnose fetaler Fehlbildungen bei Patientinnen mit Hydramnion. Geburtsh. u. Frauenheilk. 40 (1980) 818–882.
5. Cabrol, D., M. Uzan, C. Sureau: Behandlung des Hydramnions mit Indometacin (Indometacin = Amuno). Rev. franç. Gynéc. 78 (1983) 643–645.
6. Cock, M. L., M. E. Wlodek, S. B. Hooper, G. J. McCrabb, R. Harding: The effects of twenty-four hours of reduced uterine blood flow on fetal fluid balance in sheep. Amer. J. Obstet. Gynec. 170 (1994) 1442–1451.
7. Degani, S., I. Samberg, R. Gonen et al.: Ultrasonic detection of fetal ascites associated with polyhydramnios. Europ. J. Obstet. Gynaec. 13 (1982) 349–353.
8. Dognin, C., J. C. Monnier, B. Lanciaux et al.: Pré-éclampsie et hydramnios subaigu révélateurs d'une triploidie fetale: diagnostic in utero à la 28e semaine. J. Gynéc. Obstét. 12 (1983) 625–631.
9. Glaves, J., J. L. Baker: Spontaneous resolution of maternal hydramnios in congenital cystic adenomatoid malformation of the lung. Antenatal ultrasound features: case report. Brit. J. Obstet. Gynaec. 90 (1983) 1065–1068.
10. Gohari, P., R. L. Berkowitz, J. C. Hobbins: Prediction of intrauterine growth retardation by determination of total uterine volume. Amer. J. Obstet. Gynec. 127 (1977) 255.
11. Golan, A., I. Wolman, J. H. Sagi, I. Yovel, M. P. David: Persistence of polyhydramnios during pregnancy: its significance and correlation with maternal and fetal complications. Gynec. Obstet. Invest. 37 (1994) 18–20.
12. Greiner, U., W. Krause: Die klinische Bedeutung des Hydramnions aus der Sicht der modernen Geburtsmedizin. Zbl. Gynäk. 98 (1976) 736–742.
13. Gross, T. L., R. J. Sokol, M. V. Wilson, R. F. Zador: Using ultrasound and amniotic fluid determinations to diagnose intrauterine growth retardation before birth: a clinical model. Amer. J. Obstet. Gynec. 143 (1982) 265.
14. Henrion, R., E. Herbinet, L. Cédard, E. Dallot, A. Sender, J. L. Rouvillois: Hydramnios et malformations foetales: intérêt du dosage de l'alpha-foetoprotéine et de la bilirubine amniotique au cours du dernier trimestre de la grossesse. J. Gynéc. Obstét. 7 (1978) 1207–1219.
15. Hill, L. M., R. Breckle, K. R. Wolfgram, P. L. O'Brien: Oligohydramnios: ultrasonically detected incidence and subsequent fetal outcome. Amer. J. Obstet. Gynec. 147 (1983) 407.
16. Hoddick, W. K., P. W. Callen, R. A. Filly, R. K. Creasy: Ultrasonographic determination of qualitative amniotic fluid volume in intrauterine growth retardation: reassessment of the 1 cm rule. Amer. J. Obstet. Gynec. 149 (1984) 758.
17. Hohmann, M., W. Künzel: Das Hydramnion: Ursachen, Diagnose und mögliche Therapie. Gynäkologe 28 (1995) 163–167.
18. Horsager, R., L. Nathan, K. J. Leveno: Correlation of measured amniotic fluid volume and sonographic predictions of oligohydramnios. Obstet. and Gynec. 83 (1994) 955–958.
19. Issel, E. P., K. Hahmann: Die Beurteilung der Fruchtwassermenge im Rahmen der Ultraschalldiagnostik der intrauterinen Retardierung. Zbl. Gynäk. 104 (1982) 1473–1483.
20. Kullama, L. K., C. L. Agnew, L. Day, M. G. Ervin, M. G. Ross: Ovine fetal swallowing and renal responses to oligohydramnios. Amer. J. Physiol. 266 (1994) 972–978.
21. Lopes, P., A. Mouzard, J. M. Mussini et al.: Hydramnios révélateur d'une dystrophie myotonique congénitale. J. Gynéc. Obstét. 9 (1980) 373–376.
22. Magann, E. F., M. L. Moton, T. E. Nolan, J. N. Martin jr., N. S. Whitworth, J. C. Morrison: Comparative efficacy of two sonographic measurements for the detection of aberrations in the amniotic fluid volume and the effect of amniotic fluid volume on pregnancy outcome. Obstet. and Gynec. 83 (1994) 959–962.
23. Manning, F. A., L. M. Hill, L. D. Platt: Qualitative amniotic fluid volume determination by ultrasound: antepartum detection of intrauterine growth retardation. Amer. J. Obstet. Gynec. 139 (1981) 254.
24. Mercer, L. J., L. G. Brown, R. E. Petres, R. H. Mess: A survey of pregnancies complicated by decreased amniotic fluid. Amer. J. Obstet. Gynec. 149 (1984) 355.
25. Minh, H., D. Douvin, A. Smadja et al.: Optische und ultrastrukturelle Untersuchung der Membran bei Hydramnion. Rev. franç. Gynéc. 76 (1981) 551–561.
26. Philipson, E. H., R. J. Sokol, T. Williams: Oligohydramnios: clinical associations and predictive value for intrauterine growth retardation. Amer. J. Obstet. Gynec. 146 (1983) 271–278.
27. Queenan, J. T., E. C. Gadow: Polyhydramnios: chronic versus acute. Amer. J. Obstet. Gynec. 108 (1970) 349.
28. Quinlan, R. W., A. C. Cruz, M. Martin: Hydramnios: ultrasound diagnosis and its impact on perinatal management and pregnancy outcome. Amer. J. Obstet. Gynec. 145 (1983) 306.
29. Rabe, D., H. J. Hendrik, W. Leucht, R. Boos, W. Schmidt: Sonographische Beurteilung der Fruchtwassermenge. II. Oligohydramnion: Bedeutung für den Schwangerschafts- und Geburtsverlauf. Geburtsh. u. Frauenheilk. 46 (1986) 422–426.
30. Schmidt, W., F. Kubli, T. Schroeder: Ultrasonographische Befunde beim „Potter-Syndrom". Geburtsh. u. Frauenheilk. 41 (1981) 374.
31. Seeds, J. W., R. C. Cefalo, W. N. P. Herbert, W. A. Bowes: Hydramnios and maternal renal failure: relief with fetal therapy. Obstet. and Gynec. 64 (1984) 265–295.
32. Sepulveda, W., N. J. Flack, N. M. Fisk: Direct volume mea-

surement at midtrimester amnioinfusion in relation to ultrasonographic indexes of amniotic fluid volume. Amer. J. Obstet. Gynec. 170 (1994) 1160–1163.
33. Sieck, U. V., A. Ohlsson: Fetal polyuria and hydramnios associated with Bartter's syndrome. Obstet. and Gynec. 63 (1984) 225–245.
34. Williams, K.: Amniotic fluid assessment. Obstet. Gynec. Surv. 48 (1993) 795–800.
35. Wolff, F., R. Schäfer: Oligohydramnios: perinatal complications and diseases in mother and child. Geburtsh. u. Frauenheilk. 54 (1994) 139–143.
36. Wurl, C., J. W. Dudenhausen: Ultrasonographic determinations of amniotic fluid: comparison of two methods. Z. Geburtsh. Perinat. 198 (1994) 22–26.
37. Yancey, M. K., D. S. Richards: Effect of altitude on the amniotic fluid index. J. reprod. Med. 39 (1994) 101–104.

11 Inversio uteri puerperalis

E. Kastendieck

Inhalt

1	Definitionen und Häufigkeit 92	4	Therapie 94
		4.1	Konservative Repositionsverfahren 94
2	Pathogenese 92	4.2	Operative Repositionsverfahren 96
3	Symptome und Diagnose 93	5	Prophylaxe 97

1 Definitionen und Häufigkeit

Die puerperale Uterusinversion ist eine seltene, aber gefährliche Komplikation der Nachgeburtsperiode und des Wochenbetts. Hierbei kommt es im zeitlichen und ursächlichen Zusammenhang mit der Lösung der Plazenta zu einer unterschiedlich ausgeprägten Umstülpung der Gebärmutter in den Geburtskanal. Die Häufigkeit wird mit ca. 1:10000 bis 1:20000 angegeben [1, 3, 7, 17, 24, 29, 39].

Das Leben der Mutter ist durch peritonealen und hämorrhagischen Schock sowie durch Infektion bedroht. Mit den modernen intensivmedizinischen Behandlungsmöglichkeiten ist die Mortalität mit 4% [3] deutlich geringer als die im Zeitraum 1940 bis 1950 ermittelte Sterblichkeit von 20% [1].

Die Inversio uteri wird nach dem Ausmaß der Gebärmutterumstülpung in folgende Grade unterschieden [17, 30]:

- *Inversio uteri incompleta:* Die partielle oder inkomplette Inversion umfaßt alle Umstülpungen von der Eindellung des Fundus bis zum teilweisen Vorfall des Corpus uteri durch den Muttermund.
- *Inversio uteri completa:* Bei der kompletten Inversion ist der Uterus vollständig durch den Muttermund in die Scheide gestülpt.
- *Inversio uteri et vaginae:* Eine Totalinversion liegt vor, wenn der invertierte Uterus außerhalb des Introitus vaginae prolabiert ist und eine Umstülpung der Scheide besteht.

Prognose und Therapie werden wesentlich durch die Zeitdauer zwischen Eintritt der Inversio und Behandlungsbeginn bestimmt [1, 12, 21, 35]. Ca. 30 Minuten nach Inversio bildet sich ein isthmozervikaler Kontraktionsring aus, der die Zurückstülpung der invertierten Gebärmutter erschwert. Dementsprechend werden akute, subakute und chronische Inversionsformen unterschieden [18]:

- Bei der *akuten Inversio uteri* ist ein zervikaler Kontraktionsring noch nicht vorhanden.
- Die *subakute Inversio* weist einen festen Schnürring im Bereich des Muttermunds auf.
- Die *chronische Inversio* wird erst nach Wochen erkannt und ist durch einen irreversiblen zervikalen Kontraktionsring und Stauung, Infektion und Nekrosen im Bereich des invertierten Korpus gekennzeichnet.

Die Prognose späterer Schwangerschaften und Geburten nach vorausgegangener Uterusinversion ist günstig [10, 27, 34], wenn auch Plazentalösungsstörungen, atonische Nachblutungen und Rezidive häufiger sind [20, 27].

2 Pathogenese

Als Ursachen der puerperalen Uterusinversion werden konstitutionelle und geburtshilfliche Besonderheiten angesehen, die ohne äußere Einwirkungen eine sog. *spontane Inversio uteri* hervorrufen können. Folgende pathogenetische Faktoren werden genannt [2, 6, 9, 11, 35, 36, 40]:

- Anomalien der myometranen Erregungsbildung und -leitung
- pathologisch-anatomische Veränderungen der Uterusmuskulatur (Myome, Narben)
- Status nach Sectio [30]
- Überdehnung und Erschlaffung der Gebärmutter [3, 11]
- fundale Implantation der Plazenta
- Placenta adhaerens und accreta [3, 7, 21, 32, 35]
- Mitpressen, Husten oder Erbrechen mit ausgeprägtem intraabdominellem Druckanstieg während der Plazentaperiode [3, 4]

Für eine individuelle Disposition spricht das relativ hohe *Rezidivrisiko* der Inversio bei nachfolgenden Geburten (eigene Kasuistik; ca. 30% nach [25]). In der Mehrzahl der Fälle wird die Inversio außer den genannten begünstigenden Faktoren auf eine unsachgemäße Leitung der Nachgeburtsperiode zurückgeführt [6, 9, 11] (siehe auch Bd. 6, Kap. 16).

Voraussetzung für die Entstehung einer *iatrogenen Inversio* ist eine Atonie des Uterus mit schlaffem unterem Segment und dilatiertem Muttermund [9]. Begünstigend ist eine im Fundus uteri implantierte und festhaftende Plazenta [9, 21, 24, 33]. Unter diesen Bedingungen kann bei nichtgelöster Plazenta ein Zug an der Nabelschnur und/oder ein Druck auf den Fundus die Inversion provozieren [3, 6, 9, 21, 29].

Ist es zu einer Einstülpung des Fundus in das Kavum gekommen, werden Uteruskontraktionen ausgelöst, die den invertierten Fundus bei dilatierter Zervix nach außen drängen.

3 Symptome und Diagnose

Symptome

Die Symptome der akuten und subakuten Inversio uteri sind *Schmerz, Schock und Blutung* in der Plazentarperiode [9, 22]. Schocksymptome und foudroyante Blutung können zu einer äußerst dramatischen Notsituation führen; das klinische Bild kann sich aber auch zunächst symptomarm entwickeln [8].

Die Intensität der Symptome ist abhängig vom Schweregrad und der Schnelligkeit der Gebärmutterumstülpung [7, 9]. Der Schockzustand ist oft schwerer als die Blutung vermuten läßt, denn der Schock ist nicht nur durch die Blutung, sondern auch durch Zug am pelvinen Peritoneum und Zerrung der in den Invasionstrichter gezogenen Ligamente und Adnexorgane bedingt (peritonealer Schock).

Die Blutungsstärke ist abhängig vom Kontraktionszustand des Uterus, dem Grad der Plazentaablösung [35] und der Stauung uteriner Gefäße durch den zervikalen Einschnürungsring. Sekundäre Gerinnungsstörungen durch Schock, Verlust- und Verbrauchskoagulopathie mit Hyperfibrinolyse können die Blutungen bedrohlich verstärken [7].

Diagnose

Die Diagnose ist bei vor der Vulva prolabiertem invertiertem Uterus (Inversio uteri et vaginae) leicht zu stellen.

Bei der *kompletten Inversio uteri* findet sich bei der bimanuellen Palpation ein die Vagina ausfüllender Tumor. Der Fundus uteri ist durch die Bauchdecke nicht zu tasten. Die Spekulumeinstellung zeigt anstelle des Muttermunds einen blau-rötlichen, blutenden Tumor, der dem venös gestauten und ödematös verdickten invertierten Korpus entspricht. Die Plazenta kann gelöst oder noch an der umgestülpten Uterusinnenwand haften. Differentialdiagnostisch kommt ein prolabiertes submuköses Myom in Betracht [7, 8, 21].

Liegt eine *partielle oder inkomplette Inversio* vor, ist die Diagnose nicht ohne weiteres offensichtlich, da die Eindellung oder das Fehlen des Fundus kein markanter Befund ist [4, 7, 30]. Erst die manuelle Austastung der Gebärmutter sichert die Diagnose.

An eine Inversio sollte gedacht werden, wenn vor Geburt der Plazenta Schmerzen, Druck nach unten und Blutungen auftreten, oft im Zusammenhang mit einem Extraktions- bzw. Expressionsversuch der Plazenta. Nach Geburt der Plazenta sind es verstärkte Blutungen mit oder ohne Schocksymptome, die an eine Inversio denken lassen sollten. In diesen Fällen sind eine bimanuelle Tastuntersuchung, eventuell mit intrauteriner Austastung und eine Spekulumeinstellung erforderlich. Zur Diagnosestellung gehört die für die Therapie wichtige Feststellung des Stadiums der Inversion, d. h. wieweit sich ein isthmozervikaler Kontraktionsring ausgebildet hat.

Sonographisch stellt sich im suprasymphysären Querschnitt der invertierte Uterus als ein echodichter Tumor mit einem H-förmigen echofreien Raum dar, der durch die Serosa des in den Geburtskanal invertierten Corpus uteri begrenzt wird. Im Längsschnitt ist im Zentrum des echodichten Tumors der in kranio-kaudaler Richtung verlaufende Trichter des eingestülpten Uteruskörpers als echofreie Furche zu erkennen [13].

4 Therapie

Die Behandlung der *akuten* und *subakuten Puerperalinversion* besteht in der

- manuellen oder operativen Reposition
- Prophylaxe und Therapie des Schockzustands
- Vermeidung sekundärer Komplikationen wie Reinversion, Infektion und Blutungen durch Atonie, Plazentaretention oder Gerinnungsstörung

Der vaginale Repositionsversuch sollte so schnell wie möglich erfolgen, da der in kurzer Zeit sich ausbildende zervikale Kontraktionsring die Reposition erschwert [6, 9, 17, 20, 21, 24, 32, 35, 39]. Die Gefahr des hämorrhagischen und peritonealen Schocks und das Infektionsrisiko steigen mit zunehmender Dauer an. Die Prognose ist entscheidend von einem sofortigen Therapiebeginn abhängig [1].

Unmittelbar nach Diagnosestellung sollten die Anästhesisten hinzugerufen, die Schockprophylaxe bzw. -therapie mit intravenöser Volumensubstitution eingeleitet, Blutkonserven bereitgestellt und mit einer Antibiotikaprophylaxe begonnen werden.

Gelingt die manuelle Reposition nicht, wie in ca. 10 % der Fälle, wird eine operative Korrektur notwendig [3]. Ein primär operatives Vorgehen ist nur bei der chronischen Uterusinversion die Methode der Wahl.

4.1 Konservative Repositionsverfahren

Die vaginale Repositionstechnik ist abhängig von dem Grad und dem Stadium der Inversio uteri.

Bei der *inkompletten Inversio uteri* wird wie bei uteriner Nachtastung mit der in die Gebärmutter eingeführten Hand der invertierte Korpusanteil digital in die normale Lage zurückgedrängt (Abb. 11-1). Die Reposition kann durch Relaxierung des Uterusmuskels mit intravenöser Gabe eines Tokolytikums (z. B. Fenoterol 25 bis 50 µg) erleichtert werden.

Die Korrektur der *kompletten Inversio uteri* ist durch die Entstehung des zervikalen Inversionsrings aufwendiger und schwieriger. Die Reposition durch langsames Hochdrängen des umgestülpten Uterus nach kranial gelingt, wenn das Volumen des gestauten Corpus uteri verkleinert, der zervikale Inversionsring erweitert werden kann und die Uterusmuskulatur ausreichend relaxiert ist.

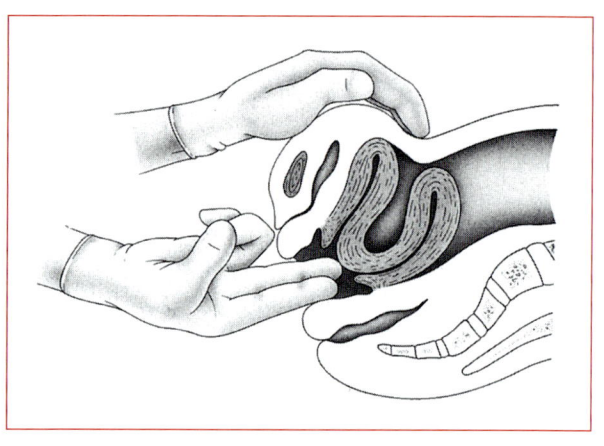

Abb. 11-1 Manuelle Reposition bei inkompletter Inversio uteri (nach Martius [22]).

Vaginale Repositionsverfahren

Die bewährteste Methode ist die *manuelle Reposition nach Johnson* (Abb. 11-2) [16].

Der invertierte Uterus wird so mit der Hand umfaßt, daß der Fundus auf der Handfläche liegt. Durch manuelle Kompression wird das Corpus uteri verkleinert [37] und in die Vagina reponiert. Die Fingerspitzen der in die Scheide eingeführten Hand drängen dann den isthmozervikalen Kontraktionsring nach kranial, so daß der Uterus einschließlich des Inversionsrings langsam aus dem kleinen Becken bis Nabelhöhe gehoben wird. Durch die starke Elevation werden sämtliche uterinen Ligamente angespannt. Die parazervikalen Bänder erweitern den Inkarzerationsring, während die Ligg. rotunda und die Adnexligamente das invertierte Korpus nach oben ziehen und innerhalb weniger Minuten wieder in die normale Lage zurückstülpen.

Die Reposition kann dadurch unterstützt werden, daß während des Vordrängens mit der Hand Druck auf den Fundus ausgeübt wird, bis er durch den Inversionsring zurückgleitet [6]. In dieser Phase kann der Druck auf den Fundus auch mit den Fingern [12, 17] oder mit einem Stieltupfer ausgeübt werden [9].

Nach erfolgreicher Reversion verbleibt die Hand im Cavum uteri bis durch intravenöse Gabe von Kontraktionsmitteln eine ausreichende Tonisierung des Uterus erzielt wird [12].

Ein weiteres vaginales Repositionsverfahren ist die *Methode von O'Sullivan* [26].

Nach Abdichtung des Introitus vaginae werden 2 bis 3 l warmer Infusionslösung unter Druck in die Vagina geleitet. Der vollständige Verschluß des Scheideneingangs wird erreicht, indem ein Assistent die Labien gegen den in die Scheide eingeführten Vorderarm des Operators preßt. Der hydrostatische Druckanstieg bewirkt zunächst eine Dehnung des Scheidengewölbes, eine Dilatation des Inversionsrings und eine Verlagerung des Uterus nach kranial. Es wird dadurch ein ähnlicher Effekt erreicht wie mit dem manuellen Repositionsverfahren nach Johnson. Der erhöhte intravaginale Druck führt dann dazu, daß der Fundus durch den erweiterten zervikalen Ring in die normale Lage zurückgleitet.

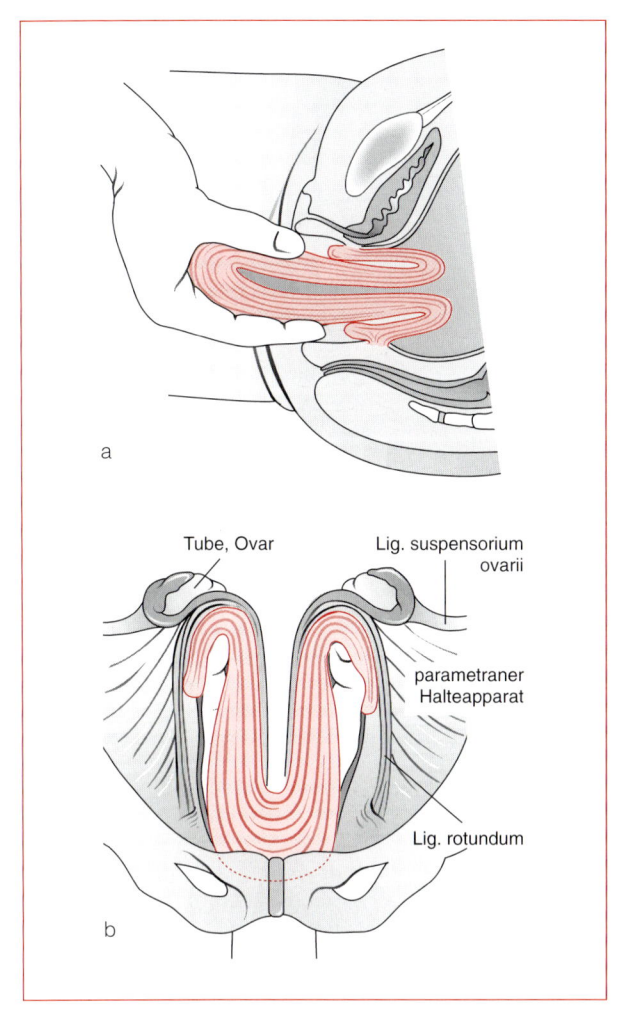

Abb. 11-2 Manuelle Reposition des komplett invertierten Uterus nach Johnson [15].
a) Nach Reposition des Uterus in die Vagina wird das Corpus uteri durch manuelle Kompression verkleinert und Uterus und zervikaler Inversionsring langsam nabelwärts hochgedrängt.
b) Beginnende Reversion des Uterus durch manuelle Elevation des zervikalen Inversionsrings, Druckausübung auf den Fundus und durch Zug der uterinen Ligamente.

In mehreren Publikationen wird bestätigt, daß das Verfahren von O'Sullivan eine zuverlässige Repositionsmethode ist [33, 38]. Andererseits wird aber auch über mißlungene Repositionsversuche berichtet [25].

Nach erfolgreicher vaginaler Reposition ist außer der Gabe von Kontraktionsmitteln und Antibiotika eine Intensivüberwachung mit Überprüfung des Gerinnungsstatus [7] indiziert. Auf eine Uterustamponade sollte wegen der Infektions- und Rezidivgefahr beim Ziehen der Tamponade verzichtet werden [6, 22].

Zusätzliche Maßnahmen

Tokolyse: Läßt sich der zervikale Schnürring nicht überwinden, so hat sich die intravenöse Gabe eines Tokolytikums (z. B. Fenoterol) in einer Dosierung von 50 µg [17] bewährt [5, 6, 17, 19, 36]. Das Tokolytikum wirkt bei der Reposition der Inversio auf zweifache Weise [17]:

- Durch Erschlaffung der spastisch verkürzten isthmozervikalen Muskelfasern wird die Dehnung des Inversionsrings erleichtert.
- Durch Relaxierung des Myometriums läßt sich die atonische Uteruswand durch Druck auf den Fundus leichter durch den Inversionsring zurückstülpen als im kontrahierten Zustand.

Durch den Einsatz der Tokolyse ist auch bei der *subakuten Inversio uteri* mit Ausbildung eines festen isthmozervikalen Kontraktionsrings ein vaginaler Repositionsversuch erfolgversprechend [17, 19].

Bei der intravenösen Injektion von Betamimetika sind insbesondere bei der Inversio mit der Gefahr des hämorrhagischen und peritonealen Schocks die Nebenwirkungen auf das Herz-Kreislauf-System (Blutdruckabfall, Tachykardie, Arrhythmie) zu beachten. Prophylaktisch sind daher vor dem Repositionsversuch eine Schnellinfusion mit Plasmaexpander und der Verzicht von Atropingaben bei der Intubationsnarkose zu empfehlen [6, 17]. Wegen der möglichen Verschlechterung des Herz-Kreislauf-Zustands sollte man die Indikation zur Tokolyse bei der akuten Inversio uteri ohne festen zervikalen Kontraktionsring erst *nach* einem erfolglosen Repositionsversuch stellen. Bei der subakuten Inversio dagegen erscheint die sofortige Gabe von Tokolytika *vor* der manuellen Rückstülpung sinnvoll.

Anästhesie: Die Notwendigkeit einer Allgemeinanästhesie bei der vaginalen manuellen Reposition wird unterschiedlich beurteilt. Einige amerikanische Autoren glauben bei sofortiger Therapie einer akuten Inversio auf sie verzichten zu können [12, 28, 39]. Im deutschsprachigen Raum wird mehrheitlich eine Allgemeinnarkose befürwortet [6, 9, 17, 24]. Die durch Inhalationsnarkotika induzierte Uterusrelaxierung wird als günstiger Nebeneffekt bewertet. Bei bestehender Periduralanästhesie ist hingegen ein Repositionsversuch ohne Allgemeinnarkose zu befürworten.

Manuelle Plazentalösung: Die Frage, ob eine noch haftende Plazenta vor oder nach der Reposition gelöst

Tabelle 11-1 Maßnahmen bei vaginaler manueller Reposition bei akuter und subakuter Inversio uteri completa

- Volumensubstitution durch Schnellinfusion von Plasmaexpander
- Bereitstellung von Blutkonserven
- Intubationsnarkose
- lokale Desinfektion
- Entleerung der Harnblase
- Entfernung der Plazenta und Eihäute
- i.v. Tokolyse (z. B. Fenoterol, 25–50 µg) bei engem zervikalem Kontraktionsring
- manuelle Kompression des Corpus uteri
- manuelle Reposition nach Johnson mit Elevation des zervikalen Schnürrings und Druck auf den Fundus uteri
- i.v. Gabe von Kontraktionsmitteln
- Belassen der Hand in utero bis zur Tonisierung des Uterus
- Spekulumeinstellung, eventuell Scheidentamponade
- Antibiotikaprophylaxe
- Intensivüberwachung, Gerinnungsanalyse
- Entfernen der Scheidentamponade 12–24 h nach Reposition

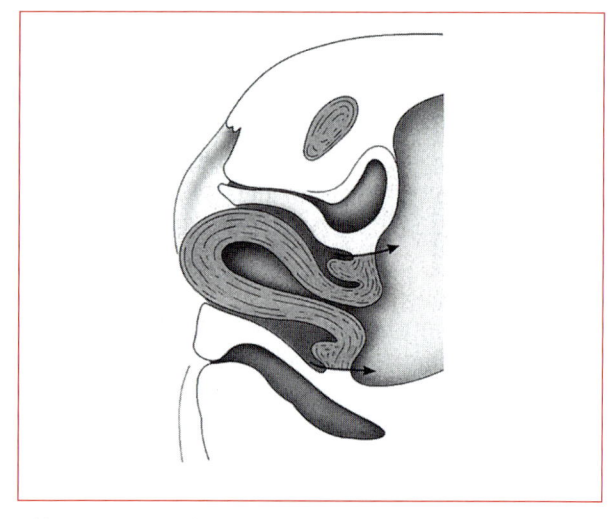

Abb. 11-3 Vaginal-operative Korrektur der Inversio uteri. Die Bauchhöhle wird entweder durch vordere Kolpozöliotomie (Verfahren nach Kehrer-Spinelli) oder durch hintere Kolpozöliotomie (Verfahren nach Küstner-Piccoli) geöffnet.

werden soll, scheint heute entschieden. In den letzten Jahren wird die Lösung der Plazenta *vor* Reposition empfohlen, um die Rückstülpung zu erleichtern. Die Gefahr einer vorübergehend stärkeren Blutung wird dabei hingenommen [6, 19, 21, 24, 32].

Die wichtigsten Behandlungsmaßnahmen bei akuter bzw. subakuter Inversio uteri sind in chronologischer Reihenfolge in Tabelle 11-1 zusammengefaßt.

4.2 Operative Repositionsverfahren

Bei der akuten und subakuten Inversio ist eine operative Korrektur nur dann indiziert, wenn der konservative Repositionsversuch erfolglos war. In den heute extrem seltenen Fällen einer chronischen puerperalen Inversion mit irreversibel konstringiertem zervikalem Schnürring ist wohl fast immer ein primär operatives Vorgehen erforderlich. Bei gangränösen und infektiösen Veränderungen erscheint die Hysterektomie unumgänglich.

Die operative Korrektur kann auf vaginalem oder abdominalem Weg erfolgen.

Bei einer *vaginalen Operation* besteht wegen der veränderten Topographie, den stauungsbedingten Gewebeveränderungen und der durch Inversionstumor und Blutung eingeschränkten Übersicht die Gefahr von Nebenverletzungen [22]. Unter günstigen Bedingungen kann der zervikale Schnürring vaginal sowohl von dorsal als auch von ventral durchtrennt werden (Abb. 11-3).

Nach Küstner-Piccoli wird die Bauchhöhle durch hintere Kolpozöliotomie quer eröffnet und der Zeigefinger in den Inversionstrichter eingeführt, um unter digitaler Kontrolle den isthmozervikalen Kontraktionsring und Teil der hinteren Uteruswand in Längsrichtung zu spalten. Nach Reposition wird die hintere Muttermundslippe gefaßt, vorgezogen und zunächst die Hysterotomie- und dann die Kolpotomiewunde durch extramuköse Einzelknopfnähte vereinigt [7, 9, 14].

Die von Kehrer-Spinelli empfohlene Technik besteht in einer Querinzision der vorderen Scheidenwand direkt oberhalb des zervikalen Kontraktionsrings und Eröffnen der Excavatio vesicouterina nach Abschieben der Harnblase. Nach Spaltung des vorderen Inversionsrings und der vorderen Uteruswand werden Korpus und Zervix reponiert und die Wundränder durch Nähte versorgt [9, 14].

Ist der Schnürring von der Vagina nicht/oder nur schwer zu erreichen, ist dem *abdominalen Verfahren* nach Huntington [15] der Vorzug zu geben [2].

Nach Laparotomie stellt sich der mit Serosa überzogene Inversionstrichter mit unterschiedlich weit in den Trichter hineingezogenen Ligg. rotunda und Adnexorganen dar. Der ringförmige Trichterrand wird von dem nicht umgestülpten Teil der Zervix gebildet. Mit Klemmen oder Kugelzangen wird der Uterus rechts und links 2 cm unterhalb des Inversionsrings gefaßt und unter gleichmäßigem, vorsichtigem Zug nach kranial und schrittweisem Tiefersetzen der Kugelzangen langsam reponiert. Die Reposition kann durch gleichzeitiges manuelles Hochdrängen des Fundus von der Vagina her erleichtert werden [21]. Möglicherweise ist dabei auch die Gabe eines Tokolytikums hilfreich. Gelingt die Reposition durch einfaches Hochziehen der Uteruswandung nicht, wird die hintere Zirkumferenz des Inversionsrings median inzidiert. Falls erforderlich, kann die Uterushinterwand weiter durchtrennt werden, um mit dem Finger von der Uterusinnenseite her die Zurückstülpung zu unterstützen [14].

5 Prophylaxe

Um keine iatrogene Inversio uteri zu provozieren, sollte bei noch nicht gelöster Plazenta der Zug an der Nabelschnur (cord traction) und der Druck auf den Fundus (Credé-Handgriff) vermieden werden, solange der Uterus relaxiert ist [9, 21]. Besondere Vorsicht ist bei der im Fundus implantierten, festhaftenden Plazenta geboten. Auch nach vorausgegangenen Schnittentbindungen ist das Inversionsrisiko erhöht [32]. Wegen des relativ hohen Wiederholungsrisikos [25] ist bei nachfolgenden Geburten die Indikation zur manuellen Lösung großzügig zu stellen.

Literatur

1. Bell, J. E., G. F. Wilson, L. A. Wilson, S. C. Charleston: Puerperal inversion of the uterus. Amer. J. Obstet. Gynec. 66 (1953) 767.
2. Berndt, J., H. Radzuweit: Zur Genese, Diagnose und Therapie der puerperalen Inversio uteri. Geburtsh. u. Frauenheilk. 28 (1968) 782.
3. Blees, M., A. Salfelder, F. Upleger: Inversion uteri puerperalis: Bericht über drei Fälle. Zbl. Gynäk. 116 (1994) 48.
4. Brar, H. S., J. S. Greenspoon, L. D. Platt, R. H. Paul: Acute puerperal uterine inversion: new approaches to management. J. reprod. Med. 34 (1989) 173.
5. Clark, S. L.: Use of ritodrine in uterine inversion. Amer. J. Obstet. Gynec. 151 (1985) 705.
6. Concin, H., J. Eberhard: Die akute Inversio uteri puerperalis. Z. Geburtsh. Perinat. 182 (1978) 389.
7. Dapunt, O., P. Schwarz: Inkomplette puerperale Uterusinversion mit konsekutiver Hypofibrinogenämie. Wien. klin. Wschr. 76 (1964) 588.
8. Dolff, J. J. C., H. Tillmanns: Ein Beitrag zur Inversio uteri puerperalis. Zbl. Gynäk. 93 (1971) 369.
9. Dyroff, R., J. Thomas: Die Inversio uteri und ein neues Verfahren zu ihrer Behandlung. Geburtsh. u. Frauenheilk. 15 (1955) 126.
10. Fink, W.: Die Uterusinversion und der Verlauf weiterer Geburten. Zbl. Gynäk. 91 (1969) 1374.
11. Gauwerky, J. F. H.: Die Inversio uteri puerperalis. Z. Geburtsh. Perinat. 191 (1987) 238.
12. Harris, B. A.: Acute puerperal inversion of the uterus. Clin. Obstet. Gynec. 27 (1984) 134.
13. Hsieh, T. T., J. D. Lee: Sonographic findings in acute puerperal uterine inversion. J. clin. Ultrasound 19 (1991) 306.
14. Hirsch, H. A., O. Käser, F. A. Iklé: Atlas der gynäkologischen Operationen, 5. Aufl. Thieme, Stuttgart–New York 1995.
15. Huntington, J. L., F. C. Irving, F. S. Kellogg: Abdominal reposition in acute inversion of the puerperal uterus. Amer. J. Obstet. Gynec. 15 (1928) 34.
16. Johnson, A. B., F. Rockaway: A new concept in the replacement of the inverted uterus and a report of nine cases. Amer. J. Obstet. Gynec. 57 (1949) 557.
17. Kastendieck, E., V. Lehmann: Manuelle Reposition bei Inversio uteri puerperalis nach i. v. Injektion des Tokolytikums Th 1165a. Z. Geburtsh. Perinat. 178 (1974) 444.
18. Kellogg, F. S.: Puerperal inversion of the uterus: classification for treatment. Amer. J. Obstet. Gynec. 18 (1929) 815.
19. Kovacs, B. W., G. R. DeVore: Management of acute and subacute puerperal uterine inversion with terbutaline sulfate. Amer. J. Obstet. Gynec. 150 (1984) 784.
20. Kyank, H.: Inversio uteri puerperalis: seltene geburtshilfliche Komplikationen. Zbl. Gynäk. 114 (1992) 391.
21. Lee, W. K., M. S. Baggish, M. Lashgari: Acute inversion of the uterus. Obstet. and Gynec. 51 (1978) 144.
22. Martius, G.: Behandlung der Inversio uteri. In: Martius, G. (Hrsg.): Geburtshilflich-perinatologische Operationen, S. 303. Thieme, Stuttgart–New York 1986.
23. Mehra, U., F. Ostapowicz: Acute puerperal inversion of the uterus in a primipara. Obstet. and Gynec. 47 (1976) 30S–32S.
24. Meinert, J.: Die Inversio uteri puerperalis. Geburtsh. u. Frauenheilk. 44 (1984) 260.
25. O'Connor, M. C.: Recurrent post partum uterine inversion. Brit J. Obstet. Gynaec. 84 (1977) 789.
26. O'Sullivan, J. V.: Acute inversion of the uterus. Brit. med. J. II (1945) 282.
27. Philipp, E., W. Luh: Zur Prognose der puerperalen Inversio uteri. Z. Geburtsh. Perinat. 173 (1970) 339.
28. Platt, L. D., M. L. Druzin: Acute puerperal inversion of the uterus. Amer. J. Obstet. Gynec. 141 (1981) 187.
29. Rasmussen, O. B.: Puerperal inversion of the uterus. Acta obstet. gynaec. scand. 71 (1992) 558.
30. Richter, K.: Lageanomalien. In: Käser, O., V. Friedberg, K. G. Ober, K. Thomsen, J. Zander (Hrsg.): Gynäkologie und Geburtshilfe, Bd. III, Teil 1, S. 14.19. Thieme, Stuttgart–New York 1985.
31. Robinson, M.: Acute inversion of the uterus treated by O'Sullivan's method. Med. J. Aust. 1 (1969) 120.
32. Rodriguez, M. H., R. Wang, St. L. Clark, J. P. Phelan: Previous cesarean birth: Management considerations in the patient with acute puerperal uterine inversion. Amer. J. Obstet. Gynec. 150 (1984) 433.
33. Sher, G.: Correction of post partum uterine inversion by the application of intravaginal hydrostatic pressure. Amer. J. Obstet. Gynec. 134 (1979) 601.
34. Sinha, G., A. Sinha: Fertility and reproduction following inversion of uterus. J. Indian Med. Ass. 91 (1933) 149.
35. Skarra, O., K. Leikanger: Acute spontaneous puerperal inversion of the uterus. Acta obstet. gynaec. scand. 59 (1980) 557.
36. Thiery, M., L. Delbeke: Acute puerperal uterine inversion: two-step management with a betamimetic and a prostaglandin. Amer. J. Obstet. Gynec. 153 (1985) 891.
37. Walch, E.: Zur Therapie der Inversio uteri puerperalis. Geburtsh. u. Frauenheilk. 17 (1957) 1034.
38. Watkins, R. A.: A technique for hydrostatic replacement of the inverted puerperal uterus. Med. J. Aust. 1 (1969) 121.
39. Watson, P., N. Bush, W. A. Bowes: Management of acute and subacute puerperal inversion of the uterus. Obstet. and Gynec. 55 (1980) 12.
40. Weigt, H.: Zur spontanen Inversio uteri puerperalis. Zbl. Gynäk. 91 (1969) 1372.

Frühgeburt

12 Frühgeburt und Grenzen

K.-H. Wulf

Inhalt

1 Einleitung und Definitionen 102

2 Häufigkeit 102

3 Prognose 103
3.1 Mortalität bei Frühgeborenen 103
3.2 Morbidität bei Frühgeborenen 105

4 Ausblick – Prävention 106

1 Einleitung und Definitionen

Die Frühgeburt ist nach wie vor das zentrale Thema, die eigentliche Herausforderung der modernen Geburtshilfe und Perinatologie. Sowohl die perinatale Mortalität als auch die einschlägige Morbidität sind vorrangig durch die Frühgeburtlichkeit belastet. Am Problem Frühgeburt zeigen sich auch die Grenzen unseres ärztlichen Handelns besonders deutlich. Das betrifft sowohl die vorgegebenen biologischen Schranken der generellen Überlebensfähigkeit Frühgeborener als auch die medizinisch-technischen Möglichkeiten und die ethischen Normen unseres ärztlichen Handelns. Hinzu kommen die juristischen Probleme der Behandlungspflicht oder des Behandlungsverweigerungsrechts mit ihren forensischen Konsequenzen. Darf und muß alles medizinisch Machbare gemacht werden? Insgesamt stellt das Frühgeborenenproblem auch eine erhebliche volkswirtschaftliche Belastung dar. Erhöhte Anstrengungen im Bereich der Grundlagenforschung und im Rahmen umfangreicher Präventionsprogramme sind daher unbedingt erforderlich [4, 6, 17, 20].

Eine juristische, gesetzlich fixierte *Definition der Frühgeburt* gibt es nicht. Die entscheidende Bezugsgröße ist die Tragzeit, weniger das Geburtsgewicht. Geburtshilflich-medizinisch sollten derzeit alle Lebend- und Totgeborenen zwischen Beginn der 22. Schwangerschaftswoche (mehr als 154 Tage post menstruationem) und Ende der 36. Schwangerschaftswoche (<259 Tage post menstruationem) zu den Frühgeborenen gerechnet werden. Das entspricht etwa einem Geburtsgewicht zwischen 500 und 2500 g. Unklar ist, ob auch Lebendgeborene mit einem Geburtsgewicht unter 500 g als Frühgeborene bezeichnet werden sollen [9, 10].

2 Häufigkeit

Die Frühgeburtenfrequenz ist in den letzten 10 bis 15 Jahren praktisch konstant geblieben, gleichgültig, ob man vom Schwangerschaftsalter oder vom Geburtsgewicht ausgeht. Es zeigt sich innerhalb der Gruppe auch keine Verlagerung zu den höheren Alters- oder Gewichtsklassen.

Für Gesamtdeutschland gibt es nur Daten des Statistischen Bundesamts zur *Gewichtsgrenze*. Danach lag die Rate Lebendgeborener mit einem Geburtsgewicht unter 2500 g (low birthweight) in den Jahren 1983 und 1993 zwischen 5,6 und 5,9%. Weitgehend unverändert geblieben ist auch die Verteilung in den einzelnen Gewichtsgruppen. Die Frequenz der besonders gefährdeten Frühgeborenen unter 1500 g (very low birthweight) liegt konstant um 1% [9, 13].

Die inzwischen bundesweit etablierten Perinatalerhebungen liefern ab Mitte der 80er Jahre auch repräsentative Zahlen in Abhängigkeit vom *Gestationsalter*. Im Vergleich der Jahre 1987 und 1992 zeigt sich nach den Zahlen der Bayerischen Perinatalerhebung ein leichter *Anstieg der Frühgeborenenrate*, vor 37 Wochen von 5,8 auf 7% und vor 32 Wochen von 0,9 auf 1,0% (Tab. 12-1). Die entsprechenden Zahlen für 1994 lauten 7,4% bzw. 1,2%. Auch nach der Gewichtsklassifikation bestätigt sich der vorgenannte Trend: in 1982 wogen 5,4% weniger als 2500 g, in 1992 waren es 6,1% und in 1994 6,8%. Er ist wiederum in allen Geburtsgewichtsgruppen nachweisbar (Tab. 12-1).

Auffällig sind die *Unterschiede in der Frequenz von Frühgeburten*, je nachdem ob von der *Geburtsgewichts-* oder der *Gestationsalterdefinition* ausgegangen wird (Abb. 12-1). In der Gewichtsgruppe sind die retardier-

Tabelle 12-1 Zunehmende Häufigkeiten von Frühgeburten in Bayern in den Jahren 1982, 1992 und 1994 (Daten der Bayerischen Perinatalerhebungen)

Frühgeburtlichkeit	1982	1992	1994
Nach Gestationsalter definiert			
<37 Schwangerschaftswochen	5,8%	7,0%	7,4%*
<32 Schwangerschaftswochen	0,9%	1,0%	1,2%*
Nach Gewicht definiert			
≤2500 g	5,4%	6,1%	6,8%**
<1500 g	0,7%	1,0%	1,1%**
<1000 g	0,2%	0,4%	
1000–1499 g	0,5%	0,6%	
1500–1999 g	1,2%	1,2%	
2000–2499 g	3,5%	3,9%	

* bezogen auf 109 519 Geburten
** bezogen auf 111 118 Kinder

Frühgeburt und Grenzen **12**

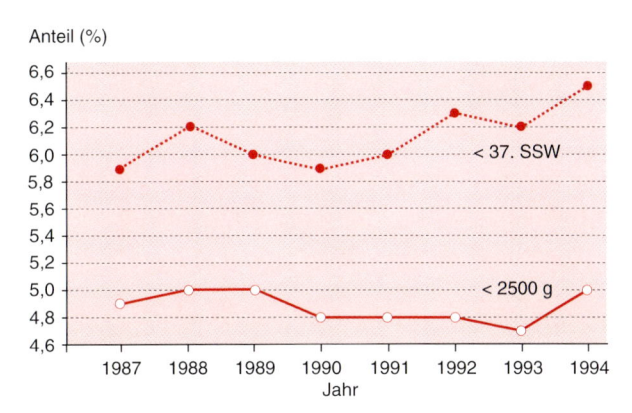

Abb. 12-1 Unterschiedliche Häufigkeit der Frühgeborenen vor 37 Wochen und unter 2500 g bei 846 783 Einlingsgeburten (nach Daten der Bayerischen Perinatalerhebungen 1987–1994).

ten Feten enthalten, d.h. Neugeborene, die nach der 37. Schwangerschaftswoche geboren werden und weniger als 2500 g wiegen (ca. 0,3%). Die Altersgruppe dagegen enthält auch solche Feten, die zwar vor der 37. Woche geboren werden, aber mehr als 2500 g wiegen (ca. 1,5%). Interessant ist hier auch ein internationaler Vergleich. Für 1994 wurden für die Vereinigten Staaten eine Frühgeborenenquote (< 37 Wochen) von 11,0% und eine „Low-birthweight"-Quote von 7,3% angegeben [18].

Ohne Frage ist die *Prognose* Frühgeborener vor allem vom Entwicklungszustand und Reifegrad abhängig und somit strammer zum Gestationsalter korreliert als zum Geburtsgewicht. Häufiger fehlen jedoch exakte Angaben über die Tragzeit. Grundsätzlich ist auch das Gewicht genauer zu bestimmen als das Schwangerschaftsalter.

Die *gleichbleibend hohe Rate an Frühgeborenen* trotz aller Präventionsmaßnahmen (wie z.B. Infektionsprophylaxe, Tokolyse, Cerclage) ist überraschend und enttäuschend zugleich. Dabei muß offenbleiben, ob die Frequenz ohne die bestehenden Präventivprogramme noch höher gewesen wäre, in jedem Fall fehlt es an einem wirksamen Gesamtkonzept für die Frühgeborenenprophylaxe.

3 Prognose

3.1 Mortalität bei Frühgeborenen

Von 1983 bis 1992 hat die *perinatale Mortalität* aller Neugeborenen mit einem Geburtsgewicht unter 2500 g bundesweit um fast die Hälfte abgenommen, von 9,9 auf 5,8% (Abb. 12-2). Dennoch liegt die Frühgeborenenmortalität immer noch um den Faktor 10 höher als die gesamte perinatale Mortalität (1983: 0,93%, 1992: 0,58%). Die erfreuliche Abnahme der perinatalen Mortalität Frühgeborener gilt auch für die einzelnen Gewichtsklassen mit Ausnahme der Kinder mit einem Gewicht unter 500 g. In der Gewichtsgruppe von 1500 bis 2500 g nahm die perinatale Mortalität von 1983 bis 1992 von 5,1 auf 3,2% ab, die Neugeborenensterblichkeit sank von 1,9 auf 0,8% und die Säuglingssterblichkeit um weitere 1,6 bzw. 1,0% (Abb. 12-3). Für die Gewichtsgruppe von 1000 bis 1500 g fiel die perinatale Mortalität von 28,6 auf

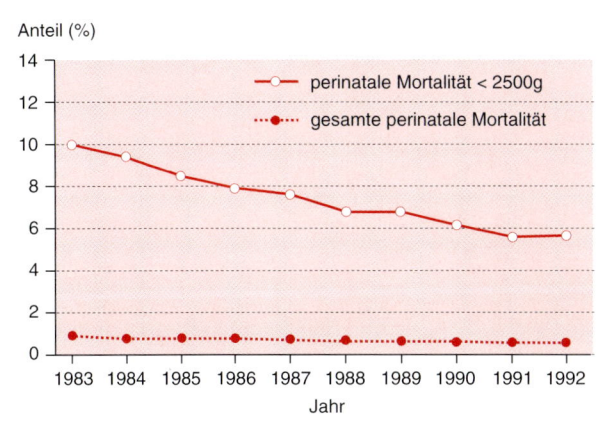

Abb. 12-2 Perinatale Mortalität insgesamt und die Frühgeborener unter 2500 g Geburtsgewicht (nach Rettwitz-Volk [13]).

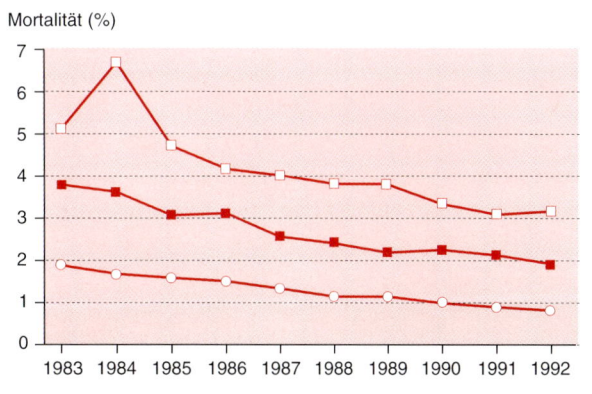

Abb. 12-3 Mortalität von Frühgeborenen mit einem Geburtsgewicht zwischen 1500 und 2500 g. □ Perinatale Mortalität, ■ Mortalität im ersten Lebensjahr, ○ Neugeborenensterblichkeit (nach Rettwitz-Volk [13]).

12 Frühgeburt und Grenzen

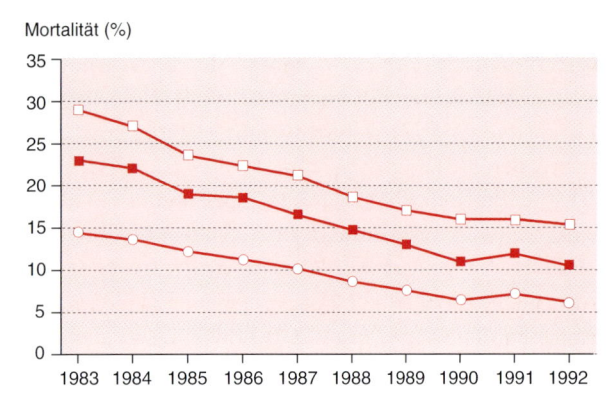

Abb. 12-4 Mortalität von Frühgeborenen mit einem Geburtsgewicht zwischen 1000 und 1500 g. □ Perinatale Mortalität, ■ Mortalität im ersten Lebensjahr, ○ Neugeborenensterblichkeit (nach Rettwitz-Volk [13]).

Tabelle 12-2 Abnehmende perinatale Mortalität von 1982 auf 1992 bei Kindern mit einem Geburtsgewicht von weniger als 2500 g (Daten der Bayerischen Perinatalerhebungen)

Geburtsgewicht	1982	1992
< 1000 g	548,2‰	318,8‰
1000–1499 g	271,1‰	142,7‰
1500–1999 g	104,2‰	53,2‰
2000–2499 g	29,2‰	16,4‰
< 2500 g	92,8‰	54,9‰
Alle Neugeborene (< 2500 g und > 2500 g)	7,9‰	5,2‰

Tabelle 12-3 Abnehmende perinatale Mortalität von 1987 auf 1992 bei Kindern mit einer Tragzeit von weniger als 37 Wochen (Daten der Bayerischen Perinatalerhebungen)

Tragzeit	1987	1992
< 28 Wochen	340,1‰	301,4‰
29–31 Wochen	133,8‰	93,4‰
32–36 Wochen	33,9‰	21,2‰
< 37 Wochen	65,1‰	21,2‰

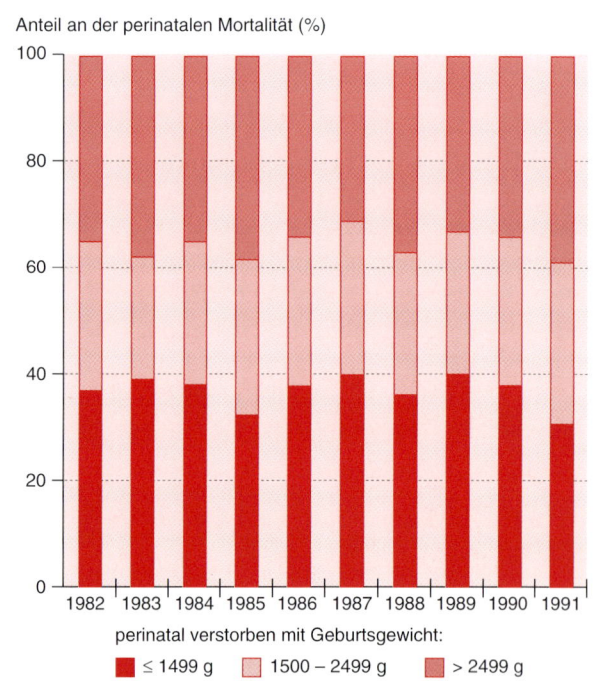

Abb. 12-5 Relative Anteile von verscheidenen Geburtsgewichtsklassen an der gesamten perinatalen Mortalität in Bayern, 1982–1991 (nach Thieme [16]).

15,6%, die Sterblichkeit während der ersten Lebenswoche von 14,6 auf 6,1%, dazu kamen bis zum ersten Lebensjahr weitere 8,1 bzw. 4,3% (Abb. 12-4). Auch bei den Frühgeborenen mit einem Geburtsgewicht zwischen 500 und 1000 g fand sich in dem genannten Zeitraum eine ständige Abnahme der perinatalen Mortalität von 94,9 auf 28,3%. Nur in der Gruppe extrem kleiner Frühgeborener unter 500 g blieb die perinatale Sterblichkeit unverändert, ohne erkennbare Tendenz. Alle diese Kinder verstarben, soweit sie überhaupt lebend geboren wurden, innerhalb des ersten Lebensjahrs.

Faßt man die eigentlich problematische, klinisch bedeutsame Gruppe der Frühgeborenen mit einem *Geburtsgewicht zwischen 500 und 1500 g* zusammen, so konnte die Neugeborenensterblichkeit von 26,5 auf 13,3% und die Säuglingssterblichkeit von 37,2 auf 20,4% gesenkt werden.

Diese auf Bundesebene gesicherte Verbesserung der Überlebenschancen Frühgeborener werden durch die regionalen Perinatalerhebungen bestätigt. Auch nach den Daten der Bayerischen Perinatalerhebung hat die Mortalität aller Kinder mit einem *Geburtsgewicht unter 2500 g* von 1982 auf 1992 fast um die Hälfte abgenommen von 92,8 auf 54,9‰ bei einer gesamten perinatalen Mortalität von 7,9 bzw. 5,2‰. Diese Abnahme der perinatalen Mortalität ist wiederum in allen Gewichtsklassen zu erkennen (Tab. 12-2).

Die für die Gewichtsgruppe genannte Verbesserung der Überlebenschancen gilt grundsätzlich auch für die *Tragzeitklassen*, allerdings fehlen hier repräsentative Angaben des Statistischen Bundesamts. Aus den Daten der Bayerischen Perinatalerhebung läßt sich im Vergleich der Jahre 1987 und 1992 eine Abnahme der perinatalen Mortalität aller Frühgeborener (<37 Wochen) von 65,1 auf 44,2‰ nachweisen, das gilt grundsätzlich auch für die einzelnen Tragzeitklassen (Tab. 12-3).

Die Verbesserung der Prognose Frühgeborener ist sowohl auf medizinische als auch auf organisatorische Gründe zurückzuführen, sie betreffen sowohl die Ge-

Tabelle 12-4 Anteil der Frühgeborenenmortalität an der gesamten perinatalen Mortalität (Daten der Bayerischen Perinatalerhebung 1994)

Tragzeit	perinatale Mortalität (‰)	Anteil (%)
< 32 Wochen	20,5	46
< 37 Wochen	5,1	70
> 37 Wochen	1,9	30
Gewicht		
< 1500 g	23,7	45
< 2500 g	6,2	71
> 2500 g	1,8	29
Gesamte perinatale Mortalität	5,9‰	n = 661

burtshilfe als auch die Neonatologie. Die Frühgeborenen werden heute im allgemeinen dem Pädiater von den Geburtshelfern in besserem Zustand übergeben („better babies"), gleichzeitig hat die Neugeborenenintensivpflege entscheidende Fortschritte zu verzeichnen („better care").

Als Folge der vorgezeichneten Entwicklung – Abnahme der perinatalen Mortalität bei gleichbleibender Frequenz an Frühgeburten – ist auch der *Anteil der Frühgeborenenmortalität an der gesamten perinatalen Mortalität* in den letzten 10 bis 15 Jahren mit 65 bis 70% praktisch unverändert geblieben bei eher ansteigender Tendenz (Abb. 12-5). Für 1994 ergibt sich aus den Zahlen der Bayerischen Perinatalerhebung ein Anteil von 70 bzw. 71% (Tab. 12-4). Das Hauptproblem bleibt wiederum die frühe Frühgeburt (< 32 Wochen bzw. < 1500 g) mit einem Anteil von 45 bzw. 46%.

3.2 Morbidität bei Frühgeborenen

Für die Morbidität Frühgeborener liegen verständlicherweise nicht so verläßliche Daten vor. Das liegt vor allem daran, daß die Spätentwicklung eines Frühgeborenen in den ersten Wochen und Monaten nach der Geburt nur schwer abschätzbar ist. Hier fehlen Langzeitstudien bis zum 6. bis 8. Lebensjahr.

Betrachtet man nur die *Frühmorbidität,* so zeigt sich in den letzten Jahren ein wesentlicher Fortschritt. Sowohl die Rate ausgedehnter Hirnblutungen als auch anderer Komplikationen wie ein offener Ductus arteriosus oder ein Pneumothorax haben deutlich abgenommen; einzig die Rate Frühgeborener mit einer Retinopathie und drohender Sehbehinderung ist konstant geblieben.

Da die *Spätmorbidität* entscheidend abhängig ist von den Komplikationen in der Perinatalzeit, darf man für die Zukunft auch eine wesentlich verbesserte Langzeitprognose insbesondere hinsichtlich der neurologischen Spätschäden erwarten. Bis dahin wird die Perinatologie wohl mit der Hypothek leben müssen, daß zumindest vorübergehend auch eine Zunahme der Morbidität auftreten kann. Das zeigen Ergebnisse

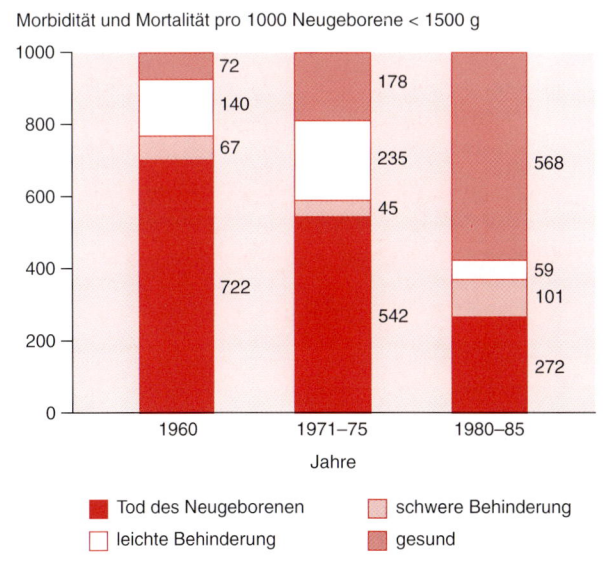

Abb. 12-6 „Fetal Outcome" sehr kleiner Frühgeborener (≤ 1500 g), die in amerikanischen perinatalen Zentren zwischen 1960 und 1985 geboren wurden, bezogen auf jeweils 1000 Neugeborene (nach Ehrenhaft et al. [5]).

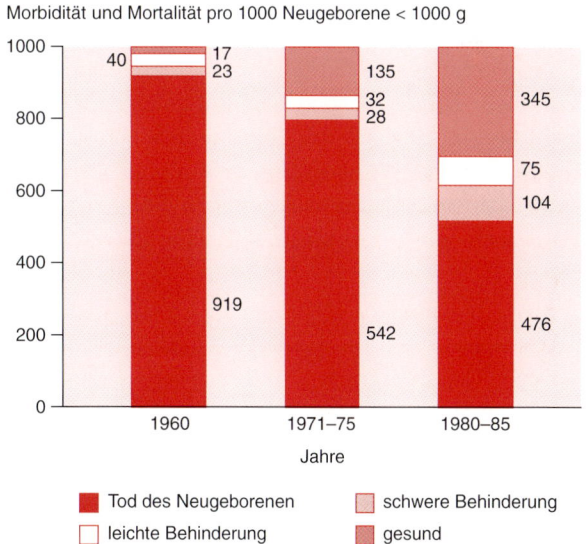

Abb. 12-7 „Fetal Outcome" bei sehr kleinen Frühgeborenen (≤ 1000 g), die in amerikanischen perinatalen Zentren zwischen 1960 und 1985 geboren wurden, bezogen auf jeweils 1000 Neugeborene (nach Ehrenhaft et al. [5]).

vergleichender Studien in den Vereinigten Staaten von 1960 bis 1985 vor allem bei sehr kleinen Frühgeborenen [5] (Abb. 12-6 und 12-7). Es ist nicht zu erwarten, daß in jedem Fall der große Sprung gelingt von gestern noch perinatal verstorben zu heute lebend geboren in voller Gesundheit, ohne Ausfälle. „Es sind nur drei Perspektiven möglich: gesundes Überleben, den Tod und Behinderung" [7a]. Der Teilerfolg von heute ist häufig der erste Schritt zum vollen Erfolg von morgen.

4 Ausblick – Prävention

Die Aufgaben für die Zukunft im Symptomkomplex Frühgeburt liegen in der *weiteren Regionalisierung,* d. h. Konzentration der Risikogeburten in dem Perinatalzentrum mit ihren besseren Behandlungsmöglichkeiten und in der *Prävention.* Entscheidende Fortschritte sind erst dann zu erwarten wenn es gelingt, die Frühgeborenenrate deutlich zu senken oder zumindest den Geburtstermin in die höheren Gewichts- bzw. Tragzeitklassen zu verlagern. Erste Ansatzpunkte zeichnen sich ab; sie betreffen sowohl die primäre als auch die sekundäre Prävention, d. h. die Aufdeckung und Vermeidung ursächlicher Faktoren der Frühgeburtlichkeit sowie die Früherkennung und Behandlung der drohenden Frühgeburt [1, 2, 3, 14, 15].

Aus den Daten der Bayerischen Perinatalerhebung lassen sich einige *Risikofaktoren* im Hinblick auf eine drohende Frühgeburt determinieren. Sie betreffen sowohl anamnestische Daten wie Alter, Staatsangehörigkeit und Familienstand als auch Vorerkrankungen sowie medizinische, insbesondere geburtshilflich-gynäkologische Befunde; auffällig ist die Häufung psychosozialer Faktoren (Tab. 12-5). Bei der Reihung und Gewichtung der Einzelfaktoren sollte zwischen individuellem und Gesamtrisiko unterschieden werden. So ist im Einzelfall das Zigarettenrauchen sicherlich ein relevanter Risikofaktor, im Rahmen der Gesamtproblematik wegen der geringen Frequenz um 3% jedoch nur von untergeordneter Bedeutung.

Demgegenüber fallen anamnestische und befundete Risikofaktoren mit einer Frequenz über 30% viel stärker ins Gewicht. Aufschlußreich ist auch die Bestimmung des relativen Risikos bezogen auf ein Gesamtrisiko von 1,0 für die einzelnen in den Anamnese- und Befundkatalogen der Mutterschaftsrichtlinien aufgelisteten Faktoren. Eine zusätzliche Gliederung in die frühe Frühgeburt vor 32 Wochen und die späte Frühgeburt zwischen 32 und 36 Wochen zeigt die große Bedeutung der geburtshilflichen Vorgeschichte sowie der Amnioninfektion, uteriner Blutungen und der vorzeitigen Wehentätigkeit (Tab. 12-6) [7, 8, 11, 12, 16].

Tabelle 12-5 Mütterliche Risikofaktoren für eine Frühgeburt vor 37 Schwangerschaftswochen (Daten der Bayerischen Perinatalerhebung 1992)

Risikofaktor	Relatives Risiko
Alter < 18 oder > 35 Jahre	1,4 bzw. 1,5
Ausländische Staatsangehörigkeit	1,4
Alleinstehende	1,5
Psychosoziale Belastung	1,6
Rauchen (> 10 Zigaretten täglich)	2,5
Anamnestisches Risiko	2,0
Befundetes Risiko	5,1

Tabelle 12-6 Signifikante Risikofaktoren für eine Frühgeburt, ermittelt bei 5930 Geburten zwischen 32 und 36 Schwangerschaftswochen (5,3% aller Geburten) bzw. bei 1013 Geburten vor 33 Schwangerschaftswochen (0,9% aller Geburten) (Daten der Bayerischen Perinatalerhebung 1994)

Anamnestische Parameter	Relatives Risiko	
	< 32 Wochen	32–36 Wochen
– Berufstätigkeit	1,73	1,52
– Hausfrau	1,82	1,54
– ungelernte Arbeit	–	1,08
– Vorerkrankung	1,16	1,15
– Zustand nach Sterilitätsbehandlung	2,43	1,61
– Zustand nach Abort	3,81	2,17
– Zustand nach Frühgeburt	3,91	3,84
– Zustand nach Uterusoperation	–	1,23
– Primiparität	1,20	1,40
– Multiparität	1,50	1,20
– Schwangerschaftsfolge <2 Jahre	1,93	1,43
Befundete Parameter		
– Allgemeinerkrankung	2,22	1,97
– Blutungen	7,36	3,80
– Zervixinsuffizienz	7,83	5,17
– vorzeitige Wehentätigkeit	10,13	7,60
– Gestose	3,60	2,62
– Anämie	–	1,18
– Lageanomalie	3,61	2,55
– vorzeitiger Blasensprung	2,22	2,97
– Amnioninfektion	26,85	8,96
– Fieber sub partu	5,70	3,33
– Neugeboreneninfektion	6,09	2,93

Tabelle 12-7 Relevanz der in den Risikokatalogen aufgeführten prädiktiven Faktoren für eine Frühgeburt vor 37 Schwangerschaftswochen (Daten der Bayerischen Perinatalerhebung 1989)

Risikostatus	Häufigkeit
Anamnestisches + befundetes Risiko	12,0%
Befundetes Risiko allein	7,4%
Anamnestisches Risiko allein	5,4%
Keine Risikofaktoren	3,8%
Insgesamt	4,6%

Tabelle 12-8 Abhängigkeit der Frühgeburtenhäufigkeit von der Vorsorgeintensität, gemessen an dem Zeitpunkt der Erstuntersuchung und der Anzahl der Untersuchungen (Daten der Bayerischen Perinatalerhebung 1997)

Vorsorgeintensität	Frühgeburtenhäufigkeit < 2500 g
– unter Standard	14,9%
– Standard	3,3%
– über Standard	1,8%

Die Ergebnisse der Perinatalerhebung zeigen auch, daß die in den Risikokatalogen aufgelisteten Prädiktoren insgesamt relevant sind. Die Frühgeborenenrate steigt deutlich mit dem Risikopotential von 3,8% bei risikofreier Schwangerschaft auf 12,0% bei einer Kombination von Anamnese- und Befundrisiken an (Tab. 12-7).

Generelle Hinweise für *Verbesserungsmöglichkeiten* ergeben sich auch aus der Schwangerenvorsorge. Es zeigen sich deutliche Korrelationen zwischen der Frühgeburtenfrequenz und der Vorsorgeintensität, gemessen an dem Zeitpunkt der Erstuntersuchung und der Anzahl der Untersuchungen. Die Frühgeborenenrate steigt von 1,8% bei über Standard versorgten Schwangeren über 3,3% bei standardversorgten auf fast 15% bei unter Standard versorgten Schwangeren (Tab. 12-8). In letzterer Gruppe ist auch das für Frühgeborene relevante vorgenannte Risikopotential besonders hoch. Unsere Schwangerenvorsorge ist demnach auch im Hinblick auf die Vermeidung der Frühgeburtlichkeit nicht ausreichend risikoadaptiert [19].

Erforderlich ist ein umfassendes, breitgefächertes *Präventionsprogramm*. Es sollte nicht erst in der Schwangerschaft beginnen, sondern viel früher im Sinne einer Prepregnancy oder Preconceptional care. Wesentliche Bestandteile eines solchen Konzepts wäre die allgemeine Gesundheitspflege, die Eheberatung und genetische Beratung, die Familienplanung (Gebäralter, Geburtenzahl, Geburtenabstand usw.) und die Verbesserung der psychosozialen Lebensbedingungen. Während der Schwangerschaft geht es zusätzlich um Aufklärung, Beratung und Wissensvermittlung über die normale und gestörte Schwangerschaft (eine gemeinsame Aufgabe von Ärzten, Hebammen und Sozialarbeitern), um die Verbesserung der Lebensbedingungen in Familie und Beruf (Mutterschutz, Beschäftigungsschutz, Tätigkeitseinschränkung, Verbesserung der gesellschaftlich-sozialen Position) sowie um Fragen der allgemeinen Lebensführung, Gesundheitspflege und Ernährung (Ernährungs- und Kräftezustand, Ausgangsgewicht, Gewichtszunahme, Genußmittelkonsum).

Erfolge in der Frühgeborenenprävention sind nicht von heute auf morgen zu erwarten. Akutmaßnahmen sind unzureichend, *Langzeitprogramme* sind erforderlich. Neben entsprechenden Investitionen und organisatorischen Maßnahmen ist viel Aufklärungsarbeit erforderlich, sowohl bei den verantwortlichen Gesundheitspolitikern als auch bei den Schwangeren selbst, bei den Hebammen und immer noch in der Ärzteschaft.

Literatur

1. Creasy, R. K.: Lifestyle influences on prematurity. J. develop. Physiol. 15 (1991) 15–20.
2. Creasy, R. K.: Preterm birth prevention: where are we? Amer. J. Obstet. Gynec. 168 (1993) 1223–1230.
3. Dudenhausen, J. W.: Die Bedeutung sozialer Faktoren für die Frühgeburtlichkeit. Perinat. Med. 6 (1994) 117–120.
4. Dudenhausen, J. W., U. Büscher: Zuverlässigkeit der Abschätzung des Frühgeburtsrisikos. Gynäkologe 7 (1996) 585–589.
5. Ehrenhaft, P. M., J. L. Wagner, R. C. Herdmann: Changing prognosis for very low birth weight infants. Obstet. and Gynec. 74 (1989) 528–535.
6. Halberstadt, E. (Hrsg.): Frühgeburt – Mehrlingsschwangerschaft. Klinik der Frauenheilkunde und Geburtshilfe, 2. Aufl., Bd. 6. Urban & Schwarzenberg, München–Wien–Baltimore 1987.
7. Hedegaard, M., T. Brink Henriksen, S. Sabroe, N. J. Secher: Psychological distress in pregnancy and preterm delivery. Brit. Med. J. 307 (1993) 234–239.
7a. Hepp, H.: Mangel- und Frühgeburt: ethische Aspekte aus der Sicht des Geburtshelfers. Gynäkologe 25 (1992) 130–136.
8. Kirby, R. S., M. E. Swanson, K. J. Kelleher, R. H. Bradley, P. H. Casey: Identifying at-risk children for early intervention services: lessons from the Infant Health and Development Program. J. Pediat. 122 (1993) 680–686.
9. Künzel, W.: Epidemiologie und Pathophysiologie der Frühgeburt. In: Künzel, W., M. Kirschbaum (Hrsg.): Gießener Gynä-

kologische Fortbildung 1995, S. 57–70. Springer, Berlin–Heidelberg–New York 1996.
10. Mittendorf, R.: Predictors of human gestational length. Amer. J. Obstet. Gynec. 168 (1993) 408–484.
11. Papiernik E., J. Bouyer, J. Dreyfus: Risk factors for preterm births and results of a prevention policy: The Haguenau Perinatal Study 1971–1982. Pediatrics 76 (1985) 154–158.
12. Papiernik, E., J. Bouyer, J. Dreyfus: Prevention of preterm labor: a means of preventing handicaps? In: Kubli, F., N. Patel, W. Schmidt, O. Linderkamp (eds.): Perinatal Events and Brain Damage in Surviving Children, pp. 286–293. Springer, Berlin–Heidelberg–New York 1988.
13. Rettwitz-Volk, W.: Epidemiologische Aspekte der Frühgeburtlichkeit. Perinat. Med. 8 (1996) 15–18.
14. Shiono, P. H., M. A. Klebanoff: A review of risk scoring for preterm birth. Clin. Perinat. 20 (1993) 107–125.
15. Taren, D. L., S. N. Graven: The sensitivity and specificity of a preterm risk score for various patient populations. J. Perinat. 11 (1991) 130–136.
16. Thieme, C.: Geburtshilfe in Bayern – Frühgeburt. Bayerische Perinatalerhebung Jahresbericht 1991, S. 91–94. Kassenärztliche Vereinigung Bayern, München 1992.
17. Ulsenheimer, K.: Behandlungspflicht beim Früh- und Neugeborenen aus juristischer Sicht. Z. ärztl. Fortb. 87 (1993) 875–881.
18. Ventura, S. J., J. A. Martin, T. J. Mathews, S. C. Clarke: Advance report of final natality statistics 1994. Monthly Vital Statistics Report 44 (1996) No. 11 (Suppl.).
19. Wulf, K.-H.: Effizienz und Inanspruchnahme der Schwangerenvorsorge. Perinat. Med. 5 (1993) 73–77.
20. Wulf, K.-H.: Frühgeburt und Grenzen. Arch. Gynec. Obstet. 257 (1995) 447–492.

13 Sozialmedizinische Aspekte der Frühgeburtlichkeit

H. Lukesch

Inhalt

1	Sozialschichtzugehörigkeit und ökologische Gegebenheiten	110
1.1	Reproduktionsgewohnheiten	111
1.2	Physische und soziale Belastungen	111
1.3	Psychische Belastungen	111
1.4	Ernährung	111
1.5	Konstitutionelle Aspekte	111
1.6	Gesundheitsverhalten	111
1.7	Arztverhalten	112
1.8	Ökologische Kontexteffekte	112
2	Berufstätigkeit der Schwangeren	113
2.1	Frühgeburtlichkeit und Berufstätigkeit	113
2.2	Frühgeburtlichkeit als Folge spezifischer Arbeitsbedingungen	114
2.3	Schlußfolgerungen	114
3	Inanspruchnahme von Vorsorge- und Vorbereitungsmöglichkeiten	115
3.1	Vorsorgeuntersuchungen während der Schwangerschaft	115
3.2	Geburtsvorbereitungskurse	116
4	Alter der Mutter	116
4.1	Jugendliches Alter	116
4.2	Höheres Alter	117
4.3	Alter und Reproduktionsverhalten	117
5	Parität und Alter	117
5.1	Erstparität und hohe Parität als Risikofaktoren	117
5.2	Alter und Parität	117
5.3	Geburtenabstand	118
5.4	Reproduktionsverhalten	118
6	Familienstand und Partnerbeziehung bei Frühgeburtlichkeit	119
6.1	Ledigkeit	119
6.2	Scheidung	119
6.3	Partnerbeziehung	119
7	Nationale und rassische Zugehörigkeit	120
7.1	Gastarbeiterinnen	120
7.2	Rassenzugehörigkeit	120
8	Genußmittel-, Alkohol- und Drogenkonsum	120
8.1	Nikotin	120
8.2	Koffein	121
8.3	Alkohol	121
8.4	Drogen	122
9	Konstitutionelle Aspekte	122
9.1	Ernährungszustand	122
9.2	Körpergröße und Körpergewicht	122
10	Vorausgegangene Interruptiones	123
11	Sexualverhalten	123
12.	Psychogene Aspekte der Frühgeburtlichkeit	124
12.1	Belastende Lebensereignisse und Lebensumstände	124
12.2	Schwangerschaftserleben	125
12.3	Persönlichkeitsmerkmale	126

Wenn das Frühgeburtlichkeitsgeschehen als multifaktoriell bedingt bezeichnet wird [32], so sind damit auch soziale und psychische Komponenten angesprochen. Mit epidemiologischen Untersuchungen soll gezeigt werden, welche soziodemographischen Merkmale und welche individuellen Lebensbedingungen die Frühgeburtlichkeit begünstigen. Die ätiologische Bedeutung psychosozialer Faktoren ist dabei nicht immer klar, die Ergebnisse können aber im Sinne des Erkennens von Risikogruppen und der präventiven Intensivierung der Schwangerenbetreuung umgesetzt werden (siehe auch Kap. 21).

Die Bedeutung dieser Faktoren wird dadurch unterstrichen, daß eine somatische Ätiologie der Frühgeburt nur in einem [61] bis zwei Dritteln der Fälle [74] abzusichern ist. Dem entspricht die klinische Erfahrung, daß nur etwa die Hälfte der Frauen mit einem frühgeborenen Kind als frühgeburtsgefährdet diagnostiziert werden und nur bei 44% ein Behandlungsversuch stattfindet; ein relativ großer Prozentsatz an gefährdeten Frauen bleibt unerkannt und unbehandelt [20]. Durch die vorgeschlagenen Scoring-Systeme wäre eine Intensivüberwachung bei 9 bis 13% aller Schwangeren notwendig [71]. Von den als gefährdet eingestuften Frauen sind aber nur zwei Drittel für eine Intensivbetreuung zu gewinnen, d.h., das präventivmedizinische Anliegen stößt auf Grenzen.

1 Sozialschichtzugehörigkeit und ökologische Gegebenheiten

In soziologischer Sicht wurde versucht, innergesellschaftliche Unterschiede in bezug auf Ansehen, Macht und Besitz durch die Konzeption von Sozialschichten handhabbar zu machen. Trotz der Unschärfen, die mit dem Schichtungsbegriff verbunden sind, ist es bemerkenswert, daß zwischen Sozialschichtzugehörigkeit und Frühgeburtlichkeit eine konsequente Beziehung in Richtung einer höheren Gefährdung bei Frauen aus unteren Sozialschichten gefunden wurde. In national und international vergleichender Weise wurde die Bedeutung der Sozialschicht im Sinne eines mit absteigender Sozialschicht erhöhten Risikos sowohl eines frühzeitig wie auch eines dysmatur geborenen Kindes aufgewiesen (Tab. 13-1). Betrachtet man nur berufstätige Frauen, so ist bei einfacherer Berufstätigkeit (d.h. niedriger Sozialschichtzugehörigkeit) nach der Bayerischen Perinatalerhebung ein um ca. 2% größeres Frühgeburtsrisiko (nach dem Gewichtskriterium) vorhanden (berechnet nach Brusis [9a]). Diese Beziehungen bestehen unabhängig von Gesellschaftssystemen und ethnischer Zugehörigkeit der Mutter.

Auch ein Zusammenhang zwischen dem Wechsel der Sozialschicht und Frühgeburtlichkeit ist belegt: Die höchste Frühgeburtenrate ist bei Frauen zu finden, die von einer höheren sozialen Schichtungsgruppe in eine niedrigere geheiratet hatten und die niedrigste bei Frauen, die in ein höheres Milieu geheiratet hatten. Diese Unterschiede können durch ein schwer zu entwirrendes Konglomerat an Bedingungen erklärt werden, dabei sind im einzelnen zu nennen: Reproduktionsgewohnheiten, physische und soziale Belastungen, psychische Belastungen, Ernährung, konstitutionelle Aspekte, Gesundheitsverhalten, Arztverhalten und ökologische Kontexteffekte.

Tabelle 13-1 Frühgeburtenhäufigkeit in Prozent in Abhängigkeit vom Sozialstatus (1 = niedrigste Stufe, 4 = höchste Stufe) (nach Weitzel und Hartmann [75])

Frühgeburt-lichkeits-kriterien	Hannoversche Perinatalstudie [25]				Münchner Perinatalstudie [64]				Finnische Perinatalstudie [53]			
	1	2	3	4	1	2	3	4	1	2	3	4
Tragzeit	7,9	5,5	6,5	6,2	14,0	9,5	6,7	6,3	6,5	6,5	4,9	4,0
Gewicht	11,4	7,8	6,2	4,7	13,0	7,6	6,0	4,6	4,8	4,9	3,7	3,3
Tragzeit und Gewicht	5,3	2,6	3,0	2,3	7,2	5,1	3,7	2,9	2,6	2,9	2,2	1,7

1.1 Reproduktionsgewohnheiten

Es gibt schichtspezifische Reproduktionsgewohnheiten, bedingt durch Traditionen, Werthaltungen, der Länge des Ausbildungsgangs und den damit zusammenhängenden Möglichkeiten, ökonomisch selbständig zu werden, die mit obstetrischen Risiken korrelieren. Während Frauen aus der unteren Sozialschicht wesentlich häufiger in jungem Alter das erste Kind bekommen, sind bei Angehörigen oberer Sozialschichten Erstgeburten in höherem Alter überrepräsentiert. Hingegen ist hohe Parität (vier und mehr Geburten) unter Akademikerfrauen wesentlich seltener (4,7%) als bei Frauen, deren Männer ungelernte Arbeiter sind (24,2%) [38]. Alter und Parität sind aber biologische Risikofaktoren sui generis (siehe Abschnitt 5.2).

1.2 Physische und soziale Belastungen

Die Lebensbedingungen von Angehörigen unterschiedlicher Sozialschichten sind – entgegen der These einer sich nivellierenden Mittelstandsgesellschaft – gravierend verschieden. Aufgrund eingeschränkter Verfügbarkeit hinsichtlich materieller und kultureller Ressourcen akkumulieren bei Angehörigen der unteren sozialen Gruppen physische Belastungen und soziale Zwänge. Auch diese Gegebenheiten sind für die Morbidität während der Schwangerschaft verantwortlich. Beispielsweise ist die Krankheitsbelastung von Schwangeren aus der obersten Sozialschicht wesentlich geringer als die in der untersten sozialen Gruppe.

1.3 Psychische Belastungen

Bedingt durch Wissensdefizite, problematische Antikonzeptionsmethoden und unterschiedliches Sexualverhalten ergeben sich schichtgebundene Einstellungsmuster gegenüber einer Schwangerschaft und einem Kind. So nehmen mit absteigender Schichtzugehörigkeit negative Aspekte des Schwangerschaftserlebens (z.B. geringere Geplantheit der Schwangerschaft) deutlich zu [42], besonders ausgeprägt sind Unterschiede hinsichtlich spezifischer Schwangerschafts- und Geburtsängste [43]. Feststellbar ist dabei eine Art anomischen Welterlebens, bedingt durch die Erfahrung eigener Machtlosigkeit in einer als ordnungslos empfundenen Welt. Das Fehlen aktiver Bewältigungsmöglichkeiten kann auch zu einem Zustand „erlernter Hilflosigkeit" führen, der wiederum psychopathologische Konsequenzen nach sich ziehen kann.

1.4 Ernährung

Schichtunterschiede werden bisweilen sehr einseitig unter dem Stichwort Ernährung diskutiert [52] (siehe auch Abschnitt 9.1). Wichtig ist festzuhalten, daß Unterschiede in bezug auf das Ernährungsverhalten in den Industrieländern nicht so sehr hinsichtlich des Ausmaßes an kalorischer Versorgung bestehen, sondern in bezug auf den Protein- und Vitamingehalt der Nahrung [70]. Als ein weiteres Beispiel für solche Einflüsse kann die Schichtspezifität von Ansichten über die richtige Ernährung während der Schwangerschaft gelten [26]: Frauen aus unteren Sozialschichten, mit geringerer Schulausbildung, mit höherer Kinderanzahl und mit katholischem Bekenntnis meinen deutlich öfter, während der Schwangerschaft müsse man soviel wie möglich bzw. sogar für zwei essen. Bei Frauen aus sozial benachteiligten Gruppen kann diese Meinung als Versuch gewertet werden, frühere Ernährungsdefizite auszugleichen.

1.5 Konstitutionelle Aspekte

Es findet sich auch eine Korrelation von Frühgeburtlichkeit und mütterlicher (auch väterlicher) Körpergröße. Wieder sind mehr kleine Frauen in niedrigen Sozialschichten vertreten. Damit ist ein möglicher konstitutioneller Faktor angesprochen, über den die Schichtzugehörigkeit sich auswirken kann. Es bleibt offen, ob diese Zusammenhänge durch unterschiedliche Ernährungsmöglichkeiten oder durch „assortative mating" zustande kommen.

1.6 Gesundheitsverhalten

Zwischen Sozialschicht und Frühgeburtlichkeit vermittelt auch eine schichtspezifische Symptomsensivität der Schwangeren. Damit in Zusammenhang steht das allgemeine Gesundheits- und Vorsorgeverhalten (siehe auch Abschnitt 3). Für Frauen aus niederen Sozialschichten ist gehäuft eine unzureichende Schwangerschaftsvorsorge charakteristisch (Abb. 13-1). Einer unterschiedlichen Symptombeachtung liegt unzulängliches Wissen zugrunde. Das medizinische Laiensystem hat zudem schichtspezifisch eine unterschiedliche Be-

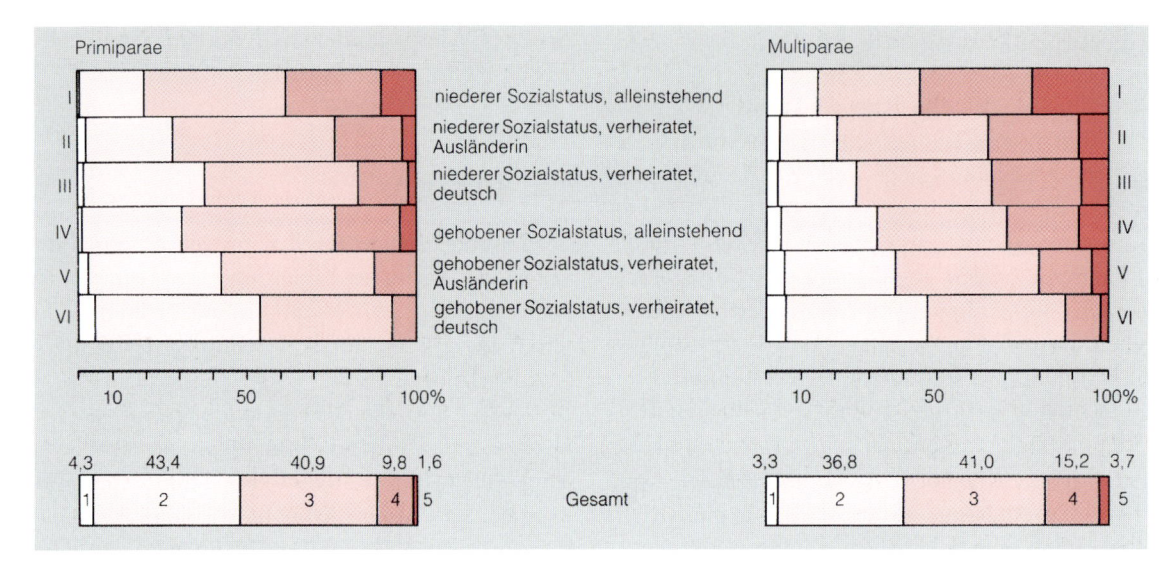

Abb. 13-1 Qualität der Schwangerenüberwachung in Abhängigkeit von Parität und Sozialschichtzugehörigkeit (Kategorien I–VI); 1 = sehr gut, 5 = mangelhafte bzw. keine Schwangerschaftsüberwachung (Münchner Perinatalstudie 1975-1977 [63]).

deutung; dabei ist die medizinische Schwangerenbetreuung in den unteren Sozialschichten qualitativ nicht so hochstehend, da vermehrt Allgemeinärzte und nicht der Facharzt die Vorsorgeuntersuchungen vornehmen [15]. Diese Einflußmöglichkeit muß allerdings relativiert werden, da nur mehr 1,5 % aller ambulanten Untersuchungen an Schwangeren von Allgemeinärzten durchgeführt werden (nach Daten der Bayerischen Perinatalerhebung aus dem 1. Quartal 1996); in ländlichen Gegenden kommt Allgemeinärzten aber mit knapp 3 % aller Untersuchungen eine höhere Bedeutung zu.

1.7 Arztverhalten

Ein selten diskutierter Aspekt betrifft die Zusammenhänge zwischen ärztlichem Handeln und Sozialschichtzugehörigkeit. Eine Erhebung zeigte zwar, daß die Frühgeburtenrate bei Angehörigen der unteren Sozialschicht höher ist, daß aber mit steigender Sozialschicht die Cerclagefrequenz zunimmt [44]. Diese schichtbezogene Diskrepanz von höherer Frühgeburtlichkeitsgefährdung und seltenerer Behandlung sind der Schwangeren und dem behandelnden Arzt anzulasten: Bei den Schwangeren sind in der unteren Sozialschicht eine geringere Ausnutzung der Vorsorgemöglichkeiten, eine ungenügende Symptombeachtung sowie das Aufsuchen qualitativ nicht so kompetenter Beratungsmöglichkeiten (Laiensystem, Hausarzt) auszumachen. Auf seiten des Facharztes spielt die Fähigkeit, zu Frauen aus der unteren Sozialschicht eine vertrauensvolle Beziehung aufzubauen, eine verstehbare Sprache zu sprechen, Fragen zu stellen, ohne in einen Fachjargon zu verfallen und eine besondere Hellhörigkeit gegenüber den auch in unbeholfener Sprache und mit weniger Eloquenz vorgetragenen Beschwerden eine Rolle.

1.8 Ökologische Kontexteffekte

Eine andere Strukturierung findet man, wenn die Wohnumgebung als sozialmedizinisches Korrelat erklärungsbedürftigen Gesundheitsverhaltens und geburtshilflicher Risiken in Betracht gezogen wird. In früheren Untersuchungen war es zuerst die Stadt-Land-Dichotomie, die mit der Frühgeburtlichkeitsrate in Beziehung gesetzt wurde. Auf dem Lande ist die Frühgeburtenrate (9,7 %) höher als bei Müttern in der Stadt (7,7 % [60]), auch die Low-birthweight-Rate von Frauen aus kleinen Wohnorten wird mit rund 3 % höher angegeben [31] als die der Grundgesamtheit; Schwangerschaftsrisiken scheinen aber bei Stadtfrauen häufiger zu sein [72].

Sehr wesentlich dürften die nachbarschaftlichen Einflüsse (Kontexteffekte) sein, wie sie durch die Aggregation von Individualdaten zu sog. Soziotopen nachgewiesen werden können. In bezug auf die Parameter „perinatale Mortalität" und „Totgeburtlichkeit" ist die

Bedeutung einer über die Stadt-Land-Unterscheidung hinausgehende Typologie von Gemeinden oder innerstädtischen Wohngegenden nachgewiesen [11]. Regionale Infrastrukturen und die durch nachbarlichen Austausch aufrechterhaltenen Mentalitäten erlangen dabei eine wichtige Bedeutung.

2 Berufstätigkeit der Schwangeren

Seit der industriellen Revolution ist die außerhäusliche mütterliche Berufstätigkeit zur gesellschaftlichen Notwendigkeit und zur sozialen Selbstverständlichkeit geworden. Da die weibliche Erwerbstätigkeit in Industrieberufen aus der Not heraus geboren war, wurde auch auf Schwangerschaften nicht viel Rücksicht genommen. Erst 1878 legte man in einer Novelle zur preußischen Gewerbeordnung von 1869 eine dreiwöchige Schonfrist nach der Entbindung von Arbeiterinnen fest. Ab 1914 wurde während der Schutzfrist ein Krankengeld bezahlt, und erst durch das Mutterschutzgesetz von 1952 ist eine weitgehende arbeitsrechtliche und wirtschaftliche Sicherung der berufstätigen Mutter gewährleistet [76]. Für eine Gesellschaft, in der die Berufstätigkeit der Frau eine Selbstverständlichkeit ist (1992 übten 58,0% der Mütter mit einem ehelich geborenen Kind sowie 61,5% der Mütter mit einem nichtehelich geborenen Kind [68] einen Beruf aus), ist es besonders wichtig, die Beziehungen zwischen Berufstätigkeit und Schwangerschaftsverlauf weiter abzuklären.

2.1 Frühgeburtlichkeit und Berufstätigkeit

Vorwiegend in älteren Arbeiten wurde die mütterliche Berufstätigkeit als ein klar auszumachender Faktor bei der Verursachung von Frühgeburtlichkeit angesehen (Tab. 13-2). Aber bereits in den 60er Jahren wurden Ergebnisse vorgelegt, nach denen sich Berufstätigkeit keineswegs nachteilig auf die Frühgeburtlichkeitsrate auswirkt. Arbeitshygienische Studien berichten sogar über extrem niedrige Frühgeburtenraten [76]. Nach der Münchner Perinatalstudie [63] erhöht die Berufstätigkeit der Mutter nur mehr leicht (Faktor 1,2) das Risiko, nach der 36. Schwangerschaftswoche ein untergewichtiges Kind zu gebären. Eine nur schwach absicherbare Tendenz stellte sich auch hinsichtlich des Geburtsgewichts heraus, nicht aber nach den anderen Definitionen der Frühgeburt [64]. In einer anderen Studie [1] konnte man ausgehend von der Berufstätigkeit keine Erhöhung der Frühgeburtenrate finden (6,1 zu 6,5% in der ganzen Stichprobe). Allerdings waren bei Frauen, denen die Arbeit wegen der Schwangerschaft schwerer fiel, vermehrt Frühgeburtsfälle (9,3%) und Symptome einer drohenden Frühgeburt (30%) vorhanden (Tab. 13-3). Nach Daten der Bayerischen Perinatalerhebungen aus 1987 bis 1994 hat sich eine bedeutsame Trendwende ergeben: Bei Hausfrauen beträgt der Anteil der Kinder mit einem Geburtsgewicht zwischen 1500 und 2500 g 6,96% und der Frühgeborenen unter 1500 g 1,18%; bei berufstätigen Frauen sind hingegen *geringere* Frühgeburtenprozente nachgewiesen (1500 bis 2500 g: 3,99%; <1500 g: 0,71%, berechnet nach Brusis [9a]).

Tabelle 13-2 Berufstätigkeit während der Schwangerschaft und Frühgeburtlichkeit (ergänzt nach Deingruber [13])

Autor	Berufstätige (%)	Nichtberufstätige (%)
Kirchhoff (1961), Leipzig	16,2	10,5
Großbritannien (Gesundheitsstatistik)	14,6	7,8
Heiss (1960) Österreich (Graz)	16,7	10,1
Sommer (DDR)	6,4	5,1
Mall-Haefeli (1968), Schweiz	14,1	4,6
Pauli (1969), Erlangen	6,3	4,6
Deingruber (1975), Erlangen	6,8	4,8

Tabelle 13-3 Frühgeburtlichkeitshäufigkeiten (in Prozent) bei berufstätigen und nichtberufstätigen Frauen (nach Weitzel und Hartmann [75])

Frühgeburtlichkeitskriterium	Hannoversche Perinatalstudie [25]		Münchner Perinatalstudie [64]		Finnische Perinatalstudie [25]	
	berufstätig		berufstätig		berufstätig	
	ja	nein	ja	nein	ja	nein
Tragzeit	6,3	6,2	7,2	6,8	5,2	5,2
Gewicht	6,7	6,3	6,2	5,5	4,1	3,9
Tragzeit und Gewicht	3,1	2,6	2,9	3,5	2,3	2,4

2.2 Frühgeburtlichkeit als Folge spezifischer Arbeitsbedingungen

Ausgehend von der Überzeugung, daß eine Gegenüberstellung von berufstätigen und nichtberufstätigen Frauen eine zu grobe Klassifikation darstellt, wurden Frühgeburtlichkeitsraten von Frauen mit unterschiedlicher Arbeitsbelastung miteinander verglichen. Dabei scheint für einzelne Berufe eine Beziehung zur Frühgeburtlichkeit vorhanden zu sein, denn unter den berufstätigen Frauen mit einer Frühgeburt waren Hilfsarbeiterinnen überrepräsentiert, während Selbständige seltener sowie Beamtinnen und Angestellte kaum frühgeborene Kinder aufwiesen [78].

Bei einer Klassifizierung der berufstätigen Frauen in Arbeiterinnen, Angestellte, Beamtinnen und Selbständige finden sich Beziehungen zur Länge der Tragzeit und zur Häufigkeit der EPH-Gestose. Selbständige Frauen haben die meisten frühzeitig geborenen Kinder, Arbeiterinnen den höchsten Prozentsatz an Übertragungen. Gestosen bzw. Zeichen der EPH-Gestose treten hingegen am häufigsten bei Arbeiterinnen auf, am seltensten bei selbständig erwerbstätigen Frauen.

Häufiger wurde bei Frühgeburtlichkeit eine hohe Belastung durch den Beruf, vermehrte Unfallhäufigkeit, Zeitdruck sowie die Zuweisung eines anderen Arbeitsplatzes angegeben [44].

Bei Frauen, die zwischen 1970 und 1972 entbunden hatten, wurden beim Vergleich von Hausfrauen und Berufstätigen zwar keine Unterschiede in der Frühgeburtenhäufigkeit festgestellt (6,0 gegenüber 5,9%), innerhalb der Gruppe der berufstätigen Frauen war die Frühgeburtenrate aber bei Müttern ohne abgeschlossene Berufsausbildung hoch (6,9%), während sie bei Fach- und Hochschulabsolventinnen besonders niedrig war (5,1%) [2]. Ähnliche Korrelationen bestanden zum Beruf des Vaters. Dies entspricht Erfahrungen [71], wonach Berufstätigkeit eine Bedeutung für das Frühgeburtsgeschehen besitzt, wenn sie in der unteren Sozialschicht vorkommt.

Auch die Arbeit in der Landwirtschaft scheint das Frühgeburtlichkeitsgeschehen (16% im Vergleich zu 9,7% im Gesamtkollektiv) zu begünstigen, während eine Beschäftigung in einem sog. Intelligenzberuf die Frühgeburtenrate leicht (auf 8,3%) und bei halbtätiger Berufstätigkeit etwas stärker (auf 7,1%) reduziert [31]. Körperliche Schwerarbeit kann demnach zu Frühgeburtlichkeit disponieren.

Frühgeburten wurden auch bei Frauen, die über seelische Belastungen im Beruf klagten, häufiger gefunden (18,8%) als bei solchen mit geringer (12,3%) oder keiner Belastung (8,8%) [50]. Das Schwangerschaftsrisiko kann also durch die Art der Berufstätigkeit und insbesondere durch anhaltenden subjektiven Streß im Beruf vergrößert werden.

2.3 Schlußfolgerungen

Berufstätigkeit allein kann aufgrund vorliegender Ergebnisse heute nicht als Risikofaktor für das Auftreten einer Frühgeburt gewertet werden. Der Unterschied von früheren zu heutigen Untersuchungen über die Auswirkungen von Berufstätigkeit auf das Frühgeburtlichkeitsgeschehen ist durch die Verbesserungen hinsichtlich der Mutterschutzbestimmungen zu erklären.

Zudem zeigen berufstätige Frauen im Vergleich zu Nur-Hausfauen eine geringere Ablehnung der Schwangerschaft, sie setzen sich aktiver mit der Schwangerschaft auseinander (z. B. höhere Geplantheit des Kindes) und nutzen die Vorsorgemöglichkeiten konsequenter aus [72]. Es scheint, daß Freude an der Mutterschaft Ausdruck eines bestimmten Lebensstils ist, der die Frau befähigt, sich mit den verschiedensten Lebenssituationen erfolgreich auseinanderzusetzen [42].

Dieser bei einem Globalvergleich befriedigende Status gilt nicht für alle Berufsgruppen [3]. Eine Tätigkeit als Industriearbeiterin, im Schichtdienst, in der Landwirtschaft oder als Selbständige (auch als mithelfendes angehöriges Betriebsmitglied) ist mit Belastungen verbunden, die für das Frühgeburtlichkeitsgeschehen nicht unbedeutend sind. Bemerkenswert ist die Parallelität zwischen Frühgeburtlichkeitsrisiko, Schwangerschaftserleben und Berufsbelastung. Bei Berufen mit geringem Prestige, mit einer hohen zeitlichen Belastung oder der Notwendigkeit, kurz nach der Entbindung die Berufstätigkeit wieder aufzunehmen, sinkt die Wahrscheinlichkeit eines positiven Schwangerschaftserlebens. Berufstätigkeit von Schwangeren ist demnach vorwiegend dann mit positiven Effekten verknüpft, wenn sie nicht in einem sozial schwachen Milieu vorkommt. Hier gilt: „Im Zweifelsfall sollte eine betroffene Schwangere im Interesse des ungeborenen Kindes zeitweilig aus dem Arbeitsprozeß herausgenommen werden, falls eine Änderung der Arbeitsbedingungen nicht zu erreichen ist!" [50].

3 Inanspruchnahme von Vorsorge- und Vorbereitungsmöglichkeiten

3.1 Vorsorgeuntersuchungen während der Schwangerschaft

Nach den Befunden über den Zusammenhang von Frühgeburtlichkeit und einer angemessenen Vorsorge während der Schwangerschaft ist es durch gezielte Interventionsprogramme möglich, den Effekt einer optimalen Betreuung frühgeburtsgefährdeter Frauen während der Schwangerschaft nachzuweisen [30, 31, 60]. Frauen ohne Vorsorgeuntersuchung gehen ein dreimal so großes Risiko ein, ein prämatures Kind zu gebären, und ein zweimal so großes Risiko in bezug auf ein dysmatures Kind [33]. Ähnliche Resultate sind sowohl für weiße als auch für schwarze Mütter dokumentiert [56].

Hinsichtlich der Frühgeburtlichkeit konnte in der Münchner Perinatalstudie bestätigt werden, daß das Risiko eines untergewichtigen Kindes (und die davon nicht unabhängig zu sehende Morbidität und Mortalität) mit sinkender Qualität der Schwangerenüberwachung zunimmt [63]. Auch eine schlechtere Motivation zum Kind – indiziert durch seltener wahrgenommene Schwangerenvorsorge – ist bei Müttern frühgeborener Kinder nachzuweisen [64].

Die Effizienz einer Intensivbetreuung während der Schwangerschaft wurde vielfach belegt [38]: Während bei vergleichbarem Risiko die Entbindungen der Intensivbetreuten zu 75% nach der 36. Schwangerschaftswoche stattfanden, waren bei einer Vergleichsgruppe, die aus den verschiedensten Gründen eine Intensivbetreuung ablehnte (familiäre Belastung durch Kinder, weiter Anfahrtsweg, Bevorzugung eines praktischen Arztes), nur 51% der Entbindungen jenseits der 36. Schwangerschaftswoche; entsprechend verhielt sich der Anteil der Kinder mit einem Geburtsgewicht unter 2500 g (25,3 gegenüber 57,1%) [38]. Die unterschiedliche Nutzung der Schwangerschaftsvorsorgeuntersuchung ist deutlich [60, 63]:

- Angehörige sozial niedrigerer Schichten weisen durchweg ein Untersuchungsdefizit auf (Abb. 13-1); während z.B. in der obersten Sozialschicht bis zur 17. Schwangerschaftswoche 90% die Erstuntersuchung hinter sich haben, waren es in der untersten nur 50%.
- Bei Vorliegen eines vergleichbaren Risikos sind aus der oberen Sozialschicht 94% der Schwangeren zu einer Intensivbetreuung bereit, aus der untersten jedoch nur 31% [35, 38].
- Multiparae nützen die Untersuchungen schlechter aus als Erstparae.
- Ein Untersuchungsdefizit besteht bei alleinstehenden Frauen, bei Ausländerinnen und bei Erstgebärenden unter 16 Jahren.

Die Wirksamkeit einer über die ganze Schwangerschaft verteilten und zugleich qualitativ hochwertigen Überwachung ist klar nachweisbar. Ebenso wird deutlich, daß eindeutig benennbare Risikogruppen aus unterschiedlichen Motiven heraus ein defizitäres Gesundheitsverhalten zeigen. Aber die Chance, ein während der Schwangerschaft objektivierbares internistisches Risiko (z.B. Gestose, Infektionen allgemein bzw. speziell des Urogenitaltrakts, Gonokoken- oder Syphilisinfektion, Diabetes, Nierenerkrankungen, HIV-Infektion) oder gynäkologisches Risiko (Ausgang früherer Schwangerschaften, Mehrlingsschwangerschaft, In-vitro-Fertilisation) rechtzeitig zu behandeln, ist naturgemäß nur dann gegeben, wenn die Schwangere einen Arzt aufsucht. Gruppenspezifische Barrieren (wie etwa psychische Distanz zum Arzt bei Frauen der sozialen Unterschicht), persönliche Probleme (z.B. die junge ledige Schwangere, die ihre Schwangerschaft vor der Umwelt verbergen will) und individuelle Belastungen (etwa die Multipara, deren zeitliche Möglichkeiten beschränkt sind) tragen dazu bei, daß selbst bei einem ausreichenden Angebot durch das Gesundheitswesen nicht in jedem Einzelfall eine frühzeitige und ausreichende Betreuung erfolgt.

Eine Änderung kann durch eindringliches Einbestellen von Schwangeren, das Angebot von Ersatzterminen sowie das Bereitstellen zeitlich akzeptabler Untersuchungstermine ausgeübt werden. Dies setzt allerdings voraus, daß die Schwangere bereits in das Vorsorgesystem eingebunden ist. Darüber hinaus ist zu überlegen, ob durch ein gezieltes Prämiensystem, das abhängig ist von einer ausreichenden Zahl von Vorsorgeuntersuchungen sowie auch von deren Frühzeitigkeit und Regelmäßigkeit, das Gesundheitsverhalten verbessert werden kann. Eine entsprechende multimediale Aufklärung (Informationskampagnen via Fernsehen, Plakate) der Bevölkerung sowie weitere Informationsangebote sollten dabei bedacht werden [19].

3.2 Geburtsvorbereitungskurse

Es gibt eine Reihe von Vorschlägen, wie sich Frauen (mit ihren Partnern) optimal auf die Geburt ihres Kindes vorbereiten können. Über diese Angebote, die unter den unterschiedlichsten Bezeichnungen figurieren (Psychoprophylaxe, Dick-Read-Kurs, Schwangerschaftsturnen, Schwangerschaftsgymnastik), liegen viele Erfolgsberichte vor [43]. Zumeist wird dabei eine Verbesserung des Geburtsablaufs angestrebt (kürzere Entbindungszeiten, geringere Frequenz operativer Geburtshilfen, weniger Medikation, positiveres Geburtserleben), bisweilen wird aber auch darauf verwiesen, daß unter der Gruppe der „vorbereiteten" Frauen eine niedrigere Frühgeburtenhäufigkeit zu finden ist.

Diese Unterschiede, die üblicherweise der Effektivität einer Vorbereitungsmethode zugeschrieben werden, sind aber vorwiegend durch Selektionsfaktoren auf seiten der Mütter zu erklären. Anzuführen ist dabei die besondere Motivation für das Kind, die geringere zeitliche Belastung der Mütter und vor allem die deutliche Selektivität in Richtung Überrepräsentation von höheren sozialen Schichtungsgruppen. Ein direkter Erfolg im Sinne einer Frühgeburtsprophylaxe kann den Geburtsvorbereitungskursen nicht attestiert werden, wenn auch diese Maßnahmen in bezug auf andere Erfolgsparameter nicht als unwirksam gelten mögen.

4 Alter der Mutter

Die besondere Gefährdung der relativ jungen Frauen (<18 bzw. <20 Jahre) und der älteren Gebärenden (>35 bzw. >40 Jahre) wurde vielfach herausgestellt [19, 33, 60]. In der Münchner Perinatalstudie [64] bestätigte sich das stark erhöhte Frühgeburtsrisiko der Mütter über 40 (15%) sowie auch der jüngeren Mütter unter 20 (8,8%, bei einer Frühgeburtenrate von 7,1% in der Gesamtstichprobe).

4.1 Jugendliches Alter

In etlichen Arbeiten wurde nicht das gesamte Altersspektrum der Frauen im reproduktionsfähigen Alter untersucht, sondern nur die Besonderheit der *jungen bzw. sehr jungen Schwangeren* (Teenager-Schwangerschaft) herausgestellt. So sind Frühgeburten sowohl nach dem Gewichts- als auch nach dem Tragzeitkriterium bei sehr jungen (≤16 Jahre) und bei den jungen (17 Jahre) Müttern überrepräsentiert [55]. Sehr junges Alter ist ein größeres Risiko für ein Low-birthweight-Kind als höheres Alter der Mutter. Bei jugendlichen Müttern (14–16 Jahre) wurde z. B. eine Frühgeburtenrate von 15,3%, bei heranwachsenden Müttern (17–18 Jahre) von 9,7% und bei jungen Müttern (21–25 Jahre) von 6% gefunden [28].

Auch *jugendliches Alter der Väter* ist mit Frühgeburtlichkeit verknüpft (Risikozunahme um 40%), allerdings ist diese Korrelation eher auf sozialschichtspezifische Sexual- und Heiratsgewohnheiten zurückzuführen als auf den Altersfaktor selbst [31].

Die Beziehung zwischen jugendlichem Alter und Frühgeburtlichkeit sagt wenig über die *Kausalfaktoren* aus, die hinter diesen Zusammenhängen stehen. Neben biologischen Aspekten geht jugendliches Alter mit Belastungsmomenten einher, die an sich das Frühgeburtsrisiko begünstigen (Abb. 13-2):

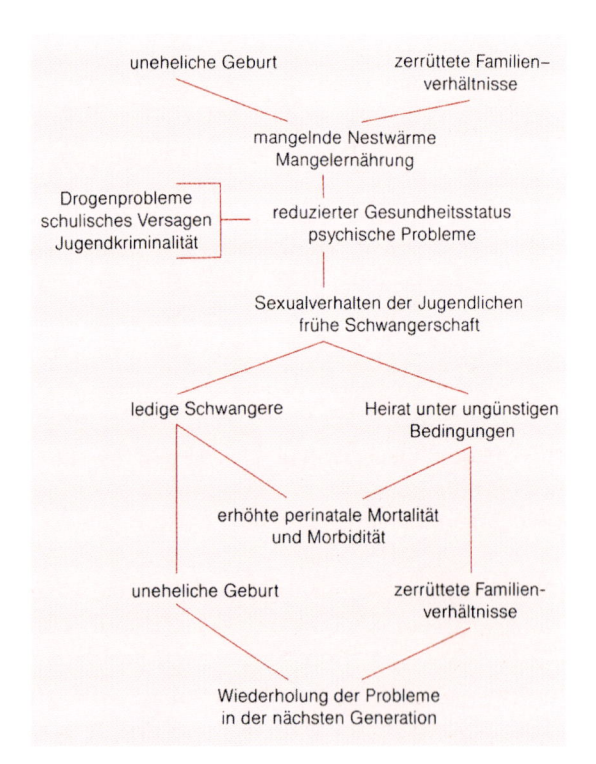

Abb. 13-2 Generationsweise soziale Vererbung von Familienproblemen bei Schwangerschaften Jugendlicher (nach Ballard und Gold [5]).

- Überrepräsentation von Frauen aus der unteren Sozialschicht [38, 60]
- Ledigkeit [1, 55]
- ungenügende Schwangerenvorsorge
- höhere Interruptiohäufigkeit [59]
- Rauchen und mangelhafte Ernährung [59]
- Herkunft aus nichtintakten Familien (broken homes) [5, 55]

4.2 Höheres Alter

Die Risikosituation der *älteren Schwangeren,* insbesondere der älteren *Erstgebärenden* (>40 Jahre) ist seit den historischen Arbeiten von Mauriceau oder Smellie bekannt [77]. Mütter ab 30 Jahre sind in den Frühgeburtenstichproben überrepräsentiert, darüber hinaus bei sehr kleinen Frühgeburten unter 1000 g (43,9%) [4]. Höheres Alter (besonders bei Erstgebärenden) ist auch mit anderen Risiken verbunden, wie intrauterinem Fruchttod, perinataler Mortalität, Wehenschwäche oder den dadurch bedingten Einsatz operativer Entbindungshilfen.

Während es bei jugendlichen Schwangeren möglich ist, eine Reihe sozialer Korrelate und Zusatzkriterien zu benennen, so ist dies bei älteren Frauen nicht in gleicher Weise möglich. Es ergeben sich sogar Hinweise für eine günstigere soziale Ausgangsposition. Demnach sind für die höhere Frühgeburtsbelastung der älteren Mütter eher biologische Faktoren verantwortlich zu machen als soziale Belastungssituationen.

4.3 Alter und Reproduktionsverhalten

In gesellschaftlicher Hinsicht scheint eine Änderung der Reproduktionsgewohnheiten eingetreten zu sein, die für die Frühgeburtenrate als günstig zu bewerten ist (Tab. 13-4). So ist bei einem Vergleich der Altersverteilungen von Müttern über die letzten 30 Jahre für die Bundesrepublik Deutschland ein Trend zu sehen, nach dem die Häufigkeit der sehr jungen Mütter abgenommen hat. Noch deutlicher ist die Veränderung in den höheren Altersgruppen. Auf Frauen über 40 fiel 1950 noch ein Anteil von 3,06% aller Geburten, 1992 waren es nur mehr knapp die Hälfte. Diese Veränderungen sind mit der Verbreitung effektiverer Methoden der Schwangerschaftsverhütung und auch mit einer Liberalisierung des Schwangerschaftsabbruchs in Zusammenhang zu bringen (1984 waren unter den Interruptiofällen 11% Frauen unter 20 und 8% Frauen über 40; diese Zahlen weichen deutlich von den Geburtenziffern dieser Altersklassen ab).

Tabelle 13-4 Geborene (in Prozent) nach dem Alter der Mutter für die alten Bundesländer (Statistische Jahrbücher der Bundesrepublik Deutschland 1952 bis 1995 [68])

Alter der Mutter (Jahre)	1950	1971	1992
≤18	3,84	4,81	1,37
19	3,45	4,33	1,43
20–24	27,36	30,46	18,36
25–29	33,41	26,30	39,05
30–34	15,56	22,01	29,06
35–39	13,29	9,29	9,25
≥40	3,06	2,82	1,61

5 Parität und Alter

5.1 Erstparität und hohe Parität als Risikofaktoren

Ähnlich wie das Alter stellen Erst- wie auch Vielparität ein erhöhtes Risiko dar. Dabei ist als Globaltrend festzustellen, daß bei Erst- und Vielgebärenden die Frühgeburtenquote im Vergleich zu Zweit- und Drittgebärenden besonders groß ist: nach der Bayerischen Perinatalerhebung [9a] beträgt der Frühgeburtenanteil bei deutschen primiparen Frauen 7,07%, bei den Zweitparae 5,06%, den Drittparae 5,87% und bei Frauen höherer Parität 7,82%. Der Paritätseffekt ist bei Frauen aus der unteren sozialen Schicht ausgeprägter als bei Frauen der oberen Sozialschicht.

5.2 Alter und Parität

Aus naheliegenden Gründen sind Alter und Parität voneinander nicht unabhängig. Mütter höherer Parität sind im allgemeinen älter, sie gehören eventuell bereits einer anderen Generation mit anderen sozialen Erfahrungen an. Prinzipiell erhöht sich bei älteren Frauen auch die Wahrscheinlichkeit einer vorangegan-

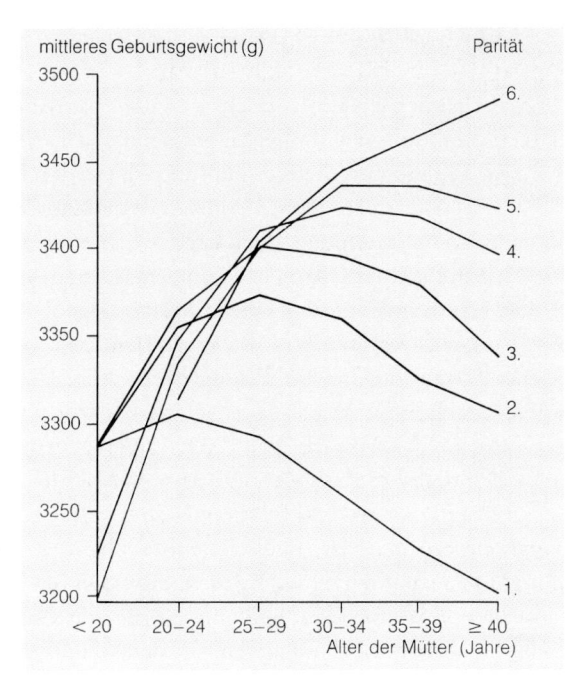

Abb. 13-3 Simultaner Einfluß von Alter und Parität auf das mittlere Geburtsgewicht (nach Selvin und Janerich [65]).

genen gynäkologisch-geburtshilflichen Komplikation (Aborte, Totgeburten, Interruptionen), die ihrerseits wieder prädiktiv für das Auftreten von Frühgeburten sind. Auch wird die Vorsorge von multiparen Frauen später und in geringerem Umfang in Anspruch genommen als von Erstgebärenden [60].

Vorliegende Ergebnisse sprechen trotz methodischer Schwierigkeiten [63] dafür, daß Alter und Parität einen voneinander unabhängigen Beitrag zum Geburtsgewicht leisten, wobei eine U-förmige Beziehung zwischen Geburtsgewicht und Alter besteht (niedrigste Geburtsgewichte finden sich bei Erstgebärenden zwischen 25 und 34 und über 40 Jahren). Nur bei Frauen in der Altersgruppe unter 20 ist keine Zunahme der Geburtsgewichte mit steigender Parität zu finden (Abb. 13-3).

5.3 Geburtenabstand

Relativ selten in die Betrachtung einbezogen wurde die Bedeutung des Geburtenabstands für die Frühgeburt [74]. Bei Geburtsabständen unter zwei Jahren kommt es vermehrt zu Frühgeburten. Ein Geburtenabstand unter einem Jahr erhöht das Risiko, eine Frühgeburt zu bekommen, um 25%, ein Intervall von 13 bis 24 Monaten zur letzten Lebendgeburt geht hingegen nur mit einer 7%igen Erhöhung der Frühgeburtenrate einher [54].

5.4 Reproduktionsverhalten

Die gesamtgesellschaftliche Bedeutung der Parität für die Frühgeburtlichkeit kann durch eine Betrachtung des gegenwärtigen Reproduktionsverhaltens näher gekennzeichnet werden. Untersuchungen, wie solche aus den 60er Jahren über die Gefahren hoher Parität, sind aufgrund selten gewordener Fälle kaum mehr möglich, hingegen machen Erstgeburten einen immer größeren Anteil aus. In der Bundesrepublik Deutschland kommen auf eine Frau im gebärfähigen Alter nur 1,3 Geburten [51], d.h., überwiegend sind Erstgebärende für die Frühgeburtlichkeitsrate wichtig (Tab. 13-5). Knapp jedes 2. Kind ist eine Erstgeburt, während ab der Drittgeburt im Vergleich zu den vergangenen 35 Jahren eine deutliche Reduktion zu konstatieren ist. Da der Effekt einer hohen Parität für das Frühgeburtengeschehen höher eingeschätzt werden muß als der einer Erstparität, müßten sich diese säkularen Trends günstig auf die Frühgeburtenrate auswirken.

Für die Vorhersagbarkeit von Frühgeburten (mit der Konsequenz einer Intensivbetreuung) ist die Verschiebung auf Erstgeburten allerdings ungünstig, denn Parität (und auch Alter) sind im Vergleich zu den Ergebnissen früherer Schwangerschaften (frühere Fehl-, Tot- und Frühgeburten oder Frühgeburtssymptome) zweitrangig [16].

Tabelle 13-5 Anteil (in Prozent) der ehelich Lebendgeborenen nach der Geburtenfolge (Statistisches Jahrbuch der Bundesrepublik Deutschland 1952–1995 [68])

Erhebungsjahr	Geburtenfolge					
	1	2	3	4	5	≥6
1992[1]	47,37	35,32	12,01	3,40	1,05	0,85
1992[2]	40,05	40,07	12,40	4,23	1,79	1,46
1980	48,68	34,32	11,10	3,45	1,34	1,12
1960	41,63	29,93	14,95	6,91	3,27	3,29

[1] alte Bundesländer
[2] neue Bundesländer

6 Familienstand und Partnerbeziehung bei Frühgeburtlichkeit

6.1 Ledigkeit

Ledigkeit und Frühgeburtlichkeit sind deutlich miteinander gekoppelt [36]: Nach der Münchner Perinatalstudie [63] erhöht der Faktor „alleinstehende Mutter" die Wahrscheinlichkeit eines bis zur 29. Schwangerschaftswoche geborenen Kindes um das 3,5fache, eines untergewichtigen Kindes bis zur 36. Woche um das 2,5fache und eines untergewichtigen Kindes über die 37. Woche hinaus um das 1,6fache. Innerhalb der Gruppe der ledigen Mütter ist bei denen mit einer festen Partnerschaft eine ähnliche Situation vorhanden wie bei verheirateten Frauen. Die Einbettung in eine Wohngemeinschaft reduziert die Frühgeburtsrisiken nicht.

Der deskriptive Nachweis unterschiedlicher Frühgeburtenquoten bei ledigen im Vergleich zu verheirateten Frauen kann durch folgende Bedingungen erklärt werden [50]:

– mangelnde soziale Unterstützung durch den Partner, im Sinne des Fehlens eines „emotionalen Polsters" [1, 50]
– mangelnde oder fehlende Ausnützung der Vorsorgemöglichkeiten
– jugendliches Alter (Durchschnitt 21 Jahre)
– niedrige Berufsausbildung und -tätigkeit
– eher sozial niedrige Stellung des Kindsvaters
– Wohnort überwiegend am Land oder in Stadtvororten
– erhöhter Prozentsatz von Berufstätigkeit und verspätete Berufsaufgabe in der Schwangerschaft (25% noch bis <14 Tage vor Entbindung berufstätig)
– weniger Nichtraucherinnen und 24% starke Raucherinnen
– geringe Vorbereitung auf die Geburt
– ungenügendes Wissen über Empfängnisverhütung
– negative Einstellung zur Schwangerschaft [42]
– größere Interruptiobelastung
– höhere psychische Belastung [40], wesentliche Unterschiede in bezug auf Zeichen psychischer Abweichung, Defensivität, Selbstkritik, Dissonanz und Konflikthaftigkeit der Selbstwahrnehmung, Unzufriedenheit mit dem Körperbild, den Beziehungen zur eigenen Familie sowie dem Selbstwertgefühl

6.2 Scheidung

Diese Form der Trennung vom Lebenspartner wirkt sich massiv auf das Schwangerschaftsgeschehen aus. Die Frühgeburtenrate bei geschiedenen Frauen übertrifft deutlich die von ledigen, verwitweten und verheirateten Frauen (19,2, 12, 9,5 und 6,6%) [64]. Innerhalb der sozialen Faktoren ist eine Scheidung mit dem höchsten Risiko verbunden (23 gegenüber 9,7% in der Grundgesamtheit) [31]. Da aber nur bei jeder 200. Schwangerschaft eine solche Partnerbeziehung vorliegt, ist die Präventivmöglichkeit, ausgehend von diesem Merkmal, gering. Insgesamt ist nach diesen Ergebnissen eine dauernde Trennung vom Partner für den Schwangerschaftsausgang eine höhere Belastung als der Faktor Ledigkeit allein. Verantwortlich dürften die aktuellen Auseinandersetzungen mit dem Partner, die eventuell ungeklärte Vaterschaft des Kindes und die damit zusammenhängenden intrapsychischen Konflikte der Schwangeren sein.

6.3 Partnerbeziehung

Gemäß objektivierter alltagspsychologischer Überzeugungen kommt der Qualität der Partnerbeziehung für den Verlauf und das Ergebnis einer Schwangerschaft eine beträchtliche Bedeutung zu [26]. Es ist auch empirisch hinreichend belegt, daß für das Erleben der Schwangerschaft die Qualität der Partnerbeziehung eine bedeutsame Rolle spielt [42]. Beeinträchtigungen der Harmonie der Partnerbeziehung (wie etwa durch den Gedanken der Scheidung, die Bewertung der Partnerbeziehung als Belastungsfaktor und auch Probleme hinsichtlich der Rollenverteilung) sind für das Schwangerschaftserleben wesentlich. Auch ist es trivial zu erwähnen, daß die Anteilnahme des Partners an der Schwangerschaft und das Ausmaß, in dem er die Frau unterstützt, das Schwangerschaftserleben beeinflussen. Hinsichtlich des Frühgeburtgeschehens ist der schlüssige Nachweis einer solchen Einflußnahme ebenfalls zu führen. So ist bei bestehenden ehelichen Spannungen und häufigen anderen Sorgen als der Schwangerschaft ein signifikanter Anstieg hinsichtlich des Frühgeburtenprozentsatzes festzustellen [21]. Wird die Schwangerschaft vom Partner abgelehnt, so geht dies mit einer wesentlich höheren Frühgeburtenquote einher (16,3%), als wenn die Schwangerschaft von beiden nicht abgelehnt wird (6,5%) bzw. nur von der Frau (7,0%) oder von beiden Partnern (9,6%) [1]. Versuche, über die Erfassung der Qualität der Partnerbeziehung eine bessere Aufklärung hinsichtlich Frühgeburt zu erreichen, waren teilweise erfolgreich.

7 Nationale und rassische Zugehörigkeit

7.1 Gastarbeiterinnen

Die Ergebnisse vieler Studien zeigen, daß die Frühgeburtenhäufigkeit von Gastarbeiterinnen der von deutschen Frauen entspricht [8, 74]. Die bisweilen gefundenen Unterschiede in Richtung vermehrter Zeichen pränataler Dystrophie sind bei Berücksichtigung der Zahl früherer durch Aborte mißglückter Schwangerschaften nicht mehr nachweisbar. Die vorliegenden Ergebnisse sprechen überwiegend dafür, daß bei Konstanthaltung von Sozialschichtkriterien oder anamnestischer gynäkologisch-geburtshilflicher Risiken das Risiko einer Frühgeburt bei Gastarbeiterinnen nicht erhöht ist.

7.2 Rassenzugehörigkeit

Aus den USA liegt eine relativ große Anzahl an Untersuchungen vor, in denen in der Regel geringere durchschnittliche Geburtsgewichte und höhere Frühgeburtenraten bei Farbigen als bei Weißen gefunden wurden [33, 54]. Obwohl man geneigt sein könnte, diese Unterschiede genetischen Einflüssen zuzuschreiben, zeigt sich auch hier, daß ein Großteil der Unterschiede bei Berücksichtigung sozioökonomischer Gegebenheiten ausgeglichen wird [17].

Daß aber in den Populationen einzelner Länder wesentliche Unterschiede hinsichtlich der mittleren Geburtsgewichte bestehen, geht aus den verschiedenen Normwerterhebungen für Gewicht und Länge der Neugeborenen sowie aus international vergleichenden Studien hervor [8]. Diese Unterschiede sind auf genetische, sozioökonomische, ernährungsmäßige und geographische Einflußfaktoren zurückzuführen (Tab. 13-6).

Tabelle 13-6 Korrelationen der Low-birthweight-Rate mit Umweltmerkmalen in 22 Ländern (nach Boldman et al. [8])

Merkmal	einfache Korrelation	partielle Korrelation (Ausschluß des Einflusses von Pro-Kopf-Einkommen)
Urbanitätsgrad	−0,78	−0,14
Pro-Kopf-Einkommen	−0,84	−
Pro-Kopf-Energieverbrauch	−0,83	−0,24
Zeitungskonsum/1000 Einwohner	−0,70	−0,06
Ärzte/1000 Einwohner	−0,82	−0,35
Radio- und Fernsehgerätebesitz/1000 Einwohner	−0,17	−0,25

8 Genußmittel-, Alkohol- und Drogenkonsum

8.1 Nikotin

Einer der am besten abgesicherten Faktoren, der mit Frühgeburt – mehr noch mit Dysmaturität – in Zusammenhang steht, ist das Rauchen während der Schwangerschaft. Dabei verdoppelt sich das Frühgeburtsrisiko bei erhöhtem Zigarettenkonsum [31], das Risiko der Geburt eines dysmaturen Kindes wird um 10,5% und das eines prämaturen Kindes um 15,5% bei Raucherinnen erhöht geschätzt (Tab. 13-7) [30]. Auch wenn man berücksichtigt, daß Rauchen bei jungen Frauen häufiger vorkommt (35,9%) als bei älteren (24,1%, Alter ≥35), so übersteigt der Effekt des Rauchens deutlich die Bedeutung, die das Alter der Mutter für die fetale Entwicklung besitzt.

Die dem Rauchen zugrundeliegenden *pathogenetischen Mechanismen* liegen unter anderem in der durch die vasokonstriktive Wirkung des Nikotins bedingten Reduktion des materno-plazentaren Blutflusses, in der Verminderung des O_2-Transports an den Fetus durch erhöhte CO-Werte und eventuell in einer unzureichenden Nahrungsaufnahme der Mutter [47]. Aller-

Tabelle 13-7 Mütterliches Rauchen und Mangelgeburten (Deutsche Forschungsgemeinschaft [14])

Rauchen der Schwangeren	Mangelgeburten
nicht	8,5%
gelegentlich	7,9%
≤ 5 Zigaretten täglich	10,9%
6–10 Zigaretten täglich	14,1%
≥ 10 Zigaretten täglich	16,5%

Tabelle 13-9 Kaffeekonsum der Mutter und Kindesentwicklung (nach Mau und Netter [50])

Kaffeekonsum	Geburtsgewicht < 2500 g (%)	Schwangerschaftsdauer < 260 Tage (%)	Geburtsgewicht < 10. Perzentile (%)
nie	4,7	9,5	7,0
selten	6,4	8,9	8,0
häufig	7,5	10,3	9,5

dings ist die Kausalität der höheren Frühgeburtenrate bei Raucherinnen nicht vollständig geklärt. Es wird auf weitere Umwelt- und Persönlichkeitsfaktoren verwiesen [59], die nicht nur mit dem Rauchen, sondern mit dem Raucher selbst verknüpft sind (z. B. jugendliches Alter, Erstgravidität, vier und mehr vorausgegangene Schwangerschaften, vorhergehende Frühgeburt, Personenstand geschieden und getrennt lebend, größere Frauen, geringeres Körpergewicht vor der Schwangerschaft, niedrigere Schulbildung der Mutter und ihres Partners, weniger qualifizierter Beruf des Partners). Allerdings erhöht das Rauchen auch innerhalb der genannten Gruppen wiederum die Rate prä- und dysmaturer Kinder.

Die Bedeutung des *Rauchens der Väter* für den Schwangerschaftsausgang ist ebenfalls gesichert [49]. Dabei fand sich bei stark rauchenden Männern eine Erhöhung der perinatalen Sterblichkeit, der Fehlbildungsfrequenz sowie tendenziell eine Verkürzung der Schwangerschaftsdauer. Als Schädigungsmöglichkeit wird neben dem Mitrauchen der Mutter eine Störung bei der Spermatogenese diskutiert (Tab. 13-8).

8.2 Koffein

Die Rate untergewichtiger oder zu früh geborener Kinder steigt mit der Anzahl der täglich getrunkenen Tassen Kaffee an (Tab. 13-9), bisweilen wurde ein

Tabelle 13-10 Kaffee- und Zigarettenkonsum und Kindesentwicklung (nach Mau [47])

Zigaretten	Kaffee	untergewichtige Neugeborene (%)
–	–	3,6
–	+	6,2
+	–	4,2
+	+	9,4

solcher Effekt erst ab einem Schwellenwert (>3 Tassen/Tag) gefunden. Allerdings zeigt sich, daß unter den starken Kaffeetrinkerinnen die Raucherinnen überrepräsentiert waren und daß der Einfluß auf die Frühgeburtenrate bei Konstanthaltung des Merkmals Rauchen zu reduzieren war. Die Häufigkeit des Kaffeekonsums ist aber nach anderen Studien sowohl mit niedrigerem Geburtsgewicht als auch mit verkürzter Schwangerschaftsdauer korreliert, wobei besonders die Häufigkeit dystropher Kinder mit dem Ausmaß an Kaffeekonsum ansteigt (Tab. 13-10) [47, 49]. Eine ähnliche Beziehung konnte für das Ausmaß an Tee- und Cola-Genuß nicht gefunden werden [47, 48].

8.3 Alkohol

Deutliche Effekte exzessiven Alkoholkonsums von Frauen während der Schwangerschaft wurden in Form

Tabelle 13-8 Väterlicher Zigarettenkonsum und Neugeborenenmerkmale (nach Mau und Netter [50])

Alle Fälle			Mutter Nichtraucherin			
täglicher Zigarettenkonsum des Vaters	perinatale Sterblichkeit (%)	schwere Fehlbildungen (%)	perinatale Sterblichkeit (%)	Schwangerschaftsdauer < 260 Tagen (%)	Geburtsgewicht < 2500 g (%)	Geburtsgewicht < 10. Perzentile (%)
keine	3,0	0,8	3,1	9,1	5,8	7,1
1–10	2,5	1,4	2,2	8,3	6,6	8,1
> 10	4,5	2,1	4,8	10,9	7,9	8,7

des sog. *embryofetalen Alkoholsyndroms* beschrieben [6]. Diese gravierenden Folgen (Hypotrophie, Mikroenzephalie, kraniofaziale Dysmorphie, postnatale somatische und geistige Retardierung) können für die Formen des sozial akzeptierten Trinkens nicht angenommen werden. Allerdings spielt dabei das grobe Raster zur Quantifizierung des Alkoholkonsums und sicherlich auch die Tendenz zu sozial erwünschten Antworten eine Rolle. Andere fanden dagegen, daß der Alkoholkonsum vor allem mit einer Verkürzung der Tragzeit einhergeht, wobei die Häufigkeit pränatal dystropher Kinder nur leicht, die Abortrate hingegen sehr deutlich erhöht war [49].

8.4 Drogen

Bei heroinabhängigen Frauen wurden deutlich verkürzte Tragzeiten und Geburtsgewichte festgestellt [62], wobei durch eine intensive medizinische, psychische und soziale Betreuung während der Schwangerschaft (unter Einschluß einer Heroinsubstitutionstherapie) eine tendenzielle Verbesserung erreicht werden kann. In den letzten Jahren wurde aufgrund eines sich ändernden Drogenmißbrauchs auch der Einfluß von Kokain [10, 66] auf eine Verkürzung der Tragzeit sowie ein geringeres Geburtsgewicht nachgewiesen (Erhöhung des Risikos um den Faktor 2 bis 3). Eine Häufung von frühgeborenen sowie untergewichtigen Kindern ist auch bei Konsum von Amphetaminen und Barbituraten sowie fallweise von Haschisch berichtet worden.

Ein verstärktes Drogen-Screening ist aufgrund neuerer Befunde [12] zu fordern: Wie aufgrund von Mekoniumuntersuchungen nachgewiesen wurde, waren in einer Stichprobe des Universitätsspitals Zürich, aus der bereits alle Frauen ausgeschlossen waren, die einen Drogenkonsum zugegeben hatte (3,6%), in 11% der Fälle eine oder mehr Drogensubstanzen (Opiate, Amphetamine, Barbiturate, Benzodiazepine, Cannabinoide, Kokain) nachweisbar. Bei den aus diesen Schwangerschaften geborenen Kindern war das Frühgeburtsrisiko um das 2,3fache erhöht. Mit dem Drogenkonsum sind zudem eine Reihe weiterer Risikofaktoren für Frühgeburtlichkeit verbunden (z. B. Alkoholkonsum, mehrfacher Substanzabusus, chaotischer Lebensstil, weniger Vorsorgeuntersuchungen).

9 Konstitutionelle Aspekte

9.1 Ernährungszustand

Bei Frauen mit einem Gewicht unter 45 kg während der Schwangerschaft ist das Dysmaturitätsrisiko um 20%, das Prämaturitätsrisiko um 23% erhöht [30]. Auch das präkonzeptionelle Untergewicht stellt einen Risikofaktor für Frühgeburten dar [71]. In Entwicklungsländern spielt Unterernährung noch eine bedeutsame Rolle für Frühgeburtlichkeit. In Industrieländern werden als Risikogruppen, die durch eine unzureichende Ernährung während der Schwangerschaft erhöht gefährdet sind, Frauen mit den folgenden Merkmalen bezeichnet:

– jugendliches Alter (<15 Jahren)
– drei oder mehr Schwangerschaften in den vorausgegangenen zwei Jahren
– belastete geburtshilfliche Anamnese
– ungünstige sozioökonomische Begleitumstände, auch Hungerperioden
– Konsum von Nikotin, Alkohol und Drogen
– spezielle Diät bei chronischen Systemerkrankungen
– Ausgangsgewicht von unter 85% oder über 120% des Standardgewichts

9.2 Körpergröße und Körpergewicht

Mit Ausnahme weniger Untersuchungen [74] wurden häufig Zusammenhänge zwischen Frühgeburt auf der einen Seite und geringem präkonzeptionellem Körpergewicht, geringerer Größe und geringer Gewichtszunahme der Mutter während der Schwangerschaft auf der anderen Seite herausgestellt (siehe auch Bd. 4, Kap. 6, Abschnitt 3.1.3). Interpretativ ist daran zu denken, daß die Zusammenhänge zur Frühgeburt über eine genetische Komponente oder durch einen Ernährungsfaktor (aktuell zurückzuführen auf die mangelnde Gewichtszunahme während der Schwangerschaft oder eine bereits präkonzeptionell bestehende chronische Mangelernährung) vermittelt werden.

10 Vorausgegangene Interruptiones

In älteren Arbeiten wurde darauf verwiesen, daß frühzeitig geborene Kinder direkt mit Abtreibungsversuchen in Zusammenhang zu bringen sind [61]. Durch die Legalisierung des Schwangerschaftsabbruchs kann diesen Vermutungen heute nur mehr eine geringe Bedeutung zugeschrieben werden. Frühzeitig wurde aber auch das Problem untersucht, welche Langzeitfolgen einer Interruptio zugeschrieben werden können. Während in früheren Untersuchungen hinsichtlich der Frühgeburtlichkeit fatale Konsequenzen vorausgegangener Schwangerschaftsabbrüche beschrieben wurden, wurde dies durch spätere Arbeiten relativiert [29]. Diesen Untersuchungen stehen eine Reihe von Ergebnissen gegenüber, in denen noch in neuerer Zeit problematische Folgen eines Schwangerschaftsabbruchs aufgewiesen wurden. Bei einer Gegenüberstellung von Frauen mit und ohne Interruptio in der Anamnese wurde etwa viermal so häufig eine Graviditätsdauer unter 38 Wochen in der Interruptiogruppe gesehen [39]. Über ähnliche Ergebnisse bei Dysmaturen berichten andere Arbeitsgruppen [74]. Durch einen vorausgegangenen Abbruch ist das Frühgeburtenrisiko um den Faktor 1,3 bis 1,5 erhöht (Tab. 13-11).

Als Ursachen frühgeburtssteigernder Folgen eines Schwangerschaftsabbruchs werden zumeist die Zervixdilatation und das damit verbundene Risiko einer Lazeration genannt. Allgemein wurde auch die Bedeutung früherer Kürettagen für die Frühgeburt herausgestellt, wobei die Frühgeburtenrate vor allem bei wiederholten Kürettagen deutlich zunimmt. In ähnlicher Weise kommen in der Anamnese von Frauen mit einer Frühgeburt Cerclagen häufiger vor. Diese Zusammenhänge verweisen auf die Bedeutung der angewandten Interruptiomethoden für die nachfolgenden Schwangerschaften. Da heute vor allem das Verfahren der Kürettage zurückgegangen ist (1977: 43,3 % aller Abbrüche, 1978: 28,7 %) und die schonendere Vakuumaspiration zugenommen hat (1977: 48,1 %, 1978: 64,4 %), ist das Frühgeburtsrisiko durch andere Interruptiomethoden zu relativieren [34].

Tabelle 13-11 Frühgeburtenhäufigkeit (in Prozent) nach Interruptio (nach Weitzel und Hartmann [75])

verwendete Frühgeburt-lichkeitskriterien	vorausgegangener Schwangerschaftsabbruch	
	ja	nein
Tragzeit	8,9	6,2
Gewicht	8,3	6,4
Tragzeit und Gewicht	4,3	2,9

11 Sexualverhalten

Nicht nur nach volkstümlichen Überzeugungen wird dem Koitus gegen Ende der Schwangerschaft eine wehenanregende Funktion zugeschrieben. Betrachtet man das Sexualverhalten während der einzelnen Schwangerschaftsdrittel, so läßt sich auch eine Abnahme der Koitusfrequenz feststellen (Abb. 13-4). Diese Abnahme der sexuellen Aktivität ist im wesentlichen von zwei Faktoren abhängig: vom subjektiven Empfinden und von Empfehlungen durch Ärzte und andere Informationsquellen. Dabei geht aus früheren Untersuchungen hervor, daß der häufigste Grund für die Einstellung des Geschlechtsverkehrs in Empfehlungen von Ärzten gesehen wird, in jüngerer Zeit werden solche Anordnungen offensichtlich seltener getroffen. Die möglichen Gründe für diese Empfehlung bestehen in der Befürchtung einer vorzeitigen Auslösung der Wehen, einer Schädigung des Feten oder der Möglichkeit von Infektionen durch den koitalen Verkehr. Der Nachweis einer solchen Beziehung, besonders zur Frühgeburt, steht allerdings aus [41, 58, 67]. Andererseits finden sich auch Ergebnisse, nach denen solche Beziehungen nahegelegt werden [57]. Masters und Johnson [46] berichten, daß bei vier der 111 bei ihnen untersuchten Frauen unmittelbar nach einem Orgasmus die Wehentätigkeit einsetzte, wobei diese vier Frauen 18 Tage oder kürzer vor dem errechneten Geburtstermin standen. Andere Autoren machen darauf aufmerksam, daß Frauen mit Orgasmuserfahrungen während der letzten Schwangerschaftstage eher zu Frühgeburten neigen als andere [22].

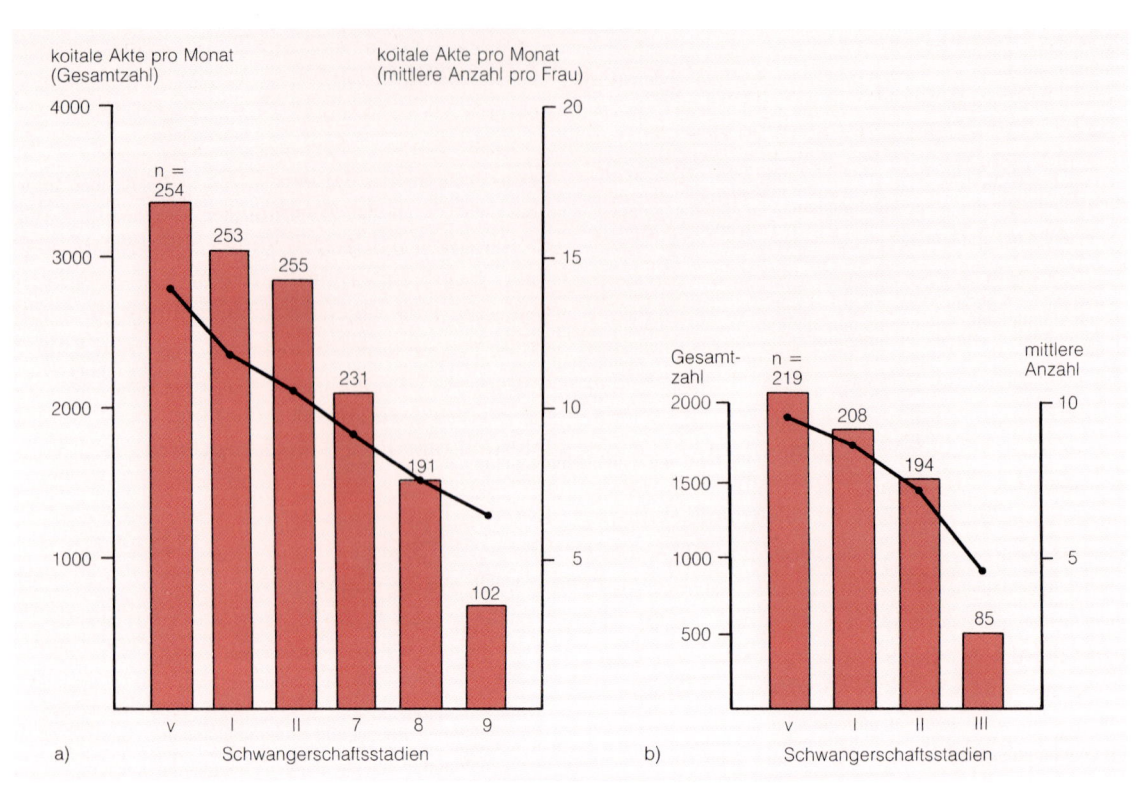

Abb. 13-4 Anzahl der Koitusakte in verschiedenen Phasen der Schwangerschaft und mittlere Koitusrate der Frauen, die während der einzelnen Phasen der Schwangerschaft noch den Koitus ausüben. a) nach Solberg und Mitarbeitern [67], b) nach Lukesch [41]. v = vor der Schwangerschaft; I, II, III = I. bis III. Schwangerschaftstrimenon; 7, 8, 9 = 7. bis 9. Schwangerschaftsmonat

12 Psychogene Aspekte der Frühgeburtlichkeit

12.1 Belastende Lebensereignisse und Lebensumstände

Im Rahmen der Erforschung von Streßphänomenen wird die Bedeutung kritischer Lebensereignisse für psychische oder somatische Funktionsstörungen herausgehoben. Das Stressorkonzept ist dabei so weit gefaßt, daß neben äußeren Ereignissen (etwa dem Tod eines nahestehenden Familienmitglieds oder Arbeitslosigkeit) auch interne Konfliktsituationen darunter subsumiert werden können. Im Rahmen der Streßforschung wurde auch deutlich, daß die Betrachtung objektiver situationaler Umstände nur ausnahmeweise zur Erklärung der Streßreaktion geeignet ist. Die Ausnahme betrifft Schwellenwerte, ab denen mit Sicherheit mit einer Streßreaktion zu rechnen ist. Wichtig sind interne Bewertungen äußerer Ereignisse und die einer Person verfügbaren internen und sozialen Bewältigungsressourcen und Bewältigungsstrategien.

Kritische Lebensereignisse

Bei Müttern Frühgeborener ohne eindeutige medizinische Genese wurden im Schnitt doppelt so viele belastende Lebensereignisse (Todesfälle, Desertionen, ökonomische Probleme, interpersonelle Probleme) gefunden als bei Müttern normalgewichtiger Kinder [24]. Hierzu passen Berichte, die bei Schwangeren, die unter akutem oder chronischem psychischem Streß zu leiden hatten, Frühgeburten vermehrt vorkamen [37]. Auch wurde eine Beziehung zwischen Schwangerschaftskomplikationen und belastenden Lebensereignissen ab dem II. Trimenon der Schwangerschaft gefunden [23] und von Müttern hypertropher Kinder in 40%, von den frühgeborenen Kindern in 33,4% und einer Kontrollgruppe in 11,9% außergewöhnliche familiäre und berufliche Belastungen angegeben [18].

Arbeitslosigkeit

Der Tendenz nach fand man bei arbeitslosen Frauen im Vergleich zu berufstätigen und Hausfrauen eine leicht erhöhte Frühgeburtenrate [1]. Deutlichere Beziehungen ergaben sich zu der Arbeitsplatzsituation des Ehemanns bzw. Partners; wird dessen Arbeitsplatz als sicher eingeschätzt, so treten in 5,4% Frühgeburten auf, ist er nicht gesichert, so sind es 7,9% und ist der Partner arbeitslos, dann sogar 12,9%.

Gefängnisaufenthalt

Vereinzelt wurde auf Besonderheiten der Schwangerschaft und der Kinder inhaftierter Frauen aufmerksam gemacht [69]. Unter anderem wurden 42% regelwidrige Neugeborene (der Großteil davon Früh- und Mangelgeburten) gefunden. Diese Auffälligkeiten werden als Ergebnis psychischen und sozialen Stresses interpretiert, der teilweise durch die speziellen Haftbedingungen, aber auch präexistent vorhanden war.

Studiumabbruch

Während die eher günstige Situation von Frauen mit akademischer Ausbildung bekannt ist, wurden bei Studiumabbrecherinnen in 13,2% Frühgeburten gefunden [1], eine Rate doppelt so hoch wie die der Grundgesamtheit.

Elternbeziehung

Allgemein kann man davon ausgehen, daß ein Mädchen im Laufe seiner Entwicklung im Kontext seiner Familie über differenzierte Lernvorgänge jene grundlegenden Einstellungen und Verhaltensweisen erwirbt, welche sein späteres Frausein maßgeblich beeinflussen. Dabei besitzt sowohl die zurückliegende wie auch die aktuelle Beziehung zu beiden Elternteilen einen Einfluß auf das Erleben einer Schwangerschaft. Darüber hinaus ist das Klima im Elternhaus von besonderer Wichtigkeit. Vor allem früh erlebte Scheidungen der Eltern zeigen deutlich destruktive Wirkungen. Da es sich hier um zurückliegende Ereignisse handelt, die Langzeitwirkung besitzen, die aber im Nachhinein praktisch nicht mehr reparabel sind, müßte hier präventiv gehandelt werden.

Der Tod eines Elternteils, auch zu einem früheren Zeitpunkt, hat in der Biographie der Frau nicht so schädliche Wirkungen wie eine Scheidung der Eltern [45], es ist also eine länger vorhandene Atmosphäre der Zerrüttung und elterlicher Zwistigkeit (vor, im Umfeld oder nach einer Scheidung) bzw. das Erlebnis, vom Vater verlassen zu werden oder den Vater dämonisiert zu bekommen, die sich negativ bemerkbar machen und nicht so sehr das Trennungserlebnis selbst.

Hinsichtlich der Frühgeburtlichkeit finden sich folgende empirische Belege: Wird die Schwangerschaft von den Eltern der Schwangeren abgelehnt, so findet sich eine erhöhte Frühgeburtenquote [1]. Eine Häufung aktueller Probleme mit den Eltern konnte bei Frauen mit vorzeitigen Wehen nicht gefunden werden, häufiger waren bei ihnen jedoch Konflikte oder psychische Traumen in der Kindheit vorhanden.

Wohnverhältnisse (Crowding-Faktor)

Eine von der Schichtzugehörigkeit nicht unabhängige Einflußgröße stellt das Verfügen über Wohnraum dar bzw. die damit verbundenen Situationen, wie Möglichkeiten des sozialen Rückzugs, Störung durch andere Personen oder Verfügung über eine Privatsphäre. Es ist hier festzustellen, daß bei objektiv schlechten oder auch subjektiv als unzureichend erlebten Wohnverhältnissen negative Aspekte des Schwangerschaftserlebens, wie ein geringerer Grad an Geplantheit, vermehrte offene Ablehnung oder ein geringeres Ausmaß an phantasiemäßiger Auseinandersetzung mit dem werdenden Kind vermehrt vorkommen [42]. Aus früheren Untersuchungen wird die schwierige Wohnsituation von Eltern frühgeborener Kinder deutlich (z.B. 10,4% bei mehreren Familien in einer Wohnung).

12.2 Schwangerschaftserleben

Immer wieder wurde auch die Vermutung geäußert, daß die Einstellung der werdenden Mutter zu Schwangerschaft und Kind im Verlauf einer Schwangerschaft speziell die Häufigkeit von Frühgeburten und Aborten beeinflussen kann. Hinsichtlich Frühgeburten lassen sich folgende Effekte aufweisen: Eine deutliche Verkürzung der Tragzeit ist bei Frauen, die ihre Schwangerschaft bis zuletzt leugnen, gegeben [9]. Viele Arbeitsgruppen glauben aufgrund von Wochenbetterhebungen nachweisen zu können, daß negative Schwangerschaftseinstellungen allgemein bei der Frühgeburtsgenese eine Rolle spielen [2].

Andere wiederum finden bei Müttern frühgeborener Kinder widersprüchliche Einstellungen zur Schwangerschaft [73]: Im Vergleich zu Müttern reifgeborener Kinder geben sie zwar einen höheren Grad an Erwünschtheit der Schwangerschaft (51 gegenüber

38%) an, aber auch vermehrt Abtreibungswünsche (24 gegenüber 4%). Gesichert scheint eine verspätete und seltenere Inanspruchnahme der Vorsorgeuntersuchungen bei unerwünschtem Kind [72]. Bei Frauen mit vorzeitiger Wehentätigkeit wurden folgende Auffälligkeiten festgestellt [27]: vermehrt unerwünschte Schwangerschaft, Probleme im Zusammenhang mit Menarche und Menstruation, weniger befriedigendes Sexualleben und Interaktionsprobleme mit dem Partner.

12.3 Persönlichkeitsmerkmale

Zahlreiche Versuche liegen vor, Persönlichkeitsmerkmale als prädisponierend für Frühgeburten herauszustellen. Allerdings scheint es hier so zu sein, daß ältere, mit geringerer methodischer Stringenz durchgeführte Arbeiten eher Resultate erbrachten. So wird in manchen Veröffentlichungen mit nicht objektiver Methodik herausgestellt, daß bei Müttern mit schwerwiegenden Schwangerschaftskomplikationen (insbesondere Aborte und Frühgeburten) psychosomatische und Persönlichkeitsstörungen gehäuft vorkommen. Frauen mit einer Frühgeburt, bei denen kein medizinisches Risiko nachweisbar ist, sollen durch größere emotionale Abhängigkeit, körperlichen Narzißmus und eine weniger gelungene Ablösung von der Herkunftsfamilie gekennzeichnet sein [7]. Bei einer ähnlichen Untersuchungsanlage fand man, daß Mütter Frühgeborener doppelt so viele psychosomatische und neuropsychiatrische Symptome angaben als Mütter reifgeborener Kinder. Dabei stellten sich folgende typische Unterschiede heraus:

- Abhängigkeit und Hilflosigkeit, Bedürfnis nach einem beschützenden Mann
- Ausdruck von Gefühlen auf somatischer Ebene
- unreife Persönlichkeit
- Gefühl der Unzulänglichkeit als Frau
- vermehrte Ablehnung heterosexueller Beziehungen bei gleichzeitiger Sehnsucht nach einer engen Bindung
- Schuldgefühle im Zusammenhang mit Sexualität
- Sexualität wird in Zusammenhang mit Gewalttätigkeit und Traumen gebracht
- unterdrückte Feindseligkeit

Häufig wurden das Angstniveau bzw. schwangerschaftsbezogene Ängste mit Frühgeburten in Zusammenhang gebracht, jedoch gelang dies nicht immer. Diese widersprüchlichen Ergebnisse sind leicht aufzulösen: Während sich bei Müttern mit einer Frühgeburt oder einer Frühgeburtsgefährdung deutliche Unterschiede im Angstniveau im Vergleich zu nicht gefährdeten Frauen nachweisen ließen [44], waren gleichsinnige Unterschiede bei prospektiven Untersuchungen nicht zu finden [36]. Dies belegt, daß die Angstunterschiede als Folge und nicht als Ursache der Gefährdung oder der tatsächlich eingetretenen Frühgeburt aufzufassen sind.

Literatur

1. Adamczyk, A.: Psycho-soziale und sozio-ökonomische Aspekte der Frühgeburtlichkeit. Infratest Gesundheitsforschung, München 1982.
2. Akkerman, S., J. Töwe, M. Voigt: Zum Einfluß sozialer Faktoren auf die Beziehungen zwischen mütterlicher Berufstätigkeit und Frühgeborenenquote. Zbl. Gynäk. 98 (1976) 193–199.
3. Armstrong, B. G., A. D. Nolin, A. D. McDonald: Work in pregnancy and birth weight for gestational age. Brit. J. ind. Med. 46 (1989) 196–199.
4. Artner, J., H. Fröhlich: Die Frühgeburten an der II. Universitäts-Frauenklinik in Wien in den Jahren 1959–1965. Pädiat. Pädol. 6 (1969) 217–225.
5. Ballard, W., E. Gold: Medical and health aspects of reproduction in the adolescent. Clin. Obstet. Gynec. 14 (1971) 338.
6. Bierich, J. R., F. Majewski, R. Michalis, I. Tillner: Über das embryo-fetale Alkoholsyndrom. Europ. J. Pediat. 121 (1976) 155–177.
7. Blau, A., B. Slaff, D. Easton, J. Welkowitz, J. Cohen: The psychologic aetiology of premature births: a preliminary report. Psychosom. Med. 25 (1963) 201–211.
8. Boldman, R., D. M. Reed, E. J. Stanley (eds.): The Epidemiology of Prematurity, pp. 39–52. Urban & Schwarzenberg, München–Wien–Baltimore 1977.
9. Brezinka, C., O. Huter, W. Biebl, J. Kinzl: Denial of pregnancy: obstetric aspects. J. psychosom. Obstet. Gynec. 15 (1994) 1–8.
9a. Brusis, E.: Entwicklung der Frühgeburtlichkeit in der Bayerischen Perinatalerhebung in den Jahren 1987 bis 1994. In: Bayerische Landesärztekammer und Kassenärztliche Vereinigung Bayerns (Hrsg.): Bayerische Perinatalerhebung, Jahresbericht 1995, S. 17–23. Eigenverlag: München 1996.
10. Burkett, G., S.Y. Yasin, D. Palow, L. LaVoie, M. Martinez: Patterns of cocain binging: effect on pregnancy. Amer. J. Obstet. Gynec. 171 (1994) 372–379.
11. Collatz, J., H. Hecker, K. Oetzer, J. J. Rohde, M. Wilken, E. Wolf: Perinatalstudie Niedersachsen und Bremen. Soziale Lage, medizinische Versorgung, Schwangerschaftsverlauf und perinatale Mortalität. Urban & Schwarzenberg, München 1983.
12. Dahlem, P., H. U. Bucher, D. Cuendet, D. Mieth, K. Gautschi: Prävalenz von Drogen im Mekonium. Monatsschr. Kinderheilk. 141 (1993) 237–240.
13. Deingruber, C.: Berufstätigkeit und Schwangerschaft. Inauguraldissertation, Universität Erlangen-Nürnberg 1975.
14. DFG (Deutsche Forschungsgemeinschaft): Schwangerschaftsverlauf und Kindesentwicklung. Harald Boldt, Boppard 1977.

15. DGK (Deutsches Grünes Kreuz): Die Bedeutung der sozialen Schicht für die Schwangeren- und Kleinkindvorsorge. Eigenverlag, Marburg 1973.
16. Donahue, C. L., T. T. H. Wan: Measuring obstetric risks of prematurity: a preliminary analysis of neonatal death. Amer. J. Obstet. Gynec. 115 (1973) 911–915.
17. Donelly, J. F., C. E. Flowers, R. N. Creadick, H. B. Wells, G. Greenberg: Maternal, fetal and environmental factors in prematurity. Amer. J. Obstet. Gynec. 88 (1964) 918.
18. Eggers, H., K. D. Wagner, M. Wigger: Bedingungen und Störfaktoren der frühkindlichen Entwicklung. Enke, Stuttgart 1981.
19. Enkeles, T., M. Frank, J. Korporal: Frühgeburtlichkeit und Schwangerenvorsorge. Zschr. Geburtsh. Perinat. 194 (1990) 22–28.
20. Fangman, J. J., P. M. Mark, L. Pratt et al.: Prematurity prevention programs: an analysis of successes and failures. Amer. J. Obstet. Gynec. 170 (1994) 744–750.
21. Ferentzi, C. V.: Haben psychische Belastungen der Schwangeren einen Einfluß auf die Frühgeburtenhäufigkeit? Inauguraldissertation, Universität Erlangen-Nürnberg 1973.
22. Goodlin, R. C.: Orgasm and premature labor. Lancet II (1969) 646.
23. Gorsuch, R. L., M. K. Key: Abnormalities of pregnancy as a function of anxiety and life stress. Psychosom. Med. 36 (1974) 352–362.
24. Gunter, L. M.: Psychopathology and stress in the life experience of mothers and premature infants. Amer. J. Obstet. Gynec. 86 (1963) 333–340.
25. Hartmann, K. W. H., H. Weitzel: Vorstellung der Hannoverschen Perinatalstudie. In: Berg, D., U. Berg-Wurms (Hrsg.): Frühgeburt – Amberger Symposion, S. 19–21, Milupa, Friedrichsdorf/Taunus 1982.
26. Helmbrecht, H.: Beziehungen zwischen Vorstellungen und Verhaltensweisen in der Schwangerschaft einerseits und sozialen Merkmalen der Schwangerschaft andererseits. Inauguraldissertation, Universität Erlangen-Nürnberg 1974.
27. Herms, V., W. Eicher, J. Gabelmann, K. Falk: Psychosomatische Aspekte vorzeitiger Wehentätigkeit. gynäk. prax. 3 (1979) 677–683.
28. Hiersche, H. D., S. V. Prillwitz, R. Müller, K. W. Tietze: Schwangerschaft bei Jugendlichen und Heranwachsenden. Geburtsh. u. Frauenheilk. 35 (1975) 112–121.
29. Hogue, C. J. R., W. Cates, C. Tietze: The effects of induced abortion on subsequent reproduction. Epidemiol. Rev. 4 (1982) 66–94.
30. Huber, J. C., W. Knogler, H. Gring, E. Reinold: Bedeutung und Häufigkeit von Risikofaktoren bei Prä- und Dysmaturität. Z. Geburtsh. Perinat. 188 (1984) 256–260.
31. Israel, E. P., H. Eggers, J. Töwe, H. Körner: Bewertung mehrdimensionaler Screenings im Rahmen der Prämaturitäts-Dysmaturitäts-Präventivprogramme. Zbl. Gynäk. 99 (1977) 992–1007.
32. Jung, H.: Die Frühgeburt. Gynäkologe 8 (1975) 176–185.
33. Kaltreider, F., S. Kohl: Epidemiology of preterm delivery. Clin. Obstet. Gynec. 23 (1980) 17–31.
34. Ketting, E., P. van Praag: Schwangerschaftsabbruch. Gesetz und Praxis im internationalen Vergleich. Deutsche Gesellschaft für Verhaltenstherapie, Tübingen 1985.
35. Klingmüller-Ahting, U., E. Saling, J. Giffei: Frühgeburten und intrauterine Mangelentwicklung. Gynäkologe 8 (1975) 186–197.
36. Kochenstein, P.: Psychische und psychosoziale Faktoren für Frühgeburtlichkeit und Frühgeburtlichkeitsgefährdung. Causa, München 1984.
37. Koller, S.: Risikofaktoren der Schwangerschaft. Springer, Berlin–Heidelberg–New York 1983.
38. Kucera, H.: Schichtspezifische Erfolge bei der Intensivbetreuung in der Schwangerschaft. Gynäkologe 12 (1979) 175–180.
39. Lembrych, S.: Schwangerschafts-, Geburts- und Wochenbettverlauf nach künstlicher Unterbrechung der ersten Gravidität. Zbl. Gynäk. 94 (1972) 164–168.
40. Lindemann, C.: Birth Control and the Unmarried Young Woman. Springer, Berlin–Heidelberg–New York 1974.
41. Lukesch, H.: Sexualverhalten während der Schwangerschaft. Geburtsh. u. Frauenheilk. 36 (1976) 1081–1090.
42. Lukesch, H.: Der Einfluß sozialer Beziehungen auf das Schwangerschaftserleben. In: Prill, H. J., D. Langen (Hrsg.): Der psychosomatische Weg zur gynäkologischen Praxis, S. 106–110. Schattauer, Stuttgart–New York 1983.
43. Lukesch, H., C. Holz, P. Kochenstein: Schwangerschafts- und Geburtsängste. Verbreitung – Genese – Therapie. Enke, Stuttgart 1981.
44. Lukesch, H., K. Krumbacher, S. Böttger: Psychosoziale Aspekte der Frühgeburtlichkeit. gynäk. prax. 9 (1986) 123–129.
45. Lukesch, H., M. Lukesch: S-S-G. Ein Fragebogen zur Messung von Einstellungen zu Schwangerschaft, Sexualität und Geburt. Hogrefe, Göttingen, 1976.
46. Masters, W. H., V. E. Johnson: Die sexuelle Reaktion. Akademische Verlagsgesellschaft, Frankfurt 1967.
47. Mau, G.: Nahrungs- und Genußmittelkonsum in der Schwangerschaft und seine Auswirkungen auf perinatale Sterblichkeit, Frühgeburtlichkeit und andere perinatale Größen. Mschr. Kinderheilk. 122 (1974) 539–540.
48. Mau, G.: Rauchen und Schwangerschaft. Med. Welt 26 (1975) 28–30.
49. Mau, G., P. Netter: Auswirkungen des väterlichen Zigarettenkonsums auf die perinatale Sterblichkeit und Mißbildungshäufigkeit. Dtsch. med. Wschr. 99 (1974) 1113–1118.
50. Mau, G., P. Netter: Die Bedeutung sozio-ökonomischer Faktoren für den Schwangerschaftsausgang. Gynäkologe 10 (1977) 41–44.
51. Möller, K. P.: Überalterung der Bevölkerung in der Bundesrepublik. Spektr. Wiss. Heft 10 (1985) 17–20.
52. Montagu, M. F. A.: Prenatal Influences. Thomas, Springfield/Ill. 1962.
53. Österlund, K.: Vorstellung der finnischen Perinatalerhebung. In: Berg, D., U. Berg-Wurms (Hrsg.): Frühgeburt – Amberger Symposion, S. 23–26. Milupa, Friedrichsdorf/Taunus 1982.
54. Placek, P.: Maternal and infant health factors associated with low infant birthweight. Findings from the 1972 National Natality Survey. In: Reed, D. M., E. J. Stanley (eds.): The Epidemiology of Prematurity, pp. 197–212. Urban & Schwarzenberg, München–Wien–Baltimore 1977.
55. Pokorny, Y. S., V. Scheele: Über Schwangerschaft, Geburt und Wochenbett bei jungen Müttern. Geburtsh. u. Frauenheilk. 21 (1961) 363–374.
56. Pratt, M. W., Z. L. Janus, N. C. Sayal: National variations in prematurity (1973 und 1974). In: Reed, D. M., F. J. Stanley (eds.): The Epidemiology of Prematurity, pp. 53–80. Urban & Schwarzenberg, München–Wien–Baltimore 1977.
57. Pystynen, P., S. Nummi: Beziehung des Koitus zu Beginn der Uteruswehen und der Geburt gegen Ende der Schwangerschaft. Zbl. Gynäk. 96 (1974) 430–432.
58. Read, J. S., M. A. Klebanoff: Sexual intercourse during pregnancy and preterm delivery: effects of vaginal microorganisms. Amer. J. Obstet. Gynec. 168 (1993) 514–519.
59. Reis, K., U. Brösicke: Zum Gesundheitsverhalten bei jugendlichen Schwangeren in der Frühschwangerschaft. Zbl. Gynäk. 106 (1984) 393–397.
60. Rosanelli, K.: Perinatale Risikofaktoren: Analyse von 1333 Geburten der Frauenklinik Graz 1973. Wiener med. Wschr. Suppl. 24 (1975) 1–8.
61. Schulze, K. W., I. Felsch: Die Frühgeburt als soziales Problem. Geburtsh. u. Frauenheilk. 21 (1961) 782–791.
62. Schwerdt, M., B. Hollenbach, M. Stauber: Drogenabhängigkeit und Schwangerschaft. In: Richter, D., M. Stauber (Hrsg.):

Psychosomatische Probleme in Geburtshilfe und Gynäkologie, S. 123–130. Kehrer, Freiburg 1983.
63. Selbmann, H. K., M. Brach, H. Elser, K. Holzmann, J. Johannigmann, K. Riegel: Münchner Perinatalstudie 1975–1977. Deutscher Ärzteverlag, Köln 1980.
64. Selbmann, H. K., M. Brach, H. J. Höfling, R. Jonas, M. A. Schreiber, K. Überla: Münchner Perinatalstudie 1975. Deutscher Ärzteverlag, Köln 1977.
65. Selvin, S., D. T. Janerich: Four factors influencing birthweight. Brit. J. Prev. Soc. Med. 25 (1971) 12–16.
66. Singer, L., R. Arendt, L.Y. Song, E. Warshawsky, R. Kliegman: Direct and indirect interactions of cocain with childbirth outcomes. Arch. Pediat. Adolesc. Med. 148 (1994) 959–964.
67. Solberg, D. A., J. Butler, N. N. Wagner: Sexual behavior in pregnancy. New England J. Med. 288 (1973) 1098–1103.
68. Statistisches Bundesamt (Hrsg.): Statistisches Jahrbuch der Bundesrepublik Deutschland. Kohlhammer, Stuttgart, 1952–1985.
69. Stauber, M., B. Weingart, J. Koubenec: Schwangerschaft, Geburt und Wochenbett bei inhaftierten Frauen. Geburtsh. u. Frauenheilk. 44 (1984) 731–737.
70. Taggart, N.: Food habits in pregnancy. Proc. Nutr. Soc. 20 (1961) 35–40.
71. Thalhammer, O.: Verhütung von Frühgeburtlichkeit und pränataler Dystrophie. Z. Geburtsh. Perinat. 177 (1973) 169–177.
72. Tietze, K. W.: Epidemiologische und sozialmedizinische Aspekte der Schwangerschaft. Eine Untersuchung zu den sozialen und regionalen Bedingungen der Inanspruchnahme von Schwangerenvorsorge. Bundesministerium für Arbeit und Sozialordnung, Berlin 1981.
73. Tulzer, W., J. Wancura: Beeinflussung der Frühgeburtlichkeit durch soziale Faktoren. Arch. Kinderheilk. 183 (1971) 338–347.
74. Weil, A., W. Schenk, M. S. Ramzin: Epidemiologische Aspekte der idiopathischen Frühgeburt. Z. Geburtsh. Perinat. 182 (1978) 410–416.
75. Weitzel, H., K. W. Hartmann: Zur Epidemiologie der Frühgeburtlichkeit. In: Berg, D., U. Berg-Wurms (Hrsg.): Frühgeburt - Amberger Symposion, S. 47–57. Milupa AG, Friedrichsdorf/Taunus 1982.
76. Winkler, K.-O.: Arbeitshygienische Studie über werdende Mütter in einem Industriebetrieb. Zbl. Arb.-Med. und Arb.-Schutz 13 (1963) 254–262.
77. Young, J.: Age and parturition in primigravidae. J. Obstet. Gynaec. Brit. Cwlth 70 (1963) 636–642.
78. Zwahr, C., M. Voigt, F. Thielemann, H. Lubinski, L. Kunz: Mehrdimensionale Untersuchung zur Häufigkeit von „Kindern mit niedrigerem Geburtsgewicht" unter Berücksichtigung von Alter, Parität und Berufstätigkeit. Zbl. Gynäk. 101 (1979) 1015–1024.

14 Fetale Fehlbildungen als Ursache der Frühgeburt

U. Gembruch, P. Baumann

Inhalt

1 Einführung 130

2 Fehlbildungshäufigkeit bei Frühgeburt ... 130

3 Polyhydramnion bei Fehlbildungen und Frühgeburt 132

4 Schlußfolgerungen 134

1 Einführung

Seit jeher haben vorzeitige Wehentätigkeit und Frühgeburtlichkeit einen bedeutenden Faktor perinataler Morbidität und Mortalität dargestellt. Obwohl dramatische Fortschritte in der Neugeborenenversorgung die Prognose insbesondere für Neugeborene in den niedrigen Gewichtsklassen verbessert haben, ist deren Zahl seit Jahrzehnten nicht signifikant gesunken. In dem gleichen Maße, in dem andere Ursachen perinataler Morbidität und Mortalität sich als bedeutungslos erwiesen haben, ist das Problem der Frühgeburtlichkeit in den Vordergrund gerückt. Die Verhinderung einer Frühgeburt ist zum stärksten geburtshilflichen Prognosefaktor hinsichtlich eines gesunden Neugeborenen geworden.

In den entwickelten Industrieländern liegt die Rate der Frühgeburtlichkeit (Geburt vor der vollendeten 37. Schwangerschaftswoche post menstruationem) bei ca. 10 % und schwankt dabei zwischen verschiedenen Populationen in Abhängigkeit spezieller Risikofaktoren [5, 18]. Die Überlebensrate von Frühgeborenen jenseits der 31. Schwangerschaftswoche – dies sind ungefähr 80 bis 90 % aller Frühgeburten in sonst unkomplizierten Schwangerschaften – liegt mittlerweile über 90 %, so daß die Probleme der neonatalen und Langzeitmorbidität in dieser Gruppe eine herausragende Bedeutung erlangt haben [5, 18].

Vorzeitige Wehentätigkeit und Frühgeburtlichkeit sind bis heute in ihrem Pathomechanismus nur unzureichend verstanden und in ihrer Ätiologie sicherlich sehr vielgestaltig. Der Begriff „feto-materne Einheit" legt nahe, daß Ursachen und Pathomechanismus der Frühgeburtlichkeit sich kaum nach „mütterlich" oder „fetal" differenzieren lassen werden. Aus praktischen Gründen scheint dies bei der Betreuung Schwangerer mit drohender Frühgeburt jedoch sinnvoll. Tabelle 14-1 führt eine Reihe durch Studien belegter Ursachen von bzw. Assoziationen mit vorzeitiger Wehentätigkeit auf [6]. Fetale Ursachen einer Frühgeburt können Fehlbildungen, Mehrlingsgraviditäten, intrauteriner Fruchttod und selten auch eine fetal induzierte Polyhydramnie sein.

Tabelle 14-1 Ursachen und Assoziationen der Frühgeburtlichkeit (nach Creasy [6])

Sozio-ökonomischer Status
- Beruf und Einkommen
- Schulbildung
- mütterliches Alter < 20 oder > 40 Jahre
- Ernährungsstatus

Lebensführung
- Berufstätigkeit
- Rauchen
- Drogen
- Alkohol

Anamnese
- vorausgegangene Frühgeburtlichkeit
- wiederholte Abruptiones im I. Trimenon
- Zervixinsuffizienz
- Status nach Konisation
- Uterusanomalien
- multiple große Myome

Schwangerschaftskomplikationen
- asymptomatische Bakteriurie
- Blutungen
- systemische Infektionen
- Diabetes mellitus (Polyhydramnie)
- Hyperthyreoidismus
- Herzerkrankungen
- Schwangerschaftscholestase
- Hepatitis
- Anämie
- bauchchirurgische Eingriffe
- Techniken der assistierten Reproduktion
- Mehrlingsschwangerschaften
- fetale Anomalien

2 Fehlbildungshäufigkeit bei Frühgeburt

Zur Rolle fetaler Anomalien bei Frühgeburtlichkeit liegt nur spärliches Datenmaterial vor. Dies liegt zum einen daran, daß es weithin üblich ist, die perinatale Mortalität bei Frühgeburtlichkeit um die Zahl der Neugeborenen mit Anomalien zu bereinigen, zum anderen an einer lückenhaften Datenerfassung [20]. Das vorhandene Datenmaterial deutet jedoch darauf hin, daß die Inzidenz fetaler Anomalien bei vorzeitiger Wehentätigkeit und Frühgeburt erhöht ist [20, 26].

Anfang der 80er Jahre fand Stubblefield auf dem nordamerikanischen Kontinent bei einem relativ kleinen Kollektiv von 206 Schwangerschaften mit

Tabelle 14-2 Fetale Anomalien in Abhängigkeit von der Parität und vom Auftreten von Frühgeburten bei den ersten drei Schwangerschaften bei 30 979 Müttern in Norwegen, 1967 bis 1976. T = Geburt am Termin, F = Frühgeburt; Frühgeburten sind durch Unterstreichung hervorgehoben (nach Bakketeig und Hoffman [1])

Reihenfolge der Geburten			Anzahl der Mütter	fetale Anomalien/ 1000 Geburten		
1. Geburt	2. Geburt	3. Geburt		Para 0	Para 1	Para 2
Keine Frühgeburten:						
T	T	T	24 052	31,1	26,8	27,9
Eine Frühgeburt:						
F	T	T	1452	81,3	24,8	31,0
T	F	T	1003	26,9	72,8	31,9
T	T	F	637	29,8	40,8	45,5
Zwei Frühgeburten:						
F	F	T	229	17,5	26,2	30,6
F	T	F	88	34,1	56,8	22,7
T	F	F	125	48,0	64,0	16,0
Drei Frühgeburten:						
F	F	F	91	54,9	0,0	22,0
Unbekannt			3302	27,0	22,1	29,1
Insgesamt			30 979	32,9	28,1	28,6

213 Feten eine Rate an fetalen Anomalien von 5,2 %, während die Fehlbildungsrate in der Gesamtpopulation noch mit ca. 3 % angenommen wurde [30]. Dabei waren unter diesen Schwangeren mit Frühgeburten sowohl solche mit vorzeitiger Wehentätigkeit und intakter Fruchtblase als auch solche mit vorzeitigem Blasensprung. Interessanterweise fand sich der größere Anteil an Feten mit Anomalien bei den Schwangeren mit Blasensprung [30].

In Norwegen erhoben Bakketeig und Hoffman zwischen 1967 und 1976 im Rahmen einer Longitudinalstudie Daten der ersten drei Schwangerschaften von 30 979 Frauen [1]. Sie teilten die Frauen in verschiedene Gruppen ein, und zwar nach der Anzahl durchgemachter Frühgeburten und der Reihenfolge deren Auftretens (Tab. 14-2). Fetale Anomalien waren generell unter den Frühgeburten häufiger als bei den Geburten am Termin anzutreffen, wenn in den drei Schwangerschaften nur eine einzige Frühgeburt aufgetreten war. Nicht gehäuft fanden sich fetale Anomalien bei Reifgeborenen, wenn die Mutter eine einzige Frühgeburt hatte. Desgleichen wurden fetale Anomalien nicht gehäuft unter den Müttern beobachtet, die mehr als eine Frühgeburt hatten, verglichen mit den Müttern, die keine Frühgeburten hatten. Wurden die Daten nach spezifischen Anomalien analysiert (Tab. 14-3), zeigte sich, daß multiple Fehlbildungen tendenziell mit vorzeitiger Wehentätigkeit assoziiert waren. Für das höhere Risiko einer Fehlbildung unter den Frühgeburten war bei den Müttern mit nur einer Frühgeburt in erster Linie die höhere Rate an Fehlbildungen des zentralen Nervensystems verantwortlich (Tab. 14-3). Der Zusammenhang zwischen Frühgeburtlichkeit und fetaler Anomalie stellte sich nach den obigen Daten wie folgt dar: War die Anomalie in einer vorausgegangenen Schwangerschaft aufgetreten, ergab sich für die jetzige Schwangerschaft kein erhöhtes Risiko für eine Frühgeburt. Lag jedoch die Anomalie in der jetzigen Schwangerschaft vor, betrug das relative Risiko 2,0 [1].

Bestimmte fetale Fehlbildungen sind mit Frühgeburtlichkeit assoziiert, und ihre Inzidenz ist demzufolge am Termin signifikant niedriger. So wurden bei Feten mit Neuralrohrdefekten, Lippen-Kiefer-Gaumen-Spalten, Polydaktylie und Mittelgesichtsanomalien zwischen der Embryonalzeit und dem Geburtstermin spontane Verlustraten von 80 bis 98 % beschrieben [23]. Das gleiche trifft für Feten mit chromosomalen Anomalien zu, insbesondere für Triploidie, Turner-Syndrom und die autosomalen Trisomien 13, 18 und 21 [17, 28].

In Deutschland berichten Merz et al. [20] über eine

Tabelle 14-3 Fetale Anomalien in Abhängigkeit von der Anzahl an Frühgeburten bei denselben Müttern (nach Bakketeig und Hoffman [1])

Anzahl der Frühgeburten	Mütter gesamt	Geburten gesamt	fetale Anomalien / 1000 Geburten				
			ZNS	kardio-vaskulär	Down-Syndrom	multiple	restliche
0	24 052	72 156	2,4	2,4	0,9	0,6	22,3
1	3 092	9 276	8,6	2,7	1,2	3,6	27,6
2	442	1326	3,8	2,3	0,0	3,0	23,4
3	91	273	3,7	0,0	0,0	0,0	22,0
Unbekannt	3 302	9 906	3,0	2,3	0,7	1,1	18,9
Gesamt	30 979	92 937	3,0	2,4	0,9	1,0	22,5

Tabelle 14-4 Häufigkeit großer fetaler Fehlbildungen in Abhängigkeit vom Gestationsalter (Mainzer Geburtenregister 1990–1993: 16320 Neugeborene; * = statistisch signifikant) (nach Merz et al. [20])

Schwanger-schaftswoche	Neu-geborene (n)	fehlgebildete Neugeborene (n)	(%)	Odds-Ratio	Konfidenz-Intervall
24–28	89	22	24,7	4,9*	3,9–6,3
29–32	201	52	25,8	4,6*	3,3–6,3
33–36	854	108	12,6	1,7*	1,4–2,1
> 36	15 176	970	6,4		
Gesamt	16 320	1152	7,1		

Tabelle 14-5 Häufigkeit großer fetaler Fehlbildungen in Abhängigkeit vom Geburtsgewicht (Mainzer Geburtenregister 1990–1993: 16320 Neugeborene; * = statistisch signifikant) (nach Merz et al. [20])

Geburts-gewicht (g)	Neu-geborene (n)	fehlgebildete Neugeborene (n)	(%)	Odds-Ratio	Konfidenz-Intervall
<1500	370	115	31,0	4,8*	3,9–6,9
1500–2499	544	105	19,3	2,0*	1,6–2,4
2500–4000	14 436	849	5,9		
>4000	970	83	8,5	1,2	0,9–1,4
Gesamt	16 320	1152	7,1		

Tabelle 14-6 Gehäuft mit einer Frühgeburt assoziierte Fehlbildungen bzw. fetale Anomalien

Bilaterale Nierenagenesie
Ösophagusatresie
Duodenalatresie
Zwerchfellhernie
Arthrogryposis multiplex congenita
Tumoren des Halses und Mediastinums
Immunologisch und nichtimmunologisch bedingter Hydrops
Weitere mit einer Polyhydramnie assoziierte Fehlbildungen
Omphalozele und Gastroschisis
Feto-fetales Transfusionssyndrom
Parasitärer Zwilling (TRAP)
Mehrlinge
Chromosomale Aberrationen (Trisomie 13, 18, 21; Turner-Syndrom; Triploidie)
Wachstumsretardierung

Fehlbildungsrate von 15,8% bei den 7,0% Frühgeborenen unter den 16 320 Neugeborenen der Jahre 1990 bis 1993 aus drei Mainzer Geburtskliniken, die in ein Register zur Erfassung angeborener Fehlbildungen aufgenommen wurden [20]. Diese Rate lag um das 2,5fache höher als bei den reifgeborenen Kindern. Eine weitere Aufschlüsselung der Daten nach Gestationsalter bzw. Geburtsgewicht zeigte einerseits eine mit über 24% deutlich höhere Fehlbildungsinzidenz unter den Frühgeborenen der 24. bis 32. Schwangerschaftswoche als bei den Frühgeborenen der 33. bis 36. Schwangerschaftswoche (12,6%, Tab. 14-4) und andererseits die höchste Fehlbildungsrate (31%) unter den Neugeborenen mit einem Geburtsgewicht unter 1500 g (Tab. 14-5). Defekte im Skelettsystem, internen Urogenitalsystem und kardiovaskulären System sowie im Bereich des Gastrointstinaltrakts waren im Frühgeborenenkollektiv gehäuft anzutreffen [20], was den in der Literatur gemachten Angaben entspricht (Tab. 14-6) [1, 26].

Hervorzuheben ist, daß es bei der Mehrzahl der Feten mit einer bilateralen Nierenagenesie zu einer Frühgeburt kommt; eine bilaterale Nephrektomie beim fetalen Schaf führt auch zur Frühgeburt, wobei die Ursache letztendlich noch unklar ist. Möglicherweise bewirkt die schwere Oligohydramnie eine Kompression des Feten mit nachfolgender Stimulation der hypothalamo-hypophyseo-adrenalen Achse [25, 26].

3 Polyhydramnion bei Fehlbildungen und Frühgeburt

Bei den gehäuft mit Frühgeburtlichkeit assoziierten fetalen Anomalien ist oft eine Polyhydramnie anzutreffen. Daher kannn man vermuten, daß uterine Druckerhöhung und Überdehnung ursächlich zu vorzeitigen Wehen und/oder Blasensprung und somit zur Frühgeburt bei diesen fetalen Anomalien führen (siehe auch Kap. 10).

Die bisherigen Daten zu den *intraamnialen Druckverhältnissen* beruhten auf Druckmessungen während der Geburt [3, 7]. Erst seit wenigen Jahren liegen nun Daten über den intraamnialen Druck des ruhenden Uterus über die gesamte Schwangerschaft vor [9]. Diese Druckmessungen über eine transabdominal eingeführte Amniozentesenadel sind sehr aufwendig, insbesondere wegen der Notwendigkeit, einen festen Referenzpunkt zu definieren und iatrogen induzierte Kontraktionen zu vermeiden [9, 10, 22]. Die Normalkurve des intraamnialen Druckes über die Schwangerschaft

Tabelle 14-7 Untere und obere Grenzwerte (95%-Konfidenzintervall) der Normalwerte des intraamnialen Druckes in mm Hg und cm H$_2$O zwischen der 8. und 34. Schwangerschaftswoche (nach Fisk et al. [9])

Schwanger-schaftswoche	untere Grenze		obere Grenze	
	mm Hg	cm H$_2$O	mm Hg	cm H$_2$O
8	1,1	1,5	6,1	8,1
10	1,5	2,0	7,2	9,7
12	1,8	2,4	8,1	11,0
14	2,0	2,7	8,8	11,9
16	2,2	2,9	9,3	12,6
18	2,2	3,0	9,5	12,9
20	2,3	3,1	9,6	13,1
22	2,3	3,1	9,7	13,1
24	2,3	3,1	9,7	13,1
26	2,3	3,1	9,8	13,3
28	2,4	3,2	10,1	13,6
30	2,5	3,4	10,6	14,3
32	2,8	3,8	11,5	15,6
34	3,2	4,4	13,1	17,7

zeigt einen sigmoidalen Verlauf mit einem Plateau im II. Trimenon zwischen der 16. und 26. Schwangerschaftswoche. Die unteren und oberen Grenzen der 95%-Normkurve für die verschiedenen Schwangerschaftswochen sind in Tabelle 14-7 dargestellt [9]. Keinen Einfluß auf die Höhe des intraamnialen Druckes hatten mütterliches Alter, Parität, Gravidität und fetales Geschlecht, aber auch nicht volumenbezogene Faktoren, wie Zwillingsschwangerschaft, tiefste vertikale Fruchtwassertasche und *Amnionflüssigkeitsindex* (Definition in Kap. 18, Abschnitt 5.3) [9]. Die Normkurven des intraamnialen Druckes decken sich nicht mit denen der Fruchtwassermenge, die bis zur 34. Schwangerschaftswoche stetig zunimmt und dann wieder abfällt [2]. Weit mehr als das intrauterine Volumen scheinen daher für das Gestationsalter spezifische anatomische und hormonelle Einflüsse auf die Uterusmuskulatur den intraamnialen Druck zu beeinflussen [9]. Auch fanden Fisk et al. keine Korrelation zwischen der Höhe des intraamnialen Druckes und einer nachfolgenden Frühgeburt [9], wobei allerdings aufgrund der vielen unterschiedlichen Ursachen einer Frühgeburt die Patientenzahl zu gering war, um eine abschließende Aussage zu der Beziehung zwischen intraamnialem Druck und Frühgeburt zu machen. Außerdem sind die Ergebnisse dieser Studie wegen der großen Zahl mehrfacher Eingriffe und fetaler Anomalien nicht als repräsentativ anzusehen [9].

Bei abnormen Fruchtwassermengen finden sich jedoch auch vermehrt abnorme intraamniale Drucke. So ist der *intraamniale Druck bei einer Oligohydramnie* deutlich reduziert [10, 22]. Der dadurch erhöhte alveolär-amniale Druckgradient mit der Folge eines verstärkten Verlusts der Lungenflüssigkeit scheint ein entscheidender Faktor bei der Entstehung einer Lungenhypoplasie bei früh einsetzender Oligohydramnie zu sein [21]. Eine *artifizielle Fruchtwasserinstillation* aus diagnostischen oder therapeutischen Gründen [8, 12] führt zu einem signifikanten Anstieg des intraamnialen Druckes, allerdings ohne feste Korrelation zum instillierten Flüssigkeitsvolumen [10]. Werden große Menge Flüssigkeit instilliert, kann es zu Wehen und Blasensprung kommen [12]. Es scheint, daß eine Kontrolle des intraamnialen Druckes während der Flüssigkeitsinstillation dies vermeiden könnte [10].

Im Rahmen einer Polyhydramnie kommt es zu einer Erhöhung des intraamnialen Druckes unabhängig vom Gestationsalter [10, 32]. Es besteht eine signifikante Korrelation zwischen der Schwere der Polyhydramnie und dem intraamnialen Druck, wobei Fisk et al. [10] bei jeweils einer Hälfte ihrer Patientinnen mit Polyhydramnie (tiefste vertikale Tasche >8 cm) Druckwerte noch innerhalb bzw. oberhalb des Normbereichs fanden. Bei einer maximalen vertikalen Tasche von mehr als 15 cm lag der Druck bei allen Fällen oberhalb des Normbereichs. Außerdem bestand eine inverse Korrelation zwischen dem intraamnialen Druck einerseits und dem fetalen pO$_2$ und pH andererseits, ein Hinweis auf eine verminderte uteroplazentare Perfusion bei ausgeprägter Polyhydramnie [10]. *Entlastungspunktionen* führten zur Reduktion des intraamnialen Druckes, wobei auch hier keine feste Korrelation zwischen entnommener Fruchtwassermenge und Ausmaß des Druckabfalls bestand [10]. Auch die Verbesserung von fetalem pO$_2$ und pH nach Entlastungspunktion konnte dokumentiert werden [10].

Nur wenige Arbeiten untersuchten den Zusammenhang zwischen der Schwere der Polyhydramnie einerseits und der Häufigkeit einer Frühgeburt andererseits. Bei einer Gruppe von Fällen mit leichter Polyhydramnie, definiert durch einen Amnionflüssigkeitsindex von 24,0 bis 39,9 cm, fanden Smith et al. [27] keine Beziehung zwischen Ausmaß der Polyhydramnie und Frühgeburtlichkeit. Zu einem gleichen Ergebnis kamen Many et al. [19] bei einer Gruppe von 275 Einlingsschwangerschaften mit Polyhydramnie, definiert als Amnionflüssigkeitsindex ≥25 cm (Tab. 14-8), wobei eine insgesamt höhere Inzidenz von Frühgeburten in der Gruppe mit Polyhydramnie als in Schwangerschaften ohne Polyhydramnie anzutreffen war (52/275 = 18,9% versus 1052/8755 = 12%). Obwohl sie keine Beziehung zwischen Schwere der Polyhydramnie und Häufigkeit einer Frühgeburt fanden,

Tabelle 14-8 Beziehung zwischen Ausmaß von Polyhydramnie, definiert über den Amnionflüssigkeitsindex (AFI), einerseits und assoziierten Anomalien sowie der Häufigkeit einer Frühgeburt andererseits (n = 275 Einlingsschwangerschaften; nach Many et al. [19])

	Anteil der Frühgeburten	
	(n)	(%)
Ausmaß der Polyhydramnie (AFI)		
Leichte Polyhydramnie (25–30 cm)	37/199	18,5
Mittelgradige Polyhydramnie (30,1–35 cm)	12/55	21,8
Schwere Polyhydramnie (> 35,1 cm)	3/21	14,3
Assoziierte Anomalien bei einer Polyhydramnie		
Feten mit Malformationen	16/41	39
Maternaler Diabetes mellitus	10/45	22
Idiopathische Polyhydramnie	24/190	12,6

beobachteten Many et al. [19] eine signifikant höhere Inzidenz von Frühgeburten, wenn die Polyhydramnie mit fetalen Malformationen und maternem Diabetes mellitus assoziiert war (Tab. 14-8). Hingegen war die Frühgeburtlichkeit bei idiopathischer Polyhydramnie nicht höher als bei den Patientinnen ohne Polyhydramnie aus dem gleichen Einzugsgebiet [19].

Auch in den Fällen mit *Diabetes mellitus* und *fetalen Fehlbildungen* sind die assoziierte Polyhydramnie und die damit verbundene uterine Überdehnung wohl nur selten Ursache der Frühgeburt. Bei Diabetes mellitus scheint die vermehrte Frühgeburtlichkeit primär durch andere Faktoren bedingt, nämlich durch Präklampsie, schwangerschaftsassoziierte arterielle Hypertonie, höhere White-Klassen-Einstufung, vorzeitigen Blasensprung, fetalen Distreß und vorzeitige Wehentätigkeit, unabhängig von der Polyhydramnie [13].

Zwillings- und *höhergradige Mehrlingsschwangerschaften* (siehe auch Kap. 28) sind Beispiele für eine uterine Überdehnung, die mit einer erhöhten Inzidenz von Frühgeburten assoziiert ist. Doch scheint in Zwillingsschwangerschaften nicht allein das Ausmaß der Fruchtwassermenge das vermehrte Auftreten vorzeitiger Wehen und Geburten zu erklären [14]; dies ist im Einklang mit Messungen des intraamnialen Druckes, der bei unkomplizierten Zwillingsschwangerschaften in der Regel normal ist [9]. Bei der oft extremen Polyhydramnie des Akzeptorfeten im Rahmen eines feto-fetalen Transfusionssyndroms findet sich zumeist ein stark erhöhter intraamnialer Druck, der sich durch Entlastungspunktionen reduzieren läßt [31].

4 Schlußfolgerungen

Aus den dargelegten Ergebnissen der klinischen Studien und der intraamnialen Druckmessungen lassen sich folgende Schlüsse ziehen:

– Bei einer Häufigkeit der *Polyhydramnie* zwischen 0,4 bis 3,3% und einer erhöhten Prävalenz von Frühgeburten bei Polyhydramnie (11,1–29,4%) besteht in den klinischen Studien keine Beziehung zwischen dem Ausmaß der Polyhydramnie und der Häufigkeit der Frühgeburten.
– Andere Faktoren, wie *Diabetes mellitus* und *fetale Fehlbildungen*, die mit Polyhydramnie gehäuft assoziiert sind, sind bekannte Ursachen einer erhöhten Frühgeburtlichkeit, unabhängig von der Fruchtwassermenge. Eine idiopathische Polyhydramnie scheint hingegen nicht mit einer erhöhten Frühgeburtlichkeit assoziiert zu sein.
– Bei Messungen des *intraamnialen Druckes* liegt im Kollektiv der Schwangerschaften mit normaler Fruchtwassermenge keine Korrelation zwischen den sonographischen Meßparametern der Fruchtwassermenge und dem intraamnialen Druck vor. Besteht hingegen eine Polyhydramnie, so ist der intraamniale Druck erhöht, obwohl auch hier ein Großteil der Patientinnen noch Drucke innerhalb des Normbereichs aufweist. Doch scheint bei einer schweren Polyhydramnie (tiefste Fruchtwassertasche >15 cm) grundsätzlich ein erhöhter intraamnialer Druck vorzuliegen, der zusätzlich von gestationsaltersspezifischen anatomischen und hormonellen Einflüssen auf die Uterusmuskulatur mitbestimmt wird.
– Letztendlich schließen die ersten drei Punkte nicht aus, ja es scheint sogar eher wahrscheinlich, daß in einigen Fällen, insbesondere bei exzessiver Polyhydramnie, intraamniale Druckerhöhung und uterine Überdehnung ursächlich zur Frühgeburt führen. Um diese Hypothese letztendlich zu verifizieren, müßte bei einer größeren Zahl von Patientinnen mit Polyhydramnie der intraamniale Druck gemessen und diese Ergebnisse mit der Häufigkeit einer Frühgeburt korreliert werden.

Tabelle 14-9 Ausprägungsgrad der Polyhydramnie und assoziierte materale und/oder fetale Anomalien (nach Hill et al. [16])

Assoziierte Anomalie	(n)	(%)	Ausprägungsgrad der Polyhydramnie		
			leicht	mittel	schwer
Idiopathische Polyhydramnie	68	66,7	66	2	
Fehlbildungen	13	12,7	2	9	2
Juveniler Diabetes	8	7,8	3	5	
Gestationsdiabetes	7	6,9	7	–	
Zwillinge	5	4,9	1	2	2
Diverses	1	1,0	1		
Gesamt	102	100	79	19	4

Anmerkung: Bei leichter Polyhydramnie wurden 83,5% (66/79 Fällen) als idiopathisch klassifiziert, bei mittelgradiger und schwerer Polyhydramnie nur 8,7% (2/23 Fällen).

In allen Arbeiten werden rund zwei Drittel der Fälle mit Polyhydramnie als idiopathisch klassifiziert. Bei einem Drittel hingegen liegen ein maternaler Diabetes oder fetale Anomalien vor. Besonders groß ist der Anteil fetaler Anomalien bei schwerem Ausmaß der Polyhydramnie und frühem Auftreten (Tab. 14-9) [4, 15, 16]. Meist entwickelt sich die Polyhydramnie langsam und wird als *chronische Polyhydramnie* klassifiziert. Ein *akute Polyhydramnie* tritt fast nur bei monochoriaten Zwillingen im Rahmen eines feto-fetalen Transfusionssyndroms auf, in Einlingsschwangerschaften hingegen fast nie [24]. Bei Fällen mit akuter Polyhydramnie ist das Intervall zwischen Auftreten und Entbindung besonders kurz, aber auch bei Zwillingen, Fehlbildungen und Erythroblastose kommt es häufig zur Frühgeburt, wenn eine Polyhydramnie assoziiert ist. Dem errechneten Geburtstermin am nächsten kommen Fälle mit Polyhydramnie bei Gestationsdiabetes und idiopathischer Genese [24]. Aufgrund des oft exzessiven Ausmaßes der Polyhydramnie bei Fehlbildungen, Zwillingen und immunologisch und nichtimmunologisch bedingtem Hydrops kann spekuliert werden, daß in diesen Fällen intraamniale Druckerhöhung und uterine Überdehnung den gemeinsamen Pathomechanismus der Frühgeburtlichkeit darstellen. Hierfür spricht auch, daß die meisten der gehäuft mit Frühgeburtlichkeit assoziierten Fehlbildungen auch mit einer Polyhydramnie assoziiert sind.

Pathophysiologisch werden drei Mechanismen für das Auftreten einer Polyhydramnie im Rahmen von *Fehlbildungen* verantwortlich gemacht [15]:

– Eine *Störung des fetalen Schluckakts* und/oder der *gastrointestinalen Resorption* scheint bei Ösophagusatresie, Zwerchfellhernie (starke Abknickung des gastroösophagealen Winkels), Tumoren in Hals und Mediastinum, neuromuskulären Schluckstörungen (z. B. bei Arthrogryposis multiplex) und Darmobstruktionen ursächlich verantwortlich zu sein, bei Darmobstruktionen kann auch ein Erbrechen des Feten hinzukommen.

– Bei *renalen Erkrankungen des Feten,* insbesondere bei subpelvinen Stenosen und Refluxuropathien, kann eine Polyhydramnie bestehen, entweder hormonell induziert aufgrund einer erhöhten renalen Perfusion oder im Rahmen einer polyurischen Phase der Niereninsuffizienz. Eine chronische Polyurie liegt auch bei Feten mit Bartter-Syndrom vor.

– Eine *vermehrte Transsudation membranöser Läsionen* scheint für das Auftreten einer Polyhydramnie bei Neuralrohrdefekten (Anenzephalie, Enzephalozele und seltener Spina bifida aperta) und Bauchwanddefekten (Omphalozele, selten auch bei Gastroschisis) verantwortlich zu sein.

– Eine *vermehrte Urinproduktion* als Kompensationsmechanismus scheint bei allen *Zuständen erhöhter kardialer Vorlast* (Preload) und erhöhtem venösem Druck der Polyhydramnie zugrunde zu liegen, wobei die Polyhydramnie bei fetaler Anämie (Blutgruppeninkompatibilität, feto-maternaler Transfusion, Parvovirus-B19-Infektion), kardialer Insuffizienz (gewissen Herzfehlern, Tachyarrhythmie, High-cardiac-output-Failure bei fetalen und plazentaren Tumoren, arteriovenösen Fisteln und parasitärem Zwilling) dem Stadium des Hydrops meist vorausgeht. Auch die oft akut einsetzende Polyhydramnie des Akzeptors bei feto-fetalem Transfusionssyndrom in monochorialen Zwillingsschwangerschaften ist Folge des erhöhten Preloads und Afterloads bei Hypervolämie und arterieller Hypertonie [12]. Eine direkte *Obstruktion des venösen Blutflusses* könnte bei Zwergwuchsformen mit Thoraxdysplasie, bei der kongenitalen zystisch-adenomatoiden Lungenfehlbildung und beim primären Hydrothorax pathophysiologisch bedeutsam sein. Letztendlich unklar ist die Polyhydramnie bei Feten mit Trisomie 18 und Trisomie 13, wobei nur einige dieser Feten eine der obengenannten Fehlbildungen aufweisen (z. B. Ösophagusatresie, Zwerchfellhernie, obstruktive Uropathie, Spina bifida aperta). Bei bis zu 80% der Feten mit Trisomie 18 findet sich eine meist ausgeprägte Polyhydramnie, so daß die ungewöhnliche Assoziation einer intrauterinen Wachstumsretardierung mit einer Polyhydramnie als ein relativ harter Indikator für das Vorliegen einer chromosomalen Aberration, insbesondere einer Trisomie 18, anzusehen ist [28].

In all den genannten und in vielen weiteren mit einer Polyhydramnie assoziierten Fehlbildungen [15] kann es, insbesondere wenn eine exzessive Polyhydramnie vorliegt, zu vorzeitigen Wehen, Blasensprung und Frühgeburt kommen. Dies gilt insbesondere für Zwillingsschwangerschaften mit feto-fetalem Transfusionssyndrom oder parasitärem Zwilling, für Zustände mit immunologisch und nichtimmunologisch bedingtem Hydrops sowie bei einigen Fällen mit Neuralrohrdefekt. Prognose und klinisches Management der drohenden Frühgeburt bei assoziierten fetalen Anomalien werden weitgehend von der zugrundeliegenden Anomalie und dem Gestationsalter beeinflußt: Wehenhemmung, Induktion der Lungenreife, elektive Entbindung, gegebenenfalls durch Sectio abdominalis mit entsprechend optimierten Bedingungen zur perinatalen Versorgung, auch vorzeitig zur Verbesserung der kindlichen Prognose; vaginale Entbindung bis hin zum Schwangerschaftsabbruch können im Einzelfall sinnvoll sein. Allgemein für das klinische Management bei vorzeitigen Wehen, Blasensprung und drohender Frühgeburt kann gelten, daß aufgrund der hohen Inzidenz fetaler Anomalien in diesem Kollektiv zu Beginn der Diagnostik immer eine detaillierte sonographische Untersuchung, inklusive einer Echokardiographie, bei entsprechenden Verdachtsmomenten auch eine Karyotypisierung des Feten, zum Ausschluß fetaler Anomalien erfolgen sollte.

Literatur

1. Bakketeig, L. S., H. J. Hoffman: Epidemiology of preterm birth: results from a longitudinal study of births in Norway. In: Elder, M. G., C. H. Hendricks (eds.): Preterm Labour, p. 17. Butterworths, London 1981.
2. Brace, R. A., E. J. Wolf: Normal amniotic fluid volume changes throughout pregnancy. Amer. J. Obstet. Gynec. 161 (1989) 382–388.
3. Caldeyro-Barcia, R., H. Alvarez H.: Abnormal uterine action in labour. J. Obstet. Gynaec. Brit. Cwlth 59 (1952) 646–656.
4. Carlson, D. E., L. D. Platt, A. L. Medearis, J. Horenstein: Quantifiable polyhydramnios: diagnosis and management. Obstet. and Gynec. 75 (1990) 989–993.
5. Copper, R. L., R. L. Goldenberg, R. K. Creasy et al.: A multicenter study of preterm birth weight and gestational age-specific mortality. Amer. J. Obstet. Gynec. 168 (1993) 78–84.
6. Creasy, R. K.: Preterm labor and delivery. In: Creasy, R. K., R. Resnik (eds.): Maternal Fetal Medicine. Principles and Practice, 3. ed., p. 494. Saunders, Philadelphia–London–Toronto 1994.
7. Csapo, A.: The diagnostic significance of the intrauterine pressure. Obstet. Gynec. Surv. 25 (1971) 403–435.
8. Fisk, N. M., D. Ronderos-Dumit, A. Soliani, U. Nicolini, J. Vaughan, C. H. Rodeck: Diagnostic and therapeutic transabdominal amnion infusion in oligohydramnios. Obstet. and Gynec. 78 (1991) 270–278.
9. Fisk, N. M., D. Ronderos-Dumit, Y. Tannirandorn, U. Nicolini, D. Talbert, C. H. Rodeck: Normal amniotic pressure throughout gestation. Brit. J. Obstet. Gynaec. 99 (1992)18–22.
10. Fisk, N. M., Y. Tannirandorn, U. Nicolini, D. G. Talbert, C. H. Rodeck: Amniotic pressure in disorders of amniotic fluid volume. Obstet. and Gynec. 76 (1990) 210–214.
11. Gembruch, U.: Twin to twin transfusion syndrome. In: van Geijn, H.P., F. J. A. Copray (eds.): A Critical Appraisal of Fetal Surveillance, pp. 169–180. Elsevier Science, Amsterdam 1994.
12. Gembruch, U., M. Hansmann: Artificial instillation of amniotic fluid as a new technique for diagnostic evaluation of cases of oligohydramnios. Prenat. Diagn. 8 (1988) 33–45.
13. Greene, M. F., J. W. Hare, M. Krache et al.: Prematurity among insulin-requiring diabetic gravid women. Amer. J. Obstet. Gynec. 161 (1989) 106–111.
14. Hashimoto, B., P. W. Callen, R. A. Filly, R. K. Laros: Ultrasound evaluation of polyhydramnios and twin pregnancy. Amer. J. Obstet. Gynec. 154 (1986) 1069–1072.
15. Hill, L. M.: Polyhydramnios. In: Chervenak, F. A., G. C. Isaacson, S. Campbell (eds.): Ultrasound in Obstetrics and Gynecology, pp. 1063–1081. Little, Brown & Co., Boston–Toronto–London 1993.
16. Hill, L. M., R. Breckle, M. L. Thomas, J. K. Fries: Polyhydramnios: ultrasonically detected prevalence and neonatal outcome. Obstet. and Gynec. 69 (1987) 21–25.
17. Hook, E. B., P. K. Cross, R. R. Regal: The frequency of 47,+21, 47,+18, and 47,+13 at the uppermost extremes of maternal age: results on 56,094 fetuses studied prenatally and comparisons with data on livebirths. Hum. Genet. 68 (1984) 211–220.
18. Künzel, W.: Epidemiologie der Frühgeburt. Gynäkologe 28 (1995) 130–135.
19. Many, A., L. M. Hill, N. Lazebnik, J. G. Martin: The association between polyhydramnios and preterm delivery. Obstet. and Gynec. 86 (1995) 389–391.
20. Merz, E., A. Queißer-Luft, K. Schlaefer K.: Die Fehlbildungsinzidenz bei Frühgeburten. Gynäkologe 28 (1995) 187–191.
21. Nicolini, U., N. M. Fisk, C. H. Rodeck, D. G. Talbert, J. S. Wigglesworth: Low amniotic pressure in oligohydramnios: is this the cause of pulmonary hypoplasia? Amer. J. Obstet. Gynec. 16 (1989) 1098–1101.
22. Nicolini, U., N. M. Fisk, D. G. Talbert et al.: Intrauterine manometry: technique and application to fetal pathology. Prenat. Diagn. 9 (1989) 243–254.
23. Nishimura, H., K. Takano, T. Tanimura, M. Yasuda, T. Uchida: High incidence of several malformations in the early human embryos as compared with infants. Biol. Neonate 10 (1966) 93.
24. Queenan, J. T., E. C. Gadow: Polyhydramnios: chronic versus acute. Amer. J. Obstet. Gynec. 108 (1970) 349–355.
25. Ratten, G. J., N. A. Beischer, D. W. Fortune: Obstetric complications when the fetus has Potter's syndrome. Amer. J. Obstet. Gynec. 115 (1973) 890–895.
26. Rodeck, C. H.: Fetal abnormality and preterm labour. In: Beard, R. W., F. Sharp (eds.): Preterm Labour and Its Consequences. Proceedings of the 13th Study Group of the Royal College of Obstetricians and Gynaecologists, pp. 163–169. London 1985.

27. Smith, C. V., R. D. Plambeck, W. F. Rayburn, K. J. Albaugh: Relation of mild idiopathic polyhydramnios to perinatal outcome. Obstet. and Gynec. 79 (1992) 387–389.
28. Snijders, R. J. M., W. Holzgreve, H. Cuckle, K. H. Nicolaides: Maternal age-specific risks for trisomies at 9–14 weeks' gestation. Prenat. Diagn. 14 (1994) 543–552.
29. Snijders, R. J. M., C. Sherrod, C. M. Gosden, K. H. Nicolaides: Fetal growth retardation: associated malformations and chromosomal abnormalities. Amer. J. Obstet. Gynec. 168 (1993) 547–555.
30. Stubblefield, P. G.: Causes and prevention of preterm birth: an overview. In: Fuchs, F., P. G. Stubblefield (eds.): Preterm Birth, p. 3. Macmillan, New York 1984.
31. Ville, Y., I. Sideris, K. H. Nicolaides: Amniotic fluid pressure in twin-to-twin transfusion syndrome: an objective prognostic factor. Fetal Diagn. Ther. 11 (1996) 176–180.
32. Weiner, C. P., J. Heilskov, G. Pelzer, S. Grant, K. Wenstrom, R. A. Williamson: Normal values for umbilical venous and amniotic fluid pressures and their alteration by fetal disease. Amer. J. Obstet. Gynec. 161 (1989) 714–717.

15 Uterine Ursachen der Frühgeburt

M. Hermsteiner

Inhalt

1	Einleitung	140	4.2	Diagnostik	145
			4.3	Therapie	145
2	Häufigkeit uteriner Störungen und Frühgeburtsrisiko	141	5	Deziduale Blutungen in der Schwangerschaft	146
3	Uterine Fehlbildungen	142	5.1	Schwangerschaftsblutungen und Symptome der Frühgeburt	146
3.1	Klassifikation	142			
3.2	Uterine Fehlbildungen und Symptome der Frühgeburt	143	5.2	Diagnostik	146
3.3	Diagnostik	143	5.3	Therapie	147
3.4	Therapie	143			
4	Uterine Tumoren	144	6	Beratung während und vor der Schwangerschaft	147
4.1	Uterine Tumoren und Symptome der Frühgeburt	144			

1 Einleitung

In den vergangenen zehn Jahren ist die Frühgeburtenrate in den Ländern der sog. Ersten Welt nicht wesentlich gesunken und bewegt sich weiterhin in einem Bereich zwischen 7 und 14% [11]. Die derzeitigen Möglichkeiten der sekundären Prävention, d.h. die Erkennung und Behandlung von Frühgeburtsbestrebungen durch Infektions-Screening, Anbindung von Frauen mit Risikoschwangerschaften an Schwerpunktkliniken, medikamentöse Tokolyse und gezielte Antibiotikatherapie, sind weitgehend ausgeschöpft. Um so dringlicher stellt sich die Forderung nach einer primären Prävention und nach stärker ursachenorientierten und damit effizienteren Behandlungskonzepten. Zahlreiche Arbeitsgruppen haben sich bemüht, die Ursachenforschung im Hinblick auf das klinische Phänomen Frühgeburt voranzutreiben. Tatsächlich ist es gelungen, die Hauptfaktoren in der Pathogenese von Frühgeburtsbestrebungen zu identifizieren und den Anteil der Fälle von ungeklärter, „idiopathischer" vorzeitiger Wehentätigkeit deutlich zu verringern [13].

Die in jüngerer Zeit publizierten *ätiologischen Klassifikationen* enthalten eine definierte Gruppe uteriner Ursachen der Frühgeburt (Tab. 15-1). Zusätzlich vermitteln aktuelle Erkenntnisse aus Pathophysiologie und -biochemie eine genauere Vorstellung darüber, auf welche Weise so unterschiedliche Krankheitsbilder wie die Präeklampsie und die aszendierende Genitalinfektion zu den gleichen klinischen Phänomenen – vorzeitige Wehen und früher vorzeitiger Blasen-

Tabelle 15-1   Ätiologische Klassifikationen der Frühgeburt

Einteilung nach Lettieri et al. [13]	Einteilung nach Schneider et al. [22]	Einteilung nach Künzel [11]
1. Plazentationsstörungen – Placenta praevia – Abruptio placentae	1. Infektionen – Harnwegsinfektion – systemische Infektion – aszendierende Infektion – Chorioamnionitis	1. Soziodemographische Faktoren – Sozialschichtverhalten – ökologische Gegebenheiten – Berufstätigkeit – Familienstand und Partnerbeziehung – nationale und rassische Zugehörigkeit – Genußmittelkonsum
2. Intrauterine Infektionen	2. Plazentationsstörung – Präeklampsie – Placenta praevia – Abruptio placentae	2. Maternale Ursachen – Schwangerschaftsanamnese (Frühgeburt, Fehlgeburt) – mütterliche Erkrankung (Anämie, Hypotonie, Diabetes mellitus, Hypertonie, generalisierte Infektionen, Herz-Kreislauf-Erkrankungen) – *uterine Ursachen* (Fehlbildungen, Blutungen, Infektionen, Zervixinsuffizienz, vorzeitiger Blasensprung, vorzeitige Wehen)
3. Immunologische Faktoren	3. Fetale Pathologie – Fehlbildungen – Chromosomenanomalien – Alloimmunopathien	3. Fetale Ursachen – Anämie/Hämolyse – Mehrlinge – chromosomale Störungen – Fehlbildungen – Wachstumsretardierung
4. Zervixinsuffizienz	4. *Uteruspathologie* – Fehlbildungen – Myome – Zervixinsuffizienz	
5. *Uterine Ursachen* – Hydramnion – Myome – Fehlbildungen		
6. Mütterliche Erkrankungen – Präeklampsie – generalisierte Infektionen		
7. Verletzungen und chirurgische Eingriffe		
8. Fetale Anomalien		
9. Idiopathische Ursachen		

sprung – führen [1, 21]. Alte Einteilungen in exogene und endogene geburtsauslösende Faktoren sind vor diesem Hintergrund kaum mehr aufrechtzuerhalten. Insbesondere wird klar, daß sich die Weichenstellung in Richtung Frühgeburt in der Interaktion zwischen zervikalen, dezidualen und amniochorialen Epithelien sowie den dort lokalisierten Zellen des Immunsystems (Makrophagen, polymorphkernige Granulozyten und T-Lymphozyten) vollzieht [14, 19]. Dies bedeutet auch, daß der Uterus keineswegs nur das Erfolgsorgan ist, dessen Muskulatur durch unterschiedliche Stimuli „von außen" zu Kontraktionen angeregt wird. Anders als bei der Geburt am Termin, wo die entscheidenden geburtsauslösenden Signale offenbar vom Feten ausgehen (siehe auch Bd. 6, Kap. 3), sind bei der vorzeitigen Wehentätigkeit – unabhängig von ihrer Ursache im Sinne der obengenannten Klassifikationen – die unterschiedlichen uterinen Gewebe bereits an den ersten Schritten der pathologischen Abläufe beteiligt.

Demgegenüber beschränkt sich die folgende Darstellung auf *uterine Ursachen der Frühgeburt im engeren Sinne*: uterine Fehlbildungen, uterine Tumoren, den Zustand nach Eingriffen am Uterus und einen Teil der Schwangerschaftsblutungen. Die genuine *Zervixinsuffizienz*, d.h. das Versagen des uterinen Verschlußmechanismus ohne vorausgehende Wehentätigkeit und ohne Nachweis einer Infektion, wird in Kapitel 20 besprochen.

2 Häufigkeit uteriner Störungen und Frühgeburtsrisiko

Der Anteil *angeborener Organveränderungen des Uterus* im Frühgeburtenkollektiv beträgt 1 bis 4% [13, 22]. Umgekehrt ergibt sich bei Vorliegen einer uterinen Hemmungsfehlbildung – je nach Art der Störung – ein Frühgeburtsrisiko zwischen 17 und 45% (Tab. 15-2). Gängige Scores zur Früherfassung von Risikoschwangerschaften berücksichtigen diese hohen Prozentsätze, indem uterinen Fehlbildungen bei den anamnestischen Risiken ein hoher Punktwert zugeordnet wird [7].

Bei den Tumoren stellen lediglich die *Leiomyome des Uterus* ein relevantes klinisches Problem dar: Angaben zu ihrer Inzidenz bewegen sich zwischen 0,3 und 7,2%, bezogen auf alle Schwangerschaften [7]; die meisten Untersucher nennen eine Rate von etwa 1 zu 100 [4]. Die große Schwankungsbreite ist unter anderem durch die Inhomogenität der untersuchten Kollektive bezüglich Alter und ethnischer Zugehörigkeit bedingt. Myome werden mit zunehmendem Alter häufiger. Der Anteil der Myomträgerinnen unter den Schwangeren, die das 35. Lebensjahr überschritten haben, beträgt etwa 20%. Zudem ist bekannt, daß Frauen schwarzafrikanischer Abstammung in deutlich höherem Maße zur Ausbildung von uterinen Myomen neigen.

In der Gruppe der vorzeitig beendeten Schwangerschaften findet sich für den Uterus myomatosus eine Rate von bis zu 4% [13]. Zwar wird insbesondere in der älteren Literatur zur Problematik von Myomen in der Gravidität auf eine hohe Frequenz von Frühgeburtsbestrebungen (60–70%) hingewiesen, neuere Untersuchungen belegen jedoch nur Häufigkeiten von 13 bis 17% [3, 4, 20]. Tatsächlich endet lediglich in ca. 3% der Fälle mit Uterus myomatosus die Schwangerschaft verfrüht [4]. Differenzen zwischen diesen Daten und Angaben aus den 50er und 60er Jahren sind möglicherweise auf das zunehmend konservativere Management und die verbesserte Schwangerenvorsorge zurückzuführen.

Untersuchungen zum Frühgeburtsrisiko bei *vorausgegangenen Eingriffen am Uterus* liegen für die Kürettage

Tabelle 15-2 Ausgang der Schwangerschaft bei uterinen Hemmungsfehlbildungen (modifiziert nach Campo und Schlösser [2])

Fehlbildung	Patientinnen (n)	Schwangerschaften (n)	Spontanaborte (%)	Frühgeburten (%)	Lebendgeburten (%)
Uterus unicornis	31	60	48	17	40
Uterus didelphys	54	124	43	45	55
Uterus bicornis	110	313	35	23	57
Uterus septus	72	208	67	33	28

und den Schwangerschaftsabbruch, die Konisation und die Sectio caesarea vor.

Zwei oder mehr vorausgegangene *Kürettagen* oder *Abruptiones* sind einer amerikanischen Multicenterstudie zufolge mit einem ca. zweifach erhöhten Risiko (7,5 versus 3,1%) für den frühen vorzeitigen Blasensprung assoziiert [9]. Genaue Angaben zur Zahl der daraus resultierenden Frühgeburten machen die Autoren nicht.

Widersprüchlich sind die Befunde im Hinblick auf *vorausgegangene Konisationen* der Cervix uteri. Das Spektrum der Aussagen in der gynäkologischen Fachliteratur der letzten 30 Jahre reicht vom Ausschluß der Konisation als Ursache einer Zervixinsuffizienz bis hin zu Frühgeburtsraten von 40% [8, 12]. Eine differenzierte Analyse konnte zeigen, daß proportional zum steigenden Volumen des entnommenen Konus das Risiko für die Frühgeburtlichkeit von 3,2 auf 31,7% (bei Volumina > 4 cm^3) zunimmt [12].

Die zweifellos höchste Prävalenz unter allen vorausgegangenen Operationen, mit denen eine Schwangerschaft belastet sein kann, besitzt die *Sectio caesarea* mit ca. 7% aller Geburten. Eine erhöhte Rate von vorzeitigen Wehen, vorzeitigem Blasensprung und Frühgeburten gegenüber dem Kollektiv aller Schwangerschaften ohne dieses Merkmal ließ sich im Gegensatz zu den *sonstigen größeren Eingriffen am Uterus* (z. B. Myomenukleation) jedoch nicht nachweisen [23].

Vaginale *Blutungen in der Schwangerschaft* sind eng mit der Frühgeburtlichkeit verknüpft. Sie finden sich in

Tabelle 15-3 Schwangerschaftsblutungen und Frühgeburtenrate (nach Mau [15])

Blutungsepisoden Häufigkeit	Zeitpunkt	Frühgeborene % von	n	Konfidenzgrenzen (95%)
Keine	–	9,2	3989	8,3–10,1
Einmal	I. Trimenon	12,3	837	10,1–14,7
	II. Trimenon	15,4	259	11,3–20,4
Zweimal	I. Trimenon	14,1	277	10,2–18,6
	II. Trimenon	25,0	156	18,5–32,4
Dreimal	I. Trimenon	18,7	75	10,6–29,3
	II. Trimenon	25,8	93	17,3–35,9
Viermal	I. Trimenon	25,0	24	9,8–46,7
	II. Trimenon	27,9	43	15,3–43,7

der Gruppe der vor dem 260. Tag beendeten Schwangerschaften viermal häufiger als bei den termingerecht entbundenen, nämlich in bis zu 7% der Fälle [22, 23]. Bei den sog. *frühen Frühgeburten* unterhalb der 30. Schwangerschaftswoche nimmt die Häufigkeit dieses Risikofaktors auf 11%, unterhalb der 28. Schwangerschaftswoche sogar auf über 16% zu [11]. Umgekehrt bedeutet dies für Frauen mit Blutungen im II. Trimenon, daß ihr Risiko, eine Frühgeburt zu erleiden, bei 20% (!) liegt. Treten Blutungen in mehr als einem Trimenon auf (Tab. 15-3), steigt das Frühgeburtsrisiko noch weiter an [14, 15]; diese Konstellation stellt außerdem den wichtigsten empirisch zu ermittelnden *Risikofaktor für den frühen vorzeitigen Blasensprung* dar [9]. Bemerkenswert ist in diesem Zusammenhang auch, daß präpartale Blutungen unter allen wesentlichen Frühgeburtsursachen mit der höchsten Sectiorate verbunden sind (91% [22]).

3 Uterine Fehlbildungen

3.1 Klassifikation

Die angeborenen Fehlformen des Uterus leiten sich aus der *inkompletten Verschmelzung der Müller-Gänge* und/oder der unvollständigen Resorption des Septums her (siehe auch Bd. 8, Kap. 4, Abschnitt 1).

Eine gebräuchliche Einteilung nach funktionellen Gesichtspunkten gibt Tabelle 15-4 wieder. Sie enthält zusätzlich zu den kongenitalen Störungen eine Klasse erworbener Fehlbildungen, die durch Einnahme von *Diethylstilbestrol* durch die Mutter entstehen können. Bei den betroffenen Frauen, deren Mütter im Zeitraum zwischen 1940 und 1970 während der Schwangerschaft mit diesem synthetischen, nichtsteroidalen Östrogenanalogon behandelt wurden, finden sich neben den bekannten juvenilen Adenokarzinomen der Vagina und Zervix in vermehrtem Maße Abnormitäten des Uterus, insbesondere eine T-förmige Deformität des Kavums, eine Verkleinerung der Gebärmutterhöhle (sog. Uterus hypoplasticus) sowie Synechien und Divertikel [18]. Diese Patientinnen leiden vor allem unter habituellen Aborten. Fehlgeburtsraten von bis zu 40% entsprechen denen angeborener Uterusfehlbildungen (siehe auch Tab. 15-2). Die Inzidenz des frühen vorzeitigen Blasensprungs und der Frühgeburt ist bei DES-exponierten Frauen ebenfalls erhöht [9]. Wenn auch genaue Angaben fehlen, so wird doch die Chance, ein reifes Kind zu gebären, bei Patientinnen

Tabelle 15-4 Klassifizierung uteriner Fehlbildungen (nach Campo und Schlösser [2])

Klasse 1	partielle Agenesie oder Hypoplasie des Müller-Gang-Systems
Klasse 2	Uterus unicornis – ohne rudimentäres kontralaterales Horn – mit rudimentärem kontralateralem Horn
Klasse 3	Uterus didelphys
Klasse 4	Uterus bicornis und Uterus arcuatus
Klasse 5	Uterus septus und Uterus subseptus
Klasse 6	durch Diethylstilbestrol verursachte Veränderungen des Cavum uteri

mit DES-bedingten und hysterosalpingographisch nachweisbaren Veränderungen des Cavum uteri auf lediglich 34% beziffert [18]. Diese Zahlen deuten auf eine Frühgeburtenrate in der Größenordnung von 20 bis 25%.

3.2 Uterine Fehlbildungen und Symptome der Frühgeburt

Auf die empirischen Daten und das relative Frühgeburtsrisiko für Patientinnen mit Uterusfehlbildungen wurde in den Abschnitten 2 und 3.1 bereits eingegangen. Der pathogenetische Zusammenhang zwischen den dort genannten Störungen und dem klinischen Bild der vorzeitigen Wehentätigkeit und des frühen vorzeitigen Blasensprungs ist nicht eindeutig geklärt. Frühere Vorstellungen von mangelnden Ausdehnungsmöglichkeiten der Frucht sind mit Sicherheit zu mechanistisch. Sie sind mittlerweile von einem Konzept abgelöst worden, das die Frühgeburtsbestrebungen als Folge von *Plazentations- und Perfusionsstörungen* auffaßt. Zusätzlich mag bei uterinen Fehlbildungen auch die Koordination myogener Aktivität gestört sein.

3.3 Diagnostik

Durch die verbesserten technischen Möglichkeiten der *Sonographie* gelingt es im I. und II. Schwangerschaftstrimenon gelegentlich, Anhaltspunkte für eine der geschilderten Uterusfehlbildungen zu finden: einen doppelten Endometriumreflex in der Frühgravidität, auffällige Ausstülpungen der Amnionhöhle oder fundale Tumoren der Gebärmutterwand im späteren Verlauf.

Die exakte Diagnosestellung muß sich jedoch auf die *invasiven Verfahren am nichtschwangeren Uterus* stützen. Dabei wird die Hysterosalpingographie zunehmend von der Hysteroskopie abgelöst, für die sich eine höhere diagnostische Sensitivität belegen läßt und die in vielen Fällen, z.B. beim Uterus (sub)septus, das gleichzeitige therapeutische Eingreifen ermöglicht. Lediglich bei der Entdeckung eines Uterus arcuatus ist die Hysterosalpingographie überlegen. Zur Klärung der Frage, ob ein Uterus bicornis oder ein Uterus subseptus vorliegt, sollte zusätzlich eine Laparoskopie zur Beurteilung der äußeren Organkontur durchgeführt werden [2].

Eine neue Perspektive eröffnet sich durch den Einsatz der *Kontrastsonographie*, die allerdings bisher als orientierende Voruntersuchung einzustufen ist.

Selbstverständlich geht dem Einsatz der apparativen Medizin stets die *klinische Untersuchung* voraus. Sie erfaßt begleitende Veränderungen wie Doppelbildungen oder Septen an Portio und Scheide. Schließlich ist aufgrund der engen entwicklungsgeschichtlichen Zusammenhänge zwischen innerem Genitale und den Harnwegen bei Verdacht auf uterine Fehlbildungen ein *Infusionsurogramm* zu empfehlen.

3.4 Therapie

Das therapeutische Vorgehen ist bei der großen Bandbreite uteriner Fehlbildungen und der durch sie bedingten klinischen Probleme immer im Einzelfall und in engem Dialog mit der betroffenen Patientin zu planen. Das Spektrum invasiver Verfahren reicht von der *operativen Hysteroskopie* (Elektrochirurgie, Laser) bis zu den verschiedenen transabdominalen Formen der *Metroplastik* [2]. Bezüglich einer detaillierten Darstellung dieser Techniken muß auf die Literatur und auf die einschlägigen Operationslehren verwiesen werden (siehe auch Bd. 8, Kap. 4).

Die operative Behandlung zielt vor allem auf die Prognoseverbesserung bei habituellen Aborten. Da letztere insbesondere mit dem Uterus (sub)septus einhergehen, bahnt sich mit den neueren endoskopischen Techniken ein echter Fortschritt auf diesem Feld an. Denn es ist davon auszugehen, daß das Gesamtrisiko für Schwangerschaften nach einem solchen Eingriff deutlich geringer ist als nach transabdominalen-transmuralen Operationen am Uterus. Die Korrektur eines Uterus bicornis oder didelphys, also der Fehlbildungen mit der höchsten Frühgeburtenrate (siehe auch Tab. 15-2), wird jedoch weiterhin den klassischen Verfahren vorbehalten bleiben. Die dabei zwangsläufig entstehenden Läsionen der Gebärmutterwand stellen eine schwer zu quantifizierende, aber dennoch erhebliche Belastung für eine anschließende Gravidität dar.

Wird eine Uterusfehlbildung in der Folge einer mit Frühgeburtsbestrebungen behafteten Schwangerschaft diagnostiziert, die letztlich doch zur Geburt eines lebenden Kindes führte, so ist bei erneutem Kinderwunsch ein *konservatives Vorgehen* vertretbar, das engmaschige Kontrolluntersuchungen, die Prophylaxe und frühzeitige Therapie von zusätzlichen Schwangerschaftskomplikationen sowie die großzügige Indikation zur stationären Überwachung und parenteralen Tokolyse umfaßt.

4 Uterine Tumoren

4.1 Uterine Tumoren und Symptome der Frühgeburt

Zahlenmäßig sind unter den gut- wie bösartigen Neubildungen der uterinen Gewebe nur die *Myome* von größerer Bedeutung (siehe auch Abschnitt 2). Die ebenfalls nicht seltenen *Zervix-* bzw. *Deziduapolypen* können zwar Ursache vaginaler Blutungen sein und werden gelegentlich als begünstigender Faktor für aszendierende Infektionen und vorzeitige Kontraktionen des Uterus genannt, es liegen jedoch keine Statistiken oder Studienergebnisse vor, die eine erhöhte Frühgeburtenrate bei den betroffenen Patientinnen eindeutig nachweisen.

Die Koinzidenz von Gravidität und Manifestation eines malignen Tumorleidens beträgt insgesamt nur ca. 1 auf 100 maligne Tumoren der Frau. Der Anteil *invasiver Zervixneoplasien* – bezogen auf alle Schwangerschaften – variiert dabei zwischen 0,02 und 0,4 % [16], für das Endometriumkarzinom und das Uterussarkom ist er verschwindend gering. Das stets zu individualisierende Management der krebskranken schwangeren Frau verdient eine gesonderte Darstellung (siehe auch die Bde. 11 und 12). Eine Beziehung zur Frühgeburt besteht nur insofern, als die Erfolge der Geburtshilfe und Neonatologie dazu geführt haben, daß heute in den meisten Fällen mit einem im II. oder III. Trimenon diagnostizierten invasiven Zervixkarzinom eine elektive Schnittentbindung bei Vorliegen der fetalen Lungenreife, also unmittelbar nach der vollendeten 33. Schwangerschaftswoche, angestrebt wird.

Wie im Abschnitt 2 ausgeführt, werden Frauen mit einem *Uterus myomatosus* gegenüber den Schwangeren ohne dieses Merkmal nur geringfügig häufiger vorzeitig entbunden. Diese Tatsache darf nicht darüber hinwegtäuschen, daß die Abortrate bei Myomträgerinnen mindestens 11 % beträgt und in mindestens 13 % der Fälle abdominale Schmerzen, vaginale Blutungen, vorzeitige Wehen, ein früher vorzeitiger Blasensprung oder eine intrauterine Wachstumsretardierung auftreten [3]. In Zukunft ist in den Industrienationen aufgrund des steigenden Durchschnittsalters schwangerer Frauen und der zunehmenden Verfügbarkeit assistierter Reproduktionsverfahren auch häufiger mit dem Schwangerschaftsrisiko Uterus myomatosus zu rechnen.

Als Ursachen der genannten Störungen kommen zunächst die typischen *Komplikationen uteriner Myome* in Betracht: die Einblutung oder die Blutung aus venösen Gefäßen an der Oberfläche, die Infektion und die Degeneration unter dem Bild der zentralen Erweichung oder Infarzierung sowie bei den gestielten subserösen Formen auch die Torsion. Diese Prozesse können zu sich rasch entwickelnden Beschwerden führen und stellen eine wichtige Differentialdiagnose beim akuten Abdomen in der Gravidität dar (siehe auch Bd. 5, Kap. 5, Abschnitt 2.3).

Gleichermaßen sind *subakute bis chronische Verläufe* zu beobachten. Dabei überwiegen Veränderungen, die sich histologisch als hyaline, zystische, fettige oder kalzifizierende Degeneration und als Nekrose manifestieren und ihrerseits durch mangelnde Blutzufuhr, insbesondere zu den zentralen Anteilen großer Myome, bedingt sind. Um eine Sonderform der Nekrose handelt es sich auch bei der sog. *roten* oder *fleischigen Degeneration,* deren Auftreten charakteristisch für die Schwangerschaft sein soll [17]. Als Entstehungsmechanismus wird eine aseptische Degeneration mit lokaler Hämolyse diskutiert.

In vielen Fällen mit klinischer Symptomatik, z.B. vorzeitigem Blasensprung oder fetaler Wachstumsretardierung, läßt sich der Nachweis akuter Störungen oder degenerativer Veränderungen nicht oder nur ungenügend führen. Möglicherweise beruhen diese

Komplikationen auf *prägraviden Veränderungen am Endometrium*. Gerade über submukösen Myomen ist die Schleimhaut oft verdünnt oder atrophisch und verliert ihre drüsigen Anteile, während sowohl bei submukösen wie intramuralen Myomen das restliche Endometrium hypertrophieren bzw. ödematös anschwellen kann [17]: eine Beobachtung, die mit lokalen Perfusionsstörungen in Zusammenhang gebracht wird. Insgesamt sollen mehr als 80 % der Uteri mit myomatösen Wandveränderungen auch einen pathologischen Aufbau des Endometriums aufweisen [2]. Vor diesem Hintergrund sind sowohl Plazentationsstörungen unterschiedlichen Ausmaßes als auch eine erleichterte Keiminvasion ohne weiteres erklärbar.

4.2 Diagnostik

Die wichtigste diagnostische Maßnahme ist die *Ultraschalluntersuchung*. Zwar lassen sich größere Myome unschwer palpieren, doch die Mehrzahl wird sonographisch entdeckt. Eine exakte Lokalisation und Vermessung in zwei Ebenen erleichtert die Verlaufsbeobachtung. Ein Großteil der Myome ist echoärmer als das umgebende Myometrium und führt zu einer Schallabschwächung hinter dem Befund. Inhomogene Binnenechos weisen auf degenerative Veränderungen hin. Differentialdiagnostisch sind fokale Kontraktionen und Fehlbildungen wie der Uterus bicornis zu berücksichtigen [3].

Zum *klinischen Bild* des graviden Uterus myomatosus gehören außer gehäuften Frühaborten in erster Linie diffuse Abdominalbeschwerden und eine ausgeprägte Druckschmerzhaftigkeit im Bereich der Myome. Dazu können sich Übelkeit, Erbrechen, Temperaturerhöhung, Leukozytose und ein Anstieg des C-reaktiven Proteins, gelegentlich auch vaginale Blutungen gesellen. Vaginale Blutungen müssen selbstverständlich differentialdiagnostisch abgeklärt werden. Im übrigen empfiehlt sich die engmaschige Kontrolle von Abdominalbefund, Darmtätigkeit (!), Temperatur und laborchemischen Entzündungsparametern. Gleichzeitig sollte eine (kardio)tokographische Überwachung stattfinden.

4.3 Therapie

Seit Mitte der 80er Jahre herrscht die Ansicht vor, *Myomoperationen* seien während der Schwangerschaft aufgrund einer geringeren Gefährdung von Mutter und Feten bei konservativem Vorgehen zu vermeiden [3, 4, 20]. Ein akutes Abdomen oder ein Ileus macht andererseits die operative Intervention unumgänglich. Ebenso kann bei starken abdominalen Beschwerden und unklarer Diagnose nicht immer auf die explorative Laparotomie verzichtet werden. Jeder Eingriff während der Schwangerschaft sollte auf das unbedingt notwendige Ausmaß begrenzt werden und unter tokolytischem Schutz erfolgen. Wenn irgend möglich, sollte eine zwingend indizierte Operation im Zeitraum zwischen der 15. und 25. Schwangerschaftswoche stattfinden [3].

Als Zugang ist jenseits der Frühschwangerschaft der mediane Längsschnitt zu empfehlen. Gestielte Tumoren werden unter leichtem Zug gehalten. Dann inzidiert man Serosa und oberflächliche Schichten des Myometriums in elliptischer Form. Die weitere Präparation erfolgt teils stumpf, teils scharf. Blutungen sollten ausschließlich durch Ligatur gestillt werden. Ist die Entfernung eines intramuralen Myoms unumgänglich, verläuft die Inzision über die gesamte Prominenz des Tumors. Eine Resektion bzw. Enukleation von Myomen im Rahmen der Sectio caesarea sollte nur dann vorgenommen werden, wenn das Myom von der Uterotomie aus entfernt werden kann, ein gestieltes Myom vorliegt oder ein submuköses Myom vom Kavum her stumpf ausgeschält werden kann [3].

Die *konservative Behandlung* schließt die frühzeitige Hospitalisierung, die großzügige Indikation zur Tokolyse und Antibiotikagabe und eine ausreichende Analgesie ein. Wichtig ist das aufklärende Gespräch mit der betroffenen Schwangeren, um einerseits falschen Vorstellungen in bezug auf die Prognose einer operativen Intervention vorzubeugen, die Patientin andererseits über die Rezidivgefahr sowie die wichtigsten Komplikationen und ihre Warnsymptome zu informieren.

Die Frage, ob im konkreten Einzelfall eine *Myomenukleation außerhalb der Schwangerschaft* ratsam ist, läßt sich nur unter Berücksichtigung der Anamnese beantworten. Ist ein Uterus myomatosus wahrscheinliche Ursache einer primären oder sekundären Sterilität oder führt er zum wiederholten Frühabort, lassen sich nach chirurgischer Korrektur Schwangerschaftsraten von ca. 50 % erzielen. Die Lebendgeburtenrate (sog. Baby-take-home-Rate) bei Myomträgerinnen, die unter den genannten Indikationen operiert wurden, variiert nach Literaturangaben zwischen 38 und 55 % [2]. Es bleibt abzuwarten, ob die Erfolgsquote durch den zunehmenden Einsatz der neueren endoskopischen Verfahren zu steigern ist. *Hysteroresektoskopie* und *hysteroskopische Laserchirurgie,* die im Gegensatz zur klassischen transabdominalen Myomenukleation gesunde Wandstrukturen kaum in den Eingriff einbeziehen, bleiben jedoch auf die Behandlung submuköser und kavumnaher intramuraler Myome beschränkt (siehe auch Bd. 3, Kap. 7).

Andererseits kann – ähnlich wie bei den kongenitalen Fehlbildungen – nach komplizierten Schwangerschaftsverläufen aufgrund uteriner Myome im Falle eines erneuten Kinderwunsches das konservative Management erwogen werden, wenn die vorausgegangene Schwangerschaft in einer Lebendgeburt endete und eine operative Sanierung mit einer erheblichen Traumatisierung des Uterus verbunden wäre.

5 Deziduale Blutungen in der Schwangerschaft

5.1 Schwangerschaftsblutungen und Symptome der Frühgeburt

Die im Abschnitt 2 aufgeführten Daten belegen eindrucksvoll, daß die uterine Blutung im II. und III. Trimenon sowohl ein sehr ernstzunehmendes Warnsymptom der drohenden Frühgeburt als auch einen häufigen Grund für die medizinisch indizierte vorzeitige Schwangerschaftsbeendigung darstellt.

Als typische, im strengen Sinne nicht den Uterus betreffende Blutungsursachen werden die *Placenta praevia* und die *Abruptio placentae* genannt (siehe auch Kap. 3, Abschnitt 3). Geht man jedoch von den Erfahrungen des klinischen Alltags aus oder betrachtet man ältere Klassifikationen der antepartalen Blutung, so fällt auf, daß sich in bis zu 50% keine eindeutige Ursache finden läßt. Die intensive Aufarbeitung von Fällen ungeklärter Frühgeburt unter Einsatz gezielter histologischer, biochemischer und molekulargenetischer Untersuchungen vermittelt in diesem Punkt eine veränderte Sichtweise [13, 14, 22]: Der Übergang von der *plazentaren Blutung,* d. h. geringen und klinisch oft nicht faßbaren Graden der vorzeitigen Plazentalösung, zur dezidualen und damit *uterinen Blutung* ist fließend.

Die Mechanismen, über die derartige Blutungen zur Frühgeburt führen, sind noch nicht vollständig geklärt. Morphologisch charakterisierbares Endprodukt der Aktivierung inflammatorischer Mechanismen durch unterschiedliche Erkrankungen sind insbesondere *Veränderungen der Gefäße* von Chorion, Plazenta und Dezidua [1, 21]. Die choriale und umbilikale Vaskulitis ist überwiegend Folge aszendierender Infektionen, die deziduale Vaskulopathie und die chronische Villitis eher Ausdruck einer auto- oder alloimmunen Reaktion, wie sie im Rahmen des Antiphospholipidantikörper-Syndroms oder nach viralen Infekten auftritt. Gemeinsames Merkmal in der Genese der eben beschriebenen vaskulären Schädigung ist die *Aktivierung der Zellen des körpereigenen Abwehrsystems,* vornehmlich der Makrophagen und polymorphkernigen Granulozyten, und die Amplifikation eines initialen Stimulus über die Produktion und Ausschüttung von Zytokinen und Prostaglandinen in den fetalen Membranen, in Plazenta und Dezidua [19]. Die Läsion der plazentaren und dezidualen Gefäße kann bereits zu Blutungen führen, bedingt aber auch eine Hypoxie im zugehörigen Gewebe. Diese wiederum fördert nicht nur die Freisetzung weheninduzierender Mediatoren wie Corticotropin-releasing-Hormon (CRH), Prostaglandin E_2 und Endothelin [10], sondern es bestehen auch Querverbindungen zu progesteronabhängigen Prozessen. Ein *reduzierter Einfluß des Progesterons* erhöht seinerseits die Exzitabilität des Myometriums und verringert das deziduale hämostatische Potential [11, 14], so daß im Hinblick auf uterine Blutungen und vorzeitige Wehen möglicherweise ein positiver Rückkopplungsprozeß vorliegt.

5.2 Diagnostik

Jede Blutung in der Schwangerschaft erfordert eine rasche gynäkologische Untersuchung. Eine vorsichtige *Spiegeleinstellung* gibt Auskunft über die Blutungsstärke und kann feststellen, ob die Blutung von Vagina, Portiooberfläche oder höher gelegenen Anteilen des Uterus ausgeht, ob eine Eröffnung des äußeren Muttermunds stattgefunden hat und ob größere Mengen Fruchtwassers abgehen. Eine digitale Tastuntersuchung ist in diesem Stadium obsolet. Es sollten jedoch Abstriche für den *mikrobiologischen Keimnachweis* entnommen werden, ohne tiefer in die Zervix einzudringen.

Die unmittelbar anschließende *Sonographie* klärt zunächst den Plazentasitz und läßt retroplazentare Blutansammlungen und ausgedehntere abgelöste Plazentaareale erkennen. Liegt eine solche, zu raschem Handeln zwingende Pathologie nicht vor, bleibt genügend Zeit, um nach selteneren Blutungsursachen wie Myomen (siehe auch Abschnitt 4.1) und auch nach fetalen Anomalien zu fahnden. Zuvor sollte jedoch ein *Kardiotokogramm* zur fetalen Zustandsdiagnostik abgeleitet werden. Deziduale Blutungen und die zugrundeliegenden Erkrankungen (siehe auch Abschnitt 5.1) können mit den kardiotokographischen Zeichen einer fetalen Hypoxie oder einer Amnioninfektion einhergehen. Charakteristischer Befund bei fetaler Anämie ist das sinusoide Herzfrequenzmuster [5], wie es z. B. bei Vasa-praevia-Blutungen beobachtet wurde.

Wegen der in vielen Fällen bestehenden Schwierigkeit, den Ursprung einer uterinen Blutung zum Zeitpunkt der Manifestation mit klinischen Methoden zu klären, ist die postpartale *histologische Aufarbeitung* von Plazenta und fetalen Membranen nach Blutungskomplikationen während der Schwangerschaft ratsam.

5.3 Therapie

Eine kausale Behandlung dezidualer Blutungen existiert bisher nicht. Somit steht derzeit nur das übliche Spektrum der Maßnahmen bei Frühgeburtsbestrebungen zur Verfügung: Bettruhe, Lungenreifeinduktion, Wehenhemmung und Antibiotikagabe. Ob speziell Patientinnen mit Blutungen von neuen Tokolytika wie Stickstoffmonoxid-(NO-)Donatoren oder den bisher nur experimentell eingesetzten Antiproteasen und Antizytokinantikörpern profitieren, ist Gegenstand der Forschung [14, 19].

Vor dem Hintergrund der in den Abschnitten 2 und 5.1 dargestellten Problematik erscheint – insbesondere bei rezidivierenden Blutungen – eine prophylaktische Wehenhemmung auch ohne tokographischen Nachweis uteriner Kontraktionen sinnvoll und notwendig. Ebenso ist angesichts des häufigen Zusammentreffens von Infektionen, vorzeitigem Blasensprung und Blutungen eine bis zum Erhalt erster mikrobiologischer Ergebnisse „blinde" Antibiotikatherapie gerechtfertigt. Bewährt haben sich Ampicillin, bzw. Amoxycillin in Kombination mit den Betalactamasehemmstoffen Clavulansäure oder Sulbactam. Als Alternative stehen Zephalosporine der zweiten Generation, z. B. Cefuroxim oder Cefalexin, zur Verfügung (siehe auch Kap. 17). Begleitend sollte in jedem Fall eine vaginale Lokaltherapie mit Metronidazol und Döderlein-Bakterien erfolgen (siehe auch Kap. 22).

Kommt eine vermutlich deziduale Blutung nicht nach wenigen Tagen zum Stillstand, sollte die tokolytische und antibiotische Therapie über längere Zeit fortgeführt und gegebenenfalls intensiviert werden. Dabei darf nicht vergessen werden, sich in Abständen von zwei bis drei Tagen – bei Zunahme der Blutung oder Veränderung der Blutungsqualität sofort – mit den genannten diagnostischen Mitteln ein Bild der aktuellen Situation zu verschaffen. Gerade im Zusammenhang mit Blutungen muß stets von neuem die Frage beantwortet werden, ob eine Fortführung der Schwangerschaft die Prognose für Mutter und Kind auch weiterhin verbessert.

6 Beratung während und vor der Schwangerschaft

Die Schwangerenvorsorge in Deutschland befindet sich international gesehen auf hohem Niveau. Eine wichtige Forderung im Sinne einer effektiveren Prävention der Frühgeburt bleibt es jedoch, in der *Anamneseerhebung* beim Erstkontakt mit einer Schwangeren bestehende Lücken zu schließen. Die Besprechung der anamnestischen Risiken aus dem Katalog A des Mutterpasses darf nicht medizinischem Hilfspersonal übertragen werden. Besonderes Augenmerk gilt den *Komplikationen bei vorausgegangenen Schwangerschaften*. Hier sollte sich der betreuende Arzt nicht allein auf die Angaben der Patientin stützen, sondern verfügbare Dokumente wie Arztbriefe und histologische Befunde anfordern. Bei Spätaborten und habituellen Frühaborten in der Vorgeschichte stellt sich stets die Frage, ob möglichen Ursachen bereits mit adäquaten diagnostischen Verfahren nachgegangen wurde. Das größte Risiko für eine Entbindung vor der 38. Schwangerschaftswoche aber bleibt die *vorausgegangene Frühgeburt!*

Die erste *Ultraschalluntersuchung* des Dreistufenkonzepts zielt nicht nur auf die möglicherweise gestörte Entwicklung von Fruchthöhle und Embryo, sondern dient auch der Entdeckung bisher nicht bekannter uteriner Fehlbildungen und Myome und ist entsprechend sorgfältig durchzuführen. Unklare Befunde sollten einem zweiten Untersucher mit höherer sonographischer Qualifikation konsiliarisch vorgestellt werden. Jede *Blutung* ist als Risiko nach Katalog B des Mutterpasses zu dokumentieren, da ansonsten nachbehandelnden Kollegen wichtige Informationen fehlen können.

Im Hinblick auf die dargestellten uterinen Ursachen der Frühgeburt erscheint es darüber hinaus notwendig, bei Patientinnen und Ärzten ein Bewußtsein für den großen Nutzen einer *präkonzeptionellen Beratung* und Untersuchung zu schaffen und diese auch zu institutionalisieren [6]. Nur so können Diagnostik und Therapie uteriner Fehlbildungen und Tumoren (siehe auch Abschnitte 3.3, 3.4, 4.2 und 4.3) prophylaktisch wirksam werden und die betroffenen Paare eine informierte Entscheidung bezüglich ihrer Familienplanung treffen.

Literatur

1. Arias, F., L. Rodriquez, S. C. Rayne, F. T. Kraus: Maternal placental vasculopathy and infection: two distinct subgroups among patients with preterm labor and preterm ruptured membranes. Amer. J. Obstet. Gynec. 168 (1993) 585.
2. Campo, R. L., H. W. Schlösser: Kongenitale und erworbene Organveränderungen des Uterus und habituelle Aborte. Gynäkologe 21 (1988) 237.
3. Diemer, H. P., P. Kozlowski: Schwangerschaft und Myome: wann operieren? Gynäkologe 23 (1990) 71.
4. Döring, G. K., S. Lärm: Konservatives Vorgehen bei 64 schwangeren Myomträgerinnen: Verlauf von Schwangerschaft, Geburt und Wochenbett. Geburtsh. u. Frauenheilk. 47 (1987) 26.
5. Dudenhausen, J. W., J. Bartnicki: Fetale Herzfrequenz bei Infektion, Anämie und Hydrops fetalis. Gynäkologe 27 (1994) 170.
6. Dudenhausen, J. W.: Vorwort. In: Dudenhausen, J. W. (Hrsg.): Prägravide Risiken: Früherkennung und Beratung vor der Schwangerschaft, S. 5. Umwelt und Medizin, Frankfurt/Main 1995.
7. Gazaway, P., C. L. Mullins: Prevention of preterm labor and premature rupture of the membranes. Clin. Obstet. Gynec. 29 (1986) 835.
8. Haake, K. W.: Konisation und Fertilität. Zbl. Gynäk. 102 (1980) 1105.
9. Harger, J. H., A. W. Hsing, R. E. Tuomala et al.: Risk factors for preterm premature rupture of fetal membranes: a multicenter case-control study. Amer. J. Obstet. Gynec. 163 (1990) 130.
10. Hermsteiner, M., M. Kirschbaum: Vorzeitige Wehentätigkeit bei Wachstumsretardierung und Oligohydramnie. Gynäkologe 28 (1995) 153.
11. Künzel, W.: Epidemiologie und Pathophysiologie der Frühgeburt. In: Künzel, W., M. Kirschbaum (Hrsg.): Gießener Gynäkologische Fortbildung 1995, S. 57. Springer, Berlin–Heidelberg–New York 1996.
12. Leiman, G., N. A. Harrison, A. Rubin: Pregnancy following conization of the cervix: complications related to cone size. Amer. J. Obstet. Gynec. 136 (1980) 14.
13. Lettieri, L., A. M. Vintzileos, J. F. Rodis, S. M. Albini, C. M. Salafia: Does "idiopathic" preterm labor resulting in preterm birth exist? Amer. J. Obstet. Gynec. 168 (1993) 1480.
14. Lockwood, C. J.: Recent advances in elucidating the pathogenesis of preterm delivery, the detection of patients at risk, and preventive therapies. Curr. Opin. Obstet. Gynec. 6 (1994) 7.
15. Mau, G.: Frühgeburtsrisiko bei rezidivierenden Schwangerschaftsblutungen. Z. Geburtsh. Perinat. 181 (1977) 17.
16. Mosny, D. S., U. Nitz, H. von Matthiessen: Zur Therapie bösartiger Erkrankungen in der Schwangerschaft (Zervix, Ovar, Mamma, Lymphome). Gynäkologe 23 (1990) 81.
17. Novak, E. R.: Myoma and other benign tumors of uterus. In: Novak, E. R., J. D. Woodruff (eds.): Novak's Gynecologic and Obstetric Pathology, p. 208. Saunders, Philadelphia 1962.
18. Robboy, S. J., R. H. Young, A. L. Herbst: Female genital tract changes related to prenatal diethylstilbestrol exposure. In: Blaustein, A. (ed.): Pathology of the Female Genital Tract, p. 99. Springer, Berlin–Heidelberg–New York 1982.
19. Roos, T., J. Martius: Pathogenese der Frühgeburt: immunologische Aspekte. Gynäkologe 29 (1996) 144.
20. Rosati, P., C. Exacoustos, D. Arduini, S. Mancuso: Maternofetale Komplikationen in Schwangerschaften mit multiplen Myomen. Zbl. Gynäk. 110 (1988) 1213.
21. Salafia, C. M., C. A. Vogel, A. M. Vintzileos, K. F. Bantham, J. Pezzullo, L. Silberman: Placental pathologic findings in preterm birth. Amer. J. Obstet. Gynec. 165 (1991) 934.
22. Schneider, H., A. Naiem, A. Malek, W. Hänggi: Ätiologische Klassifikation der Frühgeburt und ihre Bedeutung für die Prävention. Geburtsh. u. Frauenheilk. 54 (1994) 12.
23. Spätling, L.: Die Frühgeburt vor der 34. Schwangerschaftswoche: Häufigkeit, Ursachen und Früherkennung. Gynäkologe 20 (1987) 4.

16 Erkrankungen der Mutter als Ursache der Frühgeburt

M. Hohmann, W. Künzel

Inhalt

1	Einleitung 150	5	Thrombose und Embolie 154
2	Angeborene und erworbene Herzerkrankungen 151	6	Asthma bronchiale 154
3	Hypotonie 152	7	Chirurgische Interventionen und Frühgeburt 155
		7.1	Akutes Abdomen 155
4	Hypertonie 153	7.2	Trauma 155

1 Einleitung

Die vorzeitige Beendigung der Schwangerschaft ist häufig mit fetalen und maternalen Erkrankungen assoziiert. Die fetalen Ursachen für eine Frühgeburt sind nicht selten Chromosomenanomalien oder Fehlbildungssyndrome (siehe auch Kap. 14). Die maternalen Ursachen sind vielfach auf Erkrankungen zurückzuführen, die eine Frühgeburt direkt auslösen können (z.B. Amnioninfektionssyndrom) oder eine Geburt vor der 37. Schwangerschaftswoche notwendig machen (z.B. HELLP-Syndrom). Bei diesen Erkrankungen sind meist eine Reihe von unterschiedlichen Organen der Schwangeren betroffen. Manchmal haben diese krankhaften Organveränderungen zusätzlich direkte Auswirkungen auf die O_2-Versorgung des Feten und erfordern bei drohendem intrauterinem O_2-Mangel ebenfalls eine sofortige vorzeitige Entbindung [12, 19, 24] (Tab. 16-1).

Das Ziel der nachfolgenden Betrachtung ist es, die enge Verknüpfung von Erkrankungen der Mutter als Ursache der Frühgeburt herauszustellen, um einerseits durch vorzeitige Entbindung das Leben des Kindes zu bewahren, andererseits aber auch die Mutter vor Gefahren zu schützen.

Aus klinischer Sicht können bereits bestehende Erkrankungen während der Schwangerschaft hämodynamisch eine deutliche Verschlechterung zeigen. Unabhängig von der Art der Erkrankung kann der Schweregrad so ausgeprägt sein, daß aus mütterlicher Indikation eine vorzeitige Entbindung notwendig wird. Die mütterliche Erkrankung beeinflußt den Fetus meist im Sinne einer hypoxischen Gefährdung, so daß eine Entbindung auch aus fetaler Indikation notwendig werden kann.

Um den Einfluß einer Erkrankung der Mutter während der Schwangerschaft auf den Fetus besser verstehen zu können, ist es wichtig, den normalen *physiologischen Mechanismus des O_2-Austausches* zwischen Mutter und Fetus zu betrachten (siehe auch Bd. 4, Kap. 4).

Tabelle 16-1 Erkrankungen der Mutter als Ursache der Frühgeburt bei 216 155 Geburten von Einlingsschwangerschaften aus Schädellage, erfaßt in den Hessischen Perinatalerhebungen 1991 bis 1994. Die Häufigkeit der maternalen Erkrankungen der 39./40. Schwangerschaftswoche (= 1,0) wurde in Beziehung zur Häufigkeit der Erkrankungen in den früheren Wochen der Schwangerschaft gesetzt (sog. Odds-Ratio). Die aufgeführten Erkrankungen sind mit der Frühgeburt in unterschiedlicher Ausprägung assoziiert. Interessant sind die Maxima der Ausprägung z.B. beim Diabetes mellitus, die in der 33./34. Schwangerschaftswoche auftritt (Odds-Ratio 5,3), oder der Gestose/Eklampsie in der 29./30. Schwangerschaftswoche (Odds-Ratio 5,4). Die Angaben beruhen auf Katalog B und C der Hessischen Perinatalerhebung.

Erkrankung	<28. SSW (n = 593)	29./30. SSW (n = 564)	31./32. SSW (n = 290)	33./34. SSW (n = 1886)	35./36. SSW (n = 5760)	37./38. SSW (n = 25 751)	39./40. SSW (n = 174 022)	>41. SSW (n = 52 659)
Behandlungsbedürftige Allgemeinerkrankung	3,8	2,7	2,0	3,0	2,5	1,5	1,0	1,0
Mütterliche Erkrankung	2,6	3,2	4,1	3,7	2,4	2,0	1,0	0,7
Diabetes mellitus	0,8	3,5	2,8	5,3	4,3	3,5	1,0	0,8
Gestationsdiabetes	0	2,8	0,8	3,3	2,8	2,5	1,0	0,5
Gestose/Eklampsie	2,6	5,4	5,1	4,4	3,1	1,9	1,0	0,8
Hypertonie	2,9	5,5	4,2	4,1	3,0	1,9	1,0	0,1
Eiweißausscheidung	2,7	10,9	8,0	7,3	4,5	2,3	1,0	0,7
Mittelgradige/schwere Ödeme	1,3	3,2	2,8	2,6	1,9	1,4	1,0	0,9
Fieber unter der Geburt	8,0	7,1	6,5	6,0	2,8	1,3	1,0	2,0
Harnwegsinfektion	0,8	0,6	0,8	2,7	1,5	1,5	1,0	1,0
Anämie	1,6	0,9	1,3	0,8	0,9	1,0	1,0	0,9
Hypotonie	0,5	0,4	0,5	0,8	1,0	1,3	1,0	1,0
Plazentainsuffizienz	4,3	3,1	6,1	6,0	4,6	2,7	1,0	0,8

Das O_2-Angebot an den Fetus und somit der O_2-Bedarf des Uterus ($\dot{V}_{O2ut}$) ist nach (1):

(1) $\dot{V}_{O2ut} = Q_{ut} \times C_{Hb} \times 1{,}34 (sO_{2a} - sO_{2v})/100$

von der Durchblutung des Uterus (Q_{ut}), von der Hämoglobinkonzentration (C_{Hb}) und von der O_2-Sättigung des arteriellen (sO_{2a}) und venösen (sO_{2v}) Blutes abhängig. Die uterine Durchblutung wird wiederum nach (2) von dem arteriellen Blutdruck (pa) und vom uterinem Gefäßwiderstand (R_{ut}) bestimmt:

(2) $Q_{ut} = pa \times 1/R_{ut}$

Der arterielle Blutdruck wiederum als Regelgröße im maternalen Organismus ist nach (3):

(3) $pa = SV \times HF \times RT$

eine Funktion des Schlagvolumens, der Herzfrequenz und des gesamten peripheren Widerstands. Daraus leitet sich ab, daß die fetale O_2-Versorgung nach (4):

(4) $\dot{V}_{O2ut} = pa \times RT/R_{ut} \times C_{Hb} \times 1{,}34 \times (sO_{2a} - sO_{2v})/100$

vom arteriellen Blutdruck (Hypotonie), vom Verhältnis des gesamten zum uterinen Gefäßwiderstand (Hypertonie, Präeklampsie), von der O_2-Transportkapazität ($C_{Hb} \times Q_{ut}$; Anämie) und von der Oxygenierung des maternalen Blutes (sO_{2a}; pulmonale Erkrankungen, Herzfehler) abhängig ist. Veränderungen dieser Parameter führen zur Abnahme des O_2-Angebots an den Fetus und zwingen aus fetaler, häufig in Kombination auch aus maternaler Indikation zur frühzeitigen Beendigung der Schwangerschaft.

2 Angeborene und erworbene Herzerkrankungen

In der Vergangenheit waren Herzklappenfehler, die durch bakterielle Infektionen entstanden waren, bei Frauen im gebärfähigen Alter die häufigste *Ursache für Herzerkrankungen*. Dagegen überwiegen im Zeitalter der Antibiotikatherapie vornehmlich angeborene Herzfehler. Eine Übersicht zeigt Tabelle 16-2. Inwieweit diese Herzerkrankungen der Mutter nachteilig für die fetale Entwicklung des Feten sind, hängt im wesentlichen von der Art und dem Ausmaß des Defekts ab und ob entscheidende therapeutische Ziele zur Verbesserung der Hämodynamik während der Schwangerschaft verwirklicht werden können. Ziele des therapeutischen Handelns sind die Aufrechterhaltung von physiologischen Kreislaufverhältnissen und die Vermeidung von bakteriellen Endokarditiden und Thromboembolien [6].

Die New York Heart Association hat eine *Klassifikation* publiziert, die den klinischen Schweregrad der kardialen Erkrankung beschreibt (Tab. 16-3). Patientinnen der ersten beiden Gruppen können bei optimaler Überwachung trotz möglicher Komplikationen mit einem Austragen der Schwangerschaft rechnen. In Gruppe III sind Risikopatientinnen erfaßt, die in einem geburtshilflichen Zentrum dauerhaft einer intensiven Überwachung bedürfen. Gleiches gilt für die Gruppe IV, in der mit noch schwereren Komplikationen zu rechnen ist. Wird in dieser Gruppe die Schwan-

Tabelle 16-2 Maternale Mortalität bei verschiedenen Herzerkrankungen (nach Elkayam und Gleicher [6])

Maternale Mortalität <1% bei:
- Vorhofseptumdefekt (unkompliziert)
- Ventrikelseptumdefekt (unkompliziert)
- offener Ductus arteriosus (unkompliziert)
- Erkrankungen der Pulmonal- bzw. Trikuspidalklappe
- Fallot-Tetralogie
- künstliche Herzklappe (vom Schwein)
- Mitralstenose (Schweregrad I und II)

Maternale Mortalität 5–15% bei:
- Mitralstenose mit Vorhofflimmern
- künstliche Herzklappe (Kunststoff, Metall)
- Mitralstenose (Schweregrad III und IV)
- Aortenstenose
- Aortenisthmusstenose (unkompliziert)
- Fallot-Tetralogie (unkorrigiert)
- Herzinfarkt in der Anamnese
- Marfan-Syndrom mit normaler Aorta

Maternale Mortalität 25–50%
- pulmonaler Hochdruck
- Aortenisthmusstenose (kompliziert)
- Marfan-Syndrom mit Einbeziehung der Aorta

Tabelle 16-3 Klinische Schweregradeinteilung kardialer Erkrankungen (nach Cunningham et al. [4])

Schweregrad I:	keinerlei Symptome während körperlicher Belastung
Schweregrad II:	keinerlei Symptome in Ruhe, aber bei körperlicher Belastung
Schweregrad III:	Symptome bei geringer körperlicher Belastung
Schweregrad IV:	Symptome in Ruhe

gerschaft aus medizinischer Indikation nicht frühzeitig beendet, ist zusätzlich mit einer hohen mütterlichen Mortalität zu rechnen. Da angeborene bzw. erworbene Herzerkrankungen der Mutter sich während der Schwangerschaft hämodynamisch verschlechtern können, ist unabhängig vom ursprünglichen Schweregrad des Defekts auch in den ersten beiden Gruppen aufgrund einer sich verschlechternden Hämodynamik vermehrt mit einer Frühgeburt zu rechnen [4] (siehe auch Bd. 5, Kap. 1, Abschnitt 2.3).

3 Hypotonie

Größere Sammelstatistiken lassen die Bedeutung der Hypotonie für Mutter und Kind erkennen [14]. So konnte Naeye [21] bei der Analyse von 11 082 Einlingsschwangerschaften, die am Termin entbunden wurden, zeigen, daß mit zunehmendem mütterlichem Ruheblutdruck auch das kindliche Geburtsgewicht ansteigt. Bei Erreichen hypertensiver Werte (diastolischer Blutdruck >90 mm Hg) war diese Korrelation nicht mehr gegeben, vielmehr kam es zu einer Häufung von Wachstumsretardierungen.

Eine Analyse von 141 Patientendaten der Hessischen Perinatalstudien von 1982 bis 1984 hinsichtlich des Risikomerkmals Hypotonie (systolischer Blutdruck <100 mm Hg) *während des III. Trimenons* erbrachte eine Reihe von Geburtsrisiken, die in Tabelle 16-4 zusammengefaßt sind [10]. Wie auch schon von anderen Autoren gezeigt werden konnte [8, 9, 13], war die Hypotonie im Vergleich zu einem Kontrollkollektiv etwa doppelt so häufig mit einer Früh- und einer Mangelgeburt verknüpft. Weitere typische Folgen für die hypotonen Schwangeren waren gehäufte mütterliche Erkrankungen, vermehrte Merkmale einer Plazentainsuffizienz sowie eine erhöhte Inzidenz an grünem Fruchtwasser und an pathologischen Kardiotokogrammen.

Durch die Folgen der Plazentainsuffizienz und der daraus resultierenden Wachstumsretardierung ist der Fetus intrauterin in besonderer Weise gefährdet. Sowohl die Folgen der Mangelentwicklung des Neugeborenen als auch die Risiken einer Frühgeburt sind für die Neonatalperiode von besonderer Bedeutung, da beide Risikofaktoren als eine der häufigsten Ursachen der noch zu hohen perinatalen Morbidität gelten.

Eine prospektive Studie aus dem Jahre 1990 [25] findet keinen Zusammenhang zwischen der Hypotonie in der 2. Schwangerschaftshälfte (systolischer Blutdruck <100 mm Hg) und der Frühgeburtlichkeit sowie der fetalen Mangelentwicklung. Die Gründe hierfür bleiben spekulativ. Möglicherweise erlaubt eine bessere Schwangerenvorsorge während der letzten Jahre, Schwangerschaftsrisiken rechtzeitiger zu erkennen und der fetalen Gefährdung entgegenzuwirken.

Während einer risikofreien Schwangerschaft tritt eine *physiologische Schwangerschaftshypotonie* auf, die zur Mitte der Gravidität am ausgeprägtesten ist. Ein systolischer Ruheblutdruck von weniger als 100 mm Hg sollte vor allem bei einer Schwangeren im III. Trimenon Beachtung finden, da sich möglicherweise eine Früh- und/oder Mangelgeburt manifestieren kann (siehe auch Bd. 5, Kap. 1, Abschnitt 4).

Tabelle 16-4 Anamnestische und befundete Geburtsrisiken bei Hypotonie (n = 141) im Vergleich zu einem Kontrollkollektiv (n = 38 509; Daten der Hessischen Perinatalstudien 1982–1984; nach Hohmann und Künzel [11])

Geburtsrisiken	Kontrolle	Hypotonie im III. Trimenon (syst.<100 mm Hg)
Mütterliche Erkrankung	1,0%	3,6%
Frühgeburt	5,3%	10,8%
Plazentainsuffizienz	7,8%	12,2%
Grünes Fruchtwasser	7,8%	14,4%
Pathologisches CTG bzw. schlechte Herztöne	13,0%	26,2%
Geburtsgewicht < 2499 g	6,8%	15,6%

χ^2-Test: p = 0,01

4 Hypertonie

Arterieller Bluthochdruck in der Schwangerschaft ist häufig nur ein Symptom für eine Reihe von *vaskulären Organmanifestationen,* deren gemeinsame Ursache in der Vasokonstriktion vornehmlich der Endarterien liegt. Die Minderdurchblutung einzelner Organe erfaßt das gesamte maternale kardiovaskuläre System (z. B. Blutdruckkrise) selbst, aber auch die Nieren (z. B. akutes Nierenversagen), das Gehirn (z. B. Eklampsie) und die Leber (z. B. HELLP-Syndrom) der Mutter mit teilweise erheblichen Gerinnungsstörungen (z. B. disseminierte intravasale Gerinnung). Der Schweregrad der einzelnen maternalen Organmanifestationen zwingt in manchen Fällen zur sofortigen Entbindung aus vitaler Indikation, um das Leben sowohl der Mutter als auch des Feten zu retten (Tab. 16-5). Die Konstriktion maternaler Gefäße kann ebenso schwerwiegende Auswirkungen auf die utero-plazentare Einheit haben mit teilweise gravierenden Folgen hinsichtlich der uterinen O_2-Versorgung und damit für das fetale bzw. neonatale Überleben überhaupt (siehe auch Kap. 4).

Die perinatale Mortalität ist *bei eklamptischen Frauen* hoch und liegt zwischen 14 und 27%. Das Absterben des Kindes basiert im wesentlichen auf einer intrauterinen Asphyxie, vielfach als Folge einer vorzeitigen Lösung der Plazenta. Zusätzlich ist der Fetus aufgrund der Unreife wegen der häufig notwendigen vorzeitigen Entbindung (Frühgeburt) gefährdet [5, 18].

Die Analyse der Daten der Hessischen Perinatalerhebung gibt eine Information über die *Inzidenz* der Erkrankung in den einzelnen Schwangerschaftswochen. Danach besteht eine deutliche Beziehung der Inzidenz der Hypertonie, der Ödeme und der Proteinurie zum Schwangerschaftsalter (Abb. 16-1). Die Hypertonie ist am häufigsten zwischen der 28. und der 36. Schwangerschaftswoche nachzuweisen. Die niedrigste Inzidenz besteht um die 40. Schwangerschaftswoche, danach erfolgt ein erneuter Anstieg. Eine ähnliche Beziehung zum Schwangerschaftsalter zeigt die Häufigkeit der Ödeme und der Proteinurie. Die unterschiedliche Häufigkeit der klassischen Symptome dieser Schwangerschaftserkrankung in Abhängigkeit zum Schwangerschaftsalter weist darauf hin, daß ein hoher Anteil der Frauen mit diesen Symptomen vor der 36. Schwangerschaftswoche entbunden wird. Interessant ist der erneute Anstieg der Symptome bei Überschreiten der Schwangerschaftsdauer nach der 41. Schwangerschaftswoche.

Vorzeichen für Komplikationen der hypertensiven Erkrankung in der Schwangerschaft sind bereits in Kapi-

Tabelle 16-5 Vaskulär bedingte Organmanifestationen bei Hypertonie der Schwangeren und dadurch verursachte Symptome, die zur notfallmäßigen Entbindung zwingen können (nach Dildy et al. [5])

Organ bzw. System	Symptome
Kardiovaskuläres System/Lunge	– schwere Hypertonie – Lungenödem
Nieren	– Oligurie – Nierenversagen
Hämatologisches System	– Hämolyse – Thrombozytopenie – disseminierte intravasale Gerinnung
Gehirn/Augen	– Eklampsie – Gehirnödem – Gehirnblutung – Sehverlust
Leber	– Leberzellschaden – Kapselruptur
Utero-plazentare Einheit	– Abruptio placentae – intrauterine Wachstumsretardierung – fetale Asphyxie – intrauteriner Fruchttod

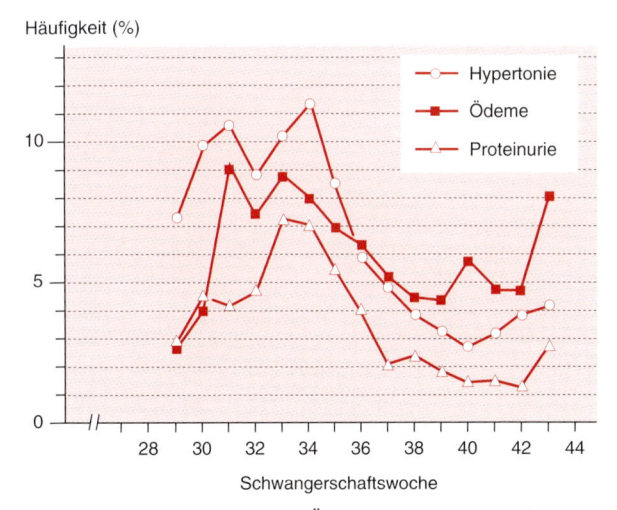

Abb. 16-1 Die Häufigkeit von Ödemen, Proteinurie und Hypertonie (>140/90 mm Hg), bezogen auf das Alter der Schwangerschaft. Frauen, die zwischen der 30. und 35. Schwangerschaftswoche gebären, haben einen besonders hohen Anteil der genannten Symptome (Daten der Hessischen Perinatalerhebung 1986, nach Künzel [16]).

tel 4 ausführlich beschrieben (siehe auch Bd. 5, Kap. 1, Abschnitt 3). Im Vordergrund steht die Präeklampsie, die mit einem Bluthochdruck (kardiovaskuläres System) und einer Proteinurie (Nierenmanifestation) einhergeht. Übersteigt der systolische Blutdruck 160 mm Hg sowie der diastolische Blutdruck 110 mm Hg und kommt es gleichzeitig zu einer Proteinurie im 24-Stunden-Urin von mehr als 5 g, spricht man von einer *schweren Präeklampsie*. Mit der schweren Präeklampsie können einzelne oder auch mehrere ausgeprägte klinische Krankheitssymptome einhergehen, die jedes für sich allein an eine vorzeitige Entbindung und damit in vielen Fällen an eine Frühgeburt denken lassen [4].

Deutliche Warnzeichen für eine mütterliche und konsekutiv fetale Gefährdung sind Zyanose und Lungenödem (kardiovaskuläres System/Lunge), Oligurie von weniger als 500 ml Urin pro 24 Stunden (Nieren), erhebliche zerebrale oder visuelle Auffälligkeiten wie Bewußtseinsstörungen, Kopfschmerzen, eingeschränktes Gesichtsfeld sowie verschwommenes Sehen (Gehirn/Augen), Schmerzen im Epigastrium und rechtem Oberbauch oder Leberzellschädigung unklarer Genese (Leber), Hämolyse oder ausgeprägte Thrombozytopenie (hämatologisches System) und ausgeprägte Formen der fetalen Wachstumsretardierung (utero-plazentare Einheit). Die Trias Hämolyse, erhöhte Transaminasen und Thrombozytopenie beschreibt das HELLP-Syndrom, welches gerade in neuerer Zeit besonders schwere Störungen der Leberfunktion und des hämatologischen Systems zusammenfaßt [5].

5 Thrombose und Embolie

Das Vorliegen einer *tiefen Bein-* oder *Beckenvenenthrombose* ist in den meisten Fällen die Ursache für eine Lungenembolie. Die Inzidenz der tiefen Bein- oder Beckenvenenthrombose ist während der Gravidität erhöht und liegt bei 0,2 bis 0,3 % aller Schwangerschaften. Bleibt die Thrombose unbehandelt, ist in 15 bis 25 % aller Fälle mit einer Lungenembolie zu rechnen. Wird dagegen die Thrombose suffizient mit Heparin und Bettruhe therapiert, sinkt die Lungenembolierate auf 5 % ab.

Die *Lungenembolie* stellt ein lebensgefährliches Krankheitsbild für die Schwangere dar und ist von der Behandlung der tiefen Bein- oder Beckenvenenthrombose abhängig. War die Thrombose unbehandelt, liegt die mütterliche Mortalitätsrate bei 12 bis 15 %. Hat eine Behandlung stattgefunden, ist mit einer Mortalitätsrate von 0,7 % zu rechnen.

Die klinische *Symptomatik der Lungenembolie* zeigt Dyspnoe, Tachypnoe und Brustschmerzen sowie Veränderungen im Säure-Basen-Status der Mutter.

Bei einer gesicherten Lungenembolie sollte an eine *sofortige Entbindung* gedacht werden. Nach Legen eines passageren Vena-cava-Schirms unter röntgenologischer Kontrolle kann in den meisten Fällen das operative Risiko minimiert und eine Schnittentbindung angeschlossen werden [3, 17, 23] (siehe auch Bd. 5, Kap. 3, Abschnitt 3).

6 Asthma bronchiale

Die wichtigste Lungenerkrankung in der Schwangerschaft ist das Asthma bronchiale. Diese Erkrankung beeinträchtigt in erheblichem Maße die Lungenfunktion der Schwangeren, sie hat aber auch deutliche Auswirkungen auf den Fetus. Im Vordergrund stehen vorzeitige Wehentätigkeit, intrauterine Wachstumsretardierung und fetale Asphyxie sowie eine erhöhte perinatale Mortalität. Bei einem ausgeprägten Krankheitsbild mit häufigem Auftreten eines Status asthmaticus beträgt die perinatale Mortalität sogar bis zu 30 %.

Das Asthma bronchiale wird hinsichtlich des *Schweregrads* in vier Stadien eingeteilt. Die Folgen reichen von einer milden respiratorischen Alkalose bis zur lebensgefährlichen respiratorischen Azidose, aber auch schon die milden Formen des Asthma bronchiale bedürfen während der Schwangerschaft häufig einer intensiveren Therapie mit Gabe von Sauerstoff, Beta-Sympathomimetika und Cortison [1] (siehe auch Bd. 5, Kap. 2, Abschnitt 2.3.3).

7 Chirurgische Interventionen und Frühgeburt

Eine Reihe von häufig plötzlich auftretenden Erkrankungen bedarf eines operativen Eingriffs in der Schwangerschaft. Treten diese Notfälle im letzten Schwangerschaftsdrittel auf, muß auch gleichzeitig an eine operative Entbindung gedacht werden. Im Vordergrund der Überlegungen steht zunächst die Gesundheit der werdenden Mutter. Ein fetales Überleben kann in vielen Fällen nur durch eine gleichzeitig durchgeführte Sectio caesarea gesichert werden [15].

Die Schwere der Erkrankung, der operative Eingriff selbst und die Folgen der chirurgischen Interventionen können den Fetus derart gefährden, daß ein *Kaiserschnitt* unmittelbar im Zusammenhang mit der Operation notwendig wird. Eine solche geburtshilfliche Entscheidung ist oft schwierig, da mit der frühzeitigen Entbindung nicht selten die Nachteile und Risiken einer Frühgeburt in Kauf genommen werden müssen. Hinzu kommt, daß sich während einer Operation die kontinuierliche fetale Überwachung vielfach als unzulänglich herausstellt. Nicht selten wird das Operationsfeld durch den schwangeren Uterus selbst verlegt.

7.1 Akutes Abdomen

Eine besondere Gefahr für Mutter und Fetus ist mit dem Auftreten eines akuten Abdomens verbunden, was in vielen Fällen eine schnelle chirurgische Intervention erfordert (Tab. 16-6). *Differentialdiagnostisch* kommt eine Aneurysmablutung beim Marfan-Syndrom, eine Appendizitis, eine Cholezystitis, ein Ileus, eine Leberkapselblutung beim HELLP-Syndrom, ein Mesenterialinfarkt, ein nekrotisierendes Myom, eine Nephrolithiasis bzw. ein Harnstau, eine Pankreatitis und eine Stieldrehung eines zystischen oder soliden Ovarialtumors in Frage (siehe auch Bd. 5, Kap. 5, Abschnitt 2.3).

Eine *Appendizitis* und ein *Ileus* stellen unter den Auslösern eines akuten Abdomens in der Schwangerschaft die wichtigsten Komplikationen dar, da sie in den meisten Fällen zur schnellen chirurgischen Intervention und bei entsprechender Reife des Feten auch zur Schnittentbindung zwingen [2, 7, 20].

7.2 Trauma

Verkehrsunfälle sind die häufigste Ursache für eine äußere Gewalteinwirkung in der Schwangerschaft. Etwa 50 % der dadurch bedingten Bauchtraumen ereignen sich im letzten Drittel der Schwangerschaft. Das Ausmaß des mütterlichen Schadens infolge eines Traumas bestimmt die Prognose für Mutter und Fetus (siehe auch Bd. 5, Kap. 9).

Eine direkte *Verletzung des Feten* bei einem Bauchtrauma ist selten, da der Fetus durch die mütterliche Bauchdecke selbst, die Gebärmutterwand und im besonderen durch das Fruchtwasserpolster geschützt ist.

Die wichtigsten *Verletzungen bei der Schwangeren* sind vielfach Beckenfrakturen, eine Ruptur der Gebärmutter und eine vorzeitige Lösung der Plazenta. Sechs Prozent aller schweren Unfälle im III. Trimenon gehen mit einer vorzeitigen Lösung der Plazenta einher. Mit einer vorzeitigen Lösung und gleichzeitiger Frühgeburt ist auch noch nach 48 Stunden nach dem Unfallereignis zu rechnen [22].

Tabelle 16-6 Differentialdiagnose bei akutem Abdomen in der Schwangerschaft (nach Korell et al. [15])

Aneurysmablutung beim Marfan-Syndrom
Appendizitis
Cholezystitis
Ileus
Leberkapselblutung beim HELLP-Syndrom
Mesenterialinfarkt
Nekrotisierendes Myom
Nephrolithiasis bzw. Harnstau
Pankreatitis
Stieldrehung bei Ovarialtumoren

Literatur

1. Barth, W. H., G. D. V. Hankins: Severe acute asthma in pregnancy. In: Clark, S. L., D. B. Cotton, G. D. V. Hankins, J. P. Phelan (eds.): Critical Care Obstetrics. Blackwell Scientific Publ., Boston 1990.
2. Bender, H. G.: Ovarialtumoren während der Gravidität: Differentialdiagnose und Therapie. In: Künzel, W., M. Kirschbaum (Hrsg.): Gießener Gynäkologische Fortbildung 1991. Springer, Berlin–Heidelberg–New York 1991.
3. Bonnar, J.: Venous thromboembolism and pregnancy. Clin. Obstet. Gynec. 8 (1981) 455–473.
4. Cunningham, F. G., P. C. MacDonald, N. F. Gant, K. J. Leveno, L. C. Gilstrap (eds.): Williams Obstetrics. Prentice Hall Int., London 1993.
5. Dildy, G. A., J. P. Phelan, D. B. Cotton: Complications of pregnancy-induced hypertension. In: Clark, S. L., D. B. Cotton, G. D. V. Hankins, J. P. Phelan (eds.): Critical Care Obstetrics. Blackwell Scientific Publ., Boston 1990.
6. Elkayam, U., N. Gleicher: Cardiac Problems in Pregnancy. Liss, New York 1988.
7. Flick, K., W. Künzel: Myome in der Schwangerschaft: Indikation zur Operation? In: Künzel, W., M. Kirschbaum (Hrsg.): Gießener Gynäkologische Fortbildung 1991. Springer, Berlin–Heidelberg–New York 1991.
8. Goeschen, K., O. Behrens: Hypotonie in der Schwangerschaft. In: Schneider, J., H. Weitzel (Hrsg.): Edition Gynäkologie und Geburtsmedizin, S. 11. Wiss. Verlagsgesellschaft, Stuttgart 1988.
9. Harsynyi, J., D. Kiss: Hypotonie in der Schwangerschaft. Zbl. Gynäk. 107 (1985) 363–369.
10. Hohmann, M., W. Künzel: Hypotonie im dritten Trimenon der Schwangerschaft. (Vortrag) Sitzung der Perinatologischen Arbeitsgemeinschaft Hessen, Bad Nauheim, 30.12.1985.
11. Hohmann, M., W. Künzel: Hypotonie und Schwangerschaft: welches Risiko und welche Therapie? In: Künzel, W., M. Kirschbaum (Hrsg.): Gießener Gynäkologische Fortbildung 1991. Springer, Berlin–Heidelberg–New York 1991.
12. Hohmann, M., M. K. McLaughlin: Maternale kardiovaskuläre Adaptation während der Schwangerschaft. Geburtsh. u. Frauenheilk. 50 (1990) 255–262.
13. Kastendieck, E.: Bedeutung der Hypotonie, Hypertonie, Anämie, Minderwuchs, pathologische Gewichtszunahme, Über- und Untergewicht der Mutter als Schwangerschaftsrisiko: Daten der Bayerischen Perinatalerhebung. In: Dudenhausen, J. W., E. Saling (Hrsg.): Perinatale Medizin Bd. XI. Thieme, Stuttgart–New York 1986.
14. Kirchhoff, H.: Das hypotensive Syndrom in der Schwangerschaft und unter der Geburt. Med. Klin. 71 (1976) 1928–1936.
15. Korell, M., S. Krone, H. Hepp: Operationen während der Schwangerschaft. gynäk. prax. 20 (1996) 417–437.
16. Künzel, W.: Kardiovaskuläre Regulationsmechanismen bei der Hypertonie während der Schwangerschaft. In: Künzel, W., M. Kirschbaum (Hrsg.): Gießener Gynäkologische Fortbildung 1993. Springer, Berlin–Heidelberg–New York 1993.
17. Kunish, M., K. Rauber, M. Hoppe, M. Hohmann, W. S. Rau: Peripartale Beckenvenen- und Cavathrombose: Lungenembolieprophylaxe mit dem temporären Günther-Filter. Frauenheilk. Geburtsh. 56 (1996) 629–633.
18. Lin, C. C., M. D. Lindheimer, P. River, A. H. Moawad: Fetal outcome in hypertensive disorders in pregnancy. Amer. J. Obstet. Gynec. 142 (1982) 255–260.
19. Lockwood, C. J.: Recent advances in elucidating the pathogenesis of preterm delivery, the detection of patients at risk, and preventive therapies. Curr. Opin. Ob/Gyn 6 (1994) 7–18.
20. Mußmann, J.: Akuter abdominaler Schmerz in der Schwangerschaft. In: Künzel, W., M. Kirschbaum (Hrsg.): Gießener Gynäkologische Fortbildung 1991. Springer, Berlin–Heidelberg–New York 1991.
21. Naeye, R. I.: Maternal blood pressure and fetal growth. Amer. J. Obstet. Gynec. 141 (1981) 780–787.
22. Sibai, B. M.: Surgery in pregnancy. In: Gleicher, N. (ed.): Medical Therapy in Pregnancy. Appleton & Lange, Norwalk/CT 1991.
23. Villasanta, U.: Thromboembolic disease in pregnancy. Amer. J. Obstet. Gynec. 93 (1965) 142–160.
24. Witter, F. R.: Epidemiology of prematurity. In: Witter, F. R., L. G. Keith (eds.): Textbook of Prematurity, pp. 3–5. Little Brown, Boston 1993.
25. Wolff, F., M. Bauer, A. Bolte: Schwangerschaftshypotonie. Geburtsh. u. Frauenheilk. 50 (1990) 842–847.

17 Infektionen und Frühgeburt

J. Martius

Inhalt

1	Einleitung	158
2	Ätiologie der Frühgeburt	158
2.1	Mikroorganismen im Fruchtwasser	159
2.2	Histologische Chorioamnionitis	160
3	Urogenitale Infektionen und Frühgeburt	161
3.1	Bakterielle Vaginose	161
3.2	Chlamydia trachomatis	161
3.3	Streptokokken der Gruppe B	162
3.4	Neisseria gonorrhoeae	163
3.5	Genitale Mykoplasmen	163
3.6	Trichomonas vaginalis	163
3.7	Harnwegsinfektionen	163
3.8	Candida-Infektionen	164
4	Infektionsdiagnostik	164
4.1	Infektionsdiagnostik vor und während der Schwangerschaft	164
4.2	Infektionsdiagnostik unter der Geburt	165
4.2.1	Serumparameter	165
4.2.2	Biophysikalisches Profil	165
4.2.3	Fruchtwasserparameter	166
4.2.4	Zytokine und Eicosanoidabkömmlinge	166
4.2.5	Eigenes Vorgehen	167
5	Infektionsprophylaxe und Therapie	167
5.1	Prophylaktische Antibiotikagabe	167
5.2	Therapie bei nachgewiesener Infektion	167
5.3	Studien zur Antibiotikaprophylaxe	168
5.4	Eigenes Vorgehen	168
6	Aszendierende Infektion und Frühgeburt: Pathogenese	169

1 Einleitung

Die perinatale und neonatale Morbidität und Mortalität wird bekanntermaßen vor allem durch Frühgeburten belastet. So wiegen in Deutschland nur etwa 6% aller Neugeborenen weniger als 2500 g, sind aber mit 70 bis 80% an der perinatalen und neonatalen Mortalität beteiligt [60]. Damit wird deutlich, daß vor allem die Reduzierung der Frühgeburtenrate zu einer Verbesserung der perinatalen Mortalität beizutragen vermag. Trotz großer Anstrengungen ist es bei uns und auch in anderen westlichen Ländern in den letzten Jahren nicht gelungen, die Frühgeburtenrate zu senken [92]. Im wesentlichen ist es den großen Fortschritten der Neonatologie bei der Aufzucht sehr kleiner Frühgeborener zu verdanken, daß trotz unveränderter Frühgeburtenrate die perinatale und neonatale Mortalität deutlich verbessert werden konnte. Dabei darf nicht vergessen werden, daß bei vielen der heute überlebenden sehr unreif geborenen Kindern mit einer erheblichen Langzeitmorbidität zu rechnen ist [37].

Erfolgreiche prophylaktische oder therapeutische Maßnahmen zur Verhinderung der Frühgeburt setzen Kenntnisse über deren Ätiologie voraus.

2 Ätiologie der Frühgeburt

Die verschiedenen Ursachen der Frühgeburt lassen sich in fünf Hauptgruppen mit unterschiedlicher zugrundeliegender Pathologie unterteilen (Abb. 17-1):

- Mehrlingsschwangerschaften
- aszendierende, seltener systemische Infektionen
- Plazentationsstörungen (Gestose, Placenta praevia, Abruptio placentae)
- fetale Pathologie (Fehlbildungen)
- Uteruspathologie (Fehlbildungen, Zervixinsuffizienz)

Das eigentlich geburtsauslösende Ereignis ist entweder der vorzeitige Blasensprung, die vorzeitige Wehentätigkeit oder eine medizinisch indizierte Geburtseinleitung. Bei etwa einem Drittel der Fälle geht der Frühgeburt ein vorzeitiger Blasensprung voraus, in etwa einem Drittel liegt eine kindliche oder mütterliche Indikation für eine vorzeitige Beendigung der Schwangerschaft zugrunde und in einem Drittel findet sich eine vorzeitige Wehentätigkeit mit und ohne erkennbare Ursache. In 50% aller Frühgeburten bei Einlingen läßt sich ein vorzeitiger Blasensprung oder eine vorzeitige Wehentätigkeit ohne erkennbare Ursache diagnostizieren [114]. In dieser Gruppe sind nach heutigem Kenntnisstand aszendierende urogenitale Infektionen, *insbesondere bei niedrigem Schwangerschaftsalter,* der häufigste Grund für den vorzeitigen Blasensprung und die vorzeitige Wehentätigkeit. Die Tabelle 17-1 zeigt, daß die Frühgeburt mit einer erhöhten infektiösen Morbidität von Mutter und Neugeborenem einhergeht [28, 118]. Aus der Tabelle 17-2 ist zu entnehmen, daß der vorzeitige Blasensprung zu einer deutlichen Zunahme der infektiösen Morbidität von Mutter und Neugeborenem beiträgt [85]. Die infek-

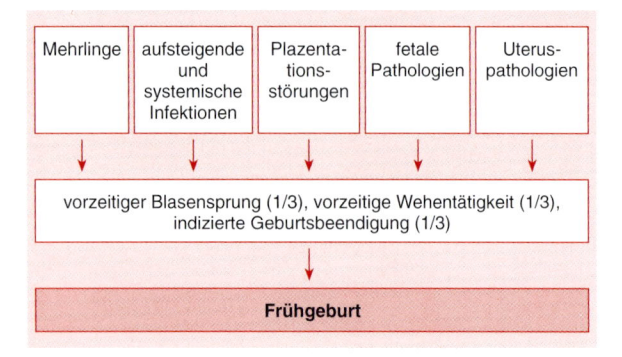

Abb. 17-1 Ätiologie der Frühgeburt (nach Schneider et al. [114]).

Tabelle 17-1 Infektionsmorbidität von Mutter und Neugeborenem in Abhängigkeit vom Gestationsalter (Daten der Bayerischen Perinatalerhebungen *1987 und **1992)

	≤ 32 Wochen* (n = 1182)	> 32 Wochen* (n = 96 100)
Fieber unter der Geburt	9,8%	0,4%
Fieber nach der Geburt	4,0%	0,9%

	< 32 Wochen** (n = 1011)	≥ 32 Wochen** (n = 12 414)
Neugeborenensepsis (early onset)	34%	9,7%

Tabelle 17-2 Vorzeitiger Blasensprung und Infektionsmorbidität von Mutter und Neugeborenem (Daten der Bayerischen Perinatalerhebung 1987)

	Vorzeitiger Blasensprung	
	ja (n = 18 934)	nein (n = 80 622)
Fieber unter der Geburt	1,8%	0,2%
Fieber nach der Geburt	1,1%	0,9%
Neugeborenensepsis	1,4%	0,4%

Tabelle 17-3 Vorzeitiger Blasensprung und Infektionsmorbidität von Mutter und Neugeborenem in Abhängigkeit vom Gestationsalter (Daten der Bayerischen Perinatalerhebung 1987)

	Vorzeitiger Blasensprung	
	≤ 32 Wochen (n = 403)	> 32 Wochen (n = 18 531)
Fieber unter der Geburt	19,9%	1,4%
Fieber nach der Geburt	5,0%	1,0%
Neugeborenensepsis	7,4%	1,3%

Tabelle 17-4 Mikroorganismen im Fruchtwasser bei drohender Frühgeburt und stehender Fruchtblase

Studie	Fälle (n)	positive Fruchtwasserkultur (%)
Hameed et al. [38]	37	8
Leigh und Garite [57]	59	12
Wahbeh et al. [131]	33	12
Gravett et al. [33]	54	24
Bobitt et al. [9]	31	26
Skoll et al. [122]	127	6
Romero et al. [104]	264	9/22*
Harger et al. [40]	38	0
Romero et al. [102]	92**	38**
Hillier et al. [46]	50	18
Total	785	14

* Zahlen für die 111 der 264 Patientinnen, die tatsächlich eine Frühgeburt hatten
** Nur Patientinnen mit Geburt innerhalb von 48 Stunden nach der Amniozentese

tiöse Morbidität nach vorzeitigem Blasensprung nimmt mit sinkendem Schwangerschaftsalter weiter zu (Tab. 17-3).

Im folgenden sind die wichtigsten Untersuchungsergebnisse der letzten Jahre zusammengestellt, die zu der Erkenntnis geführt haben, daß aszendierende Infektionen in der Schwangerschaft für Frühgeburten verantwortlich sind.

2.1 Mikroorganismen im Fruchtwasser

In einigen Fällen von drohender Frühgeburt lassen sich Mikroorganismen in dem durch Amniozentese gewonnenen Fruchtwasser bei stehender Fruchtblase nachweisen. Die Tabelle 17-4 zeigt die bis heute dazu veröffentlichten Studien [9, 33, 38, 40, 46, 57, 102, 104, 122, 131]. Bei Patientinnen mit drohender Frühgeburt, stehender Fruchtblase und fehlenden klinischen Zeichen einer Aszension finden sich im Durchschnitt in 14% der Fälle Mikroorganismen im Fruchtwasser. Auffallend ist die große Schwankungsbreite der Studienergebnisse, die von 0 bis 38% positiven Fruchtwasserkulturen reicht. Mögliche Erklärungen sind die heterogenen Studienpopulationen und unterschiedliche mikrobiologische Techniken, insbesondere im Bereich der strikt anaeroben Bakterien. Hinzu kommt, daß nicht alle Patientinnen mit drohender Frühgeburt auch tatsächlich vorzeitig entbunden werden, und damit die Aszension als auslösendes Ereignis unwahrscheinlich ist. So ist die Anzahl der Patientinnen mit einer positiven Fruchtwasserkultur und drohender Frühgeburt, die auch vorzeitig entbunden werden, deutlich höher verglichen mit Patientinnen, die trotz vorzeitiger Wehentätigkeit am Termin entbunden werden.

Romero et al. fanden bei 38% von insgesamt 92 Patientinnen mit vorzeitiger Wehentätigkeit, stehender Fruchtblase und einer Geburt innerhalb von 48 Stunden nach der Amniozentese eine positive Fruchtwasserkultur [102]. Alle Patientinnen mit einer positiven Kultur wurden trotz Tokolyse innerhalb von 24 bis 48 Stunden entbunden, während eine negative Kultur mit einer Verlängerung der Schwangerschaft um etwa vier Wochen einherging.

Somit ist davon auszugehen, daß bei etwa einem Drittel der Patientinnen mit vorzeitiger Wehentätigkeit, stehender Fruchtblase und einer Geburt innerhalb von 48 Stunden nach der Amniozentese Mikroorganismen im Fruchtwasser vorhanden sind. Da die Kulturmethoden zum Nachweis von Bakterien im Fruchtwasser wenig sensitiv sind und Bakterien im Bereich der Eihäute oder der Dezidua nicht vor der Geburt isoliert werden können, ist anzunehmen, daß bei deutlich mehr als einem Drittel der Patientinnen aszendierende Infektionen zugrunde liegen, wenn es innerhalb von 48 Stunden nach der Amniozentese zur Geburt kommt. Damit wird die klinische Erfahrung bestätigt, daß *wehenhemmende Maßnahmen bei aszendierenden Infektionen nicht wirksam sind* oder maximal zu einer Verlängerung der Schwangerschaft um 24 bis 48 Stunden führen. Offensichtlich gilt dies nicht nur für die klinisch, sondern auch für die subklinisch verlaufenden Infektionen.

Über die Bedeutung einer positiven Fruchtwasserkultur bei Patientinnen mit vorzeitiger Wehentätigkeit und stehender Fruchtblase für die Morbidität des Neugeborenen liegen nur wenige Untersuchungen vor. Romero et al. fanden bei Frühgeborenen von Müttern mit einer positiven Fruchtwasserkultur häufiger ein Atemnotsyndrom, eine erhöhte infektiöse Morbidität und niedrigere Apgar-Werte als bei Frühgeborenen mit negativer Fruchtwasserkultur [104]. Watts et al. stellten fest, daß eine positive Fruchtwasserkultur bei Patientinnen mit vorzeitiger Wehentätigkeit und stehender Fruchtblase beim Neugeborenen zu einer erhöhten Mortalität, zu einer erhöhten Rate des Atemnotsyndroms und der bronchopulmonalen Dysplasie sowie zu einer erhöhten infektiösen Morbidität führte [135].

Zusammengefaßt bleibt festzustellen, daß bei Patientinnen mit vorzeitiger Wehentätigkeit, stehender Fruchtblase und fehlenden klinischen Zeichen einer Infektion in etwa 14 % der Fälle Mikroorganismen im Fruchtwasser nachweisbar sind. Diese Zahl steigt auf über 30 %, wenn es innerhalb von 48 Stunden nach der Amniozentese zur Geburt kommt. In der Regel sind tokolytische Maßnahmen bei Patientinnen mit positiver Fruchtwasserkultur unwirksam.

2.2 Histologische Chorioamnionitis

Die histologische Diagnose einer Choriamnionitis, definiert als der Nachweis von Entzündungszellen im Bereich der Eihäute, ist eng korreliert mit der Frühgeburt bei deutlicher Abhängigkeit vom Gestationsalter. Nach umfangreichen Studien liegt die Nachweisrate entzündlicher Veränderungen im Bereich der Plazenta bei Termingeburten um 5 %, gegenüber 20 % bei Frühgeburten [110]. Die Häufigkeit nimmt mit sinkendem Gestationsalter zu und erreicht bei Geburten vor der 24. Woche Werte um 90 %.

In einer eigenen Studie fanden wir eine histologische Chorioamnionitis bei 53 % von 38 Patientinnen mit Frühgeburten; dies war signifikant häufiger als bei Patientinnen mit Termingeburten (16 % von 56) [44]. In den letzten Jahren konnte zudem gezeigt werden, daß die histologische Chorioamnionitis eng mit dem Nachweis von Mikroorganismen im Bereich der Eihäute korreliert ist (Tab. 17-5) [44, 55, 90, 91, 125, 141]. Damit wurden weitgehend Zweifel an der Infektionsgenese der entzündlichen Veränderungen der Eihäute zerstreut.

Tabelle 17-5   Histologische Chorioamnionitis und positive Plazentakultur

Studie	Positive Plazentakultur (%)		Relatives Risiko	95% Vertrauensbereich
	Chorioamnionitis ja	Chorioamnionitis nein		
Pankuch et al. [90]	18/25 (72)	6/39 (15)	14,1	3,6–60
Hillier et al. [44]	21/29 (72)	14/65 (22)	7,2	2,7–19
Quinn et al. [91]	10/14 (71)	8/29 (28)	6,5	1,3–3,5
Kundsin et al. [55]	32/84 (38)	21/146 (14)	3,7	1,8–7,3
Svensson et al. [125]	7/10 (70)	31/69 (45)	1,6	0,5–5,0
Zlatnik et al. [141]	26/51 (51)	12/44 (27)	3,4	1,2–10,0

Tabelle 17-6   Positive Plazentakultur und Frühgeburt

Studie	Positive Plazentakultur (%)		Relatives Risiko	95% Vertrauensbereich
	Frühgeburt	Termingeburt		
Hillier et al. [44]	23/38 (61)	12/21 (21)	3,8	1,5–9,9
Kundsin et al. [55]	61/196 (31)	40/312 (13)	3,1	1,9–4,9
Pankuch et al. [90]	27/53 (51)	6/22 (27)	2,8	0,8–9,4
Svensson et al. [125]	8/16 (50)	33/70 (47)	1,2	0,3–3,8
Hillier et al. [43]	36/112 (32)	29/156 (19)	2,1	1,1–3,8

Außerdem ließ sich nachweisen, daß Mikroorganismen im Bereich der Eihäute eng mit der Frühgeburt korreliert sind (Tab. 17-6) [43, 44, 55, 90, 125]. Zu den am häufigsten von den Eihäuten isolierten Mikroorganismen gehören Ureaplasma urealyticum, Gardnerella vaginalis, Escherichia coli, Streptokokken der Gruppe B, anaerobe gram-positive Kokken, Bacteroides spp. und Fusobacterium spp.

Über die Bedeutung einer histologischen Chorioamnionitis oder einer positiven Plazentakultur für das Neugeborene liegen nur wenige Untersuchungen vor. Russel et al. fanden eine deutlich erhöhte Rate der Neugeborenensepsis innerhalb von 48 Stunden nach der Geburt und eine deutlich erhöhte perinatale Mortalität bei Neugeborenen, wenn eine Chorioamnionitis histologisch nachweisbar war [110]. Hillier et al. zeigten, daß bei Frühgeburten vor der 34. Woche eine enge Korrelation zwischen dem Nachweis von Mikroorganismen im Bereich der Eihäute und einer erhöhten neonatalen Mortalität besteht [43].

Zusammengefaßt ergibt sich somit, daß die histologische Diagnose Chorioamnionitis in der überwiegenden Mehrzahl der Fälle ihre Ursache in aszendierenden bakteriellen Infektionen hat und daß sie eng korreliert ist mit der Frühgeburt, insbesondere bei sehr niedrigem Schwangerschaftsalter. Auch der Nachweis von

Mikroorganismen im Bereich der Eihäute ist eng verbunden mit der Frühgeburt, und das Erregerspektrum ähnelt dem der Scheide bei Frauen in der Geschlechtsreife. Die Tatsache, daß eine histologische Chorioamnionitis und eine positive Plazentakultur bei Frühgeburten deutlich häufiger als eine positive Fruchtwasserkultur nachzuweisen ist, spricht dafür, daß die zur Frühgeburt führende Aszension zunächst über die Dezidua und die Eihäute verläuft, bevor sie das Fruchtwasser erreicht.

3 Urogenitale Infektionen und Frühgeburt

Einige Mikroorganismen und Infektionen im Bereich des Urogenitaltrakts bei Schwangeren gehen mit einer erhöhten Rate der vorzeitigen Wehentätigkeit, des vorzeitigen Blasensprungs und der Frühgeburt einher. Diese lokalen Infektionen erhöhen das Risiko einer aszendierenden Infektion während der Schwangerschaft und damit das Risiko einer Frühgeburt. Von einigen dieser Mikroorganismen ist bekannt, daß sie die Ursache einer erhöhten infektiösen Morbidität bei der Mutter und beim Neugeborenen sind (Tab. 17-7) [28, 65].

Tabelle 17-7 Urogenitale Infektionen und Komplikationen in der Schwangerschaft

Infektionen	erhöhte Frühgeburtenrate	erhöhte Infektionsmorbidität Mutter	erhöhte Infektionsmorbidität Neugeborenes
Bakterielle Vaginose	ja	ja	unklar
Chlamydia trachomatis	ja	ja	ja
Streptokokken B	unklar	ja	ja
Neisseria gonorrhoeae	ja	ja	ja
Trichomonas vaginalis	unklar	unklar	selten
Mycoplasma hominis	unklar	unklar	unklar
Ureaplasma urealyticum	unklar	unklar	unklar
Harnwege	ja	ja	nein
Candida spp.	nein	ja	ja

3.1 Bakterielle Vaginose

Die bakterielle Vaginose ist eine der häufigsten vaginalen Infektionen bei Frauen in der Geschlechtsreife. Charakteristisch für die Mikrobiologie dieser Infektion ist eine etwa 1000fache Zunahme der Konzentration anaerober Bakterien (Bacteroides spp., Mobiluncus spp.), eine 100fache Zunahme der Konzentration von Gardnerella vaginalis und eine deutliche Abnahme der Konzentration von Lactobacillus spp. [62]. In einigen Untersuchungen konnte gezeigt werden, daß die bakterielle Vaginose bei Patientinnen mit einer Frühgeburt häufiger zu finden ist, als bei Frauen mit einer Termingeburt. Außerdem wurde festgestellt, daß der Nachweis einer bakteriellen Vaginose mit einem erhöhten Risiko einer Frühgeburt verbunden ist [21, 33, 34, 66, 69]. In einer eigenen Studie fanden wir zudem ein erhöhtes Risiko einer positiven Plazentakultur und einer histologischen Chorioamnionitis bei Frauen mit einer bakteriellen Vaginose [44]. Untersuchungen haben ergeben, daß die systemische Behandlung der bakteriellen Vaginose in der Schwangerschaft bei Patientinnen mit erhöhtem Risiko (Zustand nach Frühgeburt) zu einer Reduzierung der Frühgeburtenrate beiträgt. Für die lokale Therapie konnte dieser positive Effekt nicht eindeutig belegt werden [42, 45, 50, 82].

Weitere Untersuchungen haben deutlich gemacht, daß die bakterielle Vaginose und die mit ihr verbundenen hohen Konzentrationen von potentiell pathogenen Bakterien in der Schwangerschaft zu einer erhöhten infektiösen Morbidität der Mutter unter der Geburt (klinische Chorioamnionitis) und nach der Geburt (Endometritis post partum und Wundinfektionen) führt (Tab. 17-7) [20, 87, 120, 133, 134]. Besonders nach Sectio caesarea und bei Abortkürettagen muß mit einer erhöhten infektiösen Morbidität gerechnet werden.

Die unbehandelte bakterielle Vaginose in der Schwangerschaft erhöht das Risiko vorzeitiger Wehentätigkeit, eines vorzeitigen Blasensprungs und der Frühgeburt und führt zu einer vermehrten infektiösen Morbidität der Mutter post partum.

3.2 Chlamydia trachomatis

Die Prävalenz von Chlamydia trachomatis in der Schwangerschaft in Nichtrisikogruppen liegt in Deutschland zwischen 3 und 8%, kann aber auf über 20% in Risikogruppen ansteigen [74]. Die Chlamydien können während der Geburt auf das Neugeborene übertragen werden und beim Neugeborenen zu einer Konjunktivitis oder einer Pneumonie führen [67].

Die Studienergebnisse bezüglich eines möglichen Zusammenhangs zwischen einer genitalen Chlamydieninfektion in der Schwangerschaft und einer erhöhten Frühgeburtenrate bzw. einer erhöhten infektiösen Morbidität der Mutter intra und post partum sind widersprüchlich [1, 6, 34, 41, 66, 127]. In einigen Untersuchungen konnten Chlamydien bei Patientinnen mit einer Frühgeburt häufiger nachgewiesen werden als bei Patientinnen mit Termingeburten. Außerdem war beim Nachweis von Chlamydien das Risiko eines vorzeitigen Blasensprungs erhöht. Dagegen fand sich in anderen Studien kein Zusammenhang zwischen einer Chlamydieninfektion und der Frühgeburt.

Eine mögliche Erklärung für die widersprüchlichen Ergebnisse findet sich in Studien, die zeigten, daß die Häufigkeit des vorzeitigen Blasensprungs oder die Frühgeburtenrate nur bei den Patientinnen mit einer Chlamydieninfektion korreliert, bei denen *IgM-Antikörper gegen Chlamydien* gefunden wurden [41, 127]. Der Nachweis der IgM-Antikörper spricht entweder für eine Erstinfektion oder eine besonders ausgeprägt verlaufende genitale Infektion mit Chlamydien. Diese Ergebnisse lassen vermuten, daß insbesondere Frauen mit einer primären und damit in der Regel schwerer verlaufenden genitalen Chlamydieninfektion während der Schwangerschaft häufiger einen vorzeitigen Blasensprung und eine Frühgeburt durchmachen als Frauen ohne diese Infektion oder mit einer rekurrierenden Infektion.

Zusätzliche Hinweise auf die Bedeutung von Chlamydieninfektionen während der Schwangerschaft ergeben sich aus *Behandlungsstudien,* die zeigten, daß gezielte Antibiotikagaben zu einer niedrigeren Frühgeburtenrate als bei Nichtbehandelten beizutragen vermag [15, 111].

Chlamydien-positive Patientinnen mit Abortkürettagen haben ein erhöhtes Risiko einer aszendierenden Infektion nach dem Eingriff als Frauen ohne Chlamydieninfektion [3, 8]. Widersprüchliche Angaben in der Literatur finden sich zu dem Zusammenhang zwischen einer Chlamydieninfektion zum Zeitpunkt der Geburt und einer erhöhten Rate der Endometritis post partum [5, 41, 49, 130]. Demnach ist nicht auszuschließen, daß Chlamydien in einzelnen Fällen zu einer Endometritis post partum führen können. Typisch für diese chlamydienbedingten Endometritiden soll der oft symptomarme Verlauf und das späte Auftreten (bis zu sechs Wochen nach der Entbindung) sein (Tab. 17-7).

3.3 Streptokokken der Gruppe B

Die beta-hämolysierenden Streptokokken der serologischen Gruppe B nach Lancefield finden sich bei 5 bis 30% im Urogenitaltrakt von meist symptomlosen Schwangeren und werden mit verschiedenen mütterlichen und kindlichen Komplikationen in Verbindung gebracht (Tab. 17-7) [64]. So können diese Erreger bei der Schwangeren zu *Harnwegsinfektionen* führen.

Widersprüchlich sind die Angaben zu einem Zusammenhang zwischen dem Nachweis von Streptokokken der Gruppe B und dem vorzeitigen Blasensprung und der Frühgeburt [72, 79, 129]. Zum gegenwärtigen Zeitpunkt kann deshalb ein ursächlicher Zusammenhang zwischen der urogenitalen Besiedlung mit Streptokokken der Gruppe B während der Schwangerschaft und der Frühgeburt nicht definitiv bestätigt, aber auch nicht sicher ausgeschlossen werden. Dagegen gilt als gesichert, daß Streptokokken der Gruppe B das Risiko eines *Fiebers der Mutter unter der Geburt und nach der Geburt* erhöhen [31]. Bei Bakteriämien oder Endometritiden im Wochenbett gehören die Streptokokken der Gruppe B zu den am häufigsten isolierten Keimen.

In vielen neonatologischen Abteilungen sind die Streptokokken der Gruppe B neben Escherichia coli die häufigste Ursache für die *Neugeborenensepsis* [2]. Dabei ist zwischen einer Frühform (80%) innerhalb von sieben Tagen post partum und einer Spätform nach sieben Tagen zu unterscheiden. Wichtig ist, daß im Mittel nur 20 Stunden zwischen der Geburt und der frühen Form der Sepsis vergehen. Dies bedeutet, daß in der Mehrzahl der Fälle eine frühe Sepsis bereits intrauterin erworben wird. Zu den Risikofaktoren für die frühe Form der Neugeborenensepsis durch B-Streptokokken gehören [116]:

- die genitale Streptokokkenbesiedlung der Mutter zum Zeitpunkt der Geburt
- eine Dauer zwischen Blasensprung und Entbindung von 18 Stunden oder länger
- das Fieber unter der Geburt von 38 °C oder mehr
- die Frühgeburt vor der 37. Woche
- eine durch B-Streptokokken bedingte Bakteriurie während der Schwangerschaft
- der Zustand nach Geburt eines an Streptokokken erkrankten Kindes

Mit der *Frühform* der Sepsis muß in 10 bis 50 Fällen pro 1000 Geburten bei Müttern mit positiver Streptokokken-B-Kultur gerechnet werden, verbunden mit einer Mortalität zwischen 5 und 20%. Bei der *späten Form* der Sepsis liegen im Durchschnitt 24 Tage zwischen der Geburt und dem Auftreten der ersten Symptome. Als *Risikofaktor* gilt hier nur der fehlende Immunschutz von der Mutter.

3.4 Neisseria gonorrhoeae

Abgesehen von Risikogruppen spielen die Gonokokkeninfektionen während der Schwangerschaft in Deutschland zahlenmäßig mit unter 1% nur eine sehr geringe Rolle [73]. Bei Befunden im Sinne einer Zervizitis oder Urethritis muß nach Ausschluß einer Chlamydieninfektion auch an eine Gonorrhö gedacht werden. Die unbehandelte Gonorrhö in der Schwangerschaft erhöht das Risiko eines vorzeitigen Blasensprungs, einer Frühgeburt, eines Fiebers der Mutter unter und nach der Geburt und einer Übertragung des Erregers während der Geburt auf das Neugeborene mit der Gefahr der Konjunktivitis und septischer Verlaufsformen. Mit einer aszendierenden Infektion nach einer Schwangerschaftsunterbrechung muß häufiger bei Frauen mit einer Gonorrhö gerechnet werden (Tab. 17-7) [7].

3.5 Genitale Mykoplasmen

Mycoplasma hominis und Ureaplasma urealyticum sind die wichtigsten Vertreter der Gruppe der genitalen Mykoplasmen. Die Ergebnisse von Studien zur Bedeutung der genitalen Mykoplasmen für den Verlauf der Schwangerschaft und die infektiöse Morbidität von Mutter und Neugeborenem sind widersprüchlich und lassen deshalb keine definitiven Aussagen zu [11, 22, 83, 138]. Einige Studien sprechen dafür, daß Mycoplasma hominis zu einem erhöhten Risiko eines Fiebers unter der Geburt und einer Endometritis post partum führt. Keine überzeugenden Beweise gibt es bisher dafür, daß die genitalen Mykoplasmen das Risiko eines vorzeitigen Blasensprungs oder einer Frühgeburt erhöhen [99]. Neuere Untersuchungen lassen vermuten, daß die genitalen Mykoplasmen bei Neugeborenen mit niedrigem Geburtsgewicht zu Infektionen des zentralen Nervensystems und der Lungen mit hoher Morbidität und Mortalität führen [12, 132]. Insgesamt wird die Aussagekraft der erwähnten Studien und damit die Bedeutung der genitalen Mykoplasmen während der Schwangerschaft dadurch relativiert, daß diese Mikroorganismen im Durchschnitt bei 50% aller symptomlosen Frauen in der Geschlechtsreife im Urogenitaltrakt nachweisbar sind. Dies bedeutet, daß in der Regel zusätzliche Risikofaktoren (z. B. hohe Keimdichte, begleitende Infektionen wie bakterielle Vaginose) vorhanden sein müssen, bevor genitale Mykoplasmen in der Schwangerschaft pathologische Wirkungen entfalten können (Tab. 17-7).

3.6 Trichomonas vaginalis

Die Trichomonaden gelten weltweit als eine der häufigsten sexuell übertragenen Erreger [140]. Nur etwa 50% der Frauen mit einer Trichomonadeninfektion klagen über Beschwerden. Die wenigen Studien zur Bedeutung von Trichomonas vaginalis während der Schwangerschaft lassen keine definitiven Rückschlüsse zu. Nur in einer Studie über schwangere heranwachsende Mädchen war der Nachweis von Trichomonas vaginalis mit einer erhöhten Frühgeburtenrate verbunden [39]. Untersuchungen zu einem möglichen Zusammenhang zwischen Trichomonaden und einer erhöhten infektiösen Morbidität der Mutter unter und nach der Geburt liegen nicht vor. Da die Mikrobiologie der Scheide bei Frauen mit einer Trichomoniasis und Frauen mit einer bakteriellen Vaginose quantitativ und qualitativ sehr ähnlich ist, muß in diesen Fällen, wie für die bakterielle Vaginose bereits nachgewiesen, mit einer erhöhten infektiösen Morbidität intra und post partum gerechnet werden. Während der Geburt kann es in seltenen Fällen zu einer Übertragung des Erregers auf das weibliche Neugeborene mit entzündlichen Veränderungen im Genitalbereich kommen (Tab. 17-7) [17].

3.7 Harnwegsinfektionen

Asymptomatische Bakteriurien lassen sich bei bis zu 10% aller Schwangeren nachweisen. Dies ist von klinischer Bedeutung, da etwa ein Drittel dieser Patientinnen während der Schwangerschaft eine Pyelonephritis entwickeln. Eine *Pyelonephritis gravidarum* ist nicht nur eine unmittelbare Gefahr für die Gesundheit der Schwangeren, sondern führt über eine erhöhte Frühgeburtenrate auch zu einer Gefährdung des Neugeborenen (Tab. 17-7) [78].

Mit Hilfe einer Metaanalyse konnte kürzlich gezeigt werden, daß Schwangere mit einer unbehandelten asymptomatischen Bakteriurie signifikant häufiger eine Frühgeburt haben als Patientinnen, die antibiotisch behandelt wurden [101]. Es ist bisher nicht bekannt, ob die erhöhte Frühgeburtenrate bei asymptomatischer Bakteriurie ausschließlich über die daraus resultierende erhöhte Pyelonephritisrate zu erklären ist. Denkbar ist auch, daß die antibiotische Behandlung der asymptomatischen Bakteriurie zu Veränderungen der Mikroflora im Bereich der Scheide und Zervix führt und auf diesem Wege zu einer Verminderung der Frühgeburtenrate beiträgt.

3.8 Candida-Infektionen

Die genitale Prävalenz von Candida-Arten bei häufig symptomlosen Schwangeren beträgt etwa 30%. Sie liegt damit um etwa 20% höher als außerhalb der Schwangerschaft. Von Bedeutung ist die Hefepilzbesiedlung in der Schwangerschaft wegen der Übertragung der Erreger auf das Neugeborene während der Geburt. In einem hohen Prozentsatz entwickeln die betroffenen Neugeborenen eine mukokutane Candidose, z. B. im Sinne eines Windelsoors. Besonders gefährdet sind Frühgeborene unter 1500 g, bei denen in bis zu 10% eine Candida-Sepsis nachgewiesen werden konnte (Tab. 17-7) [75].

4 Infektionsdiagnostik

4.1 Infektionsdiagnostik vor und während der Schwangerschaft

Bei einer *geplanten Schwangerschaft* ist vor der Konzeption und sonst möglichst früh in der Schwangerschaft eine Diagnostik durchzuführen, um die häufig asymptomatischen urogenitalen Infektionen rechtzeitig zu erkennen und zu behandeln (Tab. 17-8). Nach der Anamnese folgt die Inspektion des Genitales, wobei auf pathologischen Fluor, Entzündungen und Veränderungen im Sinne einer Zervizitis zu achten ist. Immer sollte ein *Nativpräparat* vom Scheidensekret beurteilt werden. Ohne großen zeitlichen Aufwand ist dabei bereits eine bakterielle Vaginose, eine Trichomoniasis, eine Zervizitis (Leukozyten) oder eine Candidose auszuschließen. Das Nativpräparat kann durch die *pH-Wert-Bestimmung* des Vaginalsekrets ergänzt werden. Während bei einer physiologischen Laktobazillenflora ein pH-Wert von unter 4,5 zu erwarten ist, steigt der Wert bei einer bakteriellen Vaginose, einer Trichomoniasis oder stark entzündlichen Veränderungen der Scheide deutlich an. Saling hat kürzlich vorgeschlagen, daß jede Schwangere einmal wöchentlich mit Hilfe von Spezial-Indikatorstäbchen den pH-Wert ihrer Scheide selbst bestimmt, um damit frühzeitig Hinweise auf eine gestörte Scheidenflora zu bekommen [112].

Eine *gezielte Chlamydiendiagnostik* ist immer indiziert, wenn Veränderungen im Sinne einer Zervizitis erkennbar sind. Können Chlamydien als Ursache für die Zervizitis ausgeschlossen werden, dann hat auch eine Diagnostik auf Gonokokken zu erfolgen. Wegen der häufig asymptomatischen Verläufe und der möglichen gravierenden Folgen einer Chlamydieninfektion in der Schwangerschaft ist in den Mutterschaftsrichtlinien inzwischen ein *generelles Chlamydien-Screening* bei der ersten Vorsorgeuntersuchung in der Schwangerschaft vorgesehen [48].

Mikrobiologische Untersuchungen im Scheidensekret sind nur in den seltenen Fällen indiziert, wenn bei Hinweisen für eine Infektion mit den vorher beschriebenen Maßnahmen keine sichere Diagnose zu stellen ist.

Eine *Urinuntersuchung* vor einer geplanten Schwangerschaft oder während jeder Vorsorgeuntersuchung in der Schwangerschaft ist obligat und dient der Erkennung von asymptomatischen Bakteriurien.

Zum Ausschluß einer asymptomatischen *genitalen Pilzinfektion* der Schwangeren sollte ab der 34. Woche einmalig eine Kultur aus dem Scheidensekret angelegt werden [75].

Tabelle 17-8 Infektionsdiagnostik vor und in der Schwangerschaft

Untersuchungen	Hinweise für/Ausschluß von
Inspektion	entzündlichen Veränderungen, pathologischem Fluor, auffälligem Geruch, Zervizitis
Nativpräparat	bakterieller Vaginose, Trichomoniasis, Candidose, Zervizitis
pH-Wert	bakterieller Vaginose, Trichomoniasis, starken entzündlichen Veränderungen
Chlamydien-Screening früh in der Schwangerschaft und bei Zervizitis	Chlamydia trachomatis
Gonokokkenkultur bei Zervizitis nach Ausschluß von Chlamydien	Neisseria gonorrhoeae
Candida-Screening ab der 34. Woche	Candida-Arten
Urinstatus	asymptomatischer Bakteriurie

4.2 Infektionsdiagnostik unter der Geburt

Die Infektionsdiagnostik unter der Geburt ist besonders bei drohender Frühgeburt von großer Bedeutung, da von ihrem Ergebnis wichtige Entscheidungen bezüglich des weiteren geburtshilflichen Vorgehens abhängen [27, 28]. Die Diagnostik dient dem Ausschluß von *aszendierenden Infektionen unter der Geburt,* die die infektiöse Morbidität der Mutter und des Neugeborenen erhöhen. Da diese Infektionen häufig subklinisch verlaufen, können sich bei der Diagnose nicht selten Schwierigkeiten ergeben. Zu den typischen Befunden einer klinisch verlaufenden Aszension unter der Geburt gehören die Temperaturerhöhung (≥ 38 °C), die Tachykardie (≥ 90/min), die Leukozytose (≥ 15000/mm^3), die druckschmerzhafte Gebärmutter, das übelriechende Fruchtwasser und kardiotokographische Veränderungen wie Tachykardie und Oszillationsverlust [61].

In den letzten Jahren sind zusätzlich andere Untersuchungsmethoden diskutiert worden, mit deren Hilfe die *Sensitivität der Diagnostik insbesondere der subklinischen Infektionen* erhöht werden sollte (Tab. 17-9) [89]. Als Bezugsgrößen bei der Beurteilung der Wertigkeit der einzelnen Tests dienen in der Regel die klinische Chorioamnionitis, die neonatale Sepsis oder auch die positive Fruchtwasserkultur.

4.2.1 Serumparameter

Das *C-reaktive Protein* (CRP) ist ein in der Leber synthetisiertes Akutphasenprotein, das in erhöhten Konzentrationen im Serum nach Trauma, nekrotisierenden Prozessen und bei bakteriellen Infektionen nachweisbar ist. Bei gesunden nichtschwangeren Frauen liegt die Serumkonzentration des CRP um 1 mg/dl und steigt in der Schwangerschaft vor Beginn der Wehentätigkeit bis zu 2 mg/dl an. Mit Beginn der Wehentätigkeit muß mit einem nochmaligen, leichten Anstieg des CRP-Werts gerechnet werden. Die CRP-Bestimmung in der Schwangerschaft zum Ausschluß einer Aszension ist nur dann sinnvoll, wenn die Werte quantitativ und mehrmals bestimmt werden, da es auf die Dynamik des Verlaufs der Einzelbestimmungen ankommt [136, 137]. Wie die Tabelle 17-9 zeigt, wird die diagnostische Wertigkeit des CRP von Studie zu Studie unterschiedlich bewertet, so daß eine abschließende Aussage zur Praxistauglichkeit zur Zeit nicht möglich erscheint. Für die Routine ist der *hohe negative prädikative Wert* des CRP wichtig, da dies bedeutet, daß ein normaler CRP-Wert unter der Geburt mit großer Sicherheit gegen eine Infektion spricht.

Die *Granulozytenelastase* ist eine Proteinase, die bei Entzündungen in höheren Konzentrationen im Serum gefunden wird. In einer Untersuchung ergaben sich relativ hohe Werte (80% für die Sensitivität, 70% für die Spezifität) bei der Vorhersage einer aszendierenden Infektion [54].

4.2.2 Biophysikalisches Profil

Das biophysikalische Profil beruht auf einem Score, der in der Regel folgende Parameter berücksichtigt: fetale Herztonregistrierung, fetale Bewegungen, fetale Atembewegungen, fetaler Tonus, Menge des Fruchtwassers und Plazentareife [16, 26, 109] (siehe auch Kap. 18, Abschnitt 5.5). Auch hier ist eine abschließende Beurteilung wegen der großen Schwankungsbreite der

Tabelle 17-9 Wertigkeit verschiedener antenataler Untersuchungsmethoden für die Diagnose intrauteriner Infektionen nach vorzeitigem Blasensprung unter 37 Wochen (teilweise nach Ohlsson und Wang [89])

Parameter	Zahl der Studien (n)	Sensitivität (%)	Spezifität (%)	positiv-prädiktiver Wert (%)	negativ-prädiktiver Wert (%)
Leukozyten**	3	23–81	61–95	40–75	40–89
C-reaktives Protein**	6	37–100	44–100	12–100	50–100
Gram-Präparat*	7	30–80	83–98	63–87	56–92
Leukozytenesterase*	3	8–83	84–100	4–100	68–92
Chromatographie*	3	29–93	56–91	20–87	67–95
Fruchtwassermenge	3	50–75	58–88	18–47	86–98
Biophysikalisches Profil	5	39–100	81–91	31–83	61–100
Granulozytenelastase**	1	80	70	73	keine Angaben
Glucose*	2	73–79	90–94	87	79–90

* im Fruchtwasser, ** im Serum

Studienergebnisse nicht möglich. Sicher ist, daß das biophysikalische Profil große Erfahrung voraussetzt und einen erheblichen zeitlichen Aufwand erfordert.

4.2.3 Fruchtwasserparameter

Im Fruchtwasser, das durch Amniozentese gewonnen wurde, können Leukozyten oder Bakterien in einem nach Gram gefärbten Ausstrich erkannt und Mikroorganismen durch Kultur nachgewiesen werden. Gegenüber der Kulturmethode hat das Gram-Präparat den Vorteil, unmittelbar nach der Amniozentese zur Verfügung zu stehen. Die in den meisten Studien festgestellte niedrige Sensitivität des Gram-Präparats schränkt die Praxistauglichkeit dieses Tests deutlich ein [25, 96].

Die Bestimmung der *Leukozytenesterase* im Fruchtwasser dient dem Nachweis von durch Bakterien stimulierten Leukozyten. Auch bei diesem Test sind die Werte für die Sensitivität zu niedrig, um in der täglichen Praxis von Bedeutung zu sein [25].

Mit Hilfe der *Gaschromatographie* des Fruchtwassers können kurzkettige organischen Säuren bestimmt werden, die aus dem Bakterienstoffwechsel stammen. Gegen eine Durchführung dieses Tests im Routinebetrieb spricht die in den meisten Studien gefundene niedrige Sensitivität und der große Laboraufwand [89].

In einigen Studien wurde versucht, eine *Fruchtwassermenge* von weniger als 1 × 1 cm nach vorzeitigem Blasensprung mit der aszendierenden Infektion zu korrelieren. Wegen der geringen Werte für Sensitivität und Spezifität ist diese Methode im Routinebetrieb nicht sinnvoll einsetzbar [89].

Die *Glucosekonzentration im Fruchtwasser* ist bei bakteriellen Infektionen erniedrigt und dient somit als Indikator für eine aszendierende Infektion. Die wenigen bisher vorliegenden Untersuchungen ergeben gute Werte für die Spezifität (94–100%) und den positiven prädikativen Wert (86–100%), bei niedriger Sensitivität (41–55%) und niedrigem negativem prädikativem Wert (70–76%). Den höchsten positiven prädikativen Wert von etwa 100% erzielt man mit einem Glucosegrenzwert von unter 11 mg/dl [35, 51, 52, 96, 97]. Ein Vorteil der Glucosebestimmung im Fruchtwasser ist der geringe zeitliche und apparative Aufwand des Tests.

Allgemein gilt, daß Testsysteme, die eine Fruchtwassergewinnung zur Voraussetzung haben, bei Patientinnen mit vorzeitigem Blasensprung bedingt einsetzbar sind, da die Gewinnung von Fruchtwasser nur in 30 bis 50% der Fälle gelingt.

Der Nachweis des *fetalen Fibronectins*, eines Proteins, das im Fruchtwasser und in der Plazenta und im Vaginalsekret bei Schwangeren mit vorzeitiger Wehentätigkeit und stehender Fruchtblase vorhanden ist, ist ein sensitiver und spezifischer Parameter mit einem hohen negativen prädikativen Wert für das Auftreten einer Frühgeburt [58, 59, 84]. Es wird angenommen, daß die extrazelluläre Matrix zwischen den Eihäuten und der Dezidua, in der das Fibronectin gespeichert ist, bei drohender Frühgeburt zerstört wird, z. B. durch Proteinasen, und es damit zur Freisetzung der Substanz in die Vagina auch bei stehender Fruchtblase kommt. Bekannt ist, daß Zytokine wie Interleukine oder Tumornekrosefaktor in hohen Konzentrationen im Fruchtwasser bei aszendierenden Infektionen nachgewiesen werden können und zur Freisetzung von Proteinasen beitragen. Weitere Untersuchungen werden zeigen müssen, ob die Bestimmung des fetalen Fibronectins im Vaginalsekret bei vorzeitiger Wehentätigkeit in der Praxis nicht nur als Indikator für eine bevorstehende Frühgeburt, sondern auch als Indikator für eine aszendierende Infektion geeignet ist.

4.2.4 Zytokine und Eicosanoidabkömmlinge

Einen Fortschritt bei der Diagnose subklinischer aszendierender Infektionen unter der Geburt könnte die Bestimmung von *Zytokinen* wie Interleukin 1α und 1β, Interleukin 6, Interleukin 8, Tumornekrosefaktor und Prostaglandinen E_2 und $F_{2α}$ im Fruchtwasser oder im Serum darstellen [14, 36, 93, 96, 107, 124]. Diese Substanzen sind in hohen Konzentrationen im Fruchtwasser bei Patientinnen mit einer aszendierenden Infektion nachweisbar. Romero et al. und Greig et al. bestimmten Interleukin 6 im Fruchtwasser von Patientinnen mit vorzeitiger Wehentätigkeit und stehender Fruchtblase [36, 96]. Der Nachweis von Interleukin 6 wies mit einer Sensitivität von 100%, einer Spezifität von 83 bis 87%, einem positiven prädikativen Wert von 37 bis 85% und einem negativen prädikativen Wert von 100% auf eine positive Fruchtwasserkultur hin. Hillier et al. fanden bei Patientinnen mit vorzeitiger Wehentätigkeit, stehender Fruchtblase und fehlenden klinischen Zeichen einer Infektion eine signifikante Korrelation zwischen dem Nachweis von Interleukin 6, Interleukin 1α und Interleukin 1β im Fruchtwasser und einer positiven Fruchtwasserkultur [46].

Mit *Schnelltests* zum Nachweis von Zytokinen und Prostaglandinen im Fruchtwasser oder im Serum könnte es in der Zukunft möglich werden, schneller und sicherer aszendierende, subklinisch verlaufende Infektionen unter der Geburt zu diagnostizieren.

4.2.5 Eigenes Vorgehen

An der Universitäts-Frauenklinik Würzburg stützen wir uns bei der Diagnose einer aszendierenden Infektion auf Befunde wie Temperaturerhöhung über 38 °C, Leukozytose über 15000/mm^3, Tachykardie über 90/min, erhöhtes und insbesondere ansteigendes CRP bei der Mutter und auf Hinweise im Kardiotokogramm wie fetale Tachykardie über 160/min und Oszillationsverlust. Ein wichtiges zusätzliches Kriterium für die Verdachtsdiagnose einer Aszension ist die fehlende Ansprechbarkeit der Tokolyse. Bei zweifelhaften Befunden gehen wir eher von einer Infektion aus und nehmen damit bewußt in Kauf, in einigen Fällen eine überflüssige Antibiose zu beginnen.

Bei allen Patientinnen mit vorzeitiger Wehentätigkeit oder vorzeitigem Blasensprung vor der 37. Woche entnehmen wir entsprechend den Empfehlungen der Kommission „Infektionen in der Perinatalen Medizin" vom Anorektum und von der Scheide eine B-Streptokokkenkultur [63]. Während dieser Untersuchung kann gleichzeitig ein Nativpräparat vom Scheidensekret zum Ausschluß einer gestörten Scheidenflora angefertigt werden.

5 Infektionsprophylaxe und Therapie

5.1 Prophylaktische Antibiotikagabe

Eine perioperative Antibiotikaprophylaxe ist *bei allen Patientinnen mit einer Sectio caesarea und Frühgeburt* indiziert, da die postoperative infektiöse Morbidität deutlich gegenüber der Termingeburt erhöht ist [47]. Eine der wichtigsten Risikofaktoren für die Entstehung einer Endometritis post partum nach Sectio caesarea ist das niedrige Schwangerschaftsalter [13, 123]. Bei uns hat sich die einmalige intravenöse Gabe von 2 bis 4 g Ampicillin nach Abnabelung des Kindes bewährt.

Bei Patientinnen mit einer *Chlamydieninfektion*, einer bakteriellen Vaginose oder einer Trichomoniasis sollte von einer perioperativen Antibiotikaprophylaxe bei Abortkürettagen großzügig Gebrauch gemacht werden.

5.2 Therapie bei nachgewiesener Infektion

Einige urogenitale Infektionen erfordern in der Schwangerschaft oder unter der Geburt eine gezielte antibiotische Prophylaxe und Therapie (Tab. 17-10). Eine *bakterielle Vaginose* in der Schwangerschaft ist antibiotisch zu behandeln. Nach dem I. Trimenon kann Metronidazol, einmalig 2 g oral, verabreicht werden. Die intravaginale Anwendung einer 2%igen Clindamycincreme, 5 g pro Tag für sieben Tage, stellt in der Schwangerschaft eine gute Alternative zum Metronidazol dar, da die Heilungsraten identisch sind und keine Bedenken gegen eine Anwendung in der Schwangerschaft bestehen [24].

Der Nachweis von *Chlamydien in der Schwangerschaft* erfordert nach dem I. Trimenon eine Behandlung mit Erythromycinethylsuccinat, viermal 500 mg oral für mindestens sieben Tage, einschließlich einer Partnerbehandlung. Eine wirksame Alternative und meist besser verträglich ist die orale Behandlung mit dreimal 500 mg Amoxicillin für mindestens sieben Tage [48, 121]. Kürzlich wurde berichtet, daß Azithromycin, ein neues Makrolidantibiotikum, erfolgreich bei der Behandlung der Chlamydieninfektion in der Schwangerschaft eingesetzt werden kann. Die einmalige orale Gabe von 1 g erbrachte Heilungsraten, die denen unter

Tabelle 17-10 Infektionsprophylaxe und Therapie in der Schwangerschaft und unter der Geburt

Infektionen und Erreger	Antibiotikatherapie und Prophylaxe
Bakterielle Vaginose	– Metronidazol* 2 g oral einmalig oder – Clindamycin-Creme, 2%ig 5 g intravaginal pro Tag für 7 Tage – Prophylaxe bei Sectio und Kürettagen
Chlamydia trachomatis	– Erythromycinethylsuccinat, 4mal 500 mg oral pro Tag für 7 Tage oder – Amoxycillin, 3mal 500 mg oral pro Tag für 7 Tage – Prophylaxe bei Sectio und Kürettagen
Streptokokken der Gruppe B	– Prophylaxe mit Ampicillin, 3- bis 4mal 2 g i.v. bis zur Geburt
Neisseria gonorrhoeae	– z.B. Cefotaxim 1 g einmalig i.m.
Trichomonas vaginalis	– Metronidazol* 2 g oral einmalig
Candidose	– lokale Einmalbehandlung
Harnwegsinfektionen	– Penizillinderivate oder Zephalosporine, evtl. nach Antibiogramm

* nach dem I. Trimenon

Erythromycin entsprechen, bei deutlich besserer Verträglichkeit [10]. In Deutschland ist dieses Präparat für die Anwendung in der Gravidität nicht zugelassen.

Bei allen Schwangeren mit vorzeitiger Wehentätigkeit oder vorzeitigem Blasensprung vor der 37. Woche wird eine antibiotische Prophylaxe bis zur Geburt empfohlen, wenn die Kultur der Streptokokken der Gruppe B ein positives Ergebnis zeigt [63, 108]. Bewährt hat sich hierfür die intravenöse Gabe von Ampicillin, drei- bis viermal 2 g pro Tag, oder alternativ Erythromycin. Diese Antibiotikaprophylaxe dient der Reduzierung der Häufigkeit der frühen Form der Neugeborenensepsis durch Streptokokken der Gruppe B.

Der Nachweis von *Gonokokken* im Urogenitalbereich von Schwangeren erfordert eine antibiotische Behandlung, z. B. mit Zephalosporinen, einschließlich einer Partnerbehandlung [73].

Eine *Trichomoniasis* wird nach dem I. Trimenon mit Metronidazol, einmalig 2 g oral, behandelt.

Bei einem *Hefepilzbefall der Scheide* vor der Entbindung sollte eine einmalige intravaginale Applikation eines Antimykotikums erfolgen [75].

Eine *asymptomatische Bakteriurie* muß immer ausreichend antibiotisch behandelt werden.

Die *genitalen Mykoplasmen* Ureaplasma urealyticum und Mycoplasma hominis erfordern bei symptomlosen Schwangeren keine antibiotische Therapie.

5.3 Studien zur Antibiotikaprophylaxe

Die Erkenntnis, daß aszendierende Infektionen insbesondere bei Frühgeburten mit niedrigem Gestationsalter eine wichtige ätiologische Rolle spielen, hat zur Durchführung von Antibiotikaprophylaxestudien bei vorzeitiger Wehentätigkeit oder nach vorzeitigem Blasensprung geführt. Das Ziel dieser Prophylaxe besteht in einer Erhöhung des Gestationsalters und einer Verringerung der infektiösen Morbidität von Mutter und Neugeborenem. Als mögliche Risiken einer Prophylaxe müssen schwere allergische Reaktionen und die Selektion resistenter Keime bedacht werden. Die Tabelle 17-11 zeigt die wichtigsten Ergebnisse der veröffentlichten Studien, bei denen die Mutter bei vorzeitiger Wehentätigkeit, *stehender Fruchtblase* und fehlenden klinischen Zeichen einer Infektion mit Antibiotika prophylaktisch behandelt wurde [68, 70, 81, 86, 88, 103, 139].

Für die tägliche Praxis lassen sich die Ergebnisse der Tabelle 17-11 wie folgt *zusammenfassen*: Eine *generelle Antibiotikaprophylaxe* bei vorzeitiger Wehentätigkeit, stehender Fruchtblase und fehlenden klinischen Infektionszeichen zeigt keinen nachweisbaren Vorteil bezüglich einer relevanten Erhöhung des Gestationsalters oder einer Reduzierung der infektiösen Morbidität von Mutter und Neugeborenem und ist aus diesem Grund *nicht indiziert*. Ein positiver Einfluß einer Antibiotikaprophylaxe ist auch nicht zu erwarten, da bei einer generellen Gabe eines Antibiotikums zu viele Frauen behandelt würden, bei denen nicht die aszendierende Infektion zur vorzeitigen Wehentätigkeit geführt hat.

Eine Antibiotikaprophylaxe der Mutter *nach vorzeitigem Blasensprung* und fehlenden klinischen Zeichen einer Infektion scheint in einigen Fällen zu einer Verlängerung der Gestation zu führen. Zwei kürzlich veröffentlichte Metaanalysen ergaben neben der Verlängerung der Latenz auch eine signifikante Reduzierung der Chorioamnionitis, der neonatalen Sepsis und der Ventrikelblutungen beim Neugeborenen [18, 76, 77].

5.4 Eigenes Vorgehen

An der Universitäts-Frauenklinik in Würzburg führen wir bei Patientinnen mit drohender Frühgeburt *unter 37 Wochen, stehender Fruchtblase* und fehlenden klini-

Tabelle 17-11 Studien zur Wirkung einer Antibiotikaprophylaxe der Schwangeren bei vorzeitiger Wehentätigkeit und stehender Fruchtblase

Studie	Anzahl (n)	Plazebo	Gestationsalter (Wochen)	Gestationsalter signifikant verlängert	neonatale Morbidität signifikant reduziert	mütterliche Morbidität signifikant reduziert
McGregor et al. [68]	17	ja	≤ 34	ja	nein	nein
Winkler et al. [139]	19	ja	?	ja	keine Angaben	keine Angaben
Morales et al. [81]	150	nein	≤ 34	ja	keine Angaben	keine Angaben
Newton et al. [86]	103	ja	≤ 34	nein	keine Angaben	keine Angaben
McGregor et al. [70]	103	ja	≤ 34	ja	nein	nein
Romero et al. [103]	277	ja	≤ 34	nein	nein	nein
Norman et al. [88]	81	nein	≤ 34	ja	ja	nein

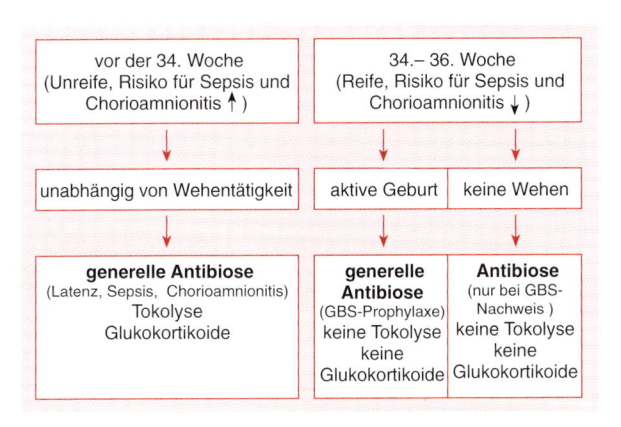

vor der 34. Woche (Unreife, Risiko für Sepsis und Chorioamnionitis ↑)	34.– 36. Woche (Reife, Risiko für Sepsis und Chorioamnionitis ↓)	
↓	↓	↓
unabhängig von Wehentätigkeit	aktive Geburt	keine Wehen
↓	↓	↓
generelle Antibiose (Latenz, Sepsis, Chorioamnionitis) Tokolyse Glukokortikoide	**generelle Antibiose** (GBS-Prophylaxe) keine Tokolyse keine Glukokortikoide	**Antibiose** (nur bei GBS-Nachweis) keine Tokolyse keine Glukokortikoide

Abb. 17-2 Vorzeitiger Blasensprung ohne Infektionszeichen vor der 37. Schwangerschaftswoche: Vorgehen an der Universitäts-Frauenklinik Würzburg. GBS = Gruppe-B-Streptokokken.

schen Zeichen einer Aszension *keine generelle Antibiotikaprophylaxe* durch. Mit Aufnahme in den Kreißsaal wird ein Abstrich vom Anorektum und von der Scheide für den mikrobiologischen Nachweis der Streptokokken der Gruppe B entnommen. Ergibt sich dabei ein positiver Befund oder ist mit der Geburt vor Erhalt des Kulturergebnisses zu rechnen, wird eine antibiotische Prophylaxe in Form von drei- bis viermal 2 g Ampicillin i.v. bis zur Geburt zur Vermeidung der frühen Form der Neugeborenensepsis durch B-Streptokokken begonnen. Schnelltests zum Nachweis von B-Streptokokken sind nach wie vor zu wenig sensitiv und sollten in der Praxis nicht zur Anwendung kommen.

Unser Vorgehen bei Patientinnen mit *vorzeitigem Blasensprung vor der 37. Schwangerschaftswoche* und fehlenden klinischen Zeichen der Aszension ist in Abbildung 17-2 zusammengefaßt. Zwischen der 34. und 36. Schwangerschaftswoche wird die Indikation zur Antibiotikaprophylaxe nur vom Ergebnis der B-Streptokokkenkultur abhängig gemacht. Eine generelle antibiotische Prophylaxe führen wir in diesem Schwangerschaftsalter nicht durch.

Dagegen erhalten alle Schwangeren *unterhalb der 34. Woche,* unabhängig vom Ergebnis der B-Streptokokkenkultur, eine Antibiotikaprophylaxe mit drei- bis viermal 2 g Ampicillin i.v. für mindestens drei Tage.

Eine *sofortige hochdosierte intravenöse Antibiotikatherapie* ist bei allen Schwangeren mit klinischen Zeichen einer Chorioamnionitis indiziert. Mit ihr kann die infektiöse Morbidität der Mutter und des Neugeborenen gesenkt werden [27]. Ampicillin und die meisten Zephalosporine erreichen bereits nach etwa einer Stunde therapeutische Konzentrationen beim Feten. Im Fruchtwasser dagegen finden sich therapeutische Konzentrationen erst nach vier bis sechs Stunden [126]. Somit können intrauterin erworbene Infektionen beim Feten schon frühzeitig präpartal antibiotisch behandelt werden. Dies führt, verglichen mit der erst postpartal begonnenen Antibiose, zu einer geringeren Sepsisrate beim Neugeborenen.

Generell muß bei der Antibiotikatherapie in der Schwangerschaft bedacht werden, daß die Serumspiegel um etwa 50% niedriger liegen als bei Nichtschwangeren. Ursache hierfür ist das in der Schwangerschaft deutlich erhöhte Plasmavolumen und die schnellere Ausscheidung über die Nieren. Dementsprechend sind die Dosierungen in der Schwangerschaft anzupassen [126].

6 Aszendierende Infektion und Frühgeburt: Pathogenese

Am Termin spielen die Prostaglandine $F_{2\alpha}$ und E_2 bei der Auslösung der Geburtsvorgänge beim Menschen eine entscheidende Rolle [29, 53]. Sie führen zu einer Gewebeauflockerung im Bereich der Zervix, zu einer Sensibilisierung des Myometriums gegenüber Oxytocin und zur Wehentätigkeit. Mit Beginn der Geburtswehen am Termin findet man im Fruchtwasser erhöhte Konzentrationen an Prostaglandin $F_{2\alpha}$ und E_2 und an anderen Eicosanoiden wie den verschiedenen Leukotrienen, die ein ähnliches Wirkungsspektrum wie die Prostaglandine haben. Außerdem lassen sich Zytokine, z.B. Interleukin 1α und 1β, Interleukin 6, Interleukin 8, und Interferone mit Geburtsbeginn im Fruchtwasser nachweisen [113]. Von einigen Zytokinen ist bekannt, daß sie direkt die Synthese von Prostaglandinen unterstützen [80]. Sie werden in der Dezidua, der Plazenta und in den Eihäuten synthetisiert und sezerniert [98, 106, 113]. Bereits die mechanische Ablösung der Eihäute von der Dezidua im Rahmen der beginnenden Wehentätigkeit führt zu einer Steigerung der Zytokinsynthese [113]. Die Zytokine werden aber auch von Entzündungszellen wie Makrophagen und Monozyten produziert.

Auch bei der Frühgeburt steht am Ende der bioche-

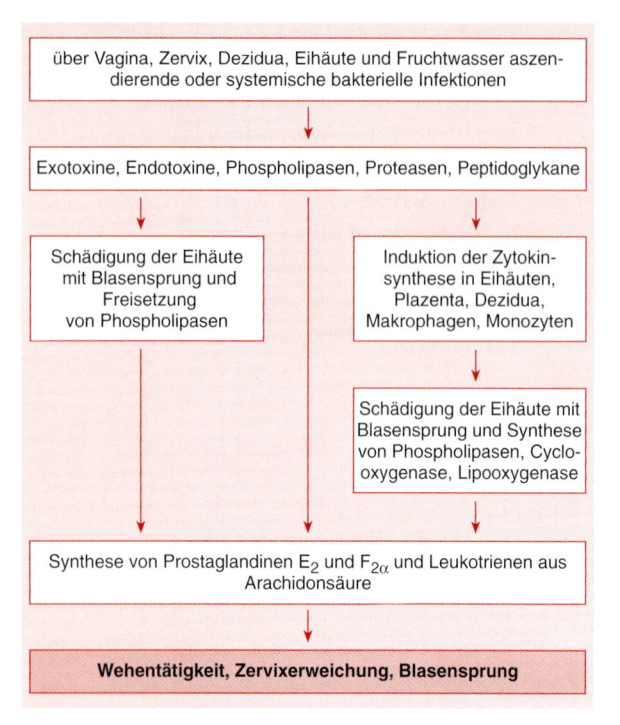

Abb. 17-3 Infektion und Frühgeburt: Pathogenese.

mischen und pathophysiologischen Abläufe die Synthese von Prostaglandinen und Leukotrienen, wobei je nach zugrundeliegender Pathologie die auslösenden Faktoren unterschiedlich sind. Die heutigen Vorstellungen zur Pathogenese der Frühgeburt aufgrund aszendierender Infektionen sollen im folgenden dargestellt werden (Abb. 17-3).

Eine Grundvoraussetzung für die *Synthese von Prostaglandinen und Leukotrienen* ist die Freisetzung von Arachidonsäure aus Phospholipidspeichern durch Phospholipasen. Es konnte gezeigt werden, daß Phospholipasen von einigen Bakterien, die an aszendierenden Infektionen beteiligt sind, synthetisiert werden [4, 71]. Im In-vitro-Versuch führte der Zusatz von Mikroorganismen zu einer Produktion von Prostaglandin E_2 in den Eihäuten [56]. Außerdem ist bekannt, daß Lysosomen in den Zellen der Eihäute Phospholipase A_2 enthalten [117]. Somit könnten die Bakterien einerseits über die Freisetzung von Phospholipasen direkt in die Prostaglandinsynthese eingreifen, andererseits über eine Zerstörung von Zellen der Eihäute, z. B. durch Proteinasen, zu einer Freisetzung von lysosomalen Phospholipasen beitragen [115]. Vom Endotoxin, einem Lipopolysaccharid, das in der Zellwand gramnegativer Bakterien vorkommt, ist bekannt, daß es die Prostaglandinsynthese im Bereich der Plazenta, der Dezidua, der Eihäute und der Makrophagen fördert [95].

Neuere Untersuchungsergebnisse sprechen dafür, daß biochemische Abläufe auf der Ebene der zellulären Immunität unter Beteiligung von Makrophagen über Zytokine zur Prostaglandinsynthese und damit zur Auslösung des Geburtsvorgangs bei aszendierenden oder systemischen Infektionen führen. Die an der Infektion beteiligten Mikroorganismen bewirken über *Stoffwechselprodukte* (Phospholipasen, Proteinasen, Exotoxine) oder Bestandteile ihrer Zellmembran (Lipopolysaccharide) eine Aktivierung von Entzündungszellen wie Leukozyten, Makrophagen und Monozyten, die daraufhin hochwirksame Zytokine sezernieren. Hierzu gehören Interleukine, Makrophagen- und Granulozytenkolonien-stimulierende Faktoren, Interferone und die Tumornekrosefaktoren alpha und beta. Zytokine können die Prostaglandinsynthese im Bereich der Eihäute, Plazenta und der Dezidua stimulieren, in dem sie direkt die Synthese von Phospholipasen, Cyclooxygenase und Lipooxygenase aktivieren. Weiterhin ließ sich zeigen, daß Zytokine im Bereich der Zervix zu einer vermehrten Invasion von Entzündungszellen beitragen, die durch Synthese von Kollagenasen die Erweichung des Gewebes und damit die Muttermundseröffnung ermöglichen. Bei Patientinnen mit vorzeitiger Wehentätigkeit und gleichzeitigem Nachweis von Mikroorganismen im Fruchtwasser sind Interleukin 1, Interleukin 6, Prostaglandin E_2 und Tumornekrosefaktor in erhöhten Konzentrationen im Fruchtwasser nachweisbar [19, 36, 46, 94, 96, 128]. Im Tierexperiment ließ sich zeigen, daß die systemische Gabe von Interleukin 1 bei Mäusen innerhalb von 24 Stunden zur Ausstoßung der Frucht führt [100], und daß die vorherige Gabe des Interleukin-1-Rezeptorantagonisten dies in allen Fällen verhindern konnte [105]. Gravett et al. inokulierte das Fruchtwasser von trächtigen Rhesusaffen etwa fünf Wochen vor Geburtstermin mit Streptokokken der Gruppe B und fand eine deutliche Zunahme der Wehentätigkeit und einen starken Anstieg von Tumornekrosefaktor, Interleukin 1β, den Prostaglandinen $F_{2α}$ und E_2 im Fruchtwasser, verglichen mit Kontrolltieren am Termin [32].

Zusammengefaßt können heute die pathophysiologischen Mechanismen bei Frühgeburten, die durch eine aufsteigende Infektion verursacht werden, folgendermaßen beschrieben werden: Mikroorganismen aus dem Bereich der Vagina oder Zervix gelangen über die Dezidua, die Plazenta, die Eihäute und das Fruchtwasser bis zum Feten. Als immunologische Antwort auf die bakterielle Invasion kommt es zu einer Einwanderung von immunkompetenten Zellen wie Makrophagen und Monozyten, die durch die Bakterien oder deren Stoffwechselprodukte aktiviert werden und Zytokine synthetisieren und sezernieren. Die Zytokine werden auch direkt in der Plazenta, den Eihäuten und der Dezidua nach bakterieller Stimulation synthetisiert. Diese hochwirksamen Proteine können über die Synthese von Phospholipasen, Lipooxygenase und Cyclooxygenase direkt zur Prostaglandinsynthese führen. Denkbar ist auch eine direkte zytotoxische Wirkung der Zytokine im Bereich der Eihäute mit nachfolgendem Blasensprung. Es gilt somit als sehr wahrscheinlich, daß neben der direkten bakteriologischen Ursache auch die immunologische Reaktion auf die aszendierende Infektion ein wesentliches geburtsauslösendes Ereignis darstellt.

Durch Untersuchungen bei Patientinnen mit septischem Schockgeschehen ist bekannt, daß nicht allein die zur Sepsis führenden Bakterien, sondern auch die durch sie verursachte Freisetzung von Zytokinen für die lebensbedrohlichen pathophysiologischen Veränderungen verantwortlich sind. Ist die immunologische Kaskade einmal initiiert, kommt es in der Regel zu unaufhaltsamer Wehentätigkeit. Unter diesen Umständen muß angenommen werden, daß *nur eine sehr frühzeitig begonnene antibiotische Therapie zu einer Blockierung dieser biochemischen Abläufe und zu einer Verhinderung der Frühgeburt beitragen kann*. Es ist nicht auszuschließen, daß die antibiotische Behandlung an sich oder die zu späte Behandlung durch Zerstörung von Bakterien und die damit verbundene Freisetzung von hochpotenten Stoffwechselprodukten oder Zellwandbestandteilen wie Endotoxinen und Exotoxinen zu einer Beschleunigung der Prostaglandinsynthese und damit zu einer Beschleunigung des Geburtsverlaufs

führt. Aus der Inneren Medizin weiß man, daß die antibiotische Therapie einer gramnegativen Sepsis durch die lysebedingte Freisetzung von Endotoxin zu einer Verschlechterung des Krankheitsbilds beitragen kann [119]. Graham et al. konnten kürzlich zeigen, daß die antibiotische Behandlung einer durch gramnegative Bakterien verursachten Pyelonephritis gravidarum zu einem signifikanten Anstieg der Wehenfrequenz führte [30]. Nach intraperitonealer Gabe von Endotoxin bei trächtigen Mäusen kam es zu einem deutlichen Anstieg von Interleukin 1, Interleukin 6 und Tumornekrosefaktor im Serum der Tiere und zu einem Anstieg von Interleukin 1 und Interleukin 6 im Fruchtwasser [23].

Insgesamt kann die zur Frühgeburt führende immunologische Reaktion als Schutzmechanismus für die Schwangere und möglicherweise auch für den Fetus gegen die Folgen der bakteriellen Invasion angesehen werden. In zukünftigen Studien wird zu prüfen sein, ob eine kombinierte Behandlung der durch Infektionen bedingten drohenden Frühgeburt mit Antibiotika und z. B. Antagonisten von Zytokinen oder Prostaglandinen zu einer Erhöhung des Gestationsalters beiträgt, ohne das Risiko der infektionsbedingten Morbidität und Mortalität von Mutter und Neugeborenem zu erhöhen. Es müssen Risikofaktoren für aszendierende Infektionen in der Schwangerschaft genauer bestimmt werden, und Testsysteme sind zu entwickeln, mit denen eine schnelle und sichere Diagnose der häufig subklinisch verlaufenden Infektionen bei drohender Frühgeburt möglich wird. Erst dann ist zu erwarten, daß prophylaktische und therapeutische Maßnahmen mit Antibiotika oder wehenhemmenden Substanzen erfolgreich zu einer Reduzierung der Häufigkeit der Frühgeburt mit ihren gravierenden Folgen beitragen können.

Literatur

1. Alger, L. S., J. C. Lovchik, J. R. Hebel, L. R. Blackmon, M. C. Crenshaw: The association of Chlamydia trachomatis, Neisseria gonorrhoeae, and group B streptococci with preterm rupture of the membranes and pregnancy outcome. Amer. J. Obstet. Gynec. 159 (1988) 397–304.
2. Baker, C. J., M. S. Edwards: Group B streptococcal infections. In: Remington, J. S., J. O. Klein (eds.): Infectious Diseases of the Fetus and Newborn Infant, pp. 742–811. Saunders, Philadelphia 1990.
3. Barbacci, M. B., M. R. Spence, E. W. Kappus, R. C. Burkman, L. Rao, T. C. Quinn: Postabortal endometritis and isolation of Chlamydia trachomatis. Obstet. and Gynec. 68 (1986) 686–690.
4. Bejar, R., V. Curbelo, C. Davis, L. Gluck: Premature labor. II. Bacterial sources of phospholipase. Obstet. and Gynec. 57 (1981) 479–482.
5. Berenson, A. B., H. A. Hammill, M. G. Martens, S. Faro: Bacteriologic findings of post-cesarean endometritis in adolescents. Obstet. and Gynec. 75 (1990) 627–629.
6. Berman, S. M., H. R. Harrison, W. T. Boyce, W. J. J. Haffner, M. Lewis, J. Arthur: Low birth weight, prematurity, and postpartum endometritis. J. Amer. med. Ass. 257 (1987) 1189–1194.
7. Biswas, M. K., P. R. Summers: Gonorrhea. In: Pastorek, J. G. (ed.): Obstetric and Gynecologic Infectious Disease, pp. 467–478. Raven Press, New York 1994.

8. Blackwell, A. L., P. D. Thomas, K. Wareham, S. J. Emery: Health gains from screening for infection of the lower genital tract in women attending for termination of pregnancy. Lancet 342 (1993) 206–210.
9. Bobitt, J. R., C. C. Hayslip, J. D. Damato: Amniotic fluid infection as determined by transabdominal amniocentesis in patients with intact membranes in premature labor. Amer. J. Obstet. Gynec. 140 (1981) 947–952.
10. Bush, M. R., C. Rosa: Azithromycin and erythromycin in the treatment of cervical chlamydial infection during pregnancy. Obstet. and Gynec. 84 (1994) 61–63.
11. Carey, J. C., W. C. Blackwelder, R. P. Nugent, M. A. Matteson, A. V. Rao, D. A. Eschenbach: Antepartum cultures for Ureaplasma urealyticum are not useful in predicting pregnancy outcome. Amer. J. Obstet. Gynec. 164 (1991) 728–733.
12. Cassell, G. H., K. B. Waites, D. T. Crouse et al.: Association of Ureaplasma urealyticum infection of the lower respiratory tract with chronic lung disease and death in very-low-birthweight infants. Lancet II (1988) 240–245.
13. Chang, P. L., E. R. Newton: Predictors of antibiotic prophylactic failure in post-cesarean endometritis. Obstet. and Gynec. 80 (1992) 117–122.
14. Cherouny, P. H., G. A. Pankuch, J. J. Botti, P. C. Appelbaum: The presence of amniotic fluid leukoattractants accurately identifies histologic chorioamnionitis and predicts tocolytic efficacy in patients with idiopathic preterm labor. Amer. J. Obstet. Gynec. 167 (1992) 683–688.
15. Cohen, I., J.-C. Veille, B. M. Calkins: Improved pregnancy outcome following successful treatment of chlamydial infection. J. Amer. med. Ass. 263 (1990) 3160–3168.
16. Del Valle, G. O., G. M. Joffe, L. A. Izquierdo, J. F. Smith, G. J. Gilson, L. B. Curet: The biophysical profile and the nonstress test: poor predictors of chorioamnionitis and fetal infection in prolonged preterm premature rupture of membranes. Obstet. and Gynec. 80 (1992) 106–110.
17. Edmonds, D. K.: Vulvovaginitis in the child. In: Elsner, P., J. Martius (eds.): Vulvovaginitis, pp. 329–344. Marcel Dekker, New York 1993.
18. Egarter, C., H. Leitich, H. Karas et al.: Antibiotic treatment in preterm premature rupture of membranes and neonatal morbidity: a metaanalysis. Amer. J. Obstet. Gynec. 174 (1996) 589–597.
19. Elst, C. W. van der, A. L. Bernal, C. C. Sinclair-Smith: The role of chorioamnionitis and prostaglandins in preterm labor. Obstet. and Gynec. 77 (1991) 672–676.
20. Emmons, S. L., M. Krohn, M. Jackson, D. A. Eschenbach: Development of wound infections among women undergoing cesarean section. Obstet. and Gynec. 72 (1988) 559–564.
21. Eschenbach, D. A., M. G. Gravett, K. C. S. Chen, U. B. Hoyme, K. K. Holmes: Bacterial vaginosis during pregnancy: an association with prematurity and postpartum complications. In: Mardh, P. A., D. Taylor-Robinson (eds.): Bacterial Vaginosis. Almquist & Wiksell, Stockholm 1984.
22. Eschenbach, D. A., R. P. Nugent, A. V. Rao et al.: A randomized placebo-controlled trial of erythromycin for the treatment of Ureaplasma urealyticum to prevent premature delivery. Amer. J. Obstet. Gynec. 164 (1991) 734–742.
23. Fidel, P. L., R. Romero, N. Wolf et al.: Systemic and local cytokine profiles in endotoxin-induced preterm parturition in mice. Amer. J. Obstet. Gynec. 170 (1994) 1467–1475.
24. Fischbach, F., E. E. Petersen, E. R. Weissenbacher, J. Martius, J. Hosmann, H. O. Mayer: Efficacy of clindamycin vaginal cream versus oral metronidazole in the treatment of bacterial vaginosis. Obstet. and Gynec. 82 (1993) 405–410.
25. Gauthier, D. W., W. J. Meyer: Comparison of Gram stain, leukocyte esterase activity, and amniotic fluid glucose concentration in predicting amniotic fluid culture results in preterm premature rupture of membranes. Amer. J. Obstet. Gynec. 167 (1992) 1092–1095.
26. Gauthier, D. W., W. J. Meyer, A. Bieniarz: Biophysical profile as a predictor of amniotic fluid culture results. Obstet. and Gynec. 80 (1992) 102–105.
27. Gibbs, R. S., P. Duff: Progress in pathogenesis and management of clinical intraamniotic infection. Amer. J. Obstet. Gynec. 164 (1991) 1317–1326.
28. Gibbs, R. S., R. Romero, S. L. Hillier, D. A. Eschenbach, R. L. Sweet: A review of premature birth and subclinical infection. Amer. J. Obstet. Gynec. 166 (1992) 1515–1528.
29. Goeschen, K.: Physiologie der Prostaglandine. In: Martius, G. (Hrsg.): Behandlung mit Prostaglandinen in Geburtshilfe und Gynäkologie, pp. 1–24. Enke, Stuttgart 1989.
30. Graham, J. M., B. T. Oshiro, J. D. Blanco, K. P. Magee: Uterine contractions after antibiotic therapy for pyelonephritis in pregnancy. Amer. J. Obstet. Gynec. 168 (1993) 577–580.
31. Gravett, M. G.: Specific bacterial infections: group B streptococcus. In: Sciarra, J. W. (ed.): Gynecology and Obstetrics, pp. 1–10. Harper & Row, Philadelphia 1985.
32. Gravett, M. G., G. J. Haluska, J. L. Edwards, M. J. Cook, S. Baggia, S. S. Witkin: Amniotic fluid infection and preterm labor in Rhesus macaques. Amer. J. Obstet. Gynec. 166 (1992) 290.
33. Gravett, M. G., D. Hummel, D. A. Eschenbach, K. K. Holmes: Preterm labor associated with subclinical amniotic fluid infection and with bacterial vaginosis. Obstet. and Gynec. 67 (1986) 229–237.
34. Gravett, M. G., H. P. Nelson, T. DeRouen, C. Critchlow, D. A. Eschenbach, K. K. Holmes: Independent associations of bacterial vaginosis and Chlamydia trachomatis infection with adverse pregnancy outcome. J. Amer. med. Ass. 256 (1986) 1899–1805.
35. Greig, P. C., J. M. Ernest, L. Teot: Low amniotic fluid glucose levels are a specific but not a sensitive marker for subclinical intrauterine infections in patients in preterm labor with intact membranes. Amer. J. Obstet. Gynec. 171 (1994) 365–371.
36. Greig, P. C., J. M. Ernest, L. Teot, M. Erikson, R. Talley: Amniotic fluid interleukin-6 levels correlate with histologic chorioamnionitis and amniotic fluid cultures in patients in premature labor with intact membranes. Amer. J. Obstet. Gynec. 169 (1993) 1035–1044.
37. Hack, M., H. G. Taylor, N. Klein, R. Eiben, C. Schatschneider, N. Mercuri–Minich: School-age outcomes in children with birth weights under 750 g. New Engl. J. Med. 331 (1994) 753–759.
38. Hameed, C., N. Tejani, U. L. Verma, F. Archbald: Silent chorioamnionitis as a cause of preterm labor refractory to tocolytic therapy. Amer. J. Obstet. Gynec. 149 (1984) 726–730.
39. Hardy, P. H., E. E. Nell, M. R. Spence, J. B. Hardy, D. A. Graham, R. C. Rosenbaum: Prevalence of six sexually transmitted diseases agents among pregnant inner-city adolescents and pregnancy outcome. Lancet II (1984) 333–337.
40. Harger, J. H., M. P. Meyer, A. Amortegui, T. A. Macpherson, L. Kaplan, E. Mueller-Heubach: Low incidence of positive amniotic fluid cultures in preterm labor at 27–32 weeks in the absence of clinical evidence of chorioamnionitis. Obstet. and Gynec. 77 (1991) 228–234.
41. Harrison, H. R., E. R. Alexander, L. Weinstein, M. Lewis, M. Nash, D. A. Sim: Cervical Chlamydia trachomatis and mycoplasmal infections in pregnancy. J. Amer. med. Ass. 250 (1983) 1721–1727.
42. Hauth, J. C., R. L. Goldenberg, W. W. Andrews, M. B. DuBard, R. L. Copper: Reduced incidence of preterm delivery with metronidazole and erythromycin in women with bacterial vaginosis. New Engl. J. Med. 333 (1995) 1732–1736.
43. Hillier, S. L., M. Krohn, N. B. Kiviat, D. H. Watts, D. A. Eschenbach: Microbiologic causes and neonatal outcomes associated with chorioamnion infection. Obstet. and Gynec. 165 (1991) 955–961.
44. Hillier, S. L., J. Martius, M. Krohn, N. Kiviat, K. K. Holmes,

D. A. Eschenbach: A case-control study of chorioamnionic infection and histologic chorioamnionitis in prematurity. New Engl. J. Med. 319 (1988) 972–978.
45. Hillier, S. L., R. P. Nugent, D. A. Eschenbach et al.: Association between bacterial vaginosis and preterm delivery of a low-birthweight infant. New Engl. J. Med. 333 (1995) 1737–1742.
46. Hillier, S. L., S. S. Witkin, M. Krohn, D. H. Watts, N. B. Kiviat, D. A. Eschenbach: The relationship of amniotic fluid cytokines and preterm delivery, amniotic fluid infection, histologic chorioamnionitis, and chorioamnion infection. Obstet. and Gynec. 81 (1993) 941–948.
47. Hirsch, H. A.: Perioperative Antibiotikaprophylaxe. Gynäkologe 26 (1993) 1–7.
48. Hoyme, U. B.: Chlamydia trachomatis-Infektionen in der Schwangerschaft. Mitt. Dtsch. Ges. f. Gynäk. u. Geburtsh. 1 (1992) 42–45.
49. Hoyme, U. B., N. Kiviat, D. A. Eschenbach: Microbiology and treatment of late postpartum endometritis. Obstet. and Gynec. 68 (1986) 226–232.
50. Joesoef, M. R., S. L. Hillier, G. Wiknjosastro et al.: Intravaginal clindamycin treatment for bacterial vaginosis: effects on preterm delivery and low birth weight. Amer. J. Obstet. Gynec. 173 (1995) 1527–1531.
51. Kiltz, R. J., M. S. Burke, R. P. Porreco: Amniotic fluid glucose concentration as a marker for intra-amniotic infection. Obstet. and Gynec. 78 (1991) 619–622.
52. Kirshon, B., B. Rosenfeld, G. Mari, M. Belfort: Amniotic fluid glucose and intraamniotic infection. Amer. J. Obstet. Gynec. 164 (1991) 818–820.
53. Klockenbusch, W., K. Schrör: Prostaglandine und Prostazyklin. Gynäkologe 25 (1992) 205–211.
54. Kolben, M., F. Fischbach, H. Hofmeister, L. Pache, H. Graeff: Die Bedeutung der PMN-Granulozyten-Elastase-Konzentrationsbestimmung im Plasma von Schwangeren. Geburtsh. u. Frauenheilk. 53 (1993) 81–85.
55. Kundsin, R. B., S. G. Driscoll, R. R. Monson, C. Yeh, S. A. Biano, W. D. Cochran: Association of Ureaplasma urealyticum in the placenta with perinatal morbidity and mortality. New Engl. J. Med. 310 (1984) 941–945.
56. Lamont, R. F., F. Anthony, L. Myatt, L. Booth, P. M. Furr, D. Taylor-Robinson: Production of prostaglandin E_2 by human amnion in vitro in response to addition of media conditioned by microorganisms associated with chorioamnionitis and preterm labor. Amer. J. Obstet. Gynec. 162 (1990) 819–825.
57. Leigh, J., T. J. Garite: Amniocentesis and the management of premature labor. Obstet. and Gynec. 67 (1986) 500–506.
58. Lockwood, C. J., A. E. Senyei, M. R. Dische et al.: Fetal fibronectin in cervical and vaginal secretions as a predictor of preterm delivery. New Engl. J. Med. 325 (1991) 669–674.
59. Lockwood, C. J., R. Wein, R. Lapinski et al.: The presence of cervical and vaginal fetal fibronectin predicts preterm delivery in an inner-city obstetric population. Amer. J. Obstet. Gynec. 169 (1993) 798–704.
60. Martius, G.: Pathologie der Geburt und der Nachgeburtsperiode. In: Martius, G., M. Breckwoldt, A. Pfleiderer: Lehrbuch der Gynäkologie und Geburtshilfe, S. 225–276. Thieme, Stuttgart – New York 1994.
61. Martius, J.: Fieber unter der Geburt. Gynäkologe 24 (1991) 151–154.
62. Martius, J.: Bacterial vaginosis. In: Elsner, P., J. Martius: Vulvovaginitis, pp. 345–364. Marcel Dekker, New York 1993.
63. Martius, J.: Hämolysierende Streptokokken der Gruppe B in der Geburtshilfe. Frauenarzt 35 (1994) 268–270.
64. Martius, J.: Zur Prophylaxe der Neugeborenensepsis durch Streptokokken der Gruppe B. In: Friese, K., W. Kachel (Hrsg.): Infektionserkrankungen der Schwangeren und des Neugeborenen, S. 200–204. Springer, Berlin–Heidelberg–New York 1994.
65. Martius, J., D. A. Eschenbach: The role of bacterial vaginosis as a cause of amniotic fluid infection, chorioamnionitis and prematurity – a review. Arch. Gynec. 247 (1990) 1–13.
66. Martius, J., M. Krohn, S. L. Hillier, W. E. Stamm, K. K. Holmes, D. A. Eschenbach: Relationships of vaginal Lactobacillus species, cervical Chlamydia trachomatis, and bacterial vaginosis to preterm birth. Obstet. and Gynec. 71 (1988) 89–95.
67. McGregor, J. A., J. I. French: Chlamydia trachomatis infection during pregnancy. Amer. J. Obstet. Gynec. 164 (1991) 1782–1789.
68. McGregor, J. A., J. I. French, L. Barth Reller, J. K. Todd, E. L. Makowski: Adjunctive erythromycin treatment for idiopathic preterm labor: results of a randomized, double-blinded, placebo-controlled trial. Amer. J. Obstet. Gynec. 154 (1986) 98–103.
69. McGregor, J. A., J. I. French, W. Jones et al.: Bacterial vaginosis is associated with prematurity and vaginal fluid mucinase and sialidase: results of a controlled trial of topical clindamycin cream. Amer. J. Obstet. Gynec. 170 (1994) 1048–1060.
70. McGregor, J. A., J. I. French, K. Seo: Adjunctive clindamycin therapy for preterm labor: results of a double-blind, placebo-controlled trial. Amer. J. Obstet. Gynec. 165 (1991) 867–875.
71. McGregor, J. A., D. Lawellin, A. Franco-Buff, J. K. Todd: Phospholipase C activity in microorganisms associated with reproductive tract infection. Amer. J. Obstet. Gynec. 164 (1991) 682–686.
72. McKenzie, H., M. L. Donnet, P. W. Howie, N. B. Patel, D. T. Benvie: Risk of preterm delivery in pregnant women with group B streptococcal urinary infections or urinary antibodies to group B streptococcal and E. coli antigens. Brit. J. Obstet. Gynaec. 101 (1994) 107–113.
73. Mendling, W.: Gonorrhö und Syphilis in der Schwangerschaft. In: Friese, K., W. Kachel (Hrsg.): Infektionserkrankungen der Schwangeren und des Neugeborenen, S. 163–186. Springer, Berlin–Heidelberg–New York 1994.
74. Mendling, W.: Trichomonaden-, Chlamydien- und Pilzinfektionen in der Schwangerschaft. In: Friese, K., W. Kachel (Hrsg.): Infektionserkrankungen der Schwangeren und des Neugeborenen, S. 135–162. Springer, Berlin–Heidelberg–New York 1994.
75. Mendling, W., H. Spitzbart: Empfehlungen zur antimykotischen Therapie der vaginalen Hefepilz-Kolonisation der Schwangeren zur Verhütung von Kandidamykosen beim Neugeborenen. Frauenarzt 35 (1994) 35–36.
76. Mercer, B. M., K. L. Arheart: Antimicrobial therapy in expectant management of preterm premature rupture of the membranes. Lancet 346 (1995) 1271–1279.
77. Mercer, B., M. Miodovnik, G. Thurau, R. Goldenberg: A multicenter randomized masked trial of antibiotic vs. placebo therapy in expectant management of preterm rupture of the membranes. Amer. J. Obstet. Gynec. 174 (1996) 304.
78. Miller, J. M., K. A. Raimer: Urinary tract infection and pyelonephritis in pregnancy. In: Pastorek, J. G. (ed.): Obstetric and Gynecologic Infectious Disease, pp. 283–293. Raven Press, New York 1994.
79. Moller, M., A. C. Thomsen, K. Borch, K. Dinesen, M. Zdravkovic: Rupture of fetal membranes and premature delivery associated with group B streptococci in urine of pregnant women. Lancet II (1984) 69–70.
80. Molnar, M., R. Romero, F. Hertelendy: Interleukin-1 and tumor necrosis factor stimulate arachidonic acid release and phospholipid metabolism in human myometrial cells. Amer. J. Obstet. Gynec. 169 (1993) 825–829.
81. Morales, W. J., J. L. Angel, W. F. O'Brien, R. A. Knuppel, M. Finazzo: A randomized study of antibiotic therapy in idiopathic preterm labor. Obstet. and Gynec. 72 (1988) 829–833.
82. Morales, W. J., S. Schorr, J. Albritton: Effect of metronidazole in patients with preterm birth in preceding pregnancy and

bacterial vaginosis: a placebo-controlled, double-blind study. Amer. J. Obstet. Gynec. 171 (1994) 345–349.
83. Naessens, A., W. Foulon, J. Breynaert, S. Lauwers: Postpartum bacteremia and placental colonization with genital mycoplasmas and pregnancy outcome. Amer. J. Obstet. Gynec. 160 (1989) 647–650.
84. Nageotte, M. P., D. Casal, A. E. Senyei: Fetal fibronectin in patients at increased risk for premature birth. Amer. J. Obstet. Gynec. 170 (1994) 20–25.
85. Nelson, L. H., R. L. Anderson, T. M. O'Shea, M. Swain: Expectant management of preterm premature rupture of the membranes. Amer. J. Obstet. Gynec. 171 (1994) 350–358.
86. Newton, E. R., M. J. Dinsmoor, R. S. Gibbs: A randomized, blinded, placebo-controlled trial of antibiotics in idiopathic preterm labor. Obstet. and Gynec. 74 (1989) 562–566.
87. Newton, E. R., T. J. Prihoda, R. S. Gibbs: A clinical and microbiologic analysis of risk factors for puerperal endometritis. Obstet. and Gynec. 75 (1990) 402–406.
88. Norman, K., R. C. Pattinson, J. de Souza, P. de Jong, G. Moller, G. Kirsten: Ampicillin and metronidazole treatment in preterm labour: a multicentre, randomised controlled trial. Brit. J. Obstet. Gynaec. 101 (1994) 404–408.
89. Ohlsson, A., E. Wang: An analysis of antenatal tests to detect infection in preterm premature rupture of the membranes. Amer. J. Obstet. Gynec. 162 (1990) 809–818.
90. Pankuch, G. A., P. C. Appelbaum, R. P. Lorenz, J. J. Botti, J. Schachter, R. L. Naeye: Placental microbiology and histology and the pathogenesis of chorioamnionitis. Obstet. and Gynec. 64 (1984) 802–806.
91. Quinn, P. A., J. Butany, J. Taylor, W. Hannah: Chorioamnionitis: its association with pregnancy outcome and microbial infection. Amer. J. Obstet. Gynec. 156 (1987) 379–387.
92. Rettwitz-Volk, W.: Epidemiologische Aspekte der Frühgeburtlichkeit. In: Wischnik, A., W. Kachel, F. Melchert, K.-H. Niessen (Hrsg.): Problemsituationen in der Perinatalmedizin, S. 1–4. Enke, Stuttgart 1992.
93. Romero, R., M. Ceska, C. Avila, M. Mazor, E. Behnke, I. Lindley: Neutrophil attractant/activating peptide-1/interleukin-8 in term and preterm parturition. Amer. J. Obstet. Gynec. 165 (1991) 813–820.
94. Romero, R., M. Emamian, M. Wan, R. Quintero, J. C. Hobbins, M. D. Mitchell: Prostaglandin concentrations in amniotic fluid of women with intra-amniotic infection and preterm labor. Amer. J. Obstet. Gynec. 157 (1987) 1461–1467.
95. Romero, R., J. C. Hobbins, M. D. Mitchell: Endotoxin stimulates prostaglandin E_2 production by human amnion. Obstet. and Gynec. 71 (1988) 227–228.
96. Romero, R., B. Hyun Yoon, M. Mazor et al.: The diagnostic and prognostic value of amniotic fluid white blood cell count, glucose, interleukin-6, and Gram stain in patients with preterm labor and intact membranes. Amer. J. Obstet. Gynec. 169 (1993) 805–816.
97. Romero, R., C. Jimenez, A. K. Lohda et al.: Amniotic fluid glucose concentration: a rapid and simple method for the detection of intraamniotic infection in preterm labor. Amer. J. Obstet. Gynec. 163 (1990) 968–974.
98. Romero, R., M. Mazor, K. Manogue, E. Oyarzun, A. Cerami: Human decidua: a source of cachectin-tumor necrosis factor. Europ. J. Obstet. Gynaec. 41 (1991) 123–127.
99. Romero, R., M. Mazor, E. Oyarzun, M. Sirtori, Y. K. Wu, J. C. Hobbins: Is genital colonization with mycoplasma hominis or ureaplasma urealyticum associated with prematurity/low birth weight? Obstet. and Gynec. 73 (1989) 532–536.
100. Romero, R., M. Mazor, B. Tartakovsky: Systemic administration of interleukin-1 induces preterm parturition in mice. Amer. J. Obstet. Gynec. 165 (1991) 969–971.
101. Romero, R., E. Oyarzun, M. Mazor, M. Sirtori, J. C. Hobbins, M. Bracken: Meta-analysis of the relationship between asymptomatic bacteriuria and preterm delivery/low birth weight. Obstet. and Gynec. 73 (1989) 576–582.
102. Romero, R., C. M. Salafia, A. P. Athanassiadis et al.: The relationship between acute inflammatory lesions of the preterm placenta and amniotic fluid microbiology. Amer. J. Obstet. Gynec. 166 (1992) 1382–1388.
103. Romero, R., B. Sibai, S. Caritis et al.: Antibiotic treatment of preterm labor with intact membranes: a multicenter, randomized, double-blinded, placebo-controlled trial. Amer. J. Obstet. Gynec. 169 (1993) 764–774.
104. Romero, R., M. Sirtori, E. Oyarzun et al.: Infection and labor. V. Prevalence, microbiology, and clinical significance of intraamniotic infection in women with preterm labor and intact membranes. Amer. J. Obstet. Gynec. 161 (1989) 817–824.
105. Romero, R., B. Tartakovsky: The natural interleukin-1 receptor antagonist prevents interleukin-1-induced preterm delivery in mice. Amer. J. Obstet. Gynec. 167 (1992) 1041–1045.
106. Romero, R., Y. K. Wu, D. T. Brody, E. Oyarzun, G. W. Duff, S. K. Durum: Human decidua: a source of interleukin-1. Obstet. and Gynec. 73 (1989) 31–34.
107. Roos, T., J. Martius: Pathogenese der Frühgeburt: immunologische Aspekte. Gynäkologe 29 (1996) 114–121.
108. Rouse, J. D., R. L. Goldenberg, S. P. Cliver, G. R. Cutter, S. T. Mennemeyer, C. A. Fargason: Strategies for the prevention of early-onset neonatal group B streptococcal sepsis: a decision analysis. Obstet. and Gynec. 83 (1994) 483–494.
109. Roussis, P., R. L. Rosemond, C. Glass, F. H. Boehm: Preterm premature rupture of membranes: detection of infection. Amer. J. Obstet. Gynec. 165 (1991) 1099–1104.
110. Russel, P.: Inflammatory lesions of the human placenta. I. Clinical significance of acute chorioamnionitis. Amer. J. Diagn. Gynec. Obstet. 1 (1979) 127–137.
111. Ryan, G. M., T. N. Abdella, S. G. McNeeley, V. S. Baselski, D. E. Drummond: Chlamydia trachomatis infection in pregnancy and effect of treatment on outcome. Amer. J. Obstet. Gynec. 162 (1990) 34–39.
112. Saling, E., S. Raitsch, A. Placht, N. Fuhr, G. Schuhmacher: Frühgeburten-Vermeidungs-Programm und Selbstvorsorge-Aktion für Schwangere. Frauenarzt 35 (1994) 84–92.
113. Schäfer, A.: Immunologie der Schwangerschaft. In: Friese, K., W. Kachel (Hrsg.): Infektionserkrankungen der Schwangeren und des Neugeborenen, S. 1–9. Springer, Berlin–Heidelberg–New York 1994.
114. Schneider, H., A. Naiem, A. Malek, W. Hänggi: Ätiologische Klassifikation der Frühgeburt und ihre Bedeutung für die Prävention. Geburtsh. u. Frauenheilk. 54 (1994) 12–19.
115. Schoonmaker, J. N., D. W. Lawellin, B. Lunt, J. A. McGregor: Bacteria and inflammatory cells reduce chorioamniotic membrane integrity and tensile strength. Obstet. and Gynec. 74 (1989) 590–596.
116. Schuchat, A., C. Whitney, K. Zangwill: Prevention of perinatal group B streptococcal disease: a public health perspective. Morb. Mort. wkly Rep. 45/ No. RR-7 (1996) 1–24.
117. Schwarz, B. E., F. M. Schultz, P. C. MacDonald, J. M. Johnston: Initiation of human parturition. IV. Demonstration of phospholipase A_2 in the lysosomes of human fetal membranes. Amer. J. Obstet. Gynec. 125 (1976) 1089–1092.
118. Seo, K., J. A. McGregor, J. I. French: Preterm birth is associated with increased risk of maternal and neonatal infection. Obstet. and Gynec. 79 (1992) 75–80.
119. Shenep, J. L.: Antibiotic-induced bacterial cell lysis: a therapeutic dilemma. Europ. J. clin. Microbiol. 5 (1986) 11–12.
120. Silver, H. M., R. S. Sperling, P. J. St. Clair, R. S. Gibbs: Evidence relating bacterial vaginosis to intraamniotic infection. Amer. J. Obstet. Gynec. 161 (1989) 808–812.
121. Silverman, N. S., M. Sullivan, M. Hochmann, M. Womack, D. L. Jungkind: A randomized, prospective trial comparing

amoxicillin and erythromycin for the treatment of Chlamydia trachomatis in pregnancy. Amer. J. Obstet. Gynec. 170 (1994) 829–832.
122. Skoll, M. A., M. L. Moretti, B. M. Sibai: The incidence of positive amniotic fluid cultures in patients in preterm labor with intact membranes. Amer. J. Obstet. Gynec. 161 (1989) 813–816.
123. Smaill, F.: Antibiotic prophylaxis and caesarean section. Brit. J. Obstet. Gynaec. 99 (1992) 789–790.
124. Steinborn, A., R. Gätje, P. Krämer, M. Kühnert, E. Halberstadt: Zytokine in der Diagnostik des Amnion-Infekt-Syndroms. Z. Geburtsh. u. Perinat. 198 (1994) 1–5.
125. Svensson, L., I. Ingemarsson, P. A. Mardh: Chorioamnionitis and the isolation of microorganisms from the placenta. Obstet. and Gynec. 67 (1986) 403–409.
126. Sweet, R. L., R. S. Gibbs: Antimicrobial agents. In: Sweet, R. L., R. S. Gibbs: Infectious Diseases of the Female Genital Tract, pp. 408–459. Williams & Wilkins, Baltimore 1990.
127. Sweet, R. L., D. V. Landers, C. Walker, J. Schachter: Chlamydia trachomatis infection and pregnancy outcome. Amer. J. Obstet. Gynec. 156 (1987) 824–833.
128. Taniguchi, T., N. Matsuzaki, T. Kameda et al.: The enhanced production of placental interleukin-1 during labor and intrauterine infection. Amer. J. Obstet. Gynec. 165 (1991) 131–137.
129. Thomsen, A. C., L. Morup, K. B. Hansen: Antibiotic elimination of group B streptococci in urine in prevention of preterm labour. Lancet I (1987) 591–593.
130. Wager, G. P., D. H. Martin, L. Koutsky et al.: Puerperal infectious morbidity: relationship to route of delivery and to antepartum Chlamydia trachomatis infection. Amer. J. Obstet. Gynec. 138 (1980) 1028–1033.
131. Wahbeh, C. J., G. B. Hill, R. D. Eden, S. A. Gall: Intra-amniotic bacterial colonization in premature labor. Amer. J. Obstet. Gynec. 148 (1984) 739–743.
132. Waites, K. B., P. T. Rudd, D. T. Crouse et al.: Chronic Ureaplasma urealyticum and Mycoplasma hominis infections of central nervous system in preterm infants. Lancet I (1988) 17–21.
133. Watts, D. H., D. A. Eschenbach, G. E. Kenny: Early postpartum endometritis: the role of bacteria, genital mycoplasmas, and Chlamydia trachomatis. Obstet. and Gynec. 73 (1989) 52–60.
134. Watts, D. H., M. Krohn, S. L. Hillier, D. A. Eschenbach: Bacterial vaginosis as a risk factor for post-cesarean endometritis. Obstet. and Gynec. 75 (1990) 52–58.
135. Watts, D. H., M. A. Krohn, S. L. Hillier, D. A. Eschenbach: The association of occult amniotic fluid infection with gestational age and neonatal outcome among women in preterm labor. Obstet. and Gynec. 79 (1992) 351–357.
136. Watts, D. H., M. Krohn, S. L. Hillier, M. H. Wener, N. B. Kiviat, D. A. Eschenbach: Characteristics of women in preterm labor associated with elevated C-reactive protein levels. Obstet. and Gynec. 82 (1993) 509–514.
137. Watts, D. H., M. Krohn, M. H. Wener, D. A. Eschenbach: C-reactive protein in normal pregnancy. Obstet. and Gynec. 77 (1991) 176–180.
138. Williams, C. M., D. M. Okada, J. R. Marshall, A. W. Chow: Clinical and microbiologic risk evaluation for post-cesarean section endometritis by multivariate discriminant analysis: role of intraoperative mycoplasma, aerobes, and anaerobes. Amer. J. Obstet. Gynec. 156 (1987) 967–974.
139. Winkler, M., L. Baumann, K. E. Ruckhäberle, E. M. Schiller: Erythromycin therapy for subclinical intrauterine infections in threatened preterm delivery: a preliminary report. J. Perinat Med 16 (1988) 253–256.
140. Wolner-Hanssen, P.: Trichomonas vaginitis. In: Elsner, P., J. Martius (Hrsg.): Vulvovaginitis, pp. 365–83. Marcel Dekker, New York 1993.
141. Zlatnik, F. J., T. M. Gellhaus, J. A. Benda, F. P. Koontz, L. F. Burmeister: Histologic chorioamnionitis, microbial infection, and prematurity. Obstet. and Gynec. 76 (1990) 355–359.

18 Intrauterine Wachstumsretardierung

K. T. M. Schneider

Inhalt

1	Definition	178	5.1	Intrauterine Wachstumsretardierung und Fehlbildungen ... 183
2	Ätiologie	178	5.2	Befunde aus Nabelschnurpunktionen .. 183
3	Klinische Bedeutung	180	5.3	Bedeutung der Fruchtwassermenge 184
			5.4	Estriol und humanes Plazentalaktogen .. 184
4	Diagnostik	180	5.5	Kardiotokographie, Streßtests, biophysikalisches Profil ... 185
4.1	Vorbetrachtung	180		
4.2	Symphysen-Fundus-Messung	181	5.6	Doppler-Sonographie ... 185
4.3	Ultraschall	181	5.7	Vergleich der Überwachungsmethoden . 187
4.4	Doppler-Sonographie	182	6	Therapeutische Ansätze ... 188
4.5	Hormonelle/biochemische Meßgrößen	182	7	Klinisches Vorgehen ... 189
5	Zusatzdiagnostik und Hypoxieabschätzung bei Verdacht auf intrauterine Wachstumsretardierung ... 183		8	Zusammenfassung und Ausblick ... 189

1 Definition

Bei Anwendung von Gewichtsperzentilen für das ultrasonographisch ermittelte fetale Schätzgewicht wird ein Unterschreiten der 10. Perzentile mehrheitlich als Grenzwert für einen untergewichtigen Fetus angesehen. Demzufolge sind definitionsgemäß 10% der Feten pro Gestationsalter untergewichtig *(small for gestational age, SGA)*. Bei niedriger angesetzten Schwellenwerten, wie der 3. bzw. 5. Gewichtsperzentile, steigt zwar der relative Anteil intrauterin gefährdeter Feten an, es entgeht jedoch auch ein größerer Prozentsatz potentiell gefährdeter Feten der Diagnostik und damit der intensivierten Betreuung. Am Termin finden sich nur ein Drittel aller SGA-Feten, bei zwei Dritteln führen Frühgeburtsbestrebungen oder die iatrogen induzierte Geburt zu einer vorzeitigen Entbindung [13, 49, 62, 67, 68].

Die Feststellung eines für das Gestationsalter untergewichtigen Kindes beinhaltet grundsätzlich noch keine Aussage über dessen Gefährdungsgrad. Ein SGA-Fetus kann z.B. genetischer Ausdruck kleiner Eltern sein. So ist das mütterliche Ausgangsgewicht direkt mit dem kindlichen Gewicht korreliert [30, 64]. Genetisch kleine Feten weisen in der Regel ein kontinuierliches Wachstum auf niedrigem Perzentilenniveau auf. Das für das Gestationsalter untergewichtige SGA-Kind ist demnach nicht zwangsläufig auch intrauterin gefährdet. Eine Teilmenge der SGA-Feten ist untergewichtig, da aufgrund endogener wie exogener Einflußfaktoren das vorgegebene Wachstumspotential nicht beibehalten werden kann. Diese Gruppe, die knapp die Hälfte der SGA-Feten ausmacht, wird als intrauterin wachstumsretardiert bezeichnet und stellt das eigentlich gefährdete Kollektiv dar *(intrauterine growth retardation, IUGR)*. Die nutritive Deprivation beinhaltet auch die Gefahren der Hypoxämie und bleibender neurologischer Schäden [10, 13, 68].

2 Ätiologie

Das fetale Wachstum läuft normalerweise in drei chronologischen Phasen ab (Abb. 18-1):

- Innerhalb der ersten 16 Schwangerschaftswochen ist es in erster Linie von einer Vermehrung der Zellzahl bestimmt.
- Von der 16. bis zur 32. Schwangerschaftswoche erstreckt sich die Phase der Zellhyperplasie und -hypertrophie.
- Die 3. Phase, zwischen der 32. Schwangerschaftswoche und dem Termin, ist vor allem nur noch durch eine Zunahme der Zellgröße geprägt.

Je nachdem, in welcher Phase ein schädigendes Agens auf das kindliche Wachstum einwirkt, kommt es in den ersten 16 Wochen zu einer gleichmäßigen Beeinträchtigung der Zellzahl und damit zu einer *symmetrischen* Ausprägung der *Wachstumsretardierung*. Symmetrisch wachstumsretardierte Feten weisen perinatal gewöhnlich keine Hypoxiezeichen auf, haben jedoch wegen der verminderten zerebralen Zellzahl ein erhöhtes Risiko bezüglich eines späteren intellektuellen Defizits. Die symmetrische IUGR findet sich gehäuft bei Karyotypanomalien, aber auch bei Nikotin- bzw. Drogenabusus und viralen Infektionen [18, 48]. Treten zu einem späteren Zeitpunkt in der Schwangerschaft Störeinflüsse auf das fetale Wachstum auf, kommt es durch zentralnervöse Steuerungsmechanismen, vor allem durch Triggerung der Chemorezeptoren im

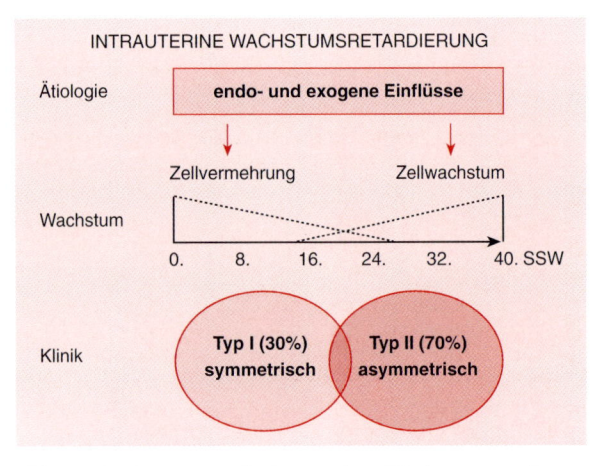

Abb. 18-1 Ausprägung der intrauterinen Wachstumsretardierung in Abhängigkeit von der zeitlichen Einwirkung von Einflußfaktoren im Verlauf der Schwangerschaft.

Aortenbogen, zu einer Blutumverteilung zugunsten lebenswichtiger Organe wie Herz, Gehirn (sog. brain-sparing effect) und Nebennieren. Weil die Glykogenreserven in der Leber aufgebraucht werden, bleibt der Abdominalumfang im Wachstum zurück; dagegen kann das Wachstum des Kopfes durch eine gesteigerte Perfusion des Gehirns beibehalten werden. Es resultiert ein *asymmetrisches Wachstum*. Da diese Wachstumsform ca. 70% der Retardierungen ausmacht [13, 49], ist die Feststellung des kindlichen Schätzgewichts auf die kombinierte Betrachtung von Kopf- *und* Abdomendurchmesser bzw. -umfang angewiesen [17].

Störfaktoren

Die Störfaktoren, die das fetale Wachstum beeinflussen können, sind zu 10 bis 20% *intrinsischer* Natur. Besonders bei der Trisomie 18 finden sich gehäuft frühe und schwere symmetrische Wachstumsretardierungen. Die Trisomie 13 weist oft ebenfalls eine schwere Wachstumsretardierung auf, jedoch ohne eindeutiges Retardierungsmuster. Bei der Trisomie 21 findet sich neben der auffälligen Brachyzephalie häufig eine verkürzte Femurlänge.

Röteln-, Zytomegalie- und Herpesviren, Toxoplasmen und andere *Erreger* führen ebenfalls in einem höheren Prozentsatz zu einer fetalen Wachstumsverzögerung.

In 30 bis 35% sind *exogene Einflüsse in der 2. Schwangerschaftshälfte* Verursacher einer asymmetrischen fetalen Wachstumsretardierung. Es handelt sich hierbei vorwiegend um mütterliche gefäß- und perfusionsrelevante Erkrankungen, allen voran die schwangerschaftsinduzierte Hypertonie (siehe auch Kap. 4). Insbesondere bei Propfgestosen entwickeln sich in bis zu 42% IUGR-Feten [16, 24]. Die IUGR-Situation geht dabei oft den klinischen Zeichen der schwangerschaftsinduzierten Hypertonie voraus. Bei mütterlichen zyanotischen Herzfehlern finden sich in bis zu 52% intrauterine Wachstumsretardierungen, bei schweren Nierenerkrankungen trifft man diese in ca. einem Viertel der Fälle an.

Kombiniert extrinsische und intrinsische Störgrößen lassen sich in 5 bis 10% beobachten. Hierbei spielen vor allem Ausfälle des plazentaren Strombetts (Infarkte), aber auch mütterliche Fehlernährung eine Rolle. Bei Heroinabhängigen finden sich in bis zu 55% IUGR-Feten. Unter den Medikamenten haben insbesondere Folsäureantagonisten, Tetrazykline, Antikoagulanzien und Antiepileptika eine reduzierende Wirkung auf das fetale Gewicht. Dem Rauchen werden multiple Einflußmöglichkeiten wie reduzierte mütterliche Kalorienaufnahme, Methämoglobinbildung und auch eine direkte Schadstoffwirkung zugeschrieben. Das Risiko für eine IUGR-Entwicklung ist hierbei dosisabhängig, durchschnittlich aber um ca. das Dreifache erhöht.

In 40% lassen sich keine klaren Ursachen der Wachstumsretardierung ermitteln, in diesen Fällen handelt es sich klinisch meist um eine asymmetrische, idiopathische Ausprägung der Wachstumsretardierung (Tab. 18-1) [13, 67].

Pathophysiologie

Durch neue Zugangswege zum Feten (Chordozentese: invasiv, Doppler-Sonographie: nichtinvasiv) konnte im Rahmen zahlreicher Studien der pathophysiologische Hintergrund der intrauterinen Wachstumsretardierung weiter aufgeklärt werden.

Bei der tierexperimentell (z.B. durch Unterbinden der Uterinarterien durch Mikrosphärenembolisation oder durch chronische Hypoxie des Muttertiers) erzeugten intrauterinen Wachstumsretardierung zeigte sich zwar eine fetale Hypoglykämie, jedoch nur eine geringgradige Hypoxämie und eine eher normale Lactatkonzentration. Für die Übertragung zum Menschen fehlt bislang ein Tiermodell, das die beim menschlichen Feten festgestellten Veränderungen widerspiegelt [12, 33, 43, 65].

Beim menschlichen Feten kommt es bei einer nutri-

Tabelle 18-1 Ursachen der intrauterinen Wachstumsretardierung (modifiziert nach Brar [13])

Intrinsisch (10–20%) Symmetrisch < 16 Wochen	extrinsisch (30–35%) asymmetrisch > 24 Wochen	kombiniert (5–10%) intermediär 16–24 Wochen	idiopathisch (40%) asymmetrisch > 24 Wochen
– Trisomie 13, 18, 21 – Turner-Syndrom – Fehlbildungen (z.B. Herz, Skelett) – Umweltfaktoren (Strahlen, Drogen) – Infektionen (z.B. Zytomegalievirus)	– uteroplazentare Perfusionsstörung (Präeklampsie, HELLP-Syndrom, chronische Hypertonie, maternale Nieren-/Herzkrankheit) – Diabetes mellitus – Hämoglobinopathie	– Plazentainfarkt – Chorangiom – Fehlernährung – Drogen, Nikotin – Mehrlingsschwangerschaft	unbekannt

tiven Mangelversorgung zunächst zu einem Anstieg des Herzminutenvolumens, bei einer Reduktion des O_2-Angebots dann zu einer Blutumverteilung zu lebenswichtigen Organen (Gehirn, Herz, Nebennieren) unter Aussparung des Körperstamms, und zwar zuerst im Bereich der unteren Extremitäten. Je früher eine Wachstumsretardierung einsetzt, desto wahrscheinlicher ist es, daß diese alle Zellen betrifft (symmetrische Retardierung) und desto wahrscheinlicher sind als mögliche Ursachen Chromosomenanomalien oder fetale Infektionen ins Kalkül zu ziehen. Die frühe Wachstumsretardierung führt sowohl zu einer Verminderung des Substratangebots als auch des Gasaustausches [3, 4, 6, 24].

3 Klinische Bedeutung

Erst seit 40 Jahren gelten untergewichtige Kinder als gefährdet. Diese Erkenntnis führte Anfang der 60er Jahre zur Entwicklung erster Managementkonzepte. Bei gleichem Gestationsalter sind niedrige Fetalgewichte mit einer vier- bis achtfach höheren perinatalen Mortalität korreliert (Abb. 18-2) [13]. Mehr als 20 % der intrauterinen Fruchttodesfälle betreffen IUGR-Feten [52]. Darüber hinaus ist das relative Risiko dieser Feten bezüglich Asphyxie, Mekoniumaspiration, Hypoglykämie und Hyperviskosität als Zeichen chronischer Hypoxämie um ein Vielfaches erhöht. Wachstumsretardierte Kinder zeigen zudem vermehrt Störungen in ihrer neurologischen Langzeitentwicklung [13, 39]. Das Risiko einer Chromosomenstörung bei Verdacht auf IUGR wird mit 2 bis 8 % angegeben. Da Fehlbildungen nahezu jedes fetalen Organs zu einer intrauterinen Wachstumsretardierung führen können (z. B. Fallot-Tetralogie, singuläre Nabelschnurarterie), sollte bei Feststellung einer intrauterinen Wachstumsretardierung neben einer genetischen Abklärung intensiv nach derartigen Fehlbildungen gefahndet werden [24].

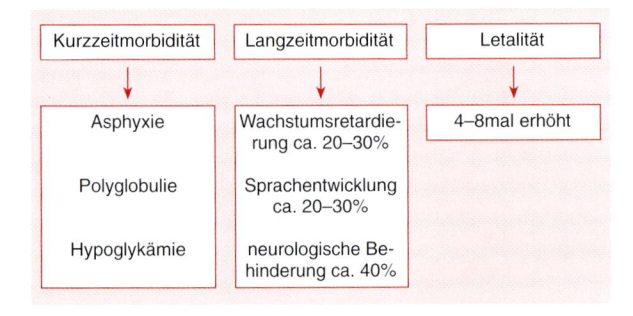

Kurzzeitmorbidität	Langzeitmorbidität	Letalität
Asphyxie	Wachstumsretardierung ca. 20–30%	4–8mal erhöht
Polyglobulie	Sprachentwicklung ca. 20–30%	
Hypoglykämie	neurologische Behinderung ca. 40%	

Abb. 18-2 Risiken der intrauterinen Wachstumsretardierung.

4 Diagnostik

4.1 Vorbetrachtung

Zunächst beschränkt sich die Diagnostik auf die *Feststellung des SGA-Feten*. Grundvoraussetzung für diese Diagnose ist die exakte Bestimmung des Gestationsalters. Bei Unkenntnis der Regel- bzw. Konzeptionsanamnese ist zur Festlegung des Entbindungstermins insbesondere die Messung der Scheitel-Steiß-Länge beim 1. Ultraschall-Screening (9.–12. Schwangerschaftswoche) geeignet. Für die fetale Gewichtsschätzung führt die kombinierte Messung von Kopf- und Abdomenumfängen zu den besten Ergebnissen. Bei der Verwendung von Standardwachstumskurven (z. B. der Normkurven von Merz) ist weiterhin zu beachten, daß die ethnische Herkunft, der sozioökonomische Status, das mütterliche Ausgangsgewicht, die mütterliche Körperlänge und das kindliche Geschlecht (Mädchen haben durchschnittlich ein geringeres Geburtsgewicht als Knaben) erhebliche Einflußgrößen darstellen und für Schätzgewichtsunterschiede von mehr als 500 g verantwortlich sein können [25, 51, 62, 64, 67].

Die Grenzziehung der 10. Gewichtsperzentile beschreibt darüber hinaus das eigentlich gesuchte Kollektiv nur unvollständig. Es besteht die Möglichkeit der Fehlklassifikation eines normal ernährten, aber konstitutionell kleinen Feten als IUGR-Fetus. Umgekehrt kann ein schlanker, langer Fetus über der 10. Gewichtsperzentile liegen und damit als normalgewichtig für das Gestationsalter eingestuft werden, obwohl er in

Wirklichkeit unterernährt und gefährdet ist. Mit der Erfassung des sog. *Ponderal-Index* (= Geburtsgewicht [g]/Geburtslänge^2), der unabhängig von Rasse und Geschlecht ist, lassen sich solche Fehlinterpretationen einschränken [51]. Auch ein *stark nachlassendes Wachstum,* das aber immer noch Schätzgewichte über der 10. Gewichtsperzentile ergibt, weist unter Umständen auf ein größeres Gefährdungsmoment hin, als ein kontinuierliches Wachstum knapp unterhalb der 10. Perzentile.

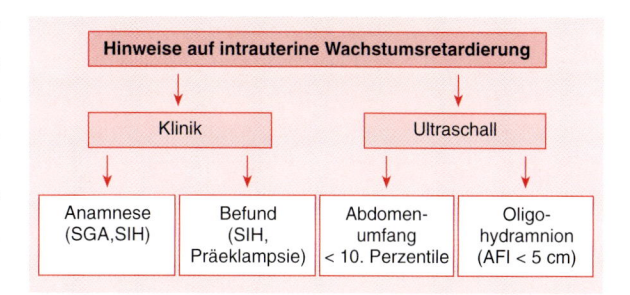

Abb. 18-3 Diagnostische Hinweise auf intrauterine Wachstumsretardierung; SIH = schwangerschaftsinduzierte Hypertonie, AFI = amniotic fluid index (siehe Abschnitt 5.3).

4.2 Symphysen-Fundus-Messung

Entgegen ihrer weiten Verbreitung bietet die einfach durchzuführende Messung des Symphysen-Fundus-Abstands nach den Ergebnissen prospektiver klinisch kontrollierter Studien wohl aufgrund der erheblichen Fehler in der Reproduzierbarkeit keine suffiziente Hilfestellung bei der Erkennung des SGA-Feten [11, 42, 55]. Dabei ist die Bezugsgröße Symphysenoberrand zwar unkompliziert zu verifizieren, wesentliche Unschärfen entstehen aber durch den nicht exakt definierbaren Fundusabgriff.

4.3 Ultraschall

Die pränatale Diagnostik des SGA-Feten gelingt am zuverlässigsten mit der fetalen Gewichtsschätzung mit Hilfe ultrasonographisch gewonnener biometrischer Meßdaten. In den Mutterschaftsrichtlinien ist hierfür der 2. und 3. Screening-Zeitpunkt (um die 20. bzw. 30. Schwangerschaftswoche) vorgesehen [44]. Auf die Notwendigkeit des genau zu ermittelnden Gestationsalters wurde im Abschnitt 4.1 hingewiesen. Mit ultrasonographischen Abgriffen von *Kopf-* (biparietaler und frontookzipitaler Durchmesser, Kopfumfang) *und Körpermaßen* (Thorax-Quer- und -anterior-posterior-Durchmesser, Abdominalumfang) sowie der Messung der langen Röhrenknochen (z.B. Femur) können bis zu 89% der SGA-Feten entdeckt werden.

Weitere Maße, wie z.B. der *Durchmesser des Zerebellums,* korrelieren bis zur 24. Schwangerschaftswoche gut mit dem Gestationsalter. Der additive Stellenwert der Zerebellummessung bei der Beurteilung des SGA-Feten ist allerdings noch unklar.

Als alleiniger Prädiktor des fetalen Wachstums scheint der *Abdominalumfang* am besten geeignet zu sein, wenngleich er auch schlechter reproduzierbar ist als der Kopfumfang [22, 51]. Zur exakten Messung des Abdomenumfangs ist es sinnvoll, den manuellen Druck auf den Ultraschalltransducer zurückzunehmen, um eine iatrogene Kompression des Thorax zu vermeiden. Eine Zunahme des Abdomenumfangs von weniger als 10 mm innerhalb zweier Messungen im Abstand von zwei Wochen ist hochgradig sensitiv für die Entwicklung eines untergewichtigen Feten. In einer prospektiven Untersuchung wurden nur 15% der IUGR-Feten dabei übersehen [22]. In Abbildung 18-3 sind wichtige prädiktive klinische und ultrasonographische Hinweiszeichen zusammengefaßt.

Richtigkeit der Diagnose

Da aber insgesamt ca. 12% der zeitgerecht entwickelten Feten falsch als untergewichtig eingestuft werden, kommt man bei einer Metaanalyse der vorliegenden prospektiven Studien zu einer richtigen Vorhersage eines niedrigen Geburtsgewichts von durchschnittlich nur 45%. Nur zwei Parameter, nämlich das Oligohydramnion und ein Unterschreiten der 10. Perzentile insbesondere des Abdomenumfangs, besitzen einen positiven Vorhersagewert von knapp über 50% (Tab. 18-2) [53].

Tabelle 18-2 Prädiktive Wertigkeit ultrasonographisch ermittelter Meßparameter in der Vorhersage des SGA-Feten (Metaanalyse von 27 prospektiven Studien aus den Jahren 1976–1995, nach Schneider [53])

Ultraschallparameter	positiver Prädiktionswert
Plazenta-Grading	16%
Femurlänge	19%
Biparietaler Durchmesser	33%
Fetales Schätzgewicht	45%
Oligohydramnion	55%
Kopf-/Abdomenumfang	62%

Wesentlich schlechtere Prädiktoren sind andere Parameter, wie z. B. die Plazentatextur (Grading; siehe auch Bd. 4, Kap. 2, Abschnitt 3). Eine stark verkalkte Plazenta (Typ-III-Grading) korreliert in Terminnähe besser mit einer vorhandenen Lungenreife als mit einem erniedrigten Geburtsgewicht. Auch unter Ausnutzung der zuverlässigsten prädiktiven Parameter, wie z. B. der Kopf- und Abdomenumfänge und der pathologisch verminderten Fruchtwassermenge, bleiben 25 bis 50 % aller SGA-Feten unentdeckt.

Bemerkenswert ist aber, daß ca. 75 % der Patientinnen mit SGA-Feten leicht zu diagnostizierende *prädisponierende Risiken* wie eine belastete Anamnese, eine schwangerschaftsinduzierte Hypertonie, einen fortgeschrittenen Diabetes mellitus, einen starken Nikotinabusus oder eine unzureichende Gewichtszunahme im letzten Trimenon aufweisen [25, 49]. In einem derart präselektionierten Kollektiv, insbesondere bei nachgewiesener Hypertonie, führt dann das Ultraschall-Screening zu deutlich besseren Ergebnissen [22, 41]. Wichtig sind dabei serielle Verlaufsbeobachtungen, wobei ein Mindestabstand von 10 bis 14 Tagen zwischen zwei Messungen sinnvoll ist.

4.4 Doppler-Sonographie

Die Erkennungsrate des SGA-Feten mittels Doppler-Sonographie variiert von Studie zu Studie erheblich. Dies mag durch unterschiedliche Definitionen sowohl für SGA als auch für pathologische Flußmuster bedingt sein. Dennoch zeigt die Mehrzahl der Studien, daß eine höhere Wahrscheinlichkeit besteht, einen SGA-Feten zu gebären, wenn das Doppler-Flußmuster in mütterlichen und/oder fetalen Gefäßen pathologisch ist [2, 3, 6]. Dabei steigt die durchschnittliche Sensitivität mit Zunahme der Begleitpathologie, wie z. B. bei gleichzeitigem Vorliegen einer schwangerschaftsinduzierten Hypertonie, signifikant an [53].

Die dopplersonographische Messung *mütterlicher Gefäße* mit den Zielgrößen IUGR bzw. Präklampsie im Rahmen eines Routine-Screenings hat mit relativ niedrigen Sensitivitäten die Erwartungen nicht erfüllt [15]. In einer prospektiven Untersuchung an 2097 Einlingsschwangerschaften überprüften Beattie und Dornan den Gefäßwiderstand in der A. umbilicalis in der 28., 34. und 38. Schwangerschaftswoche. Bei einer Prävalenz von 20 % (high-risk) betrug die Sensitivität in der Erkennung des SGA-Feten abhängig vom Gestationsalter und gewähltem Widerstandsindex maximal 43 % [8]. Andere Studien berichten über Sensitivitäten für die SGA-Erkennung von nur 17 bis 22 % [32, 53].

Bei *Zusammenfassung der Ergebnisse* aller prospektiven Studien im unselektionierten Kollektiv ist die Doppler-Sonographie der Ultraschallbiometrie, die wesentlich direkter das fetale Wachstum erfaßt, unterlegen. Der kombinierte Einsatz von Real-time- und Doppler-Ultraschall zeigt, daß der beste Prädiktor für SGA das fetale Ultraschall-Schätzgewicht ist, das 87 % der SGA-Feten als solche erkannte. Eine erhöhte A/B-Ratio in der A. umbilicalis von mehr als 3,0 wurde dagegen nur in 49 % dieser Feten festgestellt [35].

4.5 Hormonelle/biochemische Meßgrößen

Wesentlich hilfreicher als Estriol und humanes Plazentalaktogen (hPL; siehe auch Abschnitt 5.4) scheint zur Erkennung schwerer uteroplazentarer Pathologie neben dem Insulin-like Growth-Factor (IGF) und dem Pregnancy-associated-Plazentaprotein A die Bestimmung des Alphafetoproteins (AFP) zu sein. Mit Nachweis eines erhöhten Wertes steigt das Risiko einer intrauterinen Mangelentwicklung um das Fünf- bis Zehnfache an [7]. Auch diese Methoden sind jedoch der Ultraschallbiometrie in der Erkennung des SGA-Feten unterlegen.

5 Zusatzdiagnostik und Hypoxieabschätzung bei Verdacht auf intrauterine Wachstumsretardierung

Fetale Wachstumsmuster, die unterhalb der Norm liegen, reflektieren nicht notwendigerweise eine fetale Gefährdung. Nach erhobenem Verdacht auf SGA (Klinik und Ultraschallbiometrie) muß nach weiterführender Ursachenfahndung (fetale Infektabklärung, Suche nach Fehlbildungen, Ausschluß gefäßrelevanter mütterlicher Erkrankungen, Karyotypisierung) eine Diagnostik und Überwachung des eigentlich hypoxiegefährdeten IUGR-Kollektivs erfolgen.

5.1 Intrauterine Wachstumsretardierung und Fehlbildungen

Bei Analysen von fehlgebildeten Kindern finden sich in 22% intrauterine Wachstumsretardierungen. Anders ausgedrückt, steigt bei Malformationen die Wahrscheinlichkeit bzw. das relative Risiko des gleichzeitigen Vorliegens einer intrauterinen Wachstumsretardierung um das 2,6fache an. Bei Mehrfachmalformationen steigt die IUGR-Wahrscheinlichkeit bei einer Fehlbildung im Vergleich zu mehr als neun Fehlbildungen von 20 auf 60% signifikant an [39].

Als *Ursachen* lassen sich drei Mechanismen diskutieren:

– Die IUGR kann eine sekundäre Folge einer Malformation sein.
– Sie kann auch als prädisponierender Faktor für eine Fehlbildung in Frage kommen.
– Sie kann wegen gemeinsamer ätiologischer Faktoren koexistent sein.

Bei Feten mit strukturellen (chromosomalen) Anomalien wird keine Blutumverteilung zum Gehirn beobachtet [67].

5.2 Befunde aus Nabelschnurpunktionen

Chordozenteseergebnisse bei IUGR-Feten zeigen im Vergleich zu solchen bei zeitgerecht entwickelten Feten in 40 bis 60% eine Hypoxämie [12, 57, 65]. Dabei ist zu beachten, daß sowohl die pH- als auch die pO_2-Werte in frühen Schwangerschaftswochen gegenüber dem Zeitpunkt um den Termin deutlich höher liegen (Abb. 18-4).

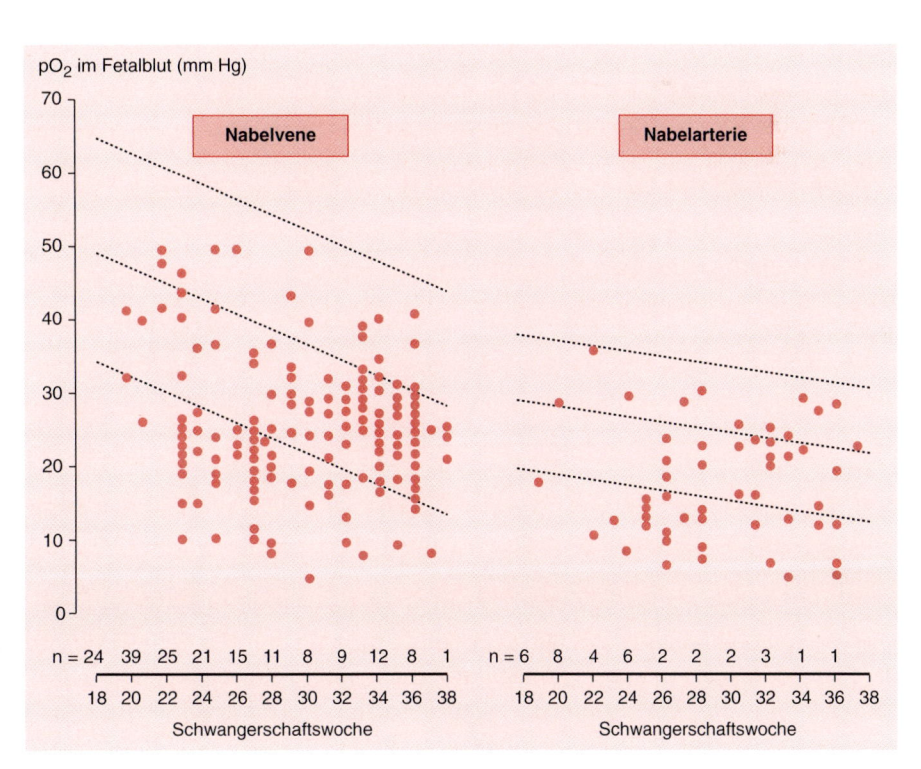

Abb. 18-4 Eingruppierung von pO_2-Werten aus Fetalblutanalysen der A. und V. umbilicalis von SGA-Feten in Normperzentilen (nach Nicolaides [46]).

Tabelle 18-3 Normabweichungen biochemischer Meßparameter bei SGA- bzw. IUGR-Feten (zusammengestellt nach Meizner und Glezerman [43], Nicolaides et al. [45], Thorp-Beeston [59] und Weiner und Williamson [65])

Erhöht ↑	erniedrigt ↓
pCO_2	pO_2
Lactat	pH
Katecholamine	Glucose
Prolactin	Aminosäuren
$PGF_{2\alpha}$	Protein
Erythropoetin	
Retikulozyten	
Hämatokrit, mittleres Erythrozytenvolumen	
Triglyzeride	

Die Fetalblutanalyse aus der Nabelschnur erlaubt eine rasche Karyotypisierung innerhalb von 72 Stunden, eine Beurteilung der Blutgase und die Diagnose wichtiger Infektionen (wie z. B. Zytomegalie und Toxoplasmose) und gibt Einblick in den fetalen Metabolismus [12, 39, 43, 46, 57, 65]. Bei versehentlicher Punktion der Arterien, gerade bei IUGR-Feten, werden jedoch gehäuft ein Vasospasmus und in 10% fetale Bradykardien beobachtet, so daß für die Karyotypisierung die *Plazentazentese* vorzuziehen ist. Die prozedurale Verlustrate bei der Nabelschnurpunktion an IUGR-Feten wird in geübten Händen mit zwischen 0,3 und 1,9% angegeben [43].

Die bei SGA-/IUGR-Feten aus Nabelschnurblutproben festgestellten biochemischen Normabweichungen sind in Tabelle 18-3 wiedergegeben. Die Hyperkapnie und Hypoxie führt zur anaeroben Glykolyse mit Lactatanstieg und Abfall des pH-Werts. Die Hypoglykämie ist auf eine Leerung der fetalen Glykogenspeicher und die verminderte Gluconeogenese aufgrund des inadäquaten Plazentatransfers zurückzuführen. Der Anstieg der Katecholamine mag ein Grund für die geringere Inzidenz schwerer Atemnotsyndrome aufgrund einer Selbstinduktion der Lungenreife sein. Der erhöhte Anteil von Prostaglandin $F_{2\alpha}$ erklärt unter anderem die teleologisch sinnvolle, gehäuft anzutreffende vorzeitige Wehentätigkeit bei nutritiver Deprivation. Eine gesteigerte Blutneubildung kann als kompensative Antwort auf die Hypoxämie gewertet werden. Polyglobulie, Erythropoetin- und Retikulozytenanstieg sind Ausdruck einer solchen hypoxisch bedingten extramedullären Blutbildung. Die Triglyzeriderhöhung, die mit dem Schweregrad der Hypoxie korreliert, ist bei gestörtem Plazentatransfer am ehesten auf eine Nutzung der eigenen Energiereserven durch eine gesteigerte Lipolyse zurückzu-

führen. Das Verhältnis essentieller zu nichtessentiellen Aminosäuren (Glycin/Valin-Quotient) steigt bei Fehlernährung an und korreliert dabei signifikant mit dem Grad der Hypoxämie [43, 46].

5.3 Bedeutung der Fruchtwassermenge

Bei der Bestimmung der Fruchtwassermenge hat der sog. *Amniotic-fluid-Index (AFI)* eine weitreichende klinische Akzeptanz gefunden. Dabei wird der Uterus in vier Quadranten eingeteilt. Das maximal vertikal abgreifbare Fruchtwasserdepot der einzelnen Quadranten wird summiert. Der Meßstreckenabgriff wird unabhängig von interponierter Nabelschnur oder kleinen kindlichen Teilen vorgenommen.

Bei einem AFI von weniger als 15 cm gilt die Fruchtwassermenge als vermindert. AFI-Indizes unter 5 cm (Oligohydramnion) zeigen eine gute Korrelation mit der fetalen Gefährdung. Erniedrigte AFI-Indizes findet man in ca. 70% der IUGR-Feten, 30% weisen deutlich erniedrigte Werte im Sinne eines Oligohydramnions auf [5, 45]. Im Vergleich mit dopplersonographischen Untersuchungen zeigt sich auch eine gute Korrelation zu den bei IUGR-Feten erhöht gefundenen Gefäßwiderständen: je niedriger der AFI, desto höher sind die gemessenen Gefäßwiderstände und desto geringer die uteroplazentare Perfusion [5]. Im Rahmen von Hypoxämien kommt es durch eine verminderte Nierenperfusion zu einer Reduktion der fetalen Urinproduktion bei IUGR-Feten. Diese läßt sich indirekt über eine Erhöhung der Gefäßwiderstände in den Aa. renales feststellen. Die stündliche Urinproduktion ist bei IUGR-Feten signifikant geringer als bei normosomen Kindern, sie korreliert allerdings nicht direkt mit dem Ausmaß der Hypoxie [45].

5.4 Estriol und humanes Plazentalaktogen

Mit Hilfe dieser biochemischen Parameter wird versucht, die Stoffwechselleistungen der Plazenta bzw. des Feten zu ermitteln. Dabei erreicht z. B. das mit dem Plazentagewicht assoziierte humane Plazentalaktogen (hPL) durchschnittlich nur eine Sensitivität von 25% in der Erkennung der IUGR. Das freie Estriol im Plasma der Mutter ist zwar zu 90% fetalen Ursprungs, durch diurnale Schwankungen und vielfältige Störmöglichkeiten ist es aber ebenfalls ein unsicherer Parameter. Der gegenwärtige Stand ist, daß beide Bestimmungsmethoden, die zunächst ohne klinisch kontrollierte

Studien eingeführt wurden, wegen der unbefriedigenden Aussage, nicht zuletzt aber auch aus Kostengründen, zugunsten biophysikalischer Überwachungsverfahren wieder weitgehend verlassen werden. Bei vergleichenden Untersuchungen zeigt sich die Doppler-Sonographie bezüglich der Abschätzung des chronischen Hypoxierisikos der Estriol- und hPL-Bestimmung weit überlegen, so daß diese Verfahren aus der Routinediagnostik gestrichen werden sollten [11, 47].

5.5 Kardiotokographie, Streßtests, biophysikalisches Profil

Zur Feststellung bzw. zum Ausschluß einer antepartalen Hypoxie kommen im wesentlichen die *Kardiotokographie (CTG)* mit ihren Testvarianten (Nonstreß-Test, Oxytocinbelastungstest) und das biophysikalische Profil zur Anwendung. Bei allen Verfahren, die sich von der CTG ableiten, haben zahlreiche Studien auf die erhebliche Fehlerbreite in der inter- und intraindividuellen Reproduzierbarkeit aufmerksam gemacht. Insbesondere bei der Verwendung mehrparametriger Scores nimmt die Fehlerbreite in der Beurteilung zu. Es liegen Untersuchungen vor, in denen die gleichen Experten nach zwei Monaten das gleiche Kardiotokogramm nur in 22% deckungsgleich interpretierten. Vor diesem Hintergrund ist es nicht verwunderlich, daß alle vier bisher berichteten prospektiven, randomisierten und klinisch kontrollierten Studien selbst im Hochrisikokollektiv mit einem hohen IUGR-Anteil durch die routinemäßige CTG-Anwendung weder für das klinische Vorgehen noch für das fetale Outcome einen Vorteil erkennen ließen [26, 27, 53, 56, 59].

Aus diesem Grund wurden gerade für Risikokollektive wie die intrauterine Wachstumsretardierung Zusatztests entwickelt, in denen entweder durch Wehenprovokation oder durch Kreislaufbelastung der Mutter die uteroplazentare Perfusion bewußt auf ihre Reservekapazität getestet wurde bzw. – wie beim Nonstreß-Test oder dem biophysikalischen Profil – noch weitere Kriterien in die Zustandsbeurteilung miteinbezogen wurden.

Für den *Nonstreß-Test* lassen vier prospektive, randomisierte klinisch kontrollierte Studien ebenfalls keine Verbesserung des perinatalmedizinischen Ergebnisses erkennen, für den *Oxytocinbelastungstest* und das *biophysikalische Profil* (eine synoptische Beurteilung von Kindsbewegungen, CTG als Nonstreß-Test und der Fruchtwassermenge liegen derartige Studien erstaunlicherweise bis heute nicht vor. In der Sensitivität scheint das biophysikalische Profil jedoch dem Oxytocinbelastungstest überlegen zu sein [53, 58].

Möglicherweise tragen künftig zusätzliche Informationen, wie z. B. die Registrierung der Kindsbewegungen parallel zur Herzfrequenz (Kinetokardiotokographie = K-CTG), zu einer Reduktion der hohen Falsch-positiv-Rate des CTG bei. Die Dauer der Kindsbewegungen ist im Sinne einer Ökonomisierung der Reserven bei IUGR-Feten gegenüber normosomen Feten signifikant verkürzt [32].

5.6 Doppler-Sonographie

Bei der Beurteilung von dopplersonographisch erfaßten Blutströmungskurven haben sich ebenfalls Perzentilenwerte zur Einteilung in normale und pathologische Blutströmungsmuster durchgesetzt. Als pathologisch gelten *Gefäßwiderstände* oberhalb der 90. (95.) Perzentile für die mütterlichen bzw. fetalen Gefäße im jeweiligen Gestationsalter. Eine Ausnahme stellen die fetalen Zerebralgefäße dar. Bei diesen gilt eine Absenkung des Gefäßwiderstands unterhalb der 10. (5.) Perzentile im Sinne einer gesteigerten Perfusion als Hinweis für eine drohende fetale Gefährdung.

Darüber hinaus gibt es *pathognomonische Flußmusterveränderungen,* die eine weitere Einschränkung der fetalen Versorgung signalisieren, wie z. B. eine O_2-Sparschaltung zugunsten des Gehirns (sog. brain-sparing effect, z. B. bei einem Gefäßwiderstand in der Aorta fetalis >90. Perzentile, in der A. cerebri media <10. Perzentile) und ein enddiastolischer Flußverlust (zero flow) bzw. eine Flußumkehr (reverse flow) in der Diastole. Eine hochpulsatile Veränderung in der V. umbilicalis und V. cava ist ebenso wie ein diastolischer Flußverlust bzw. eine Flußumkehr im Ductus venosus Zeichen einer zunehmenden Rechtsherzbelastung- und -überlastung des Feten [34]. Die Dilatation des rechten Ventrikels, der intrauterin 60% des Herzminutenvolumens beisteuert, wird dabei als sekundäre Folge einer pulmonalen Hypertonie bei vorliegender Polyglobulie und erweitertem Ductus arteriosus angesehen [20, 34].

Die *Erhöhung von Gefäßwiderständen im prä- bzw. postplazentaren Kreislauf* sowie die in der 2. Schwangerschaftshälfte bei stärkerer Versorgungseinschränkung zu beobachtende Blutumverteilung in fetalen Organen sind mit Hilfe der nichtinvasiven Doppler-Sonographie diagnostizierbar. Eine durch Querschnittsverbreiterung der Strombahn mit Zunahme der tertiären Stammzotten bedingte Widerstandsabnahme führt im uterinen Strombett zu einer kontinuierlichen Zunahme der enddiastolischen Blutflußgeschwindigkeiten. Eine ausbleibende Zunahme bzw. eine spätsystolische Absenkung der maximalen Blutflußgeschwindigkeit (sog. notch) kann zu einem späteren Zeitpunkt eine intrauterine Wachstumsretardierung (unter Umständen verursacht durch eine schwangerschaftsinduzierte Hypertonie) zur Folge haben [3, 28, 38]. Uteroplazentare Perfusionsstörungen spielen bei der Ätiologie der IUGR eine wesentliche Rolle. Dabei können plazentare Vaskularisationsstörungen bestehen, ohne daß es zur fetalen Hypoxie kommt.

Die *Flußverhältnisse in der fetalen Aorta und in den Aa. umbilicales* lassen Rückschlüsse auf Störungen der plazentaren Perfusion zu. Bis zur 20. Schwangerschaftswoche ist ein diastolischer Nullfluß in den Aa. umbilicales wegen der noch nicht abgeschlossenen 2. Trophoblastinvasion durchaus physiologisch. Danach sinkt in diesem Gefäß physiologischerweise ebenfalls der Widerstand ab, während er in der Aorta – durch zentralnervöse Mechanismen reguliert – weitgehend konstant bleibt. In einer Metaanalyse von 17 prospektiven Studien an 4759 Patientinnen konnte Divon mit einer durchschnittlichen Odds-Ratio von 8,8 ein deutliches Risiko für die IUGR-Entwicklung ableiten, wenn der Gefäßwiderstand in der A. umbilicalis erhöht war [21]. Dabei gibt es offenbar in der Aussagekraft der drei gebräuchlichsten Gefäßwiderstandsindizes (A/B-Ratio, Pulsatilitätsindex und Resistance-Index) keine signifikanten Unterschiede.

Im *Gehirn* ist der diastolische Flußanteil zu jedem Gestationsalter niedriger als in den Aa. umbilicales [4, 6]. Widerstandserniedrigungen in der A. cerebri media zeigen die Notwendigkeit der Blutumverteilung auf. Diese ist eine Vasomotorenantwort (Vasodilatation) auf eine Hypoxie. Arduini empfiehlt eine O_2-Applikation via Mutter und Messung des zerebralen fetalen Gefäßwiderstands als Test für die Reagibilität des fetalen Kreislaufs bzw. des gestörten Plazentatransfers. Nimmt bei Feten mit Brain-sparing-Effekt der Gefäßwiderstand im Gehirn nicht zu, stellte er mit einer Sensitivität von 70% fetale Azidosen fest. In Terminnähe und bei Übertragung finden sich diese Blutumverteilungsvorgänge allerdings physiologisch und bieten in diesem Zeitraum keine gute Korrelation mit einer fetalen Gefährdung, so daß die dopplersonographisch erfaßten Blutströmungsverhältnisse in den umbilikalen und fetalen Gefäßen sowohl vor der 20. Schwangerschaftswoche als auch in Terminnähe und bei Übertragung nur bei unauffälligen Gefäßwiderständen eine Rückversicherung bezüglich einer ungestörten Perfusion bieten. Hinter pathologischen Werten verbergen sich in diesen Zeiträumen meist physiologische Veränderungen [23, 63]. Die Verhältnisbildung (Ratio) von Gefäßwiderstand in der Peripherie und im Gehirn ist weitgehend unabhängig von der fetalen Herzfrequenz [5]. Ansonsten führt ein Anstieg der fetalen Herzfrequenz zu einer Verkürzung der diastolischen Füllungszeit und dadurch zum scheinbaren Anstieg der diastolischen Flußgeschwindigkeiten.

Bei einer eigenen Analyse von über 600 in der Literatur publizierten Fällen von *systolischem Flußverlust* bzw. *diastolischer Flußumkehr* als pathologischste Doppler-Flußmuster liegt diesen Mustern in 83% eine intrauterine Wachstumsretardierung und in knapp der Hälfte eine schwangerschaftsinduzierte Hypertonie zugrunde. Aus Fetalblutanalysen wird beim diastolischen Flußverlust in ca. 80% der Fälle eine Hypoxie und in ca. der Hälfte der Fälle eine Azidose erwartet. Umgekehrt konnte gezeigt werden, daß bei normalem dopplersonographischem Flußmuster auch keine Pathologie in der Fetalblutanalyse zu erwarten ist [65]. Bei der Flußumkehr weisen nahezu alle Feten eine Hypoxie bzw. Azidose auf. IUGR-Feten mit diesem Flußmuster entwickeln in der Folge in 35% eine schwere neurologische Behinderung, gegenüber 0% in der Gruppe mit unauffälligem Doppler-Flußmuster [60]. Das Zeitintervall, bevor herkömmliche Überwachungsverfahren wie das CTG Pathologie anzeigen, beträgt durchschnittlich 12 Tage, im Einzelfall aber auch mehrere Wochen. In über zwei Dritteln der Fälle erfolgt die Entbindung noch im Bereich der Frühgeburtlichkeit durch Sectio wegen drohender kindlicher Asphyxie.

In einer prospektiven Multicenter-Studie wurde eine Gesamtmortalität bei 204 Fällen mit diastolischem Flußverlust bzw. diastolischem Rückfluß (ARED-Flow) von 28% errechnet. Verglichen mit gestationsaltersgleichen Feten war die Rate der perinatalen Mortalität in der Gruppe mit fehlendem diastolischem Fluß um das 4fache (Odds-Ratio), bei Reverse-Flow um das 10,6fache (Odds-Ratio) erhöht [37]. Bei ARED-Flow nehmen die Notwendigkeit einer Verlegung auf die Kinderintensivstation und die Rate der Hypoglykämie und der Hirnblutungen signifikant zu. Diese Zahlen unterstreichen die pathologische Bedeutung dieser Flußmuster. Die Falsch-positiv-Rate eines diastolischen Flußverlusts bezüglich Hypoxie bzw. Azidose ist mit 1% gegenüber der bis zu 60% betragenden Falsch-positiv-Rate des CTG extrem gering [27, 46, 65].

Die Rate der chromosomalen Aberrationen von

durchschnittlich 8% bei dopplersonographisch nachgewiesenem diastolischem Flußverlust muß zur intensiven *Fehlbildungssuche* und weiteren diagnostischen Abklärung Anlaß geben.

Der Frage, inwieweit die weitere Überwachung von SGA-Feten durch die Doppler-Sonographie *klinische Vorteile* bringt, sind wir im Rahmen einer prospektiven, randomisierten Studie nachgegangen. Bei vergleichbaren Kollektiven erhielten 500 Schwangere wiederholte Doppler-Untersuchungen in der Schwangerschaft. Die Patientinnen des randomisierten Kontrollkollektivs wurden konsequent nicht dopplersonographisch untersucht. Der Anteil von IUGR-Feten war mit 10% in beiden Kollektiven vergleichbar. Im perinatalen Ergebnis zeigte die dopplersonographisch verfolgte Gruppe eine signifikant niedrigere IUGR-spezifische Morbidität wie Asphyxie, Hypoglykämie bzw. Polyglobulie und eine niedrigere Rate von neonatologischer Intensiv- und Beatmungspflichtigkeit [54].

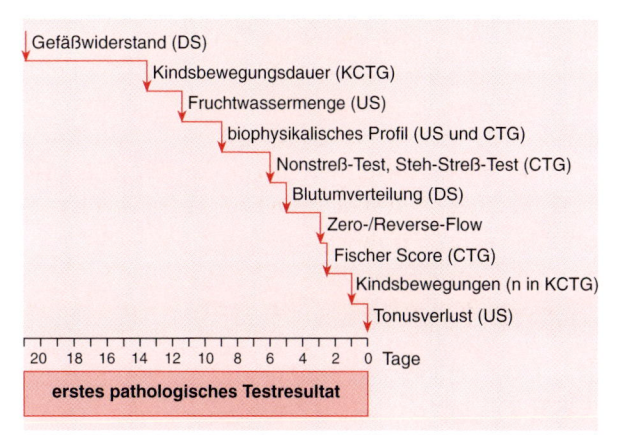

Abb. 18-5 Zeitliche Sequenz des ersten pathologischen Testausfalls verschiedener antepartaler Überwachungsverfahren bei wachstumsretardierten Feten (nach Gnirs [32]).
CTG = Kardiotokographie, DS = Doppler-Ultraschall, KCTG = Kinetokardiotokographie, US = Ultraschall

5.7 Vergleich der Überwachungsmethoden

Neuere Untersuchungen zeigen, daß Veränderungen der Blutflußmuster ein früherer und sensitiverer Prädikator der fetalen Kompromittierung darstellen als konventionelle Überwachungstechniken [1, 3, 9, 31, 32, 40, 61, 66]. Wenn man die angewandten Überwachungsverfahren vor dem Spiegel der neurophysiologischen Entwicklung betrachtet, so scheinen die dopplersonographisch meßbaren Veränderungen der fetalen Gefäßwiderstände frühzeitiger als andere Überwachungsverfahren die sich entwickelnde Hypoxie anzuzeigen. Fetale Hirnfunktionen, die bereits in relativ frühen Schwangerschaftswochen nachweisbar sind, z. B. die Tonisierung (Beugetonus) oder die Kindsbewegungen, erweisen sich als zunächst resistent gegenüber Hypoxien. Der relativ späte Ausfall dieser Funktionen vermittelt entsprechend weniger Vorwarneffekt. An einer Gruppe von 56 schwer wachstumsretardierten Feten (<5. Gewichtsperzentile) haben wir longitudinal in der zeitlichen Sequenz den pathologischen Ausfall verschiedener Überwachungs- und Testverfahren festgestellt (Abb. 18-5) [32]. Bei IUGR-Feten betrug der mediane Abstand zwischen Doppler-Pathologie und Auftreten von fetaler Herzfrequenzpathologie 15 Tage. Dies deckt sich mit den Untersuchungen von Bekedam, der bei 70 IUGR-Feten ein zeitliches Intervall von 17 Tagen zwischen dopplersonographisch feststellbarer Pathologie und pathologischem Ausfall der fetalen Herzfrequenz ermittelte [9]. Interessanterweise zeigen sich im Rahmen von Nabelschnurblutanalysen bei nutritiv mangelversorgten Feten niedrigere Aminosäurespiegel bei noch unauffälligem pO_2 noch vor einer Pathologie des Blutströmungsverhaltens [45].

Stellenwert der verschiedenen Methoden: Da die Überwachung des IUGR-Feten in erster Linie die frühzeitige Erkennung der Hypoxie und Verhinderung der Azidose zum Ziel hat, muß die Methode der Doppler-Sonographie sich an den etablierten Überwachungsverfahren messen lassen. In der Erkennung des SGA-Feten ist, wie im Abschnitt 4.4 erwähnt, die Ultraschallbiometrie der Doppler-Sonographie überlegen. Umgekehrt belegen prospektive Untersuchungen die Überlegenheit der dopplersonographischen Messung von Blutströmungsmustern vor allen anderen Verfahren in der Erkennung der fetalen Asphyxie [40, 57]. Festgehalten werden muß aber, daß mit dem Doppler-Verfahren andere Funktionen als mit den CTG-orientierten Verfahren erfaßt werden; abnorme Doppler-Flußmuster sprechen dabei für eine chronische Hypoxie, während pathologische fetale Herzfrequenzmuster akute Störungen in der fetalen Hämostase anzeigen [67].

6 Therapeutische Ansätze

Die einzigen klinisch erwiesenen Therapiekonzepte stellen die *Ausschaltung von Noxen* (z. B. Rauchen), vor allem aber die perfusionssteigernde Wirkung der *Bettruhe* dar, wodurch es unter anderem häufig zu einer Normalisierung der bei IUGR beobachteten Disproportion der Blutverteilung zwischen rechtem und linkem Ventrikel kommt [20].

Die *Ernährungssituation* des IUGR-Feten ist durch die biochemischen Analysen aus Fetalblutproben bekannt: Der Fetus verliert Aminosäuren (vor allem Alanin und Leucin) in die Plazenta (umgekehrter Transfer) und ist häufig hypoglykämisch und hypoxisch [33]. Hieraus lassen sich Überlegungen zum Versuch einer Hyperalimentation ableiten.

Die Substitution von *Aminosäuren* kann jedoch einen Anstieg von Ammoniak und Harnstoff und einen Abfall des pO_2 und des pH-Werts verursachen. Eine exzessive Gabe bestimmter Aminosäuren kann darüber hinaus die Aufnahme anderer Aminosäuren verhindern und damit das fetale Wachstum einschränken. Durch derartiges Vorgehen wurden vermehrt Frühgeburten und ein Anstieg der perinatalen Mortalität beobachtet [33, 40].

Auch intravenös an die Mutter oder direkt via Nabelschnur im Überschuß angebotene *Glucose* kann über einen für die Verstoffwechslung benötigten O_2-Mehrverbrauch einen Lactatanstieg und damit eine Azidämie des Feten verursachen [33].

Eine direkte O_2-*Applikation* bei Schafeten führte nur bei mäßig, nicht aber bei schwer retardierten Feten zu einer Anhebung des pO_2, wobei dieser möglicherweise nicht mehr in der Lage ist, das O_2-Mehrangebot auszunutzen [33, 43]. Am menschlichen IUGR-Feten wurden nach Absetzen des über die Mutter angebotenen Sauerstoffs vermehrt Dezelerationen der fetalen Herzfrequenz beobachtet [9].

Gagnon fand nach 50%iger O_2-Gabe einen Anstieg des mütterlichen pO_2 von 79 auf 158 mm Hg und eine um 100% höhere Fetal-breathing-Aktivität als unter Raumluft. Trotzdem konnte er die beobachteten Veränderungen nicht zur Differenzierung von SGA- und IUGR-Feten nutzen. Er interpretiert alterierte Herzfrequenz- und Bewegungs-Cluster von IUGR-Feten als Ausdruck einer gestörten ZNS-Entwicklung, die sich mit O_2-Gabe nicht reversibel beeinflussen läßt [29]. Andere Autoren fanden während mütterlicher Hyperoxygenierung eine Normalisierung der gegenüber normosomen Feten erhöht gefundenen Blutflußgeschwindigkeit in der Aorta, nicht aber in der Pulmonalarterie [50]. Arduini hält eine Langzeittherapie nur bei Feten, die nach mütterlicher O_2-Gabe eine Reduktion enddiastolischer Flußgeschwindigkeiten in der A. cerebri media nachweisen lassen, für nützlich [6].

Durch eine *Hämodilution*, z. B. mittels Hydroxyäthylstärke, gelingt es in der Regel, einen erhöhten mütterlichen Hämatokrit in den Normalbereich zu korrigieren. Wenngleich verschiedene Publikationen durch die hierdurch verbesserte Hämorheologie einen Nutzen für IUGR-Feten ableiten, z. B. durch eine Verbesserung der O_2-Austauschfähigkeit an der plazentaren Membran, so fehlen für alle oben angeführten Verfahren prospektive, randomisierte, klinisch kontrollierte Studien mit ausreichenden Fallzahlen, die eindeutig einen Vorteil durch die getroffene Maßnahme belegen [40].

Dagegen konnte in der CLASP-Studie beim Einsatz von *niedrigdosierter Acetylsalicylsäure* an relativ großen Fallzahlen im unausgewählten Behandlungskollektiv keine signifikant geringere Rate an IUGR-Fällen festgestellt werden [19].

7 Klinisches Vorgehen

Die Doppler-Sonographie ist die Methode der Wahl zur Unterscheidung zwischen SGA- und IUGR-Feten sowie in der Früherkennung der chronisch-hypoxischen Gefährdung. Dies schlägt sich in den Indikationen zu dieser Untersuchung im Rahmen der neuen Mutterschaftsrichtlinien nieder [44]. Das Ergebnis der vorliegenden prospektiven Studien zeigt, daß bei unauffälligem Ausfall der Doppler-Sonographie auch bei biometrisch kleinem Feten bei unauffälliger Zusatzdiagnostik (insbesondere nach Ausschluß von Fehlbildungen) die ambulante Weiterüberwachung gerechtfertigt ist. Hierdurch lassen sich unnötige Belastungen für die Eltern, aber auch Kosten für das Gesundheitswesen einsparen.

Burke konnte in einer Gruppe von 179 SGA-Feten unterhalb der 5. Gewichtsperzentile zeigen, daß in der Gruppe mit normalem Flußmuster kein Todesfall auftrat und wichtige Eckdaten wie Frühgeburt, Notfallsectio und Verlegung auf die Kinderintensivstation signifikant niedriger als in der Gruppe mit pathologischem Flußverhalten ausfielen [14]. Andere prospektive Untersuchungen kamen zu ähnlichen Ergebnissen [1, 35, 66]. In einer schwedischen Multicenter-Studie wurden prospektiv-randomisiert in der Schwangerenvorsorge jeweils 214 IUGR-Feten nur dopplersonographisch (A. umbilicalis) bzw. nur mittels CTG überwacht. Bei gleichem Gestationsalter zum Zeitpunkt der Geburt waren im rein dopplersonographisch verfolgten Kollektiv signifikant weniger Kontrollen (4,1mal Doppler-Untersuchung vs. 8,2mal CTG), Krankenhauseinweisungen (68 = 31,3% vs. 97 = 45,8%), Geburtseinleitungen (22 = 10,3%) vs. 46 = 21,7%), Kaiserschnitte wegen Fetal-Distreß (11 = 5,1% vs. 30 = 14,2%) und weniger Verlegungen auf die neonatologische Intensivstation erforderlich [1]. In der CTG-überwachten Gruppe verstarben drei Feten, in der dopplersonographisch überwachten Gruppe verstarb kein Kind. In den übrigen Outcome-Kriterien bestanden keine signifikanten Unterschiede zwischen den beiden Gruppen. Die Autoren ziehen den Schluß, daß die Doppler-Sonographie der A. umbilicalis gegenüber der CTG-Überwachung einen Vorwarneffekt besitzt, weniger zeitaufwendig und reproduzierbarer ist [1].

Abbildung 18-6 zeigt einen in der Praxis bewährten Vorschlag zur Diagnose und Überwachung der intrauterinen Wachstumsretardierung.

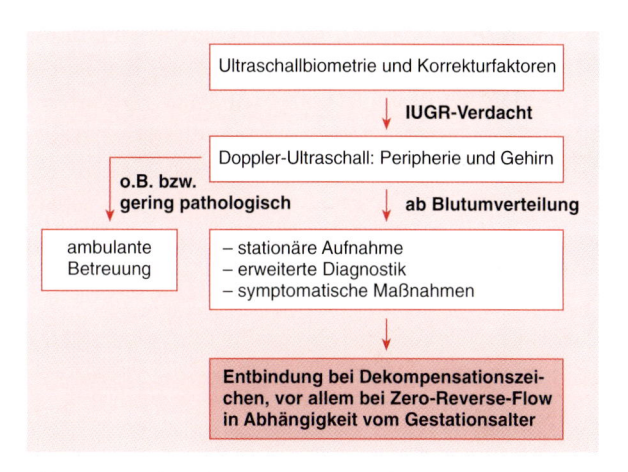

Abb. 18-6 Klinisches Vorgehen zur Erkennung und zum Management der intrauterinen Wachstumsretardierung.

8 Zusammenfassung und Ausblick

Das *Geburtsgewicht* ist der wichtigste Indikator für die perinatale Morbidität und Mortalität. Die Diagnostik des zu kleinen (SGA-)Kindes wird am verläßlichsten durch die Kombination mehrerer ultrasonographischer Meßparameter, am zuverlässigsten mit der Messung von Kopf- und Abdomenumfang ermittelt. Da diese Parameter sich längs der Schwangerschaft verändern, ist eine exakte Kenntnis des Gestationsalters absolute Voraussetzung für eine adäquate Diagnostik. Im I. Trimenon ist die Erkennung des SGA-Feten schlecht, da ein in dieser Phase symmetrisches Zurückbleiben im Wachstum meist nur als Korrekturhinweis für das Gestationsalter interpretiert wird. Es muß weiter eingeräumt werden, daß es mit Hilfe des Ultraschalls eher gelingt, das normosome Kind (hohe Spezifität) als das retardierte Kind (relativ niedrige Sensitivität) zu erkennen. Insgesamt wird auch heute noch jeder 3. bis 4. SGA-Fetus übersehen und damit auch keiner intensivierten Überwachung zugeführt. Ein optimales Management erfordert jedoch eine möglichst frühe und suffiziente Diagnostik. Ein generelles Ultraschall-Screening erscheint nur in präselektionierten Kollektiven, z. B. bei nachgewiesener Hypertonie der Schwangeren, zu einer Verbesserung der Diagnostik zu verhelfen. In Zukunft könnten unter Umständen individuelle Wachstumskurven, die die wesentlichen Determinanten des Fetalgewichts (z. B. kindliches Geschlecht, mütterliches Ausgangsgewicht) mitberücksichtigen, helfen, die Diagnostik des SGA-Feten weiter zu verbessern [30, 64].

Die *Doppler-Sonographie* ist in der Diagnostik des SGA-Feten der Ultraschallbiometrie unterlegen, erlaubt aber, frühzeitiger und mit höherer Treffsicherheit als das CTG oder andere antenatale Tests das Vorliegen einer chronischen fetalen Hypoxie festzustellen und das Asphyxierisiko des damit diagnostizierten IUGR-Feten abzuschätzen.

Das perinatalmedizinische Ergebnis läßt sich allerdings nur durch einen geeigneten *Management-Plan* verbessern, der sich z. B. an pathologischen Flußmustern orientieren kann [36]. So scheint bei einem IUGR-Feten mit einer nachgewiesenen Blutumverteilung die stationäre Aufnahme sinnvoll zu sein, da bei diesem Flußmuster bereits gehäuft Hypoxien zu erwarten sind. In dieser Zeit ist eine intensivierte Überwachung (Doppler-Sonographie, KCTG, Suche nach Fehlbildungen, Karyotypisierung), ein Versuch die uteroplazentare Perfusion zu verbessern (z. B. durch Bettruhe und Ausschalten von Noxen) zu veranlassen. In extrem frühen Gestationsaltern sollte die vorzeitige Entbindung auch bei hochpathologischen Flußmustern wie Zero- bzw. Reverse-Flow möglichst nicht ohne eine umfassende Begleitdiagnostik erfolgen und sorgfältig mit der Leistungsfähigkeit der Neonatologie abgestimmt sein. Die dopplersonographische Messung im venösen System (z. B. Ductus venosus) scheint gerade bei IUGR-Feten eine verbesserte Abschätzung des Hypoxierisikos und damit auch der notwendigen Intervention zu erlauben. Allerdings müssen prospektive randomisierte Studien die klinische Bedeutung dieser Befunde noch weiter abklären.

Daß insbesondere Schwangere mit Hochrisikosituationen wie dem Vorliegen einer schweren intrauterinen Wachstumsretardierung in einem frühen Gestationsalter nur an entsprechend ausgewiesenen *Perinatalzentren* entbunden werden sollten, versteht sich von selbst. Jenseits der 34. Schwangerschaftswoche treten nur ca. ein Drittel aller Zero- bzw. Reverse-flow-Fälle auf. Angesichts der geringen perinatalen Mortalität nach der 34. Schwangerschaftswoche (<1% bei leistungsfähiger neonatologischer Betreuung) ist bei diesen Flußmustern eine Indikation zur Sectio vertretbar. Ein unauffälliger Doppler-Befund bei ebenfalls unauffälliger Zusatzdiagnostik erhöht die Wahrscheinlichkeit, daß der Fetus noch ungefährdet ist und eröffnet die Möglichkeit einer ambulanten Weiterbetreuung.

Literatur

1. Almström, H., O. Axelsson, S. Cnattingius et al.: Comparison of umbilical-artery velocimetry and cardiotocography for surveillance of small-for-gestational-age fetuses. Lancet 340 (1992) 936–940.
2. Anyaegbunam, A., L. Brustman, O. Langer: A longitudinal evaluation of the efficacy of umbilical Doppler velocimetry in the diagnosis of intrauterine growth retardation. Int. J. Gynaec. Obstet. 34 (1991) 121–125.
3. Arabin, B., R. Becker, A. Mohnhaupt, W. Vollert, H. K. Weitzel: Prediction of fetal distress and poor outcome in prolonged pregnancy using Doppler ultrasound and fetal heart rate monitoring combined with stress tests (II). Fetal Diagn. Ther. 9 (1994) 1–6.
4. Arbeille, P.: Cerebral Doppler in the assessment of IUGR and the fetal hypoxia. J. matern. fetal Invest. 1 (1991) 51–56.
5. Arduini, D., G. Rizzo: Fetal renal artery velocity waveforms and amniotic fluid volume in growth-retarded and post-term fetuses. Obstet. and Gynec. 77 (1991) 370–373.
6. Arduini, D., G. Rizzo, C. Romanini, S. Mancuso: Fetal blood flow velocity wave forms as predictors of growth retardation. Obstet. and Gynec. 70 (1987) 7–10.
7. Bailey, S. M., P. Sarmandal, J. M. Grant: A comparison of three methods of assessing interobserver variation applied to measurement of the symphysis-fundal height. Brit. J. Obstet Gynaec. 96 (1989) 1266–1271.
8. Beattie, R. B., J. C. Dornan: Antenatal screening for intrauterine growth retardation with umbilical artery Doppler ultrasonography. Brit. med J. 298 (1989) 631–635.
9. Bekedam, D. J., G. H. A. Visser, A. G. J. van der Zee, R. J. M. Snijders, G. Poelmann-Weesjes: Abnormal velocity waveforms of the umbilical artery in growth retarded fetuses: relationship to antepartum late heart rate decelerations and outcome. Early human Devel. 24 (1990) 79–89.
10. Benson, C. B., J. S. Belville, J. F. Lentini, D. H. Saltzman, P. M. Doubilet: Intrauterine growth retardation: diagnosis based on multiple parameters: a prospective study. Radiology 177 (1990) 499–502.
11. Bewley, S., T. Chard, G. Grudzinskas, D. Cooper, S. Campbell: Early prediction of uteroplacental complications of pregnancy using Doppler ultrasound, placental function tests and combination testing. Ultrasound Obstet. Gynec. 2 (1992) 333–337.
12. Bilardo, C. M., K. H. Nicolaides, S. Campbell: Doppler measurements of fetal and uteroplacental circulations: relationship with umbilical venous blood gases measured at cordocentesis. Amer. J. Obstet. Gynec. 162 (1990) 115–120.

13. Brar, H. S., S. E. Rutherford: Classification of intrauterine growth retardation. Semin. Perinatol. 12 (1988) 2–10.
14. Burke, G., B. Stuart, P. Crowley, S. Scanaill, J. Drumm: Is intrauterine growth retardation with normal umbilical artery blood flow a benign condition? Brit. med J. 300 (1990) 1044–1045.
15. Campbell, S., J. M. Pearce, G. Hackett, T. Cohen-Overbeck, C. Hernandez: Qualitative assessment of uteroplacental blood flow: early screening test for high-risk pregnancies. Obstet. and Gynec. 68 (1986) 649–653.
16. Carlson, D. E.: Maternal diseases associated with intrauterine growth retardation. Semin. Perinatol. 12 (1988) 17–22.
17. Chang, T. C., S. C. Robson, R. J. Boys, J. A. D. Spencer: Prediction of the small for gestational age infant: which ultrasonic measurement is best? Obstet. and Gynec. 80 (1992) 1030–1038.
18. Clark, S. L.: Patterns of intrauterine growth retardation: case examples. Clin Obstet. Gynec. 35 (1992) 194–201.
19. CLASP: A randomised trial of low-dose aspirin for the prevention and treatment of pre-eclampsia among 9364 pregnant women. Lancet 343 (1994) 619–629.
20. DeVore, G. R.: Examination of the fetal heart in the fetus with intrauterine growth retardation using M-mode echocardiography. Semin. Perinatol. 12 (1988) 66–79.
21. Divon, M. Y.: Umbilical artery Doppler velocimetry: clinical utility in high-risk pregnancies. Amer. J. Obstet. Gynec. 174 (1996) 10–14.
22. Divon, M. Y., P. F. Chamberlain, L. Sipos, F. A. Manning, L. D. Platt: Identification of the small for gestational age-independent indices of fetal growth. Amer. J. Obstet. Gynec. 155 (1986) 1197–1201.
23. Divon, M.Y., H. W. Hsu: Maternal and fetal blood flow velocity waveforms in intrauterine growth retardation. Amer. J. Obstet. Gynec. 35 (1992) 156–171.
24. Droste, S.: Fetal growth in aneuploid conditions. Clin. Obstet. Gynec. 35 (1992) 119–125.
25. Ewigman, B. G., J. P. Crane, F. D. Frigoletto, M. L. LeFevre, R. P. Bain, D. McNellis, RADIUS Study Group: Effect of prenatal ultrasound screening on perinatal outcome. New Engl. J. Med. 329 (1993) 821–827.
26. Flynn, A. M., J. Kelly, H. Mansfield, P. Needham, M. O'Conor, O. Viegas: A randomized controlled trial of non-stress antepartum cardiotocography. Brit. J. Obstet Gynaec. 89 (1982) 427–433.
27. Flynn, A. M., J. Kelly, K. Matthews, M. O'Conor, O. Viegas: Predictive value of, and observer variablity in, several ways of reporting antepartum cardiotocographs. Brit. J. Obstet Gynaec. 89 (1982) 434–440.
28. Fok, R. Y., Z. Pavlova, K. Benirschke, R. H. Paul, L. D. Platt: The correlation of arterial lesions with umbilical artery Doppler velocimetry in the placentas of small for dates pregnancies. Obstet. and Gynec. 75 (1990) 578–583.
29. Gagnon, R., C. Hohse, S. Vijan: The effect of maternal hyperoxia on behavioral activity in growth-retarded human fetuses. Amer. J. Obstet. Gynec. 163 (1990) 1894–1899.
30. Gardosi, J., A. Chang, B. Kalyan, D. Sahota, E. M. Symonds: Customised antenatal growth charts. Lancet 339 (1992) 283–287.
31. Gaudoin, M. R.: Cardiotocography and Doppler velocimetry for surveillance of small-for-gestational-age fetuses. Lancet 340 (1992) 1348–1349.
32. Gnirs, J.: Kineto-Kardiotokographie: automatische Detektion der fetalen Bewegungsaktivität als integraler Bestandteil antepartualer CTG-Registrierungen und ihre Bedeutung für die fetale Zustandsdiagnostik. Habilitationsschrift, TU München 1995.
33. Harding, J. E., J. A. Owens, J. S. Robinson: Should we try to supplement the growth retarded fetus? A cautionary tale. Brit. J. Obstet Gynaec. 99 (1992) 707–710.
34. Hecher, K., S. Campbell, P. Doyle, K. Harrington, K. Nicolaides: Assessment of fetal compromise by Doppler ultrasound investigation of the fetal circulation: arterial, intracardiac, and venous blood velocity studies. Circulation 91 (1995) 129–138.
35. Jacobson, S. L., R. Imhof, N. Manning et al.: The value of Doppler assessment of the uteroplacental circulation in predicting preeclampsia or intrauterine growth retardation. Amer. J. Obstet. Gynec. 162 (1990) 110–114.
36. Johnstone, F. D., R. Prescott, P. Hoskins, I. A. Greer, T. McGlew, M. Compton: The effect of introduction of umbilical Doppler recordings to obstetric practice. Brit. J. Obstet Gynaec. 100 (1993) 733–741.
37. Karsdorp, V. H. M., J. M. G. van Vugt, H. P. van Geijn et al.: Clinical significance of absent or reversed end diastolic velocity waveforms (ARED flow) in the umbilical artery: results of a multicenter European study. Lancet 344 (1994) 1664–1667.
38. Kay, H. H., B. B. Caroll, M. Dahmus, A. P. Killam: Sonographic measurements with umbilical and uterine artery Doppler analysis in suspected intrauterine growth retardation. J. reprod. Med. 36 (1991) 65–68.
39. Khoury, M. J., J. D. Erickson, J. F. Cordero, B. J. McCarthy: Congenital malformations and intrauterine growth retardation: a population study. Pediatrics 82 (1988) 83–90.
40. Kurjak, A., J. Zmijanac: Antepartum and intrapartum management of the growth-retarded fetus. Clin. Obstet. Gynec. 35 (1992) 185–193.
41. Larsen, T., J. F. Larsen, S. Petersen, G. Greisen: Detection of small-for-gestational-age fetuses by ultrasound screening in a high risk population: a randomized controlled study. Brit. J. Obstet Gynaec. 99 (1992) 469–474.
42. Lindhard, A., P. V. Nielsen, L. A. Mouritsen, A. Zachariassen, H. U. Sørensen, H. Rosenø: The implications of introducing the symphyseal-fundal height measurement: a prospective randomized controlled trial. Brit. J. Obstet Gynaec.. 97 (1990) 675–680.
43. Meizner, I., M. Glezerman: Cordocentesis in the evaluation of the growth-retarded fetus. Clin. Obstet. Gynec. 35 (1992) 126–137.
44. Mutterschafts-Richtlinien, Änderung. Dtsch. Ärztebl. 92 (1995) 233–235.
45. Nicolaides, K. H., D. L. Economides, P. W. Soothill: Blood gases, pH, and lactate in appropriate- and small-for-gestational-age fetuses. Amer. J. Obstet. Gynec. 161 (1989) 996–1001.
46. Nicolaides, K. H., M. T. Peters, S. Vyas, R. Rabinowitz, D. J. D. Rosen, S. Campbell: Relation of rate of urine production to oxygen tension in small-for-gestational-age fetuses. Amer. J. Obstet. Gynec. 162 (1990) 387–391.
47. Pfeiffer, K. H.: Die Erfassung der fetalen Wachstumsretardierung durch apparative und biochemische Überwachungsmethoden. Z. Geb. Perinat. 194 (1990) 99–103.
48. Platt, L. D.: Genetic factors in intrauterine growth retardation. Semin. Perinatol. 12 (1988) 11–16.
49. Pollack, R. N., M. Y. Divon: Intrauterine growth retardation: definition, classification, and etiology. Clin. Obstet. Gynec. 35 (1992) 99–107.
50. Rizzo, G., D. Arduini, C. Romanini, S. Mancuso: Doppler echocardiographic assessment of time to peak velocity in the aorta and pulmonary artery of small for gestational age fetuses. Brit. J. Obstet. Gynaec. 97 (1990) 603–607.
51. Sarmandal, P., J. M. Grant: Effectiveness of ultrasound determination of fetal abdominal circumference and fetal ponderal index in the diagnosis of asymmetrical growth retardation. Brit. J. Obstet. Gynaec. 97 (1990) 118–123.
52. Schneider, K. T. M.: Prevention of intrauterine fetal death by fetal surveillance. European Community Workshop: A Critical Appraisal of Fetal Surveillance. Amsterdam, 26.–28.3., Kongreß-Abstractband 1992.
53. Schneider, K. T. M.: IUGR-Probleme der Diagnostik. In: Schmidt, W. (Hrsg.): Jahrbuch der Gynäkologie und Geburtshilfe 1992/93, S. 113–123. Biermann, Zilpich 1993.

54. Schneider, K. T. M., D. Amberg-Wendland, S. Renz, U. Fürstenau: Prospektiv randomisierte Untersuchung zum klinischen Wert der Dopplersonographie als Screeningverfahren. Gynäk. Rundsch. 31 (1991) 139–140.
55. Secher, N. J., S. Lundbye-Christensen, I. Qvist, P. Bagger: An evaluation of clinical estimation of fetal weight and symphysis-fundal distance for detection of SGA infants. Europ. J. Obstet. Gynaec. 38 (1991) 91–96.
56. Shalev, E., Y. Zalel, E. Weiner: A comparison of the nonstress test, oxytocin challenge test, Doppler velocimetry and biophysical profile in predicting umbilical vein pH in growth-retarded fetuses. 43 (1993) 15–19.
57. Soothill, P. W., R. A. Ajayi, S. Campbell, K. H. Nicolaides: Prediction of morbidity in small and normally grown fetuses by fetal heart rate variability, biophysical profile score and umbilical artery Doppler studies. Brit. J. Obstet Gynaec. 100 (1993) 742–745.
58. Thacker, S. B., R. L. Berkelman: Assessing the diagnostic accuracy and efficacy of selected fetal surveillance techniques. Obstet. Gynec. Surv. 41 (1986) 121–141.
59. Thorpe–Beeston, J. G., R. J. M. Snijders, C. V. Felton, K. H. Nicolaides: Serum prolactin concentration in normal and small for gestational age fetuses. Brit. J. Obstet Gynaec. 99 (1992) 981–984.
60. Valcamonico, A., L. Danti, T. Frusca et al.: Absent end-diastolic velocity in umbilical artery: risk of neonatal morbidity and brain damage. Amer. J. Obstet. Gynec. 170 (1994) 796–801.
61. Villar, J., J. M. Belizan: The evaluation of the methods used in the diagnosis of intrauterine growth retardation: review. Obstet. Gynec. Surv. 41 (1986) 187–199.
62. Vintzileos, A. M., W. A. Campbell, J. F. Rodis, D. A. McLean, A. D. Fleming, W. E. Scorza: The relationship between fetal biophysical assessment, umbilical artery velocimetry, and fetal acidosis. Obstet. and Gynec. 77 (1991) 622–626.
63. Voigt, M., K. Jährig: Zur Variabilität von Perzentilwerten der Körpermaße Neugeborener (unter besonderer Berücksichtigung des Körpergewichtes). Ärztl. Jugendk. 82 (1991) 139–165.
64. Vugt, J. M. G. van: Validity of umbilical artery blood velocimetry in the prediction of intrauterine growth retardation and fetal compromise. J. perinat. Med. 19 (1991) 15–20.
65. Weiner, C. P., R. A. Williamson: Evaluation of severe growth retardation using cordocentesis: hematologic and metabolic alterations by etiology. Obstet. and Gynec. 73 (1989) 225–229.
66. Weiss, E., T. Hitschold, H. Müntefering, P. Berle: Dopplersonographie der Art. umbilicalis: differenzierte Diagnostik bei der intrauterinen Mangelentwicklung. Geburtsh. u. Frauenheilk. 49 (1989) 466–471.
67. Wladimiroff, J. W.: A review of the etiology, diagnostic techniques and management of IUGR, and the clinical application of Doppler in the assessment of placental blood flow. J. perinat. Med. 19 (1991) 11–13.
68. Zimmer, E. Z., M. Y. Divon: Sonographic diagnosis of IUGR–Macrosomia. Clin. Obstet. Gynec. 35 (1992) 172–184.

19 Prophylaxe und Therapie vorzeitiger Wehen

L. Spätling, H. Schneider

Inhalt

1	Einleitung	194
2	Pathophysiologie	194
3	Prophylaxe	195
3.1	Aufklärung und Beratung der Schwangeren	195
3.1.1	Interaktionen mit Ärzten und Hebammen	195
3.1.2	Verbesserung der Lebenssituation	196
3.1.3	Verhalten der Schwangeren	196
3.2	Spezielle Prävention	197
3.2.1	Risikogruppen	197
3.2.2	Frühdiagnostik	198
3.2.2.1	Klinische Parameter	198
3.2.2.2	Laborparameter	199
3.2.3	Prophylaktische Behandlung	200
3.2.3.1	Medikamentöse Maßnahmen	200
3.2.3.2	Präventionsprogramme	201
3.2.3.3	Spezielle Aspekte der Frühgeburtsprophylaxe bei Mehrlingsschwangerschaften	202
4	Therapie	202
4.1	Allgemeine Maßnahmen	202
4.2	Tokolyse	202
4.2.1	Betamimetika	203
4.2.2	Magnesium	207
4.2.3	Prostaglandinsynthesehemmer	208
4.2.4	Calciumantagonisten	209
4.2.5	Oxytocinantagonisten	209
4.2.6	NO-Donatoren	210
5	Induktion der fetalen Lungenreife	210
5.1	Lungenreifungsinduktion mit Glukokortikoiden	210
5.2	Alternative Möglichkeiten zur Lungenreifungsinduktion	212
6	Ungelöste Probleme und zukünftige Lösungsansätze	212
7	Zusammenfassende Empfehlungen für die Praxis	213
7.1	Diagnostik	213
7.2	Therapie	213

1 Einleitung

Die perinatale Mortalität war in Deutschland noch nie so niedrig wie heute, in erster Linie aufgrund einer Abnahme der Neonatalsterblichkeit. Mehr als 70% der Neonatalsterblichkeit ist Folge der Frühgeburtlichkeit [157]. Die Inzidenz der Frühgeburten hat in den letzten Jahren in Deutschland wie auch in den meisten anderen Ländern trotz umfangreicher Anstrengungen in den Bereichen Prävention, Diagnostik und Therapie nicht wesentlich abgenommen. Für den Bereich der Ärztekammer Westfalen-Lippe schwankt die Zahl zwischen 6,4 und 7,2%, ohne daß ein Trend erkennbar wäre. Die Abnahme der Neonatalsterblichkeit ist somit eindeutig eine Folge von verbesserten Überlebenschancen, insbesondere in der Gruppe der sehr kleinen Frühgeborenen. Diese erfreuliche Entwicklung ist als Erfolg der modernen Perinatalmedizin mit Zentralisierung von Hochrisikogeburten in entsprechenden Zentren sowie einer Intensivierung der interdisziplinären Zusammenarbeit und insbesondere der Entwicklung der neonatalen Intensivmedizin zu werten [62, 96].

Vorzeitige Wehen sind als klinisches Symptom von zentraler Bedeutung. Allerdings kommt nur etwa ein Drittel aller Frühgeburten aufgrund von vorzeitigen Wehen ohne fetale oder mütterliche Begleitpathologie zustande [88]. Zwei Drittel sind Folge eines vorzeitigen Blasensprungs oder aber einer indizierten frühzeitigen Schwangerschaftsbeendigung wegen mütterlicher oder fetaler Pathologie [165].

Im folgenden wird über die Entstehung von vorzeitigen Wehen berichtet. Ein detailliertes Verständnis der komplexen Vorgänge, die zu vorzeitigen Wehen führen, ist entscheidende Voraussetzung [102, 162] nicht nur für den effektiven Einsatz der Tokolyse und für die Weiterentwicklung tokolytischer Therapiekonzepte, sondern auch für die Verbesserung präventiver Maßnahmen.

Da am Übergang vom II. zum III. Trimenon jeder Tag einer Schwangerschaftsverlängerung eine Verbesserung der Überlebenschancen des Frühgeborenen bedeutet, ist eine *präzise Bezeichnung des aktuellen Gestationsalters* unbedingt notwendig. Die Zeitangaben werden, den internationalen Gepflogenheiten entsprechend, in abgeschlossenen Schwangerschaftswochen und Tagen angegeben. *Der erste Tag der 28. Schwangerschaftswoche entspricht also 27 Schwangerschaftswochen und einem Tag (27 + 1).*

2 Pathophysiologie

Unterschiedliche Störungen des labilen Gleichgewichts, das für die Aufrechterhaltung des Ruhezustands des Myometriums in der Schwangerschaft verantwortlich ist, können vorzeitige Wehen auslösen, und in Abhängigkeit von der zugrundeliegenden Pathologie können verschiedene zelluläre Reaktionen in der feto-plazentaren Einheit am Anfang einer Kette von biochemischen Reaktionen stehen, die zu regelmäßigen Kontraktionen des Myometriums führen. Das immer breiter werdende Spektrum der zur Verfügung stehenden Tokolytika spiegelt die Komplexität der Abläufe in der feto-plazentaren Einheit, in der Einheit von Amnion-Chorion-Dezidua und im Myometrium wider, die zu der Entwicklung regelmäßiger Kontraktionen führen. Verschiedene Substanzen können pharmakologisch an unterschiedlichen Punkten dieser Kettenreaktion aktiv werden, und ein besseres Verständnis dieser Zusammenhänge wird ohne Zweifel zu neuen Konzepten für eine effektivere tokolytische Behandlung führen.

Eingehende Untersuchungen, insbesondere zur Histologie der Eihäute und der Plazenta, haben gezeigt, daß die Mehrzahl von Frühgeburten nach vorzeitiger Wehentätigkeit entweder auf aszendierende Infektionen oder auf uterine Vaskulopathien mit Durchblutungsstörungen der Plazenta zurückgeführt werden kann [97].

Die *aszendierende Infektion* mit bakterieller Invasion des Amnions und Chorions und Übergreifen auf die Dezidua ist eine der Hauptursachen für vorzeitige Wehen mit oder ohne vorzeitigem Blasensprung [60, 150, 153] (siehe auch die Kap. 5 und 17).

Durch bakterielle Endotoxine oder durch die als Folge der Aktivierung von Makrophagen freigesetzten Zytokine, insbesondere Interleukin 1 und Tumornekrosefaktor, kommt es in den Eihäuten und in der Dezidua zu einer vermehrten Produktion kontraktionsfördernder Substanzen, insbesondere von Prostaglandinen, Endothelin und Leukotrienen. Interleukin 1 und Tumornekrosefaktor stimulieren die Prostaglandinsynthese und die Produktion von Corticotropin-Releasing-Hormon (CRH) und Interleukin 6 durch die Dezidua und das Chorion, welche ihrerseits potenzierend auf den Effekt von Interleukin 1 und Tumornekrosefaktor auf die Prostaglandinsynthese wirken [152]. Die direkte Verbindung zwischen einer vermehrten Produktion von Interleukin 1 und Tumornekrosefaktor und der Stimulation der Prostaglandinsynthese wurde in Deziduazellkulturen in vitro dargestellt [50, 141]. Während die zentrale Rolle von Prostaglandinen (vor allem PGE_2 und des $PGF_{2\alpha}$ seit langem bekannt ist, konnte erst kürzlich auch für die Lipoxygenaseabkömmlinge der Arachidonsäure wie Leukotriene eine wehenauslösende Wirkung gezeigt werden [137, 140, 149, 154].

Der Zusammenhang zwischen *vaskulären uteroplazentaren Veränderungen*, die zu Ischämien im Bereich der Plazenta und zu retroplazentaren Blutungen führen können, und der Entstehung von vorzeitigen Wehen ist inzwischen gut belegt [9, 97, 151] (siehe auch Kap. 15).

Ischämien im Bereich der Plazenta führen zur Bildung von O_2-Radikalen mit Peroxidation von Lipiden. Lipid-Peroxidationsprodukte wie Hydroxyperoxide (HPETEs) wurden vermehrt im peripheren Blut und im Fruchtwasser bei vorzeitiger Wehentätigkeit gefunden [105]. Lipid-Peroxidationsprodukte können Kontraktionen der glatten Muskulatur hervorrufen und somit auch die Entstehung vorzeitiger Wehen begünstigen.

Für die wehenauslösende Bedeutung von chronischen mütterlichen oder fetalen *Streßsituationen* kommt der Freisetzung von Corticotropin-Releasing-Hormon (CRH) durch den Trophoblasten besondere Bedeutung zu. CRH wirkt parakrin auf Amnion, Chorion und Dezidua und stimuliert nicht nur die Synthese von Prostaglandinen, sondern wirkt zusätzlich direkt auf das Myometrium im Sinne einer Sensibilisierung gegenüber kontraktilen Einflüssen [143]. Die Korrelation von aszendierenden Infektionen oder anderen Schwangerschaftspathologien, z. B. hypertensiven Erkrankungen, mit ungünstigen Lebensumständen und damit mit chronischen Streßsituationen ist hinreichend bekannt. Allerdings kann der psychische Streß auch primäre Ursache für vorzeitige Wehentätigkeit sein, ohne daß dies zwingend mit ungünstigen sozioökonomischen Begleitumständen verbunden sein muß [42, 104].

3 Prophylaxe

Der Grundgedanke der Schwangerschaftsvorsorge ist die primäre Prävention, die aus allgemeinen Maßnahmen als Schutz vor der Entstehung von Problemen besteht. Die primäre Prävention wird durch die sekundäre Prävention ergänzt, die der Früherkennung von Krankheitssymptomen durch Screening-Untersuchungen dient.

3.1 Aufklärung und Beratung der Schwangeren

3.1.1 Interaktionen mit Ärzten und Hebammen

Aufklärung und Information über physiologische und mögliche pathologische Veränderungen im physischen und im psychischen Bereich ist zentraler Bestandteil der Schwangerschaftsvorsorge und wichtiger Inhalt jeder einzelnen Vorsorgeuntersuchung. Die Erkennung von Frühsymptomen einer gestörten Schwangerschaft durch die Schwangere selbst setzt die Kenntnis der normalerweise mit einer Schwangerschaft verbundenen Veränderungen voraus. Dazu gehört auch die Beratung über eine der Schwangerschaft angepaßte Lebensführung (siehe auch Kap. 21).

Der *Mangel an Wissen* über die Abläufe der normalen Schwangerschaft und wesentliche Symptome bzw. Folgen einer Frühgeburt ist beachtlich [58]. Inwieweit durch die Vermittlung des Wissens über physiologische Veränderungen in der Schwangerschaft und die Symptomatologie der Frühgeburt (siehe Tab. 19-4) die Rate der Frühgeburten gesenkt werden könnte, ist schwer abzuschätzen. Mit Hilfe eines Präventionsprogramms, bei dem die Wissensvermittlung ein wesentlicher Bestandteil ist, hat Papiernik die Frühgeburtenrate in Frankreich deutlich senken können [133, 134].

Die *Rollenverteilung* bei der Beratung und Wissensvermittlung *zwischen Arzt und Hebammen* kann in Abhängigkeit von den lokalen Gegebenheiten unterschiedlich sein. Wichtige Voraussetzung für die Annahme und Umsetzung der Empfehlung ist ein ungestörtes Vertrauensverhältnis zwischen der Schwangeren und den Beratern. Mütterschulen sollten sich nicht nur auf den peripartalen Bereich konzentrieren, sondern gezielt prophylaktische Aspekte in ihr Programm aufnehmen.

Wie wesentlich die Sensibilisierung und das *Problembewußtsein des betreuenden Personals* ist, zeigt eine Frühgeborenen-Präventionsstudie, in der ein Kollektiv intensiv, die Kontrollgruppe jedoch entsprechend der üblichen Routine betreut wurde. Es konnte kein Unterschied zwischen den Gruppen ermittelt werden, jedoch war die Frühgeburtsrate insgesamt von 13,7 auf 9,3 % gesunken [125]. Die Beobachtung legt die Vermutung nahe, daß das gut geschulte Personal auch den nichtintensiv betreuten Frauen qualitativ die gleiche Zuwendung zukommen ließ und dadurch in beiden Gruppen eine Reduktion der Frühgeburtlichkeit bewirkte (siehe auch Kap. 21).

Tabelle 19-1 Tätigkeitseinschränkungen im Mutterschutzgesetz, die mit der Frühgeburtlichkeit in Zusammenhang gebracht werden

In der Schwangerschaft sollten Tätigkeiten, die mit folgenden Belastungen verbunden sind, vermieden werden:
– ständiges Gehen oder Sitzen
– schwere körperliche Arbeit
– Heben von > 5 kg regelmäßig, > 10 kg generell
– >4 Stunden im Stehen (> 5. Mo.)
– Erschütterungen
– Einsatz auf einem Transportmittel (> 3. Mo.)
– häufiges Strecken, Beugen oder Hocken (> 5. Mo.)
– Akkord- oder Fließbandarbeit
– Nachtarbeit
– Arbeit an Sonn- und Feiertagen ohne entsprechende Erholungstage
– Hitze, Kälte oder Feuchtigkeit
– Strahlen, Staub, Chemikalien oder Lärm

3.1.2 Verbesserung der Lebenssituation

In der Einstellung der Gesellschaft zu schwangeren Frauen wird ein Widerspruch deutlich: Einerseits weiß jeder Bürger um die Notwendigkeit der Fortpflanzung zum Erhalt staatlichen Strukturen, wie z. B. Finanzierung der Altersversorgung, andererseits stoßen kinderfreundliche Familien allerorten auf Hindernisse und müssen bei der Umsetzung ihrer Pläne einen möglichen sozialen Abstieg in Kauf nehmen. In vielen Kleinbetrieben werden Frauen mit nichtabgeschlossener Familienplanung auch bei besserer Qualifikation nicht eingestellt, da man beim Zusammentreffen mehrerer Schwangerschaften mit einer Funktionsgefährdung des Betriebs rechnen muß.

Eine feste Integration der Schwangeren in die Arbeitswelt und eine damit verbundene Anhebung ihrer sozialen Stellung wird nur über Modelle erreicht werden können, bei denen die Beschäftigung von Schwangeren keinen Nachteil für den Betrieb bringt und die Hauptlast des Mutterschutzgesetzes [23] nicht vom Arbeitgeber getragen werden muß. Großzügige Bereitstellung von Vertretungen durch übergeordnete Organisationen und Vermeidung eines sozialen Abstiegs bei Nichtbeschäftigung könnten einen Lösungsansatz darstellen.

Das *Mutterschutzgesetz* berücksichtigt eine Vielzahl von Faktoren, die mit der Frühgeburtlichkeit in Zusammenhang gebracht werden [134], z. B. langes Stehen, Fließband-, Nachtarbeit und Heben von schweren Lasten. Tabelle 19-1 zeigt schlagwortartig entsprechende Beschäftigungseinschränkungen, deren Ausformulierung dem Gesetzestext zu entnehmen ist (siehe auch Bd. 4, Kap. 5, Abschnitt 1.3). Im Prinzip ist jede Beschäftigung, die mit einer potentiellen Gefährdung von Mutter und Ungeborenem einhergeht, nicht erlaubt. Der betreuende Arzt sollte die Schwangere über die wichtigsten Inhalte des Mutterschutzgesetzes aufklären. Es ist aber auch sinnvoll, die im Mutterschutzgesetz verankerten Tätigkeitseinschränkungen bei der Arbeit innerhalb der Familien zu berücksichtigen. Bei entsprechender innerfamiliärer Überlastung ist an die Möglichkeit der Vermittlung einer Haushaltshilfe zu denken.

Psychosoziale Lebensbedingungen zeigen einen gewissen Zusammenhang mit der Frühgeburtlichkeit, der auch für das Alter, den Ausbildungsstand [57] und die psychosoziale Gesamtsituation [104] gezeigt werden konnte (siehe auch die Kap. 13 und 21).

3.1.3 Verhalten der Schwangeren

Ernährung

Der Ernährungszustand der werdenden Mutter korreliert sowohl mit der Schwangerschaftsdauer als auch mit dem Geburtsgewicht des Kindes. Ein niedriges präkonzeptionelles Gewicht als Indikator einer langfristig schlechten Ernährung hat eine stärkere Assoziation zur Frühgeburtlichkeit als zur intrauterinen Mangelentwicklung [106].

Der betreuende Arzt sollte mit Hilfe eines von der Schwangeren anamnestisch erstellten Kostplans über zwei Wochen Fehler aufdecken und gezielt beraten. Bei der Kost ist bei abwechslungsreicher Ernährung auf hochwertige Proteine, ausreichende, vorwiegend langsam resorbierbare Kohlenhydrate und eingeschränkte Fettzufuhr zu achten. Sie sollte darüber hinaus reich an Vitaminen und Mineralien sein [44]. Kaum raffinierte Lebensmittel sind zu bevorzugen. Jod sollte ebenfalls verordnet werden. Auf die Magnesiumsubstitution wird in Abschnitt 3.2.3.1 eingegangen.

Genußmittel

Nikotinabusus führt zur Mangelentwicklung des Kindes [91]. Eine eigene Analyse der Perinatalerhebung Westfalen-Lippe zeigt, daß das Rauchen wesentlich mehr zur Frühgeburtlichkeit beiträgt, als die für den Einzelfall mit einem zehnfach höheren Frühgeburtsrisiko behaftete Placenta praevia [51]. Der betreuende Arzt sollte klarmachen, daß regelmäßiges Rauchen, auch wenn die Zigarettenzahl auf täglich fünf reduziert wird, schädlich ist [91]. Gleichzeitig ist der Hinweis, daß auch eine Einschränkung des Nikotinkonsums von Nutzen ist, sinnvoll.

Starker *Alkoholkonsum* erhöht die Frühgeburtenrate um das Dreifache [15]. Die Darstellung der potentiellen Schädlichkeit von Alkohol ist sicher sinnvoll, wird aber bei der oft multifaktoriell belasteten schweren Trinkerin wenig bewirken. Hier sollten entsprechende Institutionen eingeschaltet werden. Eine Aufklärung im Sinne einer Verhaltenskorrektur sollte von Schwangeren nicht als Reglementierung empfunden werden und zum Verlust der Lebensfreude führen.

3.2 Spezielle Prävention

Das Konzept der Frühgeburtenprävention ist in der Regel dreistufig und besteht aus Identifikation von Schwangeren mit erhöhtem Risiko für eine Frühgeburt, Entdeckung von Frühsymptomen der drohenden Frühgeburt und Intervention zur Behandlung der Symptome mit dem Ziel der Korrektur der Störung und der Verhütung der Frühgeburt.

3.2.1 Risikogruppen

Prophylaktische Bemühungen sind nur sinnvoll, wenn sie sich an eine Risikogruppe richten. Ziel der Prophylaxe ist es, die Entwicklung von Pathologie zu verhüten oder frühzeitig zu beeinflussen. Basierend auf epidemiologischen Daten wurde versucht, Risikomerkmale zu definieren. Ein Risikoerfassungssystem wird an der Vorhersagewahrscheinlichkeit eines suboptimalen Schwangerschaftsausgangs gemessen. Der Erfolg eines Scores zur Verhinderung einer Frühgeburt setzt voraus, daß

- bei Risikopatientinnen Frühsymptome diagnostiziert werden und
- eine frühe Diagnose zu einer effektiven Therapie führt

Die Risikoerfassung ist somit lediglich der erste Schritt in einem Frühgeburten-Präventionsprogramm. Erfolgskriterium eines Präventionsprogramms ist die Senkung der Frühgeburtenrate, insbesondere von der Hochrisikogruppe sehr kleiner Frühgeburten. Dieser Nutzeffekt muß in Relation zu dem durch das Programm bedingten Gesamtaufwand gestellt werden.

Neben einer hohen Sensitivität zur Identifizierung von Frauen mit drohender Frühgeburt ist eine hohe Spezifität zu fordern, um die Belastung mit dem Stigma der drohenden Frühgeburt und den damit verbundenen Ängsten bei Frauen, bei denen keine tatsächliche Gefährdung gegeben ist, zu vermeiden. Entscheidend ist der *positive Vorhersagewert*, d.h. die Wahrscheinlichkeit einer Frühgeburt bei Frauen, die als Risikopatientinnen identifiziert werden.

Erste Bemühungen um die Verknüpfung von *Risikofaktoren* und der Beschreibungen von *Risiko-Scores* gehen auf das Jahr 1969 zurück [128, 132, 159]. Vorschläge für semiquantitative Risikoberechnungen wurden in den folgenden Jahren weiter verfeinert [136], modifiziert [35] und auch klinisch getestet [115]. Legt man die im deutschen Mutterpaß aufgeführten Risiken zugrunde, so wären ca. 50 % aller Schwangeren Risikofälle, wodurch die Grenzen dieses Konzept bereits deutlich werden. Als Hauptkritikpunkt wurde bei diesem Score auf den teilweise sehr niedrigen Vorhersagewert für Erst- und Mehrgebärende hingewiesen. Da 50 % der Frühgeburten bei Mehrgebärenden mit einer vorausgegangenen Frühgeburt auftreten, hat jedes System, in dem die geburtshilfliche Anamnese wesentlicher Bestandteil ist, bei Mehrgebärenden einen besseren Vorhersagewert [85].

Bei Beurteilung dieser Risikobewertungssysteme sollte neben der durch einzelne Faktoren *relativen Risikoerhöhung für den Einzelfall* auch auf die *Bedeutung für die Frühgeburtenrate* hingewiesen werden. So ist die absolute Anzahl der Kinder, die wegen Nikotinabusus der Mutter zu früh geboren werden, um ein Vielfaches höher als die Anzahl Frühgeburten im Zusammenhang mit einer Placenta praevia. Das relative Risiko für die einzelne Frau ist jedoch bei Placenta praevia (Faktor 8,0) etwa siebenmal höher als bei der rauchenden Mutter (Faktor 1,2).

Diese unterschiedliche Bedeutung der Risikosituation aus Sicht des Einzelfalls im Vergleich zu der Gesamtprävalenz der Frühgeburten wurde anhand der Daten der Perinatalerhebung Westfalen-Lippe demonstriert [51]. Eine vereinfachte Einteilung in unterschiedliche Risikoklassen, die nicht die Punktbewertung einzelner Faktoren notwendig macht, sondern lediglich zwischen Erstgebärenden und Mehrgebärenden unterscheidet und die Anamnese mit Differenzierung zwischen geburtshilflicher Vorgeschichte und allgemeinmedizinischer Anamnese zugrunde legt,

Tabelle 19-2 Risikoklassifizierung von Schwangeren im Hinblick auf eine Frühgeburt. Das Risiko der Klassen A, B und C steigt bei einem mütterlichen Alter von mehr als 37 resp. weniger als 18 Jahren, ungünstiger sozioökonomischer Situation und Genußmittelmißbrauch an (nach Schneider und König [164])

Risikoklasse	Kriterien
Klasse A	Multipara bis zu vier Schwangerschaften mit unbelasteter Anamnese
Klasse B	Primigravida mit unbelasteter allgemein medizinischer Anamnese
Klasse C	Multigravida mit ungünstiger geburtshilflicher Anamnese: – wiederholte Aborte – Frühgeburt, Totgeburt – Wachstumretardierung – Fehlbildung
Klasse D	Primigravida mit chronischer Erkrankung: – Herzvitium – Diabetes mellitus – schwere Hypertonie – chronische Nierenerkrankung – Lupus erythematodes
Klasse E	wie Klasse D, mit zusätzlich anamnestischer – Frühgeburt – Wachstumsretardierung – Totgeburt

erscheint für die grundsätzliche Risikozuordnung in der Frühschwangerschaft sinnvoll [164] (Tab. 19-2).

Verschiedene *Risiko-Scores* wurden in kontrollierten Studien prospektiv auf ihren positiven und negativen Vorhersagewert für das Eintreten oder Ausbleiben einer Frühgeburt geprüft [115]. Der Vorhersagewert ist für die Mehrzahl dieser Scores enttäuschend niedrig und übersteigt kaum 30%, d. h. die Anzahl der „falsch" als Risikofälle eingestuften Schwangeren ist hoch. Der prophylaktische Einsatz von invasiven Maßnahmen wie Cerclage [95], Tokolyse [84] oder Bettruhe ist somit allein aufgrund von Risikozuordnungen nicht zulässig. Das für den Einzelfall mit Hilfe dieser Scores nur schlecht abschätzbare Risiko einer Frühgeburt darf nicht gegen das Risiko von Komplikationen, die mit diesen in ihrem Nutzeffekt nicht gesicherten Behandlungsmethoden verbunden sind, eingetauscht werden [85].

3.2.2 Frühdiagnostik

3.2.2.1 Klinische Parameter

Zervixbeurteilung durch Palpation: Die palpatorische Beurteilung der Zervix ist nicht unumstritten. In einem risikoarmen Kollektiv erscheint die regelmäßige Beurteilung der Zervix von fragwürdigem Wert. Sie soll keinen Einfluß auf die Frühgeburtenrate haben [22]. Dennoch wird die Zervixbeurteilung von den meisten Autoren als eine wichtige Maßnahme in einem Präventivprogramm sowohl für ein Risikokollektiv [75] als auch für unbelastete Schwangerschaften [177] empfohlen (siehe auch Kap. 20). Bei Mehrlingsschwangerschaften wurde ein Vorhersagewert einer Frühgeburt mit 75% angegeben [129].

Zervixbeurteilung durch Vaginalsonographie: Mit Hilfe des Ultraschalls kann neben der Zervixverkürzung auch die Eröffnung des inneren Muttermunds mit Trichterbildung des Zervikalkanals als wichtiger Hinweis auf eine drohende Frühgeburt erkannt werden [119]. Die vaginalsonographische Beurteilung der Zervix ist objektiver und somit besser reproduzierbar als die rein klinische Untersuchung. Durch Einsatz dieser Untersuchung konnte die Cerclage-Häufigkeit verringert werden [110]. Bei einer vaginalsonographisch bestimmten Verkürzung der Zervixlänge auf weniger als 39 mm wird eine Frühgeburteninzidenz von 25%, bei weniger als 34 mm von 35% beobachtet [7].

Bei der Untersuchung ist eine Kompression der Zervix mit dem Schallkopf zu vermeiden, da dies zu Fehlbeurteilungen führen kann. Zur Rolle der Vaginalsonographie bei der Zervixbeurteilung sei auch auf die Übersicht von Eppel verwiesen [48].

Vorzeitige Wehen: Die kontroverse Diskussion um den klinischen Nutzen der Tokolyse ist nicht zuletzt Folge einer Unsicherheit bei der *Definition* von vorzeitigen Wehen. Dabei bereitet die Abgrenzung einer echten und damit pathologischen Wehentätigkeit von physiologischen Kontraktionen des schwangeren Uterus besondere Probleme. Zahn hat die Kontraktilität bei ungestörten Schwangerschaftsverläufen mit einem Transducer gemessen und hat einen Grenzwert bei 25 Schwangerschaftswochen von zwei Kontraktionen pro Stunde und bei 37 Schwangerschaftswochen von fünf pro Stunde [185] definiert. Die Amplitude ist als diagnostisches Kriterium wenig hilfreich, da bei schlanken Bauchdecken auch leichte Kontraktionen eine starke Wehentätigkeit vortäuschen können. *Regelmäßigkeit* und *Schmerzhaftigkeit* sind weitere Kriterien vorzeitiger Wehen. Entscheidend für die Differenzierung zwischen Kontraktionen als physiologisches Phänomen und Wehen als Pathologie ist die *Portiowirksamkeit* im Sinne einer Muttermundseröffnung und Verkürzung der Portio (Tab. 19-3).

Eine erhöhte Kontraktilität des Uterus kann regelmäßigen Wehen, die zu einer Eröffnung des Mutter-

Tabelle 19-3   Merkmale von pathologischer vorzeitiger Wehentätigkeit

- Frequenz: 2- (25 + 0 SSW) bis 5mal (37 + 0 SSW) pro Stunde
- regelmäßig und schmerzhaft und/oder
- zervixwirksam

Tabelle 19-4   Frühsymptome vorzeitiger Wehen (nach Roberts et al. [147])

- uterine Kontraktionen (besonders beim Gehen und Treppensteigen)
- menstruationsähnliche Beschwerden
- tiefe Rückenschmerzen
- unspezifische Leibschmerzen
- wäßriges oder blutiges Vaginalsekret
- Änderung in der Zusammensetzung des Vaginalsekrets
- Druckgefühl im Bereich der Symphyse
- Druckgefühl im kleinen Becken

munds mit anschließender Frühgeburt führen, als Vorstadium vorgeschaltet sein. Risikopatientinnen sollten auf *subjektive Zeichen der vermehrten Kontraktilität* des Myometriums aufmerksam gemacht werden. Dieses Wissen sollte schon in den ersten Schwangerschaftswochen den werdenden Müttern vermittelt werden (Tab. 19-4).

Die *Wahrnehmung von Kontraktionen* variiert individuell stark; manche Frauen reagieren überempfindlich auf eine geringfügig erhöhte Kontraktilität des Myometriums, während bei anderen regelmäßige Kontraktionen, die zur fortschreitenden Eröffnung des Muttermunds führen, ignoriert werden oder unbemerkt bleiben.

In den USA wurden verschiedene klinische Studien mit einer häuslichen Registrierung von Kontraktionen mit Hilfe eines *Tokographen* und regelmäßiger täglicher Übermittlung der Aufzeichnung in ein Zentrum durchgeführt. Die Mehrzahl der prospektiven, randomisierten Vergleichsstudien hat für diese aufwendige Überwachungsmethode keinen Nutzeffekt bezüglich Senkung der Frühgeburtlichkeit oder Verbesserung des Ergebnisses für die Frühgeburt zeigen können. Allenfalls für ein Hochrisikokollektiv [158] wird ein entsprechender Nutzeffekt diskutiert, so daß Tokographien während der engmaschigen Vorsorgetermine ab dem frühstmöglichen Zeitpunkt in der 2. Schwangerschaftshälfte sinnvoll erscheinen.

Neben der Häufigkeit und Regelmäßigkeit von Kontraktionen können auch andere Merkmale, wie Ort der Entstehung und die Ausbreitung der Kontraktion für die Beurteilung der Wirksamkeit von Bedeutung sein. Diese Überlegungen haben zur Entwicklung der *Vierkanaltokographie* geführt. Bei diesem Verfahren werden über den vier Quadranten des Uterus gleichzeitig Kontraktionssignale aufgezeichnet und deren zeitlicher Ablauf ausgewertet. Kontraktionen, die im rechten oberen Quadranten oder wiederholt bei mehreren Messungen am selben Ort beginnen, scheinen mit einer kürzeren Gestation verbunden zu sein [12]. Die klinische Wertigkeit dieser Beobachtung wird momentan in umfangreichen Untersuchungen überprüft.

3.2.2.2   Laborparameter

Marker vaginaler Infektionen: Die von der Vagina aufsteigende Infektion ist als Verursacher von vorzeitigen Wehen oder eines vorzeitigen Blasensprungs von entscheidender Bedeutung, so daß Infektionsmarker zur Früherkennung im Rahmen eines Präventionsprogramms sinnvoll sind. Der im Zusammenhang mit Infektionen beobachtete Anstieg des *vaginalen pH-Werts* ist ein einfacher, bei der normalen vaginalen Untersuchung erhebbarer Parameter. Bei einem Anstieg über 4,5 konnte ein dreifach erhöhtes Risiko eines vorzeitigen Blasensprungs gezeigt werden [49]. Mit Hilfe des *Nativpräparats* vom Vaginalsekret kann im Phasenkontrastmikroskop eine Gardnerella- oder Trichomonadeninfektion diagnostiziert werden [56]. Der zusätzliche Wert einer erheblich kostenintensiveren mikrobiologischen Differenzierung des Keimspektrums konnte bislang nicht eindeutig gezeigt werden. Auf den Nutzeffekt der Wiederherstellung der Scheidenflora mit ansäuernden Präparaten, eventuell verbunden mit spezifischer antibiotischer Lokaltherapie, wird im Kapitel 17, Abschnitt 5, näher eingegangen.

Fibronektin: Fetales Fibronektin ist ein Protein der extrazellulären Matrix der choriodezidualen Grenzzone; mit Veränderungen, die in der Nähe des inneren Muttermunds im Zusammenhang mit aszendierenden Infektionen auftreten können, kann es zur Abgabe von fetalem Fibronektin an das Zervix bzw. Vaginalsekret kommen. Der Nachweis von fetalem Fibronektin bei vorzeitigen Wehen hat eine *hohe Voraussagekraft für eine drohende Frühgeburt* und den vorzeitigen Blasensprung [103]. Dieser von Lockwood beschriebene Zusammenhang wurde inzwischen von mehreren Autoren bestätigt. Allerdings ist der Vorhersagewert in einem Normalkollektiv begrenzt, so daß der Einsatz dieser Untersuchung als Screening-Test bei allen Schwangeren nicht empfohlen wird [71]. Eine endgültige Bewertung kann noch nicht abgegeben werden.

Urinstatus: Harnwegsinfekte sind mit einem erhöhten Frühgeburtsrisiko verbunden [82]. Der gezielten Anamnese, verknüpft mit regelmäßigen Kontrollen des Urins auf Bakterien und der konsequenten antibiotischen Therapie sogar von symptomfreien Harnwegsinfekten kommt daher im Rahmen eines Frühgeburten-Präventionsprogramms spezielle Bedeutung zu.

Hämoglobin: Der Zusammenhang zwischen erniedrigtem mütterlichem Hämoglobingehalt und erhöhtem Frühgeburtsrisiko sowie der Nutzeffekt der Eisensubstitution als Prophylaxe gegenüber Frühgeburten wird seit langem kontrovers diskutiert. Nach neueren Befunden ist die physiologische Blutverdünnung mit Absinken der Hämoglobinkonzentration auf Werte um 12 g/l mit Verbesserung der Rheologie als Schutz gegenüber einer Frühgeburt und der intrauterinen Wachstumsretardierung zu bewerten [138]. Beim Ausbleiben der physiologischen Hämoglobinabnahme beschrieb Koller schon 1983 aufgrund einer großen epidemiologischen Untersuchung aus den 60er Jahren eine erhöhte Frühgeburtenrate [91].

3.2.3 Prophylaktische Behandlung

Die Liste der therapeutischen Interventionen zur Behandlung der drohenden Frühgeburt ist umfangreich (z. B. körperliche Schonung, Bettruhe, Hospitalisation, Tokolyse, Cerclage, Antibiotika). Die zahlreichen zur Prüfung der Effektivität dieser therapeutischen Interventionen durchgeführten Untersuchungen haben mehrheitlich enttäuschende Ergebnisse erbracht.

Für die *rein prophylaktische Anwendung* von Maßnahmen wie Bettruhe, Hospitalisierung, Cerclage und Tokolyse bei Risikogruppen, insbesondere bei Zwillingsschwangerschaften, konnte kein Nutzeffekt gezeigt werden, und die Belastung für die Frauen ohne tatsächliches Risiko ist nicht vertretbar. Es wird auf die umfangreichen Metaanalysen der prospektiven, randomisierten Untersuchungen der Oxford Perinatal Database [31] verwiesen.

3.2.3.1 Medikamentöse Maßnahmen

Betamimetika

Oral verabreichte Betamimetika haben keinen nachweisbaren Effekt auf die Meßparameter der Frühgeburtlichkeit und werden deshalb abgelehnt [65, 66]. Das Bedürfnis der Frauenärzte, auf vorzeitige Kontraktionen zu reagieren, hat dazu geführt, daß 10% aller Schwangeren Betamimetika verordnet bekommen. Es ist kaum verständlich, daß immer noch große Mengen oraler Betamimetika, die deutliche Nebenwirkungen auf Mutter und Fetus haben, zum Teil bis über die 37. Schwangerschaftswoche hinaus verordnet werden.

Antibiotika

Es gibt zunehmend klinische und experimentelle Hinweise dafür, daß aszendierende Infektionen von Chorion, Amnion und Dezidua in einem beträchtlichen Prozentsatz für das Entstehen von vorzeitigen Wehen und damit für die Frühgeburt verantwortlich sind (siehe auch Kap. 17).

Die zahlreichen Studien über den Einsatz von Antibiotika zur Prophylaxe oder als Behandlung von beginnenden Infektionen und ihr Effekt für die Prävention von Frühgeburten haben unterschiedliche Ergebnisse erbracht [90]. So konnte für den *rein prophylaktischen Einsatz* von Antibiotika bei Risikopatientinnen in der Mehrzahl der Untersuchungen kein Nutzeffekt bezüglich Verhütung der Frühgeburt gezeigt werden. *Bei bestehenden Kontraktionen* wird die Effektivität der Antibiotika in verschiedenen Studien unterschiedlich beurteilt. Bei frühem vorzeitigem Blasensprung ist die Auswirkung von Antibiotika auf die Latenzzeit bis zur Geburt und den Zustand des Neugeborenen in verschiedenen Studien unterschiedlich. Die im Ganzen enttäuschenden Ergebnisse sind möglicherweise durch ungenügende bakteriologische Diagnostik bedingt, so daß die Selektion und Dosierung der Antibiotika nicht erregerspezifisch vorgenommen wurde. Bei Kollektiven mit *Gardnerella-Besiedlung der Scheide* scheint eine erregerspezifische Behandlung prophylaktisch gegenüber einer Frühgeburt zu wirken. Diese Befunde bedürfen jedoch einer weiteren Bestätigung durch entsprechend prospektive, randomisierte plazebokontrollierte Studien [60].

Von drei Studien, die eine signifikante Schwangerschaftsverlängerung gezeigt haben, wurde eine mit Ampicillin und zwei mit Erythromycin durchgeführt. Für Ampicillin, das keine Wirksamkeit gegen Mykoplasmen und viele Anaerobier hat, lag die Dosierung bei viermal 500 mg oral über zehn Tage. Bei Erythromycin, mit dem nur relativ niedrige Fruchtwasserspiegel erreicht werden und das ebenfalls gegen einige Anaerobier keine Wirkung hat, lagen die täglichen Dosierungen zwischen 333 mg und 1,2 g oral über sieben Tage. Mit einer Gabe von dreimal 1,5 g Cefuroxim wurden bakterizide Wirkspiegel im Fruchtwasser, in den Membranen und auch beim Feten gemessen [41]. Kontrollierte Studien liegen allerdings mit dieser Substanz bei vorzeitiger Wehentätigkeit noch nicht vor.

Zusätzlich zu den relativ häufigen *allergischen Reaktionen* werden bei Ampicillin *gastrointestinale Beschwerden* beobachtet. Ähnliche Nebenwirkungen, jedoch schwächer ausgeprägt, werden bei Erythromycin gesehen. Ampicillin hat im Vergleich zu Erythromycin eine deutlich schnellere Passage, so daß es für die Infektprophylaxe des Feten bzw. Neugeborenen besser geeignet ist [123]. Negative Effekte auf den Fetus sind weder vom Ampicillin, Erythromycin [21] noch Cefuroxim bekannt [41].

Vagina und *Zervix* müssen ebenfalls mit in die therapeutischen Überlegungen einbezogen werden. Zu der diagnostischen Abklärung gehört ein bakteriologischer Abstrich der Zervix mit gezielter antibiotischer Therapie. Zur Behandlung einer reinen Kolpitis scheint die Verordnung von Polyvidonjod-Suppositorien und eine Nachbehandlung mit Lactobacillus- oder lokalen Milchsäurepräparaten sinnvoll.

Progesteron

Der Gedanke, die gefährdete Schwangerschaft mit Progesteron zu schützen, führte schon in den 60er Jahren zu ersten kontrollierten Untersuchungen, die zeigten, daß wöchentliche intramuskuläre Gaben von 17β-Hydroxyprogesteroncaproat keinen Effekt auf die Fehlgeburtenrate hatten. Es stellte sich aber eindeutig heraus, daß Progesterongaben die Frühgeburtenrate, vorzeitige Wehentätigkeit und Geburtsgewichte unter 2500 g günstig beeinflußten [86]. Da die Untersuchungen bei Frauen durchgeführt wurden, die mindestens zwei Fehlgeburten resp. Frühgeburten in ihrer Anamnese hatten, könnte für dieses Hochrisikokollektiv die i.m. Gabe von 250 bis 1000 mg 17β-Hydroxyprogesteroncaproat pro Woche die präventiven Maßnahmen bei besonders gefährdeten Schwangerschaften sinnvoll ergänzen.

Magnesium

Ausreichend Magnesium ist wesentlich für einen ungestörten Zellstoffwechsel im gesamten Organismus. Niedrige Magnesiumspiegel reduzieren die Proteinsynthese [179] und die Zellmembranstabilität [181]. Bei Magnesiummangel ist die Sensibilität des Myometriums gegenüber kontraktilen Einflüssen erhöht [5]. Klinisch zeigt sich dieser Zusammenhang in einem günstigen Effekt einer Magnesiumsubstitution bei schwangerschaftsbedingten Wadenkrämpfen [40] einerseits und einer Reduzierung der Frühgeburtlichkeit [174] andererseits.

Der Einfluß einer oralen Magnesiumgabe auf uterine Kontraktionen wurde zufällig bei dem Versuch gesehen, gleichzeitig bestehende Wadenkrämpfe zu behandeln [170]. In einer kontrollierten Studie konnte gezeigt werden, daß die Rate der Kinder unter 2500 g bei magnesiumsubstituierten Schwangerschaften signifikant geringer und daß sog. Fetal-Outcome besser waren [173]. Diese Ergebnisse werden durch weitere Untersuchungen [93] bestätigt, andere weisen nach kritischer Methodenanalyse in dieselbe Richtung [166]. Eine kleinere Studie konnte erwartungsgemäß keine signifikanten Unterschiede zeigen, wies aber die gleichen Tendenzen auf bzw. unterstrich den positiven Effekt einer Magnesiumsubstitution für das Fetal-Outcome [111].

Obwohl alle Studien einen günstigen Effekt einer Magnesiumsubstitution zumindest in der Tendenz zeigen, ist eine *generelle Magnesiumsubstitution* in der Schwangerschaft umstritten. Bisher ist es nicht gelungen, das Kollektiv, das tatsächlich von einer Substitution profitiert, abzugrenzen. Die häufig beobachtete Abnahme der Hyperkontraktilität des Uterus unter Magnesiumgabe wurde bisher nicht in Studien überprüft. Die Ursachen eines Teils der Frühgeburtsbestrebungen scheinen in einem Magnesiummangel zu liegen, der einerseits durch den Mehrbedarf wachsender fetaler und materner Gewebe und andererseits durch eine verstärkte Magnesiumausscheidung während der Schwangerschaft bedingt ist [173]. So kann eine prophylaktische Magnesiumsubstitution der Schwangeren mit 10 bis 15 mmol pro Tag als sinnvolle Maßnahme bei Risikoschwangerschaften und möglicherweise auch bei allen Schwangerschaften angesehen werden.

3.2.3.2 Präventionsprogramme

Für den Einsatz diagnostischer und therapeutischer Interventionen im Sinne der sekundären Prävention ist Zurückhaltung geboten, insbesondere wenn diese Interventionen mit erheblichem apparativem Aufwand, Kosten und starken Belastungen für die Schwangere verbunden sind. Vor einer breiten Anwendung neuer Maßnahmen in dieser Richtung ist ein schlüssiger Nachweis eines Nutzeffekts mit Hilfe prospektiv-randomisierter, unter Umständen plazebokontrollierter Studien zu fordern.

Die verschiedenen Störungen, die zu vorzeitigen Wehen oder einem vorzeitigen Blasensprung als gemeinsamen Endpunkten führen, haben als gemeinsame Basis eine Assoziation mit einer sozial-ökonomischen ungünstigen Lebenssituation. Daher scheinen primär-präventive Maßnahmen wie z.B. häufige Schwangerschafts-Vorsorgeuntersuchungen, besondere Beachtung der sozialen Situation, spezielle Beratung und Unterstützung von Frauen mit erhöhtem Risiko angezeigt.

Papiernik hat in einem umfangreichen Programm die Effektivität von Maßnahmen wie z. B. Schonung, Vermeidung von Belastung durch übermäßige körperliche Arbeit, Intensivierung der Schwangerschafts-Vorsorgeuntersuchungen, soziale Unterstützungsmaßnahmen usw. geprüft [135]. Aufgrund der Erfolge dieses Ansatzes ist in Frankreich ein entsprechendes staatlich gestütztes Programm angelaufen, und es konnte eine signifikante Senkung der Frühgeburtenrate von 8,2 % 1979 auf 4,8 % 1989 erzielt werden [20]. Der Nutzen einer Intensivierung dieser eher unspezifischen Maßnahmen geht zum Teil auch aus den prospektiven, randomisierten Prüfungen der Präventionsprogramme hervor (siehe auch Kap. 21).

3.2.3.3 Spezielle Aspekte der Frühgeburtsprophylaxe bei Mehrlingen

Obwohl es sich nur in gut 1 % aller Schwangerschaften um Mehrlingsgraviditäten handelt, sind diese Kinder für 10 % der perinatalen Mortalität verantwortlich (siehe auch Kap. 28).

Vermeidung von Mehrlingsschwangerschaften

Eine der ersten und wichtigsten ärztlichen Aufgabe ist es, den Anteil der Mehrlinge nicht noch größer werden zu lassen. Diese Forderung richtet sich in erster Linie an die Reproduktionsmedizin. Nach artifiziellen Fertilisierungsmaßnahmen ist jedes 5. Kind ein Mehrling [43]. Angesichts dieser Problematik wurden nicht speziell legitimierte Ärzte aufgefordert, *keine Insemination durchzuführen, wenn mehr als zwei Follikel gereift sind* [83].

Kontrollierte Studien zeigten, daß durch eine prophylaktische Hospitalisierung bei Geminigravidität kein Vorteil erreicht wird. Es bestehen sogar in der Tendenz schlechtere Ergebnisse in den Gruppen prophylaktisch hospitalisierter Frauen, und die Diskussion über einen möglichen Nutzen dieser Maßnahme kann als abgeschlossen gelten [39, 108, 160]. Eine mögliche Reduzierung der sehr kleinen Frühgeborenen kann durch eine individuelle, engmaschige Schwangerenvorsorge und entsprechend kompetentes Personal erreicht werden [45]. Weitere prophylaktische Maßnahmen wie Tokolyse und Cerclage sind nicht zu rechtfertigen.

4 Therapie

4.1 Allgemeine Maßnahmen

Zu den primären therapeutischen Bemühungen gehört es, die physische und psychische Integrität der Patientin wiederherzustellen. Es sollte versucht werden, die Patientin aus ihrem Umfeld zu lösen, sie durch Hospitalisierung gegenüber den vielfältigen Stressoren abzuschirmen, mögliche allgemeine Erkrankungen zu therapieren und eine angemessene Ernährung sicherzustellen [171]. Ein möglicher Magnesiummangel sollte korrigiert werden, da gezeigt werden konnte, daß eine ausreichende Substitution während der Schwangerschaft die Frühgeburtlichkeit und die mütterliche und kindliche Morbidität reduziert [174]. Psychotherapeuten und Sozialarbeiter können bei den vielfältigen psychosozialen Problemen die Therapie sinnvoll ergänzen [178] (siehe auch Kap. 21).

4.2 Tokolyse

Mit der Einführung und breiten Anwendung potenter Tokolytika, insbesondere der Betamimetika, verband sich die Hoffnung, die Frühgeburtenrate zu senken. Es gibt zahlreiche Gründe, warum sich diese Hoffnung nicht erfüllt hat.

Eine pharmakologische Tokolyse ist *bestenfalls eine Symptombekämpfung,* ohne daß die zugrundeliegende Pathologie beseitigt wird.

Zwischen 30 und 50 % aller Frühgeburten sind *Folge einer vorzeitigen Schwangerschaftsbeendigung* wegen mütterlicher oder fetaler Pathologie. In dem verbleibenden Drittel mit vorzeitigen Wehen als Leitsymptom sind bis zu 25 % für eine Tokolyse wegen gleichzeitiger fetaler oder mütterlicher Pathologie ungeeignet [165]. In der Gruppe der sog. kleinen Frühgeburten mit einem Geburtsgewicht unter 1500 g, die die Mehrzahl der perinatalen Todesfälle ausmacht, ist der Anteil derer, die wegen hypertensiver Schwangerschaftserkrankung, intrauteriner Wachstumsretardierung oder feta-

Tabelle 19-5 Kontraindikationen zur Tokolyse (nach ACOG [1])

Generelle Kontraindikationen
- akute kindliche Notsituation
  (außer intrauteriner Reanimation)
- Chorioamnionitis
- Eklampsie oder schwere Präeklampsie
- intrauteriner Fruchttod (Einling)
- kindliche Reife
- mütterliche hämodynamische Instabilität

Kontraindikationen für spezifische Tokolytika

Betamimetika
- mütterliche Herzrhytmusstörungen oder andere Herzerkrankungen
- schlecht eingestellter Diabetes, Thyreotoxikose oder Bluthochdruck

Magnesiumsulfat
- Hypokalzämie
- Myasthenia gravis
- Nierenversagen

Indometacin
- Asthma
- Koronararterienerkrankung
- gastrointestinale Blutung (aktuell oder anamnestisch)
- Oligohydramnion
- Nierenversagen
- Verdacht auf fetale Herz- oder Nierenanomalien

Nifedipin
- mütterliche Lebererkrankung

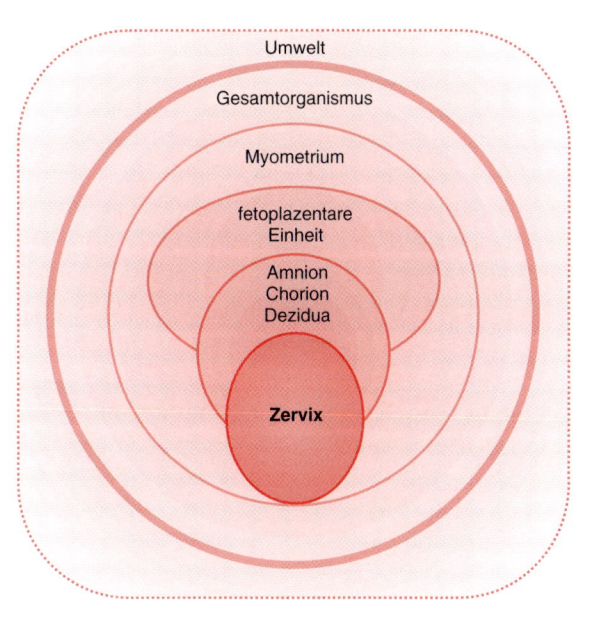

Abb. 19-1 Darstellung der verschiedenen Ebenen des Gesamtorganismus, die als Orte der Auslösung vorzeitiger Wehen sowie des Angriffs therapeutischer Maßnahmen von Bedeutung sind.

len Fehlbildungen vorzeitig entbunden werden müssen, noch höher und betrug im eigenen Kollektiv 54% [163].

Der Einsatz der Tokolyse muß auf einer *sorgfältigen Indikationsstellung* mit *Ausschluß von Kontraindikationen* basieren (Tab. 19-5). In ausgewählten Fällen kommt der Tokolyse bei der Behandlung der drohenden Frühgeburt eine entscheidende Bedeutung zu, da durch die Schwangerschaftsverlängerung nicht nur eine Verbesserung der Überlebenschancen, sondern auch eine deutliche Senkung der Morbidität erzielt wird. Dieser Effekt ist besonders bei der kleinen Frühgeburt deutlich, bei der ein Gewinn von wenigen Tagen die Überlebenschancen dramatisch verbessert, insbesondere wenn die Verlegung in ein Zentrum und die Gabe von Glukokortikoiden zur Stimulation der Lungenreife eingeleitet werden [38, 62, 92, 94].

Während alle prophylaktischen Maßnahmen in erster Linie auf den Gesamtorganismus wirken, greifen Tokolytika gezielt im Bereich Amnion, Chorion, Dezidua und Myometrium an (Abb. 19-1).

4.2.1 Betamimetika

Wirkungsweise

Über eine Stimulation der Beta-2-Rezeptoren werden das Myometrium und die gesamte übrige glatte Mus-kulatur, einschließlich der Gefäße und der Bronchialmuskulatur, relaxiert. Die rezeptorvermittelte Aktivitätssteigerung der Adenylatcyclase führt zu einer intrazellulären Erhöhung des zyklischen Adenosinmonophosphats (cAMP), das die Phosphorylierung von Myosin durch eine Hemmung des Enzyms Myosinlight-chain-Kinase verhindert [78] (Abb. 19-2; siehe auch Bd. 6, Kap. 3).

Wirksamkeit

Angesichts der vielfach dokumentierten Wirksamkeit der Betamimetika zur Wehenhemmung ist es schwer verständlich, daß in der Mehrzahl der plazebokontrollierten Studien nur eine kurzfristige Verlängerung der Schwangerschaft erreicht wird, während eine signifikante Senkung der perinatalen Mortalität und der Inzidenz des schweren Atemnotsyndroms in der Regel nicht gezeigt werden können [89]. Eine kanadische Multicenter-Studie konnte für Ritodrin nicht einmal eine deutliche Schwangerschaftsverlängerung zeigen bei eindeutig erhöhter mütterlicher Morbidität [25]. Bei Erfüllung der Einschlußkriterien für diese Studie, nämlich ein auf mehr als 2 cm eröffneter Muttermund und eine deutliche Verkürzung der Zervix, ist möglicherweise der geburtsauslösende Prozeß zu weit fortgeschritten, als daß das Geschehen durch Betamimetika wirkungsvoll beeinflußt werden könnte. Betami-

19 Prophylaxe und Therapie vorzeitiger Wehen

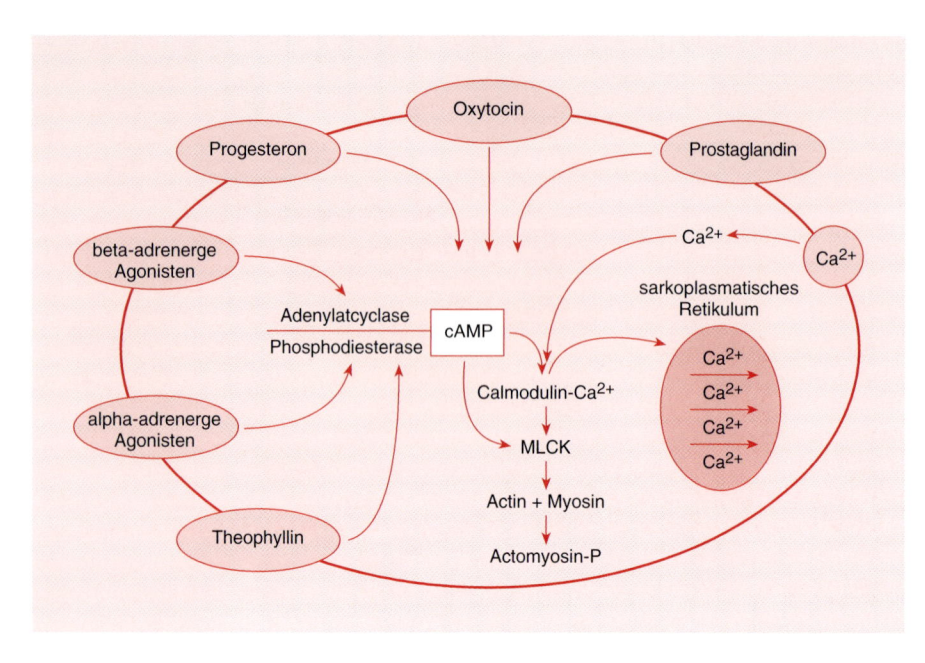

Abb. 19-2 Der kontraktile Apparat einer glatten Muskelzelle des Uterus. Die Myosin-light-chain-Kinase (MLCK) wird durch Calcium und zyklisches AMP (cAMP) reguliert. Intrazelluläre Calcium- und cAMP-Spiegel werden durch verschiedene Substanzen und Hormone modifiziert. cAMP wirkt hemmend, Calcium stimulierend auf die MLCK (modifiziert nach Husslein und Egarter [77]).

Tabelle 19-6 Dosierungen der tokolytisch wirksamen Medikamente

Substanz	Applikationsweg i.v. (kontinuierlich)	oral	anderer
Fenoterol	Beginn: 2 µg/min ↑ um 0,8 µg alle 20 min 4 µg/min maximal		Bolustokolyse [172]: Beginn: 3–5 µg alle 3 min Bei nachlassenden Wehen: – alle 6 min – nach 24 h: alle 12 min – nach 48 h: alle 24 min Bei nicht nachlassenden Wehen: – alle 2 min – danach Bolus bis 7 g
Ritodrin	Beginn: 50 µg/min ↑ um 50 µg alle 20 min 350 µg/min maximal		*i.m.:* 5–10 mg alle 2–4 h [17]
Hexoprenalin	Beginn: 0,1 µg/min ↑ um 0,1 µg alle 10–20 min 0,5 µg/min maximal		
Magnesium	Beginn: 16–24 mmol in 20–30 min (1–4 g MgSO$_4$) Erhaltung: 8–16 mmol/h (2–4 g MgSO$_4$)		*i.m.:* 4–8 mmol alle 4 h (1–2 g MgSO$_4$)
Indometacin		Beginn: 50 mg 25 mg alle 4–6 h [130]	*rektal:* 100 mg
Nifedipin		Beginn: 30 mg 20 mg alle 4–6 h [61]	*sublingual:* Beginn: 10 mg 10 mg alle 20 min maximal 40 mg/h [61]

metika greifen erst am Ende der Kaskade an, die zu Kontraktionen im Myometrium führt. Ein frühzeitiger Einsatz dieser potenten Pharmaka bedingt andererseits eine Vielzahl unnötiger Behandlungen, wie durch die hohe Effektivität von Plazebopräparaten in den entsprechenden Studien gezeigt worden ist. Angesichts der zum Teil schwerwiegenden mütterlichen Nebenwirkungen ist die Beschränkung auf indizierte Fälle zu

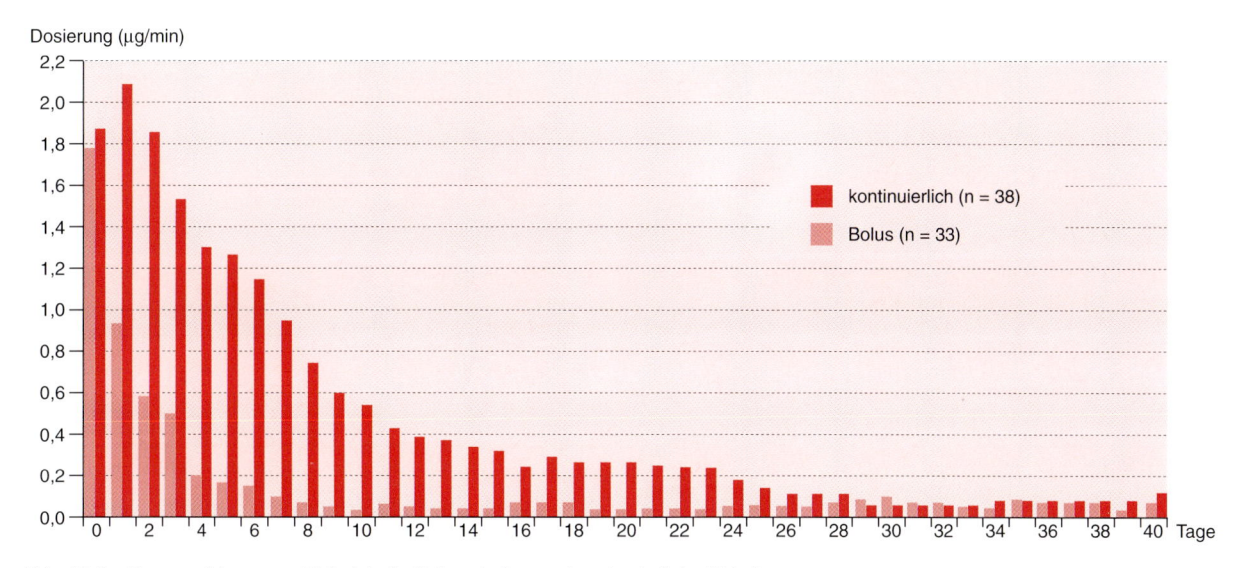

Abb. 19-3   Fenoteroldosen pro Zeiteinheit: Bolustokolyse vs. kontinuierliche Tokolyse.

fordern, wodurch das Dilemma der pharmakologischen Tokolyse deutlich wird.

Substanzen und Applikationsweise

Das in Deutschland mit Abstand am häufigsten angewandte Betamimetikum ist *Fenoterol* (Partusisten®) [82]. Durch seine kurze Halbwertszeit von 22 Minuten hat es bei der i.v. Therapie eine besonders gute Steuerbarkeit [155]. Leider sind kontrollierte Studien über Wirkung und Nebenwirkungen bei dieser Substanz nicht durchgeführt worden, so daß auf entsprechende Studien mit den artverwandten Substanzen wie Ritodrin und Terbutalin verwiesen werden muß. Die Dosierungen können der Tabelle 19-6 entnommen werden. Wegen der Möglichkeit einer Flüssigkeitsüberladung ist eine Spritzenpumpe zu verwenden. Ganz besonders hervorzuheben ist, daß *eine völlige Kontraktionsfreiheit des Uterus nicht physiologisch und damit therapeutisch auch nicht anzustreben ist.*

Ausgehend von der Vorstellung, daß eine pulsatile Applikation eines Betamimetikums mit kurzer Halbwertszeit der physiologischen Ausschüttung von Adrenalin entspricht, wurde die *Bolustokolyse* mit einer speziellen Spritzenpumpe* entwickelt. In einer randomisierten Studie konnte gezeigt werden, daß bei erheblicher Dosisreduktion die gleichen therapeutischen Resultate erzielt werden wie bei der kontinuierlichen Tokolyse [172] (Abb. 19-3). Die bei der kontinuierlichen Applikation von Betamimetika eintretende Tachyphylaxie infolge einer Desensibilisierung der Adenylatcyclase und einer Verringerung der Rezeptorenzahl kann durch die Bolusapplikation zumindest teilweise vermieden werden [13, 14]. Dosierungen und Zeitplan sind in Tabelle 19-7 zusammengefaßt.

Ritodrin, das einzige in den USA für die Tokolyse zugelassene Betamimetikum, hat im Vergleich zum Fenoterol eine deutlich längere Halbwertszeit von 156 Minuten [26]. Es ist unklar, inwieweit die in der amerikanischen Literatur vergleichsweise hohe Rate von Lungenödemen (3–9%) auf die schlechte Steuer-

Tabelle 19-7   Dosierungsschema der Bolustokolyse

Patientingewicht (kg)	≤ 60	61–79	≥ 80
Bolusgröße (µg)	3	4	5

Therapieverlauf	Zeitintervall (min)	
Beginn:	3	unter CTG-Kontrolle
– bei nachlassender Wehentätigkeit	6	im Kreißsaal
– nach 12 h, wenn möglich	12	
– nach 24 h, wenn möglich	24	
– nach 48 h, wenn möglich	beenden	

Bei unzureichender Wehenhemmung sind folgende Steigerungen möglich:
– z. B. 4 µg alle 3 min
– z. B. 4 µg alle 2 min
– z. B. 5 µg alle 2 min
– z. B. 6 µg alle 2 min
– z. B. 7 µg alle 2 min (Maximaldosis: 3,5 µg/min)

* Perfusor® Bolustokolyse, B. Braun AG, Melsungen

barkeit des Ritodrins zurückzuführen ist [98]. In den letzten Jahren wurden in der deutschsprachigen Literatur keine Fälle von Lungenödemen mitgeteilt. Wird die Zufuhr des Tokolytikums bei den ersten Zeichen eines Lungenödems beendet, dauert es bis zur Halbierung des Blutspiegels siebenmal länger als bei Fenoterol. In Deutschland wird Ritodrin, ebenso wie *Hexoprenalin* und *Terbutalin*, in jeweils nur 2% der geburtshilflichen Kliniken verwandt [81].

Nebenwirkungen

Wegen des ubiquitären Vorhandenseins von Betarezeptoren im menschlichen Organismus sind Wirkungen und Nebenwirkungen vielfältig. Auch wenn bei der Entwicklung der Substanzen eine Beta-2-Spezifität angestrebt wurde, werden doch die meisten Nebenwirkungen durch die Beta-1-Restaktivität verursacht. Im Rahmen dieses Kapitels kann nur auf die wichtigsten Nebenwirkungen eingegangen werden (Tab. 19-8). Für eine ausführliche Information sei hier auf die Arbeiten von Grospietsch verwiesen [67].

Bei der Schwangeren: Die Herzfrequenz und der systolische Blutdruck steigen an, der diastolische Blutdruck sinkt. Die Erhöhung des Blutzuckerspiegels muß bei der Therapie von diabetischen Müttern, besonders aber in Kombination mit Glukokortikoiden berücksichtigt werden. Die passagere Verschiebung von extrazellulärem Kalium in die Zellen mit folgender Hypokaliämie macht keine *Kaliumsubstitution* erforderlich. Zu Beginn einer Therapie mit Betamimetika kann es vorübergehend zu einer Oligurie bis hin zur Anurie kommen, weshalb die Hämoglobinkonzentration und der Hämatokritwert abfallen. Dieser Effekt muß besonders bei eventuell in Erwägung gezogenen Bluttransfusionen bedacht werden.

Die infolge eines verstärkten Durstgefühls gesteigerte Flüssigkeitsaufnahme kann, zusammen mit der vermehrten Herzbelastung, einem vergrößerten Plasmavolumen und einer gesteigerten vaskulären Permeabilität, zum Lungenödem führen (Tab. 19-8). Diese schwerwiegende Komplikation läßt sich verhindern durch eine *Einschränkung der Flüssigkeitszufuhr* durch die Verwendung von Spritzenpumpen oder, besser noch, die pulsatile Applikation durch Bolustokolyse und eine sorgfältige Flüssigkeitsbilanzierung.

Beim Kind: Da die Betamimetika die Plazenta ungehindert passieren [17, 168], ist auch mit fetalen Nebenwirkungen zu rechnen. Die positive chronotrope Wirkung wird regelmäßig im Kardiotokogramm in Form einer fetalen Tachykardie beobachtet. Bei hochdosierter Langzeittherapie sind beim Neugeborenen im Elektrokardiogramm Zeichen von myokardialer Ischämie gesehen worden. Kinder, die direkt nach Beendigung einer Tokolyse geboren wurden, sind besonders wegen der Einflüsse der Betamimetika auf den Stoffwechsel engmaschig zu kontrollieren [156]. Der in einer retrospektiven Untersuchung beobachtete Zusammenhang zwischen gehäuften Hirnventrikelblutungen und einer Therapie mit Betamimetika ist ebenfalls besorgniserregend [64].

Maßnahmen gegen Nebenwirkungen: Echte Vorteile einer generellen Kombination von Betamimetika mit Betablockern gegenüber der alleinigen Verabreichung von Betamimetika konnten bislang nicht gezeigt werden. Da die zelluläre Calciumüberladung sowohl die Kontraktilität des Myometriums als auch des Myokards fördert, wird eine hochdosierte orale Magnesiumsubstitution von ca. 20 mmol pro Tag bei jeder Therapie mit Betamimetika empfohlen. Auch die nach Betamimetika beobachteten Myokardnekrosen könnten Folge von Magnesiummangel sein [33].

Wertung

Angesichts des in vielen Untersuchungen umstrittenen Nutzens und der erheblichen Nebenwirkungen der

Tabelle 19-8 Mögliche Komplikationen wehenhemmender Substanzen (nach ACOG [1])

Betamimetika
- Hyperglykämie
- Hypokaliämie
- Hypotension
- Lungenödem
- Herzinsuffizienz
- Arrhythmien
- myokardiale Ischämien
- mütterlicher Tod

Magnesiumsulfat
- Lungenödem
- Atemdepression*
- Herzstillstand*
- mütterliche Tetanie*
- tiefe muskuläre Lähmung*
- tiefe Hypotension*

Indometacin
- Hepatitis**
- Nierenversagen**
- gastrointestinale Blutung**

Nifedipin
- vorübergehende Hypotension

* selten, bei toxischen Wirkspiegeln
** selten, bei chronischem Gebrauch

Betamimetika und der in den letzten Jahren stark verringerten Morbidität und Mortalität älterer Frühgeborener ist eine Langzeittokolyse mit Betamimetika kaum noch zu vertreten. Die mütterliche Gesundheit darf nicht für einen fraglichen kindlichen Nutzen belastet werden. Der Einsatz von Betamimetika sollte so kurz und so niedrigdosiert wie möglich erfolgen. Stabilisierung des Umfelds, Induktion der Lungenreife und gegebenenfalls Verlegung der Schwangeren in ein Zentrum sind erklärte Ziele der kurzfristigen Tokolyse. Die Bolustokolyse, als ein den physiologischen Steuerungsprinzipien nachempfundenes Behandlungsverfahren, hat sich als schonendes Tokolyseverfahren bewährt.

4.2.2 Magnesium

Wirkungsweise

Magnesium wirkt in pharmakologisch hohen Dosen durch direkten Angriff am Myometrium wehenhemmend. Im Gegensatz zur oralen Magnesiumgabe ist hier nicht das primäre Ziel, den mütterlichen Magnesiummangel zu beseitigen, sondern durch die Erhöhung der extrazellulären Magnesiumkonzentration werden die Aufnahme, Bindung und intrazelluläre Verteilung von Calcium in der glatten Muskulatur beeinflußt [4]. An der Zellmembran wird der Calciumeinstrom über eine kompetitive Blockade der Calciumkanäle gehemmt (siehe Abb. 19-2). Zusätzlich kommt es durch die Stimulation der Ca-Mg-ATPase zu einem Ausstrom von Calcium aus der Zelle und einer Sequestration im endoplasmatischen Retikulum [79]. Auch Magnesium wirkt stimulierend auf die Adenylatcyclase und erhöht damit die cAMP-Konzentration, was zusammen mit der Senkung des intrazellulären Calciums eine Hemmung der Myosin-light-chain-Kinase bewirkt, so daß die Phosphorylierung des Myosins eingeschränkt und die Kontraktion des Myometriums gehemmt werden [4].

Wirksamkeit

Steer und Petrie [175] schlugen erstmalig 1977 vor, Magnesiumsulfat als Tokolytikum zu nutzen. Mehrere Studien zeigten einen mit Betamimetika gleichwertigen wehenhemmenden Effekt [32, 120, 184]. Ferguson und Mitarbeiter [54] hatten die Idee, beide Substanzen zur Effektivitätssteigerung zu kombinieren, was jedoch eine Verstärkung der Nebenwirkungsrate zur Folge hatte. Allerdings zeigte sich in einer anderen Studie ein gegenüber alleiniger Ritodringabe verbesserter Effekt der Kombination, wobei die zur Wehenhemmung notwendigen Dosen beider Substanzen reduziert werden konnten [69]. Ein günstiger Einfluß auf Geburtsgewicht, neonatale Morbidität und Mortalität konnte für die i.v. Therapie mit Magnesiumsulfat nicht gezeigt werden [87, 175].

Pharmakokinetik und Applikationsweise

Die Magnesiumsulfatinfusion wird meist mit 4 bis 6 g (16–24 mmol) in den ersten 20 bis 30 Minuten begonnen und mit 2 bis 4 g pro Stunde (8–16 mmol pro Stunde) fortgeführt. Zur Hemmung der uterinen Kontraktionen ist ein Plasmaspiegel von ungefähr 2 bis 3 mmol/l notwendig [46]. Der größte Anteil des zugeführten Magnesiums wird über die Niere ausgeschieden.

Nebenwirkungen

Bei der Schwangeren: Durch die Wirkung auf die glatte Muskulatur verursacht Magnesium eine Vasodilatation, die zu Blutdruckabfall, Herzklopfen, Kopfschmerzen, Schwindel, Übelkeit und Hitzewallungen führen kann. Ernstere Nebenwirkungen treten nur bei Überdosierungen auf, z.B. bei eingeschränkter Nierenfunktion. Bei Magnesium-Serumspiegeln von 2 bis 4 mmol/l kommt es zu einer deutlichen Abschwächung der tiefen Sehnenreflexe, eventuell bis zum Verlust. Bei 6 bis 7,5 mmol/l werden Blutdruckabfall, Atemdepression und EKG-Veränderungen beobachtet, die bei noch höheren Konzentrationen in einen Herzstillstand übergehen können [139].

Patientinnen mit i.v. Magnesiumtherapie müssen klinisch gut überwacht und flüssigkeitsbilanziert werden. In Kombination mit Herzglykosidtherapie darf Magnesium i.v. nur in Fällen von Tachykardie gegeben werden. Bei Niereninsuffizienz ist eine entsprechende Dosisreduktion vorzunehmen. Auch unter alleiniger hochdosierter Magnesiumtherapie sind Lungenödeme beobachtet worden [47].

Beim Kind: Da Magnesium leicht die Plazenta passiert, kommt es mit einer deutlichen Verzögerung auch *beim Feten* zu einer entsprechenden Hypermagnesiämie [68]. So kann eine hochdosierte i.v. Magnesiuminfusion die fetalen Überwachungsparameter des biophysikalischen Profils und hier besonders die Atembewegungen und Herzfrequenzvariabilität beeinträchtigen [27, 100]. Diese Tatsache sollte bei klinischen Entscheidungen in Betracht gezogen werden.

Zeichen einer Magnesiumintoxikation können auch

beim Neugeborenen gesehen werden [101], führen aber in der Regel nicht zu ernsten Problemen [142].

Wertung

In den USA wurden Magnesiuminfusionen zur Behandlung vorzeitiger Wehen in Dosierungen, wie sie für die Therapie der Präeklampsie etabliert waren, besonders in der Zeit verwandt, als Betamimetika zur Tokolyse noch nicht zur Verfügung standen. Ferner ist Magnesium als Alternative bei entsprechenden Nebenwirkungen oder bei Kontraindikation gegenüber Betamimetika im Gebrauch. Da mit der pulsatilen Bolustokolyse ein Verfahren zur Verfügung steht, mit dem die mütterlichen Nebenwirkungen auf ein Minimum reduziert werden können, wird bei uns die hochdosierte i.v. Magnesiumtherapie nur in Ausnahmefällen zur Tokolyse eingesetzt.

Wichtig ist eine orale Komedikation mit 20 bis 25 mmol Magnesium pro Tag bei Verwendung von Betamimetika, um einerseits dem erhöhten nutritiven Magnesiumbedarf in der Schwangerschaft nachzukommen und andererseits die durch intrazelluläre Calciumanreicherung bedingten kardialen Effekte zu reduzieren. Möglicherweise kommt der hochdosierten Magnesiumgabe als Kurztokolyse bei frühem Gestationsalter in Zukunft eine große Bedeutung zu. Eine multivariate Analyse hat gezeigt, daß antepartale hochdosierte Magnesiumgabe das Risiko für eine Zerebralparese deutlich erniedrigt [127].

4.2.3 Prostaglandinsynthesehemmer

Wirkungsweise

Hauptentstehungsorte der Prostaglandine im schwangeren Uterus sind Amnion, Chorion und Dezidua. Die Prostaglandine E und F spielen durch die Begünstigung der Zervixreifung und die Förderung der uterinen Kontraktionen sowohl bei der drohenden Frühgeburt als auch bei der physiologischen Geburt am Termin eine zentrale Rolle [30, 114, 131]. Auch wenn der Wirkungsmechanismus nicht in allen Einzelheiten bekannt ist, so ist der Einfluß auf den transmembranen Calciumfluß und die Ausbildung von Gap-Junctions, die der interzellulären Reizleitung dienen, entscheidend für die Regulation der Kontraktilität des Myometriums [29, 78].

Wirksamkeit

Eine Schwangerschaftsverlängerung bei vorzeitigen Wehen wurde in kontrollierten Studien gezeigt, und vergleichende Untersuchungen mit Betamimetika haben eine Überlegenheit der Prostaglandinsynthesehemmer ergeben.

Substanzen, Applikationsweise und Pharmakokinetik

Am besten untersucht ist *Indometacin*, das sowohl oral (25 und 50 mg) als auch rektal (50 und 100 mg) applizierbar ist. Die Halbwertszeit bei Nichtschwangeren beträgt 2,2 Stunden [6, 70, 146]. Üblicherweise wird mit einer Therapie von 100 mg rektal oder 50 mg oral begonnen, die mit 25 mg oral alle vier Stunden für 24 bis 48 Stunden weitergeführt werden soll [123, 130] (siehe Tab. 19-6).

Indometacin passiert leicht die Plazentaschranke [180]. Beim Neugeborenen am Termin beträgt die Halbwertszeit 11 bis 15 Stunden, bei Frühgeborenen bis 19 Stunden [18, 146].

Als neue Alternativen zu Indometacin sind Sulindac und Cyclooxygenasehemmer zu erwähnen (siehe Wertung, unten).

Nebenwirkungen und Kontraindikationen

Bei der Schwangeren: Prostaglandinsynthesehemmer haben deutlich weniger Nebenwirkungen als die hochdosierte, kontinuierliche Tokolyse mit Betamimetika, aber auch weniger als Magnesiumsulfatinfusionen. Am häufigsten wird über Übelkeit und Brechreiz geklagt. Langdauernde Anwendung kann zu Kopfschmerzen, Schwindel und Ohrensausen führen [182]. Auch ist an die Möglichkeit einer Erhöhung des peripheren Gefäßwiderstands zu denken [169]. Bei Salicylatüberempfindlichkeit, Gerinnungsstörungen, Lebererkrankungen und chronischen Nierenerkrankungen sollte auf die Verordnung von Prostaglandinsynthesehemmern verzichtet werden. Bei einer Ulkusanamnese ist besondere Vorsicht angezeigt.

Beim Kind: Die Nebenwirkungen beim Feten sind bedeutsam. So kann es zu einem Verschluß des Ductus arteriosus Botalli kommen, wobei die maximale Empfindlichkeit bei 30 Wochen beobachtet wird [76, 121]. Die fetale Urinproduktion nimmt in 5 bis 10% der mit Indometacin behandelten Fälle deutlich ab, normalisiert sich allerdings nach Beendigung der Therapie wieder [72]. Die tägliche Bestimmung des Amnionflüssigkeitsindexes unter der Therapie ist daher zu empfehlen. Ventrikelblutungen [10] und nekrotisierende Enterokolitis [122] bei sehr kleinen Frühgeborenen werden ebenfalls im Zusammenhang mit einer Indometacingabe diskutiert.

Fetale Herzfehler, die intrauterin durch einen offenen Ductus arteriosus kompensiert sind, und das Vorliegen eines Oligohydramnions sind Kontraindikationen für den Einsatz von Indometacin.

Wertung

Angesichts der Nebenwirkungen beim Feten sollte der Einsatz von Indometacin zur Behandlung von vorzeitigen Wehen *nur auf strenge Indikation* erfolgen. Insbesondere bei der kurzfristigen Schwangerschaftsverlängerung im frühen Gestationsalter kommt den Prostaglandinsynthesehemmern möglicherweise eine Bedeutung zu. Die Anwendung von Indometacin sollte deshalb auf den Zeitraum vor 32 Schwangerschaftswochen beschränkt werden und nicht länger als 48 Stunden gegeben werden.

Von erheblichem Interesse ist das als Alternative zum Indometacin beschriebene *Sulindac* (Clinoril®), das ebenfalls zur Gruppe der Prostaglandinsynthesehemmer gehört [28]. Während eine Vergleichsstudie mit Indometacin eine gleichwertige tokolytische Wirkung ergeben hat, war der Einfluß auf die fetale Urinproduktion sowie die Konstriktion des Ductus arteriosus bei Sulindac deutlich geringer.

Auch durch den Gebrauch von *Cyclooxygenasehemmern,* die für die induzierbare Form des Enzyms spezifisch sind, könnten die negativen Effekte auf den Fetus möglicherweise verhindert werden.

Bei vorzeitigen Wehen im Zusammenhang mit Hydramnion scheint ein Versuch mit Indometacin zur Beherrschung der Akutproblematik sinnvoll.

4.2.4 Calciumantagonisten

Auch Calciumantagonisten wirken auf der Ebene der Myometriumzelle. Sie wurden als mögliches Therapeutikum vorzeitiger Wehen vorgeschlagen, scheinen gut verträglich und effektiv zu sein [145].

Wirkungsweise

Die Hemmung der Uteruskontraktion erfolgt durch die Blockade der spannungsabhängigen Calciumkanäle in der Membran der Myometriumzelle, wodurch der Calciumfluß vom Extrazellulärraum in die Zelle gehemmt wird [19].

Wirksamkeit

In den ersten Untersuchungen, die in den USA durchgeführt wurden, wurde die Wirksamkeit von Nifedipin mit der von Ritodrin verglichen. Zwei kontrollierte Studien zeigten bei gleicher Wirksamkeit weniger Nebenwirkungen für Nifedipin [53, 118]. Auch im Vergleich mit Magnesiumsulfat wurden weniger Nebenwirkungen bei gleicher wehenhemmender Effektivität beobachtet [61].

Applikationsweise und Pharmakokinetik

Folgende orale Dosierung von Nifedipin wurde in der Mehrzahl der Studien empfohlen: Beginn mit viermal 10 mg in der ersten Stunde im Abstand von 20 Minuten sublingual bis maximal 40 mg. Nach vier Stunden orale Erhaltungsdosis von 20 mg alle vier Stunden über 48 Stunden, danach 10 mg alle acht Stunden [61] (siehe Tab. 19-6).

Die Halbwertszeit beträgt 81 Minuten. Nifedipin wird sowohl über die Niere als auch über den Darm ausgeschieden. Nach sublingualer Einnahme ist es im Plasma nach sechs und nach oraler Einnahme nach 25 bis 35 Minuten meßbar [55].

Nebenwirkungen und Kontraindikationen

Als Folge der Senkung des mittleren arteriellen Druckes und einer Vasodilatation werden Tachykardie, Hautrötung und Kopfschmerzen beobachtet. Vor einem gleichzeitigen Einsatz gemeinsam mit Magnesium i.v. oder mit Antihypertensiva muß wegen Summationseffekten auf die glatte Muskulatur gewarnt werden. Generell sind die Nebenwirkungen geringer ausgeprägt als bei Ritodrin [52]. Bedenken, daß Nifedipin den utero-plazentaren Blutfluß beeinträchtigen würde, konnten nicht erhärtet werden [112], und ein negativer Einfluß auf den Fetus wurde nicht gesehen [55].

Wertung

Calciumantagonisten stellen wegen ihrer Effektivität bei geringen Nebenwirkungen und wegen der oralen Verabreichung eine interessante Bereicherung der Palette unterschiedlicher Tokolytika dar. Wegen begrenzter klinischer Erfahrungen wäre eine abschließende Beurteilung zum gegenwärtigen Zeitpunkt verfrüht.

4.2.5 Oxytocinantagonisten

Ein spezifischer kompetitiv wirkender Oxytocinhemmer wurde zuerst 1986 beschrieben [117]. Vorläufige klinische Untersuchungen haben die wehenhemmende Wirkung von Atosiban als der wirksamsten dieser Substanzen auch in plazebokontrollierten prospektiven Studien belegt [3, 8, 63]. Dabei wird betont, daß praktisch keine mütterlichen oder fetalen Nebenwirkungen auftreten.

Wertung

Wegen der Spezifität der Blockade der Oxytocinrezeptoren, die weitgehend auf den Uterus beschränkt sind, sind diese Substanzen von erheblichem Interesse. Vor einem breiten Einsatz müssen jedoch die Ergebnisse der verschiedenen derzeit laufenden klinischen Studien abgewartet werden.

4.2.6 NO-Donatoren

Kürzlich wurde über die wehenhemmende Wirkung des sog. Nitropflasters berichtet [96a]. Nitroglycerin gehört zu den NO-Donatoren, die das zyklische Guanosinmonophosphat aktivieren und so entsprechend dem cAMP zur Relaxierung des glatten Muskels beiträgt.

Wertung

Möglicherweise zeigt sich hier ein weiterer zukünftiger Ansatz einer wehenhemmenden Therapie. Bisher liegen keine kontrollierten Untersuchungen vor, so daß mit einer generellen Empfehlung weiter zugewartet werden muß [186].

5 Induktion der fetalen Lungenreife*

Die Hemmung vorzeitiger Wehen hat zum Ziel, die Schwangerschaft zu verlängern, um durch die Unreife bedingte schwerwiegende Komplikationen abzuwenden, wie z. B. die hyaline Membranerkrankung, Hirnblutungen, schwere Infektionen und die nekrotisierende Enterokolitis. Die Entwicklung dieser Komplikationen, die sowohl für die Mortalität der Frühgeborenen als auch für mögliche Langzeitschäden im Sinne von Entwicklungsstörungen verantwortlich sind, kann wesentlich durch das geburtshilfliche Vorgehen beeinflußt werden. So ist der Geburtsstreß in Form von Hypoxie und Azidose mit der Entstehung von hyalinen Membranen und Hirnblutungen assoziiert. Noch vor der Geburt kann durch die Verabreichung von Glukokortikoiden die Reifung verschiedener fetaler Organsysteme intrauterin induziert bzw. beschleunigt werden, so daß die genannten Komplikationen, die nicht zuletzt Folge der Unreife der Organe sind, vermieden oder günstig beeinflußt werden können.

5.1 Lungenreifungsinduktion mit Glukokortikoiden

Nach der historischen klinischen Studie von Liggins und Howie im Jahr 1972 [99] wurde der protektive Effekt von antepartal applizierten Glukokortikoiden gegenüber dem Auftreten eines sog. Respiratory-distreß-Syndroms (RDS), von intraventrikulären Blutungen und nekrotisierender Enterokolitis in randomisierten, kontrollierten Studien mehrfach bestätigt [37]. Trotzdem wird von dieser erwiesenermaßen effektiven Prophylaxe in Perinatalzentren der USA nur in 12 bis 18 % aller Frauen, die Kinder zwischen 501 und 1500 g gebaren, Gebrauch gemacht [126]. Erfreulicherweise ist diese wichtige Maßnahme an deutschen Frauenkliniken mit 91 % sehr viel besser etabliert [144].

Substanzen und Dosierungen

Die Induktion der Lungenreife ist ein biologischer Prozeß, der an einen Wirkspiegel und an die Wirkzeit des Pharmakons gebunden ist. Nach dem Consensus-Statement des National Institute of Health der USA ist mit einem Optimum der Wirkung zwischen 24 Stunden und sieben Tagen nach Applikation zu rechnen [126]. Es erscheint deshalb sinnvoll, einen erneuten Zyklus nach Ablauf von frühestens sieben Tagen anzuschließen. Vor Ablauf von 24 Stunden ist möglicherweise auch schon ein Reifungseffekt gegeben.

Zur Prophylaxe des RDS werden bevorzugt Glukokortikoide eingesetzt. Betamethason soll effektiver als Hydrocortison und Methylprednisolon sein [161]. Zwischen Betamethason und Dexamethason scheint kein Wirkungsunterschied zu bestehen, eine verglei-

---

* Dieser Abschnitt wurde unter Mitwirkung von V. Ragosch, Berlin, erstellt.

Tabelle 19-9 Dosierungsschemata zur Lungenreifungsinduktion

Medikament	Dosierung (mg) i.m.	zeitlicher Abstand zwischen den Einzeldosen (h)	komplette Dosis eines Zyklus (mg)
Betamethason	2 × 12	12	24
	2 × 12*	24	24
	2 × 8	24	16
	4 × 4	12	16
Dexamethason	6 × 4	8	24
	4 × 6*	12	24

* Empfehlung der Consensus Development Conference des NICHD [126]

chende Untersuchung wurde aber bisher nicht durchgeführt. An deutschen Frauenkliniken wird in 71 % Betamethason, in 27 % Dexamethason und in 2 % Methylprednisolon verwendet [144].

Im NIH-Consensus-Statement werden Betamethason und Dexamethason empfohlen, da für diese Substanzen die größte Erfahrung besteht und beide eine relativ schwache immunsuppressive Wirkung entfalten. Differenzierte Dosierungsvorschläge für Mehrlingsgraviditäten liegen nicht vor. Im Vergleich zu Einlingsschwangerschaften ist die RDS-Inzidenz auch unter Kortikoidbehandlung erhöht [24].

Die Dosierungsempfehlungen sind sehr unterschiedlich. Depotformen kommen nicht zur Anwendung. Tabelle 19-9 gibt einen Überblick über die am häufigsten verwendeten Dosierungen.

Behandlungsergebnisse

Bis 28 Schwangerschaftswochen: In der Literatur bestehen über den Nutzen einer Behandlung bei sehr frühem Gestationsalter kontroverse Standpunkte. In Deutschland wird vor 28 Schwangerschaftswochen in insgesamt 72,5 % eine Lungenreifungsinduktion durchgeführt, obwohl nur 12,2 % der Kliniken von dem Wert der Therapie uneingeschränkt überzeugt sind [144]. Auch wenn in diesem Gestationsalter keine eindeutige Verringerung des RDS gezeigt werden konnte, empfiehlt das NIH-Consensus-Statement dennoch die Kortikoidgabe, da eine eindeutige Senkung der intraventrikulären Blutungen und der Mortalität beim Kind nachgewiesen werden konnte [126]. Dies wird auch durch eine multivariate vergleichende Analyse, bei der für Kinder zwischen 500 bis 999 g die verbesserten Überlebenschancen bei gleichzeitigem Rückgang schwerer Behinderungen lediglich der routinemäßige Einsatz von Kortikoiden assoziiert war, gestützt, wo-

hingegen z. B. die erhöhte Sectiorate keinen erkennbaren Beitrag zu diesem Ergebnis geliefert hat [59].

Bei vorzeitigem Blasensprung: Bisher ist nicht sicher geklärt, ob ein vorzeitiger Blasensprung die Lungenreife induziert und ob der Nutzeffekt einer Kortikoidbehandlung nicht durch den Nachteil einer Infektionsgefährdung aufgehoben wird [11, 16]. Wegen der prophylaktischen Wirkung gegenüber Hirnblutungen ist ein Nutzen besonders bei kleinen Frühgeburten gegeben und die Behandlung wird deshalb empfohlen [38]. Aus demselben Grund wird vereinzelt auch bei beginnendem Amnioninfektionssyndrom die Kortikoidgabe diskutiert. In Deutschland wird bei vorzeitigem Blasensprung in 94 % eine Kortikoidbehandlung durchgeführt [144].

Risiken und Nebenwirkungen

Bei intakter Fruchtblase ist die mütterliche Infektionsgefährdung durch Kortikoidgabe nicht erhöht [37]. Bei gleichzeitiger Gabe von Beta-Sympathomimetika ist in einzelnen Fällen über Lungenödeme berichtet worden [176]. Bei Frauen mit Diabetes mellitus ist ein strenges Überwachen der Blutzuckerwerte notwendig. Schwerwiegende Stoffwechselentgleisungen sind selten. Langzeitnebenwirkungen resp. Entwicklungsstörungen sind bei Kindern, deren Mütter mit Kortikoiden behandelt wurden, nicht festgestellt worden [107, 167].

Empfehlungen zur Kortikoidbehandlung

Die Behandlung mit Glukokortikoiden *zwischen 28 + 0 und 34 + 0 Schwangerschaftswochen* ist bei drohender Frühgeburt indiziert und effektiv. Bei fehlenden klinischen und laborchemischen Infektionszeichen sollte auch bei vorzeitigem Blasensprung die Lungenreifungsinduktion mit Kortikoiden durchgeführt werden.

Nach 34 + 0 Schwangerschaftswochen ist eine Behandlung nur bei laborchemisch verifizierter Unreife der Lunge indiziert. Eine Kortikoidgabe zwischen 24 + 0 und 28 + 0 Schwangerschaftswochen sollte ebenfalls wegen der prophylaktischen Wirkung gegenüber Hirnblutungen durchgeführt werden [109].

Bis zum Vorliegen gesicherter Daten stellt die Chorioamnionitis eine *Kontraindikation* dar. Bei schweren Formen der Präklampsie muß aufgrund der klinischen Gegebenheiten eine sorgfältige Risiko-Nutzen-Abschätzung vorgenommen werden. Beim HELLP-Syndrom kann es unter Steroiden zu einer vorübergehenden Besserung der Laborwerte kommen.

5.2 Alternative Methoden der Lungenreifungsinduktion

Die Tatsache, daß trotz Kortikoidgabe ein nicht unbeträchtlicher Teil der Kinder ein Atemnotsyndrom entwickelt und daß auch Kontraindikationen gegen diese Behandlung bestehen, haben zur Suche nach alternativen Konzepten geführt.

An erster Stelle sind hier die *Schilddrüsenhormone* zu nennen. Adamson hat bereits 1968 eine schwangere Frau mit intraamnialer Thyroxingabe behandelt, um nach Beschleunigung der fetalen Lungenreife die Schwangerschaft wegen progressiver lymphatischer Leukämie der Mutter vorzeitig beenden zu können [148].

Wegen der fehlenden Plazentapassage von Thyroxin wird *Thyreoidea-Releasing-Hormon (TRH)* an die Schwangere verabreicht. In Kombination mit Kortikoiden zeigt sich eine geringere RDS-Inzidenz als mit Kortikoiden allein [113]. Auch ist die Ansprechrate auf eine Surfactant-Therapie verbessert [80]. Eine erste prospektive, randomisierte Studie aus Australien macht auf mütterliche und fetale Nebenwirkungen aufmerksam und unterstreicht die Notwendigkeit weiterer klinischer Prüfung des Konzepts [2].

Die Wirksamkeit von *Ambroxol* zur Prävention des RDS ist viel diskutiert worden. Ambroxol, dessen Haupteinsatzgebiet die Bronchosekretolyse ist, wird in 37% der deutschen Frauenkliniken zur Lungenreifungsinduktion eingesetzt [144]. Bei kritischer Analyse der vorliegenden Daten kann für dieses Medikament keine Empfehlung ausgesprochen werden. Dies gilt besonders für das Gestationsalter unter 30 Schwangerschaftswochen, wo sich die Notwendigkeit einer schnellen Reifungsinduktion mit einer über fünf Tage durchzuführenden Ambroxolgabe nicht vereinbaren läßt. Nachteilig sind auch die subjektiven Nebenwirkungen (Kopfschmerzen, Übelkeit, Erbrechen) und ein Anstieg der fetalen Herzfrequenz. Die Zulassungsbehörde sieht den Einsatz dieses Medikaments zur pränatalen Lungenreifungsinduktion nicht vor [73].

Für *Betamimetika* gibt es ebenfalls Hinweise für eine präventive Wirkung auf ein RDS. Kontrollierte Studien liegen allerdings nicht vor [74]. Der positive Effekt wird wohl indirekt über die Verzögerung der Geburt durch die Tokolyse und die dadurch gewonnene Zeit zur Lungenreifungsinduktion mit Kortikoiden erreicht.

6 Ungelöste Probleme und zukünftige Lösungsansätze

Die Problematik einer effizienten Reduzierung der Frühgeburtenrate wird weiterhin aktuell bleiben, da eine Abnahme der Frühgeburtenhäufigkeit bisher nicht zu verzeichnen ist [34]. Eine breite und verstärkte primäre Prävention im Sinne einer generellen Verbesserung der Lebensbedingungen der schwangeren Frau würde der Bedeutung der sozialen Komponente für die Entstehung der Frühgeburtlichkeit gerecht werden und müßte einen zentralen Ansatz für die Lösung des Problems bilden.

Probleme der Diagnostik: Bei der Therapie von vorzeitigen Wehen stellt sich das Problem der diagnostischen Differenzierung zwischen noch physiologischen Kontraktionen und Wehen mit pathologischer Bedeutung. Das Dilemma zwischen Übertherapie, unnötiger Verängstigung und Stigmatisierung einerseits und der Gefahr der verspäteten Diagnose mit verringerten Erfolgschancen für therapeutische Interventionen ist noch ungelöst.

Lösungsansätze: Die Methoden zur Identifikation der Risikogruppen mit exakterer Vorhersage müssen weiter verbessert werden. Die intensive Überwachung von Risikopatientinnen unter Einsatz der Vaginalsonographie zur Früherfassung von Zervixveränderungen, Fluordiagnostik, Fibronektinbestimmung und möglicherweise der Vierkanaltokographie können helfen, Symptome früher zu erkennen und das zu therapierende Kollektiv einzugrenzen.

Probleme der Therapie: Eine Erhöhung des tokolytischen Effekts scheint zumindest theoretisch möglich durch die Kombination verschiedener Substanzen mit unterschiedlichem Angriffspunkt in der komplexen Kaskade zellulärer und biochemischer Reaktionen, die zu

Wehen führen, z.B. Antibiotika in Kombination mit Zytokininhibitoren oder mit Substanzen mit direkter Wirkung auf das Myometrium bei gleichzeitigem Einsatz von Proteaseinhibitoren [116]. Damit könnte eine kausale Therapie und damit eine echte Prävention einer Frühgeburt erzielt werden [36, 115, 124].

Die Behandlung der vorzeitigen Wehentätigkeit wird in Zukunft *individuell* und der jeweiligen Grundpathologie sowie dem Stadium der drohenden Frühgeburt zum Zeitpunkt des Therapiebeginns angepaßt erfolgen. Das verbesserte Verständnis der Pathophysiologie der drohenden Frühgeburt macht deutlich, daß es kein Idealtokolytikum geben kann. Die zunehmend breite Palette unterschiedlicher Tokolytika stellt den Kliniker vor die schwierige Aufgabe, die im Einzelfall angepaßte Form der Tokolyse auszuwählen, bietet gleichzeitig jedoch, auf die Zukunft gesehen, die Chance einer effektiveren Therapie.

7 Zusammenfassende Empfehlungen für die Praxis

Die *Intensität der Schwangerschaftsvorsorge* sollte bezüglich Frequenz der Untersuchungen und Intensität der Diagnostik in Anlehnung an das Risikoklassifikationsschema von Schneider und König [162] abgestuft erfolgen (siehe auch Tab. 19-2). Der *Anamnese* sollte hohe Bedeutung beigemessen werden. Das häufigste Symptom der drohenden Frühgeburt sind Kontraktionen, die bis zu einem gewissen Grad als physiologisch zu bewerten sind. Sie treten besonders bei forschem Gehen und Treppensteigen auf und können Ausdruck eines Magnesiummangels sein. Auch tiefe Kreuzschmerzen und Veränderung der vaginalen Abgänge (siehe auch Tab. 19-4) helfen das Beschwerdebild zu bewerten.

7.1 Diagnostik

Zervixveränderungen: Um eine mögliche Zervixveränderung frühzeitig zu erfassen, ist eine routinemäßige Kontrolle des Vaginalbefunds sinnvoll. Bei fraglicher Veränderung des Zervixbefunds in Konsistenz oder Länge ist die Vaginalsonographie indiziert. Schon bei unregelmäßigen Kontraktionen sollte der Vaginalbefund überprüft werden.

Infektionen: Bei Risikopatientinnen empfiehlt sich zur Erfassung von Frühzeichen einer drohenden aszendierenden Infektion folgendes Vorgehen: Die pH-Bestimmung läßt sich ohne zeitlichen und finanziellen Zusatzaufwand bei jeder routinemäßigen vaginalen Untersuchung vornehmen. Bei auffälligem Fluor oder einem pH-Wert über 4,2 ist die mikroskopische Untersuchung des Nativpräparats erforderlich. Die regelmäßige in 14tägigen Abständen durchgeführte Bestimmung des fetalen Fibronektins bleibt Hochrisikofällen vorbehalten. Bei Nachweis von Gardnerella sollte grundsätzlich behandelt werden.

Kontraktionen: Bei Frühsymptomen vorzeitiger Wehen (siehe auch Tab. 19-4) ist eine (Kardio-)Tokographie indiziert. Bei belasteter Anamnese ist eine Tokographie zum frühstmöglichen Zeitpunkt in der 2. Schwangerschaftshälfte sinnvoll. Regelmäßige Kontraktionen und ein ungünstiger Vaginalbefund, aber auch ein noch günstiger Vaginalbefund mit regelmäßigen schmerzhaften Wehen sollten zur Krankenhausaufnahme und tokolytischer Behandlung führen (Abb. 19-4), da zu diesem Zeitpunkt nicht erkannt werden kann, ob es sich um eine Frühform der zur Frühgeburt führenden Wehen handelt oder aber um verstärkte Kontraktionen ohne klinische Relevanz. Hier kann die Bestimmung von fetalem Fibronektin einen zusätzlichen Hinweis geben.

7.2 Therapie

Allgemeine Therapie: Bei vermehrter Kontraktionsbereitschaft wird neben der Verabreichung von Magnesium Schonung empfohlen. Großzügiges Krankschreiben und bei Müttern mit kleinen Kindern die Bereitstellung einer Haushaltshilfe ist angebracht. Bei ungünstigen sozialen Bedingungen sollte man auch entsprechende Ämter resp. soziale Organisationen einschalten. Bettruhe, Hydrierung und Linksseitenlage sind Maßnahmen, die bei günstigem Vaginalbefund und leichter Kontraktionstätigkeit meist Besserung bringen.

Tokolyse: Wegen der bekannten Nebenwirkungen muß die *Indikation* zur Tokolyse restriktiv gestellt und auf das Minimum der effektiven Dosierung reduziert werden. Hier ist die *Bolustokolyse* das Therapieverfahren der Wahl. Diese sollte so kurz wie möglich angewandt werden. Die Dosis sollte besonders zu Beginn

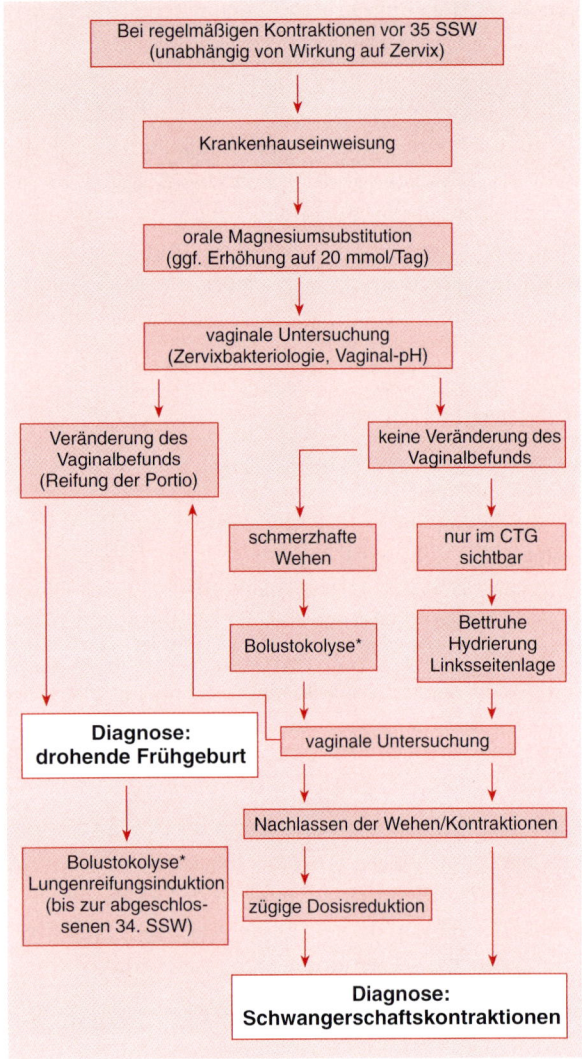

Abb. 19-4 Vorgehen bei regelmäßigen Kontraktionen vor 35 Schwangerschaftswochen.

der Therapie bei Bedarf mehrmals täglich der aktuellen Wehentätigkeit angepaßt werden. Die gewonnene Zeit reicht zur Klassifizierung der Wehentätigkeit, Lungenreifungdinduktion und zur Diagnostik und gegebenenfalls Therapie der den vorzeitigen Wehen zugrundeliegenden Störungen.

Die Therapie mit Betamimetika wird, auch unter dem Gesichtspunkt der Kardioprotektion, durch die orale Gabe von *Magnesium,* 20 bis 25 mmol pro Tag, ergänzt. Manche Arbeitsgruppen befürworten die alleinige hochdosierte i.v. Magnesiumtokolyse.

Weitere Tokolytika wie Prostaglandinsynthesehemmer, Calciumantagonisten und Oxytocinantagonisten können noch nicht für die Routine empfohlen werden. Sie bleiben Ausnahmesituationen wie bei Versagen der Tokolyse mit Betamimetika und/oder Magnesium bei sehr niedrigem Gestationsalter vorbehalten.

Antibiotika: Wenn nach Ausschluß diagnostizierbarer Ursachen die vorzeitigen Wehen trotz Tokolyse weiterbestehen, ist ein *Therapieversuch* mit Antibiotika auch bei negativer Zervixbakteriologie gerechtfertigt.

Die *prophylaktische Gabe* von Antibiotika sollte nur bei wiederholten, eindeutig auf Infektionen zurückzuführenden Spätaborten Anwendung finden. Eine gestörte Scheidenflora ist zunächst möglichst spezifisch, gegebenenfalls desinfizierend zu behandeln. Die Unterstützung eines Wiederaufbaus der normalen Scheidenflora ist sinnvoll.

Bei *vorzeitigem Blasensprung* sollte eine Antibiotikagabe sich am möglichen Nutzen für das Kind orientieren. Bei frühem vorzeitigem Blasensprung ist die Gabe eines Antibiotikums, mit dem hohe Gewebespiegel in Amnion, Chorion, Dezidua und Fruchtwasser erreicht werden können, zu empfehlen.

Schlußbemerkung

Die ungenügende Nachweisbarkeit des Nutzens prophylaktischer und therapeutischer Maßnahmen zur Verringerung der Frühgeburten darf nicht zur Resignation führen. Es ist vorstellbar, daß mögliche Effekte einer Einzelmaßnahme jenseits der Nachweisbarkeit liegen und erst die Summe einer Vielzahl von Bemühungen mit ganzheitlichem Ansatz unter Einbeziehung der werdenden Mutter resp. ihrer Familie, des Arztes und der Gesellschaft einen Fortschritt bringen kann, wie es ansatzweise durch die französischen Bemühungen gezeigt wurde [20, 133]. Andererseits sollte man anstreben, Maßnahmen auf solche zu beschränken, deren Nutzen erwiesen ist, um eine Übertherapie und die damit verbundenen Kosten und ungünstigen Auswirkungen auf die Schwangeren zu vermeiden.

Das primäre Ziel jeder Tokolyse muß die Verbesserung der Überlebenschancen und die Vermeidung von schwerer Morbidität der Frühgeburt sein. Auch durch den Abbau mütterlicher Ängste durch die Unterdrückung der Wehentätigkeit leistet die Tokolyse einen wichtigen Beitrag zu dem Problem der drohenden Frühgeburt. Der Nutzeffekt für den Fetus ist im Einzelfall sorgfältig gegenüber mütterlichen und fetalen Risiken abzuwägen. Sowohl der kritiklose Einsatz von Tokolytika bei fehlender Indikation als auch der therapeutische Nihilismus untergraben den klinischen Nutzen.

Literatur

1. ACOG: Preterm Labor. Technical Bulletin 206 (1995) 1–10.
2. ACTOBAT Study Group Australian collaborative trial of antenatal thyreotropin-releasing hormone for prevention of neonatal respiratory desease. Lancet 345 (1995) 877–882.
3. Åkerlund, M., P. Strömberg, A. Hauksson, L. F. Andersen, J. Lyndrup, J. Trojnar: Inhibition of uterine contractions of premature labour with an oxytocin analogue. Brit. J. Obstet. Gynaec. 94 (1987) 1040–1044.
4. Altura, B. M., B. T. Altura: Magnesium ions and contraction of vascular smooth muscles: relationship to some vascular diseases. Fed. Proc. 40 (1981) 2672–2679.
5. Altura, B. M., B. T. Altura: General anesthetics and magnesium ions as calcium antagonists on vascular smooth muscle. In: Weiss, G. B. (ed.): New Perspectives on Calcium Antagonists, pp. 131–145. Williams & Wilkins, Baltimore 1981.
6. Alvan, G., M. Orme, L. Bertilsson, R. Ekstrand, L. Palmer: Pharmacokinetics of indomethacin. Clin. Pharmacol. Ther. 18 (1975) 369–373.
7. Andersen, H. F., C. E. Nugent, S. D. Wanty, R. H. Hayashi: Prediction of risk for preterm delivery by ultrasonographic measurement of cervical length. Amer. J. Obstet. Gynec. 163 (1990) 859–867.
8. Andersen, L. F., J. Lyndrup, M. Åkerlund, P. Melin: Oxytocin receptor blockade: a new principle in the treatment of preterm labor? Amer. J. Perinat. 6 (1989) 196–199.
9. Arias, F., L. Rodriquez, S. C. Rayne, F. T. Kraus: Maternal placental vasculopathy and infection: two distinct subgroups among patients with preterm labor and preterm ruptured membranes. Amer. J. Obstet. Gynec. 168 (1993) 585–591.
10. Baerts, W., W. P. Fetter, W. C. Hop, H. C. S. Wallenburg, R. Spritzer, P. J. Sauer: Cerebral lesions in preterm infants after tocolytic indomethacin. Develop. Med. Child Neurol. 32 (1990) 910–918.
11. Bauer, C. R., L. Stern, E. Colle: Prolonged rupture of membranes associated with a decreased incidence of respiratory distress syndrome. Pediatrics 53 (1974) 7–12.
12. Behrens, C., A. Hasenburg, J. Steffens, F. Fallenstein, L. Spätling: Vierkanaltokographie bei vorzeitiger Wehentätigkeit. In: Spätling, L., F. Fallenstein (Hrsg.): Bolustokolyse in Theorie und Praxis, S. 85–90. Steinkopff, Darmstadt 1993.
13. Berg, G., R. G. Andersson, G. Ryden: In vitro study of phosphodiesterase-inhiting drugs: a complement to beta-sympathometric drug therapy in premature labor? Amer. J. Obstet. Gynec. 145 (1983) 802–806.
14. Berg, G., R. G. Andersson, G. Ryden: Beta-adrenergic receptors in human myometrium during pregnancy: changes in the number of receptors after beta-mimetic treatment. Amer. J. Obstet. Gynec. 151 (1985) 392–396.
15. Berkowitz, G. S., T. R. Holford, R. L. Berkowitz: Effects of cigarette smoking, alcohol, coffee and tea consumption on preterm delivery. Early hum. Devel. 7 (1982) 239–250.
16. Berkowitz, R. L., B. W. Bonta, J. E. Warshaw: The relationship between premature rupture of the membranes and the respiratory distress syndrome. Amer. J. Obstet. Gynec. 124 (1976) 712–718.
17. Besinger, R. E., J. R. Niebyl: The safety and efficacy of tocolytic agents for the treatment of preterm labor. Obstet. Gynec. Surv. 45 (1990) 415–440.
18. Bhat, R., D. Vidyasagar, M. Vadapalli et al.: Disposition of indomethacin in the human pregnancy. J. Pediat. 95 (1979) 313–316.
19. Braunwald, E.: Mechanism of action of calcium channel blocking agents. New Engl. J. Med. 307 (1982) 1618–1627.
20. Breart, G.: Evaluation of national programs in France. Abstract, 2nd World Congress of Perinatal Medicine, Rome, 13 Sept 1993.
21. Briggs, G. G., T. W. Bodendorfer, R. K. Freeman, S. J. Yaffe: Drugs in Pregnancy and Lactation. Williams & Wilkins, Baltimore–London 1983.
22. Buekens, P., S. Alexander, M. Boutsen, B. Blondel, M. Kaminski, M. Reid: Randomized controlled trial of routine cervical examinations in pregnancy. Lancet 344 (1994) 841–844.
23. Bundesgesetzblatt: Gesetz zum Schutze der erwerbstätigen Mutter, Fassung vom 18.4.1968. BGBl I, S. 315.
24. Burkett, G., C. R. Bauer, J. C. Morrison, M. Curet: Effect of prenatal dexamethasone administration on prevention of respiratory distress in twin. J. Perinat. 6 (1986) 304–306.
25. Canadian Preterm Labor Investigators Group: Treatment of preterm labor with the beta-adrenergic agonist ritodrine. New Engl. J. Med. 327 (1992) 308–312.
26. Caritis, S. N., R. Venkataramanam, M. J. Darby, J. P. Chiao, M. Krew: Pharmacokinetics of ritodrine adminstered intravenously: recommendations for changes in the current regimen. Amer. J. Obstet. Gynec. 162 (1990) 429–437.
27. Carlan, S. J., W. F. O'Brien: The effect of magnesium sulfate on the biophysical profile of normal term fetuses. Obstet. and Gynec. 77 (1991) 681–684.
28. Carlan, S. J., W. F. O'Brien, T. D. O'Leary, D. Mastrogiannis: Randomized comparative trial of indomethacin and sulindac for the treatment of refractory preterm labor. Obstet. and Gynec. 79 (1992) 223–228.
29. Carsten, M. E., J. D. Miller: A new look at uterine muscle contraction. Amer. J. Obstet. Gynec. 157 (1987) 1303–1315.
30. Casey, M. L., P. C. MacDonald: Biomolecular process in the initiation of parturition: decidual activation. Clin. Obstet. Gynec. 31 (1988) 533–552.
31. Chalmers, I., M. Enkin, M. J. N. C. Keirse: Effective Care in Pregnancy and Childbirth. Oxford University Press, Oxford 1989.
32. Chau, C. G., H. A. Gabert, J. M. Miller: A prospective comparison of terbutaline and magnesium for tocolysis. Obstet. and Gynec. 80 (1992) 847–851.
33. Classen, H. G., H. Ebel, M. Späth, P. Marquardt, K. A. Schumacher: Production of cardiac necroses in rats – kept on a magnesium- and chloride-deficient diet – by epinephrine and their prevention by magnesium compounds. Naunyn-Schmiedeberg's Arch. Pharmacol. R 35 (1975) 287.
34. Collaborative Group on Preterm Birth Prevention: Multicenter randomized, controlled trial of a preterm birth prevention program. Amer. J. Obstet. Gynec. 169 (1993) 352–366.
35. Creasy, R. K.: Prevention of preterm labour. Mead-Johnson Symp. Perinat. Develop. Med. 15 (1980) 37–43.
36. Creasy, R. K.: Preterm birth prevention: where are we? Amer. J. Obstet. Gynec. 168 (1993) 1223–1230.
37. Crowley, P.: Antenatal corticosteroid therapy: a meta-analysis of randomized trials, 1974–1994. Amer. J. Obstet. Gynec. 173 (1995) 322–335.
38. Crowley, P., I. Chalmers, M. J. N. C. Keirse: The effect of corticosteroid administration before preterm delivery: an overview of the evidence from controlled trials. Brit. J. Obstet. Gynaec. 97 (1990) 11–25.
39. Crowther, C. A., J. P. Neilson, D. A. A. Verkuyl, H. M. Ashurst, C. Bannerman: Preterm labour in twin pregnancies: can it be prevented by hospital admission? Brit. J. Obstet. Gynaec. 96 (1989) 850–853.
40. Dahle, L. O., G. Berg, M. Hammar, M. Hurtig, L. Larson: The effect of oral magnesium substitution on pregnancy-induced leg cramps. Amer. J. Obstet. Gynec. 173 (1995) 175–180.
41. De Leeuw, J. W., F. J. Roumen, P. X. Bouckaert, H. M. Cremers, T. B. Vree: Achievement of therapeutic concentrations

of cefuroxime in early preterm gestations with premature rupture of the membranes. Obstet. and Gynec. 81 (1993) 255–260.
42. De Muylder, X., S. Wesel, M. Dramaix, M. Candeur: A woman's attitude toward pregnancy: can it predispose her to preterm labour? J Reprod Med 37 (1992) 339–342.
43. Deutschsprachige IVF-Gruppen: IX. Treffen 1994 (nicht publizierte Mitteilung).
44. Disch, G., H. G. Classen, L. Spätling: Ernährung in der Schwangerschaft mit besonderer Berücksichtigung von Magnesium und Eisen. Frauenarzt 31 (1990) 755–769.
45. Ellings, J. M., R. B. Newman, T. C. Hulsey, H. A. Bivins, A. Keenan: Reduction in very low birth weight deliveries and perinatal mortality in a specialized multidisciplinary twin clinic. Obstet. and Gynec. 81 (1993) 387–391.
46. Elliot, J. P.: Magnesium sulfate as a tocolytic agent. Contemp. Obstet. Gynec. June (1985) 49–61.
47. Elliot, J. P., D. F. O'Keeffe, P. Greenberg, R. K. Freeman: Pulmonary edema associated with magnesium sulphate and betamethasone administration. Amer. J. Obstet. Gynec. 134 (1979) 717–719.
48. Eppel, W.: Die isthmozervikale Insuffizienz. Gynäkologe 28 (1995) 175–180.
49. Ernest, J. M., P. J. Meis, M. L. Moore, M. Swain: Vaginal pH: a marker of preterm premature rupture of membranes. Obstet. and Gynec. 74 (1989) 734–738.
50. Everson, W. V., J. Hirth, G. Langdon, H. Dudley, L. Myatt: Cytokine induction of prostaglandin endoperoxide synthase (PGHS): 2 isoforms in cultures of human amnion-derived WISH cells and inhibition by dexamethasone. 40th Annual meeting, SGI S96 (1993) 116.
51. Fallenstein, F., L. Spätling: Schwangerschaftsrisiken und Frühgeburtlichkeit: eine Analyse von vier Jahrgängen der Perinatalerhebung Westfalen-Lippe. Arch. Gynec. Obstet. 254 (1993) 1025–1027.
52. Ferguson, J. E., D. C. Dyson, R. H. Holbrook, T. Schutz, D. K. Stevenson: Cardiovascular and metabolic effects associated with nifedipine and ritodrine tocolysis. Amer. J. Obstet. Gynec. 161 (1989) 788–795.
53. Ferguson, J. E., D. C. Dyson, D. Schutz, D. K. Stevenson: A comparision of tocolysis with nifedipine or ritodrine: an analysis of efficacy and maternal, fetal and neonatal outcome. Amer. J. Obstet. Gynec. 163 (1990) 105–111.
54. Ferguson, J. E., P. A. Hensleigh, D. Kredenster: Adjunctive use of magnesium sulfate with ritodrine for preterm labor tocolysis. Amer. J. Obstet. Gynec. 163 (1984) 767–772.
55. Ferguson, J. E., T. Schutz, R. Pershe, D. K. Stevenson, T. Blaschke: Nifedipine pharmacokinetics during preterm labor tocolysis. Amer. J. Obstet. Gynec. 161 (1989) 1485–1490.
56. Fischbach, F., M. Kolben, R. Thurmeyr et al.: Genitale Infektionen und Schwangerschaftsverlauf: eine prospektive Studie. Geburtsh. u. Frauenheilk. 48 (1988) 469–474.
57. Forde, R.: Clinical assessment of pregnant women's psychological conditions, prematurity and birth weight. Scand. J. prim. Hlth Care 11 (1993) 130–134.
58. Freda, M. C., K. Damus, I. Merkatz: What do pregnant women know about preventing preterm birth? J. Obstet. gynec. neonat. Nurs. 20 (1991) 140–145.
59. Gaudier, F., M. Peralta, R. L. Goldenberg et al.: Survival and longterm neurologic outcome of infants 23–27 weeks, 1979–1985 vs. 1986–1991. Amer. J. Obstet. Gynec. 170 (1994) 386.
60. Gibbs, R. S., R. Romero, S. L. Hillier, D. A. Eschenbach, R. L. Sweet: A review of premature birth and subclinical infection. Amer. J. Obstet. Gynec. 166 (1992) 1515–1528.
61. Glock, J. L., W. J. Morales: Efficacy and safety of nifedipine versus magnesium sulfate in the management of preterm labor: a randomized study. Amer. J. Obstet. Gynec. 169 (1993) 960–964.
62. Goldenberg, R. L., K. G. Nelson, R. O. Davis, J. Koski: Delay in delivery: influence of gestational age and the duration of delay on perinatal outcome. Obstet. and Gynec. 64 (1984) 480–484.
63. Goodwin, T. M., R. H. Paul, H. Silver et al.: Safety and efficacy of the oxytocin antagonist atosiban in threatened preterm labor: inital US trial. Amer. J. Obstet. Gynec. 166 (1992) 359.
64. Groome, L. J., R. L. Goldenberg, S. P. Cliver, R. O. Davis, R. L. Copper: Neonatal periventricular-intraventricular hemorrhage after maternal beta-sympathomimetic tocolysis. The March of Dimes Multicenter Study Group. Amer. J. Obstet. Gynec. 167 (1992) 873–879.
65. Grospietsch, G.: Deutsche Gesellschaft für Perinatale Medizin: Tokolyse. Frauenarzt 7 (1988) 783–792.
66. Grospietsch, G.: Medikamentöse Tokolyse bei der drohenden Frühgeburt: Was ist gesichert in der Therapie? Gynäkologe 24 (1991) 188–197.
67. Grospietsch, G.: Wirkungen bzw. Nebenwirkungen der beta-mimetischen tokolytischen Therapie bei Mutter und Kind. In: Spätling, L., F. Fallenstein (Hrsg.): Bolustokolyse in Theorie und Praxis, S. 143–163. Steinkopf, Darmstadt 1993.
68. Hallak, M., S. M. Berry, F. Madincea, R. Romero, M. I. Evans, D. B. Cotton: Fetal serum and amniotic fluid magnesium concentrations with maternal treatment. Obstet. and Gynec. 81 (1993) 185–188.
69. Hatjis, C. G., M. Swain, L. H. Nelson, P. J. Meis, J. M. Ernest: Efficacy of combined administration of magnesium sulfate and ritodrine in the treatment of preterm labour. Obstet. and Gynec. 69 (1987) 317–322.
70. Helleberg, L.: Clinical pharmacokinetics of indomethacin. Clin. Pharmacokinet. 6 (1981) 245–258.
71. Hellemans, P., J. Gerris, P. Verdonk: Fetal fibronectin detection for prediction of preterm birth in low risk women. Brit. J. Obstet. Gynaec. 102 (1995) 207–212.
72. Hickok, D. E., K. A. Hollenbach, S. F. Reilley, D. A. Nyberg: The association between decreased amniotic fluid volume and treatment with non-steroidal anti-inflammatory agents for preterm labor. Amer. J. Obstet. Gynec. 160 (1989) 1525–1531.
73. Hildebrandt, A.: Bekanntmachung über die Zulassung und Registrierung von Arzneimitteln. Monographie Ambroxol. G VII 7460-00-4747/92 (1992).
74. Hildebrandt, R., V. Ragosch: Interaktion von Tokolyse und fetaler Lungenreifung. In: Wolff, F. (Hrsg.): Standortbestimmung der Tokolysebehandlung. Steinkopff, Darmstadt 1994.
75. Holbrook, H. R., J. Falcon, M. Herron, M. Lirette, R. K. Laros, R. K. Creasy: Evaluation of the weekly cervical examination in preterm birth prevention program. Amer. J. Perinat. 4 (1987) 240–244.
76. Huhta, J. C., K. J. Moise, D. J. Fisher, D. S. Sharif, N. Wasserstrum, C. Martin: Detection and quantitation of contraction of the fetal ductus arteriosus by doppler echocardiography. Circulation 75 (1987) 406–412.
77. Husslein, P., C. Egarter: Über die Ursachen des Wehenbeginns beim Menschen. Z. Geburtsh. Perinat. 198 (1994) 163–169.
78. Huszar, G.: Physiology of the myometrium. In: Creasy, R. K. (ed.): Maternal Fetal Medicine: Principles and Practice, pp. 141–148. Saunders, Philadelphia 1989.
79. Huszar, G. B., M. P. Walsh: Relationship between myometrial and cervical functions in pregnancy and labor. Semin. Perinat. 15 (1991) 97–117.
80. Ikegami, M., A. H. Jobe, S. R. Pettenazo-Seidner, D. D. Berry, L. Ruffi: Effect of maternal treatment with corticosteroids, T3, TRH and their combinations on lung function of ventilated preterm rabbits with and without surfactant treatments. Amer. Rev. resp. Dis. 136 (1987) 892–898.
81. Jaspers, V., A. Hasenburg, A. Abdallah, L. Spätling: Durchführung der Tokolyse heute – Ergebnisse einer Umfrage. In:

81. Spätling, L., F. Fallenstein (Hrsg.): Bolustokolyse in Theorie und Praxis, S. 121–126. Steinkopff, Darmstadt 1993.
82. Kaltreider, D. F., S. Kohl: Epidemiology of preterm delivery. Clin. Obstet. Gynec. 23 (1980) 17–31.
83. Kassenärztliche Bundesvereinigung: Richtlinien des Bundesausschusses der Ärzte und Krankenkassen über ärztliche Maßnahmen zur künstlichen Befruchtung. Dtsch. Ärztebl. 87 (1990) 2574.
84. Keirse, M. J. N. C.: Betamimetic drugs in the prophylaxis of preterm labour. Extent and rationale of their use. Brit. J. Obstet. Gynaec. 91 (1984) 431–437.
85. Keirse, M. J. N. C.: An evaluation of formal risk scoring for preterm birth. Amer. J. Perinat. 6 (1989) 226–233.
86. Keirse, M. J. N. C.: Progesterone administration in pregnancy may prevent preterm delivery. Brit. J. Obstet. Gynaec. 97 (1990) 149–154.
87. Keirse, M. J. N. C., A. Grant, J. F. King: Preterm Labour: Effective Care in Pregnancy and Childbirth, pp. 694–745. Oxford Univ. Press, New York 1989.
88. Keirse, M. J. N. C., H. H. H. Kanhai: An obstetrical viewpoint on preterm birth with particular reference to perinatal morbidity and mortality. In: Huisjes, H. J. (ed.): Aspects of Perinatal Morbidity, pp. 1–35. Univ. Boekhandel Nederland, Groningen 1981.
89. King, J. F., A. Grant, M. J. N. C. Keirse: Beta-mimetics in preterm labour: an overview of the randomized control trials. Brit. J. Obstet. Gynaec. 95 (1988) 211–222.
90. Kirschbaum, T.: Antibiotics in the treatment of preterm labor. Amer. J. Obstet. Gynec. 168 (1993) 1239–1246.
91. Koller, S.: Risikofaktoren der Schwangerschaft, S. 197–218. Springer, Berlin – Heidelberg – New York 1983.
92. Korenbrot, C. C., L. H. Aalto, R. K. Laros: The cost effectiveness of stopping preterm labor with beta-adrenergic treatment. New Engl. J. Med. 310 (1984) 691–696.
93. Kovacs, L., B. G. Molnar, E. Huhn, L. Bodis: Magnesiumsubstitution in der Schwangerschaft: eine prospektive, randomisierte Doppelblindstudie. Geburtsh. u. Frauenheilk. 48 (1988) 595–600.
94. Lamont, R. F., P. D. Dunlop, M. L. Crowley, M. I. Levena, M. G. Elder: Comparative mortality of infants transferred in utero or post-neonatally. J. perinat. Med. 11 (1983) 200–203.
95. Lazar, P., B. Servent, J. Dreyfus: Comparison of two successful policies of cervical cerclage for the prevention preterm birth. Europ. J. Obstet. Gynec. 9 (1979) 307–311.
96. Lee, K. S., N. Paneth, L. M. Gartner, M. A. Pearlman, L. Gruss: Neonatal mortality: an analysis of the recent improvement in the United States. Amer. J. publ. Hlth 70 (1980) 15–21.
96a. Lees, C., S. Campbell, E. Jauniaux et al.: Arrest of preterm labour and prolongation of gestation with glyceryl trinitrate, a nitric oxide donor. Lancet 343 (1994) 1325–1326.
97. Lettieri, L., A. M. Vintzileos, J. F. Rodis, S. M. Albini, C. M. Salafia: Does idiopathic preterm labor resulting in preterm labor birth exist? Amer. J. Obstet. Gynec. 168 (1993) 1480–1485.
98. Leveno, K. J., F. G. Cuninngham: Beta-adrenergic agents for preterm labor. New Engl. J. Med. 327 (1992) 349–351.
99. Liggins, G. C., R. N. Howie: A controlled trial of antepartum glucocorticoid treatment for prevention of the respiratory distress syndrom in premature infants. Pediatrics 50 (1972) 515–525.
100. Lin, C. C., B. W. Pielet, E. Poon, G. Sun: Effect of magnesium sulfate on fetal heart rate variability in preeclamptic patients during labor. Amer. J. Perinat. 208 (1988) 213.
101. Lipsitz, P. J.: The clinical and biochemical effects of magnesium in the newborn. Pediatrics 47 (1971) 501–509.
102. Lockwood, C. J.: Recent advances in elucidating the parthogenesis of the preterm delivery, the detection of patients at risk, and preventive therapies. Curr. Opin. Obstet. Gynec. 6 (1994) 7–18.
103. Lockwood, C. J., A. E. Senyei, R. Dische et al.: Fetal fibronectin and vaginal secretions as a predictor of preterm delivery. New Engl. J. Med. 325 (1991) 669–674.
104. Lou, H. C., M. Nordentoft, F. Jensen, O. Pryds, J. Nim, R. Hemmingsen: Psychosocial stress and severe prematurity. Lancet 340 (1992) 54.
105. Ludmire, J., J. Alvarez: Increased plasma and amniotic fluid levels of lipid peroxidation products in woman with preterm labour. 40th Annual meeting (1993) SGI P81:223 (Abstr.).
106. Luke, B.: Nutrition an prematurity. In: Witter, F. R., L. G. Keith (eds.): Textbook of Prematurity, pp. 25–39. Little, Brown & Co., Boston–Toronto–London 1993.
107. MacArthur, B. A., R. N. Howie, J. A. Dezoete, J. Elkins: School progress and cognitive development of 6-year-old children whose mothers were treated antenatally with betamethasone. Pediatrics 70 (1982) 99–105.
108. MacLennan, A. H., R. C. Green, R. O'Shea, C. Brooks, D. Morris: Routine hospital admission in twin pregnancy between 26 and 30 weeks'gestation. Lancet 335 (1990) 267–269.
109. Maher, J. E., S. P. Cliver, R. L. Goldenberg, O. Davis, R. L. Copper and The March of Dimes Multicenter Study Group: The effect opf corticosteroid therapy in very preterm infant. Amer. J. Obstet. Gynec. 170 (1994) 869–873.
110. Maly, Z., J. Deutinger: Verminderung der Cerclage-Frequenz bei Mehrlingsschwangerschaften durch vaginosonographisches Monitoring. Z. Geburtsh. Perinat. 197 (1993) 162–164.
111. Mandach, U. von, R. Huch, A. Huch: Orale Magnesiumgabe in der Schwangerschaft: eine Multicenterstudie. Semin. Frauenarzt 4 (1995) 42–45.
112. Mari, G., B. Kirshon, K. J. Moise, W. Lee, D. B. Cotten: Doppler assessment of the fetal and utero placental circulation during nifedipine therapy for preterm labor. Amer. J. Gynec. 161 (1989) 1514–1518.
113. Mayo, F. R., I. Gross: Combined hormonal therapy for the prevention of respiratory distress syndrome and its consequences. Semin. Perinat. 17 (1993) 267–274.
114. McCoshen, J. A., D. R. Hoffman, J. V. Kredentser, C. Araneda, J. M. Johnston: The role of fetal membranes in regulating production, transport, and metabolism of prostaglandin E_2 during labor. Amer. J. Obstet. Gynec. 163 (1990) 1632–1640.
115. McLean, M., W. A. Walter, R. Smith: Prediction and early diagnosis of preterm labour: a critial review. Obstet. Gynec. Surv. 48 (1993) 209–225.
116. Mehara, K., N. Kanayama, A. Nakayima et al.: New method for preventing premature delivery: a therapy by urinary trypsin inhibitor suppository. 2nd World Congress of Perinatal Medicine, Rome. Abstr. 67, p. 277. Editrice, Milano 1993.
117. Melin, P., J. Trojnar, B. Johansson, H. Vildhardt, M. Åkerlund: Synthetic antagonists of the myometrial response to vasopressin and oxytocin. J. Endocr. 11 (1986) 125–131.
118. Meyer, W. R., H. W. Randall, W. L. Graves: Nifedipine versus ritodrine for suppressing preterm labor. J. reprod Med. 35 (1990) 649–653.
119. Michaels, W. H., C. Montgomery, J. Karo, J. Temple, J. Ager, J. Olson: Ultrasound differentiation of the competent from the incompetent cervix: prevention of preterm delivery. Amer. J. Obstet. Gynec. 154 (1986) 537–546.
120. Miller, J. M., M. W. Keane, E. O. Horger: A comparison of magnesium sulfate and terbutaline for the arrest of premature labor: a preliminary report. J. reprod. Med. 27 (1982) 348–351.
121. Moise, K. J.: The effect of advancing gestational age on the frequency of fetal ductal constriction secondary to maternal indomethacin use. Amer. J. Obstet. Gynec. 168 (1993) 1350–1353.
122. Moise, K. J., J. C. Huta, D. S. Sharif, C. N. Qu, B. Kishon,

N. Wasserstrum: Indomethacin in the treatment of premature labor: effects on the fetal ductus arteriosus. New Engl. J. Med. 319 (1988) 327–331.
123. Morales, W. J., S. G. Smith, J. L. Angel, W. F. O'Brien, R. A. Knuppel: Efficacy and safety of indomethacin versus ritodrine in the managements of preterm labor: a randomized study. Obstet. and Gynec. 169 (1989) 97–102.
124. Morrison, J. C.: Strategies in preventing preterm birth: evaluation of alternatives. J. mat. fet. Invest. 1 (1991) 62–72.
125. Mueller–Heubach, E., D. K. Reddick, B. Barnett, R. Bente: Preterm birth prevention: evaluation of a prospective controlled randomized trial. Amer. J. Obstet. Gynec. 160 (1989) 1172–1178.
126. National Institutes of Health Consensus Developments Conference Statements: Effect of corticosteroids for fetal maturation on perinatal outcomes. Amer. J. Obstet. Gynec. 173 (1995) 246–252.
127. Nelon, K. B., J. K. Grether: Can magnesium sulfate reduce the risk of cerebral palsy in very low birthweight infants? Pediatrics 95 (1995) 263–269.
128. Nesbitt, R. E. L, R. H. Aubry: High risk obstetrics. II. Value of semiobjective grading system in identifying the vulnerable groups. Amer. J. Obstet. Gynec. 103 (1969) 972–985.
129. Newman, R. B., R. K. Godsey, J. M. Ellings, B. A. Campbell, D. P. Eller, M. C. Miller III: Quantification of cervical change: relationship to preterm delivery in multifetal gestation. Amer. J. Obstet. Gynec. 165 (1991) 264–271.
130. Niebyl, J. R., D. A. Blake, R. D. White et al.: The inhibition of premature labor with indomethacin. Amer. J. Obstet. Gynec. 136 (1980) 1014–1019.
131. Novy, M. J., G. C. Liggins: Role of prostaglandine, prostacyclin and thromboxanes in the physiologic control of the uterus and in parturition. Semin. Perinat. 4 (1980) 45–66.
132. Papiernik, E.: Le coefficient de risque d'accouchement premature. Presse med. 77 (1969) 793–794.
133. Papiernik, E.: Proposals for a programmed prevention policy of preterm birth. Clin. Obstet. Gynec. 27 (1984) 614–635.
134. Papiernik, E.: Prevention of preterm labour and delivery. Baillière's Clin. Obstet. Gynec. 7 (1993) 499–521.
135. Papiernik, E., J. Bouyer, J. Dreyfus et al.: Prevention of preterm births: a perinatal study in Hagenau, France. Pediatrics 76 (1985) 154–158.
136. Papiernik, E., M. Kaminski: Multifactorial study of the risk of prematurity at 32 weeks of gestation. I. A study of frequency of 30 predictive characteristics. J. perinat. Med. 2 (1974) 30–36.
137. Pasetto, N., E. Piccione, C. Ticcioni, L. Lenti, A. Zicari: Leukotrienes in human umbilical plasma at birth. Brit. J. Obstet. Gynaec. 96 (1989) 88–91.
138. Perry, I. J., D. G. Beevers, P. H. Whincup, D. Bareford: Predictors of ratio of placental weight to fetal weight in a multiethnic community. Brit. med. J. 310 (1995) 436–439.
139. Petrie, R. H.: Preterm parturition: tocolysis using magnesium sulfate. Semin. Perinat. 5 (1981) 266–273.
140. Piper, P. J.: Formation and actions of leukotrienes. Physiol. Rev. 64 (1984) 744–761.
141. Pollard, J. K., D. Thai, M. D. Mitchell: Mechanism(s) of cytokine stimulation of prostaglandine biosynthesis in human decidua. 40th Annual Meeting, SGI P80 (1993) 220.
142. Pruett, P. M., B. Kirshon, D. B. Cotton, K. Adam, K. J. Doody: The effects of magnesium sulfate therapy on Apgar scores. Amer. J. Obstet. Gynec. 159 (1989) 1047–1048.
143. Quatero, H. W. P., C. H. Fry: Placental corticotropin-releasing factor may modulate parturition. Placenta 10 (1989) 439–443.
144. Ragosch, V., H. Weitzel: Derzeitiger Stand der Lungenreifeinduktion zur Vermeidung eines neonatalen Atemnotsyndroms. Gynäkologe 28 (1995) 203–210.
145. Read, M. D., D. E. Wellby: The use of a calcium antagonist (nifedipine) to suppress preterm labor. Brit. J. Obstet. Gynaec. 93 (1986) 933–937.
146. Repke, J. T., J. R. Niebyl: Role of prostaglandin synthetase inhibitors in the treatment of preterm labor. Semin. reprod. Endocr. 3 (1985) 259.
147. Roberts, W. E., K. G. Perry, R. W. Neff III, J. F. Washburne, J. C. Morrison: The irritable uterus: a risk factor for preterm birth. Amer. J. Obstet. Gynec. 172 (1995) 138–142.
148. Romaguera, J., G. Reyes, A. Caiseda, R. C. Wallach, K. Adamsons: Acceleration of fetal maturation with intra-amniotic thyroxine in the presence of maternal malignancy. Acta obstet. gynaec. scand. 69 (1990) 229–234.
149. Romero, R., M. Emamian, M. Wan, C. Grzybowski, J. C. Hobbins, M. D. Mitchell: Increased concentrations of arachidonic acid lipoxygenase metabolites in amniotic fluid during parturition. Obstet. and Gynec. 70 (1987) 849–851.
150. Romero, R. M. Mazor: Infection and preterm labour. Clin. Obstet. Gynec. 31 (1988) 545–584.
151. Romero, R., W. Sepulveda, P. Baumann et al.: The preterm labor syndrome: biochemical, cytologic, immunologic, microbiologic, and clinical evidence that preterm labor is a heterogeneous disease (Abstr.). Amer. J. Obstet. Gynec. 168 (1993) 288.
152. Romero, R., W. Sepulveda, M. Mazor et al.: The natural interleukin-1-receptor antagonist in term and preterm parturition. Amer. J. Obstet. Gynec. 167 (1992) 863–872.
153. Romero, R., M. Sirtori, E. Oyarzun et al.: Infection and Labor. V. Prevalence, microbiology and clinical significance of intraamniotic infection in women with preterm labor and intact membranes. Amer. J. Obstet. Gynec. 161 (1989) 817–824.
154. Romero, R., Y. K. Wu, M. Mazor, J. C. Hobbins, M. D. Mitchell: Increased amniotic fluid leukotriene C4 concentration in term human parturition. Amer. J. Obstet. Gynec. 159 (1988) 655–657.
155. Rominger, K. L.: Zur Pharmakokinetik von Partusisten. In: Jung, H., E. Friedrich (Hrsg.): Fenoterol (Partusisten) bei der Behandlung in der Geburtshilfe und Perinatologie, S. 15–20. Thieme, Stuttgart – New York 1978.
156. Roth, B.: Kurz- und Langzeitwirkungen der Tokolyse auf das Neugeborene. In: Wolff, F. (Hrsg.): Standortbestimmung der Tokolysebehandlung, S. 67–78. Steinkopff, Darmstadt 1994.
157. Rush, R. W., M. J. N. C. Keirse, P. Howat, J. D. Baum, A. B. M. Anderson, A. C. Turnbull: Contribution of the preterm delivery to perinatal mortality. Brit. med. J. II (1976) 965–968.
158. Rust, O. A., J. C. Morrison: Surveillance for onset of preterm labor and prophylactic therapy. In: Witter, F. R., L. G. Keith (eds.): Textbook of Prematurity, pp. 47–63. Little, Brown & Co., Boston–Toronto–London 1993.
159. Saling, E.: Prämaturitäts-Dysmaturitäts-Präventionsprogramm. Z. Geburtsh. Perinat. 176 (1972) 70–81.
160. Saunders, M. C., J. S. Dick, I. M. Brown, K. McPherson, I. Chalmers: The effect of hospital admission for bed rest on the duration of twin pregnancy: a randomised trial. Lancet II (1985) 793–795.
161. Schmidt, P. L., M. F. Sims, H. T. Strassner, R. H. Paul, E. Müller, D. McCart: Effect of antepartum glucocorticoid administration on the prevention of respiratory distress syndrome in twin pregnancies. Amer. J. Obstet. Gynec. 148 (1984) 178–186.
162. Schneider, H.: Pharmacological intervention in preterm labour. In: Keirse, M. J. N. C. (ed.): New perspectives for the effective treatment of preterm labour: an international consensus. Res. clin. Forums 16 (1994) 59–83.
163. Schneider, H., E. Berger-Menz, W. Hänggi: Besonderheiten der Geburtsleitung bei der kleinen Frühgeburt. Arch. Gynec. 257 (1995) 462–471.
164. Schneider, H., C. König: Vorsorgeuntersuchung bei Risi-

koschwangerschaften. Schweiz. med. Wschr. 120 (1990) 247–254.
165. Schneider, H., A. Naiem, A. Malek, W. Hänggi: Aetiologische Klassifizierung der Frühgeburt und ihre Bedeutung für die Prävention. Geburtsh. u. Frauenheilk. 54 (1994) 12–19.
166. Sibai, B. M., M. A. Villar, E. Bray: Magnesium supplementation during pregnancy: a double-blind randomized controlled clinical trial. Amer. J. Obstet. Gynec. 161 (1989) 115–119.
167. Smolders-de Haas, H., J. Neuvel, B. Schmand, P. E. Treffers, J. G. Koppe, J. Hoeks: Physical development and medical history of children who were treated antenatally with corticosteroids to prevent respiratory distress syndrome: a 10–12-year follow-up. Pediatrics 86 (1990) 65–70.
168. Sodha, R. J., H. Schneider: Transplacental transfer of beta-adrenergic drugs studied by an in-vitro perfusion method of an isolated human placental lobule. Amer. J. Obstet. Gynec. 147 (1983) 303–310.
169. Sorensen, T. K., T. R. Easterling, K. L. Carsson, D. A. Brateng, T. J. Benedetti: The maternal hemodynamic effect of indomethacin in normal pregnancy. Obstet. and Gynec. 79 (1992) 661–663.
170. Spätling, L.: Orale Magnesium-Zusatztherapie bei vorzeitiger Wehentätigkeit. Geburtsh. u. Frauenheilk. 41 (1981) 101–102.
171. Spätling, L.: Die Frühgeburt vor der 34. Schwangerschaftswoche: Häufigkeit, Ursachen und Früherkennung. Gynäkologe 20 (1987) 4–13.
172. Spätling, L., F. Fallenstein, H. Schneider, J. Dancis: Bolus tocolysis: treatment of preterm labor with pulsatile administration of beta-adrenergic agonists. Amer. J. Obstet. Gynec. 160 (1989) 713–717.
173. Spätling, L., P. A. Kunz, R. Huch, A. Huch: Magnesium and calcium excretion during pregnancy. Mag. Bull. 6 (1984) 91–93.
174. Spätling, L., G. Spätling: Magnesium supplementation during pregnancy: a double blind study. Brit. J. Obstet. Gynaec. 95 (1988) 120–125.
175. Steer, C. M., R. H. Petrie: A comparision of magnesium sulfate and alcohol for the prevention of premature labor. Amer. J. Obstet. Gynec. 129 (1977) 1–4.
176. Stubblefield, P. G.: Pulmonary edema occuring after therapy with dexamethasone and terbutaline for premature labor: a case report. Amer. J. Obstet. Gynec. 155 (1978) 829–834.
177. Stubbs, T. M., J. P. van Dorsten, M. C. Miller III: The preterm cervix and preterm labor: relative risks, predictive values, and change over time. Amer. J. Obstet. Gynec. 155 (1986) 829–834.
178. Teichmann, A. T.: Vorkommen und psychosoziale Bedingungen der vorzeitigen Wehentätigkeit. Gynäkologe 20 (1987) 14–19.
179. Terasci, M., H. Rubin: Evidence that intracellular magnesium is present in cells at regular concentration for protein synthesis. Proc. nat. Acad. Sci. (Wash.) 82 (1985) 7324–7326.
180. Traeger, A., H. Noschel, J. Zaumseil: The pharmacokinetic of indomethacin in pregnant and parturient women and their newborn infants. Zbl. Gynäk. 95 (1973) 635–641.
181. Träuble, H., H. Eibl: Electrostatic effects on lipid-phase transitions: membrane structure and ionic environment. Proc. nat. Acad. Sci. (Wash.) 71 (1974) 214–219.
182. Vejver, J. B. van den, K. J. Moise: Prostaglandin synthetase inhibitors in pregnancy. Obstet. Gynec. Surv. 48 (1993) 493–502.
183. Villar, J., U. Farnit, F. Barros, C. Victora, A. Langer, J. M. Belizan: A randomized trial of psychological support during high-risk pregnancies. New Engl. J. Med. 327 (1992) 1266–1271
184. Wilkins, I. A., L. Lynch, K. E. Mehalek, G. S. Berkowitz, R. L. Berkowitz: Efficacy and side effects of magnesium sulfate and ritodrine as tocolytic agents. Amer. J. Obstet. Gynec. 159 (1988) 685–689.
185. Zahn, V.: Physiologie der Uteruskontraktionen. Z. Geburtsh. Perinat. 182 (1978) 263–268.
186. Ziegler, A.: Wirksamkeit von Nitratpflastern bei vorzeitiger Wehentätigkeit. gynäk. prax. 20 (1996) 25–26.

20 Prophylaxe und Therapie der Zervixinsuffizienz

R. Stuth, D. Berg

Inhalt

1	Einleitung	222	7	Zur Notfall-Cerclage	226
2	Definition und Häufigkeit	222	8	Technik der Cerclage	227
			8.1	Allgemeines	227
3	Korrelation zwischen Frühgeburt und Zervixinsuffizienz	222	8.2	Operationsmethoden	227
			8.2.1	Cerclage nach Shirodkar	228
			8.2.2	Cerclage nach McDonald	228
4	Diagnose	223	8.2.3	Totaler Muttermundsverschluß nach Wurm-Hefner	228
5	Wirksamkeit der Cerclage	224			
5.1	Retrospektive Untersuchungen	224	8.2.4	Totaler Muttermundsverschluß nach Szendi und Saling	228
5.2	Epidemiologische Untersuchungen	225			
5.3	Prospektiv-randomisierte Untersuchungen	226	8.2.5	Notfall-Cerclage	228
			9	Komplikationen der Cerclage	229
6	Indikationen und Kontraindikationen zur Cerclage	226	10	Zusammenfassung	230

1 Einleitung

Bei der Frühgeburt handelt es sich um ein multifaktorielles Krankheitsbild, das sozialdemographische Faktoren und maternale und fetale Ursachen mit primärem Kausalitätsbezug beinhaltet [39]. Das Resultat dieser psychischen und organischen Störungen unterschiedlicher Genese äußert sich durch eine vorzeitige Wehentätigkeit und/oder eine vorzeitige Eröffnung des Muttermunds. Therapeutische Ansätze sind daher symptombezogen und konzentrieren sich solange auf Wehenhemmung und Muttermundverschluß, wie es eine unikausale Therapie nicht gibt.

2 Definition und Häufigkeit

Bereits 1658 wiesen Cole und Culpepper in ihrem Buch „Practice of Physicks" auf die Zervixinsuffizienz als Kausalitätsfaktor für Aborte und Frühgeburten hin. In einer Ausgabe des Lancet aus dem Jahre 1865 erwähnte Gream erstmalig den Begriff „cervical incompetence". Weitere Arbeiten mit ersten Hinweisen auf eine Behandlungsmöglichkeit wurden 1948 von Palmer und Lancomme [56a], 1950 von Lash und Lash [43], 1955 von Shirodkar [70] und 1957 von McDonald [51] publiziert.

Definition: Unter Zervixinsuffizienz versteht man eine schmerzfreie, ohne subjektive Wehentätigkeit auftretende, unbemerkte Zervixverkürzung mit gleichzeitiger Muttermundserweichung und Muttermundseröffnung, die bei Nicht- bzw. Zuspäterkennung zu einem Spätabort bzw. zu einer Frühgeburt führen kann. Dieser „harten" Definition steht die in der täglichen Praxis häufigere „weiche" gegenüber, bei der man auch dann von einer Zervixinsuffizienz spricht, wenn die Zervix nur mäßig verkürzt bzw. erweicht und der äußere Muttermund nur leicht eröffnet ist, wobei in diesem Fall die Inzidenz einer vorzeitigen Schwangerschaftsbeendigung verständlicherweise wesentlich geringer ist. Zwischen diesen Definitionen liegt eine große Spannbreite an Interpretationsmöglichkeiten, da die der Zervixinsuffizienz zugrundeliegenden Parameter wie Zervixlänge, Zervixkonsistenz, Lokalisation der Zervix im Becken und Weite des inneren und äußeren Muttermunds subjektiven Erfahrungen und Untersuchungskriteren unterliegen.

Die *Häufigkeit* der Zervixinsuffizienz wird in der Literatur mit 0,02 bis 0,7 % aller Schwangerschaften beschrieben [33, 47]. In der Bayerischen Perinatalerhebung werden für 1995 2,3 % angegeben; diese Zahl ist deshalb mit Vorsicht zu interpretieren, weil die Diagnose „isthmozervikale Insuffizienz" erfolgt, wenn eine Cerclage notwendig erschien, aus welchen Gründen auch immer.

3 Korrelation zwischen Frühgeburt und Zervixinsuffizienz

Die Zervixinsuffizienz ist nur eine der vielen möglichen Ursachen für Spätabort und Frühgeburt. Sie wird in ihrer Bedeutung für die vorzeitige Beendigung einer Schwangerschaft im allgemeinen überschätzt. Auch wenn jede Geburt bzw. Frühgeburt mit einer Zervixeröffnung einhergeht, so muß nicht unbedingt jede Zervixeröffnung mit einem Geburtsbeginn kausal in Verbindung gebracht werden. In der Literatur sind nur Wood et al. [81] und Papiernik et al. [57] der Meinung, daß eine ohne Wehentätigkeit verlaufende Zervixdilatation mit höherer Wahrscheinlichkeit zu einer Frühgeburt führe.

Andere Autoren [24, 68] berichten von Zervixdilatationen bis zu 3 cm in respektablen Prozentsätzen, ohne daß es mit einer höheren Frequenz als erwartet zu einer Frühgeburt gekommen wäre. Auch nach Bayer et al. [7] gibt es keine anerkannten Verteilungskurven, nach denen man erhobene Portiobefunde und ihre Vorhersagekraft für eine drohende Frühgeburt bewerten könnte. Auf der anderen Seite konnte Michaels et al. [52] zeigen, daß die Frühgeburtenrate in einem Kollektiv mit nachgewiesener Zervixinsuffizienz, die unbehandelt blieb, deutlich erhöht war.

Der Nachweis einer kausalen Beziehung zwischen einer nachgewiesenen Zervixinsuffizienz und einem Spätabort bzw. einer Frühgeburt bleibt im Einzelfall umstritten.

Zervixreifung und vorzeitige Wehentätigkeit werden oft von übergeordneten, im wesentlichen unbekannten Faktoren induziert [25, 76, 77]. So ist bekannt, daß *aszendierende Infektionen* (insbesondere durch Chlamydien und beta-hämolysierende Streptokokken) durch die freigesetzte Phospholipase A_2 Prostaglandine E_2 und $F_{2\alpha}$ freisetzen, die ihrerseits Wehen auslösen können [2, 40] (siehe auch Kap. 17).

Durch zusätzliche Strukturveränderungen beta-adrenerger Rezeptoren, die mit einer Verminderung der Bindungskapazität der Katecholamine und mit einer daraus resultierenden Abschwächung des relaxierenden Effektes von Adrenalin bzw. seinen Derivaten auf das Myometrium einhergeht, kommt es zu einer Öffnung des inneren Muttermunds, eventuell mit Prolaps der Fruchtblase, wodurch aufsteigende Infektionen mit der Gefahr einer Amnioninfektion und eines vorzeitigen Blasensprungs begünstigt werden [59, 62].

Die Bedeutung von Infektionen als auslösende Ursache von Aborten und Frühgeburten ist gesichert [60], eine echte primäre isthmozervikale Insuffizienz dagegen selten. Muttermundserweichung und -eröffnung sind häufig die Folgen und nicht die Ursachen von Frühgeburtsbestrebungen.

4 Diagnose

Wenn auch die Bedeutung der Zervixinsuffizienz für das Zustandekommen einer Frühgeburt nicht sehr groß sein dürfte, so ist es doch naheliegend, die Zervix als Erfolgsorgan von Frühgeburtsbestrebungen exakt beschreiben zu wollen.

Bei der *palpatorischen Befunderhebung* der Zervix, die in regelmäßigen Abständen im Rahmen der Schwangerschaftsvorsorge durchgeführt wird, sollte ihre Länge, die Konsistenz, ihre Stellung in der Führungslinie sowie die Muttermundsweite und der Stand der Leitstelle beurteilt werden. Bishop versuchte als einer der ersten, den Zervixbefund mittels eines Pelvic-Scores [13] zu objektivieren (Tab. 20-1). Die Aussagekraft des sog. *Bishop-Scores* wird dadurch limitiert, daß die untersuchten Parameter einer äußerst subjektiven Bewertung unterliegen.

Versuche, die Zervixinsuffizienz außerhalb der Schwangerschaft radiologisch mittels der *Zervikohysterographie* [4, 16, 17, 61] nachzuweisen, fanden keine Verbreitung. Andere Autoren versuchten die Durchlässigkeit oder den Widerstand der Zervix durch einen intrazervikalen Ballon [11] oder durch graduierte Dilatatoren [3] zu messen. Diese Untersuchungsmethoden müssen als historisch angesehen werden. Der Aufwand dieser invasiven Verfahren steht in keinem Verhältnis zu ihrer Aussagekraft.

In neuerer Zeit hat die nichtinvasive *Ultrasonographie* einen erheblichen Stellenwert als diagnostisches Kriterium zur Beurteilung des Zervixzustands eingenommen [15, 23, 66, 78]. Neben der transabdominalen Zervixmessung, bei der eine volle Harnblase notwendig ist, stellt insbesondere die Vaginalsonographie [9] eine wesentliche Bereicherung der Zervixdiagnostik dar. Man bestimmt die Distanz vom inneren zum äußeren Muttermund (Zervixlänge), die Zervixbreite und die Weite des Zervikalkanals. Typisch für eine isthmozervikale Insuffizienz ist die trichterförmige Erweiterung des unteren Uterinsegments und des inneren Muttermunds (Abb. 20-1).

Die in der Literatur angegebenen *Meßwerte* sind nicht ganz einheitlich [15, 20, 74, 75, 79, 84], stimmen aber hinsichtlich der als verdächtig anzusehenden Grenz-

Tabelle 20-1 Pelvic-Score nach Bishop [13]

Befund/Score	0	1	2	3
Portiolänge	2 cm	1 cm	0,5 cm	verstrichen
Konsistenz der Portio	derb	mittel	weich	weich
Zervixstand	hinten	mittel	zentriert	zentriert
Zervixeröffnung	geschlossen	1–2 cm	3–4 cm	5–6 cm
Höhenstand des vorangehenden Teils	obere Schoßfugenrandebene	untere Schoßfugenrandebene	Interspinalebene	Beckenboden

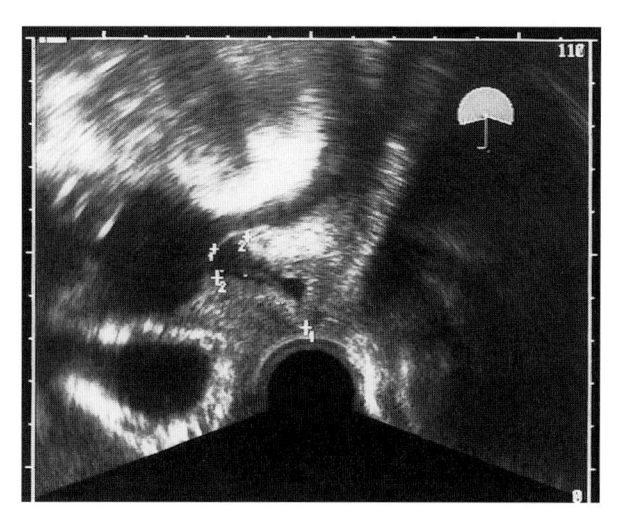

Abb. 20-1 Transvaginale sonographische Darstellung einer isthmozervikalen Insuffizienz mit Trichterbildung im Bereich des inneren Muttermunds. Zervixlänge (D1) = 28,7 mm, Weite des inneren Muttermunds (D2) 11,7 mm.

oberhalb des Vaginalgewölbes liegt und somit nicht zu tasten ist.

Nach Varma et al. [79] gelten sonographisch als insuffizienzverdächtig:

— eine Zervixlänge kleiner als 1,5 cm
— eine Zervixbreite größer als 3 cm
— ein erweiterter Zervikalkanal von mehr als 8 mm (in der 14.–16. Schwangerschaftswoche)
— eine Dilatation der Fruchtblase in den Zervikalkanal, insbesondere mit fetalen Anteilen (im II. Schwangerschaftsdrittel)

Die *Weite des Zervikalkanals* ist von größter Aussagekraft. Eine kurze Zervix wird in ihrer pathognomonischen Wertigkeit durch einen engen Zervikalkanal kompensiert. Die Breite der Zervix ist dann nicht von prognostischer Bedeutung und nicht assoziiert mit Spätaborten bzw. Frühgeburten, wenn die Zervix länger als 1,5 cm und der Zervikalkanal enger als 8 mm ist.

Die Zervixsonographie ist aus Gründen des Aufwands und der Kosten *kein Screening-Verfahren*. Sie ist eine indikationsbedürftige Maßnahme, die in Verdachtsfällen den Nachweis oder den Ausschluß der Zervixinsuffizienz erleichtert. Die Untersuchung muß durch die palpatorische Beurteilung der Zervixkonsistenz ergänzt werden, die bisher ultrasonographisch noch nicht befriedigend möglich ist.

werte recht gut überein. Als normal gelten mehr als 3 cm für die Zervixlänge, weniger als 3 cm für die Zervixbreite und weniger als 8 mm für die Weite des Zervikalkanals in Höhe des inneren Muttermunds. Insgesamt ist die Zervix sonographisch deutlich länger als sie palpatorisch empfunden wird, weil sie zur Hälfte

5 Wirksamkeit der Cerclage

In einer normalen Schwangerschaft erfüllt die Cervix uteri die Aufgaben eines Sphinkters. Verschiedene Zustände können die verschließende Funktion der Zervix beeinträchtigen, wie z.B. eine kongenitale oder traumatisch bedingte Schwäche der Zervix oder abnorme physiologische Belastung bei einer Mehrlingsschwangerschaft. Bei diesen Gegebenheiten bzw. unter diesem Verdacht wird versucht, eine sog. Inkompetenz der Zervix durch eine Cerclage zu kompensieren.

Angesichts der Bedeutung des Frühgeburtenproblems überrascht es, daß in der riesigen, aber unübersichtlichen Literatur, die sich mit dieser Frage auseinandersetzt, ein schlüssiger Beweis für oder gegen die Effektivität der Cerclage fehlt. Zahlreiche retrospektive, epidemiologische und prospektiv-randomisierte Studien haben sich mit dieser Problematik beschäftigt.

5.1 Retrospektive Untersuchungen

Bei retrospektiven Untersuchungen wurden die vorhergehenden Schwangerschaften vor der Cerclage summarisch mit denen nach der Cerclage verglichen, wobei fast immer „Erfolge" nachgewiesen wurden. Dieser Vergleich basiert auf der Annahme, daß zwischen einzelnen Schwangerschaftsausgängen ein und derselben Patientin ein Zusammenhang bestünde. Wenn auch diese Hypothese der Abhängigkeit nicht ganz unwahrscheinlich ist, so ist das Verhältnis von Abhängigkeit und Zufall doch unbekannt.

Die auf reiner Empirie gegründeten Erwartungen (Tab. 20-2) ließen sich in kontrollierten, prospektiven Untersuchungen (Tab. 20-3) nicht bestätigen. Studien aus Norwegen und Aberdeen [5, 19] ist zu entnehmen, daß die Wahrscheinlichkeit, nach einer Frühgeburt die nächste Schwangerschaft bis zum Entbindungstermin

Tabelle 20-2 Retrospektive, unkontrollierte Studien über die Effizienz der Cerclage

Autor [Lit.]	Patientinnen	perinatales Überleben (%) vor Cerclage	perinatales Überleben (%) nach Cerclage
Toaff [73]	410	38	89
Lipshitz [46]	71	29	85
Seppälä und Vara [69]	125		83
Lauerson und Fuchs [42]	143		83
Gans et al. [26]	250	13	82
Kuhn und Pepperell [41]	242	28	81
Harger [34]	251	23	81
Cardwell [18]	145	31	81
Barter et al. [6]	110	11	76
Mann [49]	90		75
Hofmeister et al. [35]	72	25	63

Tabelle 20-3 Kontrollierte Studien über die Effizienz der Cerclage

Autor	Patientinnen	perinatales Überleben (%) vor Cerclage	perinatales Überleben (%) nach Cerclage
Dor et al. [21]	50	72	76
Rush et al. [64]	194	91	91
Lazar et al. [44]	506	99	99
MRC/RCOG [54]	905	92	88

auszutragen, bei ca. 85 % liegt. Nach zwei Frühgeburten sinkt sie auf 70 %. Nach einer anderen Studie [71] können 71 % der Frauen mit drei vorausgegangenen Schwangerschaftsverlusten ein normales Kind am Termin erwarten, wenn Karyotyp und Hysterogramm normal sind. Frauen mit zwei oder mehr Aborten im I. Trimenon haben überhaupt kein erhöhtes Frühgeburtsrisiko [38, 63].

Aus diesem Grunde ist es nicht möglich, sichere Erwartungswerte für den Ausgang der jetzigen Schwangerschaft ohne Cerclage abzuschätzen, und man kann deshalb auch nicht mittels statistischer Tests nachweisen, daß die Zervixverschlußoperation die Schwangerschaftsdauer zusätzlich gegenüber der Erwartung verlängert hätte. Es ist mathematisch nicht zulässig, einfach die geburtshilfliche Vorgeschichte ohne Cerclage rechnerisch mit der jetzigen Schwangerschaft mit Cerclage zu vergleichen und daraus Prozentsätze für den Erfolg zu ermitteln. Derartige retrospektive Untersuchungen haben keine Beweiskraft für oder gegen die Cerclage.

5.2 Epidemiologische Untersuchungen

Auf Daten der Bayerischen Perinatalerhebung (BPE) gestützte epidemiologische Untersuchungen beruhen auf einem großen Zahlenmaterial, die Beurteilung wird jedoch durch die ungleichmäßige Datenqualität (wie z.B. Schwangerschaftsanamnese, Definition der isthmozervikalen Insuffizienz) und durch die retrospektive und heterogene Erhebung beeinträchtigt. Trotzdem ist zu erwarten, daß sich auswahlbedingte Mängel durch die große Fallzahl untersuchter Cerclagen zum großen Teil kompensieren lassen.

Die Auswertung von 25 000 Cerclagen anhand des Materials der BPE [10, 30, 31, 32] führte zu den folgenden Erkenntnissen:

– Das Cerclage-Kollektiv ist mit anamnestischen Risikofaktoren, wie z.B. erhöhter Frühgeburtenrate, vorzeitigem Blasensprung, perinatalen Infektionen und Sectioentbindungen, belastet.
– Die Cerclage führt bei anamnestischen Risiken (z.B. Zustand nach Frühgeburt, Zustand nach Abort) nicht zu einer Senkung der Frühgeburtenrate.
– Eine „prophylaktische" Indikation zur Cerclage ist abzulehnen.
– Auch bei Mehrlingsschwangerschaften und Blutungen in der Schwangerschaft führte die Cerclage nicht zu einer Tragzeitverlängerung.
– Die einzige Indikation zur Cerclage ist die isthmozervikale Insuffizienz. Bei Fällen von isthmozervikaler Zervixinsuffizienz ist die Frühgeburtenrate niedriger als im Kollektiv ohne Cerclage.
– Die Komplikationsrate der Cerclage ist gering.

Diese Auswertung hat dazu beigetragen, die ehemals großzügige Indikation zur Zervixverschlußoperation, die in Cerclage-Frequenzen von bis zu 25 % gipfelte, zu verlassen, ohne daß ein Einfluß auf die Frühgeburtenrate zu verzeichnen war (Abb. 20-2). Die Häufigkeit der Cerclage liegt nach den deutschen Perinatalerhebungen inzwischen bei 1 bis 2 %.

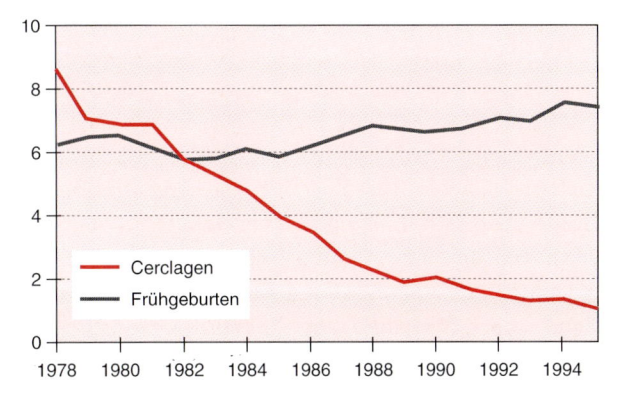

Abb. 20-2 Entwicklung der Cerclagen und Frühgeburten unter 37 Wochen in Bayern (Daten der Bayerischen Perinatalerhebungen 1978–1994)

Auch wenn die epidemiologischen Untersuchungen die Möglichkeiten und Grenzen der Cerclage aufzeigen, so sind nur prospektiv-randomisierte Studien in der Lage, die Effektivität der Cerclage bei den verschiedenen anamnestischen wie befundeten Indikationen mit letzter Sicherheit zu prüfen.

5.3 Prospektiv randomisierte Untersuchungen

Die größte prospektiv-randomisierte kontrollierte Studie über Zervix-Cerclagen wurde vom Medical Research Council of the United Kingdom and the Royal College of Obstetricians and Gynaecologists (MRC/RCOG) durchgeführt [54, 55]. Sie konnte zeigen, daß eine Verlängerung der Tragzeit durch eine Cerclage vorwiegend bei Schwangeren erzielt werden kann, die in ihrer Anamnese zwei oder drei frühzeitige Schwangerschaftsbeendigungen im II. oder III. Trimenon nachweisen konnten. Frauen mit nur einem Spätabort oder bei denen eine Zervixkonisation in der Vergangenheit durchgeführt worden war profitieren genau so wenig von einer prophylaktischen Cerclage wie schwangere Frauen mit einer Geminischwangerschaft.

6 Indikationen und Kontraindikationen zur Cerclage

Die *einzige echte Indikation* zur Cerclage ist die isthmozervikale Insuffizienz. Lediglich bei Uterusanomalien (z. B. Uterus bicornis) kann durch eine Cerclage eine Schwangerschaftsverlängerung erzielt werden [12, 28].

Da weder die epidemiologischen Untersuchungen noch die prospektiv-randomisierten Studien einen Effektivitätsnachweis erbracht haben, besteht *keine Indikation* zur Cerclage bei:

- Zustand nach einmaligem Spätabort oder Frühgeburt
- Zustand nach Zervixkonisation
- Mehrlingsschwangerschaften [48, 53]
- Placenta praevia

Die früher häufiger durchgeführten „prophylaktischen" Cerclagen haben die in sie gesetzten Erwartungen nicht erfüllt. Sie müssen deshalb abgelehnt werden.

Als *Kontraindikationen* gegen einen operativen Eingriff gelten folgende Umstände:

- ultrasonographisch nachgewiesene fetale oder plazentare Abnormitäten (Hydrops fetalis, Polyhydramnion, grobe fetale Fehlbildungen)
- intrauteriner Fruchttod
- vorzeitige Kontraktionen
- vaginale Blutung bei Plazentalösung und Placenta praevia
- Zeichen einer Chorioamnionitis (mütterliches Fieber, Leukozytose, erhöhte CRP-Werte, fetale Tachykardie)
- vorzeitiger Blasensprung
- vaginale Infektion

7 Zur Notfall-Cerclage

Gelegentlich wird eine Zervixerweiterung mit Fruchtblasenprolaps im II. Trimenon vor der 28. Schwangerschaftswoche im Rahmen einer routinemäßigen Vorsorgeuntersuchung festgestellt. In diesen Fällen kann – nach Ausschluß einer Infektion – eine Notfall-Cerclage die Schwangerschaft entscheidend verlängern.

Kontraindikationen für diesen Eingriff sind vaginale Blutungen, Infektionen, vorzeitige Kontraktionen, mütterliches Fieber und eine Leukozytose bzw. CRP-Erhöhung.

Bei nachgewiesener Infektion oder bei klinischem Verdacht darauf sollte mit einer gezielten antibiotischen Therapie und mit einer lokalen Desinfektion mittels Vaginalsuppositorien begonnen werden (siehe auch Kap. 17). Auch bei kardiotokographisch nicht nachweisbarer Wehentätigkeit ist die prophylaktische Verabreichung von Beta-Sympathomimetika sinnvoll, da in vielen Fällen die Registrierung von uterinen Kontraktionen in der frühen Schwangerschaft schwierig ist. Gleichzeitig empfiehlt sich die Gabe von Kortikosteroiden zur Lungenreifeinduktion. Absolute Bettruhe und Beckenhochlagerung sind obligatorisch (siehe auch Kap. 19, Abschnitt 4).

Nach der 32. Schwangerschaftswoche ist ein konservatives Vorgehen zu empfehlen, da operative Manipulationen an der Cervix uteri die Wehentätigkeit möglicherweise verstärken.

8 Technik der Cerclage

8.1 Allgemeines

Da das spontane Abortrisiko nach der 14. Schwangerschaftswoche deutlich sinkt, sollte eine Cerclage bei nachgewiesener Zervixinsuffizienz *zwischen der 14. und 16. Schwangerschaftswoche* erfolgen.

Eine prä- oder perioperative Tokolyse ist in der Regel nicht erforderlich, es sei denn im Rahmen der Notfall-Cerclage mit deutlich erweiterter Zervix und/oder prolabierter Fruchtblase. Postoperativ kann eine Tokolyse indiziert sein, um eine eventuell durch die Manipulation entstandene Wehentätigkeit zu unterdrücken, die oft von selbst sistiert. Wir verzichten deshalb auf eine energische kontinuierliche Tokolyse, um nicht intrauterine Infektionen mit ihrer typischen Wehentätigkeit zu maskieren.

Bei der *Spekulumeinstellung* sollte neben der Beurteilung des zervikalen Fluors ein Nativabstrich sowie mikrobiologische Abstriche aus dem Zervikalkanal entnommen werden, um bei positivem Erregernachweis eventuell eine gezielte antibiotische Therapie durchzuführen.

Generell ist eine prophylaktische systemische oder lokale *Antibiose* entbehrlich [34]. Es gibt bisher keine Studie, die ihren Wert bewiesen hätte. Günstig ist dagegen die präoperative *Desinfektion der Vagina* (z. B. mit Polyvidonjod-Vaginalsuppositorien).

Der *Eingriff* erfolgt entweder in oberflächlicher Allgemeinnarkose oder in periduraler oder Spinalanästhesie. Nach einer postoperativen Phase von drei bis fünf Tagen kann die Patientin unter Verordnung von einwöchiger häuslicher Schonung entlassen werden.

Die Cerclage wird etwa zehn Tage vor dem Entbindungstermin *entfernt*. Mit Ausnahme der Shirodkar-Cerclage gelingt dies ohne Narkose oder Analgesie. Treten schon früher Wehen oder ein Blasensprung auf, muß die Cerclage unverzüglich gelöst werden, da ansonsten die (geringe) Gefahr einer Uterusruptur besteht [45, 72]. Ein Geburtsbeginn mit Muttermundseröffnung und Wehentätigkeit unmittelbar nach der Cerclage-Entfernung tritt selten ein, da sich im Bereich der Cerclage Narbengewebe gebildet hat, das eine ähnliche Funktion haben dürfte wie das Cerclage-Material selbst.

8.2 Operationsmethoden

Nach dem erstbeschriebenen Verfahren von Shirodkar 1955 [70] wurden eine Reihe weiterer Techniken zur operativen oder nichtinvasiven Behebung der isthmozervikalen Insuffizienz angegeben, bis hin zum Hodge-Pessar und zum Arabin-Ring. Die klinische Erfahrung hat jedoch gezeigt, daß die Operationsmethoden nach Shirodkar und McDonald am effektivsten sind. Da die prophylaktische Cerclage obsolet ist, sind rein prophylaktische Maßnahmen wie Pessar und Arabin-Ring nicht indiziert und sowieso unwirksam.

Präkonzeptionelle operative Techniken am nichtgraviden Uterus zur Heilung eines anatomischen Defekts, z. B. bei Zustand nach hoher Zervixamputation, werden selten angewandt und zeichnen sich durch eine hohe Rate nachfolgender Sterilitäten aus.

Bei besonders ungünstigen Fällen (Mißerfolg einer früheren Cerclage, Zustand nach hoher Zervixamputation) kann die Cerclage auch *transabdominal* durchgeführt werden [27]. Der Aufwand ist beträchtlich, die Indikation sicher extrem selten. Entsprechend häufig wird sich in diesen Fällen das Cerclage-Band ante partum nicht immer lösen lassen, so daß die Schwangerschaft dann durch einen Kaiserschnitt zu beenden sein wird.

Bei der operativen Behandlung der Zervixinsuffizienz am graviden Uterus haben folgende Techniken in der klinischen Anwendung Bedeutung erlangt [50]:

- Zervixumschlingung mit Kolpotomie nach Shirodkar
- Zervixumschlingung ohne Kolpotomie nach McDonald
- unblutiger totaler Muttermundsverschluß nach Wurm-Hefner
- blutiger totaler Muttermundsverschluß nach Szendi

Die Muttermundsverschluß-Operationen einschließlich des frühen totalen Muttermundsverschlusses nach Saling dienen weniger der mechanischen Festigung des mutmaßlich erweichten zervikalen Gewebes, sondern vielmehr der Abgrenzung der Fruchthöhle von der keimbesiedelten Vagina [37, 65]. Das prophylaktische Prinzip besteht in der Vermeidung einer intrauterinen Infektion, die es als Abort- oder Frühgeburtsursache auszuschließen gilt.

8.2.1 Cerclage nach Shirodkar

Unter Beckenhochlagerung werden die Muttermundslippen mit Fensterklemmen gefaßt und nach kaudal gezogen. Die Scheidenhaut wird ventral und dorsal in der Umschlagsfalte inzidiert und die Blase von der vorderen Zervixwand bis in Höhe des inneren Muttermunds abpräpariert.

Wir verwenden wegen der Gefahr des materno-fetalen Übertritts keine blutungsstillenden Injektionslösungen, wie z. B. Por 8, sondern koagulieren die Blutungsherde mit der bipolaren Elektrode.

Man führt mit der Deschamps-Nadel ein Kunststoffband von 11 Uhr über 6 Uhr nach 2 Uhr dicht am zervikalen Gewebe entlang und verknüpft die Bandenden bei 1 Uhr. Dabei muß bedarfsweise der Eipol mit einem Gazetupfer oder mit dem Finger sorgfältig hochgeschoben werden. Ein allzu festes Anziehen der Schlinge ist funktionell überflüssig und muß wegen der Gefahr von Nekrosebildungen vermieden werden. Es genügt, den inneren Muttermund sanft zu verengen, um eine weitere Eröffnung zu vermeiden. Die vaginalen Wunden werden nach Herstellung der Bluttrockenheit mit resorbierbaren Einzelknopfnähten verschlossen.

Die Kolpotomie mit Abpräparieren der Blase hat den Vorteil, daß die Umschlingung wirklich in Höhe des inneren Muttermunds plaziert und mit ihr auch der Portiokern gefaßt werden kann. Hierdurch kommt es seltener zum Abrutschen des Fadens nach unten. Ebenfalls ist die Gefahr einer Blasenverletzung vermindert.

8.2.2 Cerclage nach McDonald

Bei günstig gelagerten Fällen von geringgradiger Zervixinsuffizienz wird die Cerclage nach Shirodkar ohne Ablösung der Vaginalhaut wie folgt modifiziert:

Man sticht einen kräftigen, nichtresobierbaren Faden mehrfach, z. B. bei 2, 4, 8 und 10 Uhr, durch die äußeren Schichten der Zervix in Höhe der vaginalen Umschlagsfalte. Dabei wird man versuchen, durch die Ausrichtung der Nadel den Faden so hoch wie möglich in die Nähe des Os internum zu bringen. Der Faden wird außerhalb der Zervix geknüpft, die Fadenenden bleiben lang, um das Wiederauffinden des Knotens zu erleichtern. Ein allzu festes Anziehen des Fadens ist überflüssig und begünstigt das Entstehen von Nekrosen und Infektionen.

Die ultrasonographische Kontrolle des Fadensitzes ergibt leider häufig, daß er nicht hoch genug an den inneren Muttermund gelegt wurde.

8.2.3 Totaler Muttermundsverschluß nach Wurm-Hefner

Bei späterkannten Fällen und/oder bei fortgeschrittener Gravidität, bei der die Zervix stark entfaltet und aufgebraucht ist, wird mit oder ohne vorherige Cerclage des inneren Muttermunds der äußere Muttermund durch zwei Matratzen- oder U-Nähte verschlossen.

Als isolierte Maßnahme ist dieser Eingriff sinnlos, er sollte immer mit einer effektiven Zervixverschlußoperation kombiniert werden.

8.2.4 Totaler Muttermundsverschluß nach Szendi und Saling

Das Prinzip der Operation besteht darin, daß die Muttermundslippen nach Schaffung von Wundflächen miteinander vernäht werden. Die entstehende dünne Narbe am äußeren Muttermund läßt sich bei Wehenbeginn leicht öffnen. Da durch diese Technik der Verschluß im Bereich des inneren Muttermunds nicht erreicht wird, *kombiniert* man den totalen Muttermundsverschluß mit der *Cerclage*. Diese Methode findet Anwendung bei einer dünn ausgezogenen Zervix mit sichtbarer Fruchtblase.

8.2.5 Notfall-Cerclage

Bei fortgeschrittener Muttermundseröffnung mit einer in der Tiefe sichtbaren Fruchtblase wird unter steiler Beckenhochlagerung und intensiver i.v. Tokolyse die Muttermundslippe mit Fensterklemmen gefaßt und kräftig nach kaudal gezogen. Dabei reponiert sich meist die prolabierte Fruchtblase ohne Berührung.

Zum Verschluß der Zervix eignet sich am besten die Cerclage nach McDonald oder Shirodkar, eventuell kombiniert mit der Naht nach Wurm-Hefner oder Szendi.

9 Komplikationen der Cerclage

Die Komplikationsrate nach einer Cerclage ist um so geringer, je weniger die Cerclage primär indiziert war, je geringer also das vorbestehende Gesamtrisiko war. Naturgemäß sind Komplikationen, die mit Frühgeburten assoziiert sind, wie Blasensprung und Chorioamnionitis, in einem Kollektiv vermehrt vertreten, das wegen dieser Frühgeburtsgefährdung einer Cerclage unterzogen werden soll. Das Risikopotential bei einer extremen isthmozervikalen Insuffizienz mit Fruchtblasenprolaps ist per se schon sehr groß, so daß in solchen Fällen keine oder nur eine minimale direkte Kausalität zwischen durchgeführter Cerclage und postoperativen Komplikationen besteht, da diese nicht unbedingt der Cerclage, sondern eher dem vorbestehenden Risiko zuzuschreiben sind.

Perioperativer Blasensprung und Amnioninfektion: Chorioamnionitis, Blasensprung und isthmozervikale Insuffizienz stehen zweifellos in kausalem Zusammenhang, so daß bei Patientinnen, die einer Cerclage unterzogen worden sind, vermehrt Blasensprünge beobachtet werden [1, 22, 29, 33, 35, 42, 56, 58, 80]. Über eine Kausalbeziehung zur Cerclage sagen derartige Beobachtungen nichts aus.

Die Chorioamnionitis gilt als schwere Komplikation [58, 63, 73], die das Risiko konsekutiver mütterlicher Infektionen birgt [45]. Häufigkeit und Ausmaß der fetalen mütterlichen Infektion sind jedoch primär abhängig von der Existenz einer vorbestehenden Amnioninfektion, die wahrscheinlich erst zur isthmozervikalen Insuffizienz geführt hat. Bedeutsam ist weiterhin das Ausmaß des Kontakts zwischen Vagina und Fruchthöhle: Je ausgeprägter die Zervixinsuffizienz, eventuell mit Protrusion der Fruchtblase in den Zervikalkanal, desto größer ist die Gefahr einer aszendierenden intrauterinen Infektion.

Die Häufigkeit perioperativer Blasensprünge bei Notfall-Cerclagen wird mit 17 bis 30 % angegeben [33, 56]. In der Literatur jedoch wird die Rate vorzeitiger Blasensprünge oder neonataler bzw. mütterlicher Infektionen im Cerclage-Kollektiv als nicht erhöht beschrieben [44, 64].

Abortrate: In unserem eigenen Cerclage-Kollektiv lag die Abortrate mit 4,1 % im normalen Bereich zu dieser Tragzeit [32]. In allen Fällen waren der Cerclage objektive Abortbestrebungen (Blutungen, Wehen) vorausgegangen, so daß insgesamt die Cerclage keine abortbegünstigende Wirkung haben dürfte.

Vorzeitige Wehentätigkeit: Die Cerclage führt allenfalls über eine operationsbedingte zervikale Irritation zu einer leichten, nur vorübergehend gesteigerten Wehentätigkeit [14, 83]. Nach unseren Untersuchungen [10] nimmt die Häufigkeit des Merkmals „vorzeitige Wehentätigkeit" mit einer Steigerung der Cerclage-Frequenz ab, so daß keine Kausalität zwischen Cerclage und vorzeitiger Wehentätigkeit angenommen werden kann.

Dislokation der Cerclage: In etwa 3 % rutscht die Naht ab [33, 73]. Eine erneute Cerclage hält nach der Literatur meistens nicht [1, 33], was eher auf eine falsche Indikationsstellung und auf andere Ursachen der drohenden Frühgeburt hindeutet als auf die Zervixinsuffizienz.

Tokolyserate: Nach Rush et al. [64] ist die Tokolysefrequenz nach der Cerclage geringfügig, aber nicht signifikant erhöht. Lazar et al. [44] berichten von einer signifikanten Zunahme der Verordnung oraler Tokolytika und vermuten als Ursache eine erhöhte Aufmerksamkeit der behandelnden Ärzte bei zerklierten Patientinnen. Die Frequenz von i.v. Tokolysen war nicht erhöht. Bei unseren epidemiologischen Untersuchungen war die Tokolyse um so seltener, je großzügiger die Indikation zur Cerclage gestellte wurde [81, 82].

Geburtsdauer: Nach verschiedenen Untersuchungen wird die Zervix durch die cerclagebedingten Vernarbungsvorgänge rigide. Das kann einen Einfluß haben auf die Geburtsdauer, die Sectiorate und die Frequenz von Zervixrissen [33, 35, 41, 42, 46]. Folgerichtig fanden Salzer und Wagner 1978 [67] eine Verlängerung der Geburtsdauer gegenüber einem Vergleichskollektiv. Wir können diesen Zusammenhang insofern epidemiologisch bestätigen, als das Merkmal „Geburtsdauer über 12 Stunden" mit knapp 4 % im Cerclage-Kollektiv geringfügig, aber signifikant häufiger anzutreffen ist [32].

Zervixrisse: In Übereinstimmung mit verschiedenen anderen Autoren fanden auch wir mit 12,3 % eine

Häufung von Zervixrissen als Folge der durch die Cerclage bedingten Vernarbung und der dadurch erhöhten Rigidität des Gewebes [32, 33, 67].

Sectiorate: Auch die Sectiofrequenz ist – verglichen mit einem Normalkollektiv – nach vorausgegangener Cerclage erhöht [33, 36, 67]. Wir können die erhöhte Sectiorate bestätigen, nicht aber die Kausalität: Je großzügiger die Indikation zur Cerclage war, desto geringer blieb die Sectiofrequenz. Es ist daher zu vermuten, daß die erhöhte Kaiserschnittfrequenz vorwiegend auf die Risikobelastung der Cerclage-Gruppen zurückzuführen ist [8]. Die prospektiven, randomisierten Untersuchungen von Rush et al. [64] sowie von Lazar et al. [44] ergaben ebenfalls keinen signifikanten Anstieg der Sectiofrequenz.

10 Zusammenfassung

Die Cerclage-Frequenz ist in den letzten Jahren deutlich von fast 25% auf 1 bis 2% gesunken. Randomisierte, prospektive, kontrollierte Studien konnten zeigen, daß nur die *echte isthmozervikale Insuffizienz* eine Indikation für eine Cerclage darstellt. Sog. prophylaktische Cerclagen aus anamnestischen Indikationen oder bei Mehrlingsschwangerschaften führen nicht zu einer Tragzeitverlängerung und sind aus diesem Grund abzulehnen. Eine echte isthmozervikale Insuffizienz mit dem Risiko einer vorzeitigen Schwangerschaftsbeendigung tritt in 1 bis 2% auf, weil die Zervixinsuffizienz nur eine der vielen möglichen Ursachen für Spätabort und Frühgeburt darstellt. Meistens müssen *aszendierende Infektionen* als Kausalitätsfaktor für Frühgeburtsbestrebungen und somit als übergeordnete Störungen angesehen werden.

Die *Diagnostik* der isthmozervikalen Insuffizienz wird durch die transvaginale Sonographie erleichtert, die in typischen Fällen die Verkürzung und Eröffnung der Zervix objektivieren läßt. Ein weiterer wichtiger Parameter ist die Konsistenz der Zervix, die nur durch die vaginale Untersuchung erfaßbar ist.

Zervixverschlußoperationen sollten bei nachgewiesener Zervixinsuffizienz zwischen der 14. und 16. Schwangerschaftswoche durchgeführt werden, wobei sich die Verfahren nach Shirodkar und nach McDonald bewährt haben. Eine Indikation zu einer Notfall-Cerclage bei Zervixerweiterung mit Fruchtblasenprolaps ist bis zur 32. Schwangerschaftswoche gegeben, im späteren Gestationsalter ist ein konservatives Vorgehen zu empfehlen. Die Komplikationen einer Cerclage-Operation sind gering und bestehen vorwiegend in einer minimalen Verlängerung der Eröffnungsphase während der Geburt und in einer Steigerung der Frequenz von Zervixrissen.

Literatur

1. Aarnoudse, J. G., H. J. Huisjes: Complications of cerclage. Acta obstet. gynaec. scand. 58 (1979) 255–262.
2. Alger, L. S., J. C. Lowchik, J. R. Hebel, L. R. Blackmon, M. C. Crenshaw: The association of chlamydia trachomatis, Neisseria gonorrhoeae and group B streptococci with preterm rupture of the membranes and pregnancy outcome. Amer. J. Obstet. Gynec. 159 (1988) 397–401.
3. Anthony, G. S., A. A. Calder, M. C. MacNaughton: Cervical resistance in patients with previous spontaneous midtrimester abortion. Brit. J. Obstet. Gynaec. 89 (1982) 1046–1050.
4. Asplund, J.: The uterine cervix and isthmus under normal and pathological conditions. Acta radiol. (Suppl.) 91 (1952) 58–62.
5. Bakketeig, L. S., H. J. Hoffman, E. E. Harley: The tendency to repeat gestational age and birthweight in successive births. Amer. J. Obstet. Gynec. 135 (1979) 1086–1103.
6. Barter, R. H., J. A. Dusbabek, C. M. Tyndal et al.: Further experiences with the Shirodkar operation. Amer. J. Obstet. Gynec. 85 (1963) 792–800.
7. Bayer, H, E. P. Issel, H. Agricola, E. Roigas: Die klinische Problematik der Frühgeburt. Zbl. Gynäk. 17 (1976) 1025–1032.
8. Berg, D.: Wert und Unwert der Cerclage. Wiss. Kolloquium zum 60. Geburtstag von Prof. Saling. Berlin, 20.7.1985. In: Dudenhausen, J. W. (Hrsg.): Das Kind im Bereich der Geburts- und Perinatalmedizin. De Gruyter, Berlin 1985.
9. Berg, D.: Zervixinsuffizienz: Diagnostik durch Ultrasonographie und therapeutische Konsequenzen. Gynäkologe 22 (1989) 150–155.
10. Berg, D., D. Hägele, B. Zahn: Senkt die großzügig indizierte Cerclage die Frühgeburtenrate? In: Berg, D., U. Berg-Wurms (Hrsg.): Frühgeburt. Amberger Symposium 1981. Wiss. Inform. Milupa 8 (1982) 78–85.
11. Bergmann, P., S. Svennerud: Traction test for demonstrating incompetence of the internal os of the cervix. Int. J. Fertil. 2 (1957) 163–165.
12. Bider, D., E. Kokia, D. S. Seidmann, S. Lipitz, S. Mashiach, Z. Ben-Raphael: Cervical cerclage for anomalous uteri. J. reprod. Med. 37 (1992) 138–140.

13. Bishop, E. H.: Pelvic scoring for elective induction. Obstet. and Gynec. 24 (1964) 519–522.
14. Boden, W.: Über die Wehentätigkeit nach Cerclage-Operationen. Gynaecologia 164 (1967) 147–149.
15. Brook, I., M. Feingold, A. Schwartz, H. Zakut: Ultrasonography in the diagnosis of the cervical incompetence in pregnancy: a new diagnostic approach. Brit. J. Obstet. Gynaec. 88 (1981) 640–645.
16. Brünner, S, J. Ulrich: Roentgenologic changes in uterine isthmus insufficiency. Amer. J. Radiol. 98 (1966) 239–241.
17. Calandra, D., J. C. Gluck, N. Calandra: Hysterosalpingography and colpohysterosalpingography: new techniques and modifications. Obstet. and Gynec. 13 (1959) 563–567.
18. Cardwell, M. S.: Cervical cerclage: a ten-year review in a large hospital. Sth. med J. (Bgham, Ala.) 81 (1988) 15–22.
19. Carr-Hill, R. A., M. H. Hall: The repetition of spontaneous preterm labour. Brit. J. Obstet. Gynaec. 92 (1985) 921–928.
20. Comparetto, G., D. Gullo, R. Venezia: Ultrasonographic diagnosis of cervico-isthmic incompetence during pregnancy. Acta europ. fertil. 12 (1981) 323–326.
21. Dor, J. J. Shaley, G. Mashiach et al.: Elective cervical cerclage of twin pregnancies diagnosed ultrasonically in the first trimester following induced ovulation. Gynec. Obstet. Invest. 13 (1982) 55–61.
22. Dubouloz, P., D. Maye, F. Beguin: Cerclage et infections: étude clinique et therapeutique. J. Gynec. Obstét. Biol. Reprod. 9 (1980) 671–675.
23. Feingold, M., I. Brook, H. Zakut: Detection of cervical incompetence by ultrasound. Acta obstet. gynaec. scand. 63 (1984) 407–409.
24. Floyd, W. S.: Cervical dilatation in the midtrimester of pregnancy. Obstet. and Gynec. 18 (1961) 380.
25. Forman, A., J. Banyai, L. Wingerup, N. Uldbjerg, U. Ulmsten: Evidence for a local effect of intracervical PGE_2 gel. Amer. J. Obstet. Gynec. 143 (1982) 756–762.
26. Gans, B., B. Eckerling, J. A. Goldman: Abortion due to incompetence of the internal os of the cervix. Obstet. and Gynec. 27 (1966) 875–882,.
27. Gibb, D. M. F., D. A. Salaria: Transabdominal cervicoisthmic cerclage in the management of recurrent second trimester miscarriage and preterm delivery. Brit. J. Obstet. Gynaec. 102 (1995) 802–806.
28. Golan, A, R. Langer, S. Wexler, E. Segev, D. Niv, M. P. David: Cervical cerclage: its role in the pregnant anomalous uterus. Int. J. Fertil. 35 (1990) 164–170.
29. Granitzka, S., J. Naudis: Untersuchungen zur Genese des vorzeitigen Blasensprunges. Mittelrhein. Ges. Geburtsh. Gynäk., 152. Tagung 1981. Wiss. Info. Milupa 7 (1981) 243–250.
30. Hägele, D., B. Zahn, D. Berg: Kann durch die prophylaktische Zerklage die Frühgeburtenrate gesenkt werden? Eine retrospektive statistische Analyse über Wirkung und Wertigkeit der Zerklage mit Hilfe der Bayerischen Perinatalerhebung (BPE) der Jahre 1978–1980. Z. Geburtsh. Perinat. 189 (1985) 162–170.
31. Hägele, D., B. Zahn, D. Berg: Kann durch die prophylaktische Zerklage die Frühgeburtenrate bei Mehrlingen gesenkt werden? Eine retrospektive statistische Analyse über Wirkung und Wertigkeit der Zerklage mit Hilfe der BPE der Jahre 1978–1980. Z. Geburtsh. Perinat. 189 (1985) 170–178.
32. Hägele, D., B. Zahn, D. Berg: Bewirkt die erweiterte prophylaktische Indikationsstellung zur Zervixzerklage eine Erhöhung der Geburtskomplikationen? Eine statistische Analyse über direkte und indirekte Komplikationen der Zervixzerklage mit Hilfe der BPE von 1978–1980. Z. Geburtsh. Perinat. 189 (1985) 217–225.
33. Harger, J. H.: Comparison of success and morbidity in cervical cerclage procedures. Obstet. and Gynec. 56 (1980) 543–549.
34. Harger, J. H.: Cervical cerclage: patient selection, morbidity and success rates. Clin. Perinat. 10 (1983) 321–327.
35. Hofmeister, F. J., W. R. Schwartz, B. F. Vondrak: Suture reinforcement of the incompetent cervix. Amer. J. Obstet. Gynec. 101 (1968) 58–62.
36. Hohlweg-Majert, P.: Prophylaktische und therapeutische Zervixzerklage an der Univ.-Frauenklinik Mannheim in den Jahren 1965–1973. Geburtsh. u. Frauenheilk. 34 (1974) 1047–1052.
37. Hormel, K., W. Künzel: Der totale Muttermundverschluß, Prävention von Spätaborten und Frühgeburten. Gynäkologe 28 (1995) 181–185.
38. Keirse, M. J. N. C., R. W. Rush, A. B. M. Anderson, A. C. Turnbull: Risk of preterm delivery in patients with previous preterm delivery and/or abortion. Brit. J. Obstet. Gynaec. 85 (1978) 81–87.
39. Künzel, W.: Epidemiologie der Frühgeburt. Gynäkologe 28 (1995) 130–135.
40. Künzel, W., M. Kirschbaum: Der totale Muttermundverschluß als operatives Verfahren zur Prophylaxe von intrauterinen Infektionen während der Schwangerschaft. In: Künzel, W., H. Gips (Hrsg.): Gießener Gynäkologische Fortbildung. Springer, Berlin–Heidelberg–New York 1987.
41. Kuhn, R. J. P., R. J. Peperell: Cervical ligation: a review of 242 pregnancies. Aust. N. Z. J. Obstet. Gynaec. 17 (1977) 79–85.
42. Lauerson, N. H., F. Fuchs: Experience with Shirodkar's operation and postoperative alcohol treatment. Acta obstet. gynaec. scand. 52 (1973) 77–84.
43. Lash, A. F., S. R. Lash: Habitual abortion: the incompetent internal os of the cervix. Amer. J. Obstet. Gynec. 59 (1950) 68–75.
44. Lazar, P., S. Gueguen, J. Dreyfus, R. Renaud, G. Pontonnier, E. Papiernik: Multicentred controlled trial of cervical cerclage in women at moderate risk of preterm delivery. Brit. J. Obstet. Gynaec. 91 (1984) 731–739.
45. Lindberg, B. S.: Maternal sepsis, uterine rupture and coagulopathy complicating cervical cerclage. Acta obstet. gynaec. scand. 58 (1979) 317–322.
46. Lipshitz, J.: Cerclage in the treatment of incompetent cervix. S. Afr. med. J. 49 (1975) 2013–2020.
47. Lochmüller, H., H. Tecklenburg, F. Zimmer: „Wurm-Hefner" versus „Shirodkar-McDonald". Zur Behandlung der Zervixinsuffizienz in gravidate. Geburtsh. u. Frauenheilk. 31 (1971) 431–440.
48. Maly, Z., J. Deutinger: Verminderung der Cerclage-Frequenz bei Mehrlingsschwangerschaften durch vaginosonographisches Monitoring. Z. Geburtsh. u. Perinat. 197 (1993) 162–164.
49. Mann, E. C.: Habitual abortion: a report, in two parts, on 160 patients. Amer. J. Obstet. Gynec. 77 (1959) 706–712.
50. Martius, G.: Geburtshilfliche Operationen. Thieme, Stuttgart – New York 1978.
51. McDonald, I. A.: Suture of the cervix for inevitable abortion. Brit. J. Obstet. Gynaec. 64 (1957) 346–351.
52. Michaels, W. H., C. Montgomery, J. Karo, J. Temple, J. Ager, J. Olson: Ultrasound differentiation of the competent cervix from the incompetent cervix: prevention of preterm delivery. Amer. J. Obstet. Gynec. 154 (1986) 537–541.
53. Mordel, N., G. Zajicek, A. Benshushan, J. G. Schenker, N. Laufer, E. Sadovsky: Elective suture of uterine cervix in triplets. Amer. J. Perinat. 10 (1993) 14–6.
54. MRC/RCOG Working Party on Cervical Cerclage: Interim Report of the Medical Research Council/Royal College of Obstetricians and Gynecologists multicentre randomized trial of cervical cerclage. Brit. J. Obstet. Gynaec. 95 (1988) 437–442.
55. MRC/RCOG Working Party on Cervical Cerclage: Final report of the MRC/RCOG multicentre randomised trial of cervical cerclage. Brit. J. Obstet. Gynaec. 100 (1993) 516–523.
56. Olatunbosun, O. A., F. Dyck: Cervical cerclage operation for a dilated cervix. Obstet. and Gynec. 57 (1981) 166–172.

56a. Palmer, R., M. Lancomme: La beance de l'orifice interne: cause d'avortement à repetition? Une observation de dechirure cervico-isthmique reparée chirurgicalment, avec gestation à terme consecutive. Gynec. et Obstet. (Paris) 47 (1948) 906–913.
57. Papiernik. E., J. Bouyer, D. Collin, G. Winisdoerffer, J. Dreyfus: Cervical ripening and preterm labor. Obstet. and Gynec. 67(1986) 238-242.
58. Peters, A. W., S. Thiagarajah: Cervical cerclage: twenty years' experience. Sth. med. J. (Bgham, Ala.) 72 (1979) 933-942.
59. Rice, G. E., S. P. Brenneke (Hrsg.): Preterm Labor and Delivery. Baillière's Clin. Obstet. Gynaec. 7, Heft 3 (1993).
60. Romero, R., M. Sirtori, E. Oyarzum: Infection and labor: prevalence, microbiology and clinical significance of intraamniotic infection in women with preterm labor and intact membranes. Amer. J. Obstet. Gynec. 161 (1989) 817–824.
61. Rubovitz, F. E., N. R. Cooperman, A. F. Lash: Habitual abortion: a radiographic technique to demonstrate the incompetent internal os of the cervix. Amer. J. Obstet. Gynec. 66 (1953) 269–275.
62. Rücker, K., R. Schuhmann, E. Halberstadt: Sicherung des unteren Eipols durch Kollagenvlieseinlage, Fibrinklebung und Notcerclage. In: Dudenhausen, J. W., E. Saling (Hrsg.): Perinatale Medizin Bd. XII, S. 231–234. Thieme, Stuttgart–New York 1988.
63. Rush, R. W.: Incidence of preterm delivery in patients with previous preterm delivery and/or abortion. S. Afr. med. J. 56 (1979) 1085–1092.
64. Rush, R. W., S. Isaacs, K. McPherson, L. Jones, I. Chalmers, A. Grant: A randomisised controlled trial of cervical cerclage in women at high risk of spontaneous preterm delivery. Brit. J. Obstet. Gynaec. 91 (1984) 724–728.
65. Saling, E.: Infektiologische Spätabortursachen und operativer Muttermundverschluß. Arch. Gynec. 254 (1993) 1265–1271.
66. Sarti, D. A., W. F. Sample, C. J. Hobel, K. J. Staisch: Ultrasonic visualisation of a dilated cervix during pregnancy. Radiology 130 (1979) 417–422.
67. Salzer, H., G. Wagner: Geburt und perinataler Verlauf nach Zervixzerklage. Z. Geburtsh. Perinat. 182 (1978) 187–198.
68. Schaffner, F., S. N. Schanzer: Cervical dilatation in the early third trimester. Obstet. and Gynec. 27 (1966) 130.
69. Seppälä, M., P. Vara: Standardization of the results of Shirodkar's operation. Acta obstet. gynaec. scand. 50 (1971) 66–72.
70. Shirodkar, V. N.: A new method of operative treatment for habitual abortions in the second trimester of pregnancy. Antiseptic 52 (1955) 299–305.
71. Tho, P. T., J. R. Byrd jr., P. G. McDonough: Etiologies and subsequent reproductive performance in 100 couples with recurrent abortion. Fertil. and Steril. 32 (1979) 389–394.
72. Thurston, L. C.: Rupture of uterus following Shirodkar suture. Brit. Med. J. II (1963) 1293–1300.
73. Toaff, R., M. E. Toaff, S. Ballas: Cervical incompetence: diagnostic and therapeutic aspects. Israel J. med. Sci. 13 (1977) 39–45.
74. Ulbrich, R.: Biometry of the uterine cervix: a method of detecting the beginning of cervical incompetence? 4th European Congress on Ultrasound in Medicine, Dubrovnik 1981. Internat. Congr. Series No. 547. Excerpta Medica, Amsterdam 1981.
75. Ulbrich, R.: Ein neues Verfahren zur Beurteilung der Zervix bei Zerklageoperationen. In: Kratochwil, A., E. Reinold (Hrsg.): Ultraschalldiagnostik. Thieme, Stuttgart–New York 1982.
76. Uldjberg, N., G. Ekman, A. Malmström, K. Olsson, U. Ulmsten: Ripening of the human uterine cervix related to changes in collagen, glycosaminoglycans and collagenolytic activity. Amer. J. Obstet. Gynec. 147 (1983) 662–670.
77. Uldjberg, N., U. Ulmsten, G. Ekman: The ripening of the human uterine cervix in terms of connective tissue biochemistry. In: Ueland, K., U. Ulmsten (eds.): Clinical Obstetrics and Gynecology. Harper & Row, New York 1983.
78. Vaalamo, P., A. Kivikoski: The incompetent cervix during pregnancy diagnosed by ultrasound. Acta obstet. gynaec. scand. 62 (1983) 19–25.
79. Varma, T. R., R. H. Patel, U. Pillai: Ultrasonic assessment of the cervix in "at risk" patients. Int. J. Gynaec. Obstet. 25 (1987) 25–30.
80. Wagner, G., H. Salzer: Anamnese und Schwangerschaftsverlauf bei Zervixzerklage. Z. Geburtsh. Perinat. 182 (1978) 68–76.
81. Wood, C., R. H. O. Bannerman, R. T. Booth, J. H. M. Pinkerton: The prediction of premature labour by observation of the cervix and external tocography. Amer. J. Obstet. Gynec. 91 (1965) 396–402.
82. Zahn, B.: Kann die erweiterte Indikationsstellung zur Zervixzerklage die Frühgeburtenrate senken? Med. Dissertation, Univ. Erlangen, 1982.
83. Zander, H.: Die Zervixzerklage. Ein Beitrag des Geburtshelfers zur Senkung der perinatalen Sterblichkeit der Frühgeborenen 1967–1973. Med. Dissertation. Freie Univ. Berlin, 1976.
84. Zemlyn, S.: The length of the uterine cervix and its significance. Clin. Ultrasound 9 (1981) 267–272.

21 Die Frühgeburt und ihre Prophylaxe aus psychosozialer Sicht

S. Börgens

Inhalt

1 Einleitung 234

2 Mögliche psychosoziale Einflußfaktoren der Frühgeburtlichkeit 234
2.1 Psychophysiologie der Emotionen ... 234
2.2 Wirkmechanismen der Beeinflussung der Wehentätigkeit 236
2.2.1 Belastung durch die allgemeine Lebenssituation 236
2.2.2 Belastung durch vorangegangene ungünstige Schwangerschaftsausgänge 237
2.2.3 Andere seelische Belastungen in der Anamnese 237

3 Psychoprophylaxe der Frühgeburtlichkeit 238
3.1 Verringerung der Belastungen der Lebenssituation 238
3.2 Unterstützung bei der Verarbeitung vergangener belastender Ereignisse ... 238

3.3 Psychovegetative Harmonisierung und Entspannung 238
3.4 Psychologische Begleitung der medikamentösen Tokolyse 239

4 Praktische Hinweise für die stationäre Betreuung 240

5 Betreuung während der Geburt und im Wochenbett 241
5.1 Förderung der Mutter-Kind- bzw. Eltern-Kind-Beziehung 241
5.2 Unterstützung bei ungünstigem Ausgang (Tod oder Behinderung des Kindes) 242

6 Schlußbemerkungen und Zusammenfassung 243

1 Einleitung

Die Verringerung der Rate der Frühgeburtlichkeit ist eine wichtige präventive Aufgabe der Geburtshilfe. Eine weitere Reduktion der perinatalen Sterblichkeit wird sich im wesentlichen über die Bewältigung dieser Aufgabe erreichen lassen. Daß Frühgeburten multifaktoriell bedingt sind, ist unumstritten. Eine eindeutige somatische Verursachung läßt sich – je nach Studie – nur in einem bis zwei Dritteln der Frühgeburtsfälle angeben. Zudem ist auch im Falle der infektiösen Verursachung die Kennzeichnung „somatisch" mit einem Fragezeichen zu versehen, wie die neuen Ergebnisse der Psychoneuroimmunologie nahelegen [1]. Die überwiegend somatisch orientierten Screening- und Präventionsprogramme sind hinter den Erwartungen zurückgeblieben, die man in sie gesetzt hat [9]. Somit ist auch die Rolle sozialer und psychischer Faktoren prinzipiell anerkannt. Die Wirksamkeit psychosozialer Einflüsse sollte aber nicht nur im Umkehrschluß aus der ungeklärten somatischen Ätiologie gefolgert werden. Auch psychologisch vage Konzepte wie „Streß" oder „belastende Lebensumstände" tragen oft nicht weit genug und führen zu teilweise widersprüchlichen Ergebnissen von epidemiologischen Studien und klinisch-therapeutischen Untersuchungen.

Die Aussagefähigkeit der Studien über einen Zusammenhang von psychosozialen Einflüssen und dem Frühgeburtsgeschehen wird außerdem dadurch gemindert, daß häufig Sachverhalte unterschiedlicher Ätiologie, wie intrauterine Wachstumsretardierung, vorzeitige Wehentätigkeit und Geburtskomplikationen, zu einem Symptomenkomplex „Störungen des physiologischen Schwangerschafts- und Geburtsverlaufs" zusammengefaßt werden [26].

Es sollen im folgenden, gestützt auf Ergebnisse der psychophysiologischen Forschung, mögliche Wirkmechanismen belastender Lebensumstände dargestellt und differenziert werden, aus denen gezieltere Hinweise für eine Psychoprophylaxe der Frühgeburt abgeleitet werden können. Nicht vergessen werden darf dabei, daß die Tatsache einer drohenden oder stattgefundenen Frühgeburt, oft einhergehend mit einer längerfristigen stationären Aufnahme und medikamentöser Tokolyse, für die Mutter eine große seelische Belastung an sich darstellt. Deshalb sind im strengen Sinne nur experimentelle oder zumindest prospektive Studien geeignet, die Verursachung von Frühgeburten durch psychosoziale Einflußfaktoren zu erhellen.

Viele der in den folgenden Abschnitten dargelegten Wirkmechanismen bedürfen noch der empirischen Überprüfung an Risikopatientinnen; die Ausführungen sollen auch eine Anregung für die Gynäkologen sein, vermehrt psychologisches Wissen in die Frühgeburtsvorbeugung einfließen zu lassen. Somatische, also vor allem medikamentöse, und psychosomatische Frühgeburtsprophylaxe müssen sich sinnvoll ergänzen.

2 Mögliche psychosoziale Einflußfaktoren der Frühgeburtlichkeit

2.1 Psychophysiologie der Emotionen

Verschiedene psychosoziale Variablen im weiteren Sinne, also eher soziodemographische Variablen wie niedriger Sozialstatus, niedriger Ausbildungsstand, eher unqualifizierte Berufstätigkeit, einhergehend mit geringerem Gesundheitsbewußtsein und geringerer Inanspruchnahme der Schwangerschafts-Vorsorgeuntersuchungen korrelieren deutlich mit dem Risiko einer Frühgeburt. Diese Variablen, die in epidemiologischen Studien immer wieder ermittelt wurden, sollen nicht im einzelnen betrachtet werden; hier wird auf Kapitel 13 verwiesen. Eine Isolierung einzelner solcher Faktoren im Sinne eines Kausalzusammenhangs mit der Frühgeburtlichkeit scheitert ohnehin daran, daß hier ein multiples Bedingungsgefüge vorliegt und eine isolierende Betrachtung womöglich statistisch – durch partielle Korrelationen –, kaum aber inhaltlich möglich ist.

Einige Befunde aus jüngster Zeit scheinen eine bedeutsame Rolle von sog. psychosozialem Streß in der Ätiologie der Frühgeburtlichkeit zu belegen [13, 38]. Dann sollte man durch intensive psychosoziale Unterstützung der Risikoschwangeren eine Reduktion der Frühgeburtlichkeit erwarten dürfen. Eine großangelegte WHO-Studie [37] konnte dies leider nicht nachweisen, zumindest nicht in statistisch signifikantem Ausmaß. Wie lassen sich diese inkonsistenten Befunde deuten?

Es soll versucht werden, aufgrund der Befunde der experimentellen Psychophysiologie der psychosomatischen Verursachung näher zu kommen und somit mögliche direkte Wirkmechanismen aufzuzeigen. Drei *Achsen der Einflußnahme* sind hier offenkundig:

– das vegetative Nervensystem, besonders über die Hormone des Nebennierenmarks
– das endokrine System, vor allem über die Hormone der Nebennierenrinde
– das Immunsystem

Ausgehend von Cannons Beschreibung der psychophysischen Notfallreaktion („fight versus flight"; zit. nach [10]), die eine generalisierte Sympathikusreaktion darstellt, ist seit den 50er Jahren immer wieder zwischen zwei spezifischeren Mustern differenziert worden:

– einem Überwiegen der *Adrenalinsekretion*, das vor allem die Betarezeptoren aktiviert und im Erleben durch Situationsunsicherheit und *Angst* charakterisiert wird
– einem Überwiegen der *Noradrenalinsekretion,* entsprechend stärkerem Ansprechen der Alpharezeptoren, erlebensmäßig durch *Ärger* oder Wut charakterisiert, positiv auch durch Tatkraft

Das adrenalinbetonte Reaktionsmuster wäre eine relativ unspezifische Bereitstellungsreaktion, das noradrenalinbetonte Muster stärker auf motorische Aktion gerichtet.

Die grundsätzliche Gültigkeit dieser Muster wird durch viele Untersuchungen nahegelegt, bei denen entweder durch Katecholamininjektionen und gleichzeitige Erzeugung von angst- bzw. ärgerinduzierenden Situationen die entsprechenden Emotionen hervorgerufen werden konnten, oder umgekehrt, indem bei Variation der angst- oder ärgerauslösenden Situationsbestandteile bedeutsame Differenzen der Katecholaminsekretion bzw. der von ihnen beeinflußten peripher-physiologischen Parameter gefunden wurden. *Hinreichend* zur Erzeugung einer Emotion ist *nicht* die Katecholamininjektion allein; die Probanden berichten dann eher von einem „Pseudo"-Gefühl. Gemäß der Emotionstheorie von Schachter müssen zwei *Voraussetzungen zur Emotionsentstehung* gegeben sein:

– ein physiologischer Erregungszustand und
– die Wahrnehmung und entsprechende Bewertung einer Situation als emotionsauslösend

Einen guten Einblick in die Befunde gibt das Buch von Erdmann [10].

Probanden sind sogar eher geneigt, ihre selbst wahrgenommene vegetative Erregung in einer angstauslösenden Laborsituation einer Katecholamininjektion zuzuschreiben statt ihrem Gefühlszustand. Wird ihnen die Injektion fälschlich als Vitaminspritze dargestellt, reagieren sie mit vermehrter Ängstlichkeit (Nisbett und Schachter, zit. nach [10]). Dieser Mechanismus der Ursachenzuschreibung für einen an sich selbst wahrgenommenen vegetativen Erregungszustand ist sehr bedeutsam für die psychische Verarbeitung der beta-sympathomimetischen Tokolyse, wie im Abschnitt 3.4 näher ausgeführt wird.

Das *alpha-adrenerge* System mit den bekannten Wirkungen am Uterus (Steigerung der Motilität, Verringerung der Durchblutung) scheint also ein erster Kandidat für die psychophysiologische Beeinflussung der Frühgeburtlichkeit zu sein. Das *beta-adrenerge* System hingegen wirkt *uterusrelaxierend*, so daß es nicht überraschen kann, daß Angst in der Schwangerschaft eher mit längerer Geburtsdauer, anderen Geburtskomplikationen und Übertragung, nicht konsistent aber mit der Frühgeburtlichkeit assoziiert ist [38]. Lukeschs Befund (siehe Kap. 13, Abschnitt 12.3), daß signifikante Korrelationen von Angst und Frühgeburtlichkeit nur bei retrospektiver, nicht aber bei prospektiver Vorgehensweise zu finden waren, ist hier besonders zu beachten; offenkundig führt die Tatsache, daß ein Kind zu früh zur Welt gekommen ist, zu Sorgen um sein Wohlergehen und demnach zu einem Angstanstieg. Erhebungen post hoc scheinen also für diesen Problembereich besonders ungeeignet.

Eine prospektive Studie von Perkin et al. [28] an 1515 Schwangeren belegt das Vorgesagte noch einmal. Weder die Fragebogenwerte für „Angst" noch die für „Depression" korrelierten mit dem Frühgeburtsrisiko. Beide Werte zeigten keinen Zusammenhang mit verschiedenen geburtshilflichen Komplikationen, außer daß „Angst" signifikant mit dem Gebrauch von Anästhetika bei fortschreitendem Geburtsverlauf korrelierte.

Daß auch *Angst* Wehen induzieren kann, ist eher durch eine emotionale Konditionierung erklärbar als durch direkte psychovegetative Beeinflussung. Behandlungsbedürftige Wehen in der Schwangerschaft lösen meist Angst aus, eine Rückwärtskonditionierung führt zum umgekehrten Mechanismus. Ein typischer Auslösereiz ist für viele Patientinnen in Langzeittokolyse der Anblick oder schon das Geräusch des anrollenden Kardiotokographen. Es ist dies ein Mechanismus der Symptomfixierung, der aus der Psychotherapie wohlbekannt ist und in einem Teufelskreis zur Symptomverstärkung führt (analog der Furcht vor dem Erröten oder vor dem Stottern) [15].

Bei chronischen Belastungen spielen die *Hormone der Hypophysen-Nebennierenrinden-Achse* eine größere Rolle als die des Nebennierenmarks. Dies ist seit Selyes [33] Beschreibung des Allgemeinen Adaptationssyndroms bekannt. Emotionale Belastungen führen bei wiederholter Präsentation im psychophysiologischen Experiment zu signifikantem, dann allmählich sich abschwächendem Anstieg der ACTH- und Cortisolsekretion [11]. Die vermehrte Ausschüttung von Glukokortikoiden kann für die Frühgeburtlichkeit aus zwei Gründen bedeutsam sein: Zum einen wird die Immunabwehr geschwächt, und dies kann zu Infektionen des Genitaltrakts führen, die vorzeitige Wehen verursachen. Bei Schwangeren mit vorzeitigen Wehen findet sich in 50 % der Fälle eine pathologische Besiedlung des Genitaltrakts, gegenüber 15 % bei zeitgerechter Entbindung [20]. Zum anderen können Glukokortikoide direkt Wehen induzieren. Für diese Vermutung gibt es mehrere Indizien: tierexperimentelle Befunde und die Tatsache, daß die Kortikoid-Bindungskapazität im Serum unter der Geburt und bei Schwangeren mit nicht aufzuhaltender Frühgeburt signifikant verringert ist [12a], schließlich auch Berichte von Schwangeren unter Glukokortikoidbehandlung.

Schwerste Dauerbelastungen wie KZ-Haft führen zu prompter sekundärer Amenorrhö, einem weitgehenden Versiegen der LH-/FSH-Sekretion und massivem Anstieg der ACTH-Sekretion als unmittelbare psychische Folge lange vor der körperlichen Auszehrung [6]. Auch dieser Befund kann für die Frühgeburtsgenese bedeutungsvoll sein.

In den letzten Jahren hat sich verstärkt die *Psychoneuroimmunologie* als verheißungsvolle Disziplin etabliert [1]. Eine steigende Anzahl von Untersuchungen belegt, daß sowohl akute als auch langdauernde psychische Belastungen zu einer signifikanten Schwächung der Immunkompetenz führen [14]. Dabei kann sowohl eine über die Glukokortikoide vermittelte als auch eine direkte Einflußnahme angenommen werden [1]. Häufig wird als abhängige Variable das sekretorische Immunglobulin A (sIgA) im Speichel als lokale Immunantwort verwendet. Wegen des vergleichbaren Aufbaus der Mukosa erscheint auch die Messung des sIgA im Vaginalsekret vielversprechend [40]. Eine Schwächung der lokalen Immunabwehr könnte die vielfach zu beobachtenden hartnäckigen, nahezu therapieresistenten Infektionen mit immer wechselnden Erregern bei Patientinnen mit vorzeitigen Wehen erklären.

2.2 Wirkmechanismen der Beeinflussung der Wehentätigkeit

2.2.1 Belastung durch die allgemeine Lebenssituation

Die seelischen Belastungen, die in der Anamnese von Patientinnen mit drohender oder stattgefundener Frühgeburt berichtet werden, bestehen weniger in einzelnen traumatischen Lebensereignissen – selbst die Trennung vom Partner trägt nicht substantiell zum Frühgeburtsrisiko bei [19] –, als vielmehr in einer Lebenssituation *chronischer Überforderung,* verbunden mit unzureichenden Mitteln zu ihrer Bewältigung. Diese Frauen erleben sich als unkontrollierbaren Einflüssen ausgeliefert. Ein solches Erleben kann zu reaktiver Depression führen, wie sie von Seligmans Modell der sog. Erlernten Hilflosigkeit [32] beschrieben wird. Erwähnt werden soll hier, daß im Tierexperiment allein unkontrollierbare, nicht aber kontrollierbare aversive Reize zu einer signifikanten Schwächung der Immunabwehr führten [23].

Reaktive Depression, also vollständige Resignation angesichts der erlebten eigenen Machtlosigkeit, ist aber nur der Endpunkt einer langen seelischen Entwicklung; analog zu Selyes sog. Widerstandsphase im Allgemeinen Adaptationssyndrom [33] kann man zuvor einen Zustand von chronischer Frustration und Ärger annehmen, wobei der Ärger kaum in offener Aggression ausgedrückt werden kann. Dies kann aber, gemäß psychosomatischen Modellvorstellungen [2] und der zuvor erwähnten Differenzierung von Angst und Ärger, zur gesteigerten Aktivierung des noradrenergen Systems führen, mit den unerwünschten Effekten auf Uterusaktivität und Uterusperfusion. Die für Selyes Widerstandsphase beschriebene erhöhte Sekretion von Glukokortikoiden hat zudem im Tierexperiment eindeutig negative Wirkungen auf die Tragzeit und das Geburtsgewicht [12].

Eine Extremsituation belastender, unkontrollierbarer Lebensumstände ist bei inhaftierten Schwangeren gegeben [34]. Es finden sich gegenüber einem Vergleichskollektiv hochsignifikant häufiger regelwidrige Neugeborene, sowohl Früh- und Mangelgeborene als auch Übertragene. Selbst wenn man den vermehrten Nikotin- und Drogenmißbrauch in Rechnung stellt, spricht dies für eine extreme Gefühlsverfassung in der Schwangerschaft, sei es in Richtung Ärger und Frustration oder Angst und Depression. Bei männlichen Inhaftierten fanden McClelland et al. [24] signifikant verringerte sIgA-Konzentrationen, vor allem bei solchen mit hohem Machtmotiv, das in der Haft naturgemäß nicht befriedigt werden konnte. Eine weitere Studie von McClelland et al. [25] berichtet signifikante negative Korrelationen von sIgA und Noradrenalin.

Die hier aufscheinenden Zusammenhänge von *Schwächung der Immunabwehr bei gleichzeitig erhöhter alpha-adrenerger Aktivität* sollten gezielt in der Frühgeburtsprophylaxe untersucht werden. Ein vorab mitgeteilter Befund aus der Perinatalstudie von Dudenhausen [9] geht in die gleiche Richtung: Das relativ höchste Frühgeburtsrisiko tragen Ausländerinnen, die erst kürzlich aus Krisengebieten nach Deutschland kamen und offensichtlich kaum Mechanismen zur Streßbewältigung in dieser Situation zur Verfügung haben. Hier sind vermutlich alle drei Einflußachsen wirksam:

– gesteigerte noradrenerge Aktivität durch Frustration und Machtlosigkeit
– vermehrte Sekretion von Glukokortikoiden angesichts langdauernder Belastungssituationen
– Schwächung der Immunkompetenz durch seelische und körperliche Belastung, verbunden noch mit schlechten hygienischen Verhältnissen in Ausländerunterkünften

2.2.2 Belastung durch vorangegangene ungünstige Schwangerschaftsausgänge

Eindeutig sind Frühgeburten und totgeborene oder perinatal verstorbene Kinder in der Anamnese mit einem doppelt bis dreifach erhöhten Frühgeburtsrisiko assoziiert [19]. Selbst wenn in Rechnung gestellt wird, daß zum Teil wieder die gleichen organischen Ursachen wirksam werden, so ist es doch offenkundig, daß um den traumatischen Schwangerschaftszeitpunkt herum Angst und Anspannung der Schwangeren extrem zunehmen. Bei der Auslösung vorzeitiger Wehen können dann wieder Konditionierungen wirksam werden, entweder direkt, also psychogen, oder auf dem Umwege über das Immunsystem. Daß Immunreaktionen konditionierbar sind, ist nachgewiesen [14].

2.2.3 Andere seelische Belastungen in der Anamnese

Die psychologische Erforschung des Zusammenhangs von kritischen Lebensereignissen und daraus resultierenden psychischen oder somatischen Beeinträchtigungen hat zunächst zuwenig die subjektive Bedeutung berücksichtigt, die ein Individuum einem Lebensereignis beimißt und die entscheidend ist für mögliche negative Konsequenzen. Die durch Lazarus eingeleitete „kognitive Wende" [21] in der Streßpsychologie hat dies korrigiert: Nicht nur das objektive Lebensereignis, sondern auch seine subjektive Bewertung werden in den gängigen „Life-event-stress"-Skalen erfaßt (siehe [29]).

Die Befunde über den Zusammenhang von traumatischen Lebensereignissen und Frühgeburtlichkeit sind uneinheitlich [38]. Zum einen sind die untersuchten Kollektive wegen der relativen Seltenheit schwerwiegender Belastungen oft zu klein; zum anderen ist eine retrospektive Betrachtung auch hier mit besonderen Vorbehalten aufzunehmen, da *nach* einer Frühgeburt eine Ursachenzuschreibung auf gravierende Lebensereignisse naheliegt.

Eine prospektive Studie von Wadhwa et al. [38] – an einer allerdings stark positiv ausgelesenen Stichprobe von 90 überwiegend weißen, verheirateten Frauen der oberen Mittelschicht – findet eine signifikante, aber geringe Korrelation (um 0,2) zwischen einer „Lifeevent-stress"-Skala und dem Geburtsgewicht (hier könnte man die erwähnte alpha-adrenerge Vermittlung annehmen), nicht aber zwischen dieser Skala und der Frühgeburtlichkeit. Der gefundene signifikante Zusammenhang zwischen der Skala „Schwangerschaftsbezogene Angst" und der Frühgeburtlichkeit verschwindet bei Auspartialisierung der medizinischen Risikofaktoren.

Auf die größte und repräsentativste Patientinnengruppe, nämlich nahezu 6000, konnte die prospektive Untersuchung von Hedegaard et al. [13] zurückgreifen. Sie erfaßten seelische Belastungen über einen sog. General Health Questionnaire und stellten fest, daß der Summenwert bei Beantwortung in der 30. Schwangerschaftswoche sich für Frauen mit späterer Frühgeburt hochsignifikant von Frauen mit zeitgerechter Entbindung unterschied. Das relative Risiko für eine vorzeitige Entbindung betrug 1,75 für Frauen mit den höchsten Summenwerten des Fragebogens (entsprechend dem oberen Fünftel). Die Frühgeburtsrate insgesamt betrug lediglich 3,6 %, wobei allerdings die Frauen mit einer Entbindung vor der 30. Schwangerschaftswoche nicht in die Studie aufgenommen wurden. Die relativ große Drop-out-Quote der Studie zwischen den Erhebungszeitpunkten 16. und 30. Schwangerschaftswoche (von 7014 auf 5872 Frauen) schränkt die Aussagefähigkeit der Befunde etwas ein.

Es sei der Schluß gezogen, daß einzelne, seelisch traumatisierende Lebensereignisse für das Frühgeburtsgeschehen weniger bedeutsam sind als chronische Lebensumstände der Überforderung und Machtlosigkeit. Epidemiologische Studien auf der Basis von Fragebögen können nur ein erster Schritt zur Aufklärung der psychosomatischen Mechanismen der Frühgeburt sein; direkte psychophysiologische, endokrinologische und immunologische Studien sind notwendig [38], um die angesprochenen möglichen Mechanismen empirisch an Risikopatientinnen zu überprüfen.

3 Psychoprophylaxe der Frühgeburtlichkeit

3.1 Verringerung der Belastungen der Lebenssituation

Diese Maßnahme ist natürlich seit jeher eingesetzt worden, indem der gefährdeten Schwangeren zunächst *körperliche Schonung* verordnet wurde. Die positive Wirkung der Herausnahme aus einem belastenden beruflichen Umfeld konnten Papiernik et al. [27] zeigen. Wenn das häusliche oder berufliche Umfeld die körperliche und seelische Schonung nicht gewährleisten können, kann eine stationäre Aufnahme nötig werden. Um wirklich effektiv zu sein, muß diese Herausnahme aus ungünstigen Lebensumständen mit einer Beratung und Unterstützung in offengebliebenen Fragen und Sorgen einhergehen. So können z.B. die kirchlichen Hilfswerke und die Krankenkasse der Patientin bei der Vermittlung einer Betreuerin für die übrige Familie eingeschaltet werden.

Es muß daran gedacht werden, daß der Krankenhausaufenthalt und die erzwungene Bettruhe ihrerseits zur Belastung werden können. Der Nutzen eines stationären Aufenthalts ist stets kritisch abzuwägen. Risikopatientinnen fühlen sich auch durch die Konfrontation mit den Schicksalen anderer Frauen im Krankenhaus oft seelisch stark beeinträchtigt.

3.2 Unterstützung bei der Verarbeitung vergangener belastender Ereignisse

Einer Patientin, die noch schwer an einem Schicksalsschlag trägt, ist nicht damit geholfen, daß man sie lediglich auffordert, die trüben Gedanken wegzuschieben. Dies gilt vor allem für eine vorangegangene, unglücklich geendete Schwangerschaft. Die erneute Schwangerschaft als „Wiedereinsetzung in den alten Zustand" reaktiviert fast unweigerlich die Trauer und auch die Angst, daß sie wieder schlecht enden wird. Rational-persuasive Äußerungen wie „Sie dürfen sich nicht so aufregen, das schadet Ihrem Baby" sind nicht angezeigt. Der Arzt (hier wie im ganzen Kapitel auch die Ärztin) sollte sich als Gesprächspartner anbieten und dabei Verständnis für die Befürchtungen der werdenden Mutter haben – auch für ihren Wunsch, das Vergangene im Augenblick lieber ruhen zu lassen –, im eigenen Gesprächsverhalten vor allem auf die Fortschritte der aktuellen Schwangerschaft abheben und versuchen, suggestiv-beruhigend auf die Patientin einzuwirken. Häufige Ultraschallkontrollen, die den Fortschritt der kindlichen Entwicklung dokumentieren, werden von den meisten Risikoschwangeren begrüßt.

3.3 Psychovegetative Harmonisierung und Entspannung

Wehentätigkeit während der Schwangerschaft, vor allem im III. Trimenon, ist ein physiologisches Phänomen (siehe auch Kap. 19, Abschnitt 4.2.1). Jeder Schwangeren sind die gelegentlichen Verhärtungen des Bauches vertraut. Im Falle einer koordinierten und/oder schmerzhaften Kontraktionstätigkeit kommt es nun häufig zu der erwähnten Symptomfixierung und damit Symptomverstärkung: Gerade die Furcht vor Wehen löst Wehen aus. Der Kardiotokograph ist hierbei häufig der Auslöser. Der Wunsch, „ein möglichst wehenfreies CTG zu produzieren", um bald aus der Klinik entlassen zu werden oder zumindest eine Dosisreduktion der tokolytischen Medikation zu erreichen, führt dann zum gegenteiligen Ergebnis.

Hier können *suggestiv-* bzw. *autosuggestiv-übende Verfahren* wie das Autogene Training [15] segensreich sein: Sie verhelfen zu einer gelasseneren Haltung gegenüber den Wehen und können gerade dadurch ihre Häufigkeit und Stärke verringern. Der Arzt muß in der Beurteilung des kardiotokographischen Befunds diese gelassene Haltung vermitteln und sich von einer etwaigen zu starken Gewichtung der Wehentätigkeit freimachen; wesentlich für das Frühgeburtsrisiko ist nicht die Tatsache der Wehentätigkeit allein, sondern der Zervixbefund. Offenkundig gibt es werdende Mütter, die über Wochen hinweg dokumentierbare Wehen haben, ohne daß sich am Zervixbefund Wesentliches ändert.

Die *Selbstbeobachtung der Schwangeren* ist verstärkt diagnostisch zu nutzen. Vor allem Frauen, die bereits eine oder mehrere Geburten erlebt haben, sind meist in der Lage, zwischen zervixrelevanten und -irrelevanten Wehen genau zu differenzieren. Sie beschreiben den irrelevanten Typus als eine Verhärtung und Verkrampfung des Bauches, deutlich auf der Bauchdecke spürbar und ohne echten Schmerzcharakter. Der relevante Typus ist in seiner sensorischen Qualität eher einem Menstruationsschmerz, einer Darmkolik oder eben einer frühen Eröffnungswehe vergleichbar, er strahlt dabei häufig in die Leisten, den Rücken oder die Beine aus und wird kommentiert mit Worten wie: „Ich habe gemerkt, da zieht was nach unten."

Die nur auf den ersten Blick evidente Objektivität der *kardiotokographischen Aufzeichnung* wird erkauft durch *zu viele falsch-positive Befunde*, die, zumal bei entsprechender Kommentierung, die frühgeburtsgefährdete Schwangere verunsichern. Die Personen, die mit der Durchführung der Kardiotokographie betraut sind, sollten ihre Kommentare zu der Aufzeichnung angesichts der Empfänglichkeit ihrer Patientin für alarmierende Botschaften möglichst neutral halten und die Patientin öfter danach fragen, welche Empfindungen sie selbst im Augenblick hat. Bei Patientinnen, die durch die Selbstbeobachtung nicht zusätzlich verunsichert werden, ist die Häufigkeit der CTG-Kontrollen zugunsten der eigenständigen Führung eines Wehenprotokolls zu reduzieren.

Wenn die personellen Möglichkeiten in der Klinik dazu bestehen, ist die Einrichtung einer *Unterstützungs- oder Betreuungsgruppe für frühgeburtsgefährdete Patientinnen* zu empfehlen [39]. Sie kann die Möglichkeit zum Gedanken- und Erfahrungsaustausch der Patientinnen untereinander bieten; die Leiterin/der Leiter kann weitere medizinische Informationen vermitteln, auch im Hinblick auf die Geburt, die häufig auf den Stationen kursierenden Gerüchte und Schreckensszenarien zurechtrücken und die Patientinnen in einem Entspannungsverfahren wie dem Autogenen Training oder Yoga unterweisen.

Besonders hilfreich ist eine *Übung „zur vertieften Wärmeempfindung"*. Sie führt nachweislich zu einer Erhöhung der peripheren Durchblutung, wahrscheinlich – durch sexualtherapeutische Befunde nahegelegt – auch zu einer Steigerung der Uterusdurchblutung [15]. Den Patientinnen wird durch die Übungen, für sie nachvollziehbar, die Möglichkeit gegeben, etwas für das Gedeihen ihres Kindes zu tun. Dieser Aspekt kommt häufig in der Betreuung zu kurz. Vielmehr erleben sie sich als hilflos und passiv der Krankenhausroutine, häufig auch der intravenösen Medikation ausgeliefert.

Auch unabhängig von einer solchen Unterstützungs- oder Betreuungsgruppe ist das beständige, suggestiv-beruhigende *Eingehen auf die Sorgen* der frühgeburtsgefährdeten Schwangeren hilfreich. Der hochsensibilisierten Schwangeren müssen positive, zuversichtlich stimmende Botschaften vermittelt werden mit dem Tenor: „Ihrem Baby geht es gut. Der Muttermund ist geschlossen. Sie schaffen es, solange durchzuhalten, bis Ihr Baby einen guten Start ins Leben hat."

Auch *krankengymnastische Übungen* werden oft als sehr hilfreich empfunden, um die sich mit fortdauernder Schwangerschaft und durch das lange Liegen einstellenden Beschwerden zu mildern. Der Wechsel von leichter muskulärer Anspannung und Entspannung kann dabei die psychische Entspannung fördern. Dies macht sich das psychohygienische Verfahren Progressive Muskelrelaxation zunutze [4], das auch von Krankengymnastinnen erfolgreich eingesetzt wird.

3.4 Psychologische Begleitung der medikamentösen Tokolyse

Aus psychologischer Sicht ist es ein gravierender Nachteil der medikamentösen Tokolyse mit Beta-2-Sympathomimetika wie Fenoterol, daß die durch sie hervorgerufenen *Nebenwirkungen* wie Tachykardie, Hitzewallungen und Tremor den psychohygienischen Maßnahmen zur Beruhigung und Schonung der frühgeburtsgefährdeten Patientin entgegenwirken. Die zumeist akuten Sorgen um das Wohlergehen des Kindes und den Fortbestand der Schwangerschaft erhalten durch diese Nebenwirkungen eine organische Untermauerung. Es sind, gemäß den im Abschnitt 2.1 skizzierten Modellvorstellungen, die Voraussetzungen für die Entstehung der Emotion Angst in exemplarischer Weise gegeben: die vegetative Erregung und die Sorgen. Durch *Angstkonditionierungen* können Wehen induziert und somit der Erfolg der Tokolyse gefährdet werden. Gelingt es aber umgekehrt, die vegetative Erregung eindeutig auf die Medikation zu attribuieren, so ist die Angstneigung geringer.

Eine ungeschönte, eher etwas überzeichnete *Schilderung der Nebenwirkungen vor Beginn der Tokolyse* erleichtert es also den Patientinnen, die unangenehmen Erscheinungen richtig zu deuten, sich innerlich von ihnen zu distanzieren und sie als ein notwendiges Übel anzunehmen. Die größte, nicht immer klar ausgesprochene Sorge betrifft die *Auswirkungen auf das Ungeborene*, vor allem in Hinblick auf Fehlbildungen; das ärztliche Aufklärungs- und Beratungsgespräch muß auf diesen Punkt besonders eingehen und die nach derzeitigem Wissensstand geringen bzw. passageren Nebenwirkungen betonen.

Die im Abschnitt 3.3 beschriebene psychovegetative Harmonisierung und Entspannung ist natürlich für Langzeittokolysepatientinnen besonders empfehlenswert. Insbesondere durch die „Wärmeübung" kann die häufige Hitzeempfindung im Sinne der Durchblutungssteigerung, also Verbesserung der Versorgung des Kindes, positiv umbewertet werden. Die Wärmesuggestion sollte aber, wenn die Patientinnen bereits unter störenden Hitzewallungen leiden, nur ganz zurückhaltend eingesetzt werden.

Die Langzeittherapie vorzeitiger Wehen mit *Tranquillanzien* kann aus psychologischer Sicht nicht befürwortet werden. Nicht nur die Suchtgefahr für Mutter und Kind ist zu bedenken; auch führt die Verabreichung von Tranquillanzien an Gesunde häufig zu Mißempfindungen [8], das emotionale „In-Watte-Packen" und die dadurch erzeugte künstliche Gleichgültigkeit – in einer so wichtigen Lebensphase – werden als störend erlebt.

Die Gabe von Tranquillanzien zur Milderung der Erregung und Unruhe bei beta-mimetischer Tokolyse ist aus den gleichen Gründen ebenfalls nicht zu befürworten. Eher sollte die Tachykardie gezielt mit einem Beta-1-Blocker behandelt werden, gegebenenfalls auch Beruhigungsmittel auf pflanzlicher Basis verordnet werden. Alle Verordnungen sind der werdenden Mutter zu erläutern. Die Patientinnen sind häufig besorgt über die Vielzahl der Medikamente, die sie einnehmen sollen, besonders da ihnen sonst geraten wird, auf Pharmaka in der Schwangerschaft ganz oder weitgehend zu verzichten.

4 Praktische Hinweise für die stationäre Betreuung

Die meisten Patientinnen, die längerfristig stationär betreut werden müssen, leiden unter der Hospitalisierung mit weitgehendem Verlust der Intimsphäre, der erzwungenen Bettruhe und Untätigkeit; sie fühlen sich ja subjektiv nicht krank. Schlotter et al. [31] fanden, daß nach dreiwöchigem Klinikaufenthalt mit medikamentöser Tokolyse über 70% der Patientinnen ängstlich-depressiv verstimmt waren. Das Gefühl der Abhängigkeit von anderen erzeugt Hilflosigkeit, häufig auch Überempfindlichkeit, Klagsamkeit und Groll, so daß das Verhältnis zum Personal oft gespannt ist.

Das *Stationsteam* sollte regelmäßig den Umgang mit „schwierigen" Patientinnen besprechen, um ihnen angemessen begegnen zu können. Aber auch *mit* den Patientinnen sollte gesprochen werden, mit dem Tenor: „*Wir* haben ein Problem *miteinander,* wie können wir es lösen?" Manches Problem, wie das zu häufige Klingeln, kann so angesprochen, möglicherweise auch durch Zusammenlegung mit einer nichtbettlägerigen Patientin ein wenig entschärft werden. Daß Patientinnen ständig Ärger und Konflikte erleben, ist unbedingt zu vermeiden.

Die Frage der *Unterbringung* (Einzel- oder Mehrbettzimmer, jedes hat seine Vor- und Nachteile) und der Bettnachbarschaft sollte regelmäßig mit der Patientin abgeklärt werden. Für eine Patientin, die einen unabsehbaren Aufenthalt vor sich hat, kann das Zusammensein mit einer Bettnachbarin, die sie „nicht riechen kann" (auch wörtlich durch die gesteigerte Geruchsempfindlichkeit in der Schwangerschaft!), unerträglich sein. Umgekehrt entwickeln sich bei glücklicher Auswahl der Zimmergenossinnen oft gute Freundschaften.

Alle Maßnahmen, die der Patientin im Rahmen ihrer Beschränkungen eine gewisse *Selbständigkeit* und *Situationskontrolle* erhalten, sind zu begrüßen. Deshalb sollten möglichst, selbst wenn strenge Bettruhe verordnet ist, der Gang zur Toilette und die Körperpflege gestattet werden.

Ein wesentlicher Aspekt der Situationskontrolle ist die *Informiertheit:* das weitere therapeutische Vorgehen sollte regelmäßig mit ihr geklärt werden. In Anbetracht der Wichtigkeit, die die Informiertheit gerade dann erlangt, wenn eine weitergehende Situationskontrolle kaum möglich ist, sind Versprechungen, die nicht eingehalten werden, z. B. über den Entlassungstermin, unbedingt zu vermeiden. Informiertheit kann auch bedeuten, daß sich die werdende Mutter, bei der eine Frühgeburt droht, bereits vorab darüber informiert, was im Falle einer vorzeitigen Entbindung mit anschließender Verlegung ihres Kindes auf sie zukommt. Viele Risikomütter lesen mit Gewinn Ratgeberliteratur (z. B. [18, 35, 36]) und fühlen sich dann nicht so hilflos und besser vorbereitet. Dies entspricht dem streßpsychologischen Befund von Janis [16], daß ausreichende, nicht exzessive Information vor medizinischen Eingriffen und anderen schwerwiegenden Ereignissen für die Bewältigung der Situation am günstigsten ist.

Bei Langzeitpatientinnen ist auch zu bedenken, daß das *Krankenhausessen* oft nicht so vitamin- und mineralstoffreich ist, wie es der gesteigerte Bedarf in der Schwangerschaft erfordert. Die ausreichende Versorgung mit Milch- und Vollkornprodukten, Frischkost, ballaststoffreicher, aber nicht blähender Kost sollte gewährleistet sein. Auch eine bewußte Ernährung verstärkt das Kompetenzgefühl der Patientin, das für die Bewältigung der Situation förderlich ist.

Patientinnen mit hohen Ansprüchen an sich selbst reagieren mit *Schuld- und Versagensgefühlen* auf die Tatsache, daß ihnen nicht gelingt, was „Millionen anderer Frauen" schaffen: schwanger zu sein und ihren täglichen Verpflichtungen nachzukommen. Vorausgesetzt, daß die Betreuung der Familienangehörigen grundsätzlich gewährleistet ist, ist im Gespräch gegen die Sorge um die „Zustände daheim" immer wieder das primäre Ziel der Behandlung zu setzen, ein gesundes Kind.

Die Langzeitpatientin sollte angeregt werden, für sich eine *Struktur* in die endlos erscheinenden Tage und Wochen zu bringen. Hierbei sind die Möglichkeiten so vielfältig, wie es die persönlichen Interessen einerseits, die Beschränkungen der Bewegungsfreiheit andererseits zulassen. Lesen von Unterhaltungsliteratur oder Sachbüchern, vor allem auch Ratgebern über Schwangerschaft, Geburt und Frühgeburt, Sprachenlernen mit Audiokassetten-Lehrgängen, Hören der von daheim mitgebrachten Lieblingsmusik, Fernsehen ausgewählter Sendungen (keine Dauerberieselung), Handarbeiten, Malen und Zeichnen haben sich bewährt. Sich *Aufgaben* zu stellen und dabei Zwischenziele zu setzen, ist eine gute Möglichkeit, die Monotonie des Krankenhausaufenthalts zu bekämpfen.

Das Pflegepersonal sollte darauf achten, ob *Besuche* des Partners, von Verwandten oder Freunden als willkommen und erfreulich oder als zusätzliche Belastung erlebt werden, sei es wegen der Häufigkeit oder wegen der Konflikte, die dadurch aufgerührt werden. Im Sinne der Schonung und Abschirmung von vermeidbaren seelischen Belastungen kann es gelegentlich sogar erforderlich sein, daß der Arzt die Besuche bestimmter Personen untersagt.

Gelingt es, einerseits Verständnis für die heikle psychische Situation der Langzeitpatientin zu haben und sie in ihren Schwierigkeiten zu unterstützen, andererseits ihr trotz allem eine positive Bewertung des Krankenhausaufenthalts zu ermöglichen, als eine Zeit der Schonung und Ruhe, die sie für sich und ihr Kind persönlich nutzbar machen kann, so ist man der Psychoprophylaxe der Frühgeburt nähergekommen.

5 Betreuung während der Geburt und im Wochenbett

5.1 Förderung der Mutter-Kind- bzw. Eltern-Kind-Beziehung

Häufig ist, trotz aller Bemühungen, eine *vorzeitige Entbindung* nicht zu vermeiden. Wenn abzusehen ist, daß das Kind intensivmedizinisch versorgt werden muß, so ist größtmögliche Nähe der Mutter zur neonatologischen Einrichtung anzustreben, wenn möglich, die gemeinsame Versorgung in einem geburtshilflich-neonatologischen Zentrum.

Eine *Notsectio mit Verlegung des Kindes* stellt für die Mutter eine starke seelische Belastung dar; der sym-biotische Zustand der Schwangerschaft wurde abrupt beendet, sie leidet unter den körperlichen Nachwirkungen der Operation, und ihr Kind ist für sie unerreichbar. Hinzu kommt, je nach Reifegrad des Kindes, die Sorge, ob es überleben und gesund sein wird.

Selbst wenn, wie meist, rational und auch gefühlsmäßig die optimale medizinische Versorgung des Kindes ausdrücklich begrüßt wird, bleibt doch die Enttäuschung, nicht die erwünschte problemlose Schwangerschaft und Geburt gehabt zu haben, und die Trauer, vom Kind getrennt zu sein. In den ersten Tagen des Wochenbetts können deshalb *heftige emotionale Reaktio-*

nen, Traurigkeit, Deprimiertheit, Weinen, gelegentlich auch Aggressivität, auftreten. Ärzte und Schwestern sollten darauf vorbereitet sein, der Patientin einfühlsam und gesprächsbereit begegnen und ihre Fragen, soweit möglich, beantworten. Auch sollte sie, wenn sie nicht ausdrücklich das Gegenteil wünscht, räumlich von Wöchnerinnen getrennt werden, die ihr Baby bei sich haben können.

Für die psychische Stabilisierung der Mutter und die Entwicklung einer guten *Mutter-Kind-Beziehung* ist es unabdingbar, daß sie baldmöglichst ihr Kind sehen und berühren kann, ebenso wie der Vater [17]. Hier sollten die gynäkologischen und pädiatrischen Mitarbeiter Hand in Hand arbeiten, um die Kontaktaufnahme zu ermöglichen. In den ersten Stunden und Tagen kann auch ein Foto einen kleinen Trost darstellen.

Das zur Zeit in der einschlägigen Publikumspresse ausführlich erörterte Thema der *Frühgeborenenbetreuung* (z. B. [5, 30]) eignet sich nicht für eine polarisierende Betrachtung (hier „unmenschliche Apparatemedizin", dort „sanfte, humane Betreuung"). Mittlerweile erwiesen ist, daß eine an den psychischen Bedürfnissen des Frühgeborenen orientierte Versorgung, die häufigen Körperkontakt mit den Eltern einschließt, für das langfristige Gedeihen günstig ist [3].

Pädiater und Gynäkologen sollten die Mutter ermutigen, ihr Kind häufig aufzusuchen, sich an seiner Versorgung, soweit es möglich ist, zu beteiligen und mit ihm zu sprechen. Daß der vertraute Klang der *mütterlichen – auch der väterlichen – Stimme* geeignet ist, Frühgeborene nicht nur zu beruhigen, sondern auch in ihrer psychomotorischen Entwicklung zu fördern, zeigen die tägliche klinische Erfahrung und empirische Studien (Nöcker-Ribeaupierre, zit. in [18]). *Musik*, die in der Schwangerschaft häufig gehört wurde, Lieder, die die Mutter in dieser Zeit gesungen hat, haben einen ähnlichen Effekt. Die Eltern sollten auf ihn hingewiesen werden. Es kann z. B. eine Tonkassette besprochen bzw. bespielt werden, die das Kind in Abwesenheit der Eltern hören kann.

Die sog. *Känguruhmethode*, also das Tragen des Kindes auf der unbekleideten Haut, warm umhüllt, um ihm teilweise entgangene intrauterine Erfahrungen zu ersetzen, setzt sich, mit guten Erfolgen, auf den neonatologischen Intensivstationen immer mehr durch.

Pädiater und Gynäkologen sollten die Mutter weiterhin ermutigen, *Muttermilch* abzupumpen bzw. ihr Kind selbst zu stillen; die Auswirkungen auf das kindliche Immunsystem und das psychische Wohlbefinden von Mutter und Kind können nur positiv sein. Die Milch von Müttern frühgeborener Kinder ist in ihrer Zusammensetzung dem unreifen kindlichen Verdauungssystem optimal angemessen und durch keine industrielle Frühgeborenennahrung gleichwertig zu ersetzen [7]. Da die Anfangsschwierigkeiten der Muttermilchernährung bei Frühgeborenen sehr groß sind, kann die Lektüre von Stillratgebern (z. B. [22]) sowohl den betroffenen Müttern als auch dem sie unterstützenden Personal dringend empfohlen werden.

Der Kontrollverlust und die Hilflosigkeit, die die Eltern Frühgeborener weithin erleben, kann durch ausführliche Gespräche mit den behandelnden Ärzten verringert werden. Ganz wesentlich sind hierbei zwei Gesprächsregeln:

– Nie unbegründete Hoffnungen wecken, auch wenn dies im Gespräch einfacher ist.
– Die Auskünfte innerhalb des Teams abstimmen; widersprüchliche Aussagen sind schwerer zu verkraften als negative Befunde.

Eltern von Frühgeborenen nehmen jede Unterstützung und Anregung gern auf; vielen hilft es, Ratgeberliteratur zu lesen [7, 18, 35, 36]; viele schließen sich auch einer Eltern-Selbsthilfegruppe[*] an.

5.2 Unterstützung bei ungünstigem Ausgang (Tod oder Behinderung des Kindes)

Stirbt das Kind oder ist es schwerwiegend behindert, so beginnt ein *Trauerprozeß*, der von zwei Gesetzmäßigkeiten geleitet ist:

– Je positiver die Bindung erfahren wird, desto stärker ist die unmittelbare Trauer.
– Je eindeutiger und klarer die Bindung ist, desto unkomplizierter verläuft der Trauerprozeß.

Auch hier sollten also die Eltern bei der Kontaktaufnahme unterstützt werden; im Falle des Todes sollten sie Gelegenheit haben, sich von ihrem toten Kind zu verabschieden – auch bei sehr kleinen Kindern, sofern sie nur definitiv als Mensch zu erkennen sind. Der Umgang mit dem intrauterinen oder perinatalen Kindstod, der hier nur angedeutet werden kann, ist in Band 6, Kapitel 21, ausführlich dargestellt.

Im Kontakt mit Patientinnen, die einen Schicksalsschlag erlitten haben, sind alle Mitarbeiter immer wieder gefordert, gegen *unbewußtes Vermeidungsverhalten*

---

[*] Kontakte über: Bundesverband „Das frühgeborene Kind e.V.", Von-der-Tann-Str. 7, 69126 Heidelberg

anzugehen. Ein offener Umgang, Signalisierung von Gesprächsbereitschaft und Vermittlung weiterer Ansprechpartner (Klinikseelsorger, Selbsthilfegruppe) sind hilfreich.

6 Schlußbemerkungen und Zusammenfassung

Eine überwiegend medizinisch orientierte Frühgeburtsprophylaxe hat sich als nicht ausreichend effizient erwiesen [9]. Die vorstehenden Ausführungen sollten verdeutlichen, daß Somato- und Psychoprophylaxe der Frühgeburt mehr als bisher Hand in Hand gehen sollen, um noch mehr Schwangerschaften zu einem glücklichen Ausgang zu verhelfen.

Psychosoziale Einflußfaktoren der Frühgeburtlichkeit werden seit langem vermutet, doch sind die Befunde entsprechender Untersuchungen immer wieder uneinheitlich. Vermutlich liegt dies zum einen an der zu undifferenzierten Betrachtung der belastenden Lebensumstände, zum anderen daran, daß häufig Komplikationen unterschiedlicher Ätiologie, wie Wachstumsretardierung, vorzeitige Wehen, Frühgeburt, Störungen unter der Geburt, zu einem Symptomkomplex zusammengefaßt werden. Ausgehend von den Befunden der experimentellen Psychophysiologie werden Achsen der Einflußnahme auf das Frühgeburtsgeschehen genannt: vegetatives Nervensystem, endokrines System, Immunsystem.

Einzelne seelisch belastende Lebensereignisse sind offenbar für das Frühgeburtsrisiko weniger wichtig als *Lebensumstände chronischer Überforderung* mit geringen Kontrollmöglichkeiten. Eine gewisse Ausnahme bildet aber das Frühgeburtsrisiko nach vorangegangenen glücklos verlaufenen Schwangerschaften. Für die Psychoprophylaxe der Frühgeburt wesentlich sind eine suggestiv-beruhigende Haltung mit Betonung der Schwangerschaftsfortschritte, vor allem aber auch, im Falle einer stationären Betreuung, umfassende Information über die therapeutischen Maßnahmen und die Erhaltung einer gewissen Situationskontrolle durch die Patientin. Daneben sind Ruhe und Schonung, Unterstützung bei der Bewältigung praktischer und psychischer Probleme, gegebenenfalls auch in einer Unterstützungs- und Entspannungsgruppe, angezeigt. Die psychosoziale Unterstützung soll während der Geburt und im Wochenbett fortgesetzt werden.

Literatur

1. Ader, R., D. L. Felten, N. Cohen (eds.): Psychoneuroimmunology. Academic Press, San Diego 1991.
2. Alexander, F.: Psychosomatische Medizin. De Gruyter, Berlin 1977.
3. Als, H., G. Lawhon, F. H. Duffy, G. B. McAnulty, R. Gibes-Grossman, J. G. Blickman: Individualized developmental care for the very low-birth-weight preterm infant. J. Amer. med. Ass. 272 (1994) 853–858.
4. Bernstein, D. A., T. D. Borkovec: Entspannungs-Training. Handbuch der Progressiven Muskelentspannung. Pfeiffer, München 1985.
5. Bräutigam, H. H.: Sanfter Weg für Frühgeborene. Die Zeit 49 (1994) (Nr. 10) 50.
6. Bräutigam, W., P. Christian: Psychosomatische Medizin. Thieme, Stuttgart 1983.
7. Brüggemann, J. H.: Zu früh ins Leben? Trias, Stuttgart 1993.
8. Debus, G., W. Janke: Psychologische Aspekte der Psychopharmakotherapie. In: Pongratz, L. (Hrsg.): Handbuch der Psychologie, Bd. 8: Klinische Psychologie. Hogrefe, Göttingen 1978.
9. Dudenhausen, J. W.: Die Bedeutung sozialer Faktoren für die Frühgeburtlichkeit. Vortrag, XVI. Deutscher Kongreß für Perinatale Medizin, München 1993.
10. Erdmann, G.: Zur Beeinflußbarkeit emotionaler Prozesse durch vegetative Variation. Beltz, Weinheim 1983.
11. Erdmann, G., K. H. Voigt: Psychophysiologische und psychoendokrine Veränderungen im Paradigma „Öffentliches Sprechen": Was indizieren sie? In: Debus, G., G. Erdmann, K. W. Kallus (Hrsg.): Biopsychologie von Stress und emotionalen Reaktionen. Hogrefe, Göttingen 1995.
12. Gray, J.: The Psychology of Fear and Stress. McGraw-Hill, New York 1971.
12a.Halberstadt, E.: Pathogenese und Diagnose der Frühgeburt. In: Halberstadt, E. (Hrsg.): Frühgeburt – Mehrlingsschwangerschaft. Klinik der Frauenheilkunde und Geburtshilfe, 2. Aufl., Bd. 6, S. 54. Urban & Schwarzenberg, München–Wien–Baltimore 1987.
13. Hedegaard, M., T. B. Henriksen, S. Sabroe, N. J. Secher: Psychological stress in pregnancy and preterm delivery. Brit. med. J. 307 (1993) 234–239.
14. Hennig, J.: Die psychobiologische Bedeutung des sekretorischen Immunglobulin A im Speichel. Waxmann, Münster 1994.
15. Hoffmann, B.: Handbuch des Autogenen Trainings. Deutscher Taschenbuch-Verlag, München 1992.

16. Janis, I. L.: Stress and Frustration. Harcourt Brace Jovanovich, New York 1971.
17. Klaus, M. H., J. H. Kennell: Mutter-Kind-Bindung. Deutscher Taschenbuch-Verlag, München 1987.
18. König-Krist, S.: 100 Fragen zum Frühgeborenen. Mosaik, München 1994.
19. Koller, S.: Risikofaktoren der Schwangerschaft. Springer, Berlin–Heidelberg–New York 1983.
20. Lamont, R. F., N. Fisk: The role of infection in the pathogenesis of preterm labour. In: Studd, J. (ed.): Progress in Obstetrics and Gynaecology, vol. 10. Churchill Livingstone, London 1993.
21. Lazarus, R. S., R. Launier: Streßbezogene Transaktionen zwischen Person und Umwelt. In: Nitsch, J. R. (Hrsg.): Stress. Huber, Bern 1981.
22. Lothrop, H.: Das Stillbuch. Kösel, München 1990.
23. Maier, S. F., M. L. Laudenslager, S. M. Ryan: Stressor controllability, immune function, and endogenous opiates. In: Brush, F. R., J. B. Overmier (eds.): Affect, Conditioning, and Cognition: Essays on the Determinants of Behavior. Erlbaum, Hillsdale/N. J. 1985.
24. McClelland, D. C., C. Alexander, E. Marks: The need for power, stress, immune functions, and illness among male prisoners. J. abnorm. Psychol. 91 (1983) 61–70.
25. McClelland, D. C., G. Ross, V. Patel: The effect of an academic examination on salivary norepinephrine and immunoglobulin levels. J. hum. Stress 11 (1985) 52–59.
26. Norbeck, J. S., V. P. Tilden: Life stress, social support, and emotional disequilibrium in complications of pregnancy: a prospective, multivariate study. J. Health Soc. Behav. 24 (1983) 30–46.
27. Papiernik, E., L. G. Keith, J. Bonyer, J. Dreyfus, P. Lazor: Effective prevention of preterm birth: the French experience measured at Haguenau. Birth Defects 25 (1989) 1.
28. Perkin, M. R., J. M. Bland, J. L. Peacock, H. R. Anderson: The effect of anxiety and depression during pregnancy on obstetric complications. Brit. J. Obstet. Gynaec. 100 (1993) 629–634.
29. Rahe, R. H., R. J. Arthur: Life change and illness studies: past history and future directions. J. hum. Stress 4 (1978) 3–15.
30. Rinnhofer, H. (Hrsg.): Hoffnung für eine Handvoll Leben. Harald Fischer, Erlangen 1995.
31. Schlotter, C. M., V. Frick, J. Jansen: Auswirkungen der tokolytischen Therapie mit Partusisten® auf die Psyche. In: Jung, H., E. Friedrich (Hrsg.): Fenoterol bei der Behandlung in der Geburtshilfe und Perinatologie. Thieme, Stuttgart 1978.
32. Seligman, M. E. P.: Erlernte Hilflosigkeit. Urban & Schwarzenberg, München–Wien–Baltimore 1979.
33. Selye, H.: The Stress of Life. McGraw-Hill, New York 1956.
34. Stauber, M., B. Weingart, J. Koubenec: Schwangerschaft, Geburt und Wochenbett bei inhaftierten Frauen. Geburtsh. u. Frauenheilk. 44 (1984) 731–737.
35. Steidinger, J., K. J. Uthicke: Frühgeborene. Rowohlt, Reinbek 1992.
36. Strobel, K.: Frühgeborene brauchen Liebe. Kösel, München 1988.
37. Villar, J., U. Farnot, F. Barros et al.: A randomized trial of psychosocial support during high-risk pregnancies. New Engl. J. Med. 327 (1992) 1266–1271.
38. Wadhwa, P. D., C. A. Sandman, M. Porto, C. Dunkel-Schetter, T. J. Garite: The association between prenatal stress and infant birth weight and gestational age at birth: a prospective investigation. Amer. J. Obstet. Gynec. 169 (1993) 858–865.
39. Wehkamp, K. H.: Psychosoziale Aspekte der Frühgeburtenbehandlung. In: Künzel, W., K.-H. Wulf (Hrsg.): Physiologie und Pathologie der Geburt II. Klinik der Frauenheilkunde und Geburtshilfe, 2. Aufl., Bd. 7/II. Urban & Schwarzenberg, München–Wien–Baltimore 1987.
40. Wira, C. R., D. A. Sullivan, C. P. Sandoe: Estrogen-mediated control of the secretory immune system in the uterus of the rat. Annals N.Y. Acad. Sci. 409 (1983) 534–551.

22 Der vorzeitige Blasensprung und die Leitung der Frühgeburt

M. Hermsteiner, W. Künzel

Inhalt

1 Definition und Häufigkeit des vorzeitigen Blasensprungs 246

2 Risikofaktoren für den frühen vorzeitigen Blasensprung 246

3 Pathogenese des frühen vorzeitigen Blasensprungs 247

4 Diagnose des vorzeitigen Blasensprungs 249

5 Gefahren nach frühem vorzeitigem Blasensprung 250

6 Überwachung nach frühem vorzeitigem Blasensprung 251

7 Therapie des vorzeitigen Blasensprungs . 253
7.1 Antiinfektiva 253
7.2 Tokolytika 254
7.3 Kortikosteroide 254
7.4 Maßnahmen bei drohender fetaler Asphyxie 254

8 Geburtshilfliches Vorgehen beim frühen vorzeitigen Blasensprung in Abhängigkeit vom Schwangerschaftsalter 255

9 Entbindungsmodus bei Frühgeburten .. 257

Der frühe vorzeitige Blasensprung kombiniert die Risiken des Blasensprungs und der Frühgeburtlichkeit. Dreißig bis vierzig Prozent aller Frühgeburten treten in der Folge eines vorzeitigen Blasensprungs auf. Obwohl als klinische Entität klar umrissen, ist im Alltag der frühe vorzeitige Blasensprung oft schwer mit der notwendigen Sicherheit zu diagnostizieren. Die zu ergreifenden Maßnahmen sind auf die rechtzeitige Erkennung und Behandlung von *Infektionen* bei Mutter und Kind, von *Zeichen vorzeitiger Wehentätigkeit* und der *intrauterinen Asphyxie* ausgerichtet. Wie kaum ein anderes geburtshilfliches Krankheitsbild fordert der frühe vorzeitige Blasensprung in Abhängigkeit vom erreichten Schwangerschaftsalter stets von neuem die abwägende Entscheidung des behandelnden Arztes und der betroffenen Eltern über Fortführung oder Beendigung der Schwangerschaft.

Der vorzeitige Blasensprung ist ein *Symptom*. Er kann sowohl Erstmanifestation der drohenden Frühgeburt als auch Folgeerscheinung eines bereits apparenten pathologischen Schwangerschaftsverlaufs sein. Gerade die Zusammenhänge zwischen aszendierenden Infektionen und vorzeitigem Blasensprung haben sich in ihrer ganzen Komplexität zunehmend aufklären lassen. Der enorme Erkenntniszuwachs im Hinblick auf die Pathogenese des vorzeitigen Blasensprungs verdeutlicht mögliche Ansatzpunkte für eine kausale Behandlung, jedoch sind die derzeit zur Verfügung stehenden Konzepte weiterhin als symptomorientiert einzustufen. Es kann daher kaum verwundern, daß wesentliche Elemente der Therapie, wie die Anwendung von wehenhemmenden Medikamenten oder die Gabe von Antibiotika, in ihrer Wertigkeit sehr unterschiedlich beurteilt werden.

1 Definition und Häufigkeit des vorzeitigen Blasensprungs

Der vorzeitige Blasensprung (in der internationalen Literatur als PROM = premature rupture of the membranes geführt) ist definiert als die Ruptur des Amnions vor Beginn der Wehentätigkeit. In einem Viertel der Fälle findet der vorzeitige Blasensprung vor dem Ende der 37. Schwangerschaftswoche statt [20]. Er wird dann als *früher vorzeitiger Blasensprung* (international PPROM = preterm premature rupture of the membranes) bezeichnet. Gegenüber einer relativen Häufigkeit von maximal 15 % bei Geburten am Termin sind Frühgeburten in 30 bis 40 % mit einem vorzeitigen Blasensprung vergesellschaftet (Abb. 22-1). Damit stellt der frühe vorzeitige Blasensprung das häufigste primäre pathologische Ereignis dar, welches einer Frühgeburt vorausgeht [21, 38].

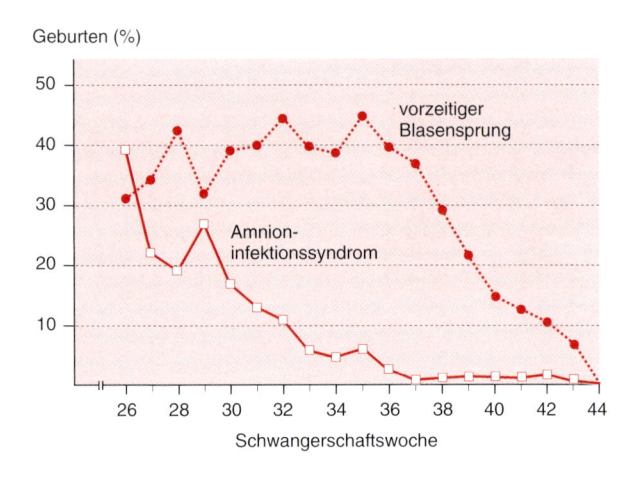

Abb. 22-1 Relative Häufigkeit des vorzeitigen Blasensprungs und des Amnioninfektionssyndroms bei Entbindungen zwischen der 26. und 44. Schwangerschaftswoche (n = 38 737; Daten der Hessischen Perinatalerhebung, nach Künzel [21]).

2 Risikofaktoren für den frühen vorzeitigen Blasensprung

Bereits in der älteren geburtshilflichen Literatur wird auf die Assoziation zwischen der *Zervixinsuffizienz* und dem frühen vorzeitigen Blasensprung hingewiesen. Auch das *Polyhydramnion* findet als Risikofaktor Erwähnung. Die systematische Auswertung der Perinataldaten großer Populationen konnte inzwischen diese Zusammenhänge eindeutig belegen. Weitere empirisch ermittelte, voneinander unabhängige Risikofaktoren für den frühen vorzeitigen Blasensprung sind an erster Stelle vaginale *Blutungen* in mehr als einem Trimenon der gegenwärtigen Schwangerschaft sowie der *Nikotinabusus* (>10 Zigaretten/Tag) und die *vorausge-*

gangene Frühgeburt [13]. Das Wiederholungsrisiko bei frühem vorzeitigem Blasensprung in einer früheren Gravidität wird mit 32% angegeben [4]. Mehrfache Aborte, Schwangerschaftsabbrüche und Kürettagen in der Anamnese gehen mit einer etwa auf das Doppelte erhöhten Inzidenz des frühen vorzeitigen Blasensprungs einher (7,5 versus 3,1%). Der Zusammenhang zwischen angeborenen und erworbenen Veränderungen an Cervix und Corpus uteri und Frühgeburtsbestrebungen wird in Kapitel 15 dargestellt.

Die aus ätiologischer Sicht bedeutsamste Beziehung jedoch besteht zwischen dem *Nachweis potentiell pathogener Keime* im Urogenitaltrakt der Mutter, in den Eihäuten oder im Fruchtwasser, dem Auftreten entzündlicher Reaktionen im betroffenen Gewebe und der Manifestation eines frühen vorzeitigen Blasensprungs.

In einer detaillierten retrospektiven Studie an 195 Frühgeburten konnte gezeigt werden, daß bei 76% der untersuchten Fälle *Infektionshinweise*, z.B. eine Leukozytose und eine Erhöhung des C-reaktiven Proteins (CRP) im Serum der Mutter oder histologi-

sche Zeichen einer Chorioamnionitis, bestanden. In 29% der Fälle gelang ein Keimnachweis. Die Inzidenz des frühen vorzeitigen Blasensprungs war mit 68% in der Gruppe von Schwangerschaften am höchsten, bei der sowohl Keime als auch mütterliche bzw. plazentare Entzündungszeichen nachweisbar waren und keine anderen Frühgeburtsursachen eruiert werden konnten. Mit 62% ebenfalls noch sehr häufig war der frühe vorzeitige Blasensprung in der Gruppe mit Infektionshinweisen ohne Erregerisolierung [36].

Der Anteil von Frühgeburten, bei denen sich histologisch eine *Chorioamnionitis* findet, nimmt mit sinkendem Schwangerschaftsalter zu und beträgt bei Spätaborten um 90% (siehe auch Kap. 17). In 70% der Fälle mit histologisch gesicherter Entzündungsreaktion gelingt der Nachweis einer bakteriellen Infektion durch positive Kultur [35]. Typische Keime sind betahämolysierende Streptokokken der Gruppe B, gramnegative Anaerobier, Gardnerella vaginalis und Escherichia coli. Je nach untersuchter Population und deren Sexualverhalten spielen auch Chlamydien und Neisseria gonorrhoeae eine erhebliche Rolle (Tab. 22-1).

Tabelle 22-1 Nachweis verschiedener Keime in Zervixabstrichen (Striche = nicht untersucht) bei vorzeitigem Blasensprung (nach Gyr und Schneider [11])

Erreger	Positive Befunde (%)			
	Amon et al. [1] (n = 52)	Morales et al. [28] (n = 165)	Johnston et al. [19] (n = 85)	Gyr u. Schneider [11] (n = 99)
Gardnerella vaginalis	–	25	–	12
Gruppe-B-Streptokokken	16	28	32	9
Enterokokken	–	2	–	8
Escherichia coli	–	0	–	3
Chlamydien	44	0	–	3
Peptostreptokokken	–	0	–	1
Streptococcus pneumoniae	–	0	–	1
Neisseria gonorrhoeae	13	5	22	0
Haemophilus influenzae	–	3	–	0

3 Pathogenese des frühen vorzeitigen Blasensprungs

Hauptursache des frühen vorzeitigen Blasensprungs ist nach heutigem Kenntnisstand die *aszendierende genitale Infektion*. Welche Faktoren jedoch determinieren, ob eine Störung der vaginalen Flora sich im Einzelfall zu einer für Mutter und Kind bedrohlichen Erkrankung weiterentwickelt, ist Gegenstand aktueller Forschung. Die bisherigen Ergebnisse belegen, daß einerseits keimspezifische Parameter wie Erregerdichte, Adhäsi-

vität, Phospholipase-A_2-Aktivität, Exo- und Endotoxinbildung (siehe unten) den Verlauf entscheidend beeinflussen, andererseits der Krankheitsprozeß in seiner Dynamik nur durch die Immunantwort des befallenen Organismus verständlich wird [35].

Bei frühem vorzeitigem Blasensprung ist eine massive *Aktivierung der Arachidonsäurekaskade* mit konsekutiver Freisetzung der Prostaglandine E_2 und $F_{2\alpha}$ sowie der Leukotriene B_4, C_4, D_4 und E_4 zu verzeichnen [8]. Die Fruchtwasserkonzentrationen dieser Prostaglandine erreichen ein Mehrfaches der Spiegel, die bei spontaner Wehentätigkeit ohne Infektion anzutreffen sind. Offensichtlich vollzieht sich die Keimaszension bei Frühgeburten zunächst über Dezidua und Eihäute (siehe auch Kap. 17). Insbesondere in der Dezidua führt die Infektion zur Desintegration der lysosomalen Membranen und zur Mobilisation der endogenen *Phospholipase A_2,* die über Hydrolyse Arachidonsäure aus den Membranphospholipiden der Eihäute und der Dezidua selbst freisetzt. Daneben sind zahlreiche Bakterien, vor allem gramnegative Anaerobier, in der Lage, größere Mengen an Phospholipase A_2 zu sezernieren und so direkt die Prostaglandin- und Leukotrienproduktion zu steigern (Übersicht in [23]).

Mehrere gramnegative Spezies setzen zudem *Endotoxine* frei. Diese Lipopolysaccharide aktivieren durch ihren Effekt auf die Zellen von Amnion, Chorion und Dezidua ebenfalls die Bildung von Prostaglandinen oder interagieren mit den Zellen des Immunsystems und führen insbesondere bei Makrophagen zur Ausschüttung verschiedener Zytokine. Bei Frauen mit vorzeitiger Wehentätigkeit und positiver Fruchtwasserkultur ließ sich in 69% der gleichzeitige Nachweis von Endotoxinen im Fruchtwasser führen.

Bakterielle *Exotoxine,* die z.B. von Streptokokken der Gruppe B synthetisiert werden, provozieren im Tierexperiment ebenfalls erhöhte Zytokinkonzentrationen im Fruchtwasser [35].

Aber auch unabhängig von einer meßbaren Toxinbildung kommt es im Rahmen einer bakteriellen Infektion zur *Aktivierung von Makrophagen.* Diese pluripotenten Zellen besiedeln sowohl das Myometrium als auch die Dezidua und das mesenchymale Stroma der Plazenta und der Eihäute. Im Rahmen des Entzündungsprozesses sezernieren sie zunächst Interleukin 1 (IL-1) und Tumornekrosefaktor α (TNFα). Direkt, vermutlich über die Stimulation der induzierbaren Cyclooxygenase, initiieren diese *Zytokine* eine unphysiologische Prostaglandinproduktion in den fetalen Membranen. Geichzeitig stoßen sie die vermehrte Bildung von Interleukin 6 (IL-6) und Interleukin 8 (IL-8) in Amnion, Chorion und Dezidua an. IL-6 wiederum potenziert die Freisetzung von Prostaglandinen, Leukotrienen und Endothelin in diesen Geweben. IL-8 scheint neben IL-1 und TNFα wesentlich an der Einwanderung von *polymorphkernigen Granulozyten* in die Grenzschicht zwischen Chorion und Amnion und in das zervikale Stroma beteiligt zu sein. Ebenfalls zytokinvermittelt kommt es bevorzugt in diesen Bereichen zur Ausschüttung von granulozytären Elastasen und Kollagenasen mit der Folge einer weiteren Schwächung der Aszensionsbarriere und letztendlich der Ruptur der Eihäute [24, 35].

Die beschriebenen Mechanismen sind Teil eines wesentlich komplexeren Systems, das *auch auf nichtinfektiösem Wege aktiviert* werden kann. In einer Fallkontrollstudie an insgesamt 210 Schwangerschaften konnten bei 35% der untersuchten Frühgeburten mit frühem vorzeitigem Blasensprung vaskuläre Auffälligkeiten des Plazentabetts demonstriert werden, ohne daß eine Infektion vorlag. Klinisch unterschied sich diese Gruppe von derjenigen mit nachgewiesener Chorioamnionitis durch eine längere Tragzeit, höheres Kindsgewicht und eine niedrigere perinatale Mortalität und Morbidität. Histologisch fanden sich Zeichen einer Maturitas praecox placentae [2] (siehe auch Bd. 4, Kap. 2, Abschnitt 3). Möglicherweise sind sie das morphologische Korrelat einer *Plazentationsstörung,* die ihre Grundlage in chronischen materno-fetalen Immunprozessen hat. Derartige Vorgänge stehen einerseits über ihre entzündliche Komponente in enger Beziehung zu den oben beschriebenen, infektionsbedingten Frühgeburtsbestrebungen, andererseits sind vor allem die *Gefäßläsionen* in einem Circulus vitiosus zugleich Ursache wie Folge einer *Gewebshypoxie.* Der chronische hypoxische Stimulus bedingt unter anderem eine vermehrte Expression von CRH (Corticotropin-releasing-Hormon) in Dezidua und Plazenta. Neben seiner direkten gefäßdilatierenden Wirkung fördert CRH, vermittelt durch IL-6, auch die Produktion von Endothelin und die Freisetzung von Prostaglandin E_2 in der Plazenta [15, 24]. Offensichtlich stellen also Arachidonsäurekaskade und Zytokinnetzwerk von Amnion, Chorion und Dezidua ein vielen Krankheitsprozessen gemeinsames, plastisches Signalverarbeitungssystem dar, in dem die Weichenstellung hinsichtlich ihrer klinischen Manifestation erfolgt.

4 Diagnose des vorzeitigen Blasensprungs

Anamnestische Angaben sind in der Regel wenig hilfreich, da es zu jedem Zeitpunkt der Schwangerschaft zu einer passageren Inkontinenz für Urin sowie zur vermehrten Absonderung vaginalen bzw. zervikalen Sekrets kommen kann. Eine Differenzierung ist der betroffenen Patientin meist nicht möglich, es sei denn, es handelt sich um einen massiven und anhaltenden unwillkürlichen Abgang von Flüssigkeit per vaginam. Wichtig sind demgegenüber Angaben über subjektiv verspürte uterine Kontraktionen und zum bisherigen Verlauf der Schwangerschaft. Gezielt sollte nach urogenitalen Infektionen gefragt werden. Außerdem ist bei der Erhebung der Krankengeschichte besonderes Augenmerk auf vorausgegangene, eine Zervixinsuffizienz begünstigende Operationen oder Verletzungen (Konisation, Zervixriß) sowie auf eventuell vorhandene Uterusfehlbildungen zu richten [9].

Die *klinische Untersuchung* sollte bei Verdacht auf einen frühen vorzeitigen Blasensprung zunächst nur aus einer Spekulumeinstellung mit Gewinnung mikrobiologischer Vaginal- bzw. Zervixabstriche und eines ungefärbten Nativabstrichs bestehen. Es gibt eindeutige Belege dafür, daß jede digitale Untersuchung – sowohl die vaginale als auch die rektale – die Gefahr der Keimverschleppung und der aufsteigenden Infektion des Schwangerschaftsprodukts erhöht. Die Portiolänge und der Grad der Muttermunddilatation lassen sich allein mit der Spiegeleinstellung und der Vaginalsonographie hinreichend sicher beurteilen [20].

Die *mikrobiologischen Abstriche* dienen dem Anlegen aerober und anaerober Kulturen, gegebenenfalls mit Erstellung eines Antibiogramms. Ein zellreicher Abstrich sollte gezielt der Chlamydiendiagnostik zugeführt werden. Bei manifester Zervizitis empfiehlt sich zusätzlich ein Abstrich auf Gonokokken.

Die Auswertung des *Nativabstrichs* unter dem Phasenkontrastmikroskop bietet die Möglichkeit, eine unphysiologische Keimflora bzw. die entzündliche Reaktion frühzeitig zu erkennen und insbesondere die Besiedlung der Scheide mit Gardnerella vaginalis, Trichomonas oder Candida zu sichern oder auszuschließen. Gleichzeitig kann der mikroskopische *Nachweis von Fruchtwasserbestandteilen* versucht werden. Zu diesem Zweck ist unter Umständen ein mit Methylenblau oder Nilblausulfat gefärbtes Präparat erforderlich. Beweisend für den Blasensprung sind die leider nicht häufig anzutreffenden Lanugohaare. Fetale Hautschuppen stellen sich als transparente, kernlose Zellschollen dar, sind aber ebenso wie Vernix- und Mekoniumpartikel nicht immer von anderen Bestandteilen vaginaler Abstriche zu unterscheiden [20].

Ist spontaner *Fruchtwasserabgang nicht sichtbar*, kann die Patientin aufgefordert werden zu husten, um so den intraabdominellen Druck zu erhöhen. Eine Alternative bietet die Anwendung eines sanften Fundusdrucks durch eine Hilfsperson. Kommt es auch dann nicht zum Austreten von Fruchtwasser aus dem Os externum der Zervix, sollten zwei Maßnahmen folgen: die Entnahme von Sekret aus dem hinteren Scheidengewölbe und das Einlegen eines sterilen Tupfers in die Vagina oder das Anbringen einer Portiokappe [20].

Aus dem Sekret erfolgt die *Bestimmung des pH-Werts*. Hierzu stehen mehrere Testsysteme zur Verfügung: Spezialindikatorpapier, das anhand seines Verfärbungsgrads im Vergleich mit einer genormten Farbskala eine relativ genaue Angabe des pH-Werts erlaubt; desweiteren Lackmus- oder Nitrazinpapier und Farbstofflösungen wie Bromthymol (sog. Blauprobe), deren Farbumschlag die alkalische Reaktion der Probe anzeigt. Das Vorhandensein von Fruchtwasser verschiebt den vaginalen pH-Wert von regulär 4,5 bis 5,5 in einen Bereich zwischen 7,0 und 7,5. *Falsch-positive Ergebnisse* liefern die genannten Tests bei Kontamination des zu untersuchenden Materials mit Urin, Blut oder Vaginaltherapeutika. Ist nur unmittelbar nach dem Blasensprung eine geringe Menge von Fruchtwasser in die Scheide gelangt und bereits längere Zeit bis zur Untersuchung verstrichen, kann inzwischen wieder ein saures vaginales Milieu vorliegen. Daher ist eine *Wiederholung* der Tests an der Flüssigkeit, die sich möglicherweise in Tupfer oder Portiokappe gesammelt hat, nach zwei bis sechs Stunden sinnvoll. Nur noch selten gelangt heute der *Farnkrauttest* zur Anwendung. Bei diesem Verfahren wird das Arborisationsmuster eines auf einem Objektträger luftgetrockneten Ausstrichs von Scheidenflüssigkeit beurteilt. Verfälschungen des Testergebnisses sind durch die gleichen Umstände möglich wie bei der pH-Wert-Bestimmung. Damit ist die Spezifität der aufgeführten Methoden – bei einer Sensitivität von immerhin 90 bis 98 % – gering [3, 20, 32].

Mit der Entwicklung *biochemischer Methoden* zum Nachweis normalerweise nur intraamnial vorhandener Substanzen, die beim vorzeitigen Blasensprung in meßbaren Mengen in die Vagina übertreten, sollte diese Schwierigkeit umgangen werden. Gemessen wurden in klinischen Studien unter anderem Alphafetoprotein (AFP), Prolactin, humanes Plazentalaktogen (hPL), Phosphatidylglycerin, IGFBP-1 (insulinlike growth factor binding protein 1) und fetales Fibronectin [20, 32]. Bisher haben lediglich Nachweisverfahren für IGFBP-1 und fetales Fibronectin größere Verbreitung gefunden und sind auch kommerziell erhältlich. *IGFBP-1* ist ein ab dem II. Trimenon im Fruchtwasser nachweisbares Protein, das in der fetalen Leber und in der Dezidua gebildet wird. Bei *fetalem Fibronectin* handelt es sich um ein extrazelluläres Matrixprotein, das in größerer Menge vom Trophoblasten synthetisiert wird. Die verfügbaren Tests arbeiten auf der Grundlage monoklonaler Antikörper gegen spezifische Domänen der beiden Substanzen. Sie sind den zuvor geschilderten Methoden der pH-Bestimmung aufgrund einer Sensitivität und eines negativen Vorhersagewerts von 100% überlegen, d.h. bei negativem Ausfall der Tests liegt sicher kein Blasensprung vor. Allerdings liefert der IGFBP-1-Test in 7%, der Test auf fetales Fibronectin in 18% der Fälle falsch-positive Resultate. Besteht zum Zeitpunkt der Durchführung Wehentätigkeit, steigen diese Werte auf 41 bzw. 58% an, da unter diesen Umständen beide Substanzen auch bei intakter Fruchtblase in die Vagina übertreten [32].

Die *Sonographie* schließt den initialen Untersuchungsgang ab. Sie dient nicht allein der Bestimmung der Fruchtwassermenge und der Lage des Feten, sondern soll ebenso die grundlegenden Informationen für die Abschätzung des Schwangerschaftsalters, für die Erkennung einer fetalen Wachstumsretardierung oder fetaler Fehlbildungen sowie für die Diagnose uteriner Abnormitäten (Uterus bicornis, Uterus myomatosus usw.) liefern. Die Biometrie des Feten sollte neben je zwei Maßen für Kopf und Abdomen auch die Extremitätenknochen einschließen, da ansonsten beim Vorliegen eines Oligohydramnions Fehleinschätzungen des Wachstums unterlaufen können. Für die Bestimmung der Fruchtwassermenge ist auf standardisierte Verfahren wie die Bestimmung des sog. Amnionflüssigkeitsindex zurückzugreifen (siehe auch Kap. 18, Abschnitt 5.3).

Es ist evident, daß die Diagnose des Blasensprungs allein auf der Grundlage sonographischer Befunde nicht gestellt werden kann. Weder beweist das Vorliegen eines Oligohydramnions den Blasensprung, noch schließt eine sonographisch als normal eingeschätzte Fruchtwassermenge einen Defekt des Amnions mit der Gefahr der Infektion des Schwangerschaftsprodukts oder des Entstehens vorzeitiger Wehen aus. In Verbindung mit laborchemischen Befunden (C-reaktives Protein im Serum der Mutter) soll allerdings eine sonographisch sichtbare *chorioamniale Dissoziation* von 3 mm oder mehr einen hohen prädiktiven Wert im Hinblick auf den vorzeitigen Blasensprung besitzen [31]. Angezeigt ist in jedem Fall eine *vaginalsonographische Untersuchung*. Sie erbringt einen Ausgangswert für die regelmäßige Kontrolle der Zervixlänge im weiteren Verlauf. Außerdem können die Kriterien für das Vorliegen einer Zervixinsuffizienz (Zervixlänge ≤ 1 cm, Trichterbildung am Os internum) überprüft werden [9].

5 Gefahren nach frühem vorzeitigem Blasensprung

Der vorzeitige Blasensprung war von jeher als Ausgangspunkt für eine aszendierende Infektion gefürchtet, die in das Vollbild des *Amnioninfektionssyndroms* münden kann. Neuere Studien belegen jedoch, daß bei der durch den frühen vorzeitigen Blasensprung verursachten *neonatalen Morbidität und Mortalität* die Folgen der Frühgeburtlichkeit gegenüber den infektiösen Komplikationen überwiegen [30]. Je jünger die Gravidität, desto deutlicher tritt dies in Erscheinung, obwohl auch die Inzidenz der neonatalen Sepsis mit abnehmendem Schwangerschaftsalter ansteigt (Hessische Neonatalstatistik 1995).

Die *mütterliche Morbidität* ist nach frühem vorzeitigem Blasensprung ebenfalls erhöht (siehe auch Kap. 17). Sie korreliert im Hinblick auf die Gesamtzahl infektiöser Prozesse (Amnioninfektionssyndrom, Endometritis, Harnwegsinfekte, unklares Fieber post partum, sekundäre Wundheilungsstörungen), jedoch nicht mit dem Schwangerschaftsalter. Allerdings findet sich in den frühen Schwangerschaftswochen ein deutlich größerer Anteil mit Amnioninfektionssyndrom (Abb. 22-1), der schwerwiegendsten Komplikation des frühen vorzeitigen Blasensprungs [21, 30].

Neben den infektiösen Komplikationen verlangt die

drohende *intrauterine Asphyxie* des Feten höchste Aufmerksamkeit. Es sollte nicht nur die mit abnehmender Fruchtwassermenge wachsende Gefahr der Nabelschnurkompression realisiert werden, sondern auch Beachtung finden, daß sich bei ca. 35 % der Patientinnen mit frühem vorzeitigem Blasensprung *plazentare Vaskulopathien* nachweisen lassen (siehe auch Abschnitt 5), die histologisch nicht von den Veränderungen bei intrauteriner Wachstumsretardierung, schwangerschaftsinduzierter Hypertonie und Präklampsie zu unterscheiden sind [2]. Die gerade genannten Krankheitsbilder sind bei Patientinnen mit frühem vorzeitigem Blasensprung signifikant häufiger anzutreffen als im Gesamtkollektiv der Schwangeren. Zu beachten ist außerdem das gehäufte Vorkommen (10–30 %) von Lageanomalien, die mit der Gefahr des Vorfalls kleiner Teile oder der Nabelschnur einhergehen.

Die eindrucksvolle Verbesserung der Überlebenschancen kleiner Neugeborener in den Gewichtsklassen zwischen 500 und 1500 g hat in den letzten fünf Jahren die Tendenz zur Durchführung schwangerschaftserhaltender Maßnahmen auch beim frühen vorzeitigen Blasensprung vor der 26. Schwangerschaftswoche gefördert. Diese Entwicklung führt ihrerseits zu einer Erweiterung des Spektrums möglicher Komplikationen: Nach länger bestehendem Blasensprung und/oder ausgeprägtem Oligohydramnion findet man bei 5 bis 10 % der Neugeborenen eine konsekutive *Lungenhypoplasie* oder extreme Form des Atemnotsyndroms [29, 40] (siehe auch Kap. 24).

Über die Inzidenz von *Amnionsträngen,* dem sog. Amnionbändersyndrom, und von orthopädisch bedeutsamen Deformitäten nach frühem vorzeitigem Blasensprung existieren recht ungenaue Angaben. Gesichert ist aber eine Assoziation mit länger bestehendem Oligohydramnion. In zwei retrospektiven Studien, in denen 94 und 41 Patientinnen mit vorzeitigem Blasensprung unterhalb der 26. Schwangerschaftswoche erfaßt wurden, fand sich allerdings kein Fall mit einem dieser Krankheitsbilder [29, 33].

6 Überwachung nach frühem vorzeitigem Blasensprung

Die Überwachungsmethoden nach frühem vorzeitigem Blasensprung müssen sich an den oben geschilderten drohenden Komplikationen orientieren (Tab. 22-2). Grundvoraussetzung für ihre Durchführung ist zunächst die *Hospitalisierung* der betroffenen Patientinnen.

Die *Verdachtsdiagnose Amnioninfektionssyndrom* muß bei Fieber über 38 °C gestellt werden, wenn extragenitale Ursachen auszuschließen sind und zwei oder mehr der folgenden Symptome hinzutreten: schmerzhafter Uterus, mütterliche Tachykardie (>120 Schläge/min), mütterliche Leukozytose (>20 000 Zellen/mm^3), übelriechendes Fruchtwasser, fetale Tachykardie (>160 Schläge/min). Daraus leiten sich die wesentlichen Maßnahmen der Überwachung ab. Die Kontrolle der *mütterlichen Kerntemperatur* sollte drei- bis viermal, die Bestimmung der *Leukozyten,* der Thrombozyten und des *C-reaktiven Proteins* (CRP) einmal täglich erfolgen, bei stärkeren Verschiebungen gegenüber Vorwerten auch häufiger. Protokolle, die den Verlauf dieser Parameter in graphischer Form darstellen, sind hilfreich, um Tendenzen zu erkennen. CRP-Erhöhungen gehen Veränderungen anderer Entzündungsparameter (z.B. Leukozytenzahl) um 12 bis 24 Stunden voraus. Es lassen sich jedoch keine festen Grenzwerte angeben. Bei Ansteigen der CRP-Werte über 5 mg/l ist wiederum der Ausschluß von Infektionen bzw. entzündlichen Prozessen anderer Lokalisation wichtig, damit keine voreiligen Konsequenzen gezogen werden. Beim Vollbild des Amnioninfektionssyndroms liegt das CRP meist über 70 mg/l. Bereits Werte über 20 mg/l sind als sicher pathologisch anzusehen. Eine Anstiegsrate von mehr als 30 % gegenüber dem Vortag weist – unabhängig vom Absolutwert – auf eine beginnende Entzündung hin [26], während normale CRP-Spiegel eine Infektion mit großer Sicherheit ausschließen lassen.

Andere früh reagierende Marker wie die *Granulozytenelastase* oder der Nachweis von interstitieller Kollagenase bzw. Kollagenspaltprodukten im Serum der Mutter befinden sich noch im Stadium der Erprobung [20].

Wie in Abschnitt 3 dargestellt, gehen aszendierende Infektionen noch vor der Veränderung anderer klinisch meßbarer Parameter mit einer Konzentrationserhöhung zahlreicher *Zytokine* im Fruchtwasser einher. Sowohl das Auftreten von TNFα und Interleukin 1β als auch ansteigende Spiegel von Interleukin 6 und 8 sind mit einer subklinischen Amnioninfektion bei stehender Fruchtblase korreliert [8, 34, 39]. Derzeit wer-

Tabelle 22-2 Überwachung und Therapie beim vorzeitigen Blasensprung

	Infektion	Frühgeburt	Asphyxie

Überwachung	– Spekulumeinstellung
	  Geruch des Fruchtwassers
	  Fluor
		– Spekulumeinstellung
		  Portiolänge
		  Portiokonsistenz
		  Muttermundsweite
			– CTG
			  Nonstreß-Test
			  Wehenbelastung

	– mikrobiologische Zervixabstriche
	  Aerobier
	  Chlamydien
	  Anaerobier
		– Wehenprotokoll
		
		– CTG	

	– Laborchemie
	  Blutbild
	  C-reaktives Protein (normal: <5 mg/l)
	  [Granulozytenelastase]
	  [Kollagenase]
		– Sonographie
		  Zervixlänge (normal: ≥3 cm)
		  Beurteilung des Os internum cervicis
		  fetale Atembewegungen
			– Sonographie
			  Lagebestimmung
			  Biometrie
			  Nabelschnurverlauf
			  Fruchtwassermenge
			  Fehlbildungsdiagnostik
			  Biophysikalisches Profil
			  Doppler

	– CTG
	  Tachykardie (≥160 Schläge/min)
	  Wehen
	– Amniozentese
	  mikrobiologische Fruchtwasserkulturen
	  Zytokine		

Therapie	– Antibiotika
	  Penicillinderivate (3–8 g/die)
	  Zephalosporine 2. Generation (3–4 g/die)
	  Erythromycin (1,5–2 g/die)
	  Clindamycin (0,9–2,7 g/die)
	  Metronidazol (1–2 g/die)
		– Bettruhe
		
		– Tokolyse
		  Betamimetika
		  (z.B. Fenoterol i.v. ≥5 mg/min)
			– Bettruhe
			
			[– Amnioninfusion]

	– vaginale Antiseptika/Antibiotika
	  Metronidazol (0,1 g/die)
	  Hexetidin
	  Polyvidonjod (0,2 g/die)
		Prostaglandinsynthesehemmer
		(z.B. ASS i.v. ≤7 mg/min)
		Magnesium
		(z.B. Magnesiumsulfat i.v. ≤3 g/h)	

	– Antizytokine
	
	– Antiproteasen
		– Atemnotsyndromprophylaxe
		  Betamethason
		  (8–12 mg/36 h alle 10–14 Tage)
		  Methylprednisolon
		  (3 × 60 mg/36 h alle 10 Tage)	

den Testverfahren entwickelt und geprüft, die für die klinische Routine geeignet sind. Wünschenswert wären insbesondere für die Überwachung der Patientinnen mit frühem vorzeitigem Blasensprung Methoden, die die Aktivierung des Zytokinsystems über das mütterliche Serum oder den mütterlichen Urin nachzuweisen vermögen.

Andere Verfahren zum Nachweis einer Infektion aus dem Fruchtwasser, z.B. die Messung der Leukozytenesterase, die Bestimmung der Glucosekonzentration in der Amnionflüssigkeit und die Gaschromatographie auf bakterielle organische Säuren, sind zu aufwendig und von zu geringer Sensitivität, um praktische Anwendung zu finden (siehe auch Kap. 17).

Die Entnahme eines *Nativabstrichs* und eines *mikrobiologischen Abstrichs* von der Zervix sollte in wöchentlichen Abständen vorgenommen werden, häufiger aber bei Auftreten von eitrigem Fluor sowie bei vermehrter Wehentätigkeit. Besteht eine Indikation zur Amniozentese, sollte eine mikrobiologische *Fruchtwasserkultur* angelegt werden.

Zu empfehlen ist die Registrierung von ein bis zwei *Kardiotokogrammen* (CTG) pro Tag. Leitsymptom der aufsteigenden Infektion ist die fetale Tachykardie (>150 Schläge/min). Bei hohem Fieber der Mutter, insbesondere bei septischen Krankheitsverläufen, finden sich die charakteristischen Zeichen der Hypoxämie, da die uterine Perfusion reduziert ist [7].

Besteht zusätzlich zum Blasensprung der Verdacht auf eine plazentare Insuffizienz, erfordert dies nicht nur ein auf die jeweilige Grunderkrankung (Diabetes, Hypertonus usw.) abgestimmtes Monitoring, sondern auch eine intensivierte Überwachung der fetalen kardiorespiratorischen Situation. Zu diesem Zweck reicht die täglich in Form eines *Nonstreß-Tests* durchgeführte CTG-Schreibung nicht aus. Sie sollte ergänzt werden durch regelmäßige *Wehenbelastungstests*. Nur ein CTG, bei dem Kontraktionen registriert werden, gibt eine Aussage über die hämodynamische Reservekapazität der Plazenta und läßt eine beginnende Hypoxämie des Feten rechtzeitig erkennen [17]. Entweder sollte eine tokolytische Behandlung in ein- bis zweitägigen Abständen kurzfristig unterbrochen werden, bis Wehentätigkeit auftritt, oder – beim Fehlen spontaner Kontraktionen – im gleichen Rhythmus Oxytocin-Nasenspray unter kontinuierlicher CTG-Schreibung appliziert werden. Treten Unsicherheiten bei der Interpretation auf oder lassen sich im Spraytest keine Wehen provozieren, kann zusätzlich ein Belastungstest mittels gesteuerter intravenöser Oxytocininfusion erfolgen. Vor der 30. Schwangerschaftswoche ist zwar Zurückhaltung bei der Oxytocingabe geboten, doch muß gerade in der Frage der Wehenbelastung ein individualisiertes Konzept ohne starre Schwangerschaftsaltersgrenzen erarbeitet werden.

Die *Sonographie* ist bei der Früherkennung einer intrauterinen Infektion nach vorzeitigem Blasensprung wenig hilfreich. Zwar sind eindeutige Veränderungen des fetalen *biophysikalischen Profils* bei Amnioninfektionen beschrieben (Übersicht in [22]), doch das Verfahren ist für die klinische Routine zu aufwendig und anderen Überwachungsmethoden nicht überlegen. Auch die *Doppler-Sonographie* bietet bei intrauteriner Infektion keine hinlänglich spezifischen Befunde. Lediglich bei manifester umbilikaler Vaskulitis kommt es zu einer Zunahme der S/D-Ratio. Bei Verdacht auf eine plazentare Insuffizienz kann die Doppler-Sonographie jedoch wertvolle Zusatzinformationen liefern und sollte in Ergänzung der Biometrie ein- bis zweimal wöchentlich sowie beim Auftreten unklarer CTG-Veränderungen erfolgen.

7 Therapie des vorzeitigen Blasensprungs

Das Spektrum der im deutschen und anglo-amerikanischen Sprachraum angewendeten Maßnahmen bei frühem vorzeitigem Blasensprung reicht von der sofortigen Entbindung bis zum abwartenden Vorgehen unter Einsatz von Antibiotika und Tokolytika über Zeiträume von mehreren Wochen. Empfehlungen für ein differenziertes Vorgehen in Abhängigkeit vom erreichten Schwangerschaftsalter werden im Abschnitt 8 gegeben. Zunächst sollen die zur Verfügung stehenden therapeutischen Mittel und deren Effektivität dargestellt werden.

7.1 Antiinfektiva

Metaanalysen zur Gabe von *Antibiotika* beim frühen vorzeitigen Blasensprung zeigten, daß durch ihren Einsatz das Intervall zwischen Blasensprung und Entbindung um eine Woche verlängert werden konnte. Die mütterliche Infektionsmorbidität ließ sich um 4 bis 5 % reduzieren, ebenso die Häufigkeit infektiöser Komplikationen beim Neugeborenen [8]. Verwendet wurden Penicillinderivate, Zephalosporine und Makrolide wie Erythromycin und Clindamycin. Eine Überlegenheit der intravenösen über die orale *Applikationsform* ließ sich nicht belegen. Gängige *Dosierungen* sind der Tabelle 22-2 zu entnehmen. Behandelt werden sollte in dieser Form initial über sieben Tage, später gezielt entsprechend dem Erregernachweis und dem Antibiogramm (siehe auch Kap. 17). Der Wert einer Dauergabe bis zur Entbindung ist nicht gesichert.

Vor dem Hintergrund der ausgeprägten Phospholipaseaktivität zahlreicher Anaerobier (siehe auch Abschnitt 3) und der hohen Effektivität gegenüber Gardnerella vaginalis empfiehlt sich eine Kombination der Penicillinderivate und Zephalosporine mit Metronidazol bzw. die primäre Gabe von Clindamycin. Makrolide finden sich in hoher Konzentration in der Dezidua und in den fetalen Membranen, erreichen aber bei oraler und intravenöser Applikation nur geringe Wirkspiegel in der Vagina [8]. Nicht zuletzt deshalb sollte die systemische Antibiotikagabe durch die *lokale Applikation* von Metronidazol, Hexetidin oder Polyvidonjod in Form von Vaginalsuppositorien ergänzt werden. Bei sterilem Zervixabstrich können Präparate mit Laktobazillen zum Erhalt bzw. zur Wiederherstellung des physiologischen Scheidenmilieus gegeben werden.

Kommt es zu einem manifesten Amnioninfektionssyndrom muß unter Umständen eine *Dreifachantibiose* (Breitspektrumpenizillin/Zephalosporin plus Anaerobiermittel plus Aminoglykosid) angesetzt werden. So reduziert der unmittelbar präpartale Einsatz von Gentamycin (Dosierung: 240 mg/die) nachweislich die Rate schwerer neonataler Infektionen bei Amnioninfektionssyndrom [11].

Im *experimentellen Stadium* befindet sich derzeit noch der Einsatz von Antizytokinen und Antiproteasen. Ein Rezeptorantagonist für IL-1 wurde bisher nur im Tiermodell untersucht, während ein Antielastasepräparat bereits als Vaginalsuppositorium beim Menschen zur Anwendung kam [24].

7.2 Tokolytika

Vor jeder medikamentösen Behandlung bei drohender Frühgeburt steht die Verordnung von *Bettruhe*. Nachgewiesen ist für Risikograviditäten eine reduzierte perinatale Mortalität und eine Tragzeitverlängerung bei Einhaltung dieser Maßnahme [9].

Demgegenüber hat die geringe Zahl kontrollierter Studien zur Effektivität verschiedener *Tokolytika* immer wieder Kontroversen über deren Nutzen bei vorzeitigen Wehen hervorgerufen. In klinischer Anwendung befinden sich heute Betasympathomimetika (mit hoher Beta-2-Rezeptorselektivität), Prostaglandinsynthetaseinhibitoren und Magnesiumsulfat bzw. -aspartat.

Die *Progesterontherapie* (z.B. mit 17α-Hydroxyprogesteroncapronat) wurde aufgrund fehlender Erfolge wieder verlassen. Auch *Sedativa* aus der Gruppe der Benzodiazepine sollten wegen langer Halbwertszeiten wirksamer Metabolite (bis zu 100 Tage!) und wegen schwerwiegender Folgen für den Zustand des Neugeborenen – insbesondere im Hinblick auf Atemdepression und Hypothermie – nicht länger angewandt werden. *Calciumantagonisten* wie Nifedipin verhindern zwar mit hoher Wirksamkeit uterine Kontraktionen, haben aber wegen zahlreicher unerwünschter Wirkungen, vor allem im kardiovaskulären Bereich, keine große Verbreitung in der Geburtshilfe gefunden (siehe auch Kap. 19).

Speziell für die Unterbindung von Wehentätigkeit nach frühem vorzeitigem Blasensprung konnte gezeigt werden, daß *Betamimetika* wie Ritodrin und Fenoterol *in oraler Form nicht ausreichend wirksam sind*, selbst wenn nach dem Blasensprung initial keine Wehentätigkeit besteht und sie nur prophylaktisch eingesetzt werden [10] (siehe auch Kap. 19). In parenteraler Form (i.v. und/oder i.m.) gegeben, führen sie jedoch in unterschiedlicher Ausprägung zu einer meßbaren Latenzzeitverlängerung zwischen Blasensprung und Entbindung. Dieser Effekt ist allerdings mehreren Studien zufolge nur für frühe Schwangerschaftswochen (<28. Woche) belegt. Hinsichtlich der Dauer der Latenzzeitverlängerung liegen uneinheitliche Ergebnisse vor. Gesichert ist eine Reduktion der Frühgeburtenrate in den ersten 48 Stunden nach der Diagnose von vorzeitigen Wehen [6]. Somit erlaubt der Einsatz von Betamimetika die *Durchführung einer Lungenreifeinduktion* mit Kortikosteroiden und die Verlegung der Schwangeren in ein Perinatalzentrum.

7.3 Kortikosteroide

Die erhöhte fetale Cortisolfreisetzung nach frühem vorzeitigem Blasensprung reicht entgegen früheren Auffassungen zur *Induktion der kindlichen Lungenreife* nicht aus und sollte durch die Gabe von Kortikosteroiden ergänzt werden. Neuere Ergebnisse [12] lassen sogar vermuten, daß ohne Steroidprophylaxe nach frühem vorzeitigem Blasensprung eine erhöhte Gefahr für das neonatale Atemnotsyndrom besteht. Je nach Präparat sollte die Lungenreifeinduktion alle 10 bis 14 Tage wiederholt werden. Generell ist eine *Latenzzeit* von 48 Stunden vom Zeitpunkt der Steroidgabe bis zur vollen Entfaltung der protektiven Wirkung erforderlich.

Die umfangreichsten Erfahrungen liegen für die Anwendung von Betamethason vor. Grundsätzlich bestehen aber bei äquivalenter Dosierung keine Unterschiede in der Wirksamkeit verschiedener Kortikosteroide. Einige aktuelle Studien deuten auf einen gesteigerten prophylaktischen Effekt von Steroiden gegenüber dem Atemnotsyndrom und der bronchopulmonalen Dysplasie, wenn sie in Kombination mit Thyreotropin-releasing-Hormon gegeben werden [27].

Einzige echte *Kontraindikation* für die Lungenreifeinduktion nach frühem vorzeitigen Blasensprung ist das manifeste Amnioninfektionssyndrom.

7.4 Maßnahmen bei drohender fetaler Asphyxie

Bei pathologischem CTG unter Wehen ist die *umgehende Entbindung* geboten. Besondere Aufmerksamkeit bei der CTG-Beurteilung verlangt die Tatsache, daß die verstärkte Katecholaminausschüttung bei Feten, die einem chronischen intrauterinen Streß unterliegen, bei akuter Reduktion der uterinen Durchblutung eine weniger ausgeprägte Reaktion im CTG bedingt als bei normoxämischen Feten. Daher treten im CTG von Schwangeren mit plazentarer Insuffizienz, die in der Gruppe der Patientinnen mit frühem vorzeitigem Blasensprung überdurchschnittlich häufig vertreten sind, trotz akuter Gefährdung des Kindes möglicherweise nur Dezelerationen von geringer Fläche auf [17].

Zweifelhaft ist die angestrebte Verbesserung des kindlichen Zustands bei der Geburt durch die serielle *Amnioninfusion* mit steriler Kochsalzlösung, die zwar beim Oligohydramnion anderer Genese, nicht aber bei der Fruchtwasserverminderung nach Blasensprung Erfolge erzielte [25].

8 Geburtshilfliches Vorgehen beim frühen vorzeitigen Blasensprung in Abhängigkeit vom Schwangerschaftsalter

Setzt man die zur Verfügung stehenden Behandlungsstrategien beim frühen vorzeitigen Blasensprung in Beziehung zum Schwangerschaftsalter bei Diagnosestellung, so haben die Grundzüge des von der schwedischen Konsensuskonferenz 1988 erarbeiteten Protokolls [16] noch immer Gültigkeit (Abb. 22-2).

Bei Blasensprung *vor der 20. Schwangerschaftswoche* sollten die Erhaltungsversuche abgebrochen werden, wenn es nach einem Beobachtungszeitraum von maximal einer Woche nicht zu einem spontanen Verschluß des Lecks in den Eihäuten mit Normalisierung der Fruchtwassermenge gekommen ist. Weitere Voraussetzung für ein zunächst abwartendes Verhalten ist das Fehlen von Infektionsparametern.

Im Zeitraum von der *20. bis zur 25. Schwangerschaftswoche* muß in enger Absprache mit den betroffenen Eltern zwischen Terminierung und abwartendem Management unter Nutzung der medikamentösen Möglichkeiten zur Tragzeitverlängerung entschieden werden. Dabei sollte die Situation im weiteren Verlauf immer wieder neu überdacht und besprochen werden. Eine Lungenreifeinduktion ist in diesem Zeitraum ohne nachweisbaren Effekt. Hingegen muß eine antibiotische Therapie, vor allem zum Schutz der Mutter, konsequent durchgeführt werden. Die mittlere Latenzzeit vom Blasensprung bis zur Entbindung beträgt in diesem Kollektiv 10,5 Tage, bei ca. einem Viertel der Patientinnen kann eine Tragzeitverlängerung von mehr als zwei Wochen erreicht werden [29]. Die perinatale Überlebensrate liegt zwischen 40 und 47 %. Von den überlebenden Kindern zeigen ein Jahr nach Geburt 63 % (d.h. 25 % des ursprünglichen Kollektivs) eine normale Entwicklung, 28 % jedoch tragen schwere neurologische Schäden davon [29, 33].

Zwischen der 26. und 33. Schwangerschaftswoche ist bei Ausbleiben eines Amnioninfektionssyndroms die konservative Therapie des frühen vorzeitigen Blasensprungs indiziert. Die neonatale Überlebensrate steigt von Woche zu Woche rapide an und beträgt heute mit Vollendung der 30. Schwangerschaftswoche bereits 90 %. Oberhalb einer Gewichtsgrenze von 1600 g läßt sich die Mortalität auch durch Schwangerschaftsverlängerung nicht mehr signifikant senken [38]. Hingegen nimmt das Hirnblutungsrisiko auch nach der 30. Schwangerschaftswoche noch weiter ab [18]. Der Einsatz von Tokolytika erlaubt in den meisten Fällen die erfolgreiche Durchführung der Lungenreifeinduktion und die Verlegung der Schwangeren in ein perinatologisches Zentrum.

Jenseits der vollendeten 33. Schwangerschaftswoche läßt sich ein Vorteil durch Maßnahmen zur Verzögerung der Geburt nicht mehr nachweisen [8]. Eine Lungenreifeinduktion kann in diesem Kollektiv die ohnehin geringe Inzidenz des Atemnotsyndroms nicht weiter mindern. Die Antibiotikatherapie begrenzt, wie schon für die anderen Gruppen festgestellt, die mütterliche Infektionsmorbidität. Eine zuvor begonnene Tokolyse sollte zu diesem Zeitpunkt beendet, die Geburt gegebenenfalls eingeleitet werden.

Blasensprung

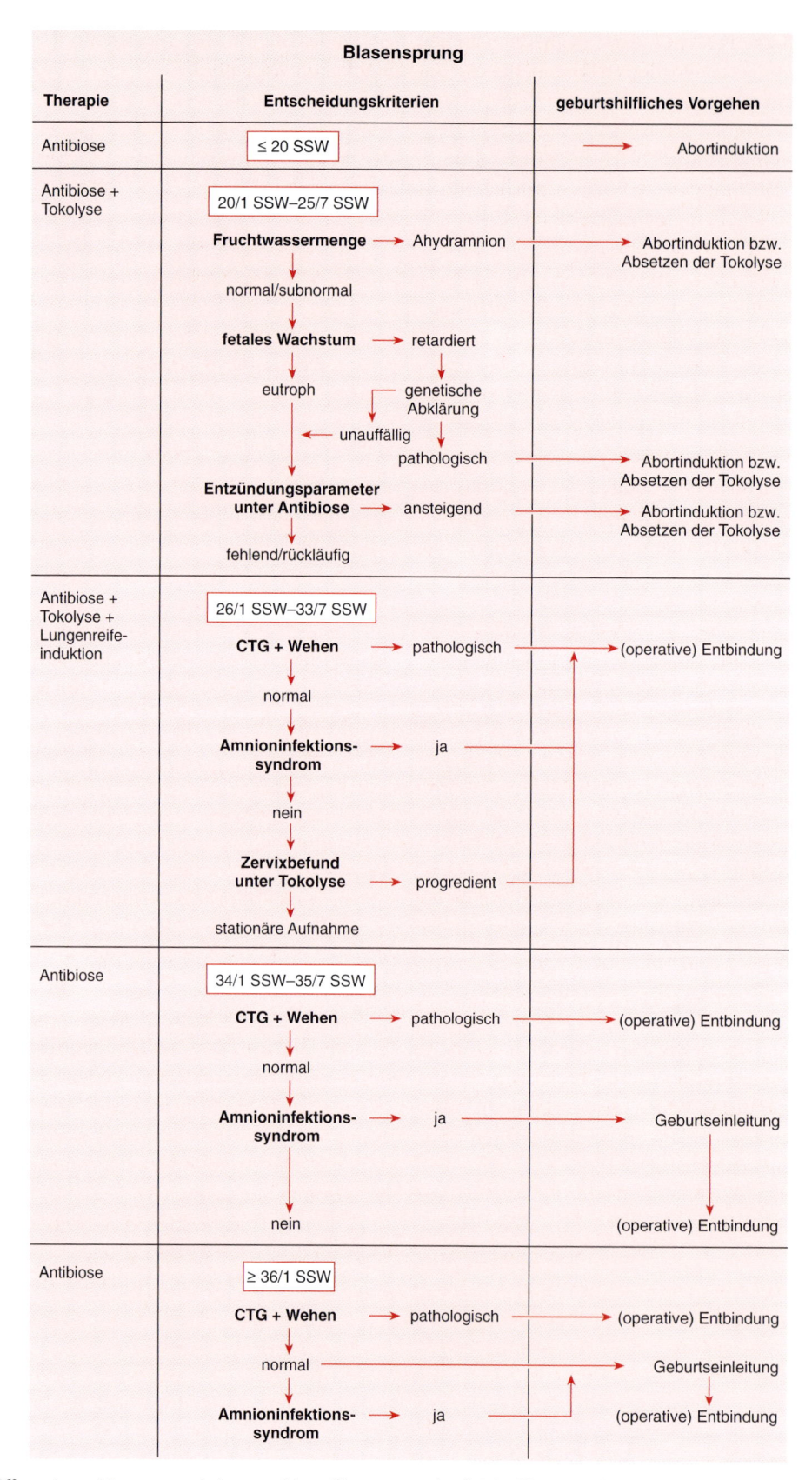

Therapie	Entscheidungskriterien	geburtshilfliches Vorgehen
Antibiose	≤ 20 SSW	→ Abortinduktion
Antibiose + Tokolyse	20/1 SSW–25/7 SSW **Fruchtwassermenge** → Ahydramnion ↓ normal/subnormal ↓ **fetales Wachstum** → retardiert ↓ ↓ eutroph genetische Abklärung ← unauffällig ↓ ↓ pathologisch **Entzündungsparameter unter Antibiose** → ansteigend ↓ fehlend/rückläufig	→ Abortinduktion bzw. Absetzen der Tokolyse → Abortinduktion bzw. Absetzen der Tokolyse → Abortinduktion bzw. Absetzen der Tokolyse
Antibiose + Tokolyse + Lungenreifeinduktion	26/1 SSW–33/7 SSW **CTG + Wehen** → pathologisch ↓ normal ↓ **Amnioninfektionssyndrom** → ja ↓ nein ↓ **Zervixbefund unter Tokolyse** → progredient ↓ stationäre Aufnahme	→ (operative) Entbindung
Antibiose	34/1 SSW–35/7 SSW **CTG + Wehen** → pathologisch ↓ normal ↓ **Amnioninfektionssyndrom** → ja ↓ nein	→ (operative) Entbindung → Geburtseinleitung ↓ (operative) Entbindung
Antibiose	≥ 36/1 SSW **CTG + Wehen** → pathologisch ↓ normal ↓ **Amnioninfektionssyndrom** → ja	→ (operative) Entbindung → Geburtseinleitung → (operative) Entbindung

Abb. 22-2 Differenziertes Management beim vorzeitigen Blasensprung (nach Kirschbaum und Hermsteiner [20]).

9 Entbindungsmodus bei Frühgeburten

Die *möglichen Komplikationen* des frühen vorzeitigen Blasensprungs konfrontieren den Geburtshelfer unter ganz unterschiedlichen Ausgangsbedingungen mit der Frage, welcher Entbindungsmodus zu wählen ist, um eine optimale Behandlung nicht nur im Hinblick auf das Überleben, sondern auch auf die Gesundheit des Kindes zu gewährleisten. Neben der Lungenunreife mit der Gefahr der späteren bronchopulmonalen Dysplasie wirkt sich insbesondere bei sehr unreifen Frühgeborenen die zerebrale Morbidität entscheidend auf das Langzeitschicksal dieser Kinder aus. Der Anteil von Einlingsgeburten mit einem Geburtsgewicht unter 1500 g am Kollektiv der psychomotorisch im Sinne einer Zerebralparese gestörten Kinder beträgt trotz ihrer vergleichsweise geringen absoluten Häufigkeit über 40 % [37] (siehe auch die Kap. 24 und 27).

Die hohe *Vulnerabilität des Gehirns* bei Frühgeborenen ist durch die Unreife der Gefäßwände, die mangelhafte Autoregulation der Hirndurchblutung und die unvollständige Kreislaufzentralisation bei Asphyxie bedingt. Außerdem existiert mit der germinalen Matrix, einem subependymal gelegenen Glioblastgewebe, bis etwa zur 33. Schwangerschaftswoche in wichtigen Kerngebieten des Gehirns eine äußerst verletzliche Zellschicht, die in etwa 80 % der Fälle den Ausgangspunkt für peri- und intraventrikuläre Hämorrhagien darstellt. Jenseits dieses Gestationsalters bildet sich das feinverzweigte Kapillarnetz in diesem Bereich zurück, und es kommt nur noch selten zu Blutungen [14, 18, 37]. Für die Entstehung bleibender Defekte ist die Beteiligung der periventrikulären weißen Substanz entscheidend, die nicht nur durch hämorrhagische Infarzierung, sondern auch durch ischämische Nekrose geschädigt werden kann. Letztere ist meist Folge einer peripartalen Minderperfusion [37].

Das ante- und intrapartale *geburtshilfliche Vorgehen* und nicht zuletzt die *Einstellung des Geburtshelfers* haben einen entscheidenden Einfluß auf die Prognose für das Neugeborene. Dies geht aus einer Studie hervor, die zeigte, daß trotz vergleichbarer fetaler Variablen die Überlebenschance bei bereits präpartal als überlebensfähig eingestuften Kindern etwa 15mal höher war als bei Kindern, denen aufgrund einer sonographisch nichtkorrekten Gewichts- oder Gestationsalterbestimmung keine Überlebenschance eingeräumt worden war. Andererseits nimmt die Zahl der interferierenden Faktoren, die die perinatale Mortalität und Morbidität beeinflussen, mit sinkendem Schwangerschaftsalter derart zu, daß es auf der Grundlage des vorliegenden Datenmaterials äußerst schwierig ist, isoliert die Rolle des Geburtsmodus zu gewichten. Prospektive Studien unter dieser Fragestellung fehlen, mehrere Ansätze in dieser Richtung wurden unter anderem wegen der ethischen Problematik wieder aufgegeben [5].

Wichtiger als der Entbindungsmodus an sich scheint die Beachtung folgender *Grundsätze* zu sein:

– Deutliche Frühgeburtszeichen sind eine zwingende Indikation zur Einweisung oder Verlegung der Schwangeren in ein *Zentrum der perinatalen Maximalversorgung*.
– Bei drohender Frühgeburt vor der 33. Schwangerschaftswoche sollten alle zur Verfügung stehenden Maßnahmen ergriffen werden, um vor der Entbindung noch eine ausreichende *Lungenreifeinduktion* mit Kortikosteroiden durchzuführen. Durch den Einsatz dieser Medikamente läßt sich nicht nur die Frequenz des neonatalen Atemnotsyndroms, sondern auch die Häufigkeit schwerer Hirnblutungen und der nekrotisierenden Enterokolitis signifikant senken [37].
– Aufgrund ihrer deutlich geringeren Asphyxietoleranz sind bei Frühgeborenen schon diskrete CTG-Alterationen zu würdigen, um durch Frühintervention einen gravierenden O_2-Mangel zu vermeiden [14].
– Liegen aufgrund mütterlicher Erkrankungen wie der Präeklampsie oder aufgrund einer fetalen Wachstumsretardierung eindeutige Hinweise auf eine reduzierte hämodynamische Kapazität der feto-plazentaren Einheit vor, sollte die Entbindung vor dem Eintritt in das Stadium der Dekompensation erfolgen. Daraus leitet sich die Notwendigkeit einer *intensiven präpartalen Überwachung* unter Einbeziehung von Wehenbelastungstest, Doppler-Sonographie der fetalen und uterinen Gefäße und biophysikalischem Profil (insbesondere der Kindsbewegungen) ab.
– Der Entstehung einer *Chorioamnionitis* sollte entschieden vorgebeugt und eine aszendierende Infektion durch entsprechende Maßnahmen (siehe auch Abschnitt 7.1) an der weiteren Ausbreitung gehindert werden. Ein Zusammenhang zwischen antepartalen infektiösen Komplikationen nach frühem

vorzeitigem Blasensprung und Blutungen und ischämischen Läsionen des Gehirns beim Neugeborenen wurde mehrfach beschrieben. Möglicherweise wirken sich hohe Zytokinspiegel zusätzlich negativ auf die zerebrale Perfusion aus [37].
– *Protrahierte Geburtsverläufe* und geburtsmechanisch ungünstige Konstellationen sollten vermieden werden. Zwar ist der begünstigende Effekt der intrapartalen Kompression des kindlichen Köpfchens bezüglich der Genese von Hirnblutungen nicht so ausgeprägt, wie in den 70er Jahren vermutet, doch weisen zahlreiche Untersuchungen darauf hin, daß protrahierte vaginale Entbindungen bei Fehlen der Fruchtblase oder *regelwidrige Kindslagen* eine erhöhte perinatale Mortalität und Morbidität nach sich ziehen [37].
– *Starken Schwankungen des mütterlichen Blutdrucks* muß vorgebeugt werden, da ansonsten eine ausreichende uterine Perfusion nicht gewährleistet ist. Beispielsweise darf die antihypertensive Therapie bei Präeklampsie nicht zu rigoros begonnen werden und sollte initial stets unter CTG-Überwachung erfolgen.
– Alle *Risiken, die zu kindlichen Blutverlusten* führen können, sind zu minimieren. Diese Maßgabe ist z.B. bei der Technik des Abnabelns von Frühgeborenen zu beachten. Allein das Ausstreichen der Nabelschnur führt dem kindlichen Kreislauf in beträchtlichem Umfang Volumen und O_2-Träger zu. Außerdem ist von pädiatrischer Seite kontinuierlich dafür Sorge zu tragen, daß beim Neugeborenen stabile Kreislaufverhältnisse vorliegen. *Blutdruckschwankungen* begünstigen nachweislich die Entstehung zerebraler Blutungen und Ischämien – ein weiteres Argument für kürzeste Wege zwischen Kreißsaal und Neugeborenen-Intensivstation.

Die Berücksichtigung dieser Grundsätze resultiert bei Frühgeburten unter 1500 g in einer *Sectiorate* von nahezu 75% bei einer indikationsabhängigen Schwankungsbreite zwischen 22 und 100% (Tab. 22-3). Folgende *allgemeine Empfehlungen für die Entbindung unreifer Kinder* lassen sich ableiten:

– Bei spontaner unaufhaltsamer Wehentätigkeit, regelrechtem Geburtsfortschritt und *Schädellage* kann die schonende *vaginale Geburt* in Sectiobereitschaft und unter kontinuierlicher CTG-Überwachung angestrebt werden. Das Anlegen einer Periduralanästhesie ist dabei ratsam, ebenso die frühzeitige und großzügige Episiotomie. Zusätzlich wird an manchen Zentren das Geburtsspekulum oder die Beckenausgangszange eingesetzt.
– Treten andere mütterliche oder fetale Indikationen zur Entbindung hinzu, ist, unabhängig von der Kindslage, in der Regel die *Sectio caesarea* indiziert. Mit zunehmendem Gestationsalter, insbesondere nach Erreichen der 34. Schwangerschaftswoche, kann in begründeten Fällen von dieser Regel abgewichen werden.
– Bei *Beckenendlage* des Feten ist vor der 36. Schwangerschaftswoche die Schnittentbindung zu bevorzugen.

Selbstverständlich verdienen Fälle mit vermuteten oder nachgewiesenen *kindlichen Fehlbildungen* eine gesonderte Betrachtung. Eine Grenzsituation ist beim derzeitigen Stand der medizinischen Versorgung auch für Schwangerschaften *vor der 26. Woche* und bei einem fetalen *Schätzgewicht unter 500 g* gegeben.

Je limitierter die Prognose für das erwartete Kind einzuschätzen ist, desto intensiver müssen die Auswirkungen eines aktiven Eingreifens *mit den betroffenen Eltern besprochen* werden. Inhalt eines (auf)klärenden Gesprächs sollten nicht nur die Überlebenschancen des Neugeborenen, sondern auch die Wahrscheinlichkeit bleibender Schäden beim Kind sowie das Risiko für die Mutter und eventuelle weitere Schwangerschaften sein. Die Häufigkeit mütterlicher Komplikationen ist bei Sectioentbindungen vor der 32. Schwangerschaftswoche deutlich erhöht [37]. Ein von vielen Eltern in dieser für sie äußerst belastenden Situation dankbar akzeptiertes Angebot besteht, wenn der zeitliche Rahmen dies zuläßt, in der Vermittlung weiterer Gesprächsmöglichkeiten mit dem Pädiater, mit einem Geistlichen, einem Psychologen oder Mitgliedern von Selbsthilfegruppen.

Tabelle 22-3 Sectiorate bei Frühgeburten unter 1500 g, aufgeschlüsselt nach Frühgeburtsursachen (nach Schneider [37])

Frühgeburtsursache	n	Sectiorate (%)
Hypertensive Schwangerschaftserkrankungen	56	94,7
Mehrlingsschwangerschaften	34	91,4
Vorzeitiger Blasensprung	28	53,6
Vorzeitige Wehen	22	22,7
Intrauterine Wachstumsretardierung	20	100,0
Blutungen im III. Trimenon	18	76,4
Mütterliche Infektionen	10	50,0
Fehlbildungen	7	42,9
Sonstige	8	75,0
Insgesamt	203	74,9

Literatur

1. Amon, E., S. V. Lewis, B. M. Sibai, M. A. Villar, K. L. Arheart: Ampicillin prophylaxis in preterm rupture of the membranes: a prospective randomized study. Amer. J. Obstet. Gynec. 159 (1988) 539.
2. Arias, F., L. Rodriquez, S. C. Rayne, F. T. Kraus: Maternal placental vasculopathy and infection: two distinct subgroups among patients with preterm labor and preterm ruptured membranes. Amer. J. Obstet. Gynec. 168 (1993) 585.
3. Asrat, T., T. J. Garite: Management of preterm premature rupture of membranes. Clin. Obstet. Gynec. 34 (1991) 730.
4. Asrat, T., D. F. Lewis, T. J. Garite et al.: Rate of recurrence of preterm premature rupture of membranes in consecutive pregnancies. Amer. J. Obstet. Gynec. 165 (1991) 1111.
5. Bennebroek Gravenhorst, A. M. Schreuder, J., S. Veen et al.: Breech delivery in very preterm and very low birthweight infants in the Netherlands. Brit. J. Obstet. Gynaec. 100 (1993) 411.
6. Besinger, R. E.: Preterm labor, premature rupture of membranes, and cervical incompetence. Curr. Opin. Obstet. Gynec. 5 (1993) 33.
7. Dudenhausen, J. W., J. Bartnicki: Fetale Herzfrequenz bei Infektionen, Anämie und Hydrops fetalis. Gynäkologe 27 (1994) 170.
8. Friese, K.: Vorzeitiger Blasensprung und Infektionsaspekte. Gynäkologe 29 (1996) 122–128.
9. Gazaway, P., C. L. Mullins: Prevention of preterm labor and premature rupture of the membranes. Clin. Obstet. Gynec. 29 (1986) 835.
10. Grospietsch, G.: Medikamentöse Tokolyse bei der drohenden Frühgeburt: Was ist gesichert in der Therapie? Gynäkologe 24 (1991) 188.
11. Gyr, T., H. Schneider: Antibiotika beim vorzeitigen Blasensprung. Gynäkologe 24 (1991) 202.
12. Hallak, M., S. F. Bottoms: Accelerated pulmonary maturation from preterm premature rupture of membranes: a myth. Amer. J. Obstet. Gynec. 169 (1993) 1045.
13. Harger, J. H., A. W. Hsing, R. E. Tuomala et al.: Risk factors for preterm premature rupture of fetal membranes: a multicenter case-control study. Amer. J. Obstet. Gynec. 163 (1990) 130.
14. Hermsteiner, M., A. Jensen: Präpartale Zustandsdiagnostik und Hirnblutungsrisiko. In: Künzel, W., M. Kirschbaum (Hrsg.): Gießener Gynäkologische Fortbildung 1995, S. 299. Springer, Berlin–Heidelberg–New York 1996.
15. Hermsteiner, M., M. Kirschbaum: Vorzeitige Wehentätigkeit bei Wachstumsretardierung und Oligohydramnie. Gynäkologe 28 (1995) 153.
16. Hirsch, H. A.: Intrauterine Infektion. In: Kaulhausen, H. (Hrsg.): Hochrisikogeburt 1989, S. 79. Thieme, Stuttgart–New York 1990.
17. Hohmann, M., W. Künzel: Die Bedeutung des Wehenbelastungstests. Gynäkologe 27 (1994) 130.
18. Jensen, A., V. Klingmüller, W. Künzel, S. Sefkow: Das Hirnblutungsrisiko bei Früh- und Reifgeborenen. Geburtsh. u. Frauenheilk. 52 (1992) 6.
19. Johnston, M. M., L. Sanchez-Ramos, A. J. Vaughan, M. W. Todd, G. I. Benrubi: Antibiotic therapy in preterm premature rupture of the membranes: a randomized, prospective, double-blind trial. Amer. J. Obstet. Gynec. 163 (1990) 743.
20. Kirschbaum, M., M. Hermsteiner: Vorzeitiger Blasensprung bei Frühgeburt. Gynäkologe 28 (1995) 142.
21. Künzel, W.: Abort- und Frühgeburtsrisiko durch Infektionen. Gynäkologe 22 (1989) 145.
22. Künzel, W., M. Hohmann: Das biophysikalische Profil des Feten. Gynäkologe 27 (1994) 117.
23. Link, G., W. Künzel: Die Behandlung und Überwachung von Patienten mit Frühgeburtszeichen bis zur 32. Woche der Schwangerschaft. Gynäkologe 20 (1987) 20.
24. Lockwood, C. J.: Recent advances in elucidating the pathogenesis of preterm delivery, the detection of patients at risk, and preventative therapies. Curr. Opin. Obstet. Gynec. 6 (1994) 7.
25. McCurdy, C. M., J. W. Seeds: Oligohydramnios: problems and treatment. Semin. Perinatol. 17 (1993) 183.
26. Møller Bek, K., F. R. Nielsen, I. Qvist, P. E. Rasmussen, M. Tobiassen: C-reactive protein (CRP) and pregnancy, an early indicator of chorioamnionitis: a review. Europ. J. Obstet. Gynaec. 35 (1990) 29.
27. Morales, W. J.: Preparing the fetus for preterm birth. Baillière's Clin. Obstet. Gynaec. 7 (1993) 601.
28. Morales, W. J., J. Angel, W. O'Brien, R. A. Knuppel: Use of ampicillin and corticosteroids in premature rupture of membranes: a randomized study. Obstet. and Gynec. 73 (1989) 721.
29. Morales, W. J., T. Talley: Premature rupture of membranes at <25 weeks: a management dilemma. Amer. J. Obstet. Gynec. 168 (1993) 503.
30. Neuhaus, W., H. W. Eibach, A. Ahr, A. Bolte: Der vorzeitige Blasensprung: Problematik und geburtshilfliches Management. Geburtsh. u. Frauenheilk. 53 (1993) 843.
31. Passloer, H. J.: Chorioamniale Dissoziation (CAD) und C-reaktives Protein (CRP) als Prädiktoren der frühen vorzeitigen Amnionruptur. Z. Geburtsh. Perinat. 194 (1990) 115.
32. Ragosch, V., S. Hundertmark, H. Hopp, F. Opri, H. K. Weitzel: Insulin-like growth factor binding protein 1 (IGFBP-1) und fetales Fibronectin in der Diagnostik eines vorzeitigen Blasensprungs. Geburtsh. u. Frauenheilk. 56 (1996) 291.
33. Rib, D. M., D. M. Sherer, J. R. Woods: Maternal and neonatal outcome associated with prolonged premature rupture of membranes below 26 weeks gestation. Amer. J. Perinat. 10 (1993) 369.
34. Romero, R., B. H. Yoon, M. Mazor et al.: A comparative study of the diagnostic performance of amniotic fluid glucose, white blood cell count, interleukin-6, and gram stain in the detection of microbial invasion in patients with preterm premature rupture of membranes. Amer. J. Obstet. Gynec. 169 (1993) 839.
35. Roos, T., J. Martius: Pathogenese der Frühgeburt: immunologische Aspekte. Gynäkologe 29 (1996) 114.
36. Saling, E., S. Brandt-Niebelschütz, C. Schmitz: Vermeidung von Spätaborten und risikoreichen Frühgeburten: für die Routine geeignete Maßnahmen. Z. Geburtsh. Perinat. 195 (1991) 209.
37. Schneider, H.: Sectio oder vaginale Entbindung bei sehr kleinen Frühgeburten. Gynäkologe 29 (1996) 187.
38. Schneider, H., A. Naiem, A. Malek, W. Hänggi: Ätiologische Klassifikation der Frühgeburt und ihre Bedeutung für die Prävention. Geburtsh. u. Frauenheilk. 54 (1994) 12.
39. Steinborn, A., R. Gätje, P. Krämer, M. Kühnert, E. Halberstadt: Zytokine in der Diagnostik des Amnion-Infekt-Syndroms. Z. Geburtsh. Perinat. 198 (1994) 1.
40. Wolff, F., R. Schaefer: Oligohydramnion: perinatale Komplikationen und Erkrankungen bei Mutter und Kind. Geburtsh. u. Frauenheilk. 54 (1994) 139.

Die Versorgung des Frühgeborenen

23 Die Primärversorgung des Frühgeborenen: Zusammenarbeit von Geburtshelfer und Pädiater

A. Feige

Inhalt

1 Geburtsort und Qualifikationen des geburtshilflichen Personals 264

2 Selektion der Schwangeren 265

3 Neugeborenen-Notarzt- und Baby-Abholdienste 265

4 Sonstige Aufgaben 266

1 Geburtsort und Qualifikationen des geburtshilflichen Personals

Die Geburt und damit die Primärversorgung eines Neugeborenen mit einer Tragzeit von weniger als 37 Schwangerschaftswochen sollte immer in einer *Klinik mit Zentrumscharakter* stattfinden, also einer bestehenden Einheit aus Frauenklinik und Kinderklinik unter einem Dach. Aufgrund des hohen Patientenaufkommens wird in einer derartig strukturierten Klinik immer eine Aufgabenteilung vorgenommen sein, so daß hier selbstverständlich ein neonatologisch versierter Kinderarzt die Reanimation des nicht lebensfrisch geborenen Neonaten vornehmen wird.

Anspruch und Wirklichkeit scheinen aber immer noch weit auseinanderzuklaffen: Wie könnte es sonst sein, daß in der Beschreibung der Tätigkeitsmerkmale angestellter Hebammen ausdrücklich die Versorgung des Neugeborenen aufgenommen worden ist und auch die neueste Berufsordnung für Hebammen und Entbindungspfleger (HebBo) vom 9. April 1996 [3] die Durchführung der sofortigen Wiederbelebung des Neugeborenen durch eine Hebamme bei Aufkommen einer Notsituation vorsieht. Offensichtlich wird notfallmäßige Reanimation vitalgefährdeter Kinder durch dafür nicht speziell ausgebildete Personen auch heute noch als Realität angesehen.

Auch die *Weiterbildungsordnung der Bayerischen Landesärztekammer* von 1994 sieht als Weiterbildungsinhalt für den Facharzt 20 Erstversorgungen des Neugeborenen einschließlich der primären Reanimation vor [6]. Nach der Bayerischen Perinatalerhebung von 1995 [2] betrug der Anteil der Frühgeburten vor 37 Schwangerschaftswochen Tragzeit 7,3%, bei einer Tragzeit unterhalb von 32 Schwangerschaftswochen 1,2%. Die mittlere Geburtenrate pro Klinik betrug 581. Da lediglich 5% aller Neonaten reanimationspflichtig sind, *müßte also der Weiterbildungsassistent nach Erlernen der Methoden ein Jahr lang alle an dieser Durchschnittsklinik stattfindenden Reanimationen durchführen,* um die in der Weiterbildungsordnung geforderten Zahlen zu erfüllen! Er hätte dann in diesem Jahr sechs Kinder mit einer Tragzeit von weniger als 32 Schwangerschaftswochen primär versorgt und/oder reanimiert, so daß schon aus dem angeführten hypothetischen Rechenbeispiel erkennbar wird, daß ein solcher Weiterbildungsassistent einer Frauenklinik nicht dem erforderlichen Training unterzogen ist, um den von den Gerichten geforderten Facharztstandard zu gewährleisten. Da die leitenden ausbildenden Ärzte in diesen Frauenkliniken in der Regel in Kliniken ausgebildet wurden, in denen die arbeitsteilige Versorgung von Mutter und Kind durch eigenständige Kliniken selbstverständlich war, ist davon auszugehen, daß diese leitenden Ärzte der Frauenklinik die in der Weiterbildungsordnung geforderte Ausbildung des Weiterbildungsassistenten in der Reanimation und Primärversorgung in praxi gar nicht durchführen können, da sie selbst in der Methode nicht aus- und weitergebildet sind. „Learning by doing" durch die Weiterbildungsassistenten bei der Reanimation des vitalbedrohten Kindes würde eine Unterstandardversorgung darstellen. Zu Recht wurde durch die Gerichte in der Vergangenheit die unsachgemäße Reanimation eines azidotischen Frühgeborenen im Schadenersatzprozeß den Beteiligten als Sorgfaltsmangel vorgeworfen und die Beteiligten zum Schadenersatz verpflichtet (Urteil des Pfälzischen Oberlandesgerichtes Zweibrücken vom 16.05.94 [8]).

An den genannten kleineren Kliniken ohne integrierte Kinderklinik wird es also erforderlich sein, daß der Weiterbildungsassistent für einen bestimmten Zeitraum die Frauenklinik im Rahmen eines Rotatings verläßt, um *in der Kinderklinik, die mit dieser Frauenklinik zusammenarbeitet, die Reanimation und Primärversorgung gefährdeter Neugeborener zu erlernen.* Es ist mit die Aufgabe des Neonatologen der Kinderklinik, die mit der Frauenklinik zusammenarbeitet, dafür zu sorgen, daß die Weiterbildungsassistenten der Frauenklinik in der Primärversorgung auch der Frühgeborenen so trainiert werden, daß sie bei der notfallmäßigen Geburt eines Frühgeborenen in der Lage sind, ein deprimiert-azidotisches Kind soweit zu stabilisieren, bis der hinzugerufene Neonatologe die weitere Versorgung übernimmt.

2 Selektion der Schwangeren

Unterschiedliche Entwicklungen haben in der Vergangenheit dazu beigetragen, daß die Selektion der Schwangeren *nicht risikoadaptiert erfolgt ist*. Das baden-württembergische Kultusministerium (persönliche Mitteilung) konnte zeigen, daß unabhängig vom Versorgungsauftrag der einzelnen Kliniken (Belegkliniken und Krankenhäuser der Grund- und Regelversorgung, Krankenhäuser für Schwerpunktversorgung und Krankenhäuser mit Maximalversorgungsauftrag) in etwa das gleiche Risikospektrum an Schwangeren aufwiesen. Die Mutterschaftsrichtlinien [5] (siehe auch Bd. 4, Anhang zu Kap. 5) wurden also vor allem im Hinblick auf den Abschnitt B I 2 und B II 6, der die risikoadaptierte Versorgung der Schwangeren regelt, unter den Augen aller Beteiligten – auch der Fachgesellschaften – unterlaufen.

3 Neugeborenen-Notarzt- und Baby-Abholdienste

Frauenärzte, die in Kliniken ohne integrierte Kinderklinik tätig sind, haben sich bei der Versorgung der Frühgeborenen des Instruments des Baby-Abholdienstes bzw. Neugeborenen-Notarztdienstes bedient. Die an sich gebotene Verlegung der Schwangeren mit drohender Frühgeburt in ein Zentrum wurde unterlassen, *die Geburt fand in der dafür nicht geeigneten Frauenklinik statt,* für die Versorgung des Neugeborenen wurde der Baby-Abholdienst mit Neugeborenen-Notarztdienst verpflichtet.

Die Einrichtung des Neugeborenen-Notarztdienstes in der derzeitigen Form stellt jedoch angesichts der Versorgungsmöglichkeiten gefährdeter Feten von Schwangeren mit Frühgeburtsbestrebungen in der Bundesrepublik Deutschland eine *Fehlentwicklung* dar. Der Neugeborenen-Notarztdienst ist teuer und ineffektiv [7], der Transport eines Frühgeborenen aus der „falschen" Geburtsklinik in die „richtige" Neonatologie mit dem Baby-Abholdienst steigert das Hirnblutungsrisiko gegenüber dem eines Kindes, das in einer Frauenklinik mit integrierter Kinderklinik geboren wurde, um den Faktor 3. Allenfalls für nicht vorhersehbare Notfälle – und das sind in den seltensten Fällen Frühgeborene mit einer Tragzeit von weniger als 37 Schwangerschaftswochen – sollte der Neugeborenen-Notarztdienst in Anspruch genommen werden.

Die zuständigen Fachgesellschaften haben dazu 1994 folgende *Vereinbarung* getroffen [1]:

– Neugeborenen-Notarztdienste sind erforderlich, um bei Notfällen Neugeborenen in Geburtskliniken Hilfe leisten zu können und sie zur Weiterbehandlung in eine neonatologisch-intensivmedizinisch ausgerüstete Kinderklinik zu bringen.
– Die Verfügbarkeit eines Neugeborenen-Notarztdienstes darf nicht dazu führen, die erforderliche Verlegung einer Risikoschwangeren in ein Krankenhaus mit perinatologischem Schwerpunkt/Zentrum zu unterlassen.
– Die Schwangere mit hohen Risiken ist über die Möglichkeit und Notwendigkeit einer präpartalen Verlegung aufzuklären.
– Es ist auch die Aufgabe des Neonatologen, auf eine präpartale Verlegung der Schwangeren mit hohem Risiko hinzuwirken und jede Verlegung eines Neugeborenen zu vermeiden, wenn bereits pränatal eine Behandlungsbedürftigkeit zu erwarten und eine Verlegung der Schwangeren noch möglich ist.

Die Deutsche Gesellschaft für Gynäkologie und Geburtshilfe hat *Hochrisikoschwangerschaften* beispielhaft aufgelistet [4]:

– Alkoholabhängigkeit
– insulinbedürftiger Diabetes
– höhergradige Mehrlingsschwangerschaft
– Drogenabhängigkeit
– schwere Wachstumsretardierung
– Wehen vor der 33. Schwangerschaftswoche
– Blutung nach der 28. Schwangerschaftswoche
– schwere mütterliche Erkrankungen
– fetale Erkrankungen (wenn eine Behandlung möglich erscheint)
– schwere Formen der Schwangerschaftshypertonie

Der Fortschritt in unserem Fach hat zu Recht dazu geführt, daß die fachgerechte Versorgung des Frühgeborenen mit einer Tragzeit von weniger als 37 Schwangerschaftswochen in unseren Lehrbüchern durch dazu befähigte Neonatologen dargestellt wird (siehe auch Kap. 24).

Sollte das nicht vitalgefährdete Frühgeborene nach Begutachtung durch den Neonatologen in der Frauenklinik verbleiben, *beschränkt sich die Aufgabe des Frauenarztes* auf die Beurteilung der Zustandsdiagnostik des Neugeborenen (Apgar-Score, Azidität des kindlichen Blutes, Nachweis oder Ausschluß von Fehlbildungen). Auch die weitere Beobachtung und Dokumentation unterscheidet sich dann nicht von der reif geborener Kinder (siehe auch Bd. 6, Kap. 18 und 19).

4 Sonstige Aufgaben

Geburtshelfer und Hebamme sind verantwortlich für die *Identifikation des Neugeborenen,* die möglichst in Anwesenheit von Kindesmutter oder Kindesvater durch zwei voneinander unabhängige Systeme durchgeführt werden sollte. Das Kind erhält ein Namensbändchen mit dem Namen der Mutter und einer Nummer. Diese Nummer und der Name der Mutter werden auf der Kinderkurve, die am Kinderbett befestigt ist, dokumentiert.

In der Regel wird das Neugeborene als Ausdruck einer kultischen Handlung in den meisten Kliniken *gebadet.* Eine medizinische Indikation zum Baden von Neugeborenen besteht lediglich bei Kindern HIV-positiver Mütter.

Das abgetrocknete und angezogene Kind verbleibt in den ersten zwei Lebensstunden post partum mit der Mutter im Kreißsaal. In dieser Zeit werden Mutter und Kind in nicht vorgeschriebenen Abständen von der Hebamme im Hinblick auf ihre vorhandenen Vitalfunktionen kontrolliert. Danach erfolgt die Verlegung des Kindes und der Mutter auf die Wochenstation, wo bei gesunden Kindern keine weiteren Überwachungsmaßnahmen erforderlich sind.

Literatur

1. Aufgaben des Neugeborenen-Notarztdienstes: Gemeinsame Stellungnahme der Deutschen Gesellschaft für Perinatale Medizin, der Gesellschaft für Pränatal- und Geburtsmedizin, Deutsche Gesellschaft für Gynäkologie und Geburtshilfe, Deutsche Gesellschaft für Neonatologie und pädiatrische Intensivmedizin und der Deutschen Gesellschaft für Kinderheilkunde. Perinatalmedizin 6 (1994) 6–26.
2. Bayerische Landesärztekammer, Kassenärztliche Vereinigung Bayern (Hrsg.): Bayerische Perinatalerhebung 1995. München 1996.
3. Berufsordnung für Hebammen und Entbindungspfleger, HebBo, v. 09.04.96, in: Bayerisches Gesetz- und Verordnungsblatt Nr. 9, 1996, (21, 24/1/2/a).
4. Mitteilung der Deutschen Gesellschaft für Gynäkologie und Geburtshilfe: Empfehlungen der Deutschen Gesellschaft für Gynäkologie und Geburtshilfe zur Einweisung von Hochrisikoschwangeren in Perinatalzentren. Frauenarzt 15 (1991) 139.
5. Mutterschaftsrichtlinien. In: Kassenärztliche Vereinigung Bayerns (Hrsg): Die wichtigsten Bestimmungen für die vertragsärztliche Tätigkeit, S. 142–144. Zauner, Dachau 1996.
6. Richtlinien über den Inhalt der Weiterbildung in Gebieten, Fachkunden, Fakultativen Weiterbildungen, Schwerpunkten und Bereichen, v. 19.11.94. Bayer. Ärztebl. 1/95.
7. Saule, H.: Untersuchungen zur Effizienz von Neugeborenen-Notarztdiensten (NNAD) auf regionaler Ebene. In: Feige, A., M. Hansmann, E. Saling (Hrsg.): Pränatal- und Geburtsmedizin, S. 48–49. H. U. F.-Verlag, Mülheim/Ruhr 1992.
8. Urteil des Pfälzischen Oberlandesgerichtes Zweibrücken vom 16.05.94. AZ 7 U 211/91, LG Landau in der Pfalz, 2 O 498/87. Z. Geburtsh. Neonat. 199 (1995) 262–264.

24 Die Langzeitversorgung Frühgeborener – Intensivmedizin

H. B. von Stockhausen

Inhalt

1	Einleitung	268	6.1.4	Pneumonien	278
			6.1.5	Traumatische Schäden der oberen Luftwege	278
2	Diagnose der Frühgeburtlichkeit und des Reifealters	269	6.1.6	Störungen der Atemregulation	278
			6.2	Probleme von Herz und Kreislauf	279
3	Erstversorgung des unreifen Neugeborenen	271	6.3	Probleme des Blutes	280
			6.4	Probleme des Magen-Darm-Kanals	281
4	Besonderheiten der intensivmedizinischen Pflege und des Monitorings kleiner Frühgeborener	273	6.4.1	Nekrotisierende Enterokolitis	282
			6.4.2	Leistenhernien	282
			6.4.3	Ernährung des Frühgeborenen	282
			6.5	Probleme der Nieren und des Wasser- und Elektrolythaushalts	283
5	Die Beatmung von Frühgeborenen	274	6.6	Probleme von Stoffwechsel und Wachstum	284
6	Krankheiten und Komplikationen während der intensivmedizinischen Langzeitversorgung	275	6.7	Infektionen	285
			6.8	Probleme des zentralen Nervensystems	286
6.1	Probleme des Respirationstrakts und der Atmung	275	6.9	Probleme der Sinnesorgane	287
			6.9.1	Augenschäden	287
6.1.1	Extraalveoläre Luft	275	6.9.2	Gehörschäden	288
6.1.2	Bronchopulmonale Dysplasie	276			
6.1.3	Atelektasen	277	7	Ausblick, Spätprognose und Grenzen der Therapie	289

1 Einleitung

Ein Frühgeborenes ist nach allgemein gültiger *Definition* ein Neugeborenes, dessen Geburt vor Vollendung der 37. Gestationswoche oder – genauer – bis zum 258. Tag stattgefunden hat. Diese Definition ist relativ willkürlich, zumal das durchschnittliche Geburtsgewicht nach 37 Wochen etwa 3000 g beträgt und auch nach 35 oder 36 Gestationswochen das postnatale Risiko eines Frühgeborenen nur geringgradig von dem eines reifen Neugeborenen abweicht. Um das breite Spektrum der Frühgeborenen mit ganz unterschiedlichem Risiko von Beginn der Lebensfähigkeit nach 22 Wochen bis zur 37. Woche genauer zu charakterisieren, werden die Frühgeborenen nach dem Gestationsalter oder dem Geburtsgewicht in mehrere *Untergruppen* eingeteilt (Tab. 24-1). Die Einteilung der Frühgeborenen nach dem Gewicht mag wegen der geringeren Fehlermöglichkeiten objektiver erscheinen, doch ist sie im Hinblick auf die Überlebenswahrscheinlichkeit eines Kindes deutlich ungenauer. So ist der *Beginn einer Überlebensmöglichkeit* heute ziemlich exakt mit dem Erreichen von 22 kompletten Wochen anzusetzen, während diese Grenze unter Berücksichtigung des Geburtsgewichts zwischen 300 und 600 g liegt.

Frühgeborene haben nach dem Gestationsalter einen Anteil von ca. 8% und nach dem Geburtsgewicht (<2500 g) einen Anteil von 6 bis 7% an der Gesamtzahl aller Geburten (Tab. 24-1). Bemerkenswert ist, daß dieser Prozentsatz in Deutschland in den letzten 40 Jahren, im Gegensatz zu einigen anderen Ländern wie Skandinavien und Frankreich, praktisch immer gleichgeblieben ist. Andererseits betrug der Anteil untergewichtiger Neugeborener an der perinatalen und neonatalen Mortalität (bis 7. Lebenstag) nach Daten der Bayerischen Perinatalerhebung (BPE 1995 [2]) 74,3 bzw. 78,4% (Abb. 24-1). Trotz aller Erfolge der modernen Neonatologie handelt es sich also bei mehr als der Hälfte aller Neugeborenen, die innerhalb der ersten Lebenswoche versterben, um Frühgeborene unter 1000 g.

Bei der Interpretation dieser Daten des Jahres 1995 muß positiv herausgestellt werden, daß am 1.1.1994 mit der letzten Änderung des Personenstandsgesetzes ein langgehegter Wunsch von Geburtshelfern und Neonatologen in Erfüllung gegangen ist. Seitdem in der Bundesrepublik alle Neugeborenen mit einem Gewicht ab 500 g standesamtlich gemeldet werden müs-

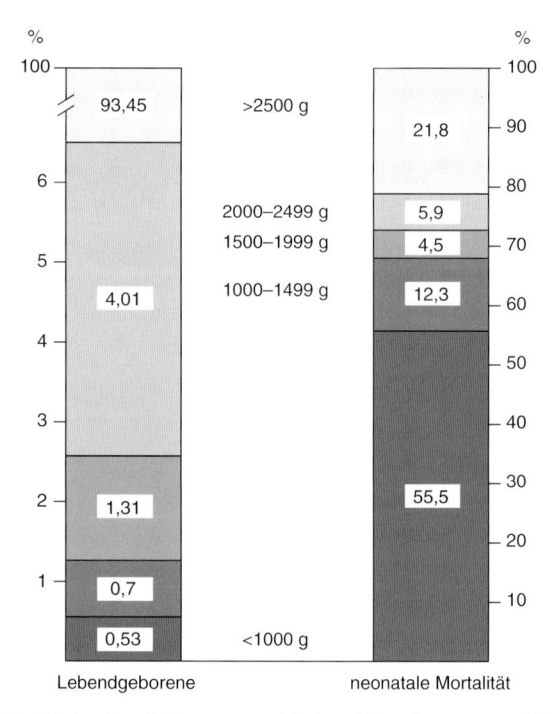

Abb. 24-1 Anteil der untergewichtigen Neugeborenen und ihrer neonatalen Mortalität (bis 7. Lebenstag) an der Gesamtzahl aller Lebendgeborenen (linke Säule) und deren gesamter neonataler Sterblichkeit (rechte Säule) (nach Daten der Bayerischen Perinatalerhebung 1995 [2]).

Tabelle 24-1 Einteilung der Neugeborenen (inklusive Totgeborener) nach Gestationsalter und Geburtsgewicht sowie ihre jeweilige Häufigkeit 1995 in Bayern (Daten der Bayerischen Perinatalerhebungen [2])

Nomenklatur	Gestationsalter (Wochen)	Häufigkeit (%)	Geburtsgewicht (g)	Häufigkeit (%)
Reif bzw. normalgewichtig	>36	91,88	>2499	93,45
Mäßig unreif bzw. untergewichtig	35–36	6,76	2000–2499	4,01
Unreif bzw. untergewichtig	32–34		1500–1999	1,31
Sehr unreif bzw. untergewichtig	28–31	0,84	1000–1499	0,70
Extrem unreif bzw. untergewichtig	<28	0,52	<1000	0,53

sen, ob sie bei Geburt leben oder nicht, ist zum ersten Mal die tatsächliche Rate kleiner Frühgeborener bekannt und damit deren perinatale und neonatale Sterblichkeit wissenschaftlich verwertbar.

In dem folgenden Beitrag soll versucht werden, dem Geburtshelfer einen Überblick über die vielfältigen speziellen Probleme der Langzeitversorgung von Frühgeborenen zu geben, wobei das Augenmerk ganz besonders auf die intensivmedizinische Behandlung extrem kleiner Kinder und deren Spätprognose gelenkt werden soll. Eine ausreichende Kenntnis über den oft schwierigen Weg, auf dem nicht ganz ohne Opfer Erfolge in der Neonatologie errungen werden, sollte dem Geburtshelfer die eigene Entscheidung bei Geburt und die Zusammenarbeit mit dem Neonatologen erleichtern.

2 Diagnose der Frühgeburtlichkeit und des Reifealters

Aus der Regelanamnese der Mutter und dem durch Ultraschall dokumentierten Wachstum des Feten erscheint die Diagnose Frühgeburt inklusive Festlegung des Gestationsalters bei Geburt eindeutig zu sein. Als Folge von Zyklusstörungen, der Verwendung von Kontrazeptiva und eines verzögerten oder auch beschleunigten Wachstums des Feten ist die Situation bei Geburt jedoch leider oft nicht so klar. Geburtshelfer und Neonatologen sind daher nach Geburt eines frühgeborenen bzw. untergewichtigen Neugeborenen verpflichtet, durch genaue Untersuchung der klinischen Reifezeichen das Reifealter und damit indirekt auch das Gestationsalter zu bestimmen (Abb. 24-2). Bis heute wird die *Bestimmung des Reifealters* nach Farr bevorzugt, auch wenn es erst ab 26 Wochen brauchbar ist [9]. Vor der 26. Woche ist leider unter Berücksichtigung der geburtshilflichen Daten und der Körpermaße nur eine relativ grobe Schätzung möglich.

Seit langem ist bekannt, daß nicht selten ein *Mißverhältnis zwischen Gestationsalter und den Geburtsmaßen* besteht. Nach Bestimmung des Gestations- oder Reifealters ist es daher notwendig, Geburtsgewicht, Körperlänge und Kopfumfang in die entsprechenden Perzentilendiagramme einzutragen. Liegt das Geburtsgewicht *unter der 10. Perzentile* für ein bestimmtes Gestationsalter, so spricht man von einem hypotrophen oder wachstumsretardierten Neugeborenen (small for gestational age infant); liegt das Gewicht *über der 90. Perzentile*, so spricht man von einem hypertrophen oder wachstumsbeschleunigten Neugeborenen (big for gestational age infant). Diese Differenzierung ist grundsätzlich wichtig, da eine Reihe von typischen klinischen Unterschieden zwischen relativ reifen, aber hypotrophen und relativ unreifen, aber hypertrophen Neugeborenen bestehen (Tab. 24-2). Bemerkenswert ist, daß dennoch die hypertrophen Neugeborenen hinsichtlich ihrer Vitalität meist überschätzt und die hypotrophen unterschätzt werden.

Tabelle 24-2 Bedeutsame Unterschiede zwischen einem Frühgeborenen und einem gleichschweren hypotrophen Neugeborenen

Symptome	Frühgeborene	Hypotrophie
Relativer Makrozephalus	+	+++
Hautfarbe	dunkelrot	blaß
Ödeme	+++	–
Trinkfreude	+	+++
Postnataler Gewichtsverlust	+++	(+)
Nekrotisierende Enterokolitis	++	+++
Perinatale Asphyxie	+	+++
Atemnotsyndrom	+++	(+)
Neigung zu Apnoen	+++	(+)
Intrakranielle Blutungen	+++	+
Hypoxisch-ischämische Enzephalopathie	++	+++
Hyperexzitabilität	(+)	+++
Erhöhter Muskeltonus	–	++
Neugeborenenkrämpfe	+	+++
Hypoglykämie	++	+++
Ikterus	+++	+
Temperaturregulationsstörung	+++	++
Infektionsrisiko	+++	++

Merkmal	0	1	2	3	4	Punkte-bewertung
Hautbeschaffenheit	sehr dünn, Gelatinegefühl	dünn und weich	weich und mäßig dick, evtl. oberflächliche Schuppung	rauh mit lamellärer Schuppung, besonders an Hand und Fuß	dick, pergamentartig mit oberflächlichen Rissen	
Hautfarbe beim ruhigen Kind	dunkelrot	gleichmäßig rosa	blaßrosa mit blassen Partien	blaß, rosig nur an Ohren, Lippen und Handflächen		
Hautdurchsichtigkeit	Venen mit Verzweigungen und Venolen gut sichtbar	Venen und Verzweigungen sichtbar	wenige große Gefäße deutlich sichtbar	wenige Gefäße undeutlich sichtbar	keine Gefäße sichtbar	
Ödeme	generalisierte Ödeme	geringe Ödeme	keine Ödeme			
Lanugo (am Rücken)	keine oder spärliche Lanugohaare	reichlich und dicht über ganzem Rücken	dünner, besonders kaudal	wenig Lanugohaare	Rücken weitgehend lanugofrei	
Ohrform (Inspektion)	fast formlos und flach	beginnendes Umschlagen des oberen Ohrrands	obere Hälfte der Helix umgeschlagen	Helixrand ausgeprägt, Ohr gut modelliert		
Ohrfestigkeit (Palpation)	Ohr weich, faltbar ohne spontanen Ausgleich	obere Hälfte faltbar, langsamer Ausgleich	Knorpel bis Rand, sofortiges Zurückschnellen	kräftiger Knorpel		
Brustwarze und Areola (Inspektion)	Brustwarze kaum zu sehen, keine Areola	Brustwarze deutlich zu sehen, Areola flach	Areola getüpfelt, Durchmesser ≤7,5 mm	Durchmesser der Areola ≥7,5 mm, Rand erhaben		
Brustdrüse (Palpation)	nicht tastbar	tastbar, Durchmesser ≤5 mm	Durchmesser 5–10 mm	Durchmesser ≥10 mm		
Plantare Hautfalten bei gespannter Fußsohle	keine	schwache rote Linien nur distal	deutliche rote Linien bis zur Ferse	Kerben distale Hälfte	tiefe Kerbung bis zur Ferse	
Knaben (Hodenpalpation)	kein Hoden im Skrotum	mindestens ein Hoden noch im Skrotum	mindestens ein Hoden voll deszendiert			
Mädchen (Genitalinspektion bei leicht abduzierten Beinen)	Klitoris und kleine Labien prominent, kaum große Labien	große und kleine Labien gleich hoch	große Labien bedecken die kleinen			
					Summe	

Abb. 24-2a Gering modifiziertes Reifeschema nach Farr [9]. Aus der gewonnenen Punktzahl (a) wird auf dem Diagramm (b) das Reifealter ermittelt.

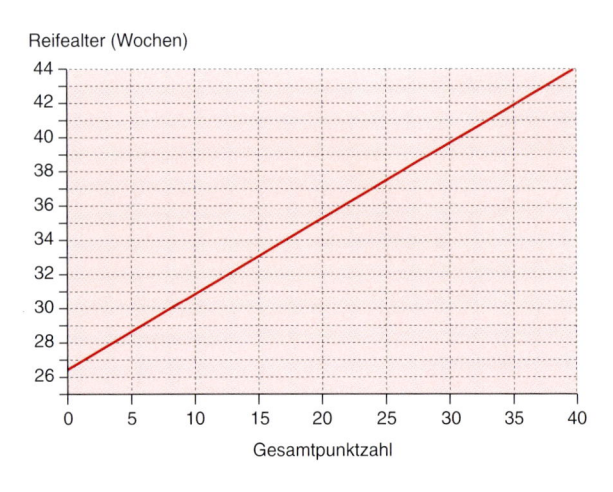

Abb. 24-2b Gering modifiziertes Reifeschema nach Farr [9]. Aus der anhand der Tabelle (a) gewonnen Punktzahl wird auf dem Diagramm (b) das Reifealter ermittelt.

3 Erstversorgung des unreifen Neugeborenen

Die optimale Versorgung eines Frühgeborenen beginnt mit dem Einsetzen von Geburtsbestrebungen. So sollten Hebammen und Geburtshelfer sich darum bemühen, bei einer drohenden Geburt vor der 32. Woche (bei Zwillingen vor der 34. Woche) entsprechend den Empfehlungen der Fachgesellschaften *die Schwangere möglichst rechtzeitig in ein perinatales Zentrum zu verlegen,* wo ein erfahrener Neonatologe ständig zur Verfügung steht und die neonatologische Intensivstation mindestens innerhalb desselben Klinikgeländes liegt. Ein gut funktionierender Neugeborenen-Abholdienst darf kein Alibi für die Unterlassung dieser Bemühungen sein.

Die Erstversorgung eines unreifen Frühgeborenen verläuft im Prinzip ähnlich wie die eines deprimierten reifen Neugeborenen (siehe auch Bd. 6, Kap. 19, Tab. 19-3). Dennoch sind grundsätzlich einige Besonderheiten für die Betreuung von unreifen Frühgeborenen herauszustellen:

- Unreife Frühgeborene setzen unter der Geburt weniger Katecholamine frei als reife Neugeborene, haben jedoch andererseits einen höheren Vagotonus. Je unreifer ein Frühgeborenes ist, desto eher neigt es bei der geringsten Stimulation des Vagus (z. B. Manipulationen im Bereich des Rachens) zu einer *Bradykardie* (bis unter 60/min), verbunden mit einer *Apnoe*. Bei Herzfrequenzen unter 60 besteht eine starke Depression des Kreislaufs mit gleichzeitig extremer Zentralisation, so daß die physiologische postnatale Kreislaufadaptation erschwert sein kann.
- Auch ohne stärkere Azidose neigen unreife Frühgeborene viel eher zu einer verlängerten primären Apnoe, so daß bei einem anfänglichen Apgar-Score von 1 nicht selten eine unzureichende Lebensfähigkeit angenommen wird, und man *fälschlicherweise auf eine Reanimation verzichtet.* Nach einigen Minuten beginnen diese Frühgeborenen mit zunehmender Unterkühlung und Azidose mit einer langsamen Schnappatmung, so daß nun die Entscheidung hinsichtlich des weiteren Vorgehens unnötig erschwert ist.
- Hypoxie, Azidose und Schock werden von Frühgeborenen nicht, wie früher angenommen, besser, sondern deutlich schlechter ohne Schaden verkraftet, wie die durch Ultraschall leider nicht selten zu beobachtenden *periventrikulären Leukomalazien* belegen.
- Sauerstoff ist zur Reanimation und Atemstimulation notwendig, doch kann der plötzliche Anstieg des O_2-Partialdrucks bald nach Geburt auf mehr als das Dreifache der intrauterinen Werte wahrscheinlich schon sehr frühzeitig ein Schock für die noch nicht vaskularisierte *unreife Netzhaut* des Frühgeborenen sein. Jede Hyperoxie ist also bereits in den ersten Minuten bei unkritischer Anwendung von reinem Sauerstoff zur Reanimation zu vermeiden.
- Bei Frühgeborenen unter 1000 g muß davon ausgegangen werden, daß praktisch keine eigene *Temperaturregulation* unmittelbar nach Geburt besteht. Gleichzeitig ist bei fehlendem Unterhautfettgewebe die relative Körperoberfläche im Verhältnis zum Volumen noch zwei- bis viermal größer als bei reifen Neugeborenen. Wenn gleichzeitig eine Kreislaufdepression mit Bradykardie besteht, muß bei Zimmertemperatur im Kreißsaal mit einer Abnahme der Körpertemperatur des Kindes von bis zu 1 °C pro Minute nach der Geburt gerechnet werden.

Die Erstversorgung eines Frühgeborenen einschließlich eventuell notwendiger Reanimationsmaßnahmen sollte daher möglichst immer eine *bereits vor Geburtsbeginn geplante und vorbereitete* Maßnahme und kein improvisierter Noteinsatz sein. Der Reanimationsplatz muß bei Geburt mindestens seit einer halben Stunde vorgewärmt sein, auch müssen genügend vorgewärmte Molton- (oder Frottier-)Tücher vorhanden sein. Besser ist jedoch grundsätzlich, wenn ein spezieller kleiner Reanimationsraum ohne jede Zugluft vorhanden ist, der bei Bedarf auf über 30 °C aufgeheizt werden kann. Wichtigste Grundforderung für alle Maßnahmen bei der Versorgung eines unreifen Frühgeborenen ist, daß so schonend wie möglich vorgegangen wird!

Im folgenden sollen nur die *Einzelmaßnahmen* stichwortartig aufgezählt werden, die von der Versorgung eines reifen Neugeborenen (siehe auch Bd. 6, Kap. 19, Tab. 19-3) abweichen.

- Das Frühgeborene unmittelbar nach der Entbindung in ein warmes Tuch einhüllen. Rachen und Nase sofort vor Einsetzen einer Atmung absaugen, während gleichzeitig eine schnelle Abnabelung mit kurzem Ausstreichen der Nabelschnur erfolgt.

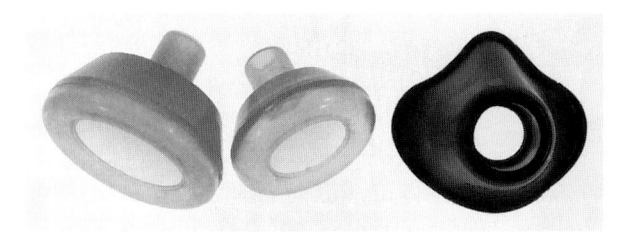

Abb. 24-3 Weiche, runde Silikonmasken der Größe 1 für normale Neugeborene (links) und Größe 0 für kleine Frühgeborene (Mitte). Die Rendell-Baker-Maske (rechts) aus schwarzem Gummi gilt für die Beatmung von Frühgeborenen heute als obsolet.

– Das Kind auf dem Reanimationstisch vorsichtig abtrocknen und stimulieren, während man ihm bei vorgehaltener O_2-Maske in der ersten Minute möglichst die Chance gibt, spontan mit seiner Atmung zu beginnen. Voraussetzung für diese abwartende Haltung ist eine nicht zu stark reduzierte Herzfrequenz (>60/min).
– Bei Bradykardie (<60/min) mit fehlender Rekapillarisierung sofort mit der Maskenbeatmung beginnen. Diese ist technisch schwieriger durchzuführen als bei einem reifen Neugeborenen, da zur Abdichtung der Maske auf keinen Fall der leicht verformbare Kopf auf die Unterlage gedrückt werden darf. Eine weiche, runde Maske und die Beherrschung des Esmarch-Handgriffs auch bei kleinsten Verhältnissen sind die Voraussetzung (Abb. 24-3).
– Wegen der Schwierigkeiten bei der Maskenbeatmung kann auch ein Versuch der Beatmung über einen Rachentubus unternommen werden. Tubus der Größe 2,5 (bei Kindern <2000 g) ca. 4 cm durch die Nase bis in den Rachen einschieben und an einen Beutel oder Beatmungsgerät anschließen. Bei einem PEEP von 4 bis 5 cm und einem Spitzendruck von 20 bis 25 cm H_2O läßt sich bei Verschluß des Mundes in der Regel ohne Schwierigkeiten eine Beatmung inklusive der Durchführung von Blähatemzügen durchführen. Wird das Kind unter dieser Maßnahme rosig und beginnt es spontan zu atmen, läßt sich der Tubus anschließend als Nasen-CPAP (kontinuierlich-positiver Atemwegsdruck) im Sinne einer Atemhilfe während eines notwendigen Transports oder der weiteren Behandlung verwenden.
– Wird das Kind unter Masken- oder Rachenbeatmung innerhalb von einer bis zwei Minuten nicht rosig, zeigt es auch nach drei bis fünf Minuten keine ausreichende Spontanatmung oder lassen sich zunehmende thorakale Einziehungen bei hoher O_2-Konzentration beobachten, so ist eine Intubation notwendig.
– Extrem unreife Frühgeborene (<26 Wochen, <700 g) sollten in der Regel primär intubiert werden, doch versucht man auch diese Kinder durch Masken- oder Rachenbeatmung rosig zu bekommen, um sie dann ohne Hektik und Gefahr einer Hypoxie zu intubieren.
– Bei sekundärer Asphyxie (Apgar-Score 0, pH <7,0) wird wie bei reifen Kindern vorgegangen, d.h. ohne Maskenbeatmung sofort intubiert und eine komplette Reanimation durchgeführt, wobei man bei sehr unreifen Kindern wegen der hoffnungslosen Spätprognose die Bemühungen früher (nach ca. 10 min) einstellten darf als bei reifen Kindern (mindestens 20 min).

Insgesamt gehört viel Erfahrung zur richtigen Entscheidung, ob primär eine Masken- oder Rachenbeatmung möglich ist, oder ob man sofort eine Intubation durchführen sollte. In der Regel wird der weniger Erfahrene schneller zum Tubus greifen, doch sollte er wissen, daß eine Intubation bei einem deprimierten unreifen Kind möglichst nasal, atraumatisch und ohne Überstreckung des Kopfes innerhalb von 10 bis 20 Sekunden zu erfolgen hat.

Beatmung, Herzmassage und weitere Therapie einschließlich Infusionen erfolgen entsprechend dem Schema bei reifen Kindern. Während aller Maßnahmen ist von Anfang an die O_2-Sättigung durch Anschluß an einen Pulsoxymeter zu überwachen, damit die O_2-Konzentration der Atemluft (FiO_2) nach Erreichen einer Sättigung von 90 % bereits reduziert werden kann. Soweit ein Transport in eine entfernt gelegene Kinderklinik notwendig ist, wird dieser erst durchgeführt, wenn eine gute Stabilisierung erreicht ist.

4 Besonderheiten der intensivmedizinischen Pflege und des Monitorings kleiner Frühgeborener

„Nihil nocere" ist eine der bedeutsamsten ethischen Grundforderungen für jedes ärztliche Handeln. Für die Neonatologie und insbesondere die Behandlung von sehr kleinen Frühgeborenen sollte diese Forderung eine besondere Bedeutung haben. Nun lag die Überlebenswahrscheinlichkeit von Frühgeborenen unter 1000 g vor 30 Jahren bei 0 bis 10%. Die Einführung der Langzeitbeatmung, neuere Konzepte der Herz- und Kreislauftherapie sowie die Surfactant-Substitution haben die Überlebensrate dieser Kinder auf fast 90% anwachsen lassen. Leider forderten diese Erfolge auch ihren Tribut, indem die Neonatologie mit zahlreichen, bis vor 30 Jahren fast unbekannten Krankheitsbildern konfrontiert wurde, die die Lebensqualität eines Kindes erheblich beeinflussen können. Schon bald stellte sich heraus, daß diese durch die Intensivmedizin selbst mitverursachten Komplikationen bei einem Vergleich von verschiedenen neonatologischen Zentren in der Häufigkeit ihres Auftretens deutliche Unterschiede zeigen und diese Differenzen nicht nur vom technischen Standard der einzelnen Abteilungen und der Ausbildung des Personals, sondern auch vom Pflegestandard abhängen [1].

Mittlerweile gehören Begriffe wie „Minimal handling" und „sanfte Pflege" möglichst unter Einbeziehung der Eltern zum allgemeinen Standard der intensivmedizinischen Betreuung von kleinen Frühgeborenen. 1972 haben Klaus et al. bereits in einer größeren Studie auf die Bedeutung des Hautkontakts für die Entwicklung von Frühgeborenen hingewiesen, und 1979 haben Rey und Martinez in Kolumbien die sog. Känguruh-Methode eingeführt (siehe auch Kap. 21, Abschnitt 5.1) [15, 36]. Die Angst vor der Einschleppung von Infektionen bei Frühgeborenen durch die Eltern ist heute weitgehend der Vorstellung gewichen, daß eine Besiedlung des Kindes mit Keimen der Eltern für das Kind deutlich besser ist als mit Keimen der Station und seines Personals. Es ist daher auch nicht verwunderlich, daß auf zahlreichen neonatalen Intensivstationen die generelle Besuchserlaubnis für Eltern über 24 Stunden am Tag zuerst in der Neonatologie eingeführt wurde. In den folgenden Abschnitten werden die Grundkonzepte der Pflege kleiner Frühgeborener in einigen Punkten zusammengefaßt.

Grundsätzlich ist die *Vermeidung von Beatmungs- und zentralen Venenkathetern* der Durchführung dieser Maßnahmen vorzuziehen. Auf der anderen Seite sind aber Hypoxie, Hyperkapnie, Azidose, schwere Kreislaufdepression, Imbalanzen des Wasserhaushalts mit Ödemen oder Dehydratation, Elektrolytentgleisungen, anhaltende Katabolie sowie Hypo- und Hyperglykämie, Hypothermie oder nosokomiale Infektionen zu vermeiden. Dies ist nur möglich, wenn die Indikation zu intensivmedizinischen Maßnahmen und auch deren Durchführung beherrscht werden und neben der personellen Überwachung ein *ausreichendes Monitoring* vorhanden ist! Eine ständige personelle Überwachung durch eine erfahrene Schwester ist kaum zu ersetzen, doch leider ist diese Forderung aus Kostengründen nicht bei jedem Kind und zu jeder Zeit erfüllbar. In Abhängigkeit vom Reifegrad und dem Allgemeinzustand eines kleinen Frühgeborenen ist daher ein Monitoring des EKGs mit Herzfrequenz, der Atmung (Kardiospirogramm über Brustwandelektroden), des arteriellen Blutdrucks (intermittierend oszillometrisch oder kontinuierlich über Nabelarterienkatheter), der Körpertemperatur (Haut- oder Rektalsonde), des O_2- und CO_2-Partialdrucks (Hautelektroden), der O_2-Sättigung (Pulsoxymetrie) und des Säure-Basen-Status (intermittierend durch kapilläre oder arterielle Blutabnahmen, z. B. aus einem Nabelarterienkatheter) notwendig.

Die intensivmedizinische Pflege muß so *streß- und schmerzarm* sein wie möglich. Dies ist nur zu erreichen, wenn alle nicht eindeutig indizierten Maßnahmen unterlassen werden, keine schlafenden Kinder gestört werden und notwendige schmerzhafte Eingriffe nicht ohne Lokalanästhesie oder Analgetika durchgeführt werden. Die Pflegekraft hat über die Ruhephasen des Kindes zu wachen und soll alle diagnostischen, therapeutischen und pflegerischen Maßnahmen im Sinne des Kindes möglichst koordinieren. Bei jeder Verschlechterung des Zustands eines Kindes sind nicht lebensnotwendige Maßnahmen abzubrechen. Um häufige schmerzhafte Blutabnahmen für den Säure-Basen-Status, wiederholtes mühsames Anlegen einer peripheren Infusion oder häufiges Wecken durch Aufblasen einer Blutdruckmanschette zu vermeiden, werden gerade bei den kleinsten Frühgeborenen die Verwendung von Nabelarterienkathetern (zur Messung des Blutdrucks und für Blutabnahmen) und das Einführen von zentralvenösen Silastic-Kathetern bevorzugt.

Möglichst viele Hautkontakte mit Eltern, aber auch mit Pflegekräften, frühe orale Fütterungsversuche, eine lockere Bekleidung und das Zudecken auch von kleinsten Kindern im Inkubator sowie die Vermeidung von grellem Licht und unnötigen Geräuschen unterstützen die Intensivtherapie positiv. Auch beatmete Frühgeborene dürfen und sollen nach erster Stabilisierung des Allgemeinzustands aus dem Inkubator herausgenommen werden, um sie nach Art der Känguruh-Methode der Mutter auf die Brust zu legen. Unter Fortführung der Überwachung von O_2-Sättigung und Körpertemperatur läßt sich auf diese Weise nicht selten die Entwöhnung vom Respirator günstig beeinflussen.

5 Die Beatmung von Frühgeborenen

Intubation und Beatmung sind die bei weitem wichtigsten Intensivmaßnahmen zur Lebenserhaltung bei kleinen Frühgeborenen. Intensive Herz-Kreislauf-Therapie, extrakorporale Membranoxygenierung des Blutes (ECMO), Dialyse, Austauschtransfusion oder komplette parenterale Ernährung stehen dahinter weit zurück oder sind, wie die ECMO, bei Frühgeborenen technisch nicht durchführbar. Dennoch ist die Lungenbeatmung gerade bei unreifen Frühgeborenen mit zahlreichen Problemen und Komplikationen verbunden. Sie ist insgesamt nur durchführbar und auch erfolgreich, wenn entsprechende Kenntnisse der Lungen- und Atemphysiologie des kleinen Frühgeborenen bestehen.

Bei einem durchschnittlichen Atemzugvolumen von 4 bis 6 ml/kg Körpergewicht beträgt die Compliance der Lunge (ml/cm H_2O) eines sehr kleinen Frühgeborenen mit gesunder Lunge nur etwa ein Dreißigstel der Compliance eines Erwachsenen. Sie kann beim Atemnotsyndrom auf weniger als 1% absinken. Die Resistance (cm $H_2O/l \times s$) ist dagegen bei kleinen Frühgeborenen etwa 20mal größer als bei Erwachsenen. Bei diesen atemphysiologischen Verhältnissen glaubte man bis Ende der 60er Jahre, daß eine künstliche Beatmung von Frühgeborenen unter 1500 g gänzlich unmöglich sei. Mittlerweile können auch Frühgeborene von 22 bis 24 Gestationswochen bzw. mit einem Geburtsgewicht bis unter 500 g durchaus erfolgreich beatmet werden, selbst wenn die völlig weiße Lunge auf dem ersten Röntgenbild keinen Hinweis für eine Belüftung ergibt. Im Rahmen dieses Beitrags kann nicht auf Details der Beatmung eingegangen werden, doch sollen die wichtigsten Stationen dieser in den letzten 30 Jahren durchaus erfolgreichen Entwicklung kurz aufgezeigt werden.

Solange eine Wechseldruckbeatmung üblich war, wie sie zum Teil noch bis in die 70er Jahre in vielen Kreißsälen mit Hilfe des alten Babypulmotors® üblich war, konnte eine Langzeitbeatmung von Neugeborenen kaum und von kleinen Frühgeborenen gar nicht gelingen. Statt des Aufbaus der bei Neugeborenen lebensnotwendigen funktionellen Residualkapazität (FRC) wurde mit dieser Methode die ohnehin beim Atemnotsyndrom erhöhte Neigung zum Alveolenkollaps gefördert. Ein erster Schritt vorwärts war die zunehmende Anwendung der intermittierend positiven Druckventilation (IPPV) bei Neugeborenen Ende der 60er Jahre. Deren bereits deutlich positive Wirkung auf die Lunge von Neugeborenen wurde schon bald durch die zusätzliche Einführung eines gewissen positiven Druckes auch am Ende der Exspiration (PEEP) entscheidend verbessert. Durch eine Erleichterung der Einatmung bei gleichzeitiger Behinderung der Ausatmung konnte das wichtige Ziel der Beatmung in Form einer Vergrößerung der FRC gesichert werden. Damit war zum ersten Mal eine Beatmung auch von relativ kleinen Frühgeborenen mit einem Atemnotsyndrom erfolgreich durchführbar. Dieselbe Zielrichtung wurde auch von Gregory verfolgt, als er 1971 den kontinuierlich-positiven Atemwegsdruck (CPAP) mit Hilfe einer Kopfbox einführte [11]. Mit dieser Methode lassen sich relativ häufig bei Frühgeborenen mit nicht zu schweren Atemstörungen eine Intubation und Beatmung vermeiden. In Form des *Nasen-CPAP* hat sich die Methode bis heute allgemein erfolgreich durchgesetzt.

Da IPPV und PEEP nicht nur die FRC vergrößern, sondern auch die O_2-Aufnahme verbessern, wurde dieses Grundprinzip der Beatmung zeitweilig etwas überstrapaziert. Mit einem sog. inversen Atemzeitverhältnis (längere Inspiration als Exspiration), Plateaudruckbeatmung und einer relativ langsamen Atemfrequenz (20 bis 40/min) gelang es wohl, eine gute Oxygenierung des Kindes zu erzielen, doch durfte man sich nicht wundern, welche Folgeschäden diese etwas gewaltsame Beatmung für die Lunge hatte [28]. Ein lebensbedrohlicher Spannungspneumothorax und schwerste chronische Lungenschäden mußten leider zunehmend beobachtet werden. Besser wurden die Beatmungsergebnisse ab Ende der 70er Jahre, als man die Beatmungsfrequenz auf 60 bis 120/min entsprechend der physiologischen Atemfrequenz eines Frühgeborenen mit Atemnot erhöhte [26]. Damit war ein erstrebenswertes, wenn auch nicht ganz leicht erreichbares Ziel möglich: die Beatmung mit der Eigenatmung des Kindes zu synchronisieren. Gleichzeitig versuchte man, jede unphysiologisch zu starke Vergrößerung der FRC, was einer Überblähung der Lunge entspricht, durch einen zu hohen PEEP zu vermeiden.

Der wohl bedeutsamste Schritt vorwärts war für die Beatmung von kleinen Frühgeborenen die Einführung der *Surfactant-Substitution*. Seitdem ist die Beatmung von Frühgeborenen über 1000 g bzw. nach der 28. Gestationswoche auch beim Vorliegen eines schweren Atemnotsyndroms infolge Surfactant-Mangels kein großes Problem mehr. Der künstliche Surfactant hat allerdings die Behandlungsgrenzen erheblich in Richtung unreiferer und kleinerer Frühgeborener verschoben, so daß die Beatmungskomplikationen insgesamt nicht wesentlich geringer wurden, sondern nur bei kleineren Kindern auftraten, die bislang keine Überlebenschancen hatten.

Durch verbesserte Technik neuer Geräte sowie größere Erfahrung der Ärzte und Pflegekräfte hat die Beatmung von kleinen Frühgeborenen auch in den 90er Jahren noch deutliche Fortschritte gemacht. Einerseits versucht man, bei der sog. konventionellen Beatmung sich immer besser der jeweiligen Atemphysiologie des Kindes anzupassen, andererseits werden mit der *Hochfrequenzoszillations-(HFO-)Beatmung* auch ganz neue Wege beschritten. Die Beatmung mit Frequenzen zwischen 600 und 1000/min bei einem Tidal-Volumen deutlich unterhalb des Totraumvolumens hat nicht mehr viel mit der herkömmlichen Beatmung zu tun. Im Prinzip handelt es sich bei dieser Methode um die Anwendung eines relativ hohen kontinuierlich-positiven Atemwegsdrucks (CPAP) von 10 bis maximal 20 cm H_2O, der durch eine schnelle aufgepfropfte Oszillation der Luftsäule ergänzt wird. Der hohe CPAP führt zu einer ausreichenden O_2-Aufnahme und schafft gleichzeitig beim Atemnotsyndrom eine genügende FRC, während die Oszillation eine Abatmung des Kohlendioxids bewirkt. Nach anfänglich sehr skeptischer Beurteilung dieser bereits 1972 von Lunkenheimer erstmalig vorgestellten Beatmungsform haben neuere Geräte und eine bessere Beherrschung der Technik dieses Verfahren gerade bei extrem unreifen Frühgeborenen mit Atemnotsyndrom zur Methode der Wahl werden lassen [7, 20]. Ein besonderer Vorteil der HFO-Beatmung ist, daß die Kinder die Beatmung gut tolerieren und meist ohne jede Sedierung friedlich im Inkubator liegen und gleichzeitig spontan atmen können.

6 Krankheiten und Komplikationen während der intensivmedizinischen Langzeitversorgung

Das Grundleiden eines Frühgeborenen ist die Unreife seiner Organsysteme, soweit nicht zusätzlich Fehlbildungen oder bedeutsame prä- und perinatale Infektionen bestehen. Von den Organen ragt die Lunge durch ihre noch unzureichende anatomische Ausdifferenzierung bei gleichzeitig noch mehr oder weniger fehlender Surfactant-Produktion besonders heraus. Sie kann als das wohl wichtigste lebensbegrenzende Organ bei zu großer Unreife bezeichnet werden. Entsprechend stehen Beatmungsprobleme bzw. Komplikationen seitens der Atmung im Mittelpunkt einer intensivmedizinischen Langzeitversorgung von sehr kleinen Frühgeborenen. Als direkte oder indirekte Folge der Langzeitbeatmung können aber auch praktisch alle anderen Organsysteme eines Frühgeborenen in Mitleidenschaft gezogen werden, wodurch vielfältige sekundäre Komplikationen und Krankheitsbilder auftreten können.

6.1 Probleme des Respirationstrakts und der Atmung

Die wichtigste Erkrankung der Lunge des Frühgeborenen ist das Atemnotsyndrom infolge eines primären Surfactant-Mangels (siehe auch Kap. 26). Hinzu kommen das sekundär akut erworbene Atemnotsyndrom (aRDS), konnatale bzw. perinatale Pneumonien und die Lungenhypoplasie (siehe auch Kap. 26, Abschnitt 8.3).

Das Ziel einer Beatmung bei all diesen Erkrankungen besteht darin, die Lunge durch Aufbau einer funktionellen Residualkapazität (FRC) ausreichend zu belüften, aber andererseits gleichzeitig eine Überdehnung oder gar ein Zerreißen der elastischen Strukturen der Alveole zu vermeiden. Leider ist gerade für das Atemnotsyndrom infolge eines Surfactant-Mangels ein Nebeneinander von kollabierten und überblähten Alveolen charakteristisch. Versucht man sich diese typische Situation klarzumachen, so wird die Pathogenese der meisten gefürchteten Komplikationen einer Langzeitbeatmung von kleinen Frühgeborenen mit einem Atemnotsyndrom leicht verständlich.

6.1.1 Extraalveoläre Luft

Bei Überblähung der Alveolen kann es zu einer *Alveolenruptur* kommen, wobei bevorzugt Alveolen in Nachbarschaft von Gefäßen oder Bronchien und sehr viel seltener im Bereich der Pleura visceralis betroffen sind. Als Folge multipler Alveolarupturen entstehen interstitielle Emphysemblasen mit gleichzeitiger Verschlechterung von Compliance und Resistance der ganzen Lunge. Konfluierende Emphysemblasen können sich entlang der Gefäßscheiden und der Bronchien in Richung Hilus und Mediastinum ausbreiten, wo es

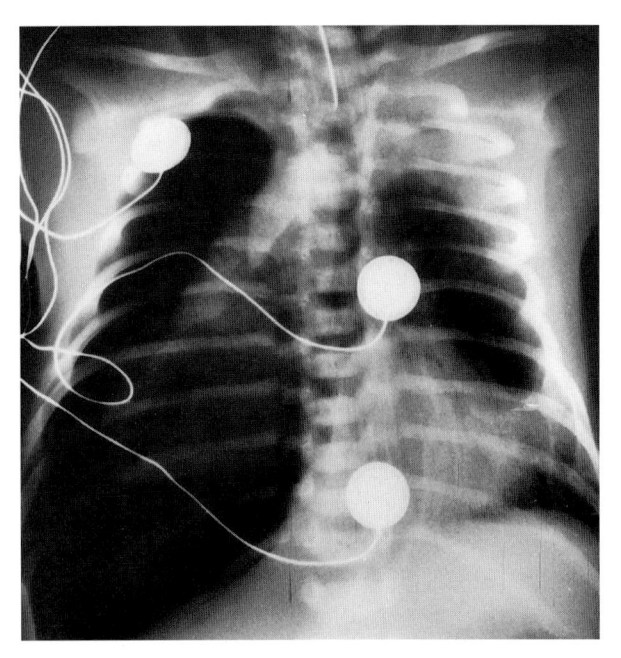

Abb. 24-4 Spannungspneumothorax rechts bei einem Frühgeborenen mit Atemnotsyndrom. Das Abdomen war prall aufgetrieben durch das konvex nach kaudal sich vorwölbende Zwerchfell.

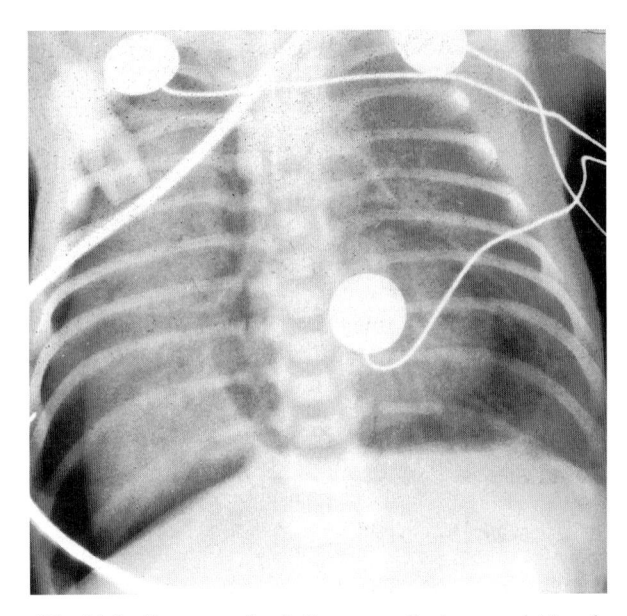

Abb. 24-5 Pneumoperikard, Pneumomediastinum und Mantelpneumothorax rechts bei einem 1250 g schweren Frühgeborenen mit einem Atemnotsyndrom unter Beatmung.

besonders leicht zu einem Pleuraeinriß kommen kann. Da mit jedem Atemzug weitere Luft in den Pleuraspalt eintritt, entwickelt sich ein zunehmender *Spannungspneumothorax* (Abb. 24-4). Die Folgen sind eine Kompression der Lunge, eine Verlagerung des Mediastinums nach der Gegenseite und schließlich eine konvexe Wölbung des Zwerchfells in die Bauchhöhle mit gespanntem Abdomen. Ohne eine sofortige Drainage kann in einer solchen Situation innerhalb sehr kurzer Zeit der Tod eintreten. Gelegentlich reißt die Pleura nicht ein, so daß sich die Luft über das Mediastinum nach kranial und kaudal ausbreiten kann. Die Folgen sind entweder ein *Hautemphysem* im Bereich des Halses, ein akut lebensbedrohliches Pneumoperikard (Herztamponade) (Abb. 24-5) und gelegentlich auch ein Pneumoperitoneum.

Durch rechtzeitiges Entdecken eines interstitiellen Lungenemphysems lassen sich bei entsprechender Änderung des Beatmungsregimes in den meisten Fällen ein Pneumothorax oder ein Pneumoperikard verhindern. Diese Tatsache zeigt allerdings, daß trotz einer modernen Überwachung gerade in der Anfangsphase einer Beatmung beim Atemnotsyndrom auf relativ häufige Röntgenkontrollen des Thorax nicht verzichtet werden kann. Es ist daher sehr erfreulich, daß nach den Daten der Bayerischen Neonatalerhebung die Häufigkeit eines Pneumothorax bei der Beatmung von Frühgeborenen unter 1000 g von 16,8% im Jahre 1988 auf 4,9% im Jahre 1994 zurückgegangen ist.

6.1.2 Bronchopulmonale Dysplasie

Bereits die ersten Versuche einer positiven Druckbeatmung von Frühgeborenen mit einem Atemnotsyndrom führten zur Entdeckung einer neuen pulmonalen Erkrankung, die unter dem Namen bronchopulmonale Dysplasie (BPD) von Northway et al. 1967 erstmals beschrieben wurde [22]. Heute ist die BPD bei Frühgeborenen die häufigste chronische Lungenerkrankung im frühen Kindesalter. Die Inzidenz der BPD nimmt mit zunehmender Unreife zu.

Auch wenn Northway die BPD röntgenologisch in vier Stadien eingeteilt hat, wird die *Diagnose* in erster Linie *klinisch* gestellt. Wenn unreife Frühgeborene nach einer Beatmung im Alter von 36 Wochen (post menstruationem) noch eine O_2-Konzentration in der Atemluft über 21% benötigen, wird von einer BPD gesprochen. Pathologisch-anatomisch ist das Krankheitsbild durch eine Vielfalt von Befunden charakterisiert (Tab. 24-3), deren gefürchtete Folgen Diffusions- und Ventilationsstörungen mit Gas-Trapping, eine ausgeprägte Hyperreagibilität der Bronchien und schließlich ein Cor pulmonale sind.

Die *Ursachen* der BPD sind multifaktoriell, wobei im Vordergrund die strukturelle Unreife der Lunge, das Baro- bzw. Volumentrauma durch die Beatmung, Infektionen durch Ureaplasma urealyticum und einige andere Keime sowie die lokale O_2-Toxizität infolge

Tabelle 24-3 Die wichtigsten pathologisch-anatomischen Veränderungen der Lunge bei bronchopulmonaler Dysplasie

- emphysematöse Zysten
- Atelektasen
- interstitielles Ödem
- Zerstörung des Ziliarapparats
- nekrotisierende Bronchiolitis
- Obstruktion der Bronchiolen durch eosinophile Trümmer und Schleim
- Epithelmetaplasien und Becherzellhyperplasie
- Hypertrophie der glatten Bronchialmuskulatur
- chronisch verfettende Bronchopneumonien und granulozytäre Infiltrate
- Mediahyperplasie der kleinen Lungenarterien
- interstitielle Fibrose und Ektasie der Lymphgefäße

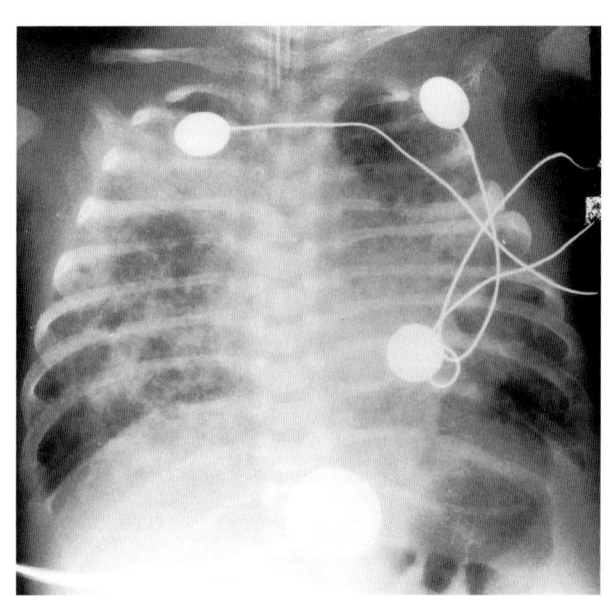

Abb. 24-6 Ausgeprägte bronchopulmonale Dysplasie bei einem Frühgeborenen nach Langzeitbeatmung mit einem bunten Bild von Atelektasen, Infiltraten und einzelnen kleineren überblähten Bezirken.

der notwendigen hohen O_2-Konzentration der Atemgase stehen. Je unreifer ein Frühgeborenes und je länger eine Beatmung mit hohen O_2-Konzentrationen notwendig ist, desto ungünstiger ist die Prognose (Abb. 24-6). Kommt es schließlich zu einem fixierten pulmonalen Hypertonus mit Cor pulmonale, ist die Prognose sogar als infaust anzusehen.

Wichtigste *Prophylaxe* einer BPD ist die Vermeidung oder zumindest die frühzeitige Beendigung einer Beatmung. Durch den kurzfristigen Einsatz einer relativ hochdosierten *Dexamethasontherapie* über fünf bis sieben Tage lassen sich nach Ausschluß einer Infektion in vielen Fällen O_2-Zufuhr und Beatmungsparameter bereits nach zwei bis drei Tagen so deutlich reduzieren,

daß eine Extubation möglich ist [13]. Zeigt sich jedoch keine rasche Wirkung, wird die Kortikosteroidtherapie wegen ihrer vielfältigen bekannten Nebenwirkungen sofort wieder abgesetzt und ein weiterer Therapieversuch ein bis zwei Wochen später gestartet. Die Dexamethasontherapie führt grundsätzlich nicht zu einer Heilung der BPD, doch hilft sie über eine kurzfristige Besserung der Beatmungssituation, die Extubation zu ermöglichen und über eine Beendigung der Beatmung die wichtigste Noxe der BPD auszuschalten. Meist ist anschließend noch über eine längere Zeit neben der Zufuhr von Sauerstoff ein nasaler CPAP zur Unterstützung der Eigenatmung des Kindes notwendig. Bei sehr schweren Formen einer BPD kann sich in manchen Fällen auch nach Extubation noch eine wochenlange intensive Betreuung des Frühgeborenen mit einer sehr breiten differenzierten Therapie anschließen. Unter anderem können neben O_2-Zufuhr und Physiotherapie eine medikamentöse Bronchodilatation und eine diuretische Therapie mit Aldosteronantagonisten und Hydrochlorothiazid notwendig sein.

Die Gesamtzahl der dokumentierten bronchopulmonalen Dysplasien bei Frühgeborenen betrug 1994 in Bayern 30,1 % der überlebenden Frühgeborenen unter 1000 g und 8,6 % der Kinder zwischen 1000 und 1499 g (BPE 1994 [2]).

Prognose: Die schwersten Formen einer BPD mit einem zum Teil noch nach vielen Monaten tödlichen Ausgang sind in den letzten Jahren jedoch durch den Einsatz von Surfactant, eine verbesserte Beatmungstechnik mit möglichst früher Extubation und durch die sehr intensive Nachbehandlung stark zurückgegangen. Dennoch besteht bei einer BPD in den ersten zwei bis drei Lebensjahren noch eine erhöhte Gefährdung durch Infekte der oberen Luftwege. Es herrscht heute auch darüber Einvernehmen, daß jedes Frühgeborene nach einer BPD gegen Pertussis geimpft werden muß. Je besser das Wachstum eines Frühgeborenen ist, desto günstiger ist die Prognose einer BPD. Bereits im Alter von sieben bis zehn Jahren lassen sich nur mit differenzierten Untersuchungsmethoden noch gewisse Folgen der BPD nachweisen [4], wobei im Vordergrund weiterhin eine Hyperreagibilität des Bronchialsystems steht. Auch zum Hochleistungssport werden diese Kinder später nicht in der Lage sein, doch können sie insgesamt als lungengesund bezeichnet werden.

6.1.3 Atelektasen

Mikroatelektasen sind typisch für ein Atemnotsyndrom. Bei einer BPD sind Atelektasen ganzer Lungensegmente charakteristisch. Durch Obstruktion von Bronchien mit eingedicktem Schleim können aber auch ganze Lungenlappen oder gar ein Lungenflügel atelektatisch werden. Fehlerhaftes, aber auch zu häufiges Absaugen sowie eine mangelhafte Anfeuchtung und Anwärmung der Atemgase können die Ursache von Atelektasen sein. Sehr gefürchtet ist eine komplette Atelektase eines Lungenflügels mit erheblicher Einschränkung der Ventilation, wenn der Tubus durch mangelhafte Fixation zu tief in einen Hauptbronchus gerutscht ist. Besonders häufig treten Atelektasen des rechten Oberlappens nach Extubation auf. Durch Einschränkung der Ventilation können solche Atelektasen die Reintubation eines Patienten zur Folge haben.

Konsequente *Lagerungsbehandlung* und *Physiotherapie*, z. B. in Form einer Vibrationsmassage mit einer abgepolsterten elektrischen Zahnbürste, gehören besonders bei einer BPD und nach Beendigung einer Beatmung zur Routine der Pflege eines Frühgeborenen. Elektronisch gesteuerte Geräte zur *Erwärmung und Anfeuchtung der Atemgase* waren eine der wichtigsten Voraussetzungen für die Fortschritte der Beatmung von kleinen Frühgeborenen in den letzten 20 Jahren. Darüber hinaus ist gerade bei sehr kleinen Frühgeborenen eine ausgefeilte, *sehr schnelle Absaugtechnik* zur Vermeidung von Tubus- und Bronchusobstruktionen sowie von Atelektasen erforderlich. Abgesaugt wird nicht mehr nach einem festen Zeitplan, sondern ausschließlich nach klinischer Indikation durch regelmäßige Auskultation der Lungen durch die Schwestern.

6.1.4 Pneumonien

Angeborene bzw. pränatal erworbene Pneumonien können die Ursache einer Beatmung sein, sie können aber auch als Komplikation der Beatmung zu jedem Zeitpunkt auftreten. Auch durch die Verwendung von heute meist üblichen geschlossenen Absaugsystemen und noch so großer hygienischer Vorsicht ist der Bronchialbaum spätestens ab der 2. Beatmungswoche mit Umweltkeimen der Station besiedelt. Diese bakterielle Kontamination bedeutet grundsätzlich noch nicht, daß bereits eine pulmonale Infektion vorliegt, doch erhöht sie die Gefahr einer Pneumonie ganz erheblich, insbesondere wenn bereits Schwierigkeiten der Beatmung aus anderen Gründen bestehen. Jede lokale Infektion der Bronchien und des Lungengewebes kann die Beatmungsdauer verlängern und damit die Gefahr der Entstehung einer BPD erhöhen.

6.1.5 Traumatische Schäden der oberen Luftwege

In den 60er Jahren glaubte man noch, daß die maximal tolerierbare Intubationsdauer ganz allgemein und insbesondere bei Frühgeborenen ein begrenzender Faktor für eine Langzeitbeatmung sei. Die damals rasch durchgeführte Tracheotomie bedeutete für das Neugeborene jedoch in der Regel eine Katastrophe, die mit einer hohen Morbidität und Mortalität verbunden war. Heute wissen wir, daß selbst bei extrem kleinen Frühgeborenen mit einer BPD auch eine monatelange Intubation für Glottis und Trachea meist folgenlos ist.

Die wichtigsten möglichen *Komplikationen einer Langzeitintubation* sollten allerdings bekannt sein. Besonders gefürchtet sind subglottische Stenosen und eine Tracheomalazie. Ausmaß und Frequenz subglottischer Stenosen korrelieren signifikant mit einem Intubationstrauma (blutiges Sekret bei Intubation), mit der Größe des Tubus (zu großer Tubus), mit einer zu großen Beweglichkeit des Tubus (schlechte Fixation), mit der Häufigkeit einer Reintubation und relativ wenig mit der Gesamtdauer der Beatmung [32]. Besonders groß ist die Verletzungsgefahr, wenn bei der Intubation der Kopf zu weit nach dorsal überstreckt wird und die Tubusspitze zwangsläufig 0,5 bis 1 cm unterhalb der Stimmritze gegen die vordere Trachealwand stößt.

Erfreulicherweise sind in den letzten zehn Jahren Trachealstenosen immer seltener geworden. Ursache für diese positive Entwicklung ist eine *regelmäßige Tubuspflege mit guter Fixation,* so daß spontane Extubationen mit der Notwendigkeit einer Reintubation eine Ausnahme sind. In Europa hat sich weitgehend die nasale Intubation durchgesetzt, da bei dieser Methode der Tubus besser fixiert werden kann und auch eine sorgfältigere Mund- und Rachenhygiene möglich sind. Die Furcht vor Mittelohr- und Nasennebenhöhlenproblemen scheint unbegründet zu sein. Lediglich leichte Deformationen der Nase sind möglich. In den USA wird vereinzelt eine orale Langzeitintubation bei Frühgeborenen bevorzugt, doch hat dieses Vorgehen neben der fast unmöglichen Mundhygiene häufige Fehlstellungen des Gaumens sowie später Anomalien der Schneidezähne zur Folge.

6.1.6 Störungen der Atemregulation

Die bewußt frühere Beendigung einer Respiratortherapie oder gar die vollständige Vermeidung einer künstlichen Beatmung helfen wohl, chronische Lungenveränderungen zu verhindern, doch hat dieses Vorgehen eine wesentlich intensivere Auseinandersetzung mit Störungen der zentralen Atemregulation bei kleinen Frühgeborenen zur Folge. Mehrfach pro Stunde können unreife Frühgeborene mit völlig normaler Lungenfunktion längere Apnoen bieten, die jeweils mit einem Abfall der O_2-Sättigung und einer ausgeprägten Bradykardie einhergehen. Kurze Atempausen von fünf bis zehn Sekunden werden noch als physiologisch angesehen und als charakteristische periodische Atmung des Frühgeborenen bezeichnet. Alle Atempausen, die länger als 20 Sekunden dauern bzw. mit einer Bradykardie und/oder einem Abfall der O_2-Sättigung einhergehen, sind als *Apnoen* definiert. In der Regel fangen die Frühgeborenen mit zunehmender Entwicklung einer Hypoxie und Azidose über eine Schnappatmung schließlich wieder an zu atmen. Wiederholte derartige Spontanverläufe von Apnoen werden aber schließlich zwangsläufig zu einer hypoxischen Schädigung des zentralen Nervensystems führen.

Die *Ursache* dieser Apnoen wird heute nicht mehr durch eine vermeintliche Unreife des Atemzentrums erklärt [17]. Bei der Apnoe handelt es sich vielmehr um die postnatale Fortsetzung einer intrauterin durchaus als physiologisch zu bezeichnenden Reaktionsweise des Feten, dessen Atemzentrum an sich bereits seit der 12. Gestationswoche voll funktionsfähig ist. Ein suprapontines Atemhemmzentrum sowie das hirnprotektive, vagotrop wirkende Adenosin, das vor allem bei einer Hypoxie vermehrt entsteht, sorgen intrauterin für regelmäßige Atempausen, vor allem in Notsituationen des Feten. In der Tat lassen sich auch postnatal bei jeder allgemeinen Beeinträchtigung eines Frühgeborenen vermehrt Apnoen beobachten. Erst mit zunehmender Reife verschwindet diese postnatal nicht mehr physiologische fetale Atemregulation. Es ist also eine intensive Überwachung aller Frühgeborenen nach Beendigung einer Beatmung notwendig, um jede Apnoe rechtzeitig zu erkennen und diese durch entsprechende Maßnahmen zu unterbrechen.

Erschwert wird die Behandlung leider dadurch, daß nur 40 % der Apnoen rein zentral ausgelöst werden. Zehn Prozent der Apnoen sind die Folge einer Obstruktion des Nasopharyngealbereichs, während etwa die Hälfte aller Apnoen eine zentrale und eine obstruktive Komponente haben und daher als gemischte Apnoen bezeichnet werden [10]. Die Obstruktionen entstehen durch eine vollständige Erschlaffung der Muskulatur des weichen Gaumens und des Larynx vorzugsweise im REM-Schlaf oder mit einsetzender Hypoxie bei zentraler Apnoe. Als Folge der Obstruktion ist das spontane Wiedereinsetzen der Atmung erschwert.

Tabelle 24-4 Management von Apnoen bei Frühgeborenen

Überwachung von Atmung, Herzfrequenz und O_2-Sättigung
Bei Apnoe: zunächst sanfte Reize
- dann stärkere bis schmerzhafte Reize
- schließlich Maskenbeatmung
Ausschluß von apnoeauslösenden Erkrankungen (z. B. Sepsis)
Prophylaxe von Apnoen:
- Streicheln und Känguruhmethode
- oszillierendes Wasser- oder Luftbett
Medikamentöse Prophylaxe:
- Theophyllin (Dimethylxanthin)
- Coffein (Trimethylxanthin)
- Doxapram
Leichte Anhebung der O_2-Konzentration im Inkubator
CPAP und kontrollierte Beatmung

Das *Management* der Frühgeborenen-Apnoen (Tab. 24-4) ist eines der personalintensivsten Therapieprinzipien auf einer Frühgeborenenintensivstation. Bemerkenswert ist, daß gerade bei dieser Therapie die oft notwendigen Stimulationsmaßnahmen im Widerspruch mit der „sanften Frühgeborenenpflege" stehen. Bei aller Willfährigkeit und Anpassung des Pflegepersonals an die Lebensgewohnheiten eines Frühgeborenen kann nicht geduldet werden, daß diese Kinder wie in utero nach eigenem Bedürfnis eine Atempause einlegen.

6.2 Probleme von Herz und Kreislauf

Eine *Herzinsuffizienz* ist auch bei einem schweren Atemnotsyndrom mit respiratorischer Insuffizienz normalerweise nicht die Ursache eines letalen Ausgangs, da der rechte Ventrikel des Frühgeborenen sozusagen noch an Mehrarbeit gewöhnt ist. So nimmt bei Frühgeborenen selbst ohne Atemnotsyndrom der pulmonale Widerstand viel langsamer postnatal ab als bei Reifgeborenen [8].

Viel problematischer ist die *Funktion des linken Ventrikels* zu beurteilen, der mit der Kreislaufumstellung nach Geburt sowohl einer erhöhten Vorlast als Folge der Zunahme des Lungendurchflusses als auch einer vermehrten Nachlast durch Anstieg des Systemdrucks ausgesetzt ist. Hinzu kommt eine sehr unterschiedliche Volumenzunahme des Kreislaufs nach Geburt durch Transfusion aus der Plazenta vor der Abnabelung. Der linke Ventrikel arbeitet bei Neugeborenen und noch viel mehr bei Frühgeborenen auf einem hohen Niveau der enddiastolischen Füllung. Bereits eine relativ geringe zusätzliche Volumenbelastung kann die myokardiale Leistung nach dem Frank-Starling-Gesetz in einen ungünstigeren Bereich mit verminderter Effizienz der Kontraktiliät verschieben. Dagegen werden Widerstandsänderungen im großen Kreislauf bei Frühgeborenen besser vertragen als übermäßige Volumenbelastungen. Ohnehin ist der Blutdruck bei Früh- und Reifgeborenen relativ niedrig und beträgt im Mittel bei Kindern unter 1000 g 40/25 mm Hg. Durch die besseren Fließeigenschaften des Blutes trotz eines höheren Hämatokrits (55–60%) ist die Perfusion der lebenswichtigen Organe, wie z. B. der Nieren, ausreichend. Beim Atemnotsyndrom ist allerdings der systemische Druck im Gegensatz zum Druck im Pulmonalkreislauf erniedrigt. Zusätzlich muß berücksichtigt werden, daß eine Hypoxie die Kontraktilität des linken Ventrikels vermindern kann und andererseits rasche Volumenschwankungen nach oben und unten vom Gefäßsystem des unreifen Frühgeborenen nicht ausreichend kompensiert werden können. Die Folgen sind vor allem für das Gehirn katastrophal, da ein Blutdruckabfall sehr rasch zu einer bedrohlichen Ischämie in den bereits physiologisch minderdurchbluteten Hirnabschnitten führen kann, andererseits bei plötzlichem Druckanstieg die Gefahr einer Hirnblutung droht.

Ein intensives, möglichst *kontinuierliches Kreislauf-Monitoring* ist daher bei allen unreifen Frühgeborenen ab der Erstversorgung im Kreißsaal notwendig und bei jeder Beatmung wegen eines Atemnotsyndroms sogar obligat. Wie in Abschnitt 4 erwähnt, kann gerade bei extrem kleinen Frühgeborenen die kontinuierliche Blutdrucküberwachung mit Hilfe eines elektrischen Druckwandlers über einen in der Aorta liegenden *Nabelarterienkatheter* die schonendste und effektivste Methode zur Kreislaufüberwachung sein. Das Ziel dieser Maßnahmen sollte sein, Blutdruck- und Volumenschwankungen bei unreifen Frühgeborenen möglichst zu vermeiden. Um die Indikation zum Einsatz von Katecholaminen zur Kontraktilitätssteigerung des Myokards sinnvoll stellen zu können, hat sich bereits bei kleinsten Frühgeborenen die *Echokardiographie* inklusive Doppler-Sonographie zur Beurteilung des Myokards und seiner Auswurfleistung bewährt [18].

Ductus arteriosus persistens

Mit 26,1% bei Frühgeborenen unter 1000 g und 13,2% bei Frühgeborenen zwischen 1000 und 1449 g (BPE 1994) ist der persistierende Ductus arteriosus (PDA) eine der häufigsten Komplikationen der Intensivmedizin bei Frühgeborenen. Je unreifer ein Frühgeborenes ist, desto schwächer reagiert die Wandmuskulatur des Duktus auf die physiologischen postnatalen Kontraktionsreize, wie z. B. den Anstieg des O_2-Partialdrucks. Umgekehrt können durch die Beatmung in der Lunge (wohl als Folge von Scherkräften) vermehrt duktuserweiternde Prostaglandine (PGE_2) freigesetzt werden.

Mit vollständiger Eröffnung der Lungenstrombahn nach Besserung eines Atemnotsyndroms entwickelt sich über einen offenen Duktus ein zunehmender *Links-rechts-Shunt* mit einer Überperfusion der Lunge und einer Volumenbelastung des linken Ventrikels. Ein *Linksherzversagen* bei bereits bestehender Mehrdurchblutung der Lunge führt zwangsläufig zu einem zunehmenden Lungenödem mit Verschlechterung der Beatmungssituation und ansteigendem O_2-Bedarf. Gleichzeitig besteht jedoch für den Systemkreislauf die Gefahr einer diastolischen Minderperfusion verschiedener Organe, wie vor allem des Gehirns, des Darmes und der Nieren. Mit Hilfe der Ultraschall-Doppler-Untersuchung lassen sich in verschiedenen Organarterien fehlende oder gar retrograde Flüsse während der Diastole nachweisen.

Jeder symptomatische PDA bei einem beatmeten Frühgeborenen muß nach Sicherung der Diagnose durch Ultraschall und Ausschluß eines duktusabhängigen Vitium cordis so rasch wie möglich verschlossen werden. Der Verschluß wird in der Regel zunächst medikamentös mit einem Prostaglandinsynthesehemmer (Indometacin) versucht, bevor man sich eventuell zu einer operativen Ligatur entschließt. Leider ist gerade bei extrem unreifen Frühgeborenen wegen der geringeren Wirkung des Medikaments auf den Duktus häufig eine Thorakotomie nicht zu umgehen. Erfreulicherweise wird die Operation jedoch selbst von kleinsten Patienten um 500 g relativ gut toleriert, wenn die Operation auf der Frühgeborenen-Intensivstation, wie heute vielfach üblich, durchgeführt wird.

6.3 Probleme des Blutes

Atmung und Kreislauf sind mit der Höhe der O_2-Transportkapazität des Blutes aufs engste verbunden. Hyperviskositätsprobleme infolge einer Polyglobulie treten bei untergewichtigen Neugeborenen eigentlich nur bei stark hypotrophen, wachstumsretardierten Kindern auf und können dort durch Minderperfusion von Gehirn und Darm gelegentlich Schwierigkeiten machen.

Die wichtigste, fast regelmäßig auftretende hämatologische Komplikation in der Intensivmedizin kleiner Frühgeborener ist die *Anämie*. Neben perinatalen geburtshilflichen Problemen, die zu einer Anämie des Neugeborenen führen können, ist postnatal die Entstehung einer Anämie in erster Linie iatrogen durch häufige diagnostische Blutabnahmen zu erklären. Bei einem zirkulierenden Blutvolumen von nur 80 bis 90 ml/kg Körpergewicht führen selbst geringe Blutabnahmen und die ausschließliche Anwendung von Mikroblutuntersuchungen zu einer raschen Anämisierung. Hinzu kommt postnatal ein Rückgang der Neubildung von Erythrozyten im Knochenmark, der durch gleichzeitig bestehende Infektionen noch verstärkt wird. Schließlich sollte die sich entwickelnde Anämie ein Stimulus für eine Neubildung sein, doch fehlt dem rasch wachsenden kleinen Frühgeborenen die physiologische Eisenreserve bei Geburt. Sie beträgt bei einem Geburtsgewicht von 600 g nur etwa ein Fünftel der eines 3000 g schweren reifen Neugeborenen. Leider ist eine frühzeitige Eisensubstitution bei Frühgeborenen nicht ohne weiteres möglich, da Eisen in dieser Phase sowohl die Hämolyse als auch die Neigung zu bakteriellen Infektionen verstärkt und schließlich in den ersten Lebenswochen ohnehin kaum enteral resorbiert wird.

In Abhängigkeit vom Grad und der Dauer der intensivmedizinischen Maßnahmen sind bei kleinen Frühgeborenen in den ersten Lebenswochen häufige *Bluttransfusionen* erforderlich. Hierzu werden heute ausschließlich Erythrozytenkonzentrate nach Bestrahlung verwendet. Durch die primäre Bildung von fünf bis sechs Kleinstkonserven (Satellitenbeutel) aus einer Blutspende läßt sich auch bei wiederholt notwendiger Transfusion die Zahl der Spender niedrighalten. Zur Beschleunigung der Erythrozytenneubildung mit Beginn der Eisensubstitution (im Alter von 6 Wochen) hat sich in den letzten Jahren die Anwendung von *rekombinantem menschlichem Erythropoetin* bei der Behandlung der Frühgeborenenanämie im Einzelfall bewährt. Die breite prophylaktische Gabe von Erythropoetin bei unreifen Frühgeborenen noch während der Intensivpflege mit Beatmung wird dagegen kontrovers beurteilt, da sie die Zahl der Transfusionen bei Kindern unter 1000 g nicht signifikant reduziert [33].

6.4 Probleme des Magen-Darm-Kanals

Die Ausstattung des Magen-Darm-Kanals mit Verdauungsenzymen ist schon ab der 22. bis 24. Gestationswoche als so ausreichend zu bezeichnen, daß eine enterale Ernährung auch von extrem unreifen Frühgeborenen grundsätzlich möglich ist. Da nicht nur bei reifen Neugeborenen, sondern auch bei Frühgeborenen die Nahrungszufuhr, insbesondere in Gestalt von nativer Muttermilch, die Enzymproduktion und die Entwicklung der Darmzotten durch Anregung der Teilungsrate der Enterozyten stimuliert, ist ein früher Beginn der enteralen Ernährung schon bald nach Geburt auch bei beatmeten Frühgeborenen anzustreben.

Dennoch ist die enterale Ernährung heute nach den Beatmungsproblemen der zweitwichtigste Engpaß der intensivmedizinischen Versorgung von sehr kleinen Frühgeborenen. So gut vielleicht die Verdauungsleistungen des Darmes bereits sind, um so unvollkommener ist seine *peristaltische Transportleistung* [3]. Vor allem die Mekoniumentleerung aus dem Dickdarm ist mit großen Schwierigkeiten verbunden, zumal auch die Bauchpresse noch nicht kräftig genug ist. Besonders schwierig ist die Situation, wenn bei sehr unreifen Frühgeborenen noch ein größerer Teil des Mekoniums ähnlich wie beim Mekoniumileus der Mukoviszidose sich im distalen Ileum befindet. In solchen Fällen gelingt es den Frühgeborenen häufig nicht, spontan den Darm von Mekonium zu befreien und damit eine ausreichende enterale Nahrungspassage zu ermöglichen. Wird die Nahrungszufuhr nach Geburt zu rasch gesteigert, kommt es zu einem Aufstau in den proximalen Darmabschnitten mit der Gefahr eines Ileus oder gar einer Darmperforation. Die *Perforation* erfolgt meist im distalen Ileum und macht eine rasche Laparotomie mit Anlage eines Ileostomas erforderlich. Abgesehen von der akuten Lebensgefahr für das unreife Kind wird auch bei erfolgreicher Operation die enterale Ernährung zusätzlich erschwert und die Intensivtherapie verlängert.

Im Bemühen, solche Komplikationen zu vermeiden, steht der Neonatologe vor dem Dilemma, daß ohne Nahrungszufuhr keine Darmperistaltik in Gang kommt, aber ohne Mekoniumentleerung eine ausreichende enterale Ernährung nicht möglich ist. Es ist daher nicht überraschend, daß gerade bei den kleinsten Frühgeborenen sehr häufig vorsichtige Einläufe mit physiologischer Kochsalzlösung und Glyzerin (Verhältnis 9:1) zum Ausspülen des Mekoniums durchgeführt werden müssen. Aber auch nach vollständiger Entleerung des Mekoniums neigt das Frühgeborene zu

Überblähung und Distension des Darmes infolge einer verminderten Peristaltik. Langzeitbeatmung, eventuell verbunden mit einer Sedierung, Analgesie und Relaxierung, kann dieses Problem leider erheblich verstärken.

6.4.1 Nekrotisierende Enterokolitis

Die bekannteste und zugleich gefürchtetste gastroenterologische Komplikation des Frühgeborenen ist die nekrotisierende Enterokolitis (NEC). Es handelt sich um eine nekrotisierende, disseminiert an verschiedenen Stellen auftretende Entzündung des Dickdarms und des distalen Ileums, seltener auch der übrigen Darmabschnitte einschließlich des Magens und des Rektums. Die nekrotisierende Entzündung ist charakterisiert durch einen starken Gasgehalt der Darmwand, der durch sekundär eingedrungene Anaerobier, wie z. B. Clostridium difficile, entsteht. Bei Neugeborenen unter 1500 g liegt die Häufigkeit dieser Erkrankung in Bayern bei 5,7 % (BPE 1994 [2]), doch bestehen epidemiologisch auffallende Schwankungen von Klinik zu Klinik, wobei in derselben Abteilung sich Phasen eines gehäuften Auftretens mit längeren Zeiten eines völligen Fehlens der Erkrankung abwechseln können.

Die *Ursache* der Erkrankung ist bis heute unbekannt, doch spricht manches für eine infektiöse Genese. Möglicherweise können auch ganz unterschiedliche Keime die Erkrankung auslösen, die stets mit einer lokalen Perfusionsstörung beginnt, ohne daß gleichzeitig ein allgemeines Schockgeschehen vorliegen muß. Ein nicht zu unterschätzender Risikofaktor für die Entstehung einer NEC ist eine Überdistension der Darmwand durch Gas und Nahrungsbrei, die in jedem Fall durch die Dehnung der Darmwand zu einer lokalen Minderperfusion führt. Eine Ernährung mit Muttermilch vermag das Risiko einer NEC bei Frühgeborenen zu reduzieren, allerdings nicht aufzuheben.

Bei ausgedehntem Befall des Darmes ist auch heute bei sehr kleinen Kindern die *Letalität* der NEC sehr groß. *Differentialdiagnostisch* kann die Abgrenzung gegenüber nichtentzündlichen Darmperforationen wie beim Mekoniumileus des Frühgeborenen schwierig sein.

Therapie und Prognose: Solange keine Perforation vorliegt, versucht man eine chirurgische Intervention zu vermeiden, doch kann umgekehrt bei ausgedehntem Befall des Darmes mit unter Umständen multiplen Perforationsstellen die Resektion großer Darmabschnitte notwendig sein. In solchen Fällen ist leider der prognostisch sehr ungünstige Kurzdarm die Folge. Auch bei erfolgreicher konservativer Therapie können sich nach Ausheilung der Erkrankung narbige Darmstenosen entwickeln, die noch zu einem späteren Zeitpunkt eine Laparotomie notwendig machen. In jedem Fall ist eine NEC mit einer Verlängerung der Intensivtherapie und damit des Krankenhausaufenthalts verbunden.

6.4.2 Leistenhernien

Je niedriger das Gestationsalter bei Geburt war, desto häufiger werden Leistenhernien im frühen Säuglings- und Kleinkindsalter beobachtet. Etwa jedes 2. bis 3. männliche und jedes 20. weibliche Frühgeborene mit einem Geburtsgewicht unter 1000 g entwickelt meist schon im Verlauf der ersten drei Lebensmonate eine indirekte Leistenhernie [27]. Fast in der Hälfte der Fälle ist die Leistenhernie beidseitig, oder sie tritt kurze Zeit nach Operation einer Hernie auch auf der anderen Seite auf.

Die *Ursache* der häufigen Hernien ist in dem erhöhten intraabdominellen Druck infolge der relativ großen Nahrungszufuhr bei noch schwachen Bauchdecken und einem physiologisch meist noch offenen Leistenkanal zu suchen.

Mitunter treten die Hernien schon in den ersten Lebenswochen auf, doch werden sie erst, soweit keine lebensbedrohliche Inkarzeration vorliegt, am Ende des stationären Aufenthalts *operiert,* um anschließende Rezidive von direkten Hernien zu vermeiden. Bei den sehr viel selteneren Hernien weiblicher Frühgeborener kann man allerdings oft nicht so lange warten, sondern muß notfallmäßig operieren, da durch die kleine Bruchpforte im Bereich des runden Mutterbands bevorzugt das noch kleine Ovar austreten und eingeklemmt werden kann.

6.4.3 Ernährung des Frühgeborenen

Die Furcht vor einer nekrotisierenden Enterokolitis (NEC; siehe auch Abschnitt 6.4.1) hat zeitweilig dazu geführt, mit der ersten Nahrungszufuhr bei Frühgeborenen möglichst spät zu beginnen, doch konnte auch dadurch eine NEC nicht sicher verhindert werden. Die spätere Nahrungszufuhr machte durchaus nicht weniger Probleme, während gleichzeitig das Infektionsrisiko durch eine verlängerte totale parenterale Ernährung stieg.

Nach primärer Stabilisierung von Atmung und Kreislauf erhalten heute Frühgeborene unter 1000 g etwa *12 bis 48 Stunden post natum* zunächst vier- bis sechsmal alle zwei Stunden 1 ml/kg 5%ige Glucoselösung und danach die gleiche Menge Muttermilch oder eine niederosmolare Nahrung mit hydrolysiertem Eiweiß. Eine tägliche Steigerung der Nahrungsmenge um 1 ml/kg zu jeder Mahlzeit (12mal pro Tag) findet im weiteren nur statt, wenn die Magenreste vor jeder Fütterung nicht über 2 ml liegen, das Abdomen nicht gebläht erscheint und die Mekoniumentleerung in Gang gekommen ist. Auf diese Art und Weise wird in der Regel nach zwei bis drei Wochen eine Nahrungsmenge erreicht, die zum Gedeihen ausreichend ist. So lange muß in jedem Fall eine parenterale Ernährung zur ausreichenden Flüssigkeits-, Nährstoff-, Mineral- und Vitaminzufuhr parallel durchgeführt werden.

Der *Nahrungsaufbau* funktioniert bei extrem kleinen Frühgeborenen mit *nativer Milch der eigenen Mutter* am besten. Zusätzlich wird die noch insuffiziente immunologische Abwehr des Darmes durch die Muttermilch unterstützt. Untersuchungen von Lukas et al. haben auch belegt, daß die Entwicklung des zentralen Nervensystems gerade bei sehr kleinen Frühgeborenen durch Muttermilch gegenüber Kuhmilchpräparaten günstig beeinflußt wird [19]. Jede Mutter sollte daher auch aus psychologischen Gründen motiviert und unterstützt werden, selbst bei einer Geburt nach bereits 23 bis 24 Wochen konsequent Milch abzupumpen, da dies ihr wichtigster Beitrag zum Überleben ihres Kindes ist.

Obwohl die Milch einer Mutter nach einer Frühgeburt zumindest im ersten Monat deutlich mehr Eiweiß und auch etwas mehr Natrium enthält als nach einer Geburt am Termin, ist auf längere Sicht der *Nährstoffgehalt der Muttermilch* nicht ausreichend, um das notwendige rasche Wachstum eines so unreifen Kindes zu ermöglichen.

Es fehlt in erster Linie an Protein und Mineralien, und zwar in besonderem Maße an Calcium und Phosphat zum Knochenaufbau. So führt die ausschließliche Ernährung eines Frühgeborenen unter 1000 g mit Muttermilch oder einer normalen Formelmilch (Anfangsnahrung) zwangsläufig zu einer schweren Osteopenie, die auch als *Substratmangelrachitis* bezeichnet wird. Das Skelett zeigt bei diesen Kindern im Alter von sechs bis zwölf Wochen eine ausgeprägte Entkalkung und neigt zu einer vermehrten Knochenbrüchigkeit. Im Bereich des Thoraxskeletts kann sich eine so erhebliche Instabilität des Thorax entwickeln, daß die Extubation nach Langzeitbeatmung erschwert oder in manchen Fällen sogar lange Zeit unmöglich ist.

Erst Ende der 70er Jahre ist man auf dieses Problem in der neonatalen Intensivmedizin aufmerksam geworden. Seitdem versucht man bei Ernährung mit Muttermilch durch entsprechende *Zusätze* den Eiweißgehalt auf das Zwei- bis Dreifache und die Calcium- und Phosphatzufuhr auf das Vier- bis Fünffache der reifen Muttermilch zu erhöhen [25]. Da leider solche Zusätze die Probleme der Stuhlentleerung eher vergrößern, kann mit der Substitution von Muttermilch erst nach einem vollständigen primären Nahrungsaufbau nach zwei bis drei Wochen begonnen werden.

Bei fehlender Muttermilch werden die Frühgeborenen nach primärem Aufbau mit einer verdünnten Nahrung oder Anfangsnahrung etwa nach derselben Zeit mit einer entsprechend angereicherten speziellen Frühgeborenennahrung ernährt. Wenn dennoch in den ersten Wochen während der Intensivtherapie die Gewichtszunahme häufig nicht dem Intrauterinwachstum entspricht, wird heute allgemein empfohlen, auch nach Entlassung mindestens bis zum Erreichen des Gewichts eines normalen reifen Neugeborenen (3500 g) eine Ernährung mit eiweiß- und mineralstoffangereicherten Nahrungen beizubehalten.

6.5 Probleme der Nieren und des Wasser- und Elektrolythaushalts

Der Wassergehalt eines reifen Neugeborenen beträgt 75%, der eines extrem unreifen Frühgeborenen jedoch bis zu 90%. Bereits bei einem reifen Kind befinden sich bei Geburt 50% des Gesamtwassers im extrazellulären Raum, bei unreifen Kindern steigt dieser Anteil bis auf über 70%. Die *physiologische Gewichtsabnahme* der ersten Lebenstage wird fast ausschließlich durch eine Reduktion des extrazellulären Wassers verursacht. Es ist bemerkenswert, daß diese Reduktion auch durch eine vermehrte Zufuhr während der weiteren Entwicklung des Neugeborenen nicht wieder aufgehoben wird, sondern sogar langsam weiter fortschreitet. Eine deutliche Gewichtsabnahme eines unreifen Frühgeborenen von 10 bis maximal 15% ist für die weitere Prognose und insbesondere die respiratorische Situation sogar als vorteilhaft zu bezeichnen. Jeder *Gewichtsanstieg in den ersten Lebenstagen* ist einer Wassereinlagerung mit Ödembildung gleichzusetzen und während der Intensivtherapie eines Frühgeborenen unbedingt zu vermeiden.

Eine *akute Niereninsuffizienz* mit Einschränkung der glomerulären Filtrationsrate kann bei intensivpflegebedürftigen unreifen Frühgeborenen sehr leicht auftreten. Erste Symptome sind Oligo- oder Anurie sowie Störungen des Elektrolyt- und Säure-Basen-Haushalts. Die bei weitem häufigste *Ursache* der Niereninsuffizienz unreifer Frühgeborener in den ersten Lebenstagen ist prärenal zu suchen und hat ihren Ursprung bevorzugt in einer Blutdruckerniedrigung, Hypovolämie, Hypoxie oder Herzinsuffizienz.

Ohne eine ständige genaue Bilanz von Einfuhr und Ausfuhr sowie einer täglichen Gewichtskontrolle kann es bei einer Oligurie rasch zur Entwicklung *ausgeprägter Ödeme* kommen. Bereits ein Gewichtsanstieg von nur 150 g bedeutet bei einem Frühgeborenen von 600 g eine Gewichtszunahme von 25 % und ist mit der Ausbildung von starken Ödemen verbunden. Eine starke Wassereinlagerung führt auch zu einer Schwellung der Nieren mit erhöhter Kapselspannung. Eine solche Niere ist selbst bei vermeintlich ausreichendem Blutdruck nicht mehr zur Harnproduktion in der Lage. Hinzu kommt fast regelmäßig eine Hyponatriämie als Folge einer Verdünnung des extrazellulären Raumes durch die Wassereinlagerung. Eine Niereninsuffizienz mit Hyponatriämie und starken Ödemen ist häufig nur durch eine eingreifende Peritonealdialyse zu beherrschen.

Manchmal wird das klinische Bild einer Niereninsuffizienz auch durch eine exzessive Ausschüttung von ADH nur vorgetäuscht. Das sog. *Syndrom der inadäquaten ADH-Sekretion* kann z. B. durch Hirndruck nach einer intrakraniellen Blutung, durch einen Pneumothorax oder eine Hypoxie verursacht werden.

Die Beispiele der Niereninsuffizienz und der inadäquaten ADH-Sekretion zeigen, wie eng bei einem Frühgeborenen Kreislaufüberwachung und eine genaue Kontrolle des Elektrolythaushalts und der Flüssigkeitsbilanz nebeneinanderliegen. Die Kleinheit des Organismus und seiner Kompartimente macht deutlich, wie schnell und wie leicht es bei nur geringer Unaufmerksamkeit zu einer extremen Verschiebung des Wasser- und Elektrolythaushalts kommen kann. Die Flüssigkeitszufuhr und deren Elektrolytgehalt müssen vor allem in den ersten Lebenstagen ständig an die Bedürfnisse des kleinen Organismus angepaßt werden. Bei intensiver, kontinuierlicher Überwachung eines Frühgeborenen sollte eine schwere, lebensbedrohliche Niereninsuffizienz heute die Ausnahme sein.

6.6 Probleme von Stoffwechsel und Wachstum

Das Beispiel des Wachstums eines kleinen Frühgeborenen macht deutlich, daß es trotz aller Bemühungen durch parenterale und enterale Ernährung in der Regel nicht gelingt, mit dem intrauterinen Wachstum gleichzuziehen (Abb. 24-7). Während der akuten Probleme von Atmung und Kreislauf nach Geburt zeichnet sich der Stoffwechsel eines unreifen Frühgeborenen durch eine relativ *langanhaltende Katabolie* aus, wobei in Einzelfällen die Verstoffwechselung von Nahrungsstoffen auch erschwert ist. So neigen Frühgeborene nicht nur zur Hypoglykämie, sondern selbst nach Infusion vermeintlich geringer Glucosemengen auch sehr leicht zu einer gefürchteten Hyperglykämie. Entsprechend kann es nach Zufuhr von Fetten zu einem drastischen Anstieg der freien Fettsäuren kommen bzw. nach Infusion von Aminosäuren zu einer Aminosäurenimbalance mit einer für die weitere Entwicklung ungünstigen Erhöhung von Phenylalanin und Tyrosin. Nur den Umsatz von Glucose kann man durch Insulin erhöhen, wobei nicht selten anfangs eine gewisse Insulinresistenz bei unreifen Frühgeborenen besteht. Eine parenterale Ernährung ist bei unreifen Frühgeborenen also nur sinnvoll durchführbar, wenn die Möglichkeit zur regelmäßigen Überwachung des Blutzuckers, der freien Fettsäuren und möglichst auch der Aminosäurenkonzentrationen im Serum besteht.

Eine *Anabolie* mit echter Gewichtszunahme ohne Wassereinlagerung läßt sich bis heute bei Frühgeborenen in der ersten Lebenswoche nicht erzwingen. In diesem Zusammenhang ist die Beobachtung bemerkenswert, daß bei Frühgeborenen in der Anfangsphase relativ häufig eine sog. *tertiäre Hypothyreose* besteht, indem der Hypothalamus Releasing-Hormon vermindert ausschüttet, so daß sowohl TSH als auch Thyroxin ($T_4 + T_3$) deutlich vermindert sind [29]. Man könnte dies als sinnvollen Schutzmechanismus für das Frühgeborene bezeichnen, wie man ihn ähnlich auch bei erwachsenen Intensivpatienten nach einem schweren Polytrauma beobachten kann.

In den ersten Lebenstagen ist es bei extrem unreifen Frühgeborenen nicht immer ganz einfach, Stoffwechselentgleisungen ganz zu vermeiden. Eine frühzeitige enterale Nahrungszufuhr ist die beste Voraussetzung für eine möglichst rasche Entwicklung eines anabolen Stoffwechsels und damit den Beginn eines befriedigenden Wachstums.

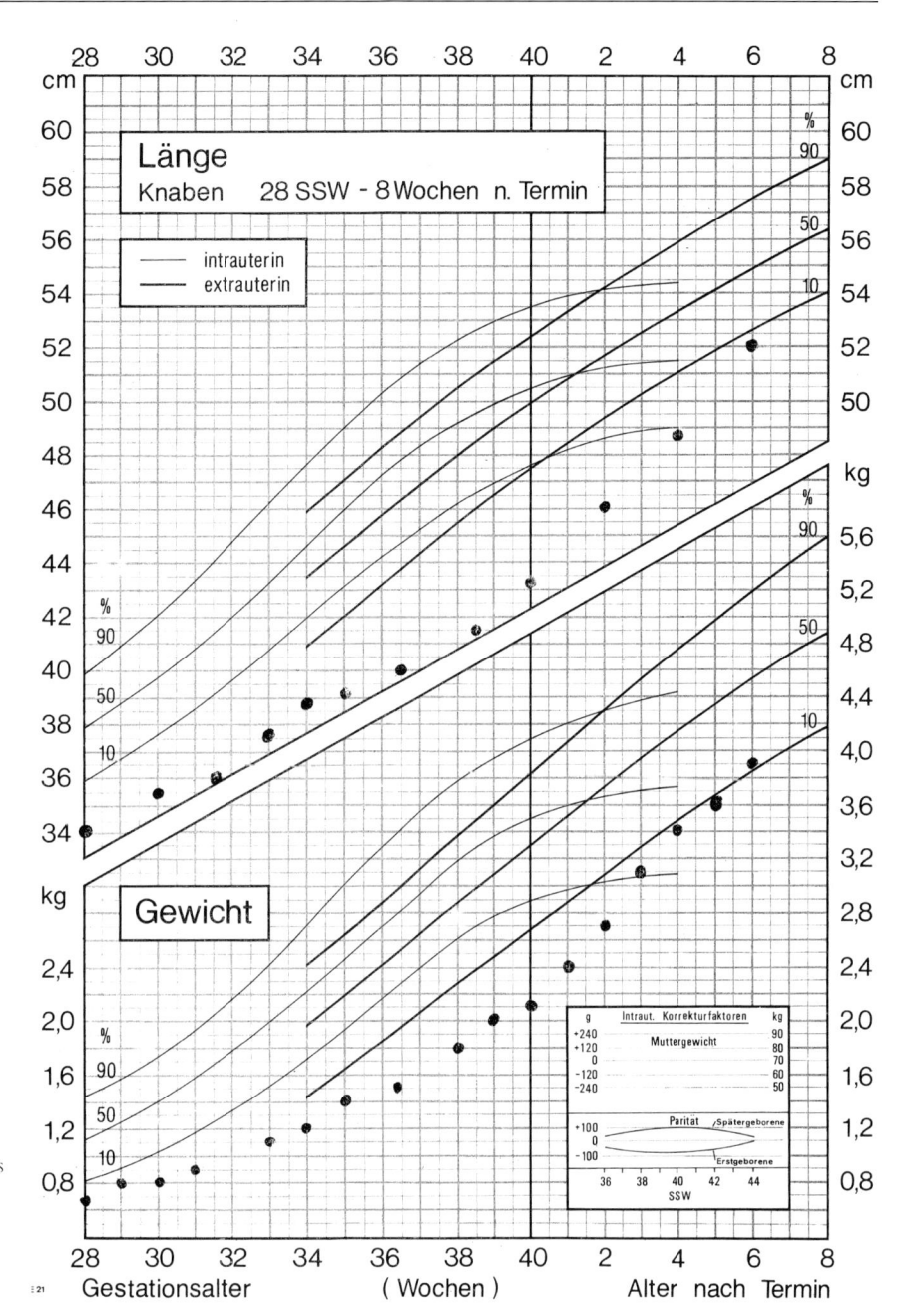

Abb. 24-7 Zunächst verzögerte, aber schließlich aufholende Gedeih- und Wachstumskurve eines 750 g schweren Zwillingsfrühgeborenen von 27 Gestationswochen nach sechs Wochen langer Beatmung mit Entwicklung einer bronchopulmonalen Dysplasie (Bogen: Form-Nr. E 21, Kinderkliniken Zürich und Winterthur, nach Largo et al. [17a]).

6.7 Infektionen

Auf Infektionen soll in diesem Beitrag nur kurz eingegangen werden (siehe auch Bd. 6, Kap. 19), obwohl sie in bezug auf Morbidität und auch Mortalität gerade bei sehr unreifen Frühgeborenen eine große Bedeutung haben. Je unreifer ein Frühgeborenes ist, desto schutzloser ist es selbst vermeintlich physiologischen Keimen ausgesetzt.

Nicht selten ist ein *Amnioninfektionssyndrom* nach vorzeitigem Blasensprung die Ursache einer Frühgeburt (siehe auch die Kap. 5 und 17). Die in solchen Fällen bestehende Gefahr einer vertikal entstandenen Early-onset-Infektion kann die Überlebenswahrscheinlichkeit eines unreifen Frühgeborenen mit Atemnotsyndrom deutlich vermindern. Aus neonatologischer Sicht besteht bis heute kein überzeugender Konsens über das richtige geburtshilfliche Vorgehen bei einem *vorzeitigen Blasensprung*. Nach Untersuchungen von Carroll et al. scheint das baldige Einsetzen von Spontanwehen nach einem vorzeitigen Blasensprung ein relativ sicheres Zeichen für eine beginnende Infektion des Feten zu sein [6]. Es ist daher besser, eine Tokolyse zu unterlassen. Ohnehin bringt das Hinauszögern einer drohenden Frühgeburt aus neonatologischer Sicht für das Kind nur dann einen Nutzen, wenn mindestens ein bis zwei Wochen gewonnen werden können (siehe auch Kap. 22).

Eine nach dem 3. Lebenstag beginnende, sog. *Late-onset-Infektion* eines Frühgeborenen hat praktisch immer einen nosokomialen Ursprung. Trotz aller Vorsicht und umfassender hygienischer Maßnahmen lassen sich solche Infektionen bei sehr unreifen Frühgeborenen auf der Intensivstation leider nicht ganz vermeiden. Die normale bakterielle Besiedlung der Luftwege, des Darmes und der Haut kann Ausgangspunkt einer septischen Infektion sein, insbesondere wenn zu gleicher Zeit invasive Katheter für Beatmung, parenterale Ernährung und Kreislaufüberwachung bestehen. Da eine prophylaktische und kontinuierliche Antibiotikatherapie auch bei sehr unreifen Frühgeborenen nicht indiziert ist und nur zur Selektion multiresistenter Keime führt, müssen bei einer Langzeit-Intensivtherapie eines sehr unreifen Frühgeborenen manchmal auch wiederholt auftretende septische Infektionen in Kauf genommen werden, auch wenn jede Infektion die Intensivtherapie einschließlich möglicher Komplikationen verlängert.

6.8 Probleme des zentralen Nervensystems

Schädigungen des zentralen Nervensystems durch Blutungen oder O_2-Mangel sind die wichtigsten Ursachen für ein schlechtes Outcome von überlebenden Frühgeborenen. Im Gegensatz zu reifen Neugeborenen hat eine spastische Zerebralparese bei unreifen Frühgeborenen meist in peri- und postnatalen Komplikationen ihren Ursprung [16] (siehe auch Kap. 27).

Peri- und intraventrikuläre Blutungen entstehen bei sehr unreifen Frühgeborenen überwiegend im Bereich der subependymalen Keimschicht sowie im Plexus chorioideus. Die Keimschicht war zwischen der 10. und 20. Gestationswoche Entstehungsort von Neuroblasten. Sie bildet sich bis zur 36. Woche zurück, doch ist sie zwischen der 24. und 32. Woche noch besonders gut durchblutet. Zusätzlich verläuft durch die Keimschicht die venöse Drainage der weißen Substanz, des Plexus chorioideus, des Thalamus und des Corpus striatum. Die Blutungen beginnen im kapillarvenösen Bereich dieser Region und können an verschiedenen Stellen sehr leicht in den Seitenventrikel durchbrechen. Durch Behinderung des venösen Abflusses im Keimlager kann es sekundär zu einem sehr gefürchteten hämorrhagischen Infarkt im periventrikulären Parenchym kommen.

Die peri- und intraventrikulären Blutungen werden nach Papile in vier Stadien *eingeteilt* (Abb. 24-8), wobei diese Einteilung auch wesentliche prognostische Bedeutung hat [24]. Stadium II kann sehr selten, Stadium III relativ häufig zu einem posthämorrhagischen Hydrozephalus führen, der leider nicht selten einen ventrikulo-peritonealen Shunt erforderlich macht. Das Stadium IV entspricht einem hämorrhagischen Infarkt und ist mit einem ausgedehnten Parenchymuntergang verbunden. Gleichzeitig kann zusätzlich beim Stadium IV eine Ventrikelblutung vorliegen.

Die wichtigsten heute diskutierten *Ursachen* dieser sehr gefürchteten, aber bei unreifen Frühgeborenen typischen Blutungen sind in Tabelle 24-5 zusammengestellt. Gemeinsames Grundproblem fast aller Ursachen ist, daß es bei unreifen Frühgeborenen praktisch noch keine Autoregulation der Hirndurchblutung gibt. Einen gewissen Risikofaktor kann auch der Ge-

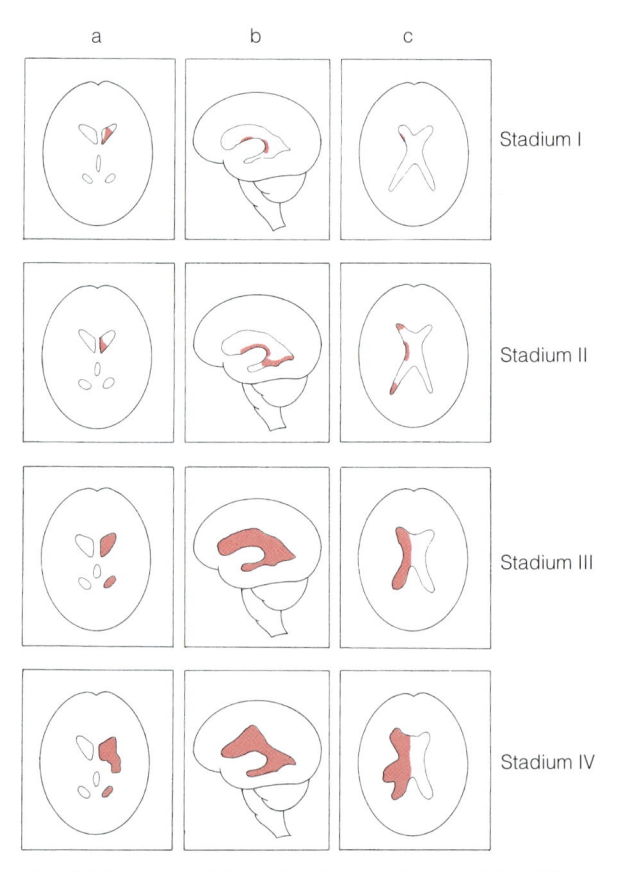

Abb. 24-8 Gebräuchliche Einteilung der intrakraniellen Blutungen bei Frühgeborenen in vier Stadien nach Papile [24] bei sonographischer Untersuchung in drei Ebenen:
a) koronar, b) parasagittal, c) axial.

Tabelle 24-5 Ursachen einer peri- und intraventrikulären Blutung bei kleinen Frühgeborenen (nach Volpe [35])

- Unreife
- perinatale Asphyxie
- stark fluktuierender zerebraler Blutfluß, z. B. infolge schwieriger Beatmung, persistierendem Ductus arteriosus, Schmerzen und Streß, zu häufigen Absaugens
- plötzlicher starker Anstieg des zerebralen Blutflusses durch Blutdruckanstieg, Volumenexpansion, Hyperkapnie, Hypoglykämie, Anämie
- Anstieg des zerebralen Venendrucks infolge einer schwierigen Geburt, eines zu hohen PEEP bzw. Beatmungsmitteldrucks, eines Pneumothorax
- zeitweilige Ischämie mit anschließend rascher Reperfusion infolge Hypotonie und Volumenmangels
- Thrombozytopenie und Gerinnungsstörungen

burtsmodus darstellen, wobei aus neonatologischer Sicht bei Frühgeborenen immer eine möglichst atraumatische Geburt ohne zusätzliche Asphyxie anzustreben ist.

Die *Klinik* einer peri- und intraventrikulären Blutung hängt vom Ausmaß und der Geschwindigkeit der Entstehung ab. Eine akute Stadium-III- oder -IV-Blutung kann mit generalisierten, vorwiegend tonischen Krämpfen und einer ausgeprägten Schocksymptomatik mit Abfall des Hämatokrits einhergehen und sehr rasch letal verlaufen. Meist erfolgen die Blutungen jedoch mehrzeitig und führen dann nur zu einer geringen oder auch fehlenden klinischen Symptomatik. Ein wachsender Schädel mit klaffenden Nähten kann in solchen Fällen das erste auffällige Symptom sein. Die Häufigkeit intrazerebraler Blutungen lag in den letzten Jahren bei Frühgeborenen unter 1500 g bei 20 % (BPE 1994).

Eine *periventrikuläre Leukomalazie (PVL)* ist das pathologisch-anatomische Korrelat nach einer schweren Hypoxie bei unreifen Frühgeborenen. Es handelt sich um Nekrosen der weißen Substanz in typischer Lokalisation dorsal und lateral des Seitenventrikels, die als Folge einer Hypoxie oder Ischämie in einem Bereich des zentralen Nervensystems entstehen, der bei Frühgeborenen noch nicht ausreichend arteriell versorgt ist.

Häufige längere Apnoen, die nicht energisch genug unterbrochen werden, schwere respiratorische Probleme mit Hypoxie oder eine länger anhaltende Kreislaufdepression sind die wichtigsten Ursachen dieser lokalen Minderversorgung [35]. Oft bestehen direkte Verbindungen zu Blutungen des Stadium IV, da es nach Reperfusion der ischämischen Bezirke zu Blutungen und anschließender Entwicklung eines hämorrhagischen Infarkts kommen kann.

Sonographisch werden anfangs als Folge des lokalen Ödems mehr hypodense Bezirke, später mit zunehmenden Einblutungen auch ausgedehnte hyperdense Zonen periventrikulär beschrieben. Nach Resorption der Nekrosen lassen sich einzelne oder multiple kleine und größere Zysten erkennen. In Zusammenhang mit einem hämorrhagischen Infarkt kann auch eine *Porenzephalie* entstehen.

Während sich eine PVL in der Neugeborenenperiode in der Regel nicht klinisch bemerkbar macht, ist später praktisch zwangsläufig mit einer spastischen Diplegie der Beine zu rechnen (siehe auch Kap. 27, Abb. 27-7).

In den 50er und frühen 60er Jahren wurde ein *Kernikterus* bei Frühgeborenen sehr gefürchtet. Fast immer waren Medikamente, wie z. B. Sulfonamide, die Ursache, da sie das Bilirubin aus der Albuminbindung verdrängen. Insgesamt hat sich bis heute eine erhöhte Furcht vor einem Kernikterus bei unreifen Frühgeborenen erhalten. Dabei konnte kürzlich Riegel in seiner umfangreichen prospektiven südbayerischen Nachsorgestudie zeigen, daß ein Ikterus bei Frühgeborenen unter 1500 g der wichtigste *protektive Faktor für die spätere Entwicklung* ist [30]. Leider ist bis heute unbekannt, bis zu welchem maximalen Bilirubinspiegel ein Schutz besteht bzw. ab welchem Spiegel ein möglicher Schaden auftreten kann. Die Phototherapiegrenzen sind wohl in den letzten Jahren bei Frühgeborenen etwas angehoben worden, doch liegen sie auch heute noch immer deutlich unterhalb der Grenzen für reife Neugeborene (siehe auch Bd. 6, Kap. 19, Abb. 19-8).

6.9 Probleme der Sinnesorgane

6.9.1 Augenschäden

Dem Inkubator haftet noch heute vereinzelt bei Laien das Vorurteil an, daß Frühgeborene erblinden können, wenn sie zu lange im Inkubator versorgt werden. Die Möglichkeit zu einer beliebig hohen O_2-Konzentration in der Atemluft hatte bereits in den 40er Jahren zu einer Reduktion der Frühgeborenensterblichkeit geführt. Leider wurde dieser Erfolg durch eine hohe Rate an Erblindungen bei überlebenden Kindern erkauft. Frau Campbell aus Melbourne beobachete als erste eine unterschiedliche Erblindungsrate in drei Neugeborenenabteilungen in Relation zu einer unterschiedlich hohen O_2-Zufuhr [5]. Die berühmte Kinsey-Studie ergab 1956, daß 23 % der Frühgeborenen, die 28 Tage lang im Inkubator eine O_2-Konzentration über 50% einatmeten, und nur 7% der Kinder, die nur Sauerstoff bei Bedarf und nie über 50% erhielten, infolge einer retrolentalen Fibroplasie erblindeten [14]. Die strikte Einschränkung der O_2-Zufuhr auf maximal 40% führte zwar in der Folgezeit zu einem Rückgang der Erblindungsrate der Frühgeborenen, doch war dieser Erfolg noch vor Beginn einer Intensivtherapie mit einem drastischen Anstieg der Mortalität und Morbidität durch O_2-Mangel verbunden. Heute ist es eine Selbstverständlichkeit, durch Überwachung des O_2-Partialdrucks und der O_2-Sättigung jede O_2-Zufuhr so exakt zu dosieren, daß sowohl eine Hypoxämie als auch eine Hyperoxämie vermieden werden.

Obwohl heute viel mehr und vor allem viel unreifere Frühgeborene überleben, ist eine *retrolentale Fibroplasie* mit vollständiger Erblindung eine Rarität. Die Vorstadien dieser heute als *Retinopathia prematurorum* bezeichneten Netzhauterkrankung werden jedoch desto häufiger und intensiver beobachtet, je kleiner und unreifer ein Kind ist. Bei Frühgeborenen unter 1000 g kann die Inzidenz einer Retinopathie 80 bis 90% betragen.

Die *Vaskularisierung der Retina* beginnt mit der 16. Gestationswoche und ist normalerweise am Termin abgeschlossen. Nach einer sehr frühen Geburt kommt es in jedem Fall mit Einsetzen der Atmung zu einem für den Fetus unphysiologischen Anstieg des O_2-Partialdrucks, was zunächst zu einer Hemmung der Vaskularisierung der Retina führt. Erst ab der 32. bis 34. Woche beginnt eine zunehmende Aussprossung in die Peripherie der Retina, wobei es nun bei unreifen Kindern fast regelmäßig zu einem überschießenden und vor allem unkoordinierten Gefäßwachstum kommt. Besonders gefürchtet ist ein Einsprossen der Gefäße in den Glaskörper, wodurch ein Zug auf die Netzhaut mit Gefahr der Ablösung ausgeübt wird.

Nach heute allgemein üblicher internationaler Klassifikation wird die Retinopathia prematurorum in fünf *Stadien eingeteilt* (Tab. 24-6), wobei mit der zusätzlichen Angabe eines „+-Stadiums" eine Aussage über die Aktivität des Gefäßwachstums gemacht wird [23]. Bis einschließlich Stadium 3 können sich alle Veränderungen bis zum Abschluß der Vaskularisierung der Retina ganz zurückbilden. Wenn jedoch ein Stadium 3+ über ein Segment von mindestens 150 Grad der Retina besteht, droht kurzfristig eine partielle oder vollständige Netzhautablösung, wenn es nicht gelingt, durch Kryo- oder Laserkoagulation die Retina ausreichend zu fixieren.

Heute werden entsprechend allgemeiner Empfehlung alle Frühgeborenen unter 1500 g bzw. mit einem Gestationsalter von weniger als 32 Wochen sowie alle Frühgeborenen zwischen 1500 g und 2000 g, die in irgendeiner Form zusätzlich Sauerstoff erhalten haben, ab der vollendeten 33. Gestationswoche, jedoch nicht früher als mindestens fünf Wochen postnatal, regelmäßig *ophthalmoskopisch untersucht* [22]. Die Untersuchungen dürfen erst eingestellt werden, wenn die Vaskularisierung der Retina abgeschlossen ist, was bei Frühgeborenen etwa im Alter von 44 Gestationswochen der Fall ist.

Die Retinopathia prematurorum ist heute als eine *typische Komplikation der Unreife* anzusehen und sollte auch bei notwendiger längerer Intensivpflege nicht mehr mit dem Inkubator und der O_2-Therapie in Zusammenhang gebracht werden. Mit Hilfe einer schrittweisen logistischen Regressionsanalyse konnte am eigenen Krankengut bei 230 Frühgeborenen unter 1500 g belegt werden, daß ein signifikanter Zusammenhang zwischen Häufigkeit und Schweregrad einer Retinopathie nur zum Geburtsgewicht und zum Reifegrad bestand.

Neben der Retinopathie sind bei unreifen Frühgeborenen noch *andere typische Spätfolgen des Auges* zu beobachten wie Schielen, Kurzsichtigkeit, grüner Star und Schwachsichtigkeit. Alle Veränderungen treten vermehrt nach einer Retinopathie auf, doch ist ein direkter Zusammenhang wohl nur zwischen Schwachsichtigkeit und Retinopathie inklusive Kryo- oder Laserkoagulation der Netzhaut zu belegen. Insgesamt sind unreife Frühgeborene später sehr viel häufiger Brillenträger als andere Kinder.

Tabelle 24-6 Stadieneinteilung der Frühgeborenenretinopathie

Stadium 1:	zarte, nicht erhabene Demarkationslinie zwischen vaskularisierter und avaskulärer Retina
Stadium 2:	erhabene Demarkationslinie (Leiste), vor der Leiste Zeichen der Neovaskularisierung
Stadium 3:	Wall mit extraretinaler fibrovaskulärer Proliferation
Stadium 4:	beginnende Abhebung der Retina (temporal)
Stadium 5:	vollständige Lösung der Retina
„+-Stadium":	gestaute Venen und geschlängelte Arterien (evtl. Blutungen und lokales Retinaödem)

6.9.2 Gehörschäden

Bis zu 10% der Frühgeborenen unter 1500 g können später ein eingeschränktes Hörvermögen haben [31].

Über die Ursachen ist man sich bis heute nicht ganz einig, doch werden in erster Linie Hypoxie, Medikamente (Furosemid und Aminoglykoside), Hyperbilirubinämie und Infektionen (Zytomegalie, Röteln, Toxoplasmose) diskutiert. Bei allen unreifen Frühgeborenen sollte heute insbesondere nach durchgemachter Intensivtherapie vor Entlassung aus der Klinik ein Hör-Screening durchgeführt werden, z. B. mit Hilfe einer Untersuchung der otoakustischen Emissionen. Bei jedem Verdacht sind Nachuntersuchungen während der weiteren Entwicklung erforderlich, um rechtzeitig notwendige Hörgeräte verordnen zu können.

7 Ausblick, Spätprognose und Grenzen der Therapie

In den letzten zehn Jahren ist die *Sterblichkeit* von Frühgeborenen nahezu von Jahr zu Jahr weiter zurückgegangen (Tab. 24-7). Dabei handelt es sich bei den Daten der BPE um die Mittelwerte von 36 Kinderkliniken, die in Bayern an der Neonatalerhebung zur Qualitätskontrolle teilgenommen haben. Damit läßt sich folgern, daß bei sehr uneinheitlicher Struktur und Größe der Kliniken in einzelnen Zentren Frühgeborene noch eine deutlich höhere Überlebenswahrscheinlichkeit haben. Noch vor 20 Jahren waren diese Erfolge in der Neonatologie nicht voraussehbar.

Auf der anderen Seite werden die positiven Ergebnisse mit einem sehr *hohen Aufwand* an Personal, Geräten und vor allem Kosten erkauft, wenn man sich die in diesem Beitrag geschilderten vielfältigen Probleme und Komplikationen der Intensivpflege kleiner Frühgeborener vor Augen hält. Gleichzeitig wird damit aber auch deutlich, daß die Erhaltung bzw. weitere Verbesserung der Überlebenswahrscheinlichkeit und Überlebensqualität von kleinen Frühgeborenen nur möglich ist, wenn eine ausreichende *Regionalisierung der Geburtshilfe von Risikogeburten und der neonatologischen Intensivmedizin* erfolgt und eine ständige Qualitätskontrolle stattfindet (siehe auch Bd. 6, Kap. 1).

Tabelle 24-7 Mortalität untergewichtiger Neugeborener verschiedener Gewichtsklassen von 1984 bis 1994 in Bayern (nach Daten der Bayerischen Perinatalerhebungen)

Jahr	< 750 g	750–999 g	1000–1499 g	1500–2499 g
1984		58,7	24,1	1,9
1986		50,6	17,0	2,3
1988		36,0	10,8	1,3
1989	63,1	27,1	7,7	1,6
1990	58,3	19,8	7,4	1,5
1991	56,3	22,3	7,0	1,0
1992	48,6	22,0	5,6	1,3
1993	39,9	18,5	4,0	1,3
1994	47,4	14,2	5,9	1,2

Geburtshilfe und Neonatologie können sehr rasch der Kritik oder *forensischen Problemen* ausgesetzt sein. Es ist daher im Rahmen der Qualitätskontrolle von größter Wichtigkeit, daß jede Abteilung Sterblichkeit, Komplikationen und Spätmorbidität ihrer betreuten Frühgeborenen mit den Ergebnissen anderer Kliniken kritisch in Relation setzt und in regionalen Qualitätskonferenzen regelmäßig Einzelfallanalysen über verstorbene und multimorbide Kinder durchgeführt werden (siehe auch Kap. 30).

Von verschiedenen Seiten wird immer wieder *Kritik an der neonatalen Intensivtherapie unreifer Frühgeborener* geäußert, und zwar mit der Begründung, daß die Rate schwerer Behinderungen nach Versorgung extrem unreifer Kinder zugenommen habe. Diese Kritik kann nur zurückgewiesen werden, wenn eine intensive Nachbetreuung mit regelmäßigen Untersuchungen sowie der Möglichkeit von Krankengymnastik und Frühförderung bei allen unreifen Frühgeborenen stattfindet.

Mittlerweile liegt allerdings auch eine kaum mehr überschaubare Literaturfülle zum Thema der Spätprognose kleiner Frühgeborener vor. Aus den Ergebnissen vieler Nachuntersuchungen läßt sich bemerkenswerterweise schließen, daß in der Regel, abgesehen von schwersten Behinderungen, ein endgültiges Urteil über die Prognose eines unreifen Frühgeborenen erst im Alter von sechs bis acht Jahren gefällt werden kann. Insgesamt ist bei überlebenden Kindern mit einem Geburtsgewicht unter 1500 g mit einer schweren Behinderung (z. B. hochgradiger Schwachsinn, spastische Zerebralparese, Blindheit, Taubheit) bei 10 % und mit leichteren Behinderungen bei weiteren 20 bis 25 % zu rechnen [30]. Sechzig bis siebzig Prozent aller überlebenden Kinder können also später als gesund bezeichnet werden. Grundsätzlich haben Frühgeborene mit einem deutlich zurückbleibenden Wachstum und einer schweren bronchopulmonalen Dysplasie mit sehr langer O_2-Zufuhr eine schlechtere Prognose [12, 30].

Tabelle 24-8 Outcome von Frühgeborenen unter 750 g im Vergleich zu reifen Neugeborenen und Frühgeborenen der Gewichtsklasse 750 bis 1499 g im Alter von sechs bis acht Jahren (nach Daten von Hack et al. [12])

Parameter	750 g (n = 68)	750–1499 g (n = 65)	Reifgeborene (n = 61)
Gestationsalter	25,7 Wochen	29,4 Wochen	Termin
IQ	87 ± 15	93 ± 14	100 ± 13
IQ < 70	14 (21%)	5 (8%)	1 (2%)
spastische Parese	6 (9%)	4 (6%)	–
Blindheit	4 (6%)	1 (2%)	–
Taubheit	1 (1,5%)	1 (2%)	–
Größe (2 SD)	17 (25%)	3 (5%)	–
Kopfumfang (2 SD)	24 (35%)	9 (14%)	2 (3%)

Tabelle 24-9 CRIB-Score zur Beurteilung des Mortalitäts- und Morbiditätsrisikos von Frühgeborenen unter 1500 g (nach Tarnow-Mordi [34])

1. Schwere, aber mit dem Leben vereinbare angeborene Fehlbildungen	nein	0
	ja	2
2. Geburtsgewicht (g)	> 1200	0
	701–1200	2
	< 701	5
3. Gestationsalter (Wochen)	> 27	0
	24–27	1
	< 24	3
4. Minimaler FiO_2 in den ersten 12 Lebensstunden	bis 0,5	0
	0,51–0,9	2
	> 0,9	3
5. Maximaler FiO_2 in den ersten 12 Lebensstunden	bis 0,3	0
	0,31–0,9	2
	> 0,9	5
6. Maximaler negativer Basenexzeß (mmol/l) in den ersten 12 Lebensstunden	> 0	0
	–6,9 bis 0	4
	–14,9 bis –7	5
	≤ –15,0	7
Maximale mögliche Punktzahl		25

Von großer Bedeutung ist für die Spätprognose auch ein möglichst ungestörtes *psychosoziales Umfeld* [21, 30]. Frühförderung und eine entsprechende psychosoziale Betreuung mit speziellen Lernprogrammen sind insgesamt wesentlich effektiver als alleinige Krankengymnastik, die eine spastische Zerebralparese nach Blutung oder periventrikulärer Leukomalazie ohnehin nicht verhindern kann.

Die zunehmende Überlebenswahrscheinlichkeit auch von *extrem untergewichtigen Frühgeborenen* unter 750 g hat in den letzten Jahren eine differenzierte Analyse der Entwicklung dieser Kinder notwendig gemacht (Tab. 24-8). Es zeigt sich, daß in der Gruppe unter 750 g mit schweren Behinderungen bei 20 bis 25 % gerechnet werden muß und bei insgesamt 45 % spezielle Erziehungsprobleme vorliegen [12].

Die nicht ganz so ermutigenden Berichte über extrem kleine Frühgeborene zwingen abschließend zu der Frage, wo die *Grenzen der Behandlungspflicht* von Frühgeborenen liegen. Die Frage ist leider nur sehr schwer und keinesfalls exakt zu beantworten, da nur höchst selten bei Geburt bereits eine klare Entscheidung getroffen werden kann. Die Frage nach der Grenze der Behandlungspflicht ist bei Geburt meist genau so schwierig wie am Unfallort, wenn akut die Entscheidung getroffen werden muß, ob ein Ertrunkener nach Bergung reanimiert oder ein tief bewußtloser Patient mit einem komplexen Schädel-Hirn-Trauma primär versorgt werden soll. Zum Zeitpunkt der Entscheidung zur Erstversorgung gibt es keinerlei Antwort auf die Frage, ob eine Aussicht auf Heilung des Patienten besteht oder mit einem Pflegefall bei apallischem Syndrom gerechnet werden muß. Ist eine Frühgeburt etwas anderes als ein Unfall mit unsicherem Ausgang?

Vor der vollendeten 22. Gestationswoche ist mit den heutigen Methoden der neonatalen Intensivmedizin ein Überleben von Frühgeborenen aus biologischen Gründen nicht möglich, so daß bei genauer Kenntnis der *Schwangerschaftsdauer* eine Primärversorgung unterbleiben sollte. Erschwert wird jedoch nicht selten die Entscheidung dadurch, daß keine genauen Kenntnisse über die Dauer der Schwangerschaft bestehen.

Nun hat sich gezeigt, daß vor allem das Geburtsgewicht nur begrenzt Auskunft zur Überlebenswahrscheinlichkeit eines Kindes geben kann. Eine zusätzliche Hilfe kann hier der *CRIB-Score* (clinical risk index for babys) bieten, der im Rahmen einer internationalen Studie federführend durch Tarnow-Mordi entwickelt wurde [34]. Aus 37 Items wurden sechs Parameter mit unterschiedlicher Wertigkeit zur Beurteilung der Überlebenswahrscheinlichkeit ausgewählt (Tab. 24-9). Die Risikovorhersage hinsichtlich Mortalität und neurologischer Morbidität war mit Hilfe dieses Scores signifikant besser als mit Hilfe des Geburtsgewichts allein. Bei einem Score von über 16 Punkten lag die Mortalität der Frühgeborenen bei über 80 % bei nahezu ebenso hoher Spätmorbidität der überlebenden Kinder.

Von grundsätzlicher Bedeutung ist, daß bei jeder drohenden Frühgeburt vor der 28. Gestationswoche der *Geburtshelfer mit dem Neonatologen* über alle Probleme der Schwangerschaft und bevorstehenden Geburt spricht und andererseits beide ein *Gespräch mit den Eltern* führen, um diese über die Problematik einer längeren Intensivtherapie ihres Kindes aufzuklären und sich gleichzeitig ein Bild von den familiären Verhältnissen und den Eltern zu machen. Nicht selten ist es vorteilhaft, wenn möglich, Eltern noch vor der Geburt die Frühgeborenen-Intensivstation zu zeigen, um Vorurteile und Ängste abzubauen. Die Grenze der Behandlungspflicht läßt sich also nicht durch strikte Regeln festlegen, sondern ist eine individuelle verantwortungsbewußte Entscheidung in jedem Einzelfall.

Literatur

1. Avery, M. E., W. H. Tooley, J. B. Keller et al.: Is chronic lung disease in low birthweight infants preventable? A survey of eight centers. Pediatrics 79 (1987) 26.
2. Bayerische Perinatalerhebung (BPE): Jahresberichte der Ärztekammer und Kassenärztlichen Vereinigung Bayerns 1984 bis 1994.
3. Berset, C. L.: Gestational evolution of small intestine motility in preterm infants. J. Pediat. 115 (1989) 646.
4. Blayney, M., E. Kerem, H. Whyte, H. O'Brodovich: Bronchopulmonary dysplasia: improvement in lung function between 7 and 10 years of age. J. Pediat. 118 (1991) 201.
5. Campbell, K.: Intensive oxygen therapy as a possible cause of retrolental fibroplasia: a clinical approach. Med. J. Aust. 2 (1951) 48.
6. Carroll, S. G., Y. Ville, A. Greenough, H. Gamsu, B. Patel, J. Philpott-Howard, K. H. Nicolaides: Preterm prelabour amniorrhexis: intrauterine infection and interval between membrane rupture and delivery. Arch. Dis. Childh. 72 (1995) F 43.
7. Clark, R. H.: High-frequency ventilation: medical progress. J. Pediat. 124 (1994) 661.
8. Evans, N. J., L. N. J. Archer: Postnatal circulatory adaptation in healthy term and preterm neonates. Arch. Dis. Childh. 65 (1990) 24.
9. Farr, V., R. G. Mitchel, G. A. Neligan, J. M. Parkin: The definition of some external characteristics used in the assessment of gestational age in the newborn infant. Develop. Med. Child. Neurol. 8 (1966) 507.
10. Finer, N. N., K. J. Barrington, B. J. Hayes, A. Hugh: Obstructive, mixed, and central apnea in the neonate: physiologic correlates. J. Pediat. 121 (1992) 943.
11. Gregory, G. A., J. A. Kitterman, R. H. Phibbs, H. H. Tooley, W. K. Hamilton: Treatment of the idiopathic respiratory distress syndrome with continuous positive airway pressure. New Engl. J. Med. 284 (1971) 1334.
12. Hack, M., H. G. Taylor, N. Klein, R. Eiben, C. Schatschneider, N. Mercuri-Minich: School-age outcomes in children with birth weights under 750 g. New Engl. J. Med. 331 (1994) 753.
13. Kari, M. A., K. Heinonen, R. S. Ikonen, M. Koivisto, K. O. Raivio: Dexamethasone treatment in preterm infants at risk for bronchopulmonary dysplasia. Arch. Dis. Childh. 68 (1993) 566.
14. Kinsey, V. E.: Retrolental fibroplasia: co-operative study of retrolental fibroplasia and the use of oxygen. Arch. Ophthal. 56 (1956) 481.
15. Klaus, M. H., R. Jerauld, N. C. Kreger, W. McAlpine, M. Steffa, J. H. Kennel: Maternal attachment: the importance of the first post-partum days. New Engl. J. Med. 286 (1972) 460.
16. Krägeloh-Mann, I., G. Hagberg, C. Meisner et al.: Bilateral spastic cerebral palsy: a collaborative study between south-west Germany and western Sweden. III. Aetiology. Develop. Med. Child. Neurol. 37 (1995) 191.
17. Lagercrantz, H.: What does the preterm infant breathe for? Acta paediat. 81 (1992) 733.
17a. Largo, R. H., R. Wälli, G. Duc, A. Fanconi, A. Prager: Evaluation of perinatal growth. Helv. paediat. Acta 35 (1980) 419–436.
18. Lee, L. A., T. R. Kimball, S. R. Daniels, P. Khoury, R. A. Meyer: Left ventricular mechanics in the preterm infant and their effect of the measurement of cardiac performance. J. Pediat. 120 (1992) 114.
19. Lucas, A., R. Morley, T. J. Cole et al.: Early diet in preterm babies and developmental status at 18 months. Lancet 335 (1990) 1477.
20. Lunkenheimer, P. P., W. Rafflenbeul, H. Keller, I. Frank, H. J. Dickhut, C. Fuhrmann: Application of transtracheal pressure oscillations as a modification of diffusion respiration. Brit. J. Anaesth. 44 (1972) 627.
21. McCormick, M. C., C. McCarton, J. Tonascia, J. Brooks-Gunn: Early education intervention for very low birth weight infants: results from the Infant Health and Development Program. J. Pediat. 123 (1993) 527.
22. Northway, W. H., R. C. Rosan, D. Y. Porter: Pulmonary disease following respirator therapy of hyaline membrane disease: bronchopulmonary dysplasia. New Engl. J. Med. 276 (1967) 357.
23. Palmer, E. A., J. T. Flynn, R. J. Hardy et al.: Incidence and early course of retinopathy of prematurity. Ophthalmology 98 (1991) 1628.
24. Papile, L., J. Burstein, R. Burstein, H. Koffler: Incidence and evolution of subependymal and intraventricular hemorrhage: a study of infants with birth weights less than 1500 g. J. Pediat. 92 (1978) 529.
25. Pohlandt, F.: Prevention of postnatal bone demineralization in very low birth weight infants by individually monitored supplementation with calcium and phosphorus. Pediat. Res. 35 (1994) 125.
26. Pohlandt, F., H. Saule, H. Schröder et al.: Decreased incidence of extra-alveolar air-leakage or death prior to air-leakage in high versus low rate positive pressure ventilation: results of a randomized seven-centre trial on preterm infants. Europ. J. Pediat. 151 (1992) 904.
27. Powell, T. G., J. A. Hallow, R. W. I. Cooke, P. O. D. Pharoah: Why do so many small infants develop inguinal hernia? Arch. Dis. Childh. 61 (1986) 991.
28. Reynolds, E. O. R.: Effect of alterations in mechanical ventilator settings on pulmonary gas exchange in hyaline membrane disease. Arch. Dis. Childh. 46 (1971) 152.
29. Riedel, F., H. B. von Stockhausen, P. Ball: Schilddrüsenfunktionsdiagnostik bei Frühgeborenen in der Intensivpflege. Pädiat. Pädol. 22 (1987) 235.
30. Riegel, K., B. Ohrt, D. Wolke, K. Österlund: Die Entwicklung gefährdet geborener Kinder bis zum fünften Lebensjahr. Enke, Stuttgart 1995.
31. Salamy, A., L. Eldredge, W. H. Tooley: Neonatal status and hearing loss in high-risk infants. J. Pediat. 114 (1989) 847.
32. Sherman, J. M., S. Lowitt, C. Stephenson, G. Ironson: Factors influencing acquired subglottic stenosis in infants. J. Pediat. 109 (1986) 322.

33. Strauss, R. G.: Erythropoietin and neonatal anemia. New Engl. J. Med. 330 (1994) 1227.
34. Tarnow-Mordi, W., and the International Neonatal Network: The CRIB (clinical risk index for babies) score: a tool for assessing initial neonatal risk and comparing performance of neonatal intensive care units. Lancet 342 (1993) 193.
35 Volpe, J. J.: Neurology of the Newborn, 3rd ed. Saunders, Philadelphia 1995.
36. Whitelaw, A., K. Sleath: Myth of the marsupial mother: home care of very low birth weight babies in Bogota, Colombia. Lancet I (1985) 1206.

25 Die chirurgische Therapie kranker Reif- und Frühgeborener

R. Schück

Inhalt

1	Erkrankungen des Abdomens	294
1.1	Atresien	294
1.1.1	Ösophagusatresie	294
1.1.2	Duodenalatresie	295
1.1.3	Pancreas anulare	296
1.1.4	Dünndarmatresie	296
1.1.5	Kolonatresie	297
1.1.6	Anorektale Atresien und Fehlbildungen	297
1.2	Erkrankungen, die mit Ileus einhergehen	298
1.2.1	Ileus aufgrund von Darmfehlbildungen	298
1.2.2	Invaginationen	299
1.2.3	Malrotation und Volvulus	300
1.2.4	Bridenileus	301
1.2.5	Hypertrophische Pylorusstenose (Pylorospasmus)	301
1.3	Megarektum und Megakolon	302
1.3.1	Morbus Hirschsprung (Aganglionose)	302
1.3.2	Neuronale intestinale Dysplasie	303
1.3.3	Analstenose und Rektumstenose	304
1.4	Entzündliche Darmerkrankungen	304
1.4.1	Nekrotisierende Enterokolitis	304
1.4.2	Appendizitis im Neugeborenenalter	305
1.5	Tumoren im Neugeborenenalter	306
1.5.1	Steißteratom	306
1.5.2	Neuroblastom	307
1.5.3	Wilms-Tumor (Nephroblastom)	308
1.6	Erkrankungen der Bauchwand	308
1.6.1	Leistenbruch	308
1.6.2	Hydrozele	309
1.6.3	Maldescensus testis	310
1.7	Bauchwanddefekte	311
1.7.1	Gastroschisis	311
1.7.2	Omphalozele	311
1.7.3	Zwerchfelldefekt	312
2	Erkrankungen des Thorax und des Bronchialsystems	313
2.1	Kongenitales lobäres Emphysem der Lunge	313
2.2	Kongenitale Lungenzysten	313
2.3	Lungensequestration	314
2.4	Bronchiektasen	314
2.5	Pneumothorax	315

Die präpartale gynäkologische Diagnostik, die Neonatologie als Spezialgebiet der Pädiatrie und die Kinderchirurgie, ein mittlerweile eigenständiges Gebiet, haben in den letzten Jahren in ihren Bemühungen um die Neugeborenen immense Fortschritte erzielen können. Dieser Erfolg ist aber nicht einer Disziplin alleine zuzuschreiben, sondern die aufeinander abgestimmte Kooperation und das prä-, peri- und postnatale Teamwork aller Gruppen gemeinsam haben diesen Vorteil für unsere kleinen Patienten ermöglicht. Konsequenterweise muß dann auch bei entsprechend diagnostizierter Vorerkrankung des Feten oder dem Verdacht darauf eine Anbindung der werdenden Mutter an ein Perinatologiezentrum erfolgen. Nur so ist gewährleistet, daß zusätzliche Risiken und Gefahren, die schon alleine durch den Transport in einem Krankenwagen entstehen, vermieden bzw. auf ein Mindestmaß reduziert werden können. Anhand der wesentlichsten kinderchirurgischen Krankheitsbilder der Perinatalperiode soll ein Überblick über eines der faszinierendsten Fächer der Medizin gegeben werden.

1 Erkrankungen des Abdomens

1.1 Atresien

1.1.1 Ösophagusatresie

Die Ösophagusatresie kommt in einer Häufigkeit von 1:3000 Geburten vor. Ursächlich wird eine Störung der Unterteilung des Vorderdarms in Trachea und beginnendem Gastrointestinaltrakt angesehen. Als Einteilungsschema hat sich die Unterteilung in die Typen I bis IV nach Vogt etabliert (Abb. 25-1; siehe auch Bd. 4, Kap. 22, Abschnitt 1.2.2). Bei der in den meisten Fällen beobachteten Form, Vogt 3 b, findet sich eine Fistel vom unteren Ösophagussegment zur Trachea.

Diagnose: Der *Verdacht* auf diese Erkrankung kann in manchen Fällen bereits im Mutterleib gestellt werden. Ein Hydramnion der Mutter kann im pränatalen Ultraschall erste Hinweise auf das Vorliegen einer Ösophagusatresie geben. Es entsteht durch die Unfähigkeit des Kindes, Fruchtwasser zu schlucken und durch enterale Resorption dem mütterlichen und dem fetalen Kreislauf wieder zuzuführen. Postnatal ist deswegen die Sondierung der Speiseröhre obligat.

Die Gefährdung der Kinder besteht in einer *Aspiration* von saurem Magensaft über die bestehende Fistel in die Lungen. Als klinische Spätsymptome finden sich schaumiger Speichel vor dem Mund (da der Speichel nicht geschluckt werden kann), asphyktische Anfälle durch Aspiration des übergelaufenen Speichels aus dem oberen Blindsack oder der mißlungene Fütterungsversuch. Die Aspiration aus der unteren ösophagotrachealen Fistel ist hierbei noch am gefährlichsten, da saurer Mageninhalt in die Lungen eingeatmet wird und unweigerlich zu einer Aspirationspneumonie führt.

Wie bei kaum einer anderen Fehlbildung korreliert hier der *Zeitpunkt der Diagnosestellung* mit unmittelbar

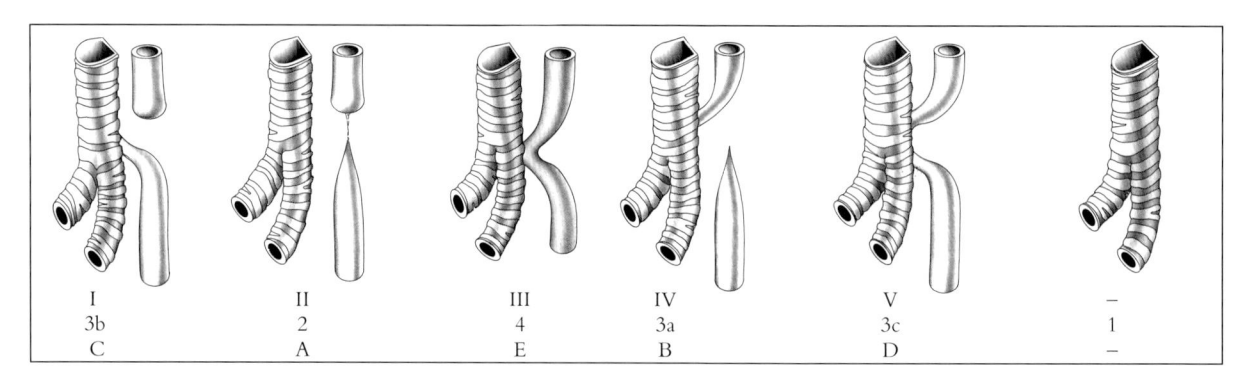

Abb. 25-1 Klassifikationen der Ösophagusatresien und tracheoösophagealen Fisteln.
Obere Beschriftungsreihe: Typ I bis V nach Swenson; *mittlere Beschriftungsreihe:* Typ 1 bis 4 nach Vogt; *untere Beschriftungsreihe:* Typ A bis E nach Gross

eingeleiteter Therapie mit der Letalität. Verzögert sich die Diagnosestellung um mehr als 48 Stunden, muß mit einer nahezu 100%igen Letalität infolge der nicht beherrschbaren Pneumonie gerechnet werden.

Die Diagnose wird durch *Ösophagussondierung* mit einer Nelaton-Sonde der Größe Charr 12 bis 14, die im Röntgenbild schattengebend sein muß, gestellt. Bei erfolgreicher Magensondierung kann ein saures Aspirat mit Lackmuspapier nachgewiesen werden, zudem kann unter Auskultation Luft in den Magenschlauch geblasen werden. Kleinere Sonden können sich im oberen Blindsack aufrollen.

Die *Röntgenaufnahme* mit kontrastiertem Magenschlauch ist beweisend. Eine Aufnahme auch mit wasserlöslichem Kontrastmittel sollte unterbleiben, da bei Aspiration auch hier eine Pneumonie befürchtet werden muß. Die gleichzeitige Aufnahme des Abdomens mit dem Nachweis von Luft sollte zum indirekten Hinweis auf eine untere Fistel zum Tracheobronchialsystem genutzt werden.

Die *Bronchoskopie* ermöglicht in vielen Fällen die genaue Lokalisation der Fistelöffnung in der Trachea.

Therapie: Das therapeutische Vorgehen richtet sich nach dem Allgemeinzustand der Neugeborenen, dem Gewicht und eventuellen assoziierten Fehlbildungen und dem Grad der möglicherweise schon etablierten Pneumonie. Nach Waterston werden drei *prognostisch* unterschiedliche Gruppen definiert:

Gruppe A: Geburtsgewicht >2500 g, keine schweren assoziierten Fehlbildungen, keine pulmonalen Affektionen

Gruppe B: Geburtsgewicht 1800–2500 g, oder schwerere Kinder mit assoziierten Fehlbildungen und mäßiger Pneumonie

Gruppe C: Geburtsgewicht <1800 g, oder schwerere Kinder mit schweren zusätzlichen Fehlbildungen oder mit komplizierten Pneumonien

Bei Kindern der Gruppe A, gegebenenfalls auch der Gruppe B, ist die sofortige Operation mit Thorakotomie und primärer Anastomosierung der beiden Ösophagusabschnitte anzustreben. Bei Kindern der Gruppe B wird zunächst eine Gastrostomie angelegt, der Patient hochgelagert, parenteral ernährt und die Pneumonie antibiotisch behandelt. Die Thorakotomie wird um einige Tage verschoben. Patienten der Gruppe C werden je nach Allgemeinzustand zunächst konservativ behandelt. Eine doppellumige Sonde im oberen Blindsack vermindert die Aspirationsgefahr.

Bei weiterer Besserung kann dann ebenfalls wie in Gruppe B eine Gastrostomie angelegt werden. Die Thorakotomie sollte dann um sechs bis acht Wochen bis zum Abklingen der Pneumonie oder Erreichen eines besseren Ausgangsgewichts verschoben werden.

Bei geringem Abstand der beiden Ösophagusenden werden diese nach Mobilisierung und Versorgung der Fistel zur Trachea mit etwa acht bis zehn Einzelknopfnähten *anastomosiert*. Ist der Abstand zwischen beiden Ösophagusenden zu lang, so daß ungeachtet einer maximalen Mobilisierung keine spannungsfreie primäre Anastomose angelegt werden kann, so kann durch zirkuläre Myotomie nach Livaditis Länge gewonnen werden, oder die beiden Stümpfe werden nach Anlegen einer Gastrostomie entsprechend dem Verfahren von Rehbein oder Howard-Myers bougiert.

Die *Frühkomplikationen* nach chirurgischer Therapie sind pulmonaler Genese, die mit den üblichen konservativen Verfahren behandelt werden müssen. Die eigentlichen *chirurgischen Komplikationen* bestehen in der Anastomoseninsuffizienz, dem Fistelrezidiv und in der Stenosierung des Passagewegs in Höhe der Anastomose. Hier kann eine spätere Bougierungsbehandlung notwendig werden.

Je nach Risikogruppe liegt die *Letalität* bei der Gruppe A bei 0%, bei der Gruppe B bei weniger als 20% und bei der Gruppe C bei ca. 30%.

1.1.2 Duodenalatresie

Vorkommen: Für die Duodenalatresie (Abb. 25-2) wird eine Häufigkeit von zwei bis drei auf 10 000 Geburten beschrieben.

Symptome: Leitsymptom ist das frühzeitige Erbrechen in den ersten Lebensstunden bis -tagen. Je nach Lokalisation des Passagestopps im Zwölffingerdarm ist das Erbrochene gallig (infrapapilläre Stenose) oder nichtgallig tingiert. Wie bei jedem länger andauernden Erbrechen kommt es auch hier zu Veränderungen im Säure-Basen-Haushalt und zu Elektrolytverschiebungen.

Diagnostik: Charakteristisch für einen angeborenen Verschluß oder eine stark ausgeprägte angeborene Stenose im Zwölffingerdarm ist die Dilatation des Magens und die prästenotische Dilatation des Duodenums. Im Röntgenübersichtsbild in hängender Position ist das sog. Double-bubble-Phänomen zu erkennen (siehe auch Bd. 4, Kap. 22, Abb. 22-7). Ebenso ist das Vorliegen eines Hydramnions bei der Mutter ein möglicher

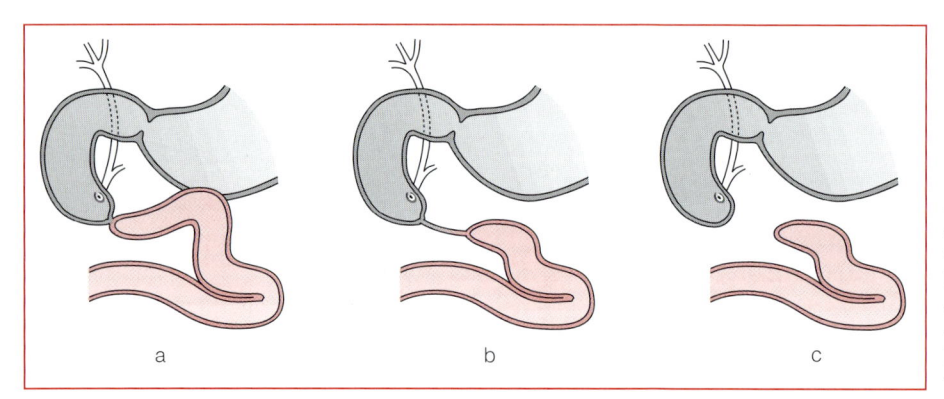

Abb. 25-2 Duodenalatresien.
a) komplette Trennung orales und aborales Segment
b) rudimentäres Band zwischen oralem und aboralem Segment
c) räumliche, nichtfunktionelle Kontinuität zwischen oralem und aboralem Segment

Hinweis auf eine Obstruktion im oberen Gastrointestinaltrakt.

Therapie: Die operative Therapie der Duodenalatresie besteht in der Umgehungsanastomose des atretischen Darmabschnitts. Meist gelingt dies durch eine Duodenoduodenostomie. Bei der Eröffnung des dilatierten und des poststenotischen Darmabschnitts läßt sich dann, je nach Färbung des Darminhalts (gallig oder nicht) auf die Lage der Papille schließen. In einigen Fällen findet sich auch lediglich eine stenosierende oder eine das Lumen verschließende Membran, die intraoperativ durchtrennt werden kann.

1.1.3 Pancreas anulare

Ein andere Ätiologie, aber nahezu identische Symptomatik wie die Duodenalatresie bietet das Pancreas anulare. Während der Embryogenese findet die Rotation des Zwölffingerdarms bei Fixierung der ventralen Pankreasanlage statt und führt somit zu einer Ringbildung aus Pankreasgewebe um den Zwölffingerdarm. Hierbei können die exokrinen Pankreassekrete entweder durch Kanäle, die direkt durch die Darmwand führen, in das Duodenum abgegeben werden, oder es bilden sich größere Gangstrukturen aus, die mit einem gemeinsamen Ausführungsgang in den Zwölffingerdarm münden.

Die *Symptome* und die *Diagnostik* entsprechen im Säuglingsalter denen bei Duodenalatresie. Oft wird die eigentliche Diagnose auch erst intraoperativ gestellt.

Die operative *Therapie* besteht auch hier in der Duodenoduodenostomie. Eine Durchtrennung der Parenchymbrücke aus Pankreasgewebe kann eine Pankreassekretfistel mit Pankreatitis oder die Gefährdung der Duodenalwand wegen deren Infiltration mit Pankreasgewebe zur Folge haben.

1.1.4 Dünndarmatresie

Atresien des Jejunums und Ileums finden sich in einer Häufigkeit von 1:8000 Geburten. Ursächlich hierfür ist eine intrauterine Katastrophe, bei der es passager zu einer Minderdurchblutung der betroffenen Darmabschnitte gekommen sein muß. Dies ist experimentell und durch Befunde belegt, denn oft finden sich bei den Patienten auch andere Erkrankungen wie intrauterine Invagination und Volvulus, die die Ursache einer derartigen Erkrankung erklären.

Diagnose: An Symptomen findet sich je nach Lokalisation des Passagehindernisses ein relativ früh oder erst einige Tage nach der Geburt einsetzendes galliges Erbrechen. Zudem kann je nach Lokalisation des Hindernisses bei der Mutter ein Hydramnion gefunden werden. In vielen Fällen ist mittlerweile im pränatalen Ultraschall die Höhe der Atresie durch die dilatierten prästenotischen Darmabschnitte wenigstens zu vermuten. Postnatal kann neben dem Ultraschall die Röntgendiagnostik weitere Erkenntnisse vermitteln. Je nach Höhe des Passagehindernisses können mehr oder weniger Spiegel bei der Abdomenaufnahme im Hängen gesehen werden.

Therapie: Die chirurgische Therapie besteht in der Resektion der atretischen Darmsegmente und in der primären Anastomose. Besonders zu beachten ist in diesem Zusammenhang die Tatsache, daß nach der auffälligen prästenotischen Dilatation des Darms multiple weitere Membranen das Darmlumen verschließen können und daß eine Anastomose erst dann angelegt werden kann, wenn die weitere Darmpassage gesichert ist. Die weitere Problematik kann in der Lumendifferenz der zu anastomosierenden Darmabschnitte liegen. Bei sehr aboral gelegenen Atresien kann eine vorübergehend angelegte Ileostomie angebracht sein, damit sich die oral gelegenen überdehnten Darmabschnitte erholen und in ihrem Durchmesser zurückbilden können.

1.1.5 Kolonatresie

Kolonatresien werden selten beobachtet. Vom klinischen Bild her sind sie mit Dünndarmatresien zu vergleichen. Im *Röntgenbild* der Abdomenübersichtsaufnahme finden sich Dünndarm- und entsprechend der Höhe der Atresie auch Dickdarmspiegel in dilatierten Kolonabschnitten. Beim Kolonkontrasteinlauf zeigt sich ein Mikrokolon mit Kontrastmittelabbruch in Höhe der letzten Atresie.

Therapie: Wegen der Kaliberunterschiede beschränkt sich die primäre operative Therapie nur auf den Ausschluß weiterer Atresien und die Anlage einer doppelläufigen bzw. doppelt endständig angelegten Kolostomie. Nach entsprechender Spülung und Entwicklung des Mikrokolons zu annähernd normalem Lumen kann nach etwa drei Monaten die Darmkontinuität wiederhergestellt werden. Wesentlich ist in diesem Intervall der Ausschluß einer Aganglionose oder einer neuronalen Dysplasie des Kolons.

1.1.6 Anorektale Atresien und Fehlbildungen

Fehlbildungen im Anorektalbereich kommen in einer Häufigkeit von 1:3500 bis 1:4000 vor. Die Ursache besteht in der mangelhaften Aufteilung von Rektum und Urogenitaltrakt. Im klinischen Gebrauch hat sich eine Unterteilung von hohen, intermediären und tiefen Fehlbildungen bewährt (Abb. 25-3; siehe auch Bd. 4, Kap. 22, Abschnitt 1.2.2.4).

Diagnose: Die Diagnose wird bei der kompletten Analatresie durch Inspektion unmittelbar nach der Geburt gestellt. Als rudimentäre Form einer Analatresie kann die Analstenose angesehen werden, bei der der Anus an anatomisch richtiger Stelle angelegt ist.

Bei nicht vorhandenem Anus ist für das weitere chirurgische Vorgehen die Distanz vom Analgrübchen bis zum Blindsack ausschlaggebend. Die *Höhe der Atresie* entscheidet über ein abdominelles Vorgehen mit Laparotomie bei hohen Atresieformen oder ein perineales bzw. sakrales Operationsregime. Bestehen *Fistelgänge* zum Perineum oder Vestibulum vaginae, können diese mit Kontrastmittel dargestellt werden.

Bei *nicht vorhandener Öffnung* kann die Abdomen-

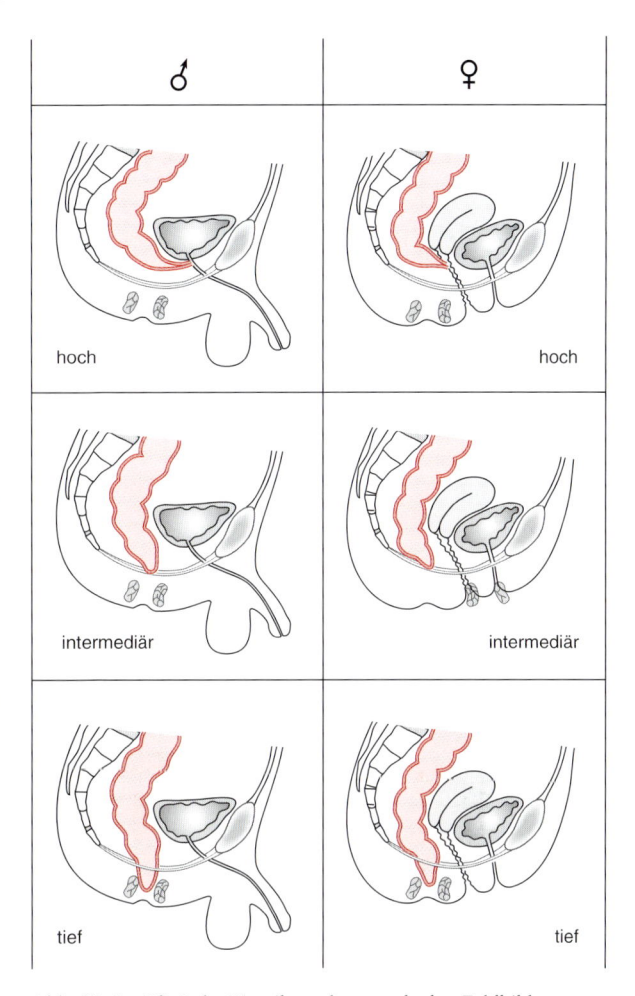

Abb. 25-3 Klinische Einteilung der anorektalen Fehlbildungen.

übersichtsaufnahme 24 Stunden nach der Geburt, bei der die in den Gastrointestinaltrakt aufgenommene Luft die Grenze zwischen Rektumende und Analgrübchen nachweisen soll, nicht immer zuverlässige Ergebnisse liefern. Ultraschall, Kernspintomographie oder ultraschallgesteuerte Röntgenaufnahme mit Punktion des Blindsacks und Kontrastmittelinjektion liefern genauere Befunde. Als Bezugspunkt kann hierbei eine auf der Hautoberfläche angebrachte Bleimarkierung und die Linie zwischen der Mitte des Os pubis und Os coccygis dienen. Unerläßlich ist eine *Kontrastmitteldarstellung der Urethra* (Miktionszystourethrographie) zum Nachweis von rektourethralen oder rektovesikalen Fisteln.

Bei *weiteren assoziierten Fehlbildungen,* wie z. B. dem Fehlen oder Fehlbildung von Sakralwirbeln, kann auch die Ausbildung oder Funktion der entsprechenden Nervenfasern fehlgebildet sein und so zu einer Harn- und Stuhlinkontinenz führen. Eine ausgeprägte Ileussymptomatik darf bei adäquater und rechtzeitiger

Diagnosestellung nicht zu beobachten sein. Luft oder Mekoniumabgang über die Harnröhre beim Knaben oder über die Vagina beim Mädchen deuten auf eine hohe Form der Atresie hin. Kleinlumige Fistelöffnungen im Bereich des Perineums oder des Vestibulums sind kennzeichnend für tiefe Formen.

Therapie: Die konservative *Bougierungsbehandlung* ist nur bei den rudimentären Formen mit Analstenose ohne Fistelbildung sinnvoll. Auch können größere perineale oder vestibuläre Fehlbildungen durch Bougierung zu ausreichender Entleerung gebracht werden. Gelingt dies nicht oder ist eine Fistelbildung zur Blase oder Harnröhre nachgewiesen, so besteht die Indikation zum operativen Vorgehen. Bei den tiefen Formen mit anoperinealer Fistel oder höchstens 1 cm Abstand zum Rektumblindsack wird eine minimale posteriore sagittale Anorektoplastik nach Peña de Vries durchgeführt. Bei den sonstigen Formen ist eine Kolostomie im Bereich der rechten Flexur sinnvoll, um bei der definitiven Versorgung nach dem 6. Monat die Mobilisation der linken Flexur zum Längengewinn in Reserve zu haben. Bei der definitiven Operation nach Peña wird die Fistel zum Urogenitaltrakt verschlossen und der Enddarm unter Sicht zentral durch den Levator mit Puborektalisschlinge und den M. sphincter ani externus gezogen.

Prognose: Die Prognose hinsichtlich der Kontinenzfunktion richtet sich einerseits nach der Höhe der Atresie, andererseits nach den assoziierten Fehlbildungen wie Sakralwirbelfehlbildungen mit gleichzeitigen Innervationsstörungen. Die definitive Beurteilung der Kontinenzleistung kann erst in einem Alter von fünf bis sechs Jahren erfolgen. Bei hohen Atresieformen kann bei 75% der Kinder eine gute bis ausreichende Kontinenzleistung erzielt werden, bei den tiefen Atresieformen werden gute bis ausreichende Ergebnisse in etwa 90% erzielt.

Komplikationen: Bei unbefriedigender Kontinenz sollte vor der Einschulung mit elektromanometrischen, elektromyographischen, kernspintomographischen, endoskopischen und sonographischen Methoden nach einer möglichen Ursache gesucht werden. Je nach Befund besteht dann die eventuelle Indikation zu kontinenzverbessernden Operationen, wie z. B. Grazilisplastik, freie Muskeltransplantation oder die Operation nach Peña. Analstenosen können mit einer konservativen Bougierungsbehandlung über etwa ein halbes Jahr befriedigend behandelt werden.

1.2 Erkrankungen, die mit Ileus einhergehen

1.2.1 Ileus aufgrund von Darmfehlbildungen

Symptome: Wie im Erwachsenenalter finden sich auch im Kindesalter vorrangig Erbrechen sowie Stuhl- und Windverhalt. Dabei kann das Abdomen monströs gebläht sein; auskultatorisch finden sich bei mechanischem, jedoch nicht beim paralytischen Ileus plätschernde oder auch klingende und spritzende Darmgeräusche. In der Röntgenübersichtsaufnahme des Abdomens im Stehen oder im Säuglingsalter im Hängen findet man entweder Dünn- oder Dickdarmspiegel, je nach Lokalisation der Ileusursache.

Klinik und Ursachen: Bereits durch *pränatale Ultraschalluntersuchung* kann der Gynäkologe ein Passagehindernis des Gastrointestinaltrakts feststellen. Einerseits findet sich bei einigen dieser Fehlbildungen ein Hydramnion, andererseits können die Auftreibungen einiger Darmabschnitte, wie z.B. bei Dünndarmatresie, bereits im Ultraschall direkt nachgewiesen werden.

In der *Neugeborenenperiode* finden sich neben den gastrointestinalen Atresien Passagestörungen im Duodenum, das Megacolon congenitum (Morbus Hirschsprung), die neuronale intestinale Dysplasie sowie der Mekoniumileus. Vorwiegend im Säuglingsalter treten dann Invagination und Volvulus auf, während der Bridenileus und der paralytische Ileus in erster Linie im Kleinkindes- und Schulalter beobachtet werden können.

Passagestörungen im Bereich des Duodenums treten mit einer Häufigkeit von 1:4500 auf. Symptomatisch findet man unmittelbar post partum auftretendes Erbrechen mit Wasser- und Elektrolytverschiebungen und ein deutlich überblähtes Abdomen im Epigastrium. Im Röntgenbild zeigt sich das sog. Double-bubble-Phänomen mit der charakteristischen Überblähung des Magens und des Duodenalteils vor der Engstelle. Dieses Phänomen kann auch im Ultraschall dargestellt werden (siehe auch Abschnitt 1.1.2). Ursächlich sind komplette Duodenalverlegungen, wie sie bei der Duodenalatresie und Duodenalmembran gesehen werden, oder partielle Verlegungen des Duodenallumens bei Volvulus, Ladd-Bändern, Pancreas anulare, inkompletter Membran und präduodenal verlaufender Pfortader sowie deren Kombinationsformen.

Therapie: Das Ziel der chirurgischen Therapie ist die Wiederherstellung der Passage, die sich nach den entsprechenden Ursachen richtet. Bei Ladd-Bändern, die vom Colon ascendens bzw. der rechten Flexur zur lateralen Bauchwand ziehen, werden diese durchtrennt. Die Duodenalatresie wird mit einer Duodenostomie behandelt, in seltenen Fällen ist eine Duodenojejunostomie erforderlich.

Bei den Duodenalmembranen bereitet die genaue Höhenlokalisation Schwierigkeiten. Manchmal findet sich in Höhe der Membran eine diskrete Einziehung an der Oberfläche des Zwölffingerdarms. In einigen Fällen ist die Endoskopie hilfreich. Gelingt die komplette Entfernung einer partiellen Membran nicht, so kann das Passagehindernis durch eine Duodenoduodenostomie überbrückt werden. Die gleiche Technik kommt auch beim Vorliegen eines Pancreas anulare zur Anwendung. Eine Resektion des Pankreas hat erfahrungsgemäß keine konsekutive Dilatation des eingeengten Duodenalabschnitts zur Folge, zudem besteht die Gefahr der Pankreasfistelbildung. Bei dem Vorliegen einer kompletten oder inkompletten Duodenalmembran, die ober- oder unterhalb der Papilla Vateri liegen kann, findet sich an der Duodenaloberfläche meist eine kleine Einziehung, die den Hinweis auf die Lokalisation der Fehlbildung bieten kann. Sicherheit gibt hier die intraoperative Sondierung oder Endoskopie. Membranen können exzidiert werden, im Zweifelsfall ist die Duodenoduodenostomie die sicherere Methode.

1.2.2 Invaginationen

Vorkommen und Pathogenese: Die Invagination tritt bevorzugt im 1. und 2. Lebensjahr auf. Knaben sind im Verhältnis 3:1 bis 3:2 im Vergleich zu den Mädchen häufiger betroffen.

Bei einer Invagination stülpt sich der Darm in sich selbst von oral nach aboral ein und stellt so ein Passagehindernis dar. Mit der eingestülpten Darmwand werden auch die versorgenden mesenterialen Gefäße in das Invaginat mit einbezogen und somit die Mikrozirkulation im invaginierten Darmabschnitt gestört. Da die Darmwand mit einer Ödembildung reagiert, entsteht so ein Circulus vitiosus, der sich nur in seltenen Fällen und in einem sehr frühen Stadium von allein wieder spontan auflösen kann. Formell unterscheidet man vier Typen:

- die ileoileale Invagination
- die ileozökale Invagination
- die ileokolische Invagination
- die kolokolische Invagination

Am häufigsten findet man die ileozökalen und ileokolischen Invaginationen, wobei der in sich eingestülpte Darm bis zum Colon transversum, in Extremfällen auch bis zum Sigma oder Rektum nachgewiesen werden kann.

Auslösende Ursache für das Invaginat können vergrößerte Peyer-Plaques, Tumoren, Polypen oder Meckel-Divertikel sein (Abb. 25-4).

Die *Symptome* sind:

- plötzlicher Krankheitsbeginn mit kolikartigen Bauchschmerzen, Blässe, Schwitzen und Anziehen der Beine
- schmerzfreies Intervall mit konsekutiver, neuer, ein bis zwei Minuten dauernder Schmerzattacke
- Verringerung der schmerzfreien Intervalle
- im schmerzfreien Intervall ängstliches bis apathisches Verhalten (Differentialdiagnose: Enzephalitis, Meningitis)
- Ileussymptomatik mit aufgetriebenem Bauch, Erbrechen, Obstipation
- Spätsymptom: Abgang von hellrotem Blut oder Schleim infolge von Transsudation des Invaginats

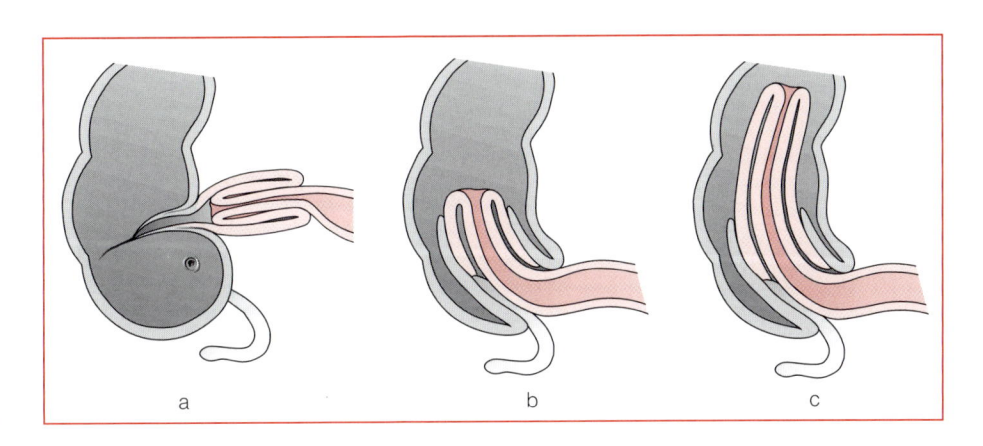

Abb. 25-4 Formen der Invagination.
a) ileoileale Invagination
b) ileozökale Invagination
c) ileokolische Invagination

– bei verzögerter Diagnose: Vollbild des Ileus mit walzenförmigem Tumor im Abdomen, Darmatonie und Peritonitis

Diagnose: Neben der charakteristischen Anamnese und der klinischen Symptomatik mit tastbarem Tumor, Ileus und blutigem Schleimabgang ist die weitere Diagnostik eine Domäne der Ultraschalluntersuchung. Im Ultraschall findet sich als charakteristisches Zeichen das sog. Zielscheibenphänomen mit Doppelkokarde bei axialem Auftreffen des Ultraschalls. Bei der Röntgen-Kontrastmitteluntersuchung ist wasserlösliches Kontrastmittel zur Vermeidung einer Bariumperitonitis bei eventueller Perforation obligat. Das Kontrastmittel bleibt an der Spitze des Invaginats stehen und zeigt dann charakteristische Bilder wie Kokarde, Becher- oder Sprungfederform.

Therapie: Wird die Diagnose frühzeitig gestellt, und reicht die Anamnese weniger als 24 Stunden zurück, kann ein *konservativer Repositionsversuch* des Invaginats unternommen werden. Hierbei wird mit einem Kontrastmitteleinlauf oder einer pneumatischen rektalen Insufflation mit einem Druck von maximal 100 cm Wassersäule das Invaginat vorsichtig unter Röntgenkontrolle reponiert. Der Versuch wird abgebrochen, wenn das Kontrastmittel oder die Luft Anschluß an den Dünndarm gewinnt oder nach zehnminütiger Dauer keine Änderung im Röntgenbild festzustellen ist.

Gelingt die pneumatische oder Kontrastmittelreposition nicht, so besteht die Indikation zur *Operation*. Hierbei wird der eingestülpte Darm von aboral nach oral zurückmassiert (Hutchinson-Handgriff). Erholt sich der Darm nach Desinvagination nicht, läßt er sich durch zu starke Verzögerung der Operation nicht reponieren oder rupturiert er beim Repositionsversuch, so ist bei etwa 5 % der Patienten eine Resektion mit primärer End-zu-End-Anastomose notwendig. Liegt ein Meckel-Divertikel als Ursache der Invagination vor, wird dieses mitversorgt.

Die konservative Therapie gelingt je nach Anamnesedauer in etwa 70 % der Fälle. In etwa 10 % werden Rezidive beobachtet, die bei den operativen Fällen etwa 3 bis 5 % betragen. Die Letalität liegt unter 1 %.

1.2.3 Malrotation und Volvulus

Vorkommen: Bei der intrauterinen Entwicklung des Kindes kommt es im Fetalleben zu einer physiologischen Drehung des Darmes gegen den Uhrzeigersinn um 180 Grad. Diese Drehung kann in jedem Stadium der Entwicklung sistieren. Man unterscheidet die Nonrotation und die Malrotation I und II.

Bei der *Nonrotation* wurde die Drehung des Darmes in einem Winkel bis zu 90 Grad unterbrochen. Als Folge findet sich der direkte Übergang des Duodenums in das Jejunum ohne das normalerweise Abtauchen des Zwölffingerdarms in das Retroperitoneum. Das Zökum liegt in diesen Fällen dann meist im linken Unterbauch, weswegen bei einer Operation in diesen Fällen eine Appendektomie durchgeführt werden sollte, um spätere Fehldiagnosen einer eventuellen linksseitigen Appendizitis zu vermeiden. Häufig findet sich diese Art der Fehlbildung in Kombination mit Zwerchfelldefekten und Omphalozelen.

Bei der *Malrotation I* zeigt sich ein Stillstand der Darmdrehung nach einem Winkel von 180 Grad. Das Zökum findet sich im rechten Oberbauch vor den Dünndarmschlingen; eventuell vorhandene Ladd-Bänder können zusammen mit den Mesenterialgefäßen zu einer Stenose des Zwölffingerdarms führen.

Bei der *Malrotation II* kommt es nach normaler Darmdrehung von 90 Grad gegen den Uhrzeigersinn zu einer Drehung der Nabelschleife im Uhrzeigersinn von etwa 90 bis 180 Grad, so daß der Dünndarm vor dem Dickdarm zu liegen kommt.

Bleibt bei normaler Darmdrehung gegen den Uhrzeigersinn von 270 Grad die embryonale Verwachsung des Mesokolons des Colon ascendens mit dem Retroperitoneum aus, entsteht ein *Coecum mobile*. Bei weiterer Ausprägung dieser Fehlbildung kann es zu einem *Mesenterium commune* kommen, d.h., Dünn- und Dickdarm haben einen relativ schmalen Mesenterialstiel, in dem als gemeinsame Gefäße die A. und V. mesenterica superior verlaufen. Durch das Ausbleiben der Verklebung des Mesokolons mit dem Colon ascendens kann dieses sich zusammen mit dem Dünndarm um seine gemeinsame Gefäßachse verdrehen. Charakteristischerweise vollzieht sich diese Drehung immer im Uhrzeigersinn. Zunächst findet sich eine Abflußbehinderung im Sinne einer venösen und lymphatischen Stase, bei weiterer Ausprägung sind dann auch die versorgenden Arterien betroffen. Geschieht dies in einer relativ frühen Phase der Entwicklung, kommt es zu einem sog. Apple-peel-Syndrom mit eventuell assoziierten Dünndarmatresien. In diesem Zusammenhang müssen auch die *inneren Hernien* gesehen werden, die durch mangelnde embryonale Verwachsungen des Colon ascendens oder descendens entstehen können. Alle derartigen Formen begünstigen eine *Volvulusbil-*

dung. Hierbei dreht sich der Darm um seine mesenteriale Achse und behindert so seine eigene Gefäßversorgung. Bei verzögerter Diagnosestellung kann dies über das Darmwandödem bis zur Nekrose und Gangrän des Darmes führen.

Die *Symptome* reichen je nach Zeitpunkt der Zuweisung von galligem Erbrechen über kolikartige Schmerzen und Ileusattacken bis zum Vollbild des Schocks bei über längere Zeit unerkanntem Volvulus. Jedoch können Rotationsanomalien auch bis ins Erwachsenenalter völlig symptomlos bleiben und erst im Rahmen einer Untersuchung aus anderer Indikation als Zufallsbefund diagnostiziert werden.

Diagnostik: Neben der relativ unspezifischen Symptomatik und Anamnese kommt in erster Linie dem Ultraschall beim Vorliegen eines Volvulus Bedeutung zu. Hier findet sich als Charakteristikum das sog. Radspeichenphänomen. Auch im Röntgenbild können neben den Zeichen eines Ileus in der Nativaufnahme die relative Luftleere der übrigen Darmabschnitte hinweisend sein. Bei der Aufnahme mit wasserlöslichem Kontrastmittel findet sich je nach Anomalie eine abnorme topographische Lage des Dünndarms.

Therapie: Die absolute Operationsindikation stellt der bloße Verdacht auf das Vorliegen eines *Volvulus* dar. Die operative Strategie wird durch die vorliegende Erkrankung bestimmt. Wichtig ist die Durchgängigkeit des Duodenums. Beim Vorliegen eines Volvulus bestimmt die Zeitdauer und das Ausmaß der Mikrozirkulationsstörung das operative Vorgehen. Erholt sich der Darm nach Detorsion nicht adäquat, muß im gangränösen Abschnitt eine Resektion vorgenommen werden. Die weitere Therapie richtet sich nach dem Ausmaß des gleichzeitig vorhandenen Schocks. Bei ausgedehnter Resektion besteht die Gefahr des Kurzdarmsyndroms.

Eine *Malrotation* sollte nicht durch nachträgliche Drehung in die normale anatomische Form gebracht werden, sondern wird bei inkompletter Drehung in die Nonrotation übergeführt. Da hierbei die Appendix meist in dem linken Unterbauch zu liegen kommt, ist eine Appendektomie obligat (siehe oben).

1.2.4 Bridenileus

Nach vorausgegangener Peritonitis, z.B. bei nekrotisierender Enterokolitis, kann es zur Ausbildung von Verwachsungssträngen kommen. Auch das Meckel-Divertikel kann nach Entzündung Ausgangspunkt einer Bride sein, oder die mangelhafte Zurückbildung des Ductus omphaloentericus führt zu einer strangartigen Verbindung zwischen dem Meckel-Divertikel und dem Nabel, die sich bei entsprechender Darmdrehung zu einem Passagehindernis entwickeln kann.

Die operative *Therapie* besteht in einer Durchtrennung der Bride.

1.2.5 Hypertrophische Pylorusstenose (Pylorospasmus)

Vorkommen und Pathogenese: Bei der hypertrophischen Pylorusstenose handelt es sich um die häufigste Obstruktion des Intestinaltrakts im Kindesalter. Sie kommt bei ca. drei von 1000 Neugeborenen vor. In 80% handelt es sich um Knaben. Ursächlich wird eine degenerative Veränderung der Ganglienzellen des Plexus myentericus angenommen, die eine Hypertrophie des Magenpförtners zur Folge hat.

Symptome: Charakteristischerweise beginnt die Symptomatik mit schwallartigem Erbrechen in der 2. bis 4. Lebenswoche. Nach längerem Bestehen der Symptomatik kommt es zu starker Dehydratation und Elektrolytverschiebungen, die zur Hypokaliämie führen können. Durch den permanenten Verlust von sauren Valenzen kommt es zur metabolischen Alkalose. Hautturgor und Fettreserven unter der Haut gehen zurück, wodurch die Haut deutlich faltig wird und ein mißmutiger Gesichtsausdruck resultiert. Im Extremfall sind die Augen haloniert und die Fontanellen durch die Dehydratation eingesunken. Manchmal läßt sich durch die Bauchdecke ein olivengroßer Tumor im Pylorusbereich tasten.

Diagnostik: Neben der geschilderten Symptomatik, die bereits in den meisten Fällen zur richtigen Diagnose führt, kann die Ultraschalluntersuchung den verlängerten, stark hypertrophierten Pylorusmuskel darstellen. Die weiterführende Röntgenuntersuchung ist nur bei unklarem Ultraschallbefund erforderlich. Hier kommt dann der dilatierte Magen mit Impression des Antrumlumens und stark verzögerter Entleerung zur Darstellung. In der Laboruntersuchung lassen sich eine hypochlorämische Alkalose sowie eine Hypokaliämie nachweisen.

Differentialdiagnostisch ist Erbrechen, das bereits in den ersten Lebenstagen auftritt und bei dem Blut beobachtet werden kann, verdächtig auf eine bestehende Hiatushernie. Weiterhin kann auch eine präpapilläre Duodenalatresie zu Erbrechen ohne Gallebeimengung führen. Außerdem müssen funktionelles Erbrechen durch Infektionen oder zerebrale Ursachen sowie das adrenogenitale Syndrom, das bei ähnlicher Symptomatik auch zu Salzverlusten führt, in Erwägung gezogen werden.

Therapie: Nach erfolglosem konservativem Therapieversuch mit häufigen kleinen Mahlzeiten, dünnflüssiger Milch und Spasmolytika ist nach entsprechender Therapie des Säure-Basen-Haushalts und dem Ausgleich von Elektrolytverlusten die Operation indiziert. Hierbei wird nach Anlegen einer etwa 2 cm langer querer Oberbauchinzision die Pylorusmuskulatur nach dem Verfahren von Weber-Ramstedt bis auf die letzte Faser stumpf durchtrennt. Beim Übergang zum Duodenum ist die Verletzungsgefahr der Schleimhaut besonders groß, da sich die Duodenalschleimhaut hauchdünn an die hypertrophierte Pylorusmuskulatur anlagern kann.

Komplikationen: Bei der intraoperativen Perforation der Schleimhaut wird diese und die darüberliegende Muskulatur mit Nähten verschlossen und an einer anderen Stelle der Pyloruszirkumferenz die Muskulatur erneut gespalten. Ebenso selten sind Nachblutungen oder Vernarbungen möglich, die zu einem Zweiteingriff zwingen können.

Prognose: Die Letalität bei dieser Erkrankung liegt deutlich unter 0,5 %. Bei unkompliziertem operativem Verlauf kann die orale Ernährung nach sechs bis acht Stunden wieder aufgebaut werden.

1.3 Megarektum und Megakolon

Die Begriffe Megarektum und Megakolon haben zunächst nur einen deskriptiven Charakter. Diesem morphologischen Befund können mehrere unterschiedliche Ursachen zugrunde liegen, die in ihrer Kausalität erst diagnostiziert werden müssen, um eine für das Kind adäquate Therapie zu gewährleisten.

Diagnostik: In der *Anamnese* sind intermittierender Subileus, chronische Obstipation und Überlaufinkontinenz wesentliche Hinweise.

Bei der *klinischen Untersuchung* finden sich in den meisten Fällen neben einem dilatierten, aufgeblähten Abdomen oft appendizitisähnliche Schmerzen, jedoch im gesamten Unterbauch. Bei der rektalen digitalen Untersuchung, die bei Fissuren wegen zu starker Schmerzen nicht durchführbar ist, zeigen sich eingedickte Stuhlmassen. Das *Röntgenbild* mit Kontrastmitteleinlauf, das bei nicht entleertem Darm durchgeführt werden sollte, zeigt neben der Megasierung der Darmabschnitte auch die Ausdehnung des Befunds sowie einen eventuellen Kalibersprung.

Zur weiteren Diagnostik bei nachgewiesener Megasierung gehört die *Elektromanometrie des Enddarms.* Mit dieser Methode kann eine objektive Beurteilung von Innervations- und Kontraktionsstörungen erfolgen. Neben der Länge der Hochdruckzone wird der Ruhedruck, der maximale Willkürdruck und der mittlere Dauerdruck gemessen. Die intrarektale Volumenapplikation ermöglicht die Bestimmung der Perzeptionsschwelle, der Compliance und die Beurteilung des Dehnungsreflexes. Neben der peristaltischen Aktivität kann auch der intrasphinktäre Druckanstieg beim Hustenversuch wesentliche funktionelle Hinweise liefern.

Die histologische und histochemische Diagnostik von *Saugbiopsien der Rektumschleimhaut* ist ein wichtiger Untersuchungsgang zur Differentialdiagnose. Die Biopsien werden oberhalb der Linea dentata entnommen und zur Acetylcholinesterase-Aktivitätsbestimmung histochemisch untersucht. Der Nachweis einer vermehrten Acetylcholinesteraseaktivität in der Lamina propria der Schleimhaut spricht für einen Morbus Hirschsprung. Rektumbiopsien, die bis in die Submukosa reichen müssen und in 1, 3 und 9 cm Höhe gewonnen werden, dienen zum histologischen und histochemischen Nachweis einer neuronalen intestinalen Dysplasie. Hier findet sich im Gegensatz zum Morbus Hirschsprung im wesentlichen eine Vermehrung der Ganglienzellen.

1.3.1 Morbus Hirschsprung (Aganglionose)

Vorkommen und Pathogenese: Diese Erkrankung findet sich in einer Häufigkeit von 1:4000 Geburten in den westlichen Ländern. Neben einer familiären Häufung wird ein Überwiegen des männlichen Geschlechts in der Relation 4:1 beobachtet.

Ursächlich wird bei dieser Fehlbildung eine mangelhafte Einwanderung von Ganglienzellen in die Darmwand angenommen, die im Embryonalleben von oral nach aboral erfolgt. In der 12. Schwangerschaftswoche ist diese Entwicklungsphase im Normalfall abgeschlossen. In der weiteren Entwicklung wandern die Nervenzellen aus dem Plexus myentericus (Auerbach) in den Plexus submucosus (Meißner). Wird diese Entwicklung zu einem bestimmten Zeitpunkt unterbrochen, so bleiben die weiter aboral liegenden Darmabschnitte aganglionär. Dadurch wird die Tatsache erklärbar, daß immer die distalen Darmabschnitte bei dieser Erkrankung mitbefallen sind. So finden sich neben der Minimalausprägung mit ultrakurzem Segment Formen, die nur das Rektum betreffen, solche, die das Rektum und Sigma betreffen oder die vom Rektum bis zur linken Flexur reichen und solche, die als subtotalkolische Formen bezeichnet werden und die rechte Flexur nach oral überschreiten. In der Literatur sind ebenfalls Fälle bekannt, in denen die Aganglionose auch, je nach Ausprägung, den Dünndarm oder sogar im Extremfall den gesamten Verdauungstrakt betrifft.

Im aganglionären Segment wird durch eine gesteigerte parasympathische Innervation die Muskulatur zu einer Art Dauerkontraktion veranlaßt. Deswegen zeigt sich hier auch im Röntgenbild eine Engstellung und bei der Funktionsdiagnostik mit Ultraschall, Druckmessung oder Endoskopie eine fehlende Peristaltik. Das hieraus resultierende funktionelle Hindernis hat einen Aufstau in den oralen Darmabschnitten zur Folge. Der normal innervierte Darm hypertrophiert und versucht, durch gesteigerte Kontraktionsaktivität die Stenose zu überwinden. Beim Übergang vom gesunden zum hypo- bis aganglionären Darmabschnitt entsteht so der im Röntgenbild sichtbare Kalibersprung. Bleibt die Erkrankung über längere Zeit undiagnostiziert, so kann der orale, normal innervierte Darm so weit dilatieren, daß sich im Zusammenhang mit der Stase des Darminhalts eine ischämische Enterokolitis mit konsekutiver Ruptur entwickeln kann.

Bei versäumter Diagnose sterben 20% der Kinder im Säuglingsalter.

Symptome: Die beschriebenen pathophysiologischen Besonderheiten erklären auch die klinische Symptomatik: Schon unmittelbar nach der Geburt kann ein verzögerter Mekoniumabgang den ersten Hinweis auf das Vorliegen einer Hirschsprung-Erkrankung bieten. Im weiteren Neugeborenenalter oder beim Übergang zu künstlicher Nahrung zeigen sich dann die Symptome der chronischen Obstipation mit Darmsteifungen, aufgetriebenem Abdomen, Stuhl- und Windverhalt sowie Erbrechen. Eine eventuell entstehende Diarrhö ist auf die bakterielle Zersetzung des Darminhalts oder eine beginnende ischämische Enterokolitis hinweisend.

Diagnostik: Für den erfahrenen Untersucher bietet bereits der erhöhte Sphinktertonus bei der rektalen Untersuchung erste Hinweise auf das Vorliegen einer Aganglionose. Oftmals kann man beobachten, wie der Stuhl unter hohem Druck explosionsartig entleert wird. Mit den beschriebenen instrumentellen, histochemischen und röntgenologischen Methoden kann die Diagnose eine Aganglionose mit hoher Sicherheit gestellt werden.

Differentialdiagnostisch sind die chronische Obstipation, die neuronale intestinale Dysplasie, das sog. Small-left-colon-Syndrom und das symptomatische Megakolon abzugrenzen.

Die *Therapie* besteht in der chirurgischen Resektion des aganglionären und des angrenzenden dilatierten Segments. Hierbei sind verschiedene Verfahren möglich. Neben der endorektalen Durchzugsoperation nach Soave, dem retrorektalen Durchzug nach Duhamel und der tiefen Resektion nach Swenson hat sich die infraperitoneale supralevatorische Resektion nach Rehbein als Operationsverfahren etabliert. Hierbei wird ein schmaler aganglionärer Saum belassen, der die Notwendigkeit der späteren Bougierung oder Sphinkteromyotomie zur Folge haben kann. Dies bedeutet jedoch keine Abwertung im Vergleich zu den anderen Operationsmethoden, die ihrerseits methodisch bedingte Probleme aufwerfen können.

Bei Säuglingen mit Ileus, manifester Enterokolitis oder schlechtem Allgemeinzustand und bei Früh- oder Mangelgeborenen sollte auf eine primäre Anastomosierung verzichtet werden; hier empfiehlt sich die Anlage einer *temporären Hautbrückenkolostomie* im Bereich der rechten Flexur, wenn der Kalibersprung im Röntgenbild aboral diagnostiziert wurde. Die definitive operative Versorgung erfolgt dann in einem Alter von einem halben Jahr oder wenn ein Gewicht von 5000 bis 6000 g erreicht ist. Da durch die entlastende Kolostomie der Kalibersprung zum Zeitpunkt der definitiven Versorgung meist aufgehoben ist, ist eine intraoperative histologische Schnellschnittuntersuchung der vor der definitiven Resektion entnommenen Darmwandbiopsien obligat. Das ultrakurze Hirschsprung-Segment mit einer Ausdehnung von 1 bis 2 cm läßt sich durch eine Sphinkteromyotomie befriedigend therapieren.

1.3.2 Neuronale intestinale Dysplasie

Vorkommen und Pathogenese: Die neuronale intestinale Dysplasie (NID) kommt in Verbindung mit anderen Erkrankungen der Darminnervation, z. B. beim Morbus Hirschsprung oral der Aganglionose, oder autonom vor. Bei gleicher Geschlechtsverteilung findet sich eine familiäre autosomale Dominanz bei der Vererbung.

Die *Ursache* liegt in einer Reifungsstörung der Nervenzellen, die in einer Fehlbildung des Plexus submucosus enden.

Im Gegensatz zum Morbus Hirschsprung kann bei dieser Erkrankung eine *lokalisierte* von einer *disseminierten Form* unterschieden werden. Es kann somit der an einer Stelle lokalisierte erkrankte Darmabschnitt in unmittelbarer Nachbarschaft von zwei gesunden Abschnitten gelegen sein. Oder es können sich im anatomischen Verlauf gesunde und erkrankte Darmabschnitte nacheinander abwechseln.

Des weiteren werden *Typ A und B* unterschieden. Bei Typ A ist das sympathische System aplastisch oder hypoplastisch angelegt, während beim Typ B Fehlbildungen des parasympathischen Plexus submucosus gefunden werden; auch die klinische Symptomatik ist unterschiedlich. Bei Typ A zeigt sich in den meisten Fällen ein akuter Beginn im Neugeborenen- oder frühen Säuglingsalter mit einer Verzögerung beim ersten Mekoniumabgang, einer konsekutiven Ileussymptomatik mit durchfallartigen blutigen Stühlen bis hin zur Darmperforation. Der Typ B setzt im 2. Lebenshalbjahr ein mit chronischer Obstipation und Megasierung des Enddarms.

Diagnostik: Neben dem Röntgenbild mit Kontrasteinlauf ist die Sonographie des Enddarms nach Einlauf von kontrastgebenden Partikeln für den Ultraschall und einem intrarektalen Druck von etwa 20 cm Wassersäule aufschlußreich. Hier können neben hypo- und amotilen Bewegungsphasen des Rektums auch Spasmen und Dyskoordination gefunden werden. Bei der Elektromanometrie des Enddarms finden sich neben verstärkten anorektalen Fluktuationen und vermindertem Ruhedruckprofil auch Sphinkterrelaxationen, die keinen Zusammenhang mit dem Füllungsdruck des Rektums erkennen lassen. Differentialdiagnostisch muß bei der NID in erster Linie der Morbus Hirschsprung und die chronische Obstipation abgegrenzt werden.

Die *Therapie* der NID ist beim *Typ B* zunächst konservativ. Durch Sphinkterdehnung, Einläufe, Laxanzien, medikamentöse Anregung der Peristaltik und Diät kann die Erkrankung meist beherrscht werden. Durch Ausreifung der Nervenzellen können sich die Symptome verlieren und das Krankheitsbild in einem Alter von drei bis vier Jahren verschwinden.

Bei Versagen der konservativen Therapie bei Typ B oder bei *Typ A* muß im oralwärts gelegenen nichtbefallenen Darmabschnitt eine Ileo- oder Kolostomie angelegt werden. Zu einem späteren Zeitpunkt kann dann die definitive Resektion der funktionell ausgefallenen Darmanteile erfolgen.

1.3.3 Analstenose und Rektumstenose

Durch Operation oder Verletzung erworbene oder nicht diagnostizierte Stenosen des Rektums oder Sigmas können zu einem konsekutiven Rückstau des Darminhalts und somit zur Megasierung des Rektums oder sogar Kolons führen. Die zunächst reversible Hypertrophie und Dilatation der gesunden Darmabschnitte wird zu einem späteren Zeitpunkt irreversibel und führt unbehandelt zur Funktionslosigkeit mit manometrisch nachweisbarer Unfähigkeit, Druck oder Peristaltik aufzubauen. Wesentlich ist in diesem Zusammenhang die konsequente Nachuntersuchung von Kindern, die am Darm operiert sind, um derartige Schäden rechtzeitig zu erkennen und um die Ursache frühzeitig durch Dilatation, Bougierung oder Nachresektion behandeln zu können.

1.4 Entzündliche Darmerkrankungen

1.4.1 Nekrotisierende Enterokolitis

Vorkommen und Pathogenese: Die nekrotisierende Enterokolitis ist in ihrem Vorkommen sehr variabel. In der Literatur liegen die Angaben bei etwa ein bis zwei Erkrankungen auf 1000 Lebendgeborene. Die Erkrankung tritt in einigen Zentren gehäuft, in anderen periodenartig auf. Im besonderen Ausmaß sind Frühgeborene betroffen (siehe auch Kap. 24, Abschnitt 6.4.1). Als Ursache der Erkrankung werden einerseits ischämische Episoden vor, während oder nach der Geburt oder im Umfeld von Schock, Reanimationen oder Austauschtransfusionen gesehen. Andererseits werden Infektionen mit anaeroben Keimen als primär auslösende Ursache diskutiert. Auch wird eine zu frühe Fütterung als Ursache genannt. Angenommen wird, daß hierbei die zur Nahrungsresorption erhöhte Darmduchblutung nicht gewährleistet werden kann und so ein O_2-Mangel zur Ausprägung einer nekrotisierenden Enterokolitis führt.

Die *Symptome* beginnen meist vier bis fünf Tage nach dem hypoxischen Ereignis. Neben blutig-schleimigen Stühlen wird eine Auftreibung des Bauches, eventuell mit Rötung und Ödem gesehen. Die Kinder erbrechen gallig.

Diagnostik: Bei der Ultraschalluntersuchung des Abdomens fallen Gasblasen im Pfortaderkreislauf auf. Die Röntgen-Übersichtsaufnahme des Bauchraums zeigt bei entsprechender Ausprägung eine Pneumatosis intestini, d. h. eine Verbreiterung der Darmwand mit Einlagerung von Luft. Die Blutuntersuchungen ergeben die typischen Sepsiszeichen mit Thrombozytensturz und Erhöhung der CRP-Werte. Es finden sich eine Elektrolytverschiebung und eine metabolische Azidose.

Differentialdiagnostisch sind Dünndarmileus, Morbus Hirschsprung, Dyspepsie sowie Meningitis und Sepsis anderer Genese auszuschließen.

Therapie: Im Anfangsstadium der Erkrankung und in jedem Fall begleitend zu operativen Maßnahmen ist eine *konservative Therapie* indiziert. Neben absoluter Nahrungskarenz bei Entlastung des Gastrointestinaltrakts durch eine Magensonde kommt der Antibiotikatherapie besondere Bedeutung zu, bei Stabilisierung parenterale Ernährung und penible klinische Kontrolle durch Kinderchirurgen und Kinderarzt.

Die *Indikation zur Operation* ist gegeben, wenn sich freie Luft im Bauchraum nachweisen läßt. Auch bei lokalisierter Peritonitis mit tastbarer Resistenz und Erythembildung und bei klinischer Verschlechterung mit Azidose und Schock ist die unverzügliche Operation indiziert.

Die *operative Therapie* besteht in der Resektion gangränöser Darmabschnitte. Der Darm ist blaurot verfärbt, wobei sich alle Übergänge bis zur Darmgangrän finden lassen. Ebenso können sich Einblutungen in die Darmwand nachweisen lassen, die punkt- bis flächenartig ausgeprägt sein können. Die Resektionsenden werden als endständige Stomata aus dem Bauchraum ausgeleitet.

Die konservative Therapie mit Antibiose, parenteraler Ernährung und Nahrungskarenz ist auch *postoperativ* fortzuführen. Ein erneutes Auftreten der Erkrankung kann bei zu früher enteraler Ernährung festgestellt werden. Eine Wiederherstellung der intestinalen Kontinuität kann erst nach dem Abklingen der Entzündungszeichen erfolgen.

Die *Prognose* hängt multifaktoriell von der Progredienz der Erkrankung zum Zeitpunkt der Operation und der Gesamtsituation des Kindes ab.

1.4.2 Appendizitis im Neugeborenenalter

Vorkommen, Diagnostik und Symptome: Die Appendizitis kann in jedem Lebensalter vorkommen; eine besondere Häufung findet sich im Schulalter. Da die Diagnostik in den ersten beiden Lebensjahren erschwert ist, finden sich hier gehäuft Perforationen. Es muß also bei jeder akuten Schmerzsymptomatik im Bauchraum eine Appendizitis differentialdiagnostisch in Erwägung gezogen werden.

Symptomatisch für das Kindesalter ist der relativ rasche Verlauf, oftmals beginnend mit Appetitlosigkeit, Übelkeit und Erbrechen, wobei die Bauchschmerzen vor dem Erbrechen auftreten. Ebenfalls wird oft eine Schmerzwanderung vom Oberbauch in den rechten Unterbauch beschrieben. Als charakteristische Symptome finden sich Abwehrspannung mit Druckschmerz im rechten Unterbauch und ein kontralateraler Loslaßschmerz mit positivem Psoaszeichen. Als Korrelat des Loslaßschmerzes haben die Kinder zur Schmerzentlastung das Bein im Hüftgelenk angebeugt. Unabdingbar ist die rektale digitale Untersuchung; hier findet sich eine Druckschmerzhaftigkeit im Douglas-Raum.

Neben diesen typischen Konstellationen gibt es jedoch auch bei retrozökal liegender Appendix oder bei veränderten anatomischen Bedingungen, z. B. infolge von Malrotation oder bei von Netz abgedeckter Entzündung, *atypische Verlaufsformen* und atypische Symptome bei der klinischen Untersuchung. Auch bei der perforierten Appendix findet sich ein breites Spektrum von klinischen Befunden; dieses kann vom akuten Abdomen mit Schock und diffuser Bauchdeckenspannung bis hin zu relativ blanden Stadien imponieren.

Bei den *Laboruntersuchungen* sind kleines Blutbild und der Urinbefund zum Ausschluß einer Pyurie ausschlaggebend. Beim Blutbild finden sich in den allermeisten Fällen eine Leukozytose mit Linksverschiebung, höhere Leukozytenwerte ab etwa 20000 sind häufiger bei einer Enteritis zu beobachten. Eine Erythrozyturie schließt eine Appendizitis nicht aus. Nach vorausgegangenen Virusinfektionen (z. B. Masern) kann eine Leukozytose bei akuter Appendizitis wegen einer Immunschwäche fehlen.

Differentialdiagnose: Bei den abdominellen Erkrankungen finden sich neben der bereits erwähnten Enteritis die Lymphadenitis mesenterialis, das Meckel-Divertikel, die akute Obstipation, Nephritis und Harnwegsinfektionen sowie -konkremente, Nabelkoliken, entzündliche Erkrankungen des Respirationstrakts mit

Otitis und Angina, Meningitis und Coxarthritis. Aber auch ein entgleister Diabetes mellitus kann eine akute Bauchsymptomatik vortäuschen, ebenso der Morbus Crohn des Kindesalters, der jedoch mit rezidivierenden Bauchschmerzen und blutig-schleimigen Stühlen und Analfissuren einhergeht. Hier sollte die weitere Diagnostik über Endoskopie mit Stufenbiopsie erfolgen.

Präoperative Maßnahmen: Die wichtigsten Maßnahmen bei perforierter Appendix beinhaltet die Schockbehandlung mit Infusion, Bekämpfung der Dehydratation und umgehender Antibiotikagaben gegen Anaerobier und gramnegative Keime.

Weitere präoperative Untersuchungen wie Sonographie werden in der Literatur unterschiedlich beurteilt. Gesichert scheint die Sonographie in ihrem differentialdiagnostischen Wert gegenüber der Invagination und der Volvulusbildung. Die Abdomenübersichtsaufnahme ist nicht obligat, in den allermeisten Fällen überflüssig. Bei der Appendizitis ist eventuell ein Kotstein nachweisbar.

Operationstechnik: Die konventionelle Behandlung der Appendizitis erfordert einen Wechselschnitt im rechten Unterbauch, der in den allermeisten Fällen eine genügende Exposition der erkrankten Region zuläßt. Besteht bei diffuser Peritonitis und entsprechender weiterer Symptomatik der Verdacht auf eine perforierte Appendizitis, so ist in Ausnahmefällen auch die mediane Laparotomie wegen der besseren Übersicht indiziert. Bei unauffälligem Lokalbefund soll das terminale Ileum auf eine Länge von ca. 80 cm revidiert werden, da hier manchmal auch das Vorliegen eines Meckel-Divertikels Ursache der Beschwerden sein kann. Dieses wird dann in gleicher Sitzung reseziert. Beim Mädchen ist die Inspektion des inneren Genitales obligat, da hier auch eine stielgedrehte Ovarzyste, eine Adnexitis oder eine Salpingitis die Ursachen der Beschwerden sein können; letztere sind in der Neugeborenenperiode allerdings bedeutungslos. Oftmals finden sich auch Lymphknotenschwellungen. Hier sollte dann jeweils ein Lymphknoten für die bakteriologische und histologische Untersuchung gewonnen werden. Zusätzlich ist zum Ausschluß einer Yersiniose eine serologische Untersuchung erforderlich.

1.5 Tumoren im Neugeborenenalter

1.5.1 Steißteratom

Vorkommen: Das sakrokokzygeale Teratom hat seinen Ursprung in den omnipotenten Zellen des Blastoporus oder Hensen-Knotens. Am Ende des Steißbeins stoßen bei der embryonalen Entwicklung alle drei Keimblätter zusammen. Es besteht immer ein Kontakt des Tumors zum sog. Primitivknoten. Der Tumor weist meist zystische Anteile auf, die sich bis zur Kindskopfgröße entwickeln können, und besteht aus Derivaten aller drei Keimblätter. Zwei Fünftel aller Teratome sind in der Steißbeinregion lokalisiert. Vier Fünftel sind bei Diagnosestellung gutartig, entarten aber beim Ausbleiben einer adäquaten Therapie mit zunehmendem Alter maligne.

Diagnostik: Die Diagnosestellung ist bei großen Befunden einfach und wird meist schon vom Gynäkologen durch präpartale Ultraschalluntersuchungen im Mutterleib gestellt.

Bei Röntgenaufnahmen kann die Darstellung von Zähnen oder anderen meist rudimentär angelegten Knochen als Hinweis für das Vorliegen eines Teratoms gewertet werden. Um kleinere Teratome diagnostizieren zu können, ist bei der klinischen Untersuchung die digitale rektale Untersuchung obligat. Kontrastmitteluntersuchungen des Rektums und der ableitenden Harnwege und Angiographien können insbesondere bei maligne entarteten Steißteratomen wesentliche Hinweise für die operative Therapieplanung geben. Im Kernspintomogramm können die genauen Beziehungen des Tumors zu seiner Umgebung und insbesondere zur Levatormuskulatur dargestellt werden, die durch das Tumorwachstum meistens verdrängt und ausgedünnt ist.

Bei malignen Teratomen, die einen Dottersackanteil aufweisen, ist das Alpha-1-Fetoprotein (AFP) im Harn erhöht und kann im postoperativen Verlauf als Tumormarker bei eventuellen Residuen oder Rezidiven dienen.

Die *operative Therapie* muß in den ersten Lebenstagen erfolgen, da mit einem viertel Jahr bereits zwei Drittel aller Teratome maligne entartet sind. Sie besteht im Prinzip in der Exstirpation des Tumors mit Resektion des Steißbeins, da hiervon Rezidive ausgehen könnten. Bei besonders ausgedehnten Befunden ist eine Ausweitung des Eingriffs auf eine Laparotomie einzuplanen.

Komplikationen entstehen durch die Ruptur der dünnwandigen und somit leichtverletzlichen Teratomhülle. So kann es durch akzidentelle Verletzung bei der Geburt oder durch Dekubitusentwicklung zur massiven Blutung von arrodierten Gefäßen kommen.

Die *Prognose* ist abhängig vom Zeitpunkt und der Radikalität der Operation. Wegen des oben beschriebenen Zusammenhangs mit der zunehmenden Malignität muß möglichst früh operiert werden.

1.5.2 Neuroblastom

Vorkommen, Lokalisation, Symptome, Einteilung: Das Neuroblastom nimmt seinen Ausgang von den embryonalen sympathischen Neuroblasten des Nebennierenmarks oder den Ganglien des Sympathikus. Dementsprechend findet die Tumorausbreitung zu 70% im Retroperitoneum, zu 20% im hinteren Mediastinum und in wenigen Fällen im Bereich des Halses paravertebral. In den meisten Fällen tastet sich ein Tumor im Bereich des Oberbauchs, auch werden die Patienten erstmalig durch die Metastasierung in Lymphknoten, die Leber oder den Knochen auffällig. Im Spätstadium finden sich Lidhämatome und Knochenschmerzen. 70% aller Neuroblastome manifestieren sich in den ersten vier Lebensjahren. Im frühen Säuglingsalter wird eine hohe Rate an spontanen Regressionen beobachtet.

Neurologische *Symptome* können durch mechanischen Druck des sanduhrförmig wachsenden Tumors im Bereich der Foramina intervertebralia oder innerhalb des Spinalkanals entstehen. Weiterhin finden sich ataktische Symptome im Sinne von Opsomyoklonien und chronischer, durch Hormonwirkung hervorgerufener Durchfall. Ebenfalls sind isolierte Hepatomegalien und Hauttumoren beschrieben.

Bei der Klassifikation sind Einteilungen nach Evans, Hughes und nach dem TNM-System üblich.

Stadien nach Evans:
I   Tumor auf Ursprungsorgan beschränkt, komplett resezierbar
II Tumor überschreitet die Mittellinie nicht, jedoch kontralateraler Lymphknotenbefall möglich; keine Fernmetastasen; Tumor eventuell auch mit mikroskopischen Resten resezierbar
III Tumor überschreitet die Mittellinie; regionale Lymphknoten beiderseits beteiligt; bei der Resektion makro- oder mikroskopische Reste; keine Fernmetastasen
IV Tumor mit Fernmetastasen
IVS Patienten des klinischen Stadiums I oder II, jedoch mit Haut- und/oder Leber- und/oder Knochenmetastasen, aber ohne Osteolysen (nur bei Säuglingen)

Hughes-Einteilung nach Histologietypen mit zunehmender Malignität:
I   Mischbild mit undifferenzierten Zellen und reifen Ganglienzellen
II Mischbild aus undifferenzierten Zellen und einigen Zellen mit partieller Differenzierung in Ganglienzellen
III undifferenziertes kleinzelliges Tumorgewebe

Diagnostik: Oft fallen die Kinder erst durch die meist asymmetrische Vorwölbung der Bauchwand auf. Bei den anderen Patienten, die in einem früheren Stadium der Erkrankung zugewiesen werden, wurde der Tumor entweder durch Screening-Untersuchung des Windelharns auf Vanillinmandelsäure oder durch Ultraschalluntersuchung entdeckt.

Zur *bildgebenden klinischen Diagnostik* gehört neben der Sonographie auch die Computertomographie bzw. die Magnetresonanztomographie. Die Röntgenübersicht des Thorax und metastasenverdächtige Skelettabschnitte werden mit konventioneller Röntgentechnik aufgenommen. Bei der intravenösen Pyelographie können Verdrängungen des gleichseitigen Nierenbeckens und eventuelle Verkalkungen des Neuroblastoms festgestellt werden. Bei neurologischer Symptomatik kann eine Myelographie bzw. Schichtaufnahme der Foramina intervertebralia angezeigt sein. Szintigraphisch können Skelett- und Lebermetastasen nachgewiesen werden.

An *Laboruntersuchungen* sind neben dem Blutbild auch Blutsenkungsgeschwindigkeit und Harnstatus durchzuführen. Die Gesamtzahl der Leukozyten kann im Stadium IV als prognostischer Faktor angesehen werden. LDH kann als Tumormarker dienen, ebenso Ferritin und neuronenspezifische Enolase. Im 24-Stunden-Urin finden sich unterschiedliche Erhöhungen der Vanillin- und Homovanillinmandelsäure und von Dopa, Dopamin, Adrenalin, Noradrenalin und anderen Katecholaminmetaboliten.

Die *Therapie* des Neuroblastoms sollte stadienspezifisch erfolgen. In zunehmendem Maße kommt hierbei der *präoperativen konservativen Therapie* ein immer höherwerdender Stellenwert zu. In vielen Fällen läßt sich präoperativ eine immense Tumorreduktion erzielen, die oft dazu führt, daß bei der *Operation* kein vitales Tumorgewebe mehr nachgewiesen werden kann.

Die *postoperative Therapie* ist nur sinnvoll in Zusammenarbeit mit einem Zentrum für pädiatrische Onkologie. Die Effektivität der Chemotherapie kann durch Überschreitung der Myelotoxizitätsgrenze und konsekutive autologe oder allogene Knochenmarktransplantation auf eine Heilungschance von 25 bis 50% angehoben werden.

1.5.3 Wilms-Tumor (Nephroblastom)

Vorkommen: Beim Wilms-Tumor handelt es sich um eine maligne Neoplasie, die von der Niere ausgeht und aus fehlerhaft differenziertem embryonalem Mischgewebe besteht. Es ist die dritthäufigste maligne Erkrankung nach Leukämie und neurogenen Tumoren und kommt am häufigsten zwischen dem 1. und 6. Lebensjahr vor.

Die Metastasierung erfolgt entweder regionär in die benachbarten Lymphknotengruppen oder vor allem hämatogen in die Lunge, Leber und Hirn.

Symptome: Meistens fällt den Eltern oder dem behandelden Arzt eine tastbare Geschwulst im Oberbauch auf. Oft sind auch Appetitlosigkeit, Erbrechen und Gewichtsverlust, seltener Hämaturie und Bauchschmerzen zu beobachten. Selten besteht eine Assoziation mit Aniridie, Exomphalos-Makroglossie-Gigantismus-Syndrom und Hemihypertrophie.

Die *Einteilung* erfolgt nach der SIOP-(International Society of Pediatric Oncology-)Klassifikation:

Stadium I   einseitiger Tumorbefall, Nierenkapsel intakt, vollständig resezierbar
Stadium II einseitiger Tumorbefall, Nierenkapsel *nicht* intakt, vollständig resezierbar
Stadium III Tumor nicht vollständig resezierbar, peritoneale oder paraaortale Lymphknotenmetastasen, Tumor *biopsiert(!)* oder prä- bzw. intraoperativ rupturiert
Stadium IV hämatogene Fernmetastasen in Lunge, Leber, Skelettsystem, ZNS oder anderen Organen
Stadium V   beidseitiger syn- oder metachroner Tumorbefall

Diagnostik: Die heftige Palpation muß besonders bei ausgedehnten Tumoren unterlassen werden, da hier absolute Rupturgefahr besteht, die die Prognose drastisch verschlechtert. Aus den gleichen Gründen ist eine *präoperative Biopsie des Tumors zu unterlassen!* Die präoperative klinische Diagnostik beinhaltet neben der Blutdruckmessung und Blutwerten (Senkung, Blutbild, Leber- und Nierenwerte, Creatinin-Clearance, Elektrolyte, Gerinnungsstatus) auch Urinuntersuchungen (Mikrobiologie, Glucose- und Eiweißausscheidung) und das EKG.

Im wesentlichen beruht die Diagnostik auf den *bildgebenden Verfahren* mit Ultraschall, Computertomographie und Kernspintomographie. Hierbei können ein- oder beidseitiger Befall, regionäre Lymphknoten, die Tumorkapsel und angrenzende Organe sowie eventuelle Lebermetastasen, Lungen- oder Skelettmetastasen weiter abgeklärt werden. Neben der konventionellen Aufnahme der Lunge sind manchmal szintigraphische Untersuchungen oder Angiographien erforderlich.

Die eigentliche *Stadienbestimmung* erfolgt während der Operation und die pathohistologische Untersuchung am *vorher nicht biopsierten* Operationspräparat.

Differentialdiagnostisch muß der Wilms-Tumor von anderen Nierengeschwülsten, Hydronephrosen und Zystennieren sowie anderen Tumoren, die in ähnlicher Lokalisation vorkommen können, wie Neuroblastomen, Teratomen oder der Splenomegalie abgegrenzt werden.

Nur die *chirurgische Therapie* hat Aussicht auf radikale Entfernung des Primärtumors. Nach heutiger Erkenntnis soll bei allen Nephroblastomen eine präoperative Chemotherapie zur Größenverkleinerung des Tumors angestrebt werden. In den Stadien I bis III wird angestrebt, die postoperative Bestrahlung zu vermeiden. Im Stadium IV wird neben der Chemotherapie auch die operative Entfernung von Solitärmetastasen angestrebt. Liegt das Stadium V vor, wird wie in den anderen Stadien nach präoperativer Chemotherapie die Niere mit dem größeren Tumoranteil reseziert und die mit dem kleineren Tumoranteil teilreseziert.

Zu den gefürchteten *Komplikationen* gehört die prä- oder intraoperative Ruptur im ursprünglichen Stadium I oder II. Hierdurch wird die Prognose des Stadiums III erlangt.

Die *Prognose* konnte beim Wilms-Tumor wie bei keinem anderen Tumor durch die Kombination aus Operation, Chemo- und Radiotherapie verbessert werden. Insgesamt liegen die Heilungschancen bei etwa 80%, im Stadium V (beidseitiger Befall) bei über 70% und im Stadium IV (primär metastasierter Tumor) liegt die Überlebensrate nach 7,5 Jahren Beobachtungszeit noch bei 50%.

1.6 Erkrankungen der Bauchwand

1.6.1 Leistenbruch

Häufigkeit und Vorkommen: Die kindliche Inguinalhernie gehört zu den häufigsten operationspflichtigen Erkrankungen im Kindesalter. Leistenbrüche werden bei etwa 3 bis 4% aller Kinder diagnostiziert. Mit etwa 90% sind die Knaben häufiger betroffen als die Mädchen. Ebenso findet sich mit 60% eine Bevorzugung der rechten Seite, nur bei 15% aller Hernien ist eine beidseitige Ausprägung erkennbar. Besonders häufig tritt der Leistenbruch bei Frühgeborenen und im Säuglings- und Kleinkindesalter auf.

Einteilung, Pathogenese und Klinik: Die indirekte Inguinalhernie entsteht durch die mangelhafte Obliteration des Processus vaginalis nach dem Descensus der Gonaden und entspricht einer Ausstülpung des Peritoneums in den Leistenkanal entlang dem Samenstrang beim Knaben oder dem Lig. teres uteri beim Mädchen. Im Bruchsack finden sich beim Knaben wie beim Mädchen Omentum maius oder Dünn- und Dickdarmschlingen oder auch ab und zu die Appendix. Beim Mädchen können Ovar oder die Tuben in den Bruchsack prolabiert sein.

Direkte Hernien und *Femoralhernien* sind im Kindesalter selten. Bei der direkten Hernie wölbt sich der Bruchsack mit seinen peritonealen Ausstülpungen medial der epigastrischen Gefäße etwa in Höhe des äußeren Leistenrings vor die Faszie.

Bei inkarzerierten oder *eingeklemmten Hernien* läßt sich der Bruchsackinhalt nicht mehr in die Bauchhöhle reponieren. Differentialdiagnostisch zur Hydrozele ist der Inhalt mehr von teigiger, nicht jedoch prallelastischer Konsistenz wie bei der Hydrozele. Bei wiederholten Repositionsmanövern können die in den Bruchsack eingeklemmten Organe ödematös anschwellen und den Einklemmungsmechanismus zu einem Circulus vitiosus werden lassen. Infolge der immer stärkeren Ödementwicklung kommt es zur Mikrozirkulationsstörung im entsprechenden Organ, das hierdurch ischämisch geschädigt werden kann. Deswegen *müssen wiederholte Repositionen von Leistenbrüchen in der Neugeborenenperiode und im Säuglingsalter unterlassen werden.* Absolute Spätzeichen für eingeklemmte Hernien sind Erbrechen oder rektaler Blutabgang infolge massiver Darmschädigung bei verzögerter Diagnosestellung.

Läßt sich der Leistenbruch bei der ärztlichen Untersuchung nicht feststellen, liegen aber verläßliche Angaben der Eltern vor über Schwellungen in der Leistenregion, die besonders bei Erhöhung des Bauchinnendrucks, also beim Schreien, Husten oder Pressen auftreten, so ist diesen Angaben nachzugehen. Manchmal findet sich das sog. Silk-Phänomen, bei dem sich beide Bruchsackwände über dem Samenstrang verschieben lassen.

Therapie: Da vor dem ersten halben Jahr die Einklemmungsgefahr am höchsten ist, sollte die *Operation* möglichst nicht längere Zeit hinausgeschoben werden. In geübter Hand ist die Leistenhernienoperation ein kurzer, nahezu gefahrloser Eingriff, der bei entsprechendem sozialen Umfeld durchaus ambulant bzw. in einer Tagesklinik durchgeführt werden kann.

Ein *eingeklemmter, irreponibler Leistenbruch* stellt eine dringliche Operationsindikation dar. Besteht gleichzeitig ein Hodenhochstand, so wird dieser bei der Leistenbruchoperation mitkorrigiert werden, da durch die postoperativ entstehenden Verwachsungen und Vernarbungen ein weiterer Deszensus unmöglich werden kann. In einer Sitzung können beidseitige Leistenbrüche operiert werden, eine prophylaktische Revision der Gegenseite sollte jedoch nicht durchgeführt werden.

Im Gegensatz zur Operationstechnik beim Erwachsenen muß bei der *operativen Technik im Kindesalter* die spezifische Neigung zu Ödemen im Gewebe beachtet werden. Neben der Präparation des Bruchsacks, der an seiner Basis in Höhe des inneren Leistenrings mit Durchstichligatur versorgt und abgetragen wird, besteht die Operation in der Rekonstruktion der Vorderwand des Leistenkanals. Eine Fasziendopplung oder Bassini-Techniken sind beim Kind nicht indiziert. Dadurch wird eine bessere Durchblutung im Bereich des Leistenkanals gewährleistet und Mikrozirkulationsstörungen bis hin zu Hodenatrophien vermieden. Bei inkarzerierten Hernien, die sich auch in Narkose und Relaxation nicht reponieren lassen, ist zunächst auch der innere Leistenring zu erweitern. Manchmal ist hierzu die laterale Inzision der Bauchwandmuskulatur erforderlich. Danach sollte vom Erfahrenen die Erholungstendenz der eingeklemmten Organe abgewartet und beurteilt werden. Besteht die Indikation zur Darmresektion, sollte diese über eine getrennt durchgeführte Laparotomie mit der Möglichkeit zur Beurteilung des übrigen Darmes durchgeführt werden.

1.6.2 Hydrozele

Bei der Hydrocele funiculi spermatici handelt es sich um eine Duplikatur des Bauchfells, ähnlich wie beim Leistenbruch. Im Gegensatz zum Leistenbruch besteht der „Bruchsackinhalt" jedoch aus Peritonealflüssigkeit. Zur Bauchhöhle kann ein rudimentärer mikroskopisch kleiner Verbindungskanal bestehen geblieben sein, über den es zur temporären Füllung oder langsamen Entleerung des Hydrozeleninhalts kommen kann.

Bei der *klinischen Untersuchung* zeigt sich bei der Palpation im Gegensatz zum Leistenbruch eine prallelastische Konsistenz. Die Diaphanoskopie ist positiv.

Therapie: Die Indikation zur Hydrozelenoperation sollte im ersten Lebensjahr nur sehr zurückhaltend gestellt werden. Sie beschränkt sich meist auf sehr ausgeprägte, eventuell sogar monströs erscheinende Befunde, bei denen durch direkten Druck auf das Hodengewebe im Falle einer Hydrocele testis das Organ gefährdet erscheint. Im Falle einer Hydrocele funiculi spermatici können die an der Hydrozelenwand verlaufenden Gefäße im Bereich an der Kante des äußeren Leistenrings komprimiert werden und so zu Mikrozirkulationsstörungen des sich entwickelnden Hodens führen. Bei allen anderen Hydrozelen besteht innerhalb des ersten Lebensjahrs eine große Tendenz zur spontanen Rückbildung.

Kontraindiziert ist der Punktionsversuch, da er keine kausale Therapie darstellt. Darüber hinaus ist die Methode mit einer hohen Rezidivquote behaftet, da es in den seltensten Fällen gelingt, die Hydrozele vollständig zu entleeren und so ein Verkleben der Peritonealblätter der Hydrozelenwand zu erreichen. Gelingt dies nicht, kann entweder über einen auch mikroskopisch kleinen offenen Processus vaginalis Peritonealflüssigkeit aus dem Bauchraum nachfließen oder von den nicht verklebten Wänden der Hydrozelenwand, die ebenfalls aus peritonealem Gewebe bestehen, nachgebildet werden. Zudem besteht bei der Punktion die Infektionsgefahr mit eitriger Orchitis und Hodennekrose sowie die Gefahr der direkten Verletzung des Ductus deferens mit der Punktionsnadel, der dabei seine Transportfähigkeit verlieren kann.

Hat sich die Hydrozele bis zum *Vorschulalter* nicht spontan zurückgebildet, so sollte die Indikation zur Operation gestellt werden. Hierbei wird, ähnlich wie bei der Leistenbruchoperation, der Kanal zur Bauchhöhle aufgesucht und unterbunden. Kleinere Hydrozelen können in toto exzidiert werden, bei großen genügt die partielle Resektion der Hydrozelenwand um sezernierendes Peritonealgewebe zu minimieren. Die restlich entstehende peritoneale Flüssigkeit wird vom umgebenden Gewebe resorbiert, und das oberflächliche sezernierende Epithel verwächst mit dem umgebenden Gewebe.

1.6.3 Maldescensus testis

Definitionen und Vorkommen: Kryptorchismus, Leistenhoden, Retentio testis, Maldescensus testis und Hodenhochstand sind synonym gebrauchte Begriffe. Wichtig ist die *Abgrenzung zum Pendelhoden,* der keine Operationsindikation darstellt. Ein Pendelhoden liegt durch eine verstärkte Kremasterkontraktion oder bedingt durch Begleithernien zu einem Drittel der Zeit außerhalb des Skrotalfachs. Beim eigentlichen Kryptorchismus liegt der Hoden in etwa 20 % im Leistenkanal und in 5 % im Bauchraum. Bei der *Hodenektopie,* die in 75 % vorkommt, findet er sich am äußeren Leistenring epifaszial nach lateral umgeschlagen. Seltene Lokalisationen sind am Oberschenkel oder im Bereich der Perinealregion.

Diagnostik: Bei der *klinischen Untersuchung* findet sich ein leeres, bei einseitigem Befund im Vergleich zur Gegenseite deutlich hypoplastisches Skrotum, in dem nie ein Hoden zu tasten war. Bei der weiteren Untersuchung wird der Leistenkanal von kranial-lateral nach kaudal-medial ausgestrichen, um einen möglicherweise im Leistenkanal befindlichen Hoden tasten zu können.

Findet sich hierbei und in den anderen ektopischen Positionen kein Hoden, so kann die *Ultraschalluntersuchung* der Bauchwand und des retroperitonealen Raumes weitere diagnostische Hinweise liefern. Weitere bildgebende Untersuchungsmöglichkeiten bestehen in der Kernspintomographie.

Bei Ineffizienz der nichtinvasiven Verfahren kann durch *laparoskopische Untersuchung* ein Hoden im Bereich des physiologischen Deszensuswegs entlang der Spermatikagefäße aufgefunden oder ein intersexuelles Genitale gefunden und histologisch gesichert werden (siehe auch Bd. 1, Kap. 9). Nur in weniger als etwa 3 % besteht eine Anorchie. Nach vorangegangener Leistenbruchoperation kann es durch narbige Verziehungen zum sekundären Hodenhochstand gekommen sein.

Therapie: Die *konservative Hormontherapie* hat nur bei nicht voroperierter Leistenregion Aussicht auf Erfolg. Ebenso ist sie bei Hodenektopie und bei Kryptorchismus in der Pubertät kontraindiziert.

Die *operative Therapie* ist nach erfolgloser konservativer Therapie, beim sekundären Hodenhochstand, bei der Kombination mit einer Leistenhernie, jenseits der Pubertät, bei sekundäraszendiertem Hoden oder bei übermäßigen Kremasterkontraktionen, bei denen der Hoden fast ausschließlich in ektoper Position liegt, indiziert. Bei der Operation wird der Leistenkanal eröffnet, die Samenstranggebilde unter sorgfältiger Schonung des Ductus deferens und der Gefäße mobilisiert und die zur Verkürzung des Samenstrangs beitragenden Kremasterfasern durchtrennt. Gleichzeitig vorhandene Leistenbrüche werden versorgt und der Hoden nach Rekonstruktion des Leistenkanals im Skrotum fixiert.

Die erfolgreiche Behandlung (falls konservativ nicht möglich, dann operativ) sollte *bis zum Ende des 2. Le-*

bensjahrs abgeschlossen sein. Das Fortbestehen der Erkrankung über das 3. Lebensjahr hinaus führt zu einem zunehmenden, etwa 50fach erhöhten Risiko der degenerativen Sklerosierung des Hodengewebes.

Da die Malignitätsrate durch die Behandlung nicht nachweislich verändert wird, sind bis ins Erwachsenenalter weitere (Selbst-)Kontrollen erforderlich.

1.7 Bauchwanddefekte

1.7.1 Gastroschisis

Hierbei handelt es sich um eine Spaltbildung der ventralen Bauchwand von unterschiedlicher Größe. Da im ventralen medialen Bereich der Bauchwand auch das Peritoneum fehlt, entwickelt sich kein Bruchsack. Die Organe des Bauchraums prolabieren somit bereits im intrauterinen Leben frei und haben Kontakt mit dem Fruchtwasser, das den Fetus umgibt. Die vorgefallenen Organe, je nach Größe der Spalte Dünndarm, Dickdarm, Magen oder Milz, zeigen dann nach der Geburt Fibrinauflagerungen. Ein wesentliches Problem besteht darin, daß sich wegen der prolabierten Organe das Volumen der Bauchhöhle nicht adäquat entwickelt und postpartal die außerhalb des Bauchraums liegenden Organe in der zu klein angelegten Bauchhöhle keinen ausreichenden Platz finden. Infolge von Abknickungen des Darmes intrauterin oder während des Transports kann es zu Durchblutungsstörungen und Nekrosen kommen.

Diagnostik: Durch die Schwangerschaftsuntersuchungen gelingt heute in den allermeisten Fällen dem Gynäkologen die Diagnose *in utero* (siehe auch Bd. 4, Kap. 22, Abschnitt 1.2.1.3).

Therapie: Die *Entbindung* sollte nach Diagnosestellung in einem Zentrum erfolgen, in dem Mutter und Kind von einem Team aus Gynäkologen, Neonatologen, Kinderchirurgen und Kinderanästhesiologen betreut werden können. Unter diesen Voraussetzungen läßt sich bei dieser Erkrankung die Überlebenswahrscheinlichkeit auf über 90% anheben.

Unmittelbar nach der Entbindung, die im Idealfall vom Neonatologen begleitet wird, soll nach Legen einer Magensonde, Absaugen des Magens und Intubation die außerhalb des Bauchraums gelegenen Eingeweide mit Fettgazeverbänden zur Vermeidung von Verklebungen und Verhinderung von Unterkühlung, die durch die Verdunstungskälte beim Abdecken mit feuchten Kompressen auch im Inkubator entstehen kann, versorgt werden. Das Kind kann dann bis zum Thorax in einen sterilen Kunststoffbeutel eingewickelt werden. Durch seitliche Lagerung, Vermeidung von Zug, Druck oder Torsion am Darm sollte das Kind nach entsprechender Stabilisation der dringlichen *Operation* zugeführt werden.

1.7.2 Omphalozele

Pathophysiologie und Klinik: Bei der Omphalozele liegt ein mangelhafter Verschluß der physiologischen Nabelschnurhernie vor. In den Bruchsack, der aus Amnion und Peritoneum besteht, sind Eingeweide prolabiert. Es werden kleine bis kindskopfgroße Omphalozelen beobachtet, in die mehr oder weniger große Anteile von Organen des Bauchraums prolabiert sein können. Es fehlt ein Hautüberzug des Bruchsacks, weswegen Darmabschnitte oder Teile der Leber im durchscheinenden Bruchsack beobachtet werden können. Bei rupturierten Bruchsäcken besteht ebenso wie bei der Gastroschisis Infektionsgefahr.

Bei Kindern mit Omphalozelen finden sich häufig auch *weitere assoziierte Fehlbildungen,* nach denen beim operativen Eingriff gesucht und die dabei mitkorrigiert werden müssen, z.B.:

- Atresien des Darmes, die mit Wiederherstellung der enteralen Passage durch End-zu-End-Anastomose oder Anlage von Stomata behandelt werden müssen
- assoziierte Zwerchfelldefekte, die in der gleichen Operation verschlossen werden
- ein persistierender Urachus, der reseziert werden sollte
- ein Ductus omphaloentericus, der ebenfalls operativ entfernt wird

Therapie: Bei der *Operation* wird die Omphalozelenhülle im Hautniveau abgetragen, eventuelle assoziierte Fehlbildungen korrigiert und der Bruchsackinhalt, die eventrierten viszeralen Organe, nach Dehnen der Bauchdecke in die Bauchhöhle reponiert. Da je nach Bruchsackgröße und Ausmaß der prolabierten Darmschlingen ein großes Mißverhältnis zwischen Angebot an Bauchraum und den unterzubringenden Organen bestehen kann, empfiehlt sich während und nach der Operation die Messung des intraabdominellen Druckes, der bei geschlossener Faszie 20 cm Wassersäule nicht überschreiten darf. Kann diese Bedingung bei direktem Faszienverschluß nicht eingehalten werden, so muß zur Bauchraumerweiterung ein Faszien-Patch interponiert werden.

1.7.3 Zwerchfelldefekt

Beim angeborenen Zwerchfelldefekt sind Abdominalorgane in den Thoraxraum verlagert. Häufig findet sich eine assoziierte Lungenhypoplasie auf der betroffenen Seite. Der reine Zwerchfelldefekt unterscheidet sich von der Zwerchfellhernie, die von den klinischen Symptomen her gleich ist, durch das *Fehlen eines Bruchsacks*. Dieser wird vom Peritoneum oder von der Pleura visceralis gebildet. Es werden vier verschiedene *Lokalisationen* unterschieden:

- lumbodorsal (Bochdalek, 78%, meist links)
- zentral (10%)
- lateral (6%)
- anterior (Larrey-Spalte, 6%)

Die Größe des Defekts kann zwischen wenigen Zentimetern und der völligen Aplasie des Zwerchfells schwanken. Beidseitige Zwerchfellaplasien sind in der Literatur beschrieben. Meist liegt jedoch ein Defekt mit erhaltenem zentralem und dorsalem Saum vor.

Diagnostik und Symptome: Bei den meisten Kindern wird heute die Diagnose schon *pränatal* anläßlich einer Schwangerschafts-Vorsorgeuntersuchung gestellt (siehe auch Bd. 4, Kap. 19, Abschnitt 1.2.2).

Ist der Befund unentdeckt geblieben, zeigt sich *beim Neugeborenen* eine Dyspnoe, die rasch zur Zyanose und Tachykardie führen kann. Auf der Seite des Zwerchfelldefekts fällt eine paradoxe Atmung auf. Das Abdomen des Neugeborenen erscheint wegen der in den Thoraxraum verlagerten Organe kleiner als bei einem gesunden Kind und liegt unterhalb des Niveaus des knöchernen Thorax.

Bei der *Auskultation* finden sich abgeschwächte bis fehlende Atemgeräusche auf der betroffenen Seite, manchmal Darmgeräusche. Mit postpartal zunehmender Luftfüllung des Gastrointestinaltrakts kommt es zur Volumenvermehrung in den entsprechenden Darmschlingen, die dann zu einem vermehrten Raumbedarf führen. Dieser soll zu einer Kompression der Lunge auf der gesunden Seite führen und gleichzeitig durch eine Abknickung der unteren Hohlvene zu einer Beeinträchtigung der Hämodynamik. Weiterhin wird der oft beobachtete Rückfall in die fetale Zirkulation für eine zunehmende Verschlechterung mit Atemnotsyndrom und Schocksymptomatik verantwortlich gemacht (Abb. 25-5).

Bei der *Röntgen-Übersichtsaufnahme des Thorax* finden sich bei linksseitiger Erkrankung luftgefüllte Darmschlingen und eine Mediastinalverlagerung nach

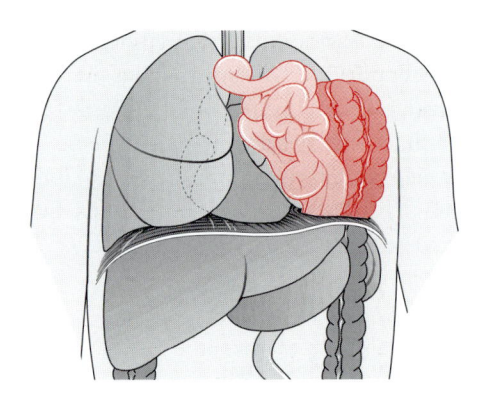

Abb. 25-5 Angeborener Zwerchfelldefekt mit Enterothorax.

rechts. Bei Defekten der rechten Seite ist die Leber oder Teile davon in den Thorax prolabiert und führt hier in der Röntgenaufnahme zu einer entsprechenden Verschattung.

Therapie: Bei *präpartal bekannter Zwerchfelldefektbildung* sollte die Mutter in ein Zentrum mit adäquaten gynäkologischen, kinderchirurgischen und intensivmedizinischen Einrichtungen überwiesen werden, um eine Gefährdung durch unnötig langen Transport zu vermeiden.

Die Intubation ist die wichtigste Maßnahme *beim Neugeborenen*. Die Maskenbeatmung ist bei Zwerchfelldefekten streng kontraindiziert, da sie die Luftfüllung des Intestinaltrakts verstärken würde. Die O_2-Zufuhr und die permanente Entleerung des Magens durch die Magensonde sind präoperativ zu gewährleisten.

Bei der *Operation* wird die mediane Laparotomie als Zugangsweg bevorzugt, um eventuelle assoziierte Fehlbildungen des Gastrointestinaltrakts erkennen und mitbehandeln zu können. In der überwiegenden Zahl der Fälle kann der Zwerchfelldefekt direkt durch Naht der als Muskelsaum ausgeprägten Ränder verschlossen werden. Gelingt dies nicht, so können Muskelplastiken oder Patch-Plastiken mit Kunststoffmaterial Anwendung finden. Das Wesentliche hierbei ist, daß die durch das Zwerchfell führenden Strukturen, insbesondere die untere Hohlvene, nicht abknicken, wodurch eine untere Einflußstauung entstehen könnte.

Bezüglich der Lunge können prinzipiell zwei unterschiedliche *intraoperative Befunde* beobachtet werden: Im einen Fall dehnt sich die durch die abdominalen Organe komprimierte Lunge bereits intraoperativ durch die künstliche Beatmung auf ihr normales Maß aus. Hierbei kann es durch die rasch ablaufende Größenzunahme zu einem relativen Volumenmangel im Kreislauf kommen, weil ein bedeutsamer Teil des zirkulierenden Blutes in die sich ausdehnende Lunge fließt. Dieser relative Volumenmangel ist durch den Anästhesisten auszugleichen. Im anderen Fall dehnt sich die Lunge nicht oder nur unzureichend aus. Hier darf in keinem Fall durch Einlage einer Thoraxdrainage und starken Sog versucht werden, eine Volumenzunahme der Lunge zu erzwingen.

Intraoperative Probleme: Als unerwünschter Effekt kann die Verlagerung des Mediastinums zur erkrankten Seite und als Folge davon eine Abknickung der unteren Hohlvene mit Einflußstauung resultieren. Eine eingelegte Thoraxdrainage darf allenfalls nur mit minimalem Sog zur Entfernung von Sekreten aus dem Thoraxraum eingelegt werden.

Nach der Reposition der zunächst intrathorakal gelegenen Eingeweide in eine zu klein angelegte Bauchhöhle kann ein Platzmangel entstehen, der den direkten Verschluß der Bauchhöhle unmöglich macht. Hierbei ist besonders wichtig, daß der Verschluß des Bauchraums nicht durch gewaltsame Repositionsmanöver erzwungen wird. Dabei kann es nämlich zu Zwerchfellhochstand mit Auswirkungen auf den Atemmechanismus und durch die intraabdominelle Druckerhöhung zu Flußstörungen in den Gefäßen der Abdominalorgane kommen. Der intraabdominelle Druck sollte 20 cm Wassersäule nicht überschreiten. Falls unter diesen Bedingungen ein direkter Bauchdeckenverschluß nicht möglich sein sollte, ist eine Patch-Erweiterung im Faszienniveau erforderlich. Die analoge Problematik findet sich beim Verschluß des Bauchraums bei anderen Fehlbildungen, wie z. B. Omphalozele oder Gastroschisis (siehe die Abschnitte 1.7.1 und 1.7.2).

Die *Prognose* hängt im wesentlichen davon ab, ob im postoperativen Verlauf die Lunge zunehmend die normale Oxygenierungs- und CO_2-Eliminierungsfunktion bei entsprechender Abnahme der mechanischen Ventilation aufnehmen kann. Kommt es durch Zunahme des pulmonalen Widerstands zu einem Rückfall in fetale Zirkulationsverhältnisse, kann eine extrakorporale Membranoxygenierung (ECMO) zur Entlastung der Lunge die Prognose verbessern (siehe auch Kap. 24, Abschnitt 5).

2 Erkrankungen des Thorax und des Bronchialsystems

2.1 Kongenitales lobäres Emphysem der Lunge

Vorkommen und Pathogenese: Betroffen sind ausschließlich Neugeborene. Ursächlich liegt der Erkrankung eine funktionelle Ventilbildung in einem oder mehreren Lobär- oder Segmentbronchien zugrunde. Knorpeldysplasien, Bronchusfehlbildungen, -schleimhautfalten oder -kompression von außen bewirken, daß die Luft in das entsprechende Segment oder den Lappen zwar eingeatmet werden kann, aber nicht mehr entweicht.

Symptome: Einige Stunden bis etwa vier Tage nach der Geburt entwickelt sich zunehmende Dyspnoe mit exspiratorischem Stridor und interkostalen Einziehungen. Bei den oft zyanotischen Säuglingen finden sich auf der betroffenen Seite ein abgeschwächtes Atemgeräusch und ein hypersonorer Klopfschall. Der Thorax ist überbläht und zeigt abgeschwächte Atemexkursionen. Der linke Ober- und rechte Mittel- bzw. Oberlappen sind am häufigsten betroffen.

Diagnostik: In der Röntgenaufnahme des Thorax findet sich eine Überblähung des betroffenen Lungenbereichs mit Verlagerung des Mediastinums zur Gegenseite und Atelektase des gleichseitigen gesunden Lungenabschnitts.

Differentialdiagnostisch sind angeborene Zwerchfelldefekte und kongenitale Lungenzysten und andere seltenere Fehlbildungen abzugrenzen.

Therapie und Prognose: Nach Diagnosesicherung ist die notfallmäßige Thorakotomie mit Resektion des betroffenen Lungenabschnitts indiziert. Die Prognose ist nach rechtzeitiger Operation gut.

2.2 Kongenitale Lungenzysten

Vorkommen und Pathogenese: Angeborene Zystenbildungen der Lunge können einzeln oder multipel vorkommen. Ein solitärer Befall oder Befall mehrerer Lappen bis zur gesamten einseitigen Lunge (Wabenlunge) ist möglich. Bronchogene Zysten entstehen bei der

Differenzierung des Respirationstrakts aus dem Darmrohr. Hieraus erklärt sich auch die Lokalisation, die entweder im Mediastinum oder im Lungenparenchym liegt, oft in Nähe zu Ösophagus und Trachea. Die Zysten sind mit Flimmerepithel ausgekleidet. Probleme können durch Kompressionswirkung auf die Luftröhre oder den Ösophagus entstehen.

Symptome: Häufig wird die Diagnose erst nach rezidivierenden Pneumonien gestellt. Ursächlich liegt hier meist eine Kommunikation zwischen Zysteninhalt und dem Bronchialsystem zugrunde. Ähnliche Symptome wie beim angeborenen lobären Emphysem kann durch die Verdrängung gesunder Lungenabschnitte entstehen.

Diagnostik: Die Thoraxröntgenaufnahme in zwei Ebenen führt meist schon zur Diagnose der Zyste, die sich bei Infektion mit einem Flüssigkeitsspiegel zeigt. Weiteren Aufschluß kann die Computertomographie oder die Kernspintomographie bringen. Die Kommunikation zwischen Zyste und Bronchialsystem kann eventuell mit Bronchographie oder Bronchoskopie nachgewiesen werden.

Differentialdiagnostisch sind das kongenitale Emphysem, Bronchiektasen, Zwerchfelldefekte und entzündungsbedingte Veränderungen abzugrenzen.

Therapie: Die operative Therapie besteht in der Resektion des befallenen Lungenabschnitts oder der Einzelzysten. Die Prognose nach kompletter Entfernung der Infektionsquellen ist gut.

2.3 Lungensequestration

Auch der Lungensequestration liegt ursächlich eine kongenitale Fehlbildung zugrunde. Es findet sich ein Lungenabschnitt mit einer besonderen arteriellen Gefäßversorgung, die direkt aus der thorakalen oder abdominalen Aorta entspringt. Der venöse Abfluß kann über die Pulmonalvenen oder über die V. cava superior erfolgen. Das Parenchym des Sequesters kann entweder von normalem Lungengewebe umgeben sein und mit diesem einen gemeinsamen Pleuraüberzug aufweisen (intralobäre Sequestration) oder von einer gesonderten Pleura visceralis überzogen sein (extralobäre Sequestration). Häufig sind die Unterlappen betroffen. Extralobäre Sequester können auch infradiaphragmal lokalisiert sein.

Symptome: Rezidivierende Pneumonien bzw. anhaltende Hustenanfälle sind die wichtigsten klinischen Symptome.

Diagnostik: Das Röntgenbild zeigt oft nur unspezifische Veränderungen mit zystischen Aufhellungen, atelektatischen Veränderungen oder Veränderungen im Sinne eines Emphysems. Weitere Abklärungen können durch Bronchographie und die Kernspintomographie erfolgen. Nur angiographisch läßt sich der definitive Beweis durch die Darstellung der aberrierenden Gefäßversorgung erbringen.

Therapie: Die operative Therapie ist nach entsprechender Diagnostik indiziert. Wichtig ist hierbei zunächst die Versorgung der fehlangelegten Arterie. Danach wird der Sequester in toto exzidiert. Die Prognose ist dann gut.

2.4 Bronchiektasen

Als primäre Bronchiektasen werden angeborene, infolge fehlerhaft angelegter Bronchialwand entstandene zystische oder sackförmige Erweiterungen vor allem der Bronchioli 3. Ordnung verstanden. Primäre Bronchiektasen können familiär gehäuft auftreten. Als *Kartagener-Syndrom* wird ein Zusammentreffen von Situs inversus totalis, Bronchiektasen und chronischer Nasennebenhöhleninfektion bezeichnet.

Symptome: Husten und Auswurf sind die wesentlichsten klinischen Symptome bei den rezidivierenden Bronchopneumonien. Infolge der Hypoxie kann es bei lang anhaltendem Verlauf zu Wachstumsverzögerungen, Lippenzyanose, Uhrglasnägeln oder Trommelschlegelfingern kommen.

Die *Diagnose* wird bei klinischem Verdacht durch große Mengen eitrigen Bronchialsekrets mit *Bronchographie,* eventuell in Kombination mit der Bronchoskopie gestellt.

Die *konservative Therapie* versucht in erster Linie den Kreis: Infektion – Sekretstau – Schädigung der elastischen Elemente der Bronchialwand – erhöhte Infektionsgefahr zu unterbrechen. Die *operative Therapie* kann nur bei lokalisiertem Befall indiziert sein. Am häufigsten kommt eine Unterlappenresektion, eventuell die Entfernung des Mittellappens oder der Lingula in Betracht.

2.5 Pneumothorax

Pneumothorax und Spannungspneumothorax kommen im Kindesalter infolge von Traumen oder im Rahmen der Intensivbehandlung nach Reanimation oder längerer maschineller Beatmung vor. Seltener liegen die Ursachen bei der Ruptur einer Lungenzyste oder Emphysemblase, Bronchusfisteln oder sonstigen Fehlbildungen.

Symptome: Beim *geschlossenen Pneumothorax ohne Ventilmechanismus* kann das klinische Bild eher diskret ausgeprägt sein. Im Vergleich zur gesunden Seite ist das Atemgeräusch abgeschwächt oder aufgehoben. Manchmal sind die Kinder tachypnoisch und zyanotisch. Bei der Perkussion findet sich ein hypersonorer Klopfschall auf der erkrankten Seite.

Beim *Spannungspneumothorax* ist das klinische Bild durch schwere Atemnot und Zyanose gekennzeichnet. Durch den vorliegenden Ventilmechanismus kommt es mit jedem Atemzug zur Druckzunahme im Pleuraraum. Als Folge hiervon findet man eine Kompression der Lunge der gleichen Seite und eine Verlagerung des Mediastinums auf die Gegenseite. Die führt auch auf der nichtbetroffenen Seite zu einer Verminderung des Gasaustausches und insbesondere zu einer Abknickung der Hohlvenen und somit zu einer Verminderung des venösen Zuflusses zum Herzen. Es liegt hier ein lebensbedrohlicher Zustand vor, der sofortiger Behandlung bedarf.

Der offene Pneumothorax wird durch Trauma mit Perforation der Thoraxwand, manchmal auch der Bauchwand und des Zwerchfells, verursacht. Bei jeder Atembewegung treten Luft und mit Luft vermischtes, schaumiges Blut aus der Wunde aus und ein. Wird schaumiges Blut ausgehustet oder beim intubierten Patienten aus dem Tubus abgesaugt, so ist dies der Hinweis für eine innere Bronchusverletzung.

Beim *Pneumomediastinum* findet sich ein Hautemphysem zunächst im Bereich des Halses, das über eine Einflußstauung der oberen Hohlvene und Kompression der V. pulmonalis zum Schock führen kann.

Diagnostik: Die Röntgenaufnahme des Thorax zeigt die teilweise oder völlig kollabierte Lunge beim Pneumothorax, beim Spannungspneumothorax die Mediastinalverlagerung.

Therapie: Jeder Spannungspneumothorax muß sofort der chirurgischen Therapie zugeführt werden. Wenn vor Ort kein adäquates Schlauchsystem zu Verfügung stehen sollte, so muß dennoch zumindest der in der Pleurahöhle entstandene *Überdruck entlastet* werden. Dies gelingt jedoch auch beim Kind meist nicht mit den üblichen Punktionskanülen oder Verweilkathetern, weil deren Lumen zu klein ist. Es muß also durch einen Gegenstand mit größerem Durchmesser, der nicht kollabieren darf, oder durch gezielt durchgeführte Thorakotomie gewährleistet sein, daß der Überdruck effektiv abgebaut werden kann. In der Klinik wird eine dem Alter und der Größe des Kindes entsprechende Kunststoffdrainage in den Pleuraraum gelegt und diese über ein Auffanggefäß für Blut und Sekrete an eine Unterdruckleitung angeschlossen.

Beim *geschlossenen Pneumothorax* muß zunächst sichergestellt sein, daß kein Ventilmechanismus vorliegt. Handelt es sich nur um einen geringfügigen, sichelförmigen Luftsaum im Pleurabereich, so kann dieser von alleine resorbiert werden. In allen anderen Fällen muß auch hier eine Pleuradrainage angelegt werden.

Bei der Erstversorgung des *offenen Pneumothorax* ist zu beachten, daß durch einen luftdicht angelegten Verband ein Spannungspneu entstehen kann, der auf alle Fälle vermieden werden muß. In der Klinik wird dann der offene Pneumothorax unter Einlage einer entsprechenden Saugung in eine geschlossene umgewandelt.

26 Das Atemnotsyndrom: Prävention und Therapie

H. B. von Stockhausen

Inhalt

1	Einleitung und Definition	318	8	Diagnose	325
			8.1	Pränatale Diagnostik	325
2	Morphologische Entwicklung des Respirationstrakts bis zur Geburt	318	8.2	Postnatale Diagnostik	326
			8.3	Differentialdiagnose	327
3	Der Surfactant	319	9	Verlauf	327
3.1	Atemphysiologische Bedeutung	319			
3.2	Biochemie	320	10	Prävention	327
3.3	Physiologisches Zusammenwirken der Surfactant-Bestandteile	321	10.1	Prophylaxe mit Kortikosteroiden	328
			10.2	Weitere Möglichkeiten zur Prophylaxe	329
3.4	Regulation der Surfactant-Freisetzung	322			
			11	Therapie	330
4	Epidemiologie	323	11.1	Surfactant-Therapie	330
			11.2	Indikation, Dosierung und Methodik der Applikation von Surfactant	332
5	Pathophysiologie	323			
6	Pathologie	324	11.3	Surfactant-Substitution und Intensivtherapie	332
7	Klinik	325	12	Komplikationen und Prognose	333

1 Einleitung und Definition

Der Begriff Atemnotsyndrom leitet sich ursprünglich von den klinischen Symptomen der Atemnot bei einem Neugeborenen ab (siehe auch Bd. 6, Kap. 19). Wegen der Instabilität des noch zum Teil knorpeligen Thoraxskeletts ist eine Atemnot bei jeder Ventilationsstörung der Lunge des Neugeborenen viel eindrucksvoller als bei älteren Kindern und Erwachsenen. Schon lange ist bekannt, daß Frühgeborene in Abhängigkeit vom Grad der Unreife scheinbar ohne äußeren Anlaß sehr häufig bald nach Geburt das klinische Bild einer Atemnot entwickeln können. In Unkenntnis der Zusammenhänge nannte man dieses Krankheitsbild idiopathisches Atemnotsyndrom oder Respiratory-distress-Syndrom (iRDS).

Heute verstehen wir unter dem Atemnotsyndrom eine akute Erkrankung der Lunge während der ersten Lebensstunden und Tage, die als Folge eines primären Surfactant-Mangels bei gleichzeitig noch struktureller Unreife der Lunge bevorzugt bei Frühgeborenen auftritt. Man spricht daher auch vom Surfactant-Mangel-Syndrom, um das Krankheitsbild besser vom sekundär erworbenen Atemnotsyndrom (acquired oder acute Respiratory-distress-Syndrom = aRDS) abgrenzen zu können. Bezeichnungen wie Syndrom der hyalinen Membranen oder Hyaline Membrane Disease (HMD) sollten besser nicht mehr verwendet werden, da es sich um eine völlig unspezifische morphologische Diagnose des Pathologen bei verstorbenen Kindern handelt, die in gleicher Weise beim iRDS und dem aRDS gestellt werden kann.

In diesem Beitrag soll vom *Atemnotsyndrom des Frühgeborenen (iRDS)* die Rede sein, um dieses Krankheitsbild so weit wie möglich vom aRDS und anderen Atemstörungen abzugrenzen. Auch wenn die Sterblichkeit selbst bei sehr unreifen Frühgeborenen mit einem Atemnotsyndrom in den letzten Jahren stark zurückgegangen ist, ist der Anteil des iRDS an der Gesamtmorbidität von Frühgeborenen noch immer am höchsten.

2 Morphologische Entwicklung des Respirationstrakts bis zur Geburt

Einundzwanzig Tage post conceptionem ist die *primäre Lungenanlage* als ventrale entodermale Ausstülpung des primitiven Vorderdarms erstmalig nachweisbar. Durch Abschnürung dieser Anlage vom Ösophagus entsteht bereits sehr früh die Glottis, während gleichzeitig die Lungenknospe nach kaudal wächst und bis zur 6. Woche sich in die Haupt- und Segmentbronchien aufspaltet (Abb. 26-1). Abgesehen von der Entstehung der drei Hauptbronchien in der rechten Lunge erfolgt die weitere Aufteilung praktisch dichotom. Bis Ende der 16. Entwicklungswoche sind auf diese Weise bereits 16 bis 17 Bronchusgenerationen bis zu den Bronchioli terminales entstanden, während danach bis ins Erwachsenenalter nur noch weitere sechs bis sieben dichotome Teilungen stattfinden.

Die Lunge ist während der Fetalzeit in erster Linie ein *glanduläres Organ,* dessen Sekret an der Fruchtwasserbildung und seiner Zusammensetzung einen wichtigen Anteil hat. Die Sekretbildung erfolgt über eine aktive Chloridausscheidung und erreicht im III. Trimenon ein Maximum von 4 bis 6 ml/kg und Stunde [7].

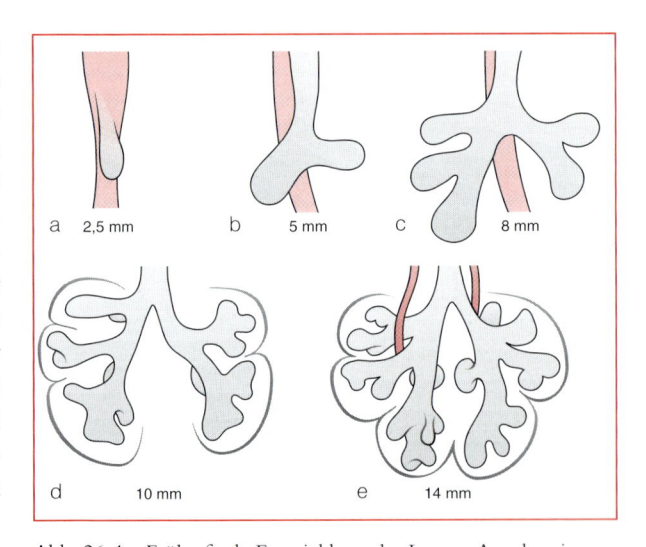

Abb. 26-1 Frühe fetale Entwicklung der Lunge; Angaben in mm = Länge des Embryos (modifiziert nach Krahl [20a]).
a) 3. Woche: Lungenknospe, b) 4. und c) 5. Woche: Entwicklung der Lungenlappen, d) 6. und e) 6,5 Wochen: Entwicklung der Segmentbronchien

Ab der 11. Entwicklungswoche lassen sich im Wechsel mit Apnoen bevorzugt im REM-Schlaf des Feten zwei Arten von *Atembewegungen* beobachten, und zwar eine hochfrequente Oszillation mit sehr geringem Tidal-Volumen (<1 ml) und ein relativ häufiger Schluckauf (maximale Zwerchfellkontraktion bei verschlossener Glottis) [19]. In Notsituationen kann auch eine tiefe Schnappatmung mit der Gefahr der Fruchtwasseraspiration auftreten. Die fetalen Atembewegungen dienen einerseits dem neuromuskulären Training. Andererseits werden durch sie zusammen mit der Ventilfunktion der Glottis der intrapulmonale Druck und das Lungenvolumen reguliert, was eine Voraussetzung für ordnungsgemäßes Wachstum und Differenzierung der fetalen Lunge ist. Daher ist es nicht überraschend, daß erhöhter Druck von außen auf den Thorax, wie z.B. bei einem Oligohydramnion, völlig fehlende Atembewegungen oder auch eine Stimmbandlähmung im II. Trimenon zu einer häufig nicht mit dem Leben zu vereinbarenden Lungenhypoplasie führen.

In der *ersten Entwicklungsstufe bis zur 16. Woche* sprechen wir vom glandulären Stadium der Lunge, wobei das Epithel noch ausschließlich zylindrisch ist. *Zwischen der 17. und der 24. Woche* folgt das sog. kanalikuläre Stadium, in dem bereits zwei bis drei Generationen der Bronchiolen entstanden sind. Die Bronchiolen und deren Azini sind bereits mit kubischem Epithel ausgekleidet und weisen eine vermehrte Kapillarisierung auf. Dennoch ist die Kontaktfläche zwischen respiratorischem Epithel und den Blutkapillaren noch so klein und damit die Möglichkeit zum Gasaustausch so insuffizient, daß zumindest bis zur 22. Gestationswoche ein Überleben des Feten praktisch unmöglich ist. Immerhin lassen sich aber schon ab diesem Zeitpunkt strukturell unterschiedliche Zellen im kubischen Epithel der Bronchiolen nachweisen, von denen einige bereits wie die späteren Typ-II-Pneumozyten Lamellenkörperchen besitzen. *Nach der 24. Woche* spricht man von der sakkulären Periode der Lunge, in der sich aus den Azini die Sakkuli als Vorläufer der Ductus alveolares entwickeln. In dieser Phase beginnen die zunächst noch kubischen Zellen der Sakkuli sich abzuflachen und in die späteren Typ-I-Pneumozyten umzuwandeln, wobei sie gleichzeitig einen engen Kontakt zu den aussprossenden Kapillaren gewinnen. Die eigentliche Umwandlung der terminalen Sakkuli zu Alveolen findet allerdings erst postnatal nach Belüftung der Lunge statt. Ca. 10 % der Oberfläche der Sakkuli und späteren Alveolen wird auch weiterhin durch kubische Zellen begrenzt. Diese Zellen fallen nunmehr durch zahlreiche Vakuolen und charakteristische Lamellenkörperchen auf. Es handelt sich um die Typ-II-Pneumozyten, die in ihrem endoplasmatischem Retikulum den für die spätere Atmung lebenswichtigen Surfactant synthetisieren und diesen in den Lamellenkörperchen speichern.

3 Der Surfactant

3.1 Atemphysiologische Bedeutung

Die Ausbildung von Alveolen mit abgeflachten Epithelien und einer ausreichenden Kapillarisierung ist die morphologische Voraussetzung für die postnatale Lungenatmung. Funktionelle Vorbedingung ist jedoch eine ausreichende Freisetzung von Surfactant. Auch ohne Surfactant vermag das Neugeborene durch die Kraft des intrauterin trainierten Zwerchfells Luft in die Alveolen einzusaugen und das Lungenwasser zu verdrängen. Doch nach Belüftung der Alveolen würden in den winzigen kugelförmigen Hohlräumen der Alveolen die von La Place erstmalig beschriebenen gewaltigen Oberflächenkräfte an der Luft-Wasser-Grenze entstehen, die desto größer sind, je kleiner der Radius einer Alveole ist. Zwangsläufig müßte es nach der Belüftung der Alveolen mit der ersten Ausatmung zu einem Alveolarkollaps kommen, der nun auch mit noch so großer Inspirationskraft von dem Neugeborenen nicht ohne weiteres zu überwinden wäre. Die Funktion des Surfactants besteht darin, das La-Place-Gesetz aufzuheben und die Oberflächenspannung an der Luft-Wasser-Grenze in der Alveole am Ende der Ausatmung auf Null abzusenken. Damit wird ein Alveolenkollaps am Ende der Ausatmung vermieden und zugleich einer erneuten Transsudation von Flüssigkeit in die Alveole entgegengewirkt. Somit ist der Surfactant bei Ruheatmung für die sog. funktionelle Residualkapazität (FRC) bzw. bei forcierter Exspiration für ein ausreichendes Residualvolumen in der Lunge verantwortlich.

3.2 Biochemie

Der Surfactant ist keine einheitlich definierte chemische Substanz, sondern ein kompliziertes Konglomerat von sehr unterschiedlichen Bestandteilen, die nur in ihrer Gesamtheit ihre volle Funktion entwickeln können. Die exakte Zusammensetzung kann nur relativ grob angegeben werden, da sie nicht nur vom Reifegrad bzw. dem Alter der Lunge, sondern auch von der Methode der Surfactant-Gewinnung abhängig ist (Tab. 26-1).

Hauptbestandteile des Surfactants sind die Phospholipide, von denen das Phosphatidylcholin (PC) und das Phosphatidylglycerin (PG) quantitativ und vor allem qualitativ die größte Bedeutung für die Funktion des Surfactants haben. PC und PG sind überwiegend mit je zwei Molekülen Palmitinsäure, PG zum Teil auch mit Ölsäure verestert. Dadurch besitzen die Gesamtmoleküle in charakteristischer Weise nebeneinander eine hydrophobe, apolare (im Bereich der Fettsäuren) und eine hydrophile, polare Komponente (Bereich des PC- und PG-Moleküls). Der hydrophile Teil des Phosphatidylcholins ist durch einen negativ geladenen Phosphorsäurerest und eine positiv geladene Trimethylammoniumgruppe gekennzeichnet, die beide nur durch zwei Methylgruppen voneinander getrennt sind (Abb. 26-2). Dadurch entsteht ein permanenter Dipol, der eine Grundvoraussetzung der biologischen Funktion und wichtiger Interaktionen mit Calciumionen und Surfactant-Proteinen ist. Die übrigen Phospholipide spielen dagegen nur eine untergeordnete Rolle. Zum Teil sind sie als Zwischenprodukte anzusehen, andererseits haben sie, zusammen mit PG, eine Bedeutung für den Aggregatzustand der Hauptkomponente des Surfactants, dem Dipalmitoylphosphatidylcholin,

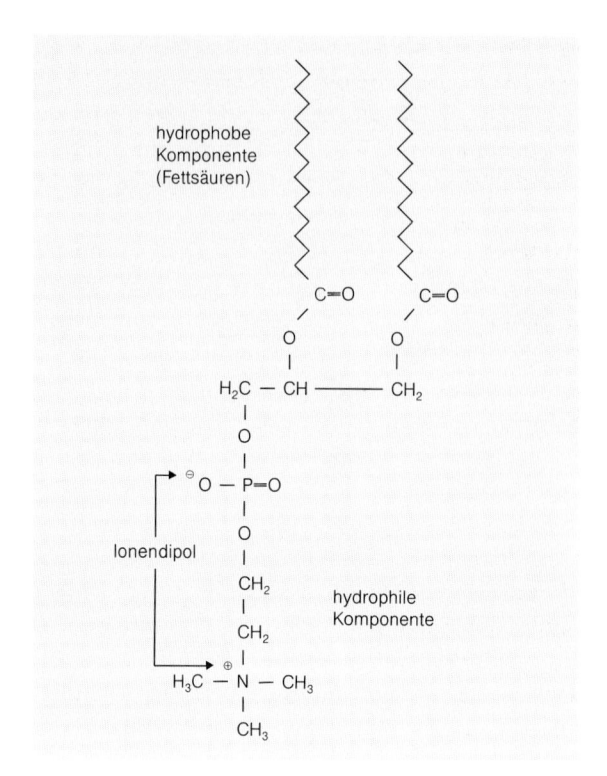

Abb. 26-2 Strukturformel des Dipalmitoylphosphatidylcholins.

das bei normaler Körpertemperatur sich in einem kristallinen Zustand befindet.

Erst mit Beginn der klinischen Anwendung von künstlichen Surfactant-Präparaten seit Anfang der 80er Jahre hat man sehr rasch die große Bedeutung der nur in geringer Menge nachweisbaren *Surfactant-Proteine* (Sp) erkannt. Bis heute sind die Proteine A, B, C und D bekannt, von denen jedoch nur Sp-A, Sp-B und Sp-C als absolut lungenspezifisch zu bezeichnen sind. Diese drei Proteine werden zusammen mit den Phos-

Tabelle 26-1 Zusammensetzung des durch Bronchiallavage gewonnenen Surfactants (nach Wauer [28])

90%	Lipide		
	davon: 5%	freie Fettsäuren und Triglyzeride	
	10%	Cholesterin	
	85%	Phospholipide	
		davon: 70%	Dipalmitoylphosphatidylcholin
		10–15%	Phosphatidylglycerin
			Phosphatidylinositol
			Phosphatidylserin
		ca. 15%	Phosphatidylethanolamin
			Phosphatidylmethylethanolamin
			Sphingomyelin und andere
ca. 8–10%	Proteine		
	davon: 70–80%	Serumprotein	
	20–30%	spezifische Surfactant-Proteine (Sp-) A, B, C, D	
ca. 2%	Kohlenhydrate		

Tabelle 26-2 Vergleich von Struktur und Funktion der Surfactant-Proteine (nach Beers und Fisher [6], Dilger et al. [9] und Wauer [28])

	Sp-A	Sp-B	Sp-C	Sp-D
Genkodierung (Chromosom)	10	2	8	10
Molekulargewicht des Primärproteins (kD)	28	42	21	
Molekulargewicht des Endproteins (kD)	36 (bis 700)	9–18	4–8	43
Aminosäuren (n)	228	79	36	318
Glykosylierung	ja	nein	nein	ja
Palmitoylierung	nein	nein	ja	nein
Hydrophilie	ja	nein	nein	ja
Hydrophobie	nein	ja	ja	nein
Bildung von tubulärem Myelin	ja	ja (?)	nein	ja (?)
Monolayer-Bildung	nein	ja	ja	nein
Surfactant-Freisetzung	gehemmt	–	–	–
Surfactant-Rückresorption	gesteigert	–	–	–

pholipiden im endoplasmatischen Retikulum der Typ-II-Pneumozyten synthetisiert, wobei Sp-A und Sp-B in geringer Menge auch in den Clara-Zellen des Bronchialepithels gebildet werden. Die Proteine unterscheiden sich alle vier in ihrem chemischen Aufbau, ihrem Molekulargewicht und ihren physiologischen Eigenschaften erheblich (Tab. 26-2) [6, 9, 17].

Mit 50 % hat das wasserlösliche Sp-A den größten Anteil an den Surfactant-Proteinen. Die Bildung des Basisproteins ist auf dem Chromosom 10 kodiert. Während des relativ langsamen Transports vom endoplasmatischen Retikulum über den Golgi-Apparat in die Lamellenkörperchen und die anschließende Exkretion in die wäßrige Hypophase der Alveolen finden erhebliche Modifikationen des Proteins statt. So werden zunächst 27 Aminosäuren abgekoppelt, bevor eine Glykosilierung und Hydroxylierung des Moleküls erfolgt. Das Endprodukt ist ein Glykoprotein mit charakteristischen, kollagenähnlichen Anteilen, in deren Bereich es über Disulfidbrücken zur Bildung von größeren Oligomeren kommt. Deren blumenstraußähnliche räumliche Struktur hat große Ähnlichkeit mit dem Komplementfaktor C1q [6, 17, 18].

Sp-B und Sp-C sind, im Gegensatz zum hydrophilen Sp-A, stark hydrophobe Proteine und nur mit Hilfe von organischen Lösungsmitteln aus dem Gesamt-Surfactant extrahierbar. Die kodierenden Gene von Sp-B liegen auf dem Chromosom 2 und für Sp-C auf dem Chromosom 8. Auch hier wird das primäre Translationsprotein sekundär verändert, und zwar vorwiegend in Form einer sekundären Abspaltung eines sehr großen Teils der Aminosäuren. Sp-B ist anfangs auch glykosyliert, während Sp-C im Bereich von Cysteinresten mit Palmitinsäure verestert wird. Beide Proteine sind wohl nur in einer dimeren Form aktiv.

Sp-D ist wie Sp-A ein kollagenartiges Glykoprotein und ist ebenfalls auf dem Chromosom 10 kodiert. Es ist wasserlöslich und hat nach bisherigem Wissen keine direkte Bedeutung für die Funktion des Surfactants. Zusammen mit Sp-A spielt es wohl eine Rolle bei der lokalen Immunabwehr in den Alveolen und kleinen Bronchien.

3.3 Physiologisches Zusammenwirken der Surfactant-Bestandteile

Phospholipide in Interaktion mit verschiedenen hydrophilen und hydrophoben Proteinen sowie divalenten Kationen sind keine Spezialität des Surfactant-Systems. Sie sind ein universeller struktureller Bestandteil aller biologischen Membranen. In der Zellmembran sind die Dipalmitoylphosphatidylcholinmoleküle in charakteristischer Weise als Bilayer angeordnet, wobei hier die hydrophilen Anteile des Moleküls die Innen- und Außenseite der Membran bilden. Im Gegensatz zu den Zellmembranen stellt der Surfactant-Film einen monomolekularen Film *(Monolayer)* dar, bei dem der hydrophile Lecithinanteil in die wäßrige Subphase und die freien Fettsäuren in die Gasphase ragen.

Lange Zeit war unklar, auf welchem Wege sich die als Multilayer gepackten Phospholipide in den Lamellenkörperchen nach ihrer Freisetzung in die Alveolen in ein Monolayer umwandeln, das sich über die ganze Grenzfläche zwischen der wäßrigen Auskleidung von Alveolen und Bronchien und der Luft auszubreiten vermag. Ein entscheidender Zwischenschritt ist die Bildung von sog. *tubulärem Myelin* aus den durch Exozytose freigesetzten Phospholipiden. Williams konnte in seinen elektronenmikroskopischen Untersuchungen eindrucksvoll zeigen, wie aus freigesetzten Phospholipiden ein feines, dreidi-

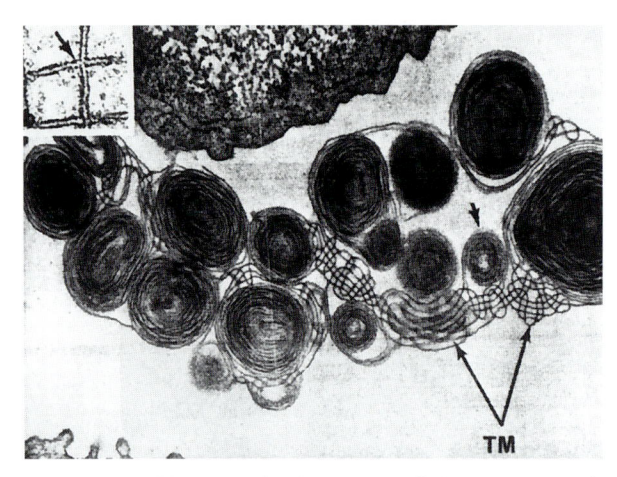

Abb. 26-3 Elektronenmikroskopische Aufnahme von Lamellenkörperchen der Rattenlunge, aus denen sich tubuläres Myelin (TM) bildet. Bei extremer Vergrößerung ist die Bilayer-Struktur des Gitterwerks des tubulären Myelins erkennbar (nach Williams [29]).

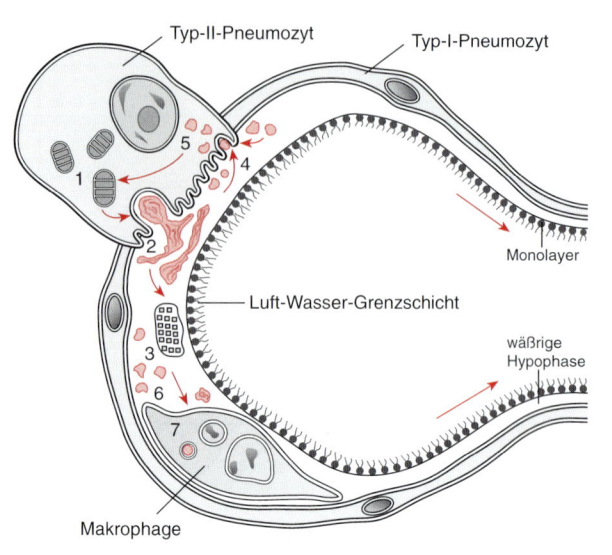

Abb. 26-4 Alveole mit schematischer Darstellung des Surfactant-Stoffwechsels (modifiziert und vereinfacht nach Hawgood und Clements [18]).
1 = Speicherung von Surfactant in den Lamellenkörperchen, 2 = Exozytose von Surfactant in die wäßrige Hypophase, 3 = tubuläres Myelin, 4 und 6 = verbrauchter Surfactant in der wäßrigen Hypophase, 5 = Rückresorption von verbrauchtem Surfactant zum Recycling, 7 = Aufnahme von Surfactant von einem Makrophagen

mensionales Gitterwerk entsteht (Abb. 26-3). Voraussetzungen für diese Metamorphose der Phospholipide sind die hohe extrazelluläre Konzentration an Calciumionen und die Anwesenheit von Sp-A. Die hydrophoben Surfactant-Proteine B und C sind anschließend in der Lage, die im Gitterwerk des tubulären Myelins noch als Bilayer angeordneten Phospholipide aufzubrechen, so daß es zu einer raschen Ausbreitung eines nun monomolekularen Phospholipidfilms an der Wasser-Luft-Grenzfläche kommt. Sp-A hat zusätzlich einen einsparenden Effekt auf den Surfactant-Haushalt, da es nach Freisetzung von Phospholipiden aus den Lamellenkörperchen über einen Feedback-Mechanismus eine weitere Exozytose hemmt. Zusätzlich fördert es auch das Recycling von Surfactant in Form einer Wiederaufnahme in die Typ-II-Pneumozyten (Abb. 26-4). Bemerkenswert ist, daß nicht nur die Phospholipide, sondern auch die Surfactant-Proteine rückresorbiert werden. Ein gewisser Teil des Surfactants wird auch von den Alveolarmakrophagen aufgenommen und verstoffwechselt oder gelangt über die Bronchiolen bis in die größeren Bronchien.

Die wichtigste *Aufgabe des Surfactants* ist sicherlich die Herabsetzung der Oberflächenspannung an der Wasser-Luft-Grenze in den Alveolen und Bronchiolen, doch sind bis heute auch eine Reihe von weiteren Aufgaben des Surfactants bekannt. So verhindert Surfactant eine Zunahme der wäßrigen Hypophase in den Alveolen im Sinne eines Schutzes vor einem Lungenödem. Doch schützt der Surfactant-Film auch vor Fremdpartikeln, wobei er gleichzeitig die mukoziliäre Clearance in den Bronchien fördert. Zusätzlich hat er im Zusammenwirken mit Sp-A und Sp-D eine unterstützende Funktion bei der lokalen immunologischen Abwehr.

3.4 Regulation der Surfactant-Freisetzung

Produktion und Freisetzung von Phospholipiden und Surfactant-Proteinen unterliegen komplizierten und sehr differenzierten Regulationsmechanismen, die durch zahlreiche Hormone, das Prostaglandinsystem und verschiedene exogene Faktoren gesteuert werden. Jeder tiefe Atemzug im Sinne eines Seufzers erhöht die Freisetzung von Surfactant und stabilisiert gleichzeitig den Surfactant-Film, während oberflächliches Hecheln, insbesondere bei reduzierter Residualkapazität, die Surfactant-Freisetzung hemmt.

Die wichtigsten *Hormone,* die einen günstigen Einfluß auf die Freisetzung von Surfactant haben, sind Adrenalin mit seiner beta-adrenergen Komponente, Vasopressin, Thyroxin, Östrogene, Prostaglandin und Endothelin I, wobei die intrazelluläre Signalübermittlung wohl vorwiegend über zyklisches AMP und Proteinkinase C sich vollzieht. Die Surfactant-Synthese wird dagegen vor allem durch Glukokortikoide, Schilddrüsenhormon, Prolactin, epidermale Wachstumsfaktoren und Gamma-Interferon stimuliert, während sie durch Insulin, TGF-Beta und Testosteron gehemmt wird. Die positive Wirkung der Hormone auf die Surfactant-Synthese vollzieht sich nach heutiger Kenntnis bevorzugt über eine Steigerung der Freisetzung von mRNA für Sp-A, Sp-B und Sp-C. Bemerkenswert ist, daß hohe Glukokortikoiddosen bei längerer Applikation zu einer Hemmung der Surfactant-Produktion führen.

4 Epidemiologie

Das Atemnotsyndrom infolge eines Surfactant-Mangels wird bei Frühgeborenen mit zunehmender Unreife in aller Welt beobachtet, auch wenn offensichtlich gewisse rassische und umweltbedingte Unterschiede hinsichtlich Inzidenz und Schweregrad bestehen können. So ist die Letalität eines Atemnotsyndroms bei Schwarzen in den USA um 40% niedriger als bei Weißen. Zwischen dem Grad der Unreife und der Häufigkeit eines Atemnotsyndroms besteht eine enge Beziehung. Vor der 30. Gestationswoche beträgt die Inzidenz eines Atemnotsyndroms etwa 50%, sie erhöht sich im Grenzbereich der Überlebensmöglichkeiten eines Frühgeborenen nach 22 bis 23 Gestationswochen auf 100%. Bei reifen Neugeborenen ist ein Atemnotsyndrom möglich, jedoch ist es in der Regel nicht die Folge eines primären, sondern eines sekundären Surfactant-Mangels bei aRDS. Frühgeborene von Diabetikerinnen oder extrem adipösen Müttern sowie nach einem Kaiserschnitt und einer schweren Asphyxie mit Azidose haben ein deutlich größeres Risiko, ein Atemnotsyndrom zu bekommen. Ein vorzeitiger Blasensprung mehr als 24 Stunden vor Geburt hat dagegen einen protektiven Effekt auf die Entwicklung eines Atemnotsyndroms. Die geringe Inzidenz eines iRDS bei Small-for-gestational-age-Infants scheint sich dagegen nur auf das Geburtsgewicht zu beziehen, während beim Vergleich von Kindern mit gleichem Gestationsalter kein sicherer Unterschied besteht.

5 Pathophysiologie

Mit der Entdeckung des Surfactants und seines Mangels beim Atemnotsyndrom des Frühgeborenen war die Ätiologie dieser Erkrankung geklärt. Gleichzeitig konnte die Pathophysiologie besser verstanden werden.

Bei unzureichender Freisetzung von Surfactant bei Geburt ist zunächst die Drainage der intraalveolären Lungenflüssigkeit ins Interstitium und den Lungenkreislauf erschwert. Meist gelingt dem Neugeborenen jedoch zunächst die primäre Belüftung der Lunge. Wenn der Surfactant-Film aber nicht ausreicht, um alle Alveolen und Bronchiolen komplett auszukleiden, so kann die Oberflächenspannung nicht in allen Alveolen am Ende der Ausatmung auf Null absinken. Die Folge sind *disseminierte Mikroatelektasen,* während gleichzeitig andere Alveolen durch die forcierten Atemanstrengungen des Kindes überbläht werden. Die Compliance einer solchen Lunge sinkt bis auf ein Zehntel (0,5 ml/cm) der bereits sehr niedrigen normalen Compliance eines Neugeborenen (5 ml/cm) ab. Jede Mikroatelektase bedeutet einen kleinen *intrapulmonalen Rechts-links-Shunt* mit der Unmöglichkeit der O_2-Aufnahme. Da sich das Neugeborene in dieser Lebensphase jedoch noch mitten in der Umstellung vom fetalen zum postnatalen Kreislauf befindet, kann jede Atelektase und verminderte O_2-Aufnahme die Lungendurchblutung wieder drosseln. Damit ist beim Atemnotsyndrom nicht nur die Atemfläche, sondern auch die Lungenperfusion vermindert. Beim fortgeschrittenen Atemnotsyndrom ist nahezu die ganze Lunge atelektatisch und nur noch das Bronchialsystem belüftet, während gleichzeitig ein Großteil des Blutes über die noch offenen fetalen Blutwege wie Ductus arteriosus und Foramen ovale an der Lunge vorbeifließt. Bereits bei einem Shunt-Volumen von mehr als 50% wird das Kind ohne erhöhte O_2-Konzentration

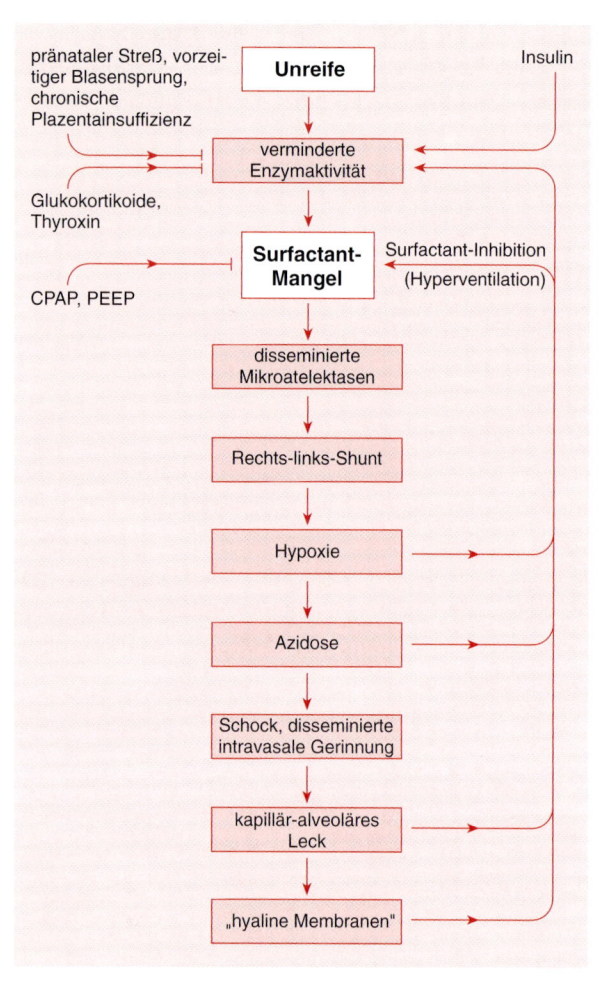

Abb. 26-5 Schematische Darstellung der Pathogenese des Atemnotsyndroms (verändert nach Obladen [23]).

in der Atemluft rasch hypoxisch. Die unmittelbare Folge ist eine *zunehmende Laktatazidose*, die durch den gleichzeitigen Anstieg des CO_2-Partialdrucks als Ausdruck der globalen respiratorischen Insuffizienz noch verstärkt wird. Ohne eine entsprechende Therapie führen Hypoxie und Azidose zu einem schon bald irreversiblen Schock, in dessen Verlauf es auch zu einer mehr oder weniger ausgeprägten Verbrauchskoagulopathie kommen kann. Die in dieser Phase vermehrte kapilläre Durchlässigkeit führt zu einem *Lungenödem* und zum Austritt von Plasmabestandteilen in noch nicht kollabierte Alveolen und terminale Bronchiolen. Aus geronnenem Plasma und Fibrin entstehen die sog. *hyalinen Membranen*, die den noch vorhandenen Surfactant inaktivieren (Abb. 26-5).

In der *Endphase* ähnelt das Atemnotsyndrom des Frühgeborenen (iRDS) infolge eines primären Surfactant-Mangels sehr stark der sog. Schocklunge, dem erworbenen akuten Atemnotsyndrom des Erwachsenen (aRDS). Im Unterschied zum iRDS stehen beim aRDS Schock, Azidose und alveolärer Austritt von Plasmabestandteilen am Anfang, während es erst sekundär zu einem Surfactant-Mangel kommt. Bedeutsam ist, daß natürlich auch bei einem Neugeborenen unter Umständen bereits am ersten Lebenstag infolge Sepsis und Schock ein akutes erworbenes Atemnotsyndrom entstehen kann.

6 Pathologie

Die Lunge von Frühgeborenen, die an einem Atemnotsyndrom infolge eines primären Surfactant-Mangels verstorben sind, ist auffallend dunkel blaurot, praktisch luftleer mit meist negativer Schwimmprobe und von leberartiger Konsistenz.

Die *histologische Untersuchung* ergibt je nach Todeszeitpunkt einen etwas unterschiedlichen Befund. Versterben die Kinder sehr rasch nach Geburt, weisen die Lungen außer Atelektasen, einem ausgeprägten interstitiellen Ödem und einer Kongestion kaum Veränderungen auf.

Erst bei Kindern, die mindestens drei Stunden gelebt haben, findet man das typische Bild der sog. *Membranlunge*. Jetzt lassen sich neben Ödem, Konge-

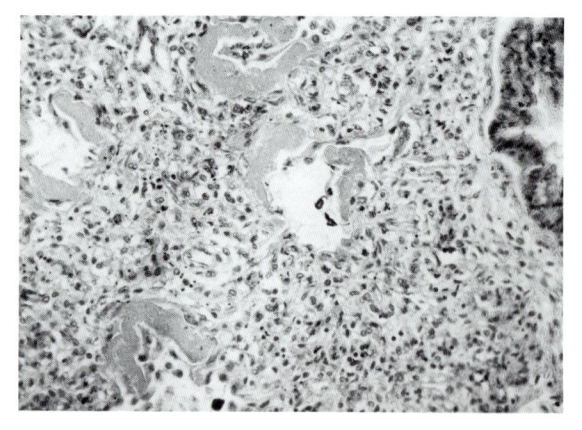

Abb. 26-6 Histologisches Präparat einer Atemnotsyndromlunge mit typischen hyalinen Membranen (aus von Loewenich [22a]).

stion und Atelektasen auch Hämorrhagien und vermehrt Makrophagen sowie reichlich hyalines Material erkennen, das zahlreiche Bronchioli terminales und Ductus alveolares auskleidet (Abb. 26-6). Die Membranen sind ausgesprochen eosinophil und bestehen aus geronnenem Blutplasma mit reichlich Fibrin und Zelltrümmern. Es handelt sich hier um ein typisches Schockphänomen der Lunge als Folge einer schweren Permeabilitätsstörung von Kapillaren und Alveolen. Die von Hochheim 1903 zum ersten Mal beschriebenen Membranen wurden von pathologischer Seite lange Zeit als pathognomonisch für das iRDS angesehen, so daß vielfach auch heute noch vom sog. Membransyndrom gesprochen wird. Heute ist akzeptiert, daß es sich bei den Membranen nur um ein Epiphänomen handelt, das sich in der Endphase bei jeder Art eines akuten Lungenversagens entwickeln kann.

7 Klinik

Ein wichtiges Merkmal des iRDS ist die Möglichkeit der Vorhersage. Wenn nicht innerhalb der ersten 12 Stunden nach Geburt Zeichen einer Atemnot auftreten, ist mit der Entwicklung eines Atemnotsyndroms infolge eines primären Surfactant-Mangels nicht mehr zu rechnen. Eine postnatale Asphyxie des Neugeborenen (Apgar-Wert ≤ 3) ist kein Symptom eines Atemnotsyndroms, sie kann lediglich das Risiko der Entwicklung eines iRDS erhöhen. Auf der anderen Seite kann sich auch bei völlig normalen Apgar-Werten ein schweres, lebensbedrohliches Atemnotsyndrom entwickeln. Dabei kann man nur sehr bedingt von einem freien Intervall sprechen, da schon bald nach der Geburt die ersten Symptome der Atemnot beginnen. Charakteristisch ist eine ausgeprägte Neigung zur Zunahme der Symptome innerhalb der ersten 24 Lebensstunden.

Leitsymptom des iRDS ist die Atemnot mit einer Zunahme der Atemfrequenz von normalerweise 35 bis 55 auf maximal 120 bis 140 Atemzüge pro Minute. Hinzu kommen Nasenflügeln, starke Einziehungen des Sternums, der Interkostalräume und des Jugulums während der Inspiration und schon bald auch eine Zyanose.

Besonders charakteristisch ist das *laute exspiratorische Stöhnen* (sog. grunting). Es entsteht durch den aktiven Verschluß der Glottis während der Ausatmung mit dem Ziel, die exspiratorische Neigung zu Atelektasen zu vermindern und die funktionelle Residualkapazität (FRC) zu erhalten. Bei sehr schwerer Atemnot wird häufig vermehrt schaumiges Sekret aus dem leicht geöffneten Mund entleert. Bei der Auskultation der Lungen ist das normalerweise eher leicht verschärfte Atemgeräusch von Neugeborenen abgeschwächt und kann schließlich praktisch aufgehoben sein. Nach anfänglicher Unruhe werden die Frühgeborenen mit zunehmender Atemnot immer ruhiger und hypoton.

8 Diagnose

8.1 Pränatale Diagnostik

Die fetale Lunge gibt als primär sekretorisches Organ bevorzugt während der fetalen Atembewegungen etwa ab der 11. bis 12. Gestationswoche Lungenflüssigkeit in das Fruchtwasser ab. Mit Beginn der fetalen Produktion von Phospholipiden und Surfactant-Proteinen und deren Sekretion in die Lungenflüssigkeit ist es damit möglich, durch Untersuchung des Fruchtwassers eine indirekte Aussage über die Lungenreife bzw. die Wahrscheinlichkeit der postnatalen Entwicklung eines Atemnotsyndroms zu machen. Lange Zeit standen die Untersuchung des *Lecithin/Sphingomyelin-Quotienten (L/S-Ratio)* oder die alleinige Bestimmung der Lecithinkonzentration im Fruchtwasser im Vordergrund. Liegt die L/S-Ratio im Fruchtwasserpunktat über 2 oder beträgt der Lecithingehalt über 5,1 mg/dl, so ist die Entwicklung eines Atemnotsyndroms infolge eines primären Surfactant-Mangels unwahrscheinlich. Mit empfindlichen Methoden läßt sich ab der 24. bis 25. Gestationswoche zunächst in sehr geringer Menge, nach der 30. Gestationswoche jedoch in steigender

Konzentration *Sp-A* im Fruchtwasser nachweisen. Neuerdings kann nach der 30. Gestationswoche auch *Sp-B* gefunden werden [8].

Seit Einführung der Therapie mit künstlichen Surfactant-Präparaten ist die Bedeutung der pränatalen Diagnostik des Atemnotsyndroms stark zurückgegangen, da der Nutzen im Vergleich zum Risiko einer Amniozentese bei drohender Frühgeburt in keinem akzeptierbaren Verhältnis mehr steht.

8.2 Postnatale Diagnostik

Die klinischen Zeichen der Atemnot in Kombination mit typischen Röntgenbefunden und den Blutgasen haben in Abhängigkeit vom Grad der Unreife eines Frühgeborenen bis heute die größte Bedeutung für Diagnose sowie Beurteilung von Schweregrad und Prognose eines Atemnotsyndroms.

Röntgenologisch wird das Atemnotsyndrom nach Giedion in vier Stadien eingeteilt [13]. Im Stadium 1 läßt sich lediglich eine feine retikulo-granuläre Zeichnung der Lunge erkennen, die durch das Nebeneinander von Mikroatelektasen und leicht überblähten Alveolen entsteht. Im Stadium 2 ist die retikulo-granuläre Zeichnung verstärkt, doch fällt gleichzeitig ein sog. positives Luftbronchogramm vor allem hinter dem Herzschatten auf (Abb. 26-7). Im Stadium 3 imponiert

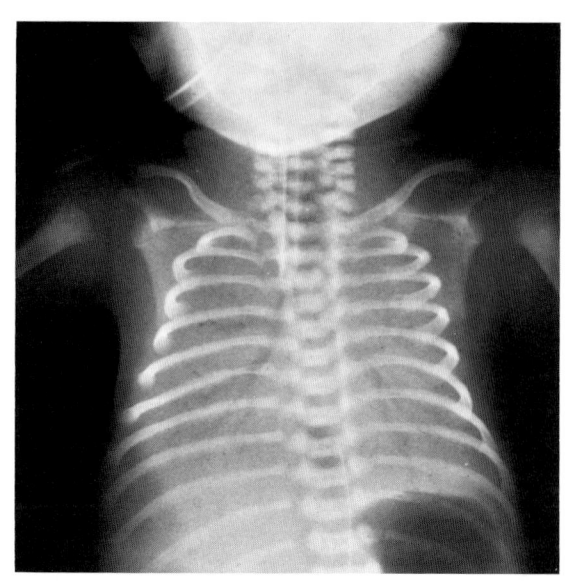

Abb. 26-8 Radiologisches Stadium 4 eines Atemnotsyndroms bei einem Frühgeborenen mit sog. weißer Lunge und deutlichem Luftbronchogramm (aus von Loewenich [22b]).

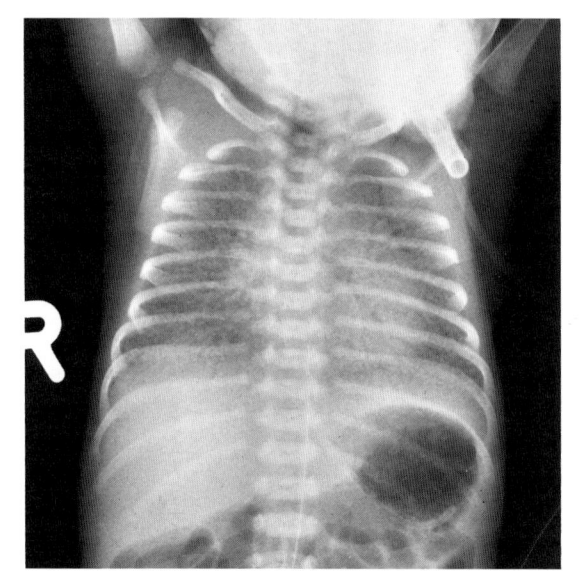

Abb. 26-7 Röntgen-Thoraxaufnahme eines Frühgeborenen mit einem Atemnotsyndrom im radiologischen Stadium 2 (bis 3) mit deutlicher retikulo-granulärer Zeichnung der Lunge bei bereits leicht unscharfen Herz-Lungen-Grenzen und einem deutlichen positiven Luftbronchogramm (aus von Loewenich [22b]).

neben dem positiven Luftbronchogramm bis in die Peripherie eine zunehmende Minderbelüftung mit unscharfer Herz-Lungen- und Lungen-Zwerchfell-Grenze. Das Stadium 4 ist schließlich durch das Bild der sog. weißen Lunge charakterisiert (Abb. 26-8).

Die *Blutgase* sind anfangs meist normal. Mit zunehmender Atemnot fällt zunächst die arterielle O_2-Spannung bzw. die O_2-Sättigung ab, während ein Anstieg des CO_2-Partialdrucks in der Regel erst bei fortgeschrittener respiratorischer Insuffizienz beobachtet wird. Schließlich besteht allerdings eine schwere respiratorische und metabolische Azidose.

Mit entsprechenden Apparaturen besteht heute auch die Möglichkeit der Untersuchung der *Lungenfunktion* zur Beurteilung des Schweregrads eines Atemnotsyndroms. Meßbar sind die statische und dynamische Compliance, die Resistance, das Tidal-Volumen und mit gewisser Schwierigkeit auch die FRC. Bei nahezu unveränderter Resistance nehmen Compliance, Tidal-Volumen und FRC mit Zunahme des Atemnotsyndroms in charakteristischer Weise ab. Leider sind die Methoden für die Routine noch zu aufwendig, auch bestehen zahlreiche Fehlermöglichkeiten, so daß häufig nur relative Daten erhoben werden können.

Die einzige spezifische Diagnostik zum Beweis eines primären Surfactant-Mangels besteht in der Analyse der *Phospholipide und Surfactant-Proteine im Bronchialsekret*. Charakteristisch für ein schweres Atemnotsyndrom ist eine deutliche Verminderung von Sp-A sowie von Phosphatidylcholin bei gleichzeitig völligem Fehlen des Phosphatidylglycerins [16].

8.3 Differentialdiagnose

Das Atemnotsyndrom des Frühgeborenen infolge eines primären Surfactant-Mangels ist heute eindeutig definiert und damit von allen anderen Erkrankungen des Neugeborenen mit Atemnot abgrenzbar. Dennoch können im Einzelfall erhebliche differentialdiagnostische Schwierigkeiten bestehen. *Fehlbildungen, Aspirationen* oder ein *Pneumothorax* lassen sich im allgemeinen klinisch und auch röntgenologisch leicht erkennen.

Große Schwierigkeiten kann jedoch ein aRDS als Folge einer *perinatalen Infektion* machen, wobei bekanntlich die B-Streptokokken als Auslöser besonders gefürchtet sind. Schlechtes Ansprechen auf eine Surfactant-Therapie in Kombination mit positiven Infektionsparametern (Quotient der immaturen zur Gesamtzahl der Granulozyten, sog. I/T-Radio $>0,2$, CRP >2 mg/dl, erhöhtes Interleukin 6, positive Blutkultur) sprechen für ein aRDS.

Eine zunehmende Bedeutung gewinnt differentialdiagnostisch die *Lungenhypoplasie,* wobei weniger die schweren, nicht mit dem Leben vereinbaren Formen wie bei der Potter-Sequenz gemeint sind. Vielfältige Ursachen eines Oligohydramnions, wie z. B. ein vorzeitiger Blasensprung vor der 26. Gestationswoche, können zu einer unterschiedlich stark ausgeprägten Lungenhypoplasie führen, die klinisch mit einem schweren Atemnotsyndrom einhergeht.

Bei der Lungenhypoplasie wie auch aus anderen vielfältigen Gründen kann postnatal als Folge einer *persistierenden pulmonalen Hypertonie (PFC-Syndrom)* wie beim Feten eine verminderte Lungenperfusion mit gleichzeitigem Rechts-links-Shunt bestehen und zu einer schweren Atemnot mit Zyanose führen. Da auch ein Atemnotsyndrom im Stadium III bis IV regelmäßig mit einem zunehmenden Rechts-links-Shunt einhergeht, kann die Unterscheidung zwischen einem primären Atemnotsyndrom und einem primären PFC-Syndrom manchmal schwierig sein.

Neben dem primären Surfactant-Mangel ist wohl die häufigste Ursache einer Atemnot die sog. *nasse Lunge (wet lung disease).* Sie ist die Folge einer verzögerten Resorption des Lungenwassers und tritt bevorzugt nach einem Kaiserschnitt auf. In der Regel handelt es sich um eine gutartige Atemstörung des Neugeborenen, die spätestens nach zwei Tagen überwunden ist. Man spricht daher auch häufig von der sog. transitorischen Tachypnoe oder einfach von einer respiratorischen Anpassungsstörung.

9 Verlauf

Durch den heute frühzeitigen Beginn einer adäquaten Therapie ist der *klassische Spontanverlauf* eines Atemnotsyndroms kaum noch bekannt. Er läßt sich in drei Stadien einteilen, und zwar in das Stadium der beginnenden Atemnot (1. bis 12. Lebensstunde), das Stadium der maximalen Dyspnoe (12. bis 36. Stunde) und das Stadium der Erschöpfung (24. bis 48. Stunde). Nur im Stadium 2 ist eine spontane Heilung des Atemnotsyndroms ohne Therapie noch möglich, wobei die kritische Besserung am 2. bis 3. Lebenstag erfolgt. In den früheren Jahren war das Einsetzen einer überschießenden Diurese ein wichtiges Zeichen für eine beginnende Besserung. Jedes Nachlassen der Atemanstrengungen, eventuell verbunden mit kurzen Apnoen, beschleunigt jedoch den ohne Therapie unaufhaltsam letalen Ausgang eines Atemnotsyndroms.

10 Prävention

Die Prävention eines Atemnotsyndroms beginnt mit dem Versuch, die Frühgeburtlichkeit zu reduzieren und eine perinatale Hypoxie und Azidose bei Frühgeborenen zu vermeiden. Durch eine schonende, möglichst atraumatische Geburt und eine optimale Primärversorgung ist die Häufigkeit einer perinatalen Asphyxie bei Frühgeborenen stark zurückgegangen. Dagegen konnte die Frühgeburtlichkeit in der Bundesrepublik – im Gegensatz zu einigen anderen Industriestaaten – bisher nicht gesenkt werden. Sie liegt seit 1950 nahezu unverändert zwischen 6 und 7 %. Allerdings zeichnet sich seit der allgemein begrüßten Änderung des Personenstandsgesetzes am 1.4.1994 eine Zunahme der extrem unreifen Frühgeborenen unter 1000 g ab.

10.1 Prophylaxe mit Kortikosteroiden

Seit der Erstveröffentlichung von Liggins und Howie 1972 konnte weltweit in mehr als 25 prospektiven Studien belegt werden, daß Inzidenz und Schweregrad eines iRDS bei Frühgeborenen durch eine zwei- bis dreimalige, relativ niedrig dosierte Gabe von Kortikosteroiden an die Mutter 24 bis 48 Stunden vor der Geburt sich signifikant reduzieren lassen [22]. Neben der günstigen Wirkung auf die Entwicklung eines Atemnotsyndroms konnten im unterschiedlichen Ausmaß auch weitere Vorteile für das Kind beobachtet werden, wie z. B. eine signifikant geringere Inzidenz eines persistierenden Ductus arteriosus, einer intrazerebralen Blutung und einer nekrotisierenden Enterokolitis [8]. Abgesehen von einer möglichen Erhöhung des Risikos einer perinatalen Infektion des Kindes bei vorzeitigem Blasensprung sind bis heute keine nachteiligen Wirkungen einer pränatalen RDS-Prophylaxe mit Kortikosteroiden bekannt geworden. Selbst bei einem vorzeitigen Blasensprung überwiegen insgesamt die Vorteile gegenüber den Nachteilen, wenn nicht bei Therapiebeginn bereits ein fortgeschrittenes Amnioninfektionssyndrom besteht. Betont werden muß, daß trotz intensiver Untersuchungen bis heute auch keine immunologischen oder endokrinologischen Probleme oder Störungen des Wachstums oder der neurologischen Entwicklung bei Frühgeborenen beobachtet werden konnten.

In der vergangenen Auflage der Klinik der Frauenheilkunde und Geburtshilfe wurde von Gerner und Diederich betont, daß die Gabe von Kortikosteroiden vor der 32. Woche und bei männlichen Feten nicht sicher wirksam sei [12a]. Mittlerweile ist aus den Metaanalysen zahlreicher prospektiver Einzelstudien bekannt, daß die RDS-Prophylaxe zwischen der 24. und 34. Gestationswoche sinnvoll und effektiv, nach der 34. Woche jedoch heute nicht mehr zu empfehlen ist. Gerade bei sehr kleinen Frühgeborenen scheint die bislang wiederholt berichtete geringere Wirkung einer RDS-Prophylaxe bei männlichen Feten sich nicht zu bestätigen [8].

Der sehr komplexe *Wirkungsmechanismus der Kortikosteroide zur RDS-Prophylaxe* ist weitgehend, aber sicher nicht vollständig aufgeklärt. So können Kortikosteroide die morphologische Reifung der Lunge kurzfristig beschleunigen und die Produktion von Phospholipiden und Surfactant-Proteinen über eine Enzyminduktion bzw. eine vermehrte Freisetzung der entsprechenden mRNA anstoßen. Bedeutsam erscheint aber auch eine Vermehrung und Stimulation von adrenergen Betarezeptoren in der Lunge und in den Typ-II-Pneumozyten, wodurch es zu einer vermehrten Ausschüttung von Surfactant aus den Lamellenkörperchen während der streßbedingten Freisetzung von Katecholaminen unter der Geburt kommt [3]. Der Einsatz von Beta-2-Mimetika zur Tokolyse scheint in diesem Zusammenhang die Wirkung der Kortikosteroide zu unterstützen [24]. Aus Tierexperimenten ist schließlich bekannt, daß die pränatale Applikation von Kortikosteroiden die kapilläre und alveoläre Durchlässigkeit für Proteine beim Atemnotsyndrom vermindert und zugleich auch einen günstigen Einfluß auf das antioxidative Enzymsystem in der Lunge hat [3].

Indikation zur RDS-Prophylaxe: Ab 23 kompletten Gestationswochen besteht bei drohender Frühgeburt eine Indikation zur pränatalen Kortikoidtherapie, und zwar auch bei vorzeitigem Blasensprung und einer Mehrlingsschwangerschaft, sofern nicht ein fortgeschrittenes Amnioninfektionssyndrom bereits entstanden ist. Eine vorherige Amniozentese zur Beurteilung der Lungenreife aus dem Fruchtwasser wird heute im allgemeinen abgelehnt. Der Effekt der Therapie ist am sichersten, wenn die Kortikoidgabe mindestens 24 Stunden, aber nicht mehr als sieben Tage vor Geburt durchgeführt wird [8]. Nach dem 7. Tag muß mit einer abnehmenden Wirkung gerechnet werden. Bei Beginn der Therapie muß also versucht werden, eine *drohende Geburt durch eine Tokolyse mindestens 24 Stunden hinauszuschieben.* Andererseits muß die RDS-Prophylaxe bei zunächst erfolgreicher Unterdrückung der Geburtsbestrebungen nach 12 bis 14 Tagen in gleicher Art wiederholt werden. Nach der vollendeten 34. Woche wird eine RDS-Prophylaxe nicht mehr empfohlen.

Wahl des Steroids: Weltweit werden heute Dexamethason und Betamethason gegenüber Cortison, Prednison oder Methylprednisolon bevorzugt, da die Plazentagängigkeit für Dexamethason am besten ist und auch die Affinität der Steroidrezeptoren der fetalen Lunge gegenüber diesen Präparaten am höchsten sein soll [3]. In diesem Zusammenhang ist erwähnenswert, daß allein Dexamethason die ACTH-Überstimulation beim AGS-Syndrom eines Mädchens und damit die gefürchtete Virilisierung der äußeren Geschlechtsorgane durch eine niedrigdosierte Applikation an die Mutter ab der 6. Schwangerschaftswoche zu verhindern vermag.

Die *Dosierung* von Dexamethason und Betamethason wie auch die Zahl der Gaben zur RDS-Prophylaxe sind in der Literatur nicht einheitlich. Eine Konsensuskonferenz hat 1995 vier Dosen (i.m.) zu je 6 mg Dexamethason im Abstand von 12 Stunden oder zwei Dosen zu je 12 mg Betamethason im Abstand von 24 Stunden empfohlen [3]. Höchstwahrscheinlich sind aber grundsätzlich zweimal 8 bis 12 mg Dexamethason oder Betamethason im Abstand von 12 (bis 24) Stunden als ausreichend zu bezeichnen.

RDS-Prophylaxe und Surfactant-Therapie: Durch die Einführung der Surfactant-Therapie glaubten manche Geburtshelfer auf eine pränatale Kortikosteroidtherapie zur RDS-Prophylaxe verzichten zu können. Mittlerweile haben verschiedene Studien belegt, daß die pränatale Gabe von Kortikoiden und eine postnatale Surfactant-Therapie ausgesprochen synergistisch wirken. Pulmonale Morbidität, Kreislaufprobleme und zerebrale Komplikationen konnten bei surfactantbehandelten Frühgeborenen durch eine mindestens 24 Stunden vor Geburt durchgeführte Gabe von Kortikosteroiden signifikant reduziert werden [20].

10.2 Weitere Möglichkeiten zur Prophylaxe

Vor allem in der Anfangsphase der RDS-Prophylaxe mit Kortikosteroiden sind bei Schwangeren mit Diabetes, schwerer EPH-Gestose und Präklampsie Komplikationen von seiten der Mutter wie Lungenödem, Blutdrucksteigerung oder Entgleisung des Blutzuckers beschrieben und immer wieder diskutiert worden. Auch wenn diese Komplikationen heute nach Gabe von Kortikosteroiden vermieden werden können, so war dies doch der Anlaß dafür, bereits frühzeitig nach weiteren Möglichkeiten zur pränatalen Induktion einer beschleunigten Lungenreife des Feten bei drohender Frühgeburt zu suchen. Zahlreiche Hormone und Pharmaka haben sich im Laufe der Zeit als mehr oder weniger wirksam erwiesen, wie z.B. Östrogene, Prolactin, Thyroxin (nur intraamnial), Thyreotropin-releasing-Hormon (TRH), zyklisches AMP, Aminophyllin, Betamimetika und Ambroxol. In das Stadium eines erfolgreichen klinischen Einsatzes sind bis heute nur TRH und Ambroxol gelangt.

Thyroxin und TRH: Seit langem ist vor allem aus Tierexperimenten bekannt, daß Schilddrüsenhormon eine fördernde Wirkung auf die Lungenreife besitzt, indem es die Lungenentwicklung beschleunigt, die Compliance verbessert, die Surfactant-Produktion und -Freisetzung stimuliert sowie die Lungenwassersekretion und die Durchlässigkeit der Alveolen für Eiweiß reduziert. Wegen einer nahezu völlig fehlenden Plazentapassage ist Thyroxin nur intraamial anwendbar. Daher wurden schon bald Versuche mit dem gut plazentagängigen TRH vorgenommen. Es zeigte sich, daß nach Gabe von TRH an die Mutter die Hypophysen-Schilddrüsen-Achse des Feten sich bei gleichzeitiger Freisetzung auch von Prolactin aktivieren läßt.

In einer Reihe von doppelblind randomisierten klinischen Studien wurden TRH und Plazebopräparate, jeweils in Kombination mit Kortikosteroiden, an Schwangere bei drohender Frühgeburt verabreicht. Dabei konnte gezeigt werden, daß bei zusätzlicher Gabe von TRH (2- bis 4mal in einer Dosierung von 200–400 μg) in der 23. bis 31. Gestationswoche die Inzidenz und der Schweregrad eines Atemnotsyndroms sich marginal signifikant reduzieren ließen. Hochsignifikant wurden dagegen die Häufigkeit einer bronchopulmonalen Dysplasie und die Länge der notwendigen Gabe von Sauerstoff an das Neugeborene vermindert. Auf die Mortalität hatte TRH keinen Einfluß [11].

Erwähnenswert ist, daß bei den Müttern nach Gabe von TRH zahlreiche, meist rasch vorübergehende Komplikationen wie Übelkeit, Erbrechen, Herzklopfen und Gesichtsröte beobachtet wurden. Bedeutsamer war ein deutlicher Blutdruckanstieg bei der Schwangeren, so daß TRH bei einer Präklampsie als kontraindiziert gilt [11]. Auf der anderen Seite haben Ballard et al. darüber berichtet, daß TRH nach zwei- bis dreimaliger Gabe an die Mutter bereits nach zwei bis drei Tagen über einen Feedback-Mechanismus zu einer zeitweiligen Depression der Schilddrüsenfunktion des Neugeborenen führt [4]. Zusätzlich scheint TRH auch einige positive stimulierende Funktionen der Kortikoide, wie z.B. die vermehrte Bildung von Fettsäuren und Glykogen in der Lunge und die Steigerung der antioxidativen Enzyme, zu hemmen.

Trotz eines sicher positiven Ansatzes kann daher der routinemäßige Einsatz von *TRH in Kombination mit Dexamethason nicht allgemein empfohlen* werden [11]. Studien über einen direkten Vergleich von TRH und Kortikosteroiden sind leider bisher nicht bekannt.

Ambroxol: Aus dem bekannten Bronchosekretolytikum Bromhexin wurde bereits in den 70er Jahren der Metabolit Ambroxol entwickelt und sein Einfluß auf die Lungenreife des Feten untersucht. Nach Infusion von

Ambroxol (1000 mg in 500 ml Glucose über zwei Stunden) an drei bis fünf Tagen bei der Mutter konnte in mehreren Studien an meist sehr kleinen Fallzahlen eine ähnliche Wirkung wie nach Gabe von Kortikosteroiden erzielt werden.

Trotz überwiegend positiver Ergebnisse in einer nicht sehr großen Zahl von klinischen und meist nicht randomisierten Studien ließ sich andererseits aus Tierexperimenten bis heute kein eindeutiges Bild über die Wirksamkeit von Ambroxol gewinnen. So waren die Ergebnisse bei Untersuchungen an Schaf-, Ratten- und Kaninchenfeten sehr unterschiedlich. Insgesamt scheint nach heutiger Erkenntnis Ambroxol die Synthese von Phosphatidylcholin im Lungengewebe zu stimulieren. Vereinzelt konnte auch ein Anstieg der L/S-Ratio im Fruchtwasser nachgewiesen werden. Eine Verbesserung der strukturellen Lungenreife, insbesondere eine beschleunigte Abflachung der Alveolarepithelien, konnte jedoch nicht wie nach Gabe von Kortikosteroiden beobachtet werden. Auch die so wichtige vermehrte Freisetzung von Surfactant in die Alveolen unter der Geburt sowie einen Rückgang der alveolären Proteindurchlässigkeit konnte die Gruppe um Alan Jobe in ihren Untersuchungen an Kaninchenfeten nicht nachweisen [26].

Insgesamt muß abschließend zur pränatalen RDS-Prophylaxe gesagt werden, daß im Zeitalter der postnatalen Surfactant-Substitution die pränatale RDS-Prophylaxe mit Dexamethason eine ausgesprochene Renaissance erfahren hat. Da die möglichen Komplikationen nach Gabe von Kortikosteroiden beherrschbar sind, hat damit die Diskussion über medikamentöse Alternativen zur RDS-Prophylaxe, abgesehen vielleicht von TRH, von geburtshilflicher wie pädiatrischer Seite stark abgenommen.

11 Therapie

Das Atemnotsyndrom ist ein Musterbeispiel in der modernen Medizin für die Erkenntnis, daß eine erfolgreiche Therapie erst möglich ist, wenn Ätiologie und Pathophysiologie einer Krankheit bekannt sind. 1989 hat Lebert in einem Beitrag über die Geschichte der Therapie des Atemnotsyndroms 53 Therapievorschläge aus der Literatur zusammengestellt, von denen aus heutiger Sicht 45 als obsolet zu bezeichnen sind [21]. Lange Zeit war die Zufuhr von Sauerstoff die einzige sinnvolle Maßnahme zur Therapie des Atemnotsyndroms, auch wenn diese Therapie ohne das heute übliche Monitoring bekanntlich nicht ganz ungefährlich ist. Die erste Therapie, die etwas mit der Pathophysiologie dieser Erkrankung zu tun hatte, war die Einführung des CPAP (kontinuierlicher positiver Atemwegsdruck) durch Gregory 1971 [15]. Als Folge einer Erleichterung der Einatmung bzw. Erschwerung der Ausatmung kann durch CPAP die beim Atemnotsyndrom charakteristische und gefürchtete Abnahme der funktionellen Residualkapazität aufgehalten oder sogar rückgängig gemacht werden. Soweit noch ein Surfactant-Film vorhanden ist, wird dieser durch die Anwendung von CPAP stabilisiert.

Fortschritte hat natürlich auch die moderne neonatologische Intensivmedizin durch ihre Möglichkeiten der Respiratorbehandlung bei immer kleineren Frühgeborenen gebracht, doch hat sie leider gleichzeitig die Neonatologen mit neuen Komplikationen und Folgeerkrankungen des Atemnotsyndroms konfrontiert. Im Rahmen dieses Kapitels über die Therapie des Atemnotsyndroms soll jedoch etwas ausführlicher nur auf die heute voll etablierte Surfactant-Substitutionstherapie eingegangen werden, während die moderne Intensivmedizin des sehr kleinen Frühgeborenen einschließlich der Langzeitbeatmung und aller daraus abzuleitenden Komplikationen im Kapitel 24 über das kleine Frühgeborene abgehandelt wird.

11.1 Surfactant-Therapie

1959 konnten Avery und Mead erstmals belegen, daß das Atemnotsyndrom des Frühgeborenen die Folge eines primären Surfactant-Mangels ist [2]. Einundzwanzig Jahre später gelang es Fujiwara et al., erstmalig das Atemnotsyndrom des Frühgeborenen durch intratracheale Substitution mit natürlichem, aus Rinderlungen extrahiertem Surfactant erfolgreich zu behandeln [12]. Knapp zehn Jahre später waren weltweit so viele klinische Studien erfolgreich durchgeführt worden, daß der allgemeinen Zulassung von Surfactant-Präparaten für dieses ganz neue therapeutische Konzept nichts mehr im Wege stand.

Bis heute sind fünf verschiedene Surfactant-Präparationen im Einsatz. So gibt es zwei verschiedene Präparate aus Rinderlungen, wobei das eine durch Homogenisierung der gesamten Lunge (Survanta®) und das andere aus der Lungenspülflüssigkeit von frisch geschlachteten Rindern (Alveofact®) gewonnen wird. Ein drittes Präparat (Curosurf®) wird aus Schweinelungen hergestellt. Alle drei Tierpräparate bestehen hauptsächlich aus Dipalmitoylphosphatidylcholin und Phosphatidylglycerin. Zusätzlich enthalten sie etwa 1% Surfactant-Proteine, und zwar vorwiegend Sp-B und in geringerer Menge Sp-C. Ein viertes Präparat wird bevorzugt in Finnland und Kalifornien eingesetzt, das aus steril gewonnenem Fruchtwasser extrahiert wird. Es handelt sich also um einen humanen Surfactant, der alle drei Proteine enthält, jedoch wegen der geringen Verfügbarkeit bisher nicht kommerziell hergestellt werden kann. Schließlich wurde auch ein synthetisches Surfactant-Präparat (Exosurf®) entwickelt, das neben den beiden hauptsächlichen Phospholipiden (PC und PG) den höheren Alkohol Hexadecanol und das Detergens Tyloxapol als Ersatz für die Surfactant-Proteine enthält.

Die *Wirksamkeit* aller heute auf dem Markt befindlichen Surfactant-Präparate ist erwiesen. Man kann ohne Übertreibung behaupten, daß die Einführung kaum eines anderen Medikaments durch so viele publizierte klinische Studien belegt worden ist. Bereits 10 bis 30 Minuten nach Instillation von Surfactant in die Trachea kommt es zu einem geradezu sprunghaften Rückgang des O_2-Bedarfs als Zeichen eines verbesserten Gasaustausches (Abb. 26-9). Die Ursache hierfür ist eine Zunahme der funktionellen Residualkapazität (FRC) bei gleichzeitigem Anstieg der statischen Compliance der Lunge, während die dynamische Compliance sich nicht sicher ändert [14]. Damit kann der Beatmungsdruck nach Surfactant-Gabe meist rasch zurückgenommen werden, wodurch sich die Gefahr von Barotraumen (interstitielles Emphysem, Pneumothorax) signifikant reduzieren läßt. Der entscheidende Erfolg der Surfactant-Therapie war jedoch, daß langfristig in nahezu allen Studien ein Rückgang der Sterblichkeit beim Atemnotsyndrom des Frühgeborenen beschrieben wurde.

Bei der Einführung einer so ganz neuen Therapie wurde von Anfang an intensiv nach *möglichen Komplikationen* gesucht. Zunächst zeigte sich, daß eine Reihe von typischen, meist sehr gefürchteten Komplikationen bei unreifen Frühgeborenen, wie persistierender Ductus arteriosus, nekrotisierende Enterokolitis oder intrazerebrale Blutungen durch die Surfactant-Therapie weder positiv noch negativ beeinflußt wurden. Andererseits hat man sich frühzeitig sehr intensiv mit der Frage einer höheren Inzidenz von pulmonalen Infektionen nach Surfactant-Therapie beschäftigt, da Alveolarmakrophagen, aber auch Granulozyten offensichtlich große Bereitschaft zeigen, substituierten Surfactant intrazellulär aufzunehmen. In der Tat zeigen mit Surfactant vollgefressene Makrophagen und Granulozyten eine verminderte Fähigkeit zur Phagozytose von Bakterien und gleichzeitig auch eine verlangsamte intrazelluläre Bakterizidie. Aber auch die Freisetzung von Zytokinen, die zytotoxische Aktivität natürlicher Killerzellen sowie die Proliferationsbereitschaft von ruhenden Lymphozyten können durch Surfactant bzw. die Phospholipide vermindert werden. Trotz verschiedener Beobachtungen aus In-vitro- oder Tierexperimenten haben die klinischen Befunde von bisher vielen tausend dokumentierten Frühgeborenen, die mit verschiedenen Surfactant-Präparaten behandelt wurden, bis heute keine Hinweise dafür ergeben, daß die Behandlung mit Surfactant immunologische und infektiologische Nachteile für die Kinder hat [28].

Entsprechend muß auch die Frage nach der *antigenen Wirkung der tierischen Surfactant-Proteine* in den verschiedenen Präparaten beantwortet werden. Mit höchst subtilen Methoden konnten Bartmann et al. bei 641 Frühgeborenen, die mit Surfactant in Dosen bis zu 200 mg/kg in den ersten beiden Lebenstagen behandelt wurden, keine freien Antikörper gegen Sp-B finden. Erst in einer weiteren Studie, die auch Kinder über 30 Gestationswochen einbezog, konnten sie bei 12 Patienten im Alter von vier Wochen Antikörper vom Typ IgG und IgM gegen Sp-B bzw. Sp-C nachweisen [5]. Die besonders wichtige Gruppe der Frühgeborenen

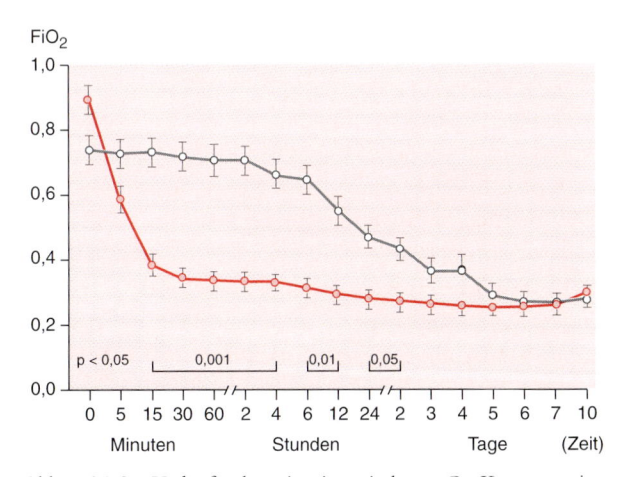

Abb. 26-9 Verlauf der inspiratorischen O_2-Konzentration (± SEM) bei beatmeten Frühgeborenen mit einem Atemnotsyndrom mit (rote Kurve) und ohne (graue Kurve) Surfactant-Substitution (nach Speer et al. [25]).

unter 31 Wochen scheint also gegen die tierischen Surfactant-Proteine noch eine Immuntoleranz zu besitzen.

Trotz der bis heute fehlenden Hinweise für bedeutsame immunologische Probleme der natürlichen, aus Tierlungen gewonnenen Surfactant-Präparate wurde frühzeitig auch über die Möglichkeiten eines *synthetischen Surfactants* geforscht. Die gentechnische Herstellung von humanen Surfactant-Proteinen ist im Augenblick noch nicht sicher zu verwirklichen, da die primären Genprodukte, wie anfangs erwähnt, erheblichen sekundären chemischen Veränderungen in den Typ-II-Pneumozyten und in der wäßrigen Hypophase der Alveolen unterliegen. Zur Anpassung des Aggregatzustands und zur Verbesserung der Spreizfähigkeit der Phospholipide mußten den synthetischen Präparaten spezielle Zusatzstoffe zugesetzt werden. Große Multicenterstudien über den Vergleich des synthetischen Surfactants mit natürlichen, aus Tierlungen gewonnenen Präparaten haben gezeigt, daß insgesamt die Überlebensrate und die Gefahr einer bronchopulmonalen Dysplasie bei beiden Therapieformen keinen Unterschied zeigen. Die natürlichen Präparate zeichnen sich allerdings durch eine deutlich schnellere Wirkung aus, so daß die O_2-Zufuhr und der Beatmungsdruck schneller reduziert werden können [27]. Bemerkenswert ist, daß die Phospholipide der natürlichen wie auch synthetischen Präparate genauso wie die körpereigenen Phospholipide in den Alveolen von den Typ-II-Pneumozyten resorbiert werden und zur Neuproduktion von Surfactant Verwendung finden.

11.2 Indikation, Dosierung und Methodik der Applikation von Surfactant

Surfactant wird in einer Dosierung von 100 mg/kg Körpergewicht (bei Curosurf® auch bis 200 mg/kg möglich) intratracheal dem Frühgeborenen verabreicht, wobei als Indikation im allgemeinen die Notwendigkeit zur Beatmung mit einem FiO_2 über 0,5 angesehen wird. In der Regel erfolgt die Surfactant-Zufuhr als Interventionstherapie bei einem *klinisch bestehenden Atemnotsyndrom*. Dabei wird eine zu späte Gabe von Surfactant möglichst vermieden, da bei fortgeschrittenem RDS eventuell bereits bestehende hyaline Membranen die Wirkung des Surfactants durch direkte Inhibition vermindern.

Von einzelnen Autoren wird auch eine *prophylaktische Therapie* in den ersten Minuten nach primärer Intubation im Kreißsaal empfohlen. Da auch vor der 30. Gestationswoche nur 50 bis 60% der Kinder ein Atemnotsyndrom entwickeln, würden bei prophylaktischer Gabe sehr viele Kinder völlig unnötig eine Surfactant-Therapie erhalten. Wenn überhaupt, wird eine prophylaktische Therapie heute nur bei extrem unreifen Frühgeborenen vor der 26. Gestationswoche empfohlen. Doch auch bei diesen Kindern ist es besser, wenn der Surfactant erst nach vollständiger Belüftung der Lunge etwa nach 10 bis 30 Minuten appliziert wird.

Die Surfactant-Applikation kann bei erneut ansteigendem O_2-Bedarf nach 6 bis 12 Stunden oder auch später ein- bis zweimal *wiederholt* werden. Häufig wird im Wiederholungsfall nur die halbe Dosis verabreicht. Die intratracheale Instillation erfolgt als Bolusinjektion über einen feinen Absaugkatheter, und zwar möglichst getrennt für den linken und rechten Hauptbronchus. Jeweils unmittelbar anschließend ist eine gefühlvolle Beatmung mit dem Beutel notwendig, um eine rasche, jedoch möglichst homogene Verteilung des Surfactants in beiden Lungen bis in die Alveolen zu erreichen. Eine langsame Dauerinfusion des Surfactants hat sich in verschiedenen Untersuchungen als nachteilig erwiesen, da es sehr viel häufiger zu einer inhomogenen Verteilung und schlechteren Gesamtwirkung kommen kann bei gleichzeitig erhöhter Gefahr von Obstruktionen durch Surfactant-Konglomerate.

11.3 Surfactant-Substitution und Intensivtherapie

Die Surfactant-Therapie hat nur kurzfristig zu einer gewissen Euphorie bei der Betreuung von sehr kleinen Frühgeborenen mit einem Atemnotsyndrom geführt. Schon bald mußte man erkennen, daß die Surfactant-Therapie die Beatmung von sehr kleinen Frühgeborenen nicht vereinfacht, sondern eher ein Mehr an intensivmedizinischer und neonatologischer Erfahrung voraussetzt. Das bedeutet, daß die Surfactant-Therapie und die weiterhin notwendige sehr differenzierte Beatmungs- und Intensivtherapie *nur an Zentren durchgeführt werden sollte,* die eine gewisse Mindestzahl an kleinen Frühgeborenen unter 1500 g betreuen und gleichzeitig über das notwendige Personal verfügen. So kann man ein Frühgeborenes nach Gabe von Surfactant zumindest in den ersten 24 Stunden und meist auch noch längere Zeit danach praktisch keine Minute aus den Augen lassen, da ständig die Beatmung der Wirkung des Surfactants angepaßt werden muß. Komplikationen wie Tubus- oder Bronchusobstruktion oder lokale Überblähungen infolge inhomogener Verteilung des Surfactants kann man weniger der Wirkung des Surfactants als einer unzureichenden Überwachung nach Surfactant-Gabe anlasten.

12 Komplikationen und Prognose

Surfactant-Therapie und die moderne neonatale Intensivtherapie haben bei Frühgeborenen vor der 32. Gestationswoche zu einer deutlichen Reduktion der *Letalität des Atemnotsyndroms* von 50 bis 70 % noch vor gut 20 Jahren auf deutlich unter 10 % geführt. Selbst die Frühgeborenen von 23 und 24 Wochen, die im Grenzbereich zwischen Überleben oder Nichtüberleben geboren wurden, zeigen nach einer Untersuchung von Ferrara bei 107 Kindern unter dem Einfluß von Surfactant einen signifikanten Anstieg der Überlebensrate von 33 auf 59 %. Dabei hat diese hohe Überlebensrate nicht zu einer Zunahme der Komplikationen und späteren Behinderungen geführt [10].

Man muß sogar feststellen, daß auch bei diesen extrem unreifen Frühgeborenen weniger das Atemnotsyndrom infolge eines Surfactant-Mangels, sondern viel häufiger die *strukturelle Unreife* der Lungen und anderer Organe für Komplikationen der Intensivtherapie bzw. als Letalfaktor verantwortlich zu machen ist. Nicht selten sind auch pränatale Schäden des fetalen Gehirns oder perinatale Infektionen die Ursache für eine im Einzelfall ungünstige Prognose. Aus diesem Grunde sollen auch typische Komplikationen der Langzeitbeatmung und neonatalen Intensivmedizin wie bullöses bzw. interstitielles Emphysem, Pneumothorax, Atelektasen, Pneumonien, bronchopulmonale Dysplasie, persistierender Ductus arteriosus sowie Erkrankungen des Herzens, der Nieren, des Darms, der Schilddrüse und des zentralen Nervensystems im Kapitel über die Intensivmedizin des kleinen Frühgeborenen besprochen werden (siehe Kap. 24).

Die insgesamt gute *Prognose* eines Atemnotsyndroms infolge eines primären Surfactant-Mangels bei kleinen Frühgeborenen wird also nur dadurch beeinträchtigt, daß durch die Surfactant-Therapie und die verbesserte Intensivbehandlung auch so extrem kleine und unreife Frühgeborene überleben, deren Organe an sich noch eine erhebliche strukturelle Unreife aufweisen. Dennoch ist auch bei diesen Kindern die langfristige Prognose zumindest seitens der Lunge und Atemfunktion als relativ gut zu bezeichnen. Selbst ausgeprägte Lungenveränderungen im Sinne einer schweren bronchopulmonalen Dysplasie können beim wachsenden Organismus im Laufe der Jahre relativ gut ausheilen.

Probleme können in den ersten ein bis zwei Lebensjahren jedoch auftreten, wenn es zu schweren *Infektionen* der Atemwege kommt. So können Keuchhusten oder eine RS-Virusinfektion der Atemwege zu einer akuten Lebensbedrohung für das Kind werden. Aus verschiedenen Untersuchungen ist jedoch bekannt, daß diese Kinder im Alter von acht bis zehn Jahren eine nahezu normale Lungenfunktion haben, auch wenn sie zum Leistungssport in der Regel sicher nicht in der Lage sind [1]. Allerdings kann in Abhängigkeit vom Grad der Schwere der bronchopulmonalen Dysplasie nach Langzeitbeatmung und O_2-Zufuhr jedoch später eine bronchiale Hyperreagibilität im Histaminprovokationstest beobachtet werden und auch nach vielen Jahren noch eine Neigung zu obstruktiven Atemwegserkrankungen bestehen.

Literatur

1. Ahrens, P., S. Zielen, B. Stöver, V. von Loewenich, D. Hofmann: Die pulmonalen Folgen der Langzeitbeatmung von very low birth weight Frühgeborenen: Ergebnisse einer Nachuntersuchung der Kinder im Alter von 6–9 Jahren. Klin. Pädiat. 203 (1991) 366.
2. Avery, M. E., J. Mead: Surface properties in relation to atelectasis and hyaline membrane disease. Amer. J. Dis. Childh. 97 (1959) 517.
3. Ballard, P. L., R. A. Ballard: Scientific basis and therapeutic regimens for use of antenatal glucocorticoids. Amer. J. Obstet. Gynec. 173 (1995) 254.
4. Ballard, P. L., R. A. Ballard, R. K. Creasy et al.: Plasma thyroid hormones and prolactin in premature infants and their mothers after prenatal treatment with thyrotropin-releasing hormone. Pediat. Res. 32 (1992) 673.
5. Bartmann, P., G. Jorch, F. Pohlandt, L. Gortner: Antibody response to bovine surfactant in preterm infants. Pediat. Res. 29 (1991) 203.
6. Beers, M. F., A. B. Fisher: Surfactant protein C: a review of its unique properties and metabolism. Amer. J. Physiol. 263 (1992) L 151.
7. Bland, R. D.: Lung epithelial ion transport and fluid movement during the perinatal period. Amer. J. Physiol. 259 (1990) L 30.
8. Crowley, P. A.: Antenatal corticosteroid therapy: a meta-analysis of the randomized trials, 1972–1994. Amer. J. Obstet. Gynec. 173 (1995) 322.
9. Dilger, I., G. Schwedler, J. W. Dudenhausen: Die surfactant-assoziierten Proteine und ihre Bedeutung für die antenatale Lungenreifediagnostik. Perinat. Med. 4 (1992) 107.
10. Ferrara, T. B., R. E. Hoekstra, R. J. Couser et al.: Survival and

follow-up of infants born at 23 to 26 weeks of gestational age: effects of surfactant therapy. J. Pediat. 124 (1994) 119.
11. Fisk, N. M., M. J. Peek: Antenatal lung maturation: should we all be using thyrotropin-releasing hormone? Europ. J. Pediat. 154 (Suppl. 3) (1995) 7.
12. Fujiwara, T., S. Chida, Y. Watabe, H. Maeta, T. Morita, T. Abe: Artificial surfactant therapy in hyaline-membrane disease. Lancet I (1980) 55.
12a. Gerner, R., K. Diederich: Medikamentöse Lungenreifungsindikation. In: Halberstadt, E. (Hrsg.): Frühgeburt – Mehrlingsschwangerschaft. Klinik der Frauenheilkunde und Geburtshilfe, 2. Aufl., Bd. 6, S. 163. Urban & Schwarzenberg, München–Wien–Baltimore 1987.
13. Giedion, A.: Die Atemnot des Neugeborenen in radiologischer Sicht. Pädiat. Pädol. 3 (1967) 201.
14. Gommers, D., C. Vilstrup, J. A. H. Bos et al.: Exogenous surfactant therapy increases static lung compliance, and cannot be assessed by measurements of dynamic compliance alone. Crit. Care Med. 21 (1993) 567.
15. Gregory, G. A., J. A. Kitterman, R. H. Phibbs, W. H. Tooley, W. K. Hamilton: Treatment of the idiopathic respiratory distress syndrome with continuous positive airway pressure. New Engl. J. Med. 284 (1971) 1333.
16. Hallman, M., T. A. Merrit, T. Akino, K. Bry: Surfactant protein A, phosphatidylcholin, and surfactant inhibitors in epithelial lining fluid: correlation with surface activity, severity of RDS, and outcome in small premature infants. Amer. Rev. respir. Dis. 144 (1991) 1376.
17. Hawgood, S.: Pulmonary surfactant apoproteins: a review of protein and genomic structure. Amer. J. Physiol. 257 (1989) L 13.
18. Hawgood, S., J. A. Clements: Pulmonary surfactant and its apoproteins. J. clin. Invest. 86 (1990) 1.
19. Jansen, A. H., V. Chernick: Fetal breathing and development of control of breathing. J. appl. Physiol. 70 (1991) 1431.
20. Kari, M. A., M. Hallmann, M. Eronen et al.: Prenatal dexamethasone treatment in conjunction with rescue therapy of human surfactant: a randomized placebo-controlled multicenter study. Pediatrics 93 (1994) 730.
20a. Krahl, V. E.: Handbook of Physiology, sect. 3, vol. 1, p. 216. American Physiological Society, Washington 1964.
21. Lebert, K.: Die Theapie des Atemnotsyndroms des Neugeborenen: exemplarische Darstellung für Möglichkeiten, Versuche und Irrwege in der Medizin. Inaugural-Dissertation, Würzburg 1989.
22. Liggins, G. C., R. N. Howie: A controlled trial of ante partum glucocorticoid treatment for prevention of respiratory distress syndrome in premature infants. Pediatrics 50 (1972) 515.
22a. Loewenich, V. von: Das gesunde und das kranke Neugeborene. In: Käser, O., V. Friedberg, K. G. Ober, K. Thomsen, J. Zander (Hrsg.): Gynäkologie und Geburtshilfe, 2. Aufl., Bd. II/2, S. 19.14. Thieme, Stuttgart–New York 1981.
22b. Loewenich, V. von: Klinik des Atemnotsyndroms. In: Halberstadt, E. (Hrsg.): Frühgeburt – Mehrlingsschwangerschaft. Klinik der Frauenheilkunde und Geburtshilfe, 2. Aufl., Bd. 6, S. 295. Urban & Schwarzenberg, München–Wien–Baltimore 1987.
23. Obladen, M.: Factors influencing surfactant composition in the newborn infant. Europ. J. Pediat. 128 (1978) 129.
24. Papageorgiou, A. N., J. L. Doray, R. Ardilla, I. Kunos: Reduction of mortality, morbidity, and respiratory distress syndrome in infants weighing less than 1000 grams by treatment with betamethasone and ritodrine. Pediatrics 83 (1989) 493.
25. Speer, C., K. Harms, U. Müller, W. Schröter, T. Curstedt, B. Robertson: Behandlung des schweren Atemnotsyndroms Frühgeborener mit natürlichem Surfactant. Monatsschr. Kinderheilk. 136 (1988) 65.
26. Sun, B., E. Rider, M. Ikegami, A. Jobe: Antenatal ambroxol effects on surfactant pool size and postnatal lung function in preterm ventilated rabbits. Biol. Neonate 62 (1992) 55.
27. Vermont-Oxford Neonatal Network: A multicenter, randomized trial comparing synthetic surfactant with modified bovine extract in the treatment of neonatal respiratory distress syndrome. Pediatrics 97 (1996) 1.
28. Wauer, R. R.: Surfactanttherapie des neonatalen Atemnotsyndroms. Thieme, Stuttgart–New York 1993.
29. Williams, M. C.: Conversion of lamellar body membranes into tubular myelin in alveoli of fetal rat lungs. J. Cell Biol. 72 (1977) 260.

27 Die Entwicklung von Frühgeborenen: Prognose – Mortalität – Morbidität

F. J. Schulte

Inhalt

1	Definitionen, Begriffe und ihre Geschichte 336	4.3	Klinik 341
		4.4	Therapie und Verhütung 343
2	Mortalität 336	5	Die psychoneurologischen Entwicklungsstörungen Frühgeborener 344
3	Neonatale Morbidität 337	5.1	Symptome 344
4	Die periventrikuläre Leukomalazie 337	5.2	Häufigkeit von bleibenden neurologischen Störungen 344
4.1	Ätiologie und Pathogenese der Hirnschädigung 337	6	Das Problem der extrem unreifen und untergewichtigen Frühgeborenen: „Born too soon" 346
4.2	Zeitlicher Ablauf der Entstehung 339		

> „*I, that am curtailed of this fair proportion,*
> *Cheated of feature by dissembling Nature,*
> *Deformed, unfinished, sent before my time*
> *Into this breathing world, scarce half made up,*
> *And that so lamely and unfashionable,*
> *That dogs bark at me as I halt by them."*
> *(William Shakespeare: Richard III)*

1 Definitionen, Begriffe und ihre Geschichte

Im Jahre 1886 hat N. T. Miller aufgrund seiner Untersuchungen in Findelanstalten Frühgeborene definiert als Kinder mit einem Geburtsgewicht unter 2500 g, eine Definition, die zunächst 1948 von der Weltgesundheitsorganisation übernommen wurde. Bereits 1941 hatte M. von Pfaundler in einer großen Studie darauf hingewiesen, daß keineswegs alle Kinder mit einem Geburtsgewicht unter 2500 g zu früh geboren sind und erstmals auf das Problem der intrauterinen Wachstumsstörung, der intrauterinen Dystrophie, hingewiesen [45].

Im Jahre 1962 hat dann die Weltgesundheitsorganisation die *heute gültige Definition* festgelegt: Danach ist jedes Kind, welches vor der vollendeten 37. Schwangerschaftswoche, also mit einem Gestationsalter von weniger als 259 Tagen geboren wurde, ein Frühgeborenes. Diese Definition entspricht den Reifungsvorgängen von Stoffwechselfunktionen und der Organe einschließlich des Gehirns. Speziell im Hirnstamm ist die neuronale Verknüpfung der atmungs- und kreislaufregulierenden Neurone in der Formatio reticularis der Brücke zwischen 36 und 38 Wochen des Gestationsalters so weitgehend abgeschlossen, daß stabile Atemantriebe und Herz-Kreislauf-Regulationen auch während des Schlafes weitgehend gesichert sind [50]. Auch die Reste der germinalen Matrix sind zu diesem Zeitpunkt in der Umgebung der Ventrikel aufgelöst [39].

Es hat sich als zweckmäßig erwiesen, Kinder mit einem Geburtsgewicht unter 1500 g als *"Very-low-birth-weight-Infants" (VLBW-Infants)* zu bezeichnen. Die gesamte Frühgeborenenproblematik mit Mortalität und Morbidität betrifft vorwiegend diese Gruppe.

Die *Häufigkeit* von Frühgeborenen schwankt zum Teil erheblich in den einzelnen Ländern und Kontinenten. In Nordamerika und in Europa werden etwa 6 bis 7% aller Kinder mit einem Geburtsgewicht unter 2500 g, 0,6 bis 1,5% mit einem Geburtsgewicht unter 1500 g geboren. Weltweit sind das etwa 13 Mio. Kinder [5].

Der sehr hohe Anteil von „Hirnschäden" und von psychoneurologischen Entwicklungsstörungen bei Frühgeborenen war bereits den Pionieren auf diesem Forschungsgebiet W. J. Little (1862), R. Virchow (1867) und S. Freud (1897) aufgefallen.

2 Mortalität

Von den frühen neonatalen Todesfällen, die nicht durch letale Fehlbildungen bedingt sind, betreffen 70 bis 85% Frühgeborene. Unter 23 Wochen Gestationsalter ist die Überlebenswahrscheinlichkeit praktisch Null. In perfekt organisierten Perinatalzentren beträgt sie ca. 15% für Kinder mit einem Gestationsalter von 23 Wochen, ca. 56% bei 24 Wochen und ca. 79% bei einem Gestationsalter von 25 Wochen [1, 20, 21, 57]. Diese Ergebnisse werden in Deutschland regelhaft noch nicht erreicht. Obladen [38] hat für Berlin eine Überlebensrate von 80% angegeben bei Kindern mit einem Geburtsgewicht zwischen 500 und 999 g und von 95% bei Kindern mit einem Geburtsgewicht zwischen 1000 und 1499 g.

Wichtiger als diese Pauschalangaben sind *spezifische Prädiktoren* der neonatalen Mortalität, die sich aus speziellen Risikofaktoren und neonatalen Erkrankungen ergeben. Grad-IV-intraventrikuläre Blutungen, eine schwere Streptokokkenpneumonie und Sepsis, die pulmonale Hypoplasie sowie pathophysiologische und pathobiochemische Befunde wie Azidose, Hypoxie, Hyperkapnie und Schock können zu einem Scoring-System zusammengefaßt werden und ergeben wichtige Hinweise für starke Abweichungen von den optimalen Überlebensraten einerseits und Hinweise auf permanente Entwicklungsstörungen andererseits.

3 Neonatale Morbidität

Infektionen mit Pneumonie, Sepsis und Meningitis, Lungenentfaltungsstörungen infolge alveolärer Unreife der Lunge und mangelhafter Surfactant-Ausstattung, Hypoxie, Hyperkapnie und Azidose, Organinsuffizienzen bzw. Organversagen einschließlich der nekrotisierenden Enterokolitis sowie anhaltend schwere zentralnervöse Antriebsstörungen der Atmung mit kardiovaskulären Regulationsstörungen (extreme Bradykardien, Blutdruckabfall bis hin zum Schock) sind die entscheidenden *postnatalen Risikofaktoren* von Frühgeborenen. Sie bedingen bei sehr unreifen Kindern mit einem Geburtsgewicht unter 1500 g oft eine extreme Multimorbidität, die unter Umständen wochen- und monatelang anhält und die die Entwicklungsprognose der Kinder erheblich beeinträchtigen kann. Die neonatale Intensivmedizin hat bei der Behandlung dieser Erkrankungen und Funktionsstörungen in den letzten 20 Jahren ihre großen Erfolge errungen und die Mortalität entscheidend senken können [2, 28, 37, 48] (siehe auch Kap. 24, Abschnitt 6).

Es muß inzwischen als erwiesen, mindestens aber als wahrscheinlich gelten, daß schwere Erkrankungen in der Neugeborenenperiode speziell bei sehr unreifen Frühgeborenen sehr leicht und vermutlich über den Weg von kardiovaskulären Regulationsstörungen zu einer hypoxisch-ischämischen Enzephalopathie führen oder beitragen, die vorwiegend als Leukomalazie mit teils ischämischen und teils hämorrhagischen Infarkten in der Periventrikulärregion abläuft [40, 54]. Trotz erheblicher wissenschaftlicher Unsicherheiten über die ätiopathogenetischen Faktoren, die zur periventrikulären Leukomalazie führen können, haben epidemiologische Studien wahrscheinlich gemacht, daß unter den Bedingungen einer optimierten Perinatalperiode die Häufigkeit und die Schwere der periventrikulären Leukomalazie abnimmt [29].

4 Die periventrikuläre Leukomalazie

4.1 Ätiologie und Pathogenese der Hirnschädigung

Die periventrikuläre Leukomalazie ist sicher die wichtigste, keinesfalls aber die einzige Form der Hirnschädigung bei Frühgeborenen. Neben der durch die periventrikuläre Leukomalazie bedingten spastische Diplegie bzw. beinbetonten Tetraplegien gibt es bei Frühgeborenen gehäuft Störungen der kognitiven Fähigkeiten und der Verhaltensentwicklung, die höchstens individuell mit der periventrikulären Leukomalazie erklärt werden können. Die Pathogenese dieser Entwicklungsstörungen sind nur teilweise bekannt, wir sind auf viele Spekulationen angewiesen.

Grundsätzlich ist das sehr unreife Nervensystem des Frühgeborenen, speziell die Hirnrinde, sehr viel *unempfindlicher gegen O_2-Mangel* als das Gehirn des reifen oder gar des älteren Kindes [14, 23, 27]. So ist denn auch der Untergang von Nervenzellen der Hirnrinde offenbar nicht das entscheidende morphologische Korrelat dieser vorwiegend kognitiven Entwicklungs-, Lern- und Aufmerksamkeitsstörungen der Frühgeborenen. Wir müssen annehmen, daß dieses Substrat eher in der axodendritischen Verknüpfung und in der Ausbildung endoplasmatischer Strukturen liegen könnte, deren Entwicklung durch eine große Zahl von *adversiven Faktoren in der Postnatalperiode* sehr kleiner Frühgeborener gestört werden kann [50, 53].

Es hat sich gezeigt, daß die *Entwicklung des Kopfumfangs* bei Frühgeborenen ein erstaunlich günstiger Prädiktor für die psychoneurologische Gesamtentwicklung der Frühgeborenen sein kann. Jedenfalls haben Kinder mit einem Kopfumfang unterhalb der 3er-Perzentile eindeutig schlechtere Entwicklungschancen. Das Ausmaß von Myelinisierung, die Zahl von Ganglien- und Gliazellen sowie Zahl und Verzwei-

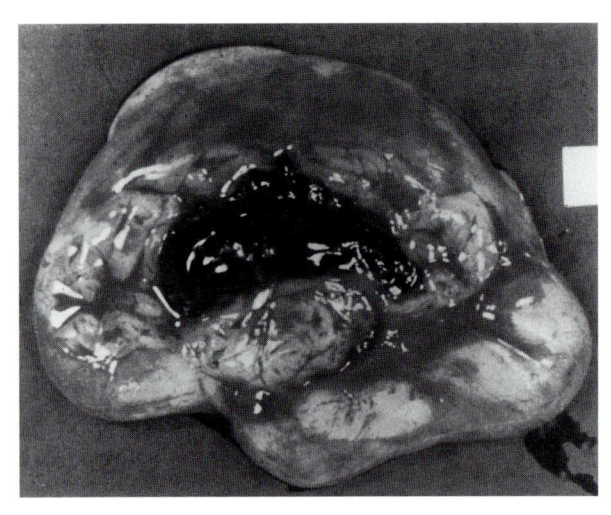

Abb. 27-1 Ventrikelblutung bei einem extrem unreifen Frühgeborenen mit einem Gestationsalter von 27 Wochen (aus Schulte und Spranger [46]).

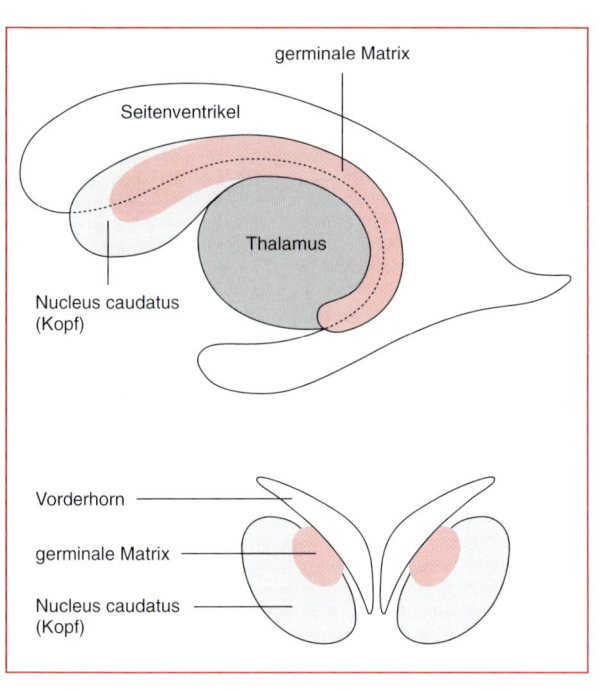

Abb. 27-2 Die germinale Matrix ist eine embryonale Struktur, aus der sich Nerven- und Gliazellen entwickeln. Reste dieser germinalen Matrix sind noch bis zur 32. bis 34. Schwangerschaftswoche periventrikulär nachweisbar. Sie sind der Ort subependymaler Blutungen mit Einbrüchen in diese Ventrikel (nach Paneth et al. [39]).

gung der Dendriten sind die entscheidenden Parameter des Hirn- und damit auch des Kopfwachstums [19].

Das *typische Charakteristikum der Frühgeborenenenzephalopathie,* der Hirnschädigung von sehr unreifen Kindern, ist aber sicherlich die sog. periventrikuläre Leukomalazie, eine Mischung aus hämorrhagischen und ischämischen Infarkten unmittelbar periventrikulär, subependymal mit kleinen Einblutungen und – in schweren Fällen – mit Masseneinblutungen in die Ventrikel (Abb. 27-1). Die genaue Lokalisation, die pathologische Anatomie und der Ablauf dieser periventrikulären Infarkte mit und ohne Einblutungen ist in der in Abschnitt 1 erwähnten Arbeit von Virchow erstmals beschrieben und wurde dann seit den 60er Jahren von Banker und Larroche [3], Pape und Wigglesworth [40], Takashima [49] und Paneth et al. [39] intensiv erforscht.

Grundsätzlich sind die *ischämischen periventrikulären Infarkte* in den arteriellen Grenzzonen der periventrikulären Substanz und die *Einblutungen* in die Reste der germinalen Matrix distinkte Prozesse, die aber häufig nebeneinander vorkommen. Die spezielle Vulnerabilität dieser periventrikulären arteriellen Grenzzonen einerseits und die Persistenz von Resten der germinalen Matrix (Abb. 27-2) in der periventrikulären Regionen scheinen andererseits etwa bis in die 35. Schwangerschaftswoche hinein die Voraussetzung für diese Form der charakteristischen Frühgeborenenenzephalopathie zu sein. Speziell die hämorrhagische Zerstörung der germinalen Matrix mit Ausbildung von Zysten, deren Wände aus hämosiderinbeladenen Makrophagen und reaktiven Astrozyten bestehen, bedingt eine Zerstörung der sog. Glia-Präkursorzellen; gerade die Zerstörung dieser Zellen könnte einen erheblichen Einfluß auf die Hirnentwicklung, auf das Dendritenwachstum und auf die Bildung axodendritischer Synapsen auch außerhalb der eigentlichen periventrikulären Region und damit auch auf kognitive und Verhaltensleistungen haben.

In dieser periventrikulären Region des unreifen Gehirns ist der O_2-Metabolismus fast unentdeckbar gering, so daß die „lange bevorzugte Vorstellung, daß O_2-Mangel die letzte gemeinsame Endstrecke zur Zerstörung der periventrikulären weißen Substanz ist" [53] unzureichend und zumindest hinsichtlich der komplexen pathogenetischen Zusammenhänge ergänzungsbedürftig ist. Schon immer wurde den vaskulären Faktoren, also den *Regulationsmechanismen der Hirndurchblutung im Zusammenhang mit der extrem frühen Geburt* die entscheidende Bedeutung für die Entstehung der periventrikulären Leukomalazie mit und ohne Einblutungen eingeräumt. Bradykardie, Blutdruckabfall, eine Hyperkapnie mit ihrer machtvollen Erweiterung der Hirngefäße und Zunahme der Hirndurchblutung sowie eine hypoxisch/azidotische Lähmung und schließlich Zerstörung der Autoregulation des zerebralen Gefäßsystems haben aufgrund entsprechend über-

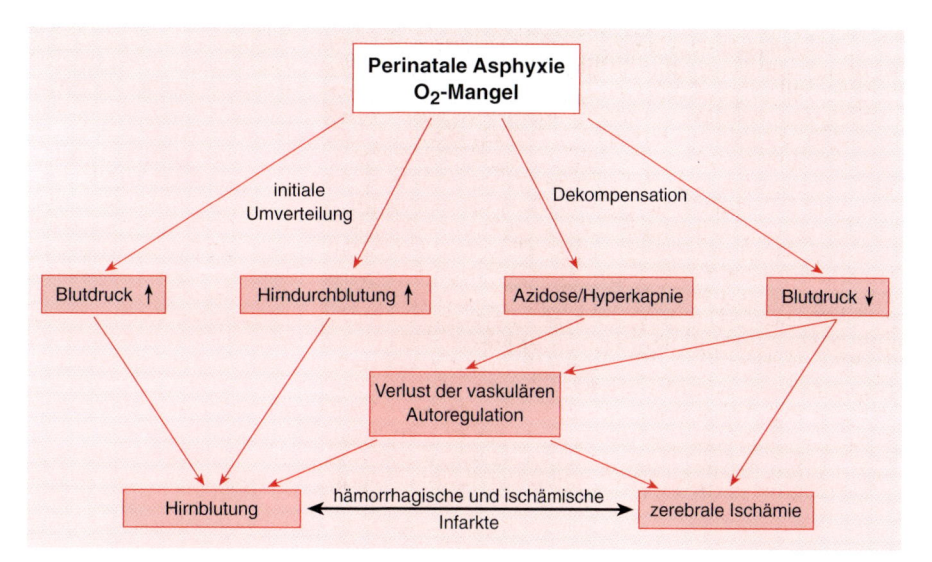

Abb. 27-3 Blutungen und hämorrhagische und ischämische Infarkte sind das morphologische Substrat der schweren hypoxischen Hirnschädigung bei Neu- und Frühgeborenen. Der Verlust der Autoregulation der Hirndurchblutung nach Hypoxie und Azidose ist ein zentraler Pathomechanismus bei der Entstehung perinataler Hirnschäden (modifiziert nach Volpe [55]).

zeugender Befunde bereits sehr früh für die ätiopathogenetische Deutung der periventrikulären Infarkte einerseits und der Einblutungen in die Reste der germinalen Matrix andererseits eine große Rolle gespielt (Abb. 27-3). Über diesen Weg der allgemeinen kardiovaskulären Regulationsmechanismen einerseits und der speziellen Regulation der Hirndurchblutung andererseits wird verständlich, daß alle möglichen adversiven Faktoren und damit sehr viele schwere Erkrankungen in der Neugeborenenperiode von extrem unreifen Frühgeborenen zu dieser typischen Form der Frühgeborenenenzephalopathie führen können. Dazu gehören unter anderem Hyperkapnie, Hypoxie und Azidose, aber eben auch die bakteriellen Infektionen [11], die Druckschwankungen, wie sie z. B. beim Spannungspneumothorax auftreten oder auch Blutdruckabfall und Schwankungen der zerebralen Blutflußgeschwindigkeit nach Surfactant-Therapie [24, 25]. Darüber hinaus ergibt sich aus dieser ätiopathogenetischen Deutung aufgrund der derzeit verfügbaren Befunde die Forderung einer möglichst schonenden, möglichst umsichtigen und in jeder Beziehung möglichst optimalen Behandlung und Intensivtherapie der Frühgeborenen, und es wird erklärbar, warum die periventrikuläre Leukomalazie nicht nur im unmittelbaren Zusammenhang mit der Geburt, sondern auch Tage und Wochen nach der Geburt, also im Rahmen einer Intensivbehandlung, auftreten kann [13].

Trotz dieser gegenwärtig als schlüssig erscheinenden Darstellung der wahrscheinlich wesentlichen ätiopathogenetischen Mechanismen für die Entstehung der periventrikulären Leukomalazie muß darauf hingewiesen werden, daß uns die Entstehungsbedingungen dieser Frühgeborenenenzephalopathie noch *keinesfalls restlos bekannt* sind. In einer prospektiven Studie, in die während einer bestimmten Zeitspanne alle in Hamburg geborenen Kinder mit einem Geburtsgewicht unter 1500 g eingegangen sind, konnten wir nur bei 30% der Fälle mit einer Frühgeborenenenzephalopathie adversive Faktoren entdecken, die im Rahmen des hier dargestellten und gegenwärtig gültigen Konzepts periventrikuläre Infarkte und Einblutungen erklären können. In 30% der Fälle war aufgrund der relativen Geringfügigkeit dieser adversiven Faktoren eine solche Deutung fraglich, in 30% der Fälle konnte – abgesehen von der extremen Unreife – eine solche Ursache überhaupt nicht entdeckt werden [51]. Damit wird auch erklärbar, warum weltweit die periventrikuläre Leukomalazie bei sehr unreifen Frühgeborenen nicht sicher verhindert werden kann und daß zumindest gegenwärtig immer noch weltweit und auch unter optimalen perinatologischen Behandlungsbedingungen zumindest ein wesentlicher Teil der psychoneurologischen Entwicklungsstörungen ehemaliger Frühgeborener als schicksalhaft bezeichnet werden muß.

4.2 Zeitlicher Ablauf der Entstehung

Die bildgebende Diagnostik mit Sonographie und Kernspintomographie ermöglicht nicht nur die endgültige Diagnose mit sehr genauer quantitativer Darstellung des Ausmaßes der Schädigung. Speziell die *Sonographie* als nichtinvasive diagnostische Maßnahme gibt uns darüber hinaus die Möglichkeit, den zeitlichen Ablauf der Entstehung einer periventrikulären Leu-

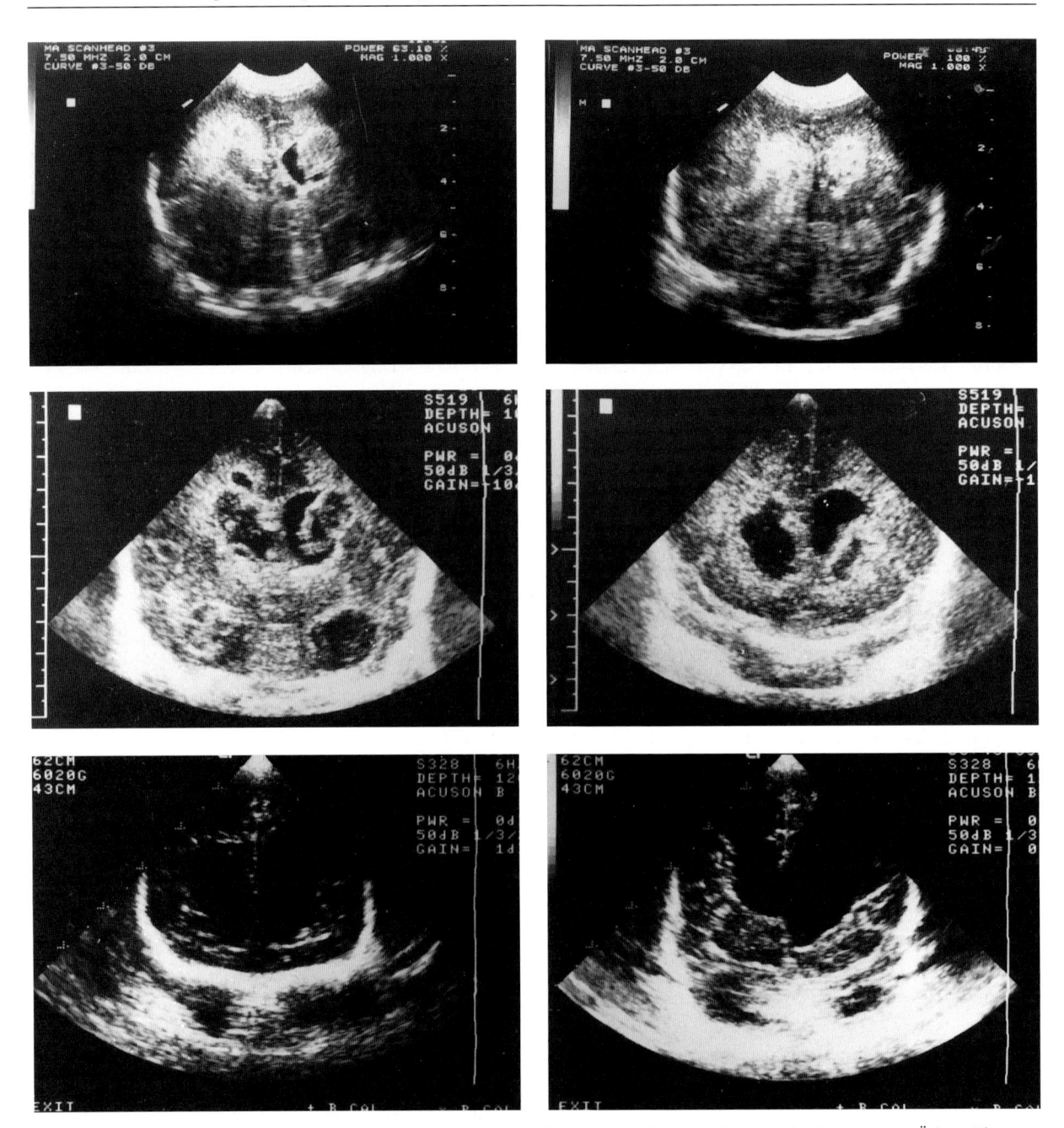

27 Die Entwicklung von Frühgeborenen: Prognose – Mortalität – Morbidität

Abb. 27-4 Diese Schädelsonogramme im Frontalschnitt durch die offene Fontanelle zeigen die typische Sequenz von Ödem–Blutung–Atrophie in und um die Hirnventrikel eines Frühgeborenen mit schwerer perinataler Hypoxie.
Oberes Bildpaar: (Alter des Kindes: 11 Tage). Man sieht fast eine Ausgußblutung der beiden Seitenventrikel mit abnorm echointensiven Zonen um die Ventrikel herum, welche teilweise durch Blutung und teilweise durch Ödem bedingt wird.
Mittleres Bildpaar: (Alter des Kindes: 18 Tage). Weite Anteile des intraventrikulären Hämatoms sind resorbiert, und die ehemals echoreichen, hämorrhagisch infarzierten bzw. durch Ödem irreversibel geschädigten periventrikulären Strukturen beginnen sich aufzulösen: periventrikuläre Leukomalazie.
Unteres Bildpaar: (Alter des Kindes: 6 Monate). Der periventrikuläre Auflösungsprozeß ist weitgehend abgeschlossen, und es sind große, unregelmäßig geformte ventrikulär/porenzephale Hohlräume entstanden: Hydrocephalus internus e vacuo.
(*Originalsonogramme:* Abteilung der Pädiatrischen Radiologie der Kinderklinik des Universitäts-Krankenhauses Hamburg-Eppendorf)

komalazie mit oder ohne Blutung sehr genau darzustellen.

Typischerweise zeigt sich in der ersten Woche nach dem schädigenden Ereignis und manchmal auch während der Kumulation solcher adversiver Faktoren periventrikulär eine gesteigerte Echogenität als Ausdruck von Kongestion und/oder Hämorrhagie, eventuell mit beginnender Neurolyse. Je nach Ausprägung des Ödems sind die Ventrikel gelegentlich mäßig oder sehr stark verschmälert, in Extremfällen kaum noch erkennbar. Ein bis drei Wochen nach dem schädigenden Ereignis bilden sich meist multiple, echoarme Herde als Ausdruck von Zysten, die die Entstehung porenzephaler Gewebedefekte anzeigen. Gleichzeitig und in der Zeit danach kommt es häufig zunächst zu Abrundungen der Seitenventrikel. Etwa drei Monate nach dem schädigenden Ereignis zeigt sich die Ventrikelvergrößerung mit unregelmäßig gezackter Form, wobei dann in der Regel die Zysten verschwinden, weil sie in die Ventrikelformation mit einbezogen und/oder kollabiert sind. Dieses Bild ist das morphologische Korrelat der typischen Frühgeborenenenzephalopathie (Abb. 27-4). In einem hohen Prozentsatz der Fälle kommt es überhaupt nicht zur Ausbildung von Zysten, die anfänglich erhöhte Echogenität bildet sich zurück, die Morphologie des Gehirns bleibt weitgehend oder sogar völlig normal.

Dieser typische Ablauf der Entstehung einer periventrikulären Leukomalazie ist auch in seiner zeitlichen Exaktheit inzwischen von sehr vielen Autoren sorgfältig untersucht und gesichert. Es besteht eine hohe Übereinstimmung einerseits zwischen dem sonographischen und in Einzelfällen kontrollierten morphologischen Befund und andererseits eine sehr sichere Relation zwischen der Ausbildung und Größe von Zysten und der Entwicklung von zerebralparetischen Symptomen bis hin zur spastischen Di- oder beinbetonten Tetraplegie [12, 13, 16, 26, 33, 47, 56].

Auch *kleine Einblutungen* in die periventrikuläre Substanz, in die subependymale Region und in die Ventrikel können ultrasonographisch gut erkannt werden. Sie werden nach Papile und Burstein [6, 41] in vier *Schweregrade* eingeteilt:

Grad I: subependymale Blutungen in die germinale Matrix

Grad II: Ausdehnung der Blutung in die normal konfigurierten Ventrikel

Grad III: Ausdehnung der Blutung in die dilatierten Ventrikel

Grad IV: Ausdehnung der Blutung sowohl in die Ventrikel als auch in das Hirnparenchym

Für die *endgültige und/oder nachträgliche diagnostische Abklärung* der periventrikulären Leukomalazie einschließlich der Darstellung ihrer exakten Ausdehnung ist die *Kernspintomographie* heute die überlegene Methode. Im Endstadium stellt sich die periventrikuläre Leukomalazie dar mit vergrößerten Ventrikeln, mit einem irregulär gezackten Rand der Ventrikelwand, mit einer manchmal extremen Verminderung des Volumens der weißen Substanz und – in der sog. T2-Gewichtung – mit einer verzögerten oder ausbleibenden Myelinisierung bilateral in der peritrigonalen Region (Abb. 27-5). Diese periventrikuläre Signalhyperintensität in der T2-Gewichtung bedeutet nicht automatisch auch eine Gliose. Diese Gliose ist aber häufig mit der periventrikulären Leukomalazie in der gleichen Region verbunden und kann am besten kernspintomographisch in den sog. protonengewichteten Bildern dargestellt werden. Eine ausführliche Darstellung der Kernspintomographie hypoxisch-ischämischer Hirnschäden bei Neugeborenen und speziell auch bei Frühgeborenen findet man zusammen mit einer Darstellung der Literatur bei Barkovich [4].

4.3 Klinik

Die klinischen Befunde bei der Entstehung der periventrikulären Leukomalazie sind stark abhängig vom *Ausmaß der Läsion,* speziell auch vom Ausmaß der Blutungen. Die Symptome sind dramatisch bei ausgedehnten intraparenchymatösen und intraventrikulären Blutungen; sie sind aber kaum wahrnehmbar, und die periventrikuläre Leukomalazie wird oft sonographisch überraschend bei der Routineuntersuchung entdeckt, wenn es sich um geringfügige bis mäßige Läsionen handelt. Jedenfalls gilt für die periventrikuläre Leukomalazie keinesfalls jene Regel, die für hypoxisch-ischämische Hirnschäden reifer Kinder zumindest in der überwiegenden Mehrzahl der Fälle zutrifft: daß nämlich jede Entstehung von Substanzdefekten mit einem charakteristischen neurologischen Durchgangssyndrom, mit den Symptomen der hypoxisch-ischämischen Enzephalopathie, verbunden ist. Muskeltonusstörungen und gelegentlich auch ein Krampfanfall kommen typischerweise zusammen mit der Entstehung einer periventrikulären Leukomalazie vor, sind aber keinesfalls so regelhaft wie bei hypoxisch-ischämischen Parenchymläsionen reifer Neugeborener. Es muß darüber hinaus bedacht werden, daß neurologische Symptome bei sehr unreifen Kindern wesentlich schwerer zu entdecken und von den Auswirkungen

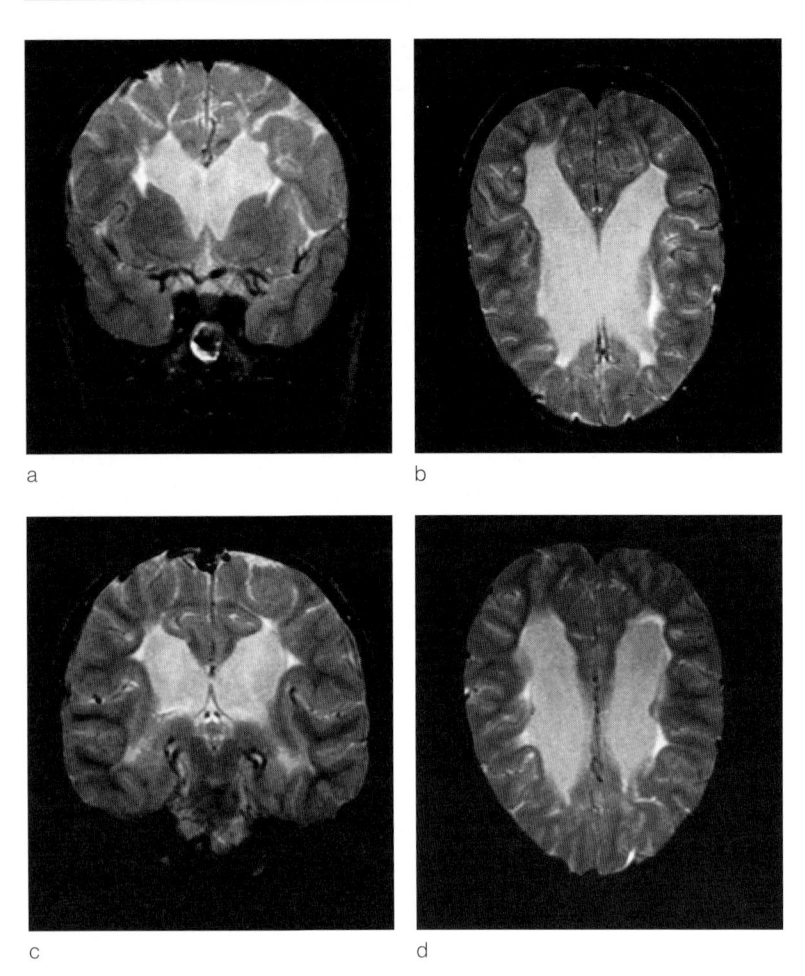

Abb. 27-5 Kernspintomogramme eines Kindes (Geburtsgewicht: 2020 g) mit einem Restzustand nach periventrikulärer Leukomalazie. Typisch sind die vergrößerten und unregelmäßig begrenzten Ventrikel mit gliösen Narben und Myelinisierungsstörungen unmittelbar periventrikulär (T2-gewichtete Aufnahmen). *(Originalabbildungen:* Abteilung für Neuroradiologie des Universitäts-Krankenhauses Hamburg-Eppendorf)

anderer Erkrankungen (einschließlich deren Therapie) im Rahmen der intensivmedizinischen Betreuung eines Frühgeborenen schwer zu unterscheiden sind.

Für die ausgedehnten Formen der peri- und intraventrikulären Blutungen werden von Volpe [54] drei *klinische Syndrome* als charakteristisch beschrieben: das katastrophale, das saltatorische und das klinisch silente Syndrom.

Das sog. *katastrophale Syndrom* besteht in der dramatischen Zuspitzung der Symptome innerhalb von Minuten bis zu einer Stunde. Das Kind verfällt in einem tiefen Stupor oder Koma, Arrhythmien, Hypoventilation bis hin zum Atemstillstand sind obligat, es treten generalisierte tonische Anfälle auf mit Anzeichen der Dezerebrierungsstarre, die Pupillen reagieren nicht auf Licht, Augenbewegungen sind spärlich oder haben völlig sistiert. Zwischen den tonischen Anfällen besteht eine schlaffe Lähmung der gesamten Körpermuskulatur. Diese schweren und unübersehbaren neurologischen Symptome sind verbunden mit schweren Störungen der Temperaturregulation, mit einer Azidose, mit Homöostasestörungen für Elektrolyte und Glucose, mit einem sog. inadäquaten Antidiuresehormon-(ADH-)Syndrom, mit Abfall des Hämatokrits und – als Zeichen des gesteigerten Hirndrucks – mit einer vorgewölbten Fontanelle.

Das *saltatorische Syndrom* zeigt einzelne dieser Symptome, oft teilweise oder nur vorübergehend. Es tritt nicht so plötzlich auf, sondern entwickelt sich über Stunden, der stotternde Verlauf („stuttering course") kann sich über Tage erstrecken.

In etwa 25 bis 50% der Kinder mit einer intra- und periventrikulären Hämorrhagie auch beträchtlichen Ausmaßes treten keine verwertbaren klinischen Symptome auf: *silente Entstehung* der periventrikulären Leukomalazie.

Die Mortalität schwankt zwischen 5% bei den milden und klinisch silenten und 50% und darüber bei den schweren intraventrikulären Massenblutungen mit periventrikulären Infarkten.

4.4 Therapie und Verhütung

Die Behandlungsmöglichkeiten der *eingetretenen periventrikulären Leukomalazie und/oder der intraventrikulären Blutungen* sind außerordentlich beschränkt und bestehen in der optimalen Intensivtherapie mit Stabilisierung der vitalen Parameter. Die Korrektur von Gerinnungsstörungen ist dabei ein wichtiges therapeutisches Prinzip. Die Behandlung mit Phenobarbital ist sicherlich indiziert bei Krämpfen. Ob diese Behandlung darüber hinaus einen günstigen Effekt auf abrupte Anstiege des Blutdrucks und auf die Wiederherstellung der zerebrovaskulären Autoregulation hat, erscheint möglich, ist aber noch nicht endgültig gesichert. Auch dem Indometacin wird ein ähnlicher günstiger Effekt zugeschrieben.

Bei *progressiver Ventrikelerweiterung,* also bei Ausbildung eines hämorrhagischen Hydrozephalus, muß sorgfältig auf die Zeichen des gesteigerten intrakraniellen Druckes geachtet und ein hypertensiver Hydrozephalus von dem regelhaft auftretenden normotensiven Hydrocephalus e vacuo abgegrenzt werden. In etwa 30% der Fälle muß mit zumindest zeitweise behandlungsbedürftigen Drucksteigerungen gerechnet werden. Nur bei einem kleinen Anteil von etwa 15% ist eine ventrikulo-peritoneale Shuntanlage notwendig, in 20% der Fälle kommt es entweder spontan oder nach der Behandlung mit Carboanhydrasehemmern bzw. nach seriellen Lumbalpunktionen zur Arretierung eines zunächst langsam progredient erscheinenden hydrocephalen Wachstums [54]. Kurzfristig können auch externe Ventrikeldrainagen hilfreich sein. Der Erfolg der Behandlung – gleichgültig ob durch Carboanhydrasehemmer, durch serielle Lumbalpunktion oder durch eine externe Ventrikeldrainage – muß täglich durch sonographische Untersuchungen kontrolliert werden.

Wichtig, weil erfolgreicher, ist die *Verhütung der Entstehung* einer periventrikulären Leukomalazie. Aufgrund von epidemiologischen Studien – allerdings mit historischen Kontrollen – muß es als gesichert angesehen werden, daß eine sorgfältige, schonende Geburtsleitung und eine *optimale postnatale Betreuung* die Zahl der Frühgeborenenenzephalopathien senken kann. Dieses ist das Ergebnis einer umfangreichen Aufarbeitung der dazu relevanten Literatur durch J. J. Volpe [54]. Dabei kommt es auf eine schonende Geburtsleitung ebenso wie auf den möglichst kompetenten und möglichst sorgfältigen Einsatz der *intensivmedizinischen Behandlungsmaßnahmen* entscheidend an. Sehr unreife Frühgeborene mit eine Geburtsgewicht unter 1500 g und mit einem Gestationsalter unter 32 Wochen gehören in neonatal-intensivmedizinische Zentren mit großer ärztlicher und wissenschaftlicher Erfahrung, mit ausreichend personeller und apparativer Ausstattung und mit den Möglichkeiten einer exakten Qualitätskontrolle.

Für die Zukunft ergibt sich wahrscheinlich eine völlig neue Möglichkeit der Vorbeugung hypoxisch-ischämischer Hirnschäden durch jene neuroprotektiven Mechanismen, die als *freie O_2-Radikalenfänger* (scavengers of free radicals), als Calciumkanalantagonisten und als selektive Glutamat- und Aspartatrezeptorantagonisten ihre günstige Wirkung experimentell bereits erwiesen haben [8, 18, 34, 35, 44, 55]. Die gestörte zerebrovaskuläre Autoregulation, Gewebehypoxie und Lactatazidose sowie die verminderte Glucosezufuhr in das mangelhaft versorgte Hirngewebe führen zur Akkumulation von freien O_2-Radikalen, zur Anhäufung jener Aminosäuren, die als exzitatorische Transmitter bekannt sind (Glutamat und Aspartat) sowie zu einem Anstieg der intrazellulären Calciumkonzentration. Die präsynaptischen Nervenendigungen und Astrozyten nehmen die exzitotoxischen Aminosäuren auf und werden (infolge der hohen Konzentration) von ihnen geschädigt [15].

Zu den neuroprotektiven Substanzen gehört auch *Magnesium,* welches die Erregbarkeit von Nervenzellmembranen herabsetzt, indem es die Erregungsschwelle für exzitatorische Transmitter erhöht. Magnesium schützt also die Membranen vor den exzitatorischen Transmittern. Eine große epidemiologische Studie von Nelson und Grether [37] hat nun gezeigt, daß extrem untergewichtige Kinder, deren Mütter Magnesium erhalten hatten, statistisch eindeutig seltener eine Zerebralparese entwickelten als es für diese Gewichtsgruppe anzunehmen war. Wir wissen noch zu wenig über mögliche Nebenwirkungen einer solchen eingreifenden Therapie in das zentralnervöse Erregungsgefüge, um eine solche Behandlung schon jetzt ohne exakte wissenschaftliche Kontrollen zu propagieren. Das Konzept der Neuroprotektion durch Scavenger, Calciumkanal-, Glutamat- und Aspartatrezeptorantagonisten erscheint aber sehr erfolgversprechend zur Verhütung hypoxisch-ischämischer Hirnschäden.

5 Die psychoneurologischen Entwicklungsstörungen Frühgeborener

5.1 Symptome

Die periventrikuläre Leukomalazie führt typischerweise zu einer spastischen Lähmung, die vorwiegend die Beine betrifft, weil jene Fasern des Tractus corticospinalis, die vorwiegend kortikale motorische Impulse zu den Beinen leiten, den Ventrikeln am nächsten liegen (Abb. 27-6). Die typische Zerebralparese des Frühgeborenen ist also eine *spastische Diplegie beider Beine*. Es ist leicht verständlich, daß bei ausgedehnter periventrikulärer Leukomalazie auch die Arme und die Rumpfmuskulatur betroffen sein können, man spricht dann von einer *beinbetonten spastischen Tetraparese* (Abb. 27-7). Viel seltener ist die periventrikuläre Leukomalazie einseitig oder einseitig betont, so daß gelegentlich auch eine *Hemiparese* resultieren kann [22, 29].

In schweren Fällen einer hypoxisch-ischämischem Hirnschädigung können auch bei Frühgeborenen *andere Strukturen* der Neuroregulation der Motorik mitgeschädigt sein, z. B. die Stammganglien. In diesen Fällen resultiert dann oft ein Mischbild mit teils spastischer und teils extrapyramidaler Bewegungsstörung mit Dystonien und extrapyramidalen Hyperkinesen.

Die oft begleitenden Lern-, Aufmerksamkeits- und Verhaltensstörungen sind aufgrund der morphologischen Aspekte der Frühgeborenenenzephalopathie viel schwerer verständlich und schlechter erklärbar (siehe auch Abschnitt 4.1).

5.2 Häufigkeit von bleibenden neurologischen Störungen

In den 80er Jahren wurde eine große Zahl von Arbeiten über die Entwicklungschancen von Frühgeborenen publiziert [31]. Sie stammten fast ausschließlich aus einzelnen und hochqualifizierten Zentren und beziffern den Anteil von bleibenden Zerebralparesen auf Werte zwischen 5 und 17 %. In bis zu 25 % der Fälle waren andere, meist als geringfügiger bezeichnete psychoneurologische Entwicklungsstörungen aufgetreten.

In *Deutschland* wurden in den letzten Jahren zwei prospektive Studien durchgeführt, eine in Hamburg und die andere in Südbayern; letztere wurde ergänzt durch eine methodisch gleichartige Studie in Südfinnland. Die Ergebnisse dieser beiden völlig unabhängig voneinander entstandenen und methodisch unterschiedlichen Studien sind geradezu erstaunlich gleich:

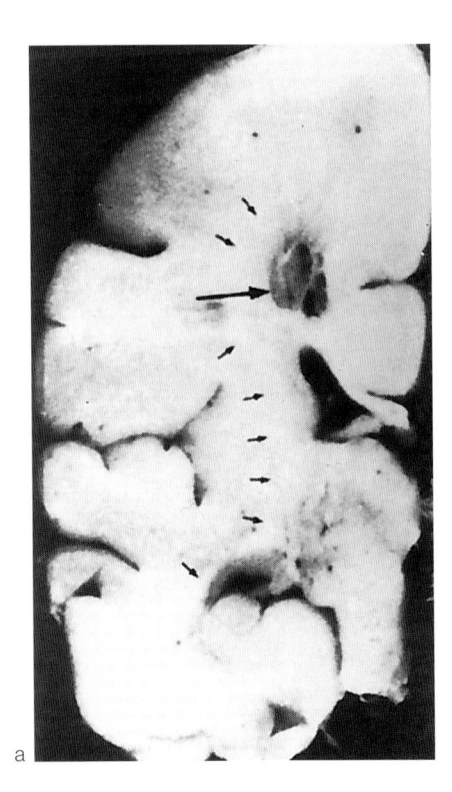

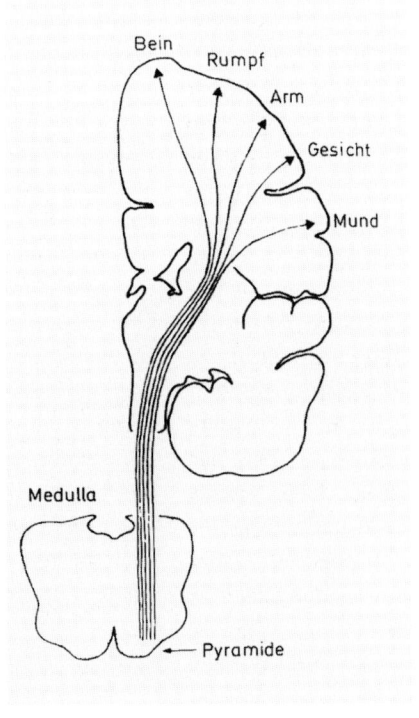

Abb. 27-6 Der Schnitt durch das Gehirn (a) zeigt angedeutet durch Pfeile den Untergang der weißen Substanz sowie einen großen Porus im periventrikulären Marklager. Die Skizze (b) verdeutlicht, daß durch die periventrikuläre Leukomalazie vor allem die ventrikelnahe gelegenen Anteile der Pyramidenbahn für die Motorik der Beine betroffen sind (aus Pape und Wigglesworth [40]).

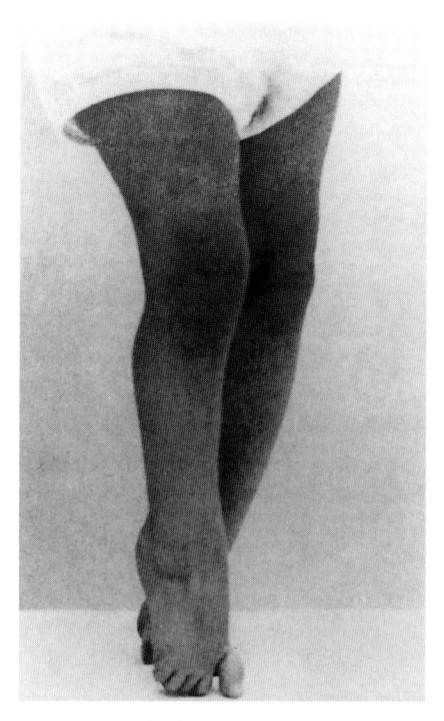

Abb. 27-7 Typisches Bild der sog. Little-Krankheit: spastische Diplegie beider Beine mit Überkreuzen der Unterschenkel, Hyperextension, Zehengang und Pronation der Füße (aus Schulte und Spranger [46]).

In Hamburg hatten 18,9% der Kinder mit einem Geburtsgewicht unter 1500 g eine schwere psychoneurologische Entwicklungsstörung, zusätzlich 23,5% solche Störungen, die als leicht bezeichnet werden konnten; knapp 60% der überlebenden Kinder hatte eine normale Entwicklung [9, 10, 52]. In der südbayerischen Studie hatten 16,6% der Kinder mit einem Geburtsgewicht unter 1500 g eine schwere Zerebralparese, insgesamt 46,1% hatten leichte und schwere psychoneurologische Entwicklungsstörungen. In knapp 60% der Kinder wurde die psychoneurologische Entwicklung als normal befundet [43].

Trotz dieser insgesamt noch ungünstigen Ergebnisse muß entschieden darauf hingewiesen werden, daß die *Lebensqualität* dieser Kinder auch mit einer leichten oder mittelschweren spastischen Diparese der Beine relativ gut sein kann und daß die intellektuellen und kognitiven Leistungen der Kinder zwar gegenüber Kontrollen deutlich gemindert, im Regelfall aber keinesfalls schwer abnorm sind. Nur etwa 2 bis 3% der frühgeborenen Kinder mit sehr niedrigem Geburtsgewicht sind so schwer behindert, daß sie nicht bildungsfähig sind. Die weit überwiegende Mehrheit ist schul- und bildungsfähig, wenn auch drei- bis viermal häufiger in nicht altersentsprechenden Schulklassen [30]. Auch Sprachstörungen wie Artikulationsstörungen und Dysgrammatismus sind etwas häufiger; für die Mehrzahl der frühgeborenen Kinder, die keine Zerebralparese haben, gilt aber, daß die Sprachentwicklung fast normal verläuft. Der Strabismus ist sicher häufiger, schwere Formen von Myopie und Astigmatismus wahrscheinlich häufiger als bei termingeborenen Kindern. In 1 bis 3% der Kinder mit einem Geburtsgewicht unter 1500 g findet man Hörstörungen [17, 36].

Speziell für die kognitiven Funktionen, die Verhaltensstörungen und für die Schulleistungen besteht eine deutliche *Korrelation zum sozioökonomischen Status der Eltern* [32]. Wir müssen also davon ausgehen, daß speziell für diese psychointellektuellen und Verhaltensstörungen ehemaliger Frühgeborener keinesfalls ausschließlich die perinatalen Faktoren, sondern vielleicht neben genetischen auch Umweltfaktoren verantwortlich sind. Aus diesem Hinweis ergibt sich die unabdingbare Verpflichtung, durch *Förderung auf allen Gebieten* vorhandener psychoneurologischer Leistungsstörungen (nicht nur Krankengymnastik) bei ehemaligen Frühgeborenen speziell mit sehr niedrigem Geburtsgewicht die Auswirkungen vorhandener Leistungsdefizite entscheidend zu mildern (Tab. 27-1).

Aus den hier dargelegten Zahlen ergibt sich die Größe des Problems einer psychoneurologischen Leistungsminderung bei ehemaligen Frühgeborenen mit sehr niedrigem Geburtsgewicht auch für die sozialmedizinischen Aspekte in der Bundesrepublik Deutschland. Bei etwa 700 000 Geburten pro Jahr

Tabelle 27-1 Die Untersuchung bei der Nachbetreuung von Frühgeborenen sollte die folgenden Punkte berücksichtigen (modifiziert nach Largo und Duc [30])

Parameter	Bemerkungen
Körperwachstum	– Gewicht, Länge, Kopfumfang
Organfunktionen	– Lunge, Darm, Leber, Niere usw.
Sensomotorische Funktion	– Ungeschicklichkeit, Bewegungsstörungen, Zerebralparesen
Visuelle Störungen	– Strabismus, Brechungsfehler, Sehschwäche
Hörstörungen	– partielle Hörausfälle
Sprachstörungen	– Dysgrammatismus, Artikulationsstörungen, verzögerte Sprachentwicklung
Verhaltensstörungen	– Hyperaktivität, Ermüdbarkeit
Schulleistungsstörungen	– Aufmerksamkeitsdefizite, Teilleistungsstörungen
Störungen der Intelligenzentwicklung	– „Treibriemen" for better or worse
Krämpfe	– Diagnostik und Behandlung

werden etwa 7000 Kinder mit einem Gewicht unter 1500 g geboren. In den 80er Jahren haben davon wahrscheinlich 6000 überlebt; heute sollte diese Zahl eher in der Nähe von 6500 liegen, wovon etwa 2500 Kinder relevante und mehrheitlich behandlungsbedürftige psychoneurologische Entwicklungsstörungen haben. In zehn Jahren addiert sich diese Zahl auf 25 000 Kinder. Nur ein ganz kleiner Teil davon, 100 bis 200 pro Jahr, ist schwerbehindert und/oder nicht bildungsfähig.

6 Das Problem der extrem unreifen und untergewichtigen Frühgeborenen: „Born too soon"

Kinder mit einem Gestationsalter von unter 26 Wochen haben eine hohe Morbidität und Mortalität. Deshalb werden sowohl in der wissenschaftlichen Literatur als auch in der öffentlichen und veröffentlichten Meinung immer wieder Stimmen laut, die medizinischen Anstrengungen bei diesen Kindern zu limitieren. Solche Vorschläge sind – einmal abgesehen von Extremfällen – sehr problematisch, weil sich die Möglichkeiten des Überlebens und der Schadensbegrenzung oft schnell ändern können und sich in den letzten 20 Jahren mehrfach und schneller geändert haben, als langfristige Kontrolluntersuchungen den Erfolg belegen [7, 42].

Derzeit haben Kinder mit einem Gestationsalter von 22 Wochen und weniger keine *Überlebenschance*. Ab 25 Wochen sind die Maßnahmen der aktiven Wiederbelebung zumindest für den Regelfall unbedingt angezeigt. Bei Frühgeborenen mit einem Gestationsalter von 23 und 24 Wochen kommt es auf die individuelle Situation sehr entscheidend an (Empfehlungen von Allen et al. [1]). Selbstverständlich sollten die hohe Morbiditäts- und Mortalitätsrate dieser Kinder sorgfältig und – falls die Zeit es erlaubt – ausführlich mit den Eltern diskutiert werden, möglichst sogar unter Hinzuziehung erfahrener Neuropädiater und Therapeuten.

Langzeitergebnisse über die komplette psychoneurologische Entwicklung extrem unreifer Kinder liegen noch nicht vor und sind erfahrungsgemäß relativ schnell überholt. Bei der Beurteilung der Prognose dieser Kinder stützen wir uns gegenwärtig auf Studien mit schädelsonographischen Untersuchungen in der Neugeborenenperiode. Von den überlebenden Kinder mit einem Gestationsalter von 24 und 25 Wochen haben immerhin 20% (24 Wochen) bzw. 70% (25 Wochen), im Mittel etwa 40% der Kinder mit so extrem frühzeitiger Geburt keine groben morphologischen Defekte im Schädelsonogramm [1, 7]. Diese Ergebnisse sagen natürlich noch wenig aus über die zu erwartenden funktionellen psychoneurologischen Entwicklungsstörungen der Kinder.

Literatur

1. Allen, M. C., P. K. Donohue, A. E. Dusman, A. E.: The limit of viability: neonatal outcome of infants born at 22 to 25 weeks' gestation. New Engl. J. Med. 329 (1993) 1597–1601.
2. Avery, G. B., Fletcher, M. A., MacDonald, M. G. (eds.): Neonatology. Pathophysiology and Management of the Newborn, 4th ed. Lippincott, Philadelphia 1994.
3. Banker, B. Q., J. C. Larroche: Periventricular leukomalacia of infancy. Arch. Neurol. 7 (1962) 32.
4. Barkovich, A. J.: Pediatric Neuroimaging, vol. II, 2nd ed. Raven Press, New York 1995.
5. Berkowitz, G. S., E. Papiernik: Epidemiology of preterm birth Epidemiol. Rev 15 (1993) 414–443.
6. Burstein, J., L. Papile, R. Burstein: Subependymal germinal matrix and intraventricular hemorrhage in premature infants: diagnosis by computer tomography. Amer. J. Roentgenol. 132 (1979) 631.
7. Cooke, R. W. I.: Improved outcome for infants at the limits of viability. Europ. J. Pediat. 155 (1996) 665–667.
8. Coyle, J. T., P. Puttfarcken: Oxidative stress, glutamate, and neurodegenerative disorders. Science 262 (1993) 689–695.
9. Dammann, O., H. Walther, B. Allers et al.: Perinatale, demographische und neuromotorische Determinanten der kognitiven Entwicklung VLBW-Frühgeborener im Vorschulalter. Mschr. Kinderheilk. 143 (1995) 1241.
10. Dammann, O., H. Walther, B. Allers et al.: Development of a regional cohort of VLBW children at six years: cognitive abilities are associated with neurological disability and social background. Develop. Med. Child Neurol. 38 (1996) 97–108.
11. Davis, P.: Bacterial and fungal infections. In: Levene, M. I., M. J. Bennett, J. Punt (eds.): Fetal and Neonatal Neurology and Fetal Neurosurgery. Churchill Livingstone, London – Melbourne – New York 1988.
12. De Vries, L. S., J. S. Wigglesworth, R. Regev et al.: Evolution of periventricular leukomalacia during the neonatal period and infancy: correlation of imaging and postmortem findings. Early hum. Develop. 17 (1988) 205–219.
13. Dubowitz, L., G. M. Bydder, J. Mushin: Developmental sequence of periventricular leukomalacia. Correlation of ultrasound, clinical, and nuclear magnetic resonance functions. Arch. Dis. Childh. 60 (1985) 349–355.

14. Duffy, T. E., S. J. Kohle, R. C. Vanucci: Carbohydrate and energy metabolism in perinatal rat brain: relation to survival in anoxia. J. Neurochem. 24 (1975) 271–276.
15. Engelsen, B.: Neurotransmitter glutamate: its clinical importance. Acta neurol. scand. 74 (1986) 337.
16. Fawer, C. L., A. Calame, E. Perentes, A. Anderegg: Periventricular leukomalacia: a correlation study between real-time ultrasound and autopsy findings. Periventricular leukomalacia in the neonate. Neuroradiology 27 (1985) 292–300.
17. Francis-Williams, J., P. A. Davies: Very low birth weight and later intelligence. Develop. Med. Child Neurol. 16 (1974) 709.
18. Gunn, A. J., T. Mydlar, L. Bennet et al.: The neuroprotective actions of a calcium channel antagonist, flunarizine, in the infant rat. Pediat. Res. 25 (1989) 573.
19. Hack, M., N. Breslau, B. Weissmann, D. Aram, N. Klein, E. Borawski: Effect of very low birth weight and subnormal head size on cognitive abilities at school age. New Engl. J. Med. 325 (1991) 231–237.
20. Hack, M., A. A. Fanaroff: Outcomes of extremely low birth weight infants between 1982 and 1988. New Engl. J. Med. 321 (1989) 1642–1647.
21. Hack, M., J. D. H. Horbar, M. H. Malloy, J. E. Tyson, E. Wright, L. Wright: Very low birth weight outcomes of the National Institute of Child Health and Human Development Neonatal Network. Pediatrics 87 (1991) 587–597.
22. Hagberg, B., G. Hagberg: The origins of cerebral palsy. In: David, T. J. (ed.): Recent Advances in Pediatrics, XIth ed. Churchill Livingstone, Edinburgh–London 1993.
23. Hansen, A. J.: Effect of anoxia on ion distribution in the brain. Physiol. Rev. 65 (1985) 101–148.
24. Hellström-Westas, L., H. Bell, I. Skov, G. Greisen, N. W. Svenningsen: Cerebroelectrical depression following surfactant treatment in preterm neonates. Pediatrics 89 (1992) 643–647.
25. Hill, A., J. M. Perman, J. J. Volpe: Relationship of pneumothorax to occurrence of intraventricular hemorrhage in the premature newborn. Pediatrics 69 (1982) 144.
26. Hope, P. L., S. J. Gould, S. Howard et al.: Precision of ultrasound diagnosis of pathologically verified lesions in the brains of very preterm infants. Develop. Med. Child Neurol. 30 (1988) 457–471.
27. Kjellmer, I., K. Karlsson, T. Olsson et al.: Cerebral reactions during intrauterine asphyxia in sheep. I. Circulation and oxygen consumption in the fetal brain. Pediat. Res. 8 (1974) 50–75.
28. Klaus, M. H., A. A. Fanaroff (eds.): Care of the High Risk Neonate, 5th ed. Saunders, Philadelphia 1993.
29. Krägeloh-Mann, I., D. Petersen, G. Hagberg, B. Vollmer, B. Hagberg, R. Michaelis: Bilateral spastic cerebral palsy: MRI pathology and origin. Analysis from a representative series in 56 cases. Develop. Med. Child Neurol. 37 (1995) 379–397.
30. Largo, R. H., G. Duc: Entwicklung von Frühgeborenen: Risiken und Prognosen. Pädiatrie 18 (1990) 1769–1778.
31. Largo, R. H., L. Molinari, S. Kundu, U. Hunziker, G. Duc: Neurological outcome in high risk weight appropriate for gestational age preterm children at early school age. Europ. J. Pediat. 149 (1990) 835–844.
32. Largo, R. H., D. Pfister, L. Molinari, S. Kundu, A. Lipp, G. Duc: Significance of prenatal, perinatal and postnatal factors in the development of AGA preterm infants at five to seven years. Develop. Med. Child Neurol. 31 (1989) 440–456.
33. Levene, M. I., J. S. Wigglesworth, V. Dubowitz: Hemorrhage periventricular leukomalacia in the neonate: a real-time ultrasound study. Pediatrics 71 (1983) 794–797.
34. Lipton, S. A., X.-B. Choi, Z. Pan et al.: A redox-based mechanism for the neuroprotective and neurodestructive effects of nitric oxide and related nitroso compounds. Nature 364 (1993) 623–632.
35. McDonald, J. W., F. S. Silverstein, M. W. Johnston: MK-801 protects the neonatal brain from hypoxic-ischemic damage in the neonatal rat. Neurology 39 (1989) 713.
36. Neligan, G. A.: Born Too Soon or Born Too Small. Clinics in Developmental Medicine 61. Heinemann, London 1976.
37. Nelson, K. B., J. K. Grether: Can magnesium sulfate reduce the risk of cerebral palsy in very low birth weight infants? Pediatrics 95 (1995) 263–269.
38. Obladen, M. (ed.): Neugeborenen-Intensivpflege. Grundlagen und Richtlinien, 5. Aufl. Springer, Berlin–Heidelberg–New York 1995.
39. Paneth, N., R. Rudelli, E. Kazam, W. Monte: Brain Damage in the Preterm Infant. Clinics in Developmental Medicine 131. MacKeith Press, London 1994.
40. Pape, K. E., J. S. Wigglesworth: Haemorrhage, Ischaemia and the Perinatal Brain. Spastics Int. Medical Books, Heinemann, London–Philadelphia 1979.
41. Papile, L., J. Burstein, R. Burstein, H. Koffler: Incidence and evaluation of subependymal and intraventricular hemorrhage: a study of infants with birth weights less than 1500 g. J. Pediat. 92 (1978) 529–534.
42. Philip, A. G. S.: Neonatal mortality rate: is further improvement possible? J. Pediat. 126 (1995) 427–433.
43. Riegel, K., B. Ohrt, D. Wolke, K. Österlund: Die Entwicklung gefährdet geborener Kinder bis zum fünften Lebensjahr. Die Arvo-Ylppö-Neugeborene Nachfolgestudie in Südbayern und Südfinnland. Enke, Stuttgart 1995.
44. Rosenberg, A. A., E. Murdaugh, C. W. White: The role of oxygen free radicals in postasphyxia cerebral hypoperfusion in newborn lambs. Pediat. Res. 26 (1989) 215.
45. Schulte, F. J., R. Michaelis, R. Nolte: Meinhard von Pfaundler and the history of small-for-dates infants. Develop. Med. Child Neurol. 9 (1967) 511.
46. Schulte, F. J., J. Spranger: Lehrbuch der Kinderheilkunde, 27. Aufl., S. 194. Fischer, Stuttgart 1993.
47. Siegel, M. J.: Pediatric Sonography. Raven Press, New York 1991.
48. Sinclair, J. C., M. B. Bracken (eds.): Effective Care of the Newborn Infant. Oxford University Press, Oxford–London 1992.
49. Takashima, S., T. Mito, Y. Ando: Pathogenesis of periventricular white matter hemorrhage in preterm infants. Brain Develop. 8 (1986) 25–30.
50. Takashima, S., T. Mito, L. E. Becker: Neuronal development in the medullary reticular formation in sudden infant death syndrome and premature infants. Neuropediatrics 16 (1985) 76–69.
51. Veelken, N., M. Schopf, O. Dammann, F. J. Schulte: Etiological classification of cerebral palsy in very low birthweight infants. Neuropediatrics 24 (1993) 74–76.
52. Veelken, N., K. Stollhoff, M. Claussen: Development of very low birthweight infants: a regional study of 371 survivors. Europ. J. Pediat. 150 (1991) 815–820.
53. Volpe, J. J.: Cognitive deficits in premature infants. New Engl. J. Med. 325 (1991) 276–277.
54. Volpe, J. J.: Neurology of the Newborn, 3rd ed. Saunders, Philadelphia – London – Toronto 1995.
55. Vornov, J. J., R. C. Tasker, J. T. Coyle: Direct observation of the agonist-specific regional vulnerability to glutamate, NMDA, and kainate neurotoxicity in organotypic hippocampal cultures. Exp. Neurol. 114 (1991) 11–22.
56. Weindling, A. M., M. J. Rochefort, S. A. Calvert et al.: Development of cerebral palsy after ultrasonographic detection of periventricular cysts in the newborn. Develop. Med. Child Neurol. 27 (1985) 800–806.
57. Whyte, H. E., P. M. Fitzhardinge, A. T. Shennan, K. Lennox, L. Smith, J. Lacy: Extreme immaturity: outcome of 568 pregnancies of 23–26 weeks' gestation. Obstet. and Gynec. 82 (1993) 1–7.

Mehrlingsschwangerschaft und -geburt

28 Die Mehrlingsschwangerschaft

J. W. Dudenhausen

Inhalt

1	Zygotie	352	5	Schwangerenbetreuung bei Mehrlingsschwangerschaft ... 356
1.1	Monozygote Zwillinge	352	5.1	Schwangerschaftsdauer ... 356
1.2	Dizygote Zwillinge	352	5.2	Ultraschalldiagnostik ... 356
1.3	Superfekundation und Superfetation	352	5.3	Überwachung des fetalen Wohlbefindens ... 357
1.4	Höhergradige Mehrlinge	353	5.4	Pränatale genetische Diagnostik ... 357
1.5	Postpartale Zygotiediagnostik	353	5.5	Selektiver Fetozid ... 357
2	Häufigkeit von Mehrlingsgraviditäten	353	5.6	Feto-fetales Transfusionssyndrom ... 358
3	Pagusbildung (verbundene Zwillinge)	354	5.7	Intrauteriner Fruchttod ... 359
4	Mütterliche Adaptation an die Mehrlingsschwangerschaft	356	5.8	Verminderung des Frühgeburtsrisikos ... 359
			5.9	Intrauterine Mangelentwicklung ... 360

1 Zygotie

Trotz intensiver Forschung in den letzten Jahrzehnten, trotz des Erkenntnisgewinns durch die Reproduktionsmedizin und der Forschungsergebnisse der modernen Biologie sind letztlich die Ursachen der Mehrlingsentstehung nicht vollständig klar. Bekannt sind einige Faktoren, die die frühe Embryonalteilung, die dann zu monozygoten (MZ-)Zwillingen führen, und die das Wachstum von zwei Follikeln im gleichen Zyklus beeinflussen, die zur Bildung von dizygoten (DZ-)Zwillingen führen.

1.1 Monozygote Zwillinge

Monozygote Zwillinge entstehen aus der Teilung eines Embryos (Abb. 28-1). Man rechnet mit etwa vier MZ-Zwillingen auf 1000 Geburten. Die embryofetale Mortalität ist bei MZ-Zwillingen höher als bei DZ-Zwillingen und Einlingen. Die Rate größerer Fehlbildungen wird bei MZ-Zwillingen mit 2,3% gegenüber 1% bei Einlingen und von kleineren Fehlbildungen mit 4,1% gegenüber 2,5% angegeben. Die statistisch schlechteren Ergebnisse verzeichnen die monochoriat-monoamnioten (MC-MA-)Zwillinge, wobei die Fälle mit zwei Mädchen noch die weniger schlechten Ergebnisse aufweisen [7].

Bei einer Teilung des Embryos bis zum 5. Tag nach Fertilisation entstehen dichoriat-diamniote (DC-DA-)Zwillinge (etwa 30%). Bei einer Teilung zwischen dem 5. und 7. Tag nach Fertilisation bilden sich monochoriat-diamniote (MC-DA-)Zwillinge (etwa 70%). Bei einer Teilung nach Tag 8 entstehen monochoriat-monoamniote Zwillingen (MC-MC; etwa 1%).

Verbundene Zwillinge entstehen durch eine zeitlich spätere Teilung, ihre Häufigkeit ist in Europa etwa 1:33 000 Geburten [21].

1.2 Dizygote Zwillinge

Dizygote Zwillinge entstehen durch die Befruchtung von zwei verschiedenen Eizellen aus zwei verschiedenen Follikeln. Das Wachstum der Follikel wird durch die Gonadotropine reguliert. Es ist behauptet worden, daß höhere FSH-Spiegel zu einer höheren Zahl an DZ-Zwillingen führen würden. Die FSH-Produktion wird von Licht- und Dunkelperioden beeinflußt; so soll es in Skandinavien eine größere Zahl an DZ-Zwillingskonzeptionen im Juli geben gegenüber einer geringeren Zahl im Januar [41].

Die Wahrscheinlichkeit, DZ-Zwillinge zu haben, steigt mit dem mütterlichen Alter bis etwa 39 Jahre, danach sinkt sie wieder; sie sinkt auch in Zeiten der Mangelernährung [16].

1.3 Superfekundation und Superfetation

Die simultane Befruchtung zweier Eizellen aus dem gleichen Zyklus durch zwei verschiedene Väter (Superfekundation) ist selten beschrieben und bisher beim Menschen nicht bewiesen. Ebensowenig ist die Ovulation von zwei Follikeln zu verschiedenen Zeiten im

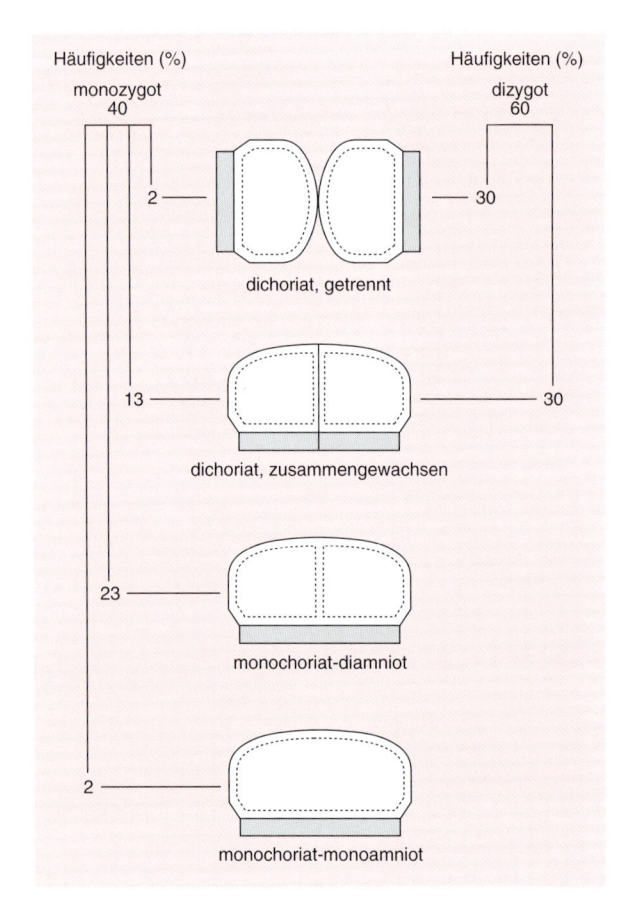

Abb. 28-1 Häufigkeit von monozygoten und dizygoten, dichoriaten, monochoriat-diamnioten, und monoamnioten Zwillingen bei etwa 2000 Fällen (nach Machin und Still [26]).

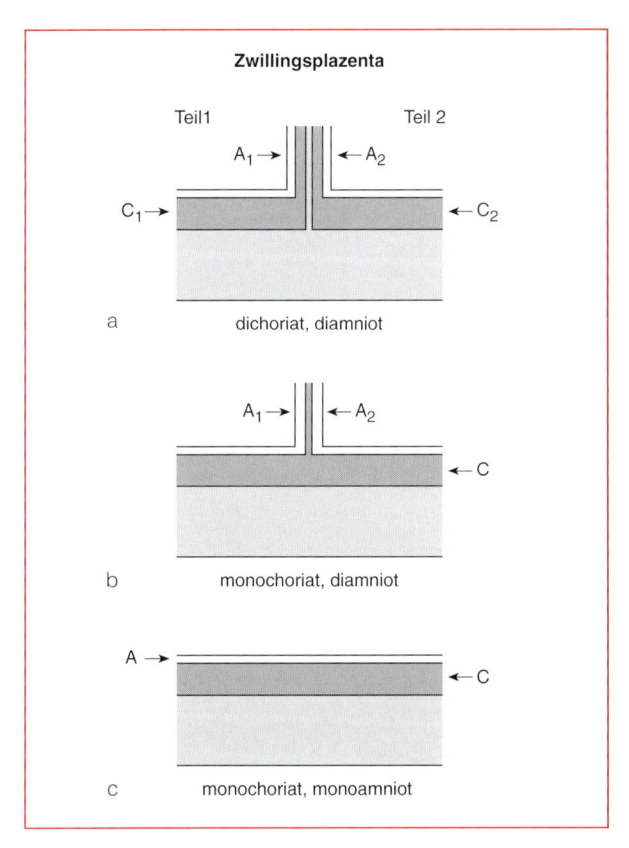

Abb. 28-2 Morphologische Untersuchung der Trennwand bei der Zwillingsplazenta (nach Vogel [44]).
a) Bei dichoriat-diamnioter Plazenta besteht die Trennwand jeweils aus Amnion und Chorion jedes Zwillings.
b) Die Trennwand bei der monochoriat-diamnioten Zwillingsplazenta enthält nur ein Chorion, aber zwei Amnien.
c) Bei monochoriat-monoamnioter Zwillingsplazenta fehlt eine Trennwand (A1, A2 = Amnion; C1, C2 = Chorion)

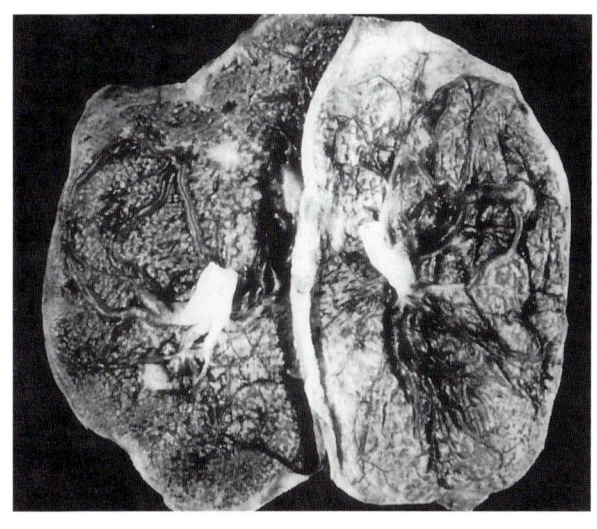

Abb. 28-3 Fusionierte dichoriat-diamniote Zwillingsplazenta mit strukturdichter Trennwand auf der Chorionoberfläche (37. SSW). (*Originalaufnahme:* Prof. Martin Vogel, Abteilung für Pädopathologie des Virchow-Klinikums Berlin)

1.4 Höhergradige Mehrlinge

Höhergradige Mehrlinge können von der Befruchtung einer, zweier oder mehrerer Eizellen oder durch Teilung einer oder mehrerer befruchteter Eizellen entstehen, so daß eine Mischung vom DZ- und MZ-Mehrlingsschwangerschaft entsteht.

1.5 Postpartale Zygotiediagnostik

Nach der Geburt der Plazenta gibt eine makroskopische Untersuchung der Trennwand Hinweise auf die Zygotie (Abb. 28-2 und 28-3).

Zyklus oder aus verschiedenen Zyklen mit Befruchtung und entsprechendem Altersunterschied der Feten hinreichend belegt.

2 Häufigkeit von Mehrlingsgraviditäten

Die Häufigkeit von Mehrlingen unterliegt großen Schwankungen auf der Welt. Die bereits 1895 von Hellin aufgestellte Regel hat im wesentlichen auch heute noch Gültigkeit, um die Häufigkeit von Mehrlingen abschätzen zu können: Beträgt die Häufigkeit von Zwillingen 1:85, so ist sie für Drillinge 1:85×85 und für Vierlinge 1:85×85×85 (Tab. 28-1). In der Frühschwangerschaft ist die Zahl wesentlich höher. Boklage verfolgte 325 Zwillingsschwangerschaften; 19% endeten am Termin als Zwillinge, 39% als Einlinge, 43% ohne ein lebendes Kind. Er errechnete als wahrscheinliche Konzeptionsrate an Zwillingen 1:8 [6].

Tabelle 28-1 Häufigkeit von Mehrlingsgeburten in Europa bezogen auf Gesamtgeburten (Hellin-Hypothese, 1895)

Zwillinge	1:85	1:85
Drillinge	$1:85^2$	1:7 225
Vierlinge	$1:85^3$	1:614 125
Fünflinge	$1:85^4$	1:52 200 625

In den meisten europäischen Ländern ist die Zwillingsrate in den 60er Jahren von etwa 12 auf 1000 Schwangerschaften auf etwa 9,5 gesunken; ab den frühen 80er Jahren stieg sie auf etwa 12 pro 1000 wieder an, und um etwa 1990 auf 13 bis 14 pro 1000 Schwangerschaften. Während der Verlauf in den 60er und 70er Jahren im wesentlichen verursacht wurde durch die Veränderung der Altersstruktur der Schwangeren (zuerst eine Zunahme der jüngeren Schwangeren, später eine Zunahme der über 35jährigen Schwangeren), wird der Anstieg ab 1990 als Folge reproduktionsmedizinischer Bemühungen gesehen.

Der Anstieg der Häufigkeit von höhergradigen Mehrlingen seit den späten 80er Jahren ist dramatisch. In Westdeutschland nahm die Drillingsrate zwischen 1975 und 1990 um etwa 170% zu, in den Niederlanden um etwa 300%. Ovulationsinduktion und In-vitro-Fertilisierung werden hauptsächlich als Ursache dieser Steigerung angesprochen.

Für die Häufigkeit von DZ-Zwillingen ist das Vorkommen von Mehrlingen in der Familie der Mutter wesentlich wichtiger als das in der Familie des Vaters. Frauen, die selbst DZ-Zwillinge waren, wurden etwa in 2% von Zwillingen entbunden. Dagegen war die Häufigkeit von Zwillingen bei Frauen, deren Ehemänner DZ-Zwillinge waren, etwa nur 1% [45].

„The vanishing twin": Der Verdacht, daß die Mehrlings-Konzeptionsrate höher ist als die Mehrlings-Geburtenrate, wurde klinisch seit langem geäußert. Seit der verfeinerten Ultraschalldiagnostik ist eine große Veröffentlichungszahl über sonographische Klinik, Pathologie und Laborergebnisse zu diesem Thema zu berichten. Der physiologische Prozeß des Verschwindens eines Embryos oder frühen Feten aus einer Mehrlingsschwangerschaft (sog. vanishing twin) führt zur

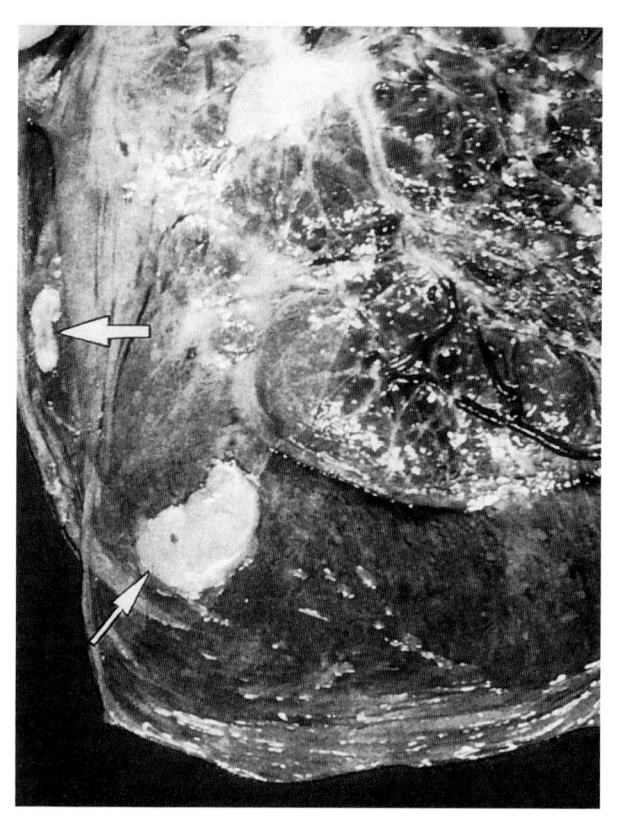

Abb. 28-4 Sog. Vanishing Fetus in der Eihaut (25 mm Scheitel-Steiß-Länge) (↗) mit Verlust der Nabelschnur und gut reiskorngroßem Dottersack (←) (40. SSW).
(*Originalaufnahme:* Prof. Martin Vogel, Abteilung für Paidopathologie des Virchow-Klinikums Berlin)

Resorption, einem leeren Fruchtsack oder einem Fetus papyraceus (Abb. 28-4). Klinisch fällt dieser Prozeß in der Regel einzig durch eine Blutung ex utero auf.

Bemerkenswert ist eine Mitteilung von Tharapel et al. über das diskrepante Ergebnis von Chorionbiopsie und Amniozentese, verursacht durch den „Vanishing twin" [40].

3 Pagusbildung (verbundene Zwillinge)

Die inkomplette Teilung am Tag 15 bis 17 nach Befruchtung führt zu verbundenen Zwillingen. Ihre Bezeichnung erfolgt nach dem Ort der Verbindung [32]: Der Thorakopagus ist an der Brust (Abb. 28-5), der Kraniopagus am Kopf und der Ischiopagus an der Hüfte verbunden. Alle verbundenen Zwillinge haben das gleiche Geschlecht, wobei Mädchen häufiger betroffen sind als Knaben (1,6:1) [15, 21]; 50% haben zusätzliche Fehlbildungen [30].

Nicht immer ist die symmetrische Doppelfehlbildung komplett ausgebildet. Es können auch einzelne Körperteile verdoppelt sein (Duplizitas), wie z.B. beim Dizephalus mit der Ausbildung von zwei Köpfen (Abb. 28-6).

Eine besondere Form der Fehlbildung bei MZ-Zwillingen ist der *Akardiakus*. Darunter wird ein Zwilling ohne definierte Herzstrukturen verstanden, der über choriale Gefäßanastomosen an den Blutkreis-

Die Mehrlingsschwangerschaft 28

lauf des gesunden Zwillings angeschlossen ist. Die *wesentlichen Punkte* der Schwangerenbetreuung müssen in solchen Fällen sein:

- die exakte ultrasonographische Diagnostik
- die Diagnostik oder Ausschluß zusätzlicher Fehlbildungen
- die Abschätzung der Prognose
- die Festlegung über Zeit und Ort der Entbindung
- die eventuell nötige neonatologische Versorgung sowie die psychologische Begleitung der Eltern

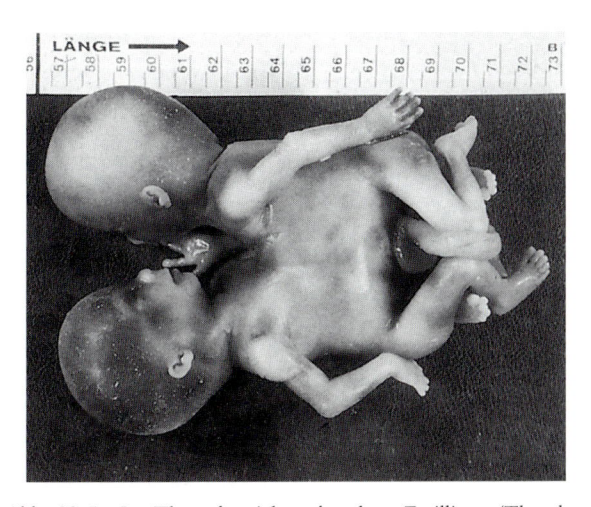

Abb. 28-5 Im Thoraxbereich verbundene Zwillinge (Thorakopagus) in der 25. Schwangerschaftswoche.
(*Originalaufnahme:* Prof. Martin Vogel, Abteilung für Paidopathologie des Virchow-Klinikums Berlin)

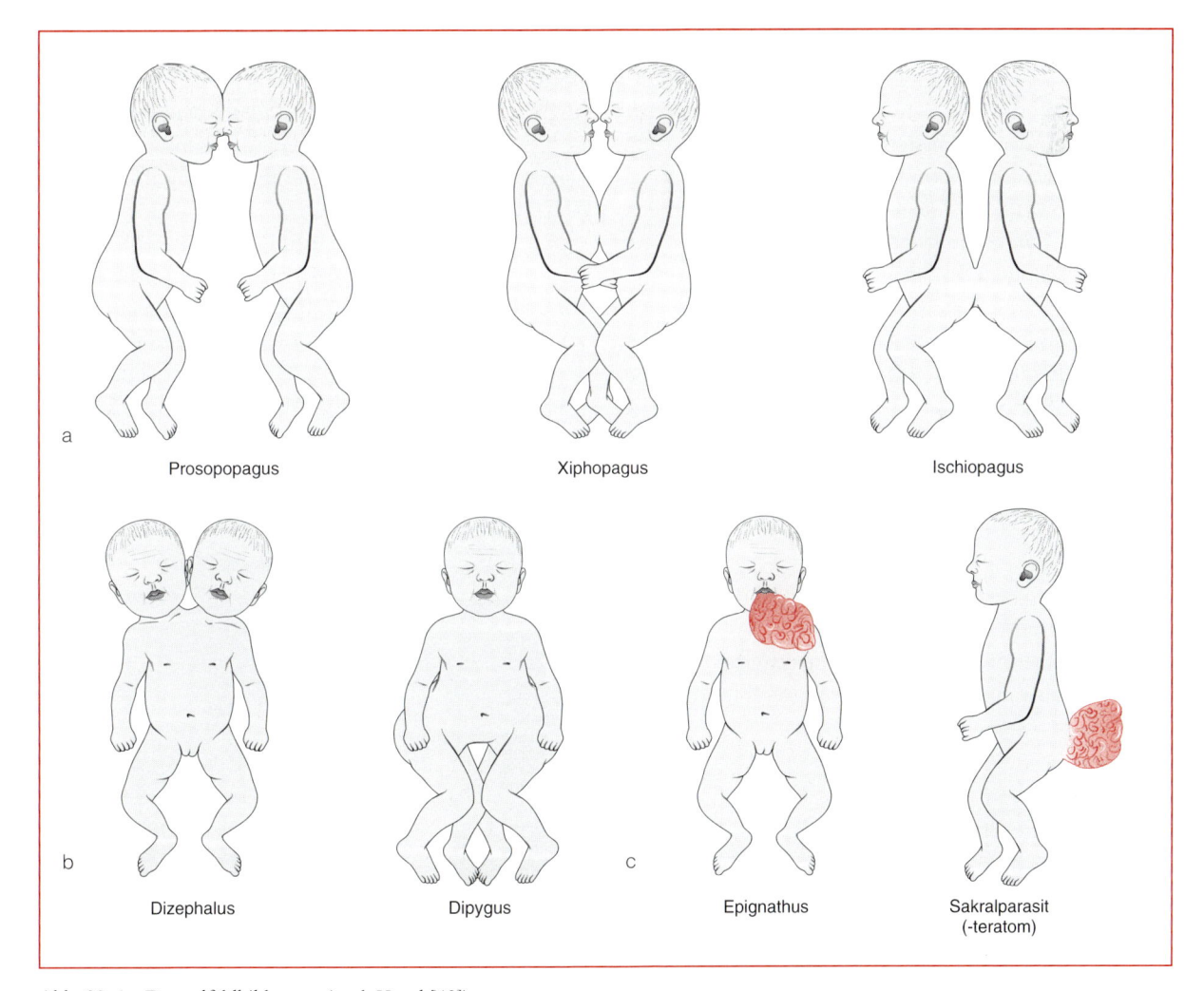

Abb. 28-6 Doppelfehlbildungen (nach Vogel [43]).
a) komplett symmetrisch = Pagusbildungen; b) inkomplett symmetrisch = Duplizitasbildungen; c) asymmetrisch = Autosit und Parasit

355

4 Mütterliche Adaptation an die Mehrlingsschwangerschaft

Die physiologischen Veränderungen des mütterlichen Organismus sind bei der Mehrlingsschwangerschaft im allgemeinen ausgeprägter als in der Einlingsschwangerschaft. So beträgt z. B. die Steigerung des *zirkulierenden Blutvolumens* bei der Einlingsschwangerschaft bis zum Maximum in der 32. bis 36. Schwangerschaftswoche 25 bis 30%, bei der Zwillingsschwangerschaft 50 bis 60%. Dies bedeutet ein Mehrvolumen von 500 ml gegenüber Einlingsschwangerschaften. Eine herzkranke Schwangere mit Mehrlingen ist demnach auch in der 32. bis 36. Schwangerschaftswoche den stärksten Belastungen ausgesetzt [42].

Die Zunahme der Blutmenge und der erhöhte *Bedarf an Eisen und Folsäure* durch die wachsenden Feten prädisponieren die Mehrlingsschwangere zu der ohnehin in der Schwangerschaft häufigen Anämie.

Die *größeren Ausmaße des Mehrlingsuterus* fördern mechanische Funktionsstörungen der viszeralen Organe sowie der Lungenfunktion durch den Zwerchfellhochstand.

5 Schwangerenbetreuung bei Mehrlingsschwangerschaft

5.1 Schwangerschaftsdauer

Die durchschnittliche Schwangerschaftsdauer ist bei Mehrlingsschwangerschaften deutlich verkürzt. 1987 war in den USA bei Zwillingen die Frühgeburtenrate (<37+0 SSW) 44,5% gegenüber 9,4% bei Einlingen [39]. Die durchschnittliche Schwangerschaftsdauer war bei Zwillingen 36,1 gegenüber 39,2 Wochen bei Einlingen.

Das durchschnittliche Schwangerschaftsalter bei der Geburt von Drillingen betrug 32 Wochen [18], bei Vierlingen 30 Wochen.

Als Ursachen der verminderten Schwangerschaftsdauer wurden die mechanische Belastung der Zervix, die relative verminderte Uterusdurchblutung und die relativ verminderte Plazentafunktion zum Gewicht von Feten und Plazenta gesehen. Außerdem scheinen die Ausreifung der Gap-Junctions aufgrund der hohen Östrogenaktivität und Prostaglandinsynthese und die relative Abnahme der Progesteronaktivität bei der Mehrlingsschwangerschaft bedeutungsvoll für die verkürzte Schwangerschaftsdauer zu sein.

5.2 Ultraschalldiagnostik

Die perinatale Mortalität ist durch die angestiegene Entdeckungsrate der Mehrlinge abgefallen. Die nach den Mutterschaftsrichtlinien durchgeführten Ultraschalluntersuchungen bei allen Schwangeren haben in der Bundesrepublik Deutschland zu einer nahezu vollständigen pränatalen Diagnostik von Mehrlingen geführt. Die frühzeitige Diagnostik in der Schwangerschaft ist für das Management der Schwangerschaft, für die Überwachung von Mutter und Kindern und für das intrapartale Vorgehen und die Vorbereitungen der Eltern wichtig.

Die Diagnose der Mehrlingsschwangerschaft, die Festlegung des Schwangerschaftsalters und die Überwachung des fetalen Wachstums sind entsprechend den Normkurven möglich. Es ist wichtig, auf neuere Ergebnisse hinzuweisen, nach denen sich die fetalen Wachstumskurven von Kopfdurchmesser und Femurlänge bei Einlingen und Zwillingen statistisch nicht

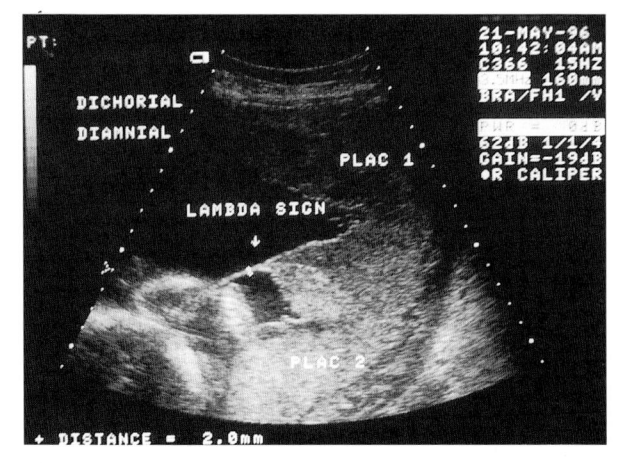

Abb. 28-7 Lambdazeichen bei dichoriater Zwillingsschwangerschaft in der 14. Schwangerschaftswoche.
(*Originalaufnahme:* Dr. Henrich, Abteilung für Geburtsmedizin des Virchow-Klinikums Berlin)

unterscheiden [34, 35]. Eine differenzierte Fehlbildungsuntersuchung ist indiziert. Darüber hinaus ist als mehrlingsspezifische Untersuchung die Bestimmung der Zygotie und der Plazentation wichtig. In der 10. bis 15. Schwangerschaftswoche ist bei dichorialen Schwangerschaften eine lambdaförmige Strukturierung der Eihäute beim Übergang zur Plazenta darstellbar (Abb. 28-7). Separate Plazenten oder eine (fusionierte) Plazenta und die Membrandicke (MZ-Zwillinge haben eine dünne, DZ-Zwillinge eine dicke Trennwand) sind wichtige Befunde.

Eine Besonderheit bei monozygoten, monochorialen Zwillingen ist die Assoziation mit häufig intrauterinen Gewichtsdifferenzen (≥20%) oder mit feto-fetalem Transfusionssyndrom (FFTS), das Gefäßverbindungen auf plazentarer Ebene voraussetzt.

Das FFTS fällt ultrasonographisch häufig auf durch die Fruchtwasser-Volumendifferenz zwischen den beiden Zwillingen (Polyhydramnion beim Empfänger, Oligohydramnion beim Donator). Das Fruchtwasservolumen kann so abnehmen, daß der Donator als kleiner Zwilling an die Eihaut gedrückt wird (sog. stuck twin) [4].

5.3 Überwachung des fetalen Wohlbefindens

Die Bestimmung des biophysikalischen Profils mit Fruchtwasservolumen [27], Nonstreß-Test, fetalen Atembewegungen, fetalen Bewegungen und die akustische Stimulation sind wesentliche Überwachungsverfahren von Mehrlingen in der Schwangerschaft.

Bei dem Nonstreß-Test ist zu berücksichtigen, daß vor 32 Schwangerschaftswochen die Häufigkeit nonreaktiver Tests größer ist. Dieses Ergebnis zieht dann zur Diagnostik des fetalen Wohlbefindens eine vibroakustische Stimulation oder die differenzierte Bestimmung des biophysikalischen Profils nach sich. Es ist darauf hinzuweisen, daß der Nonstreß-Test wie bei Einlingen befundet und bewertet wird (siehe auch Kap. 18, Abschnitt 5.5). Der Streßtest in Form des Oxytocinbelastungstests läßt sich meist umgehen und damit die unbeabsichtigte Auslösung vorzeitiger Wehen oder hypoxischer Gefahrenzustände der Feten. Besonderer Wert ist bei der Kardiotokographie von Mehrlingen auf die simultane Registrierung zu legen. Die sukzessive Ableitung der Herzfrequenzen beinhaltet die Gefahr, nicht alle Feten zu überwachen.

Endokrinologische Überwachungsparameter wie die Bestimmung des Estriols oder des humanen Plazentalaktogens (hPL) im Serum der Mutter haben heute in der Überwachung der Mehrlinge keinen Platz mehr.

Doppler-Blutflußuntersuchungen sind vor allem bei hinzutretenden Risiken (z.B. Gewichtsdifferenz, FFTS) wichtig und klinisch leitend. Über diese Überwachungsmethode als Screening aller Mehrlingsschwangerschaften ist noch nicht endgültig entschieden.

5.4 Pränatale genetische Diagnostik

Seit den 70er Jahren wird Frauen über 35 Jahren, Frauen mit vorausgegangener Schwangerschaft mit Chromosomenaberration, Eltern mit bekannten Chromosomenveränderungen oder bei besonderer psychischer Belastung eine genetische Diagnostik angeboten; dies gilt selbstverständlich auch bei Mehrlingen. Prinzipiell sind die Amniozentese im II. Trimenon, die Chorionbiopsie oder die Frühamniozentese einsetzbar. Trendmäßig wird zunehmend die Frühamniozentese genutzt. Zur Identifikation der Fruchtwasserhöhle sollte bei der Amniozentese Indigokarmin benutzt werden. Die Komplikationsrate der Amniozentese bei Mehrlingen wird als fünffach erhöht angegeben gegenüber der bei Einlingsschwangerschaften [1].

5.5 Selektiver Fetozid

Die häufigsten und wichtigsten Gefahren für die Mehrlingsschwangerschaft sind die verkürzte Schwangerschaftsdauer und die erhöhten Gefahren für die Mutter (bei Drillingen: 20% Präklampsien, 30% Anämien, 35% postpartale Blutungen [38]; bei Vierlingen: 32% Präklampsien, 25% Anämien, 21% postpartale Blutungen [10]).

Ausgehend von den Erfahrungen mit dem indizierten Fetozid bei Fehlbildung eines Mehrlings [17] und der Absicht, die dargestellten Gefährdungen zu reduzieren, wurde mit verschiedenen Methoden die selektive Reduktion von höhergradigen Mehrlingsschwangerschaftgen zur Zwillingsschwangerschaft durchgeführt (Hysterotomie, Herzpunktion, Luftinjektion, Injektion kardiotoxischer Substanzen). Erfahrene Gruppen [3] empfehlen etwa in der 11. bis 12. Woche die transabdominale, intrathorakale Kaliumchloridinjektion; der Gewinn für die überlebenden Mehrlinge rechtfertigt nach Meinung vieler Autoren das Vorgehen [24]. Dabei ist vor der Injektion bei MZ-Zwillingen zu berücksichtigen, daß durch die Injektion in den betreffenden Zwilling ein Überfließen der kardiotoxischen Substanzen auf den anderen Zwilling und damit eine erhebliche Gefährdung möglich ist. Bei 10% der Schwangeren nach dem selektiven Fetozid ist ein vollständiger Schwangerschaftsverlust zu erwarten.

Der selektive Fetozid ist ethisch höchst problematisch und sollte durch geeignete reproduktionsmedizinische Maßnahmen vermieden werden.

5.6 Feto-fetales Transfusionssyndrom

Monozygote, monochoriate Zwillingsschwangerschaften weisen interfetale Gefäßverbindungen auf plazentarer Ebene auf, sowohl arterio-arterielle und veno-venöse Anastomosen auf der Chorionplatte als auch arterio-venöse Shunts in den Kotyledonen [2] (Abb. 28-8 und 28-9). Sie sind die Basis für eine Blutumverteilung, deren Ursache letztlich nicht geklärt ist. Es kommt zugunsten eines Zwillings, der dadurch größer und polyglobul wird (Empfänger, Rezipient) [9, 25] und ein Polyhydramnion entwickelt, während der Donator im Wachstum zurückbleibt, anämisch wird und ein Oligohydramnion entwickelt (Abb. 28-10).

Die *Mortalitätsraten* sind beim feto-fetalen Transfusionssyndrom insgesamt sehr hoch (56–100%). In 3 bis 5% der Fälle kommt es bereits intrauterin zum Fruchttod [8]. Nach dem Tode eines Zwillings entsteht in bis zu 14% ein sog. *Twin-embolisation-Syndrom* [11]. Dabei kommt es zur Einschwemmung von thromboplastischem Material vom toten zum überlebenden Feten. Die Folgen sind eine disseminierte intravasale Gerinnung und/oder Infarkte mit unter anderem schweren neurologischen Ausfällen [19], so daß unbedingt vor dem intrauterinen Tod des Feten eingegriffen werden sollte.

Die *Therapie* des feto-fetalen Transfusionssyndroms ist bis heute unbefriedigend. Verschiedene Vorschläge

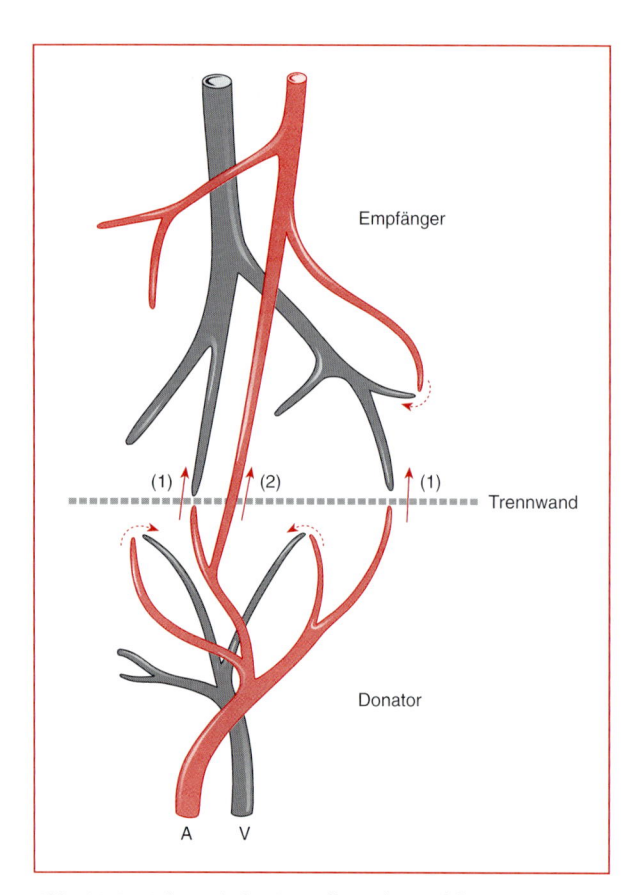

Abb. 28-8 Schematische Darstellung der Gefäßanastomosen bei einem chronischen feto-fetalen Transfusionssyndrom: (1) arteriovenöse, (2) arterioarterielle Anastomosen (nach Vogel [44]).

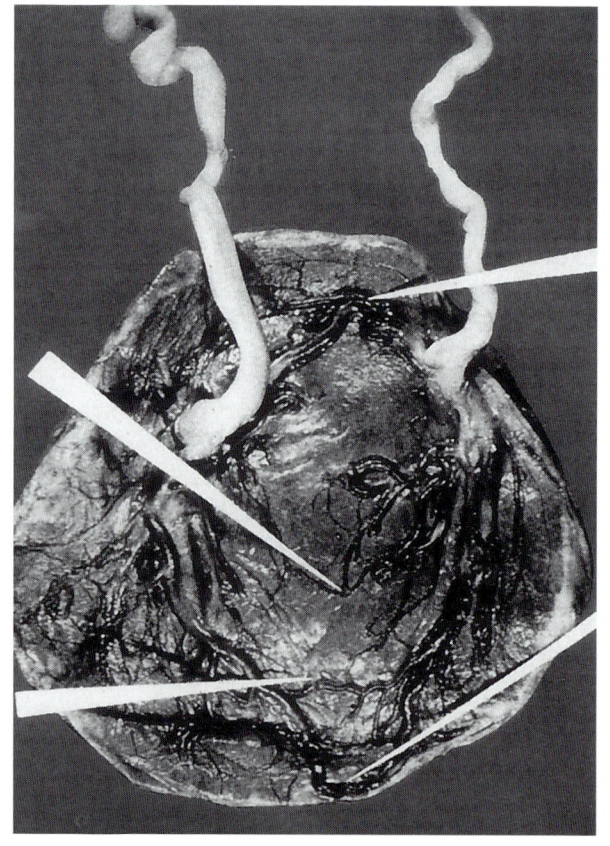

Abb. 28-9 Monochoriat-diamniote Zwillingsplazenta nach Ablösen der Trennwand. Mehrere arterio-arterielle und veno-venöse Anastomosen sind zu sehen. Klinisch: feto-fetales Transfusionssyndrom, 35. Schwangerschaftswoche.
(*Originalaufnahme:* Prof. Martin Vogel, Abteilung für Paidopathologie des Virchow-Klinikums Berlin)

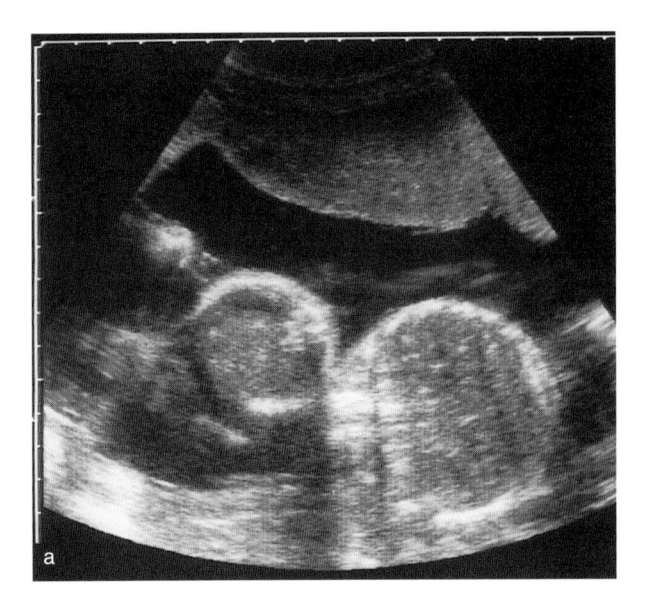

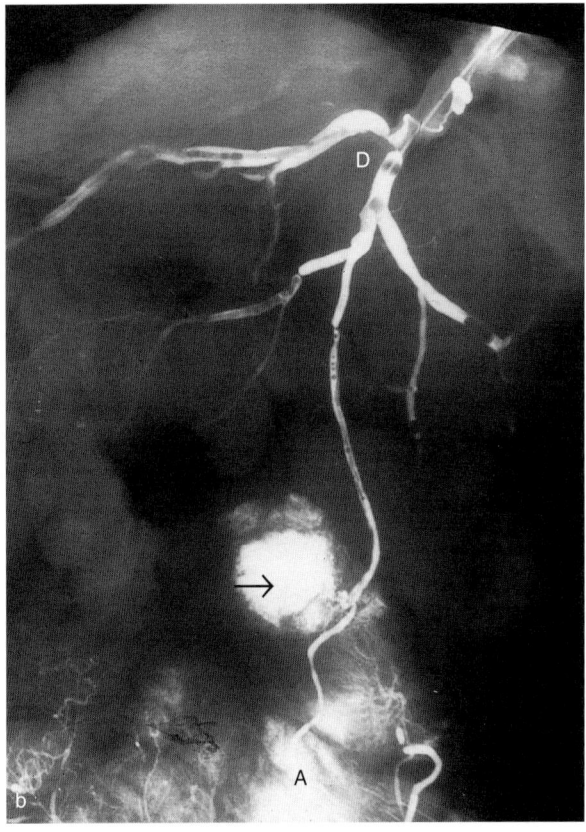

Abb. 28-10 Monochoriate, diamniote Zwillingsschwangerschaft mit feto-fetalem Transfusionssyndrom und Schätzgewichtsdifferenz von 65 % in der 29. Schwangerschaftswoche.
a) Abdomenquerschnitte beider Zwillinge (aus Sohl [37])
b) postpartale Röntgenkontrastdarstellung der Plazenta
D = Donatorplazentateil; A = Akzeptorplazentateil; → = Anastomose
(*Originalaufnahme:* Frau Dr. Susanne Sohl, Abteilung für Geburtsmedizin des Virchow-Klinikums Berlin)

wurden gemacht und werden heute mit mehr oder weniger befriedigenden Erfolgen angewandt:

- die Digoxinbehandlung über die Mutter
- die wiederholte Amniozentese und Fruchtwasserentlastung; der pathogenetische Mechanismus dieser Behandlung ist unklar, jedoch ist häufig die wiederholte Amniozentese wirksam [5, 36]
- die selektive Koagulation der Gefäßverbindungen [5, 12, 13], die die logische und konsequenteste Form der Behandlung darstellt; erste, von mehreren Zentren mitgeteilte Ergebnisse stimmen hoffnungsvoll [5, 13]

5.7 Intrauteriner Fruchttod

Der antepartale Tod eines oder mehrerer Mehrlinge ist häufig (etwa 1–5 % aller Mehrlingsschwangerschaften) [23]. Neben der emotional-psychologischen Belastung für die Eltern (siehe auch Bd. 6, Kap. 21) ist besonderer Augenmerk auf den Zustand des oder der überlebenden Mehrlinge zu richten. Bei monochoriaten Mehrlingen mit einem gestorbenen Mehrling ist bei überlebenden Mehrlingen mit einer hohen Rate an neurologischen Schäden zu rechnen. Diese werden auf die Embolisation thrombogenen Materials von dem toten Mehrling in den lebenden zurückgeführt; ein Beweis für diese Hypothese steht aus.

Einem weiteren Gesichtspunkt muß bei diesem Krankheitsbild Rechnung getragen werden. Pritchard fand vier Wochen nach dem intrauterinen Tod und Retention des Feten bei 25 % der Mütter eine disseminierte intravasale Gerinnung [33]. Andere Studien haben diese Häufigkeit und Bedeutung nicht belegen können [17a].

5.8 Verminderung des Frühgeburtsrisikos

Die Tatsache, daß Mehrlinge im perinatalen Leben stärker gefährdet sind als Kinder aus Einlingsschwangerschaften, ist aus der hohen Frühgeburtenrate und aus der höheren Frequenz der intrauterin mangelentwickelten Kinder zu erklären. Die Komplikationsrate infolge Unreife und Mangelgewicht liegt bei Zwillingen bei etwa 40 %. Die Frühgeburtenhäufigkeit wird für Zwillingsschwangerschaften mit 30 % angegeben und liegt damit um das Drei- bis Fünffache über vergleichbaren Kollektiven von Einlingsschwangerschaften. Neben der frühen Diagnose der Mehrlingsschwangerschaft sind die frühzeitige Arbeitsunfähigkeitserklärung (etwa in der 20. SSW) [22, 31] und die körperliche Schonung als präventive Maßnahmen anerkannt; die stationäre Behandlung ohne weiteres Risiko, die präventive Cerclage [14] und die prophylaktische Tokolyse [20] werden heute nicht mehr empfohlen (siehe auch die Kap. 19 und 20).

5.9 Intrauterine Mangelentwicklung

Verschiedene Faktoren tragen in der Mehrlingsschwangerschaft zur intrauterinen Mangelentwicklung bei, deren Häufigkeit bei Mehrlingen auf etwa 60 % angegeben wird [29]: der Ernährungszustand der Mutter, der reduzierte uterine Blutfluß, Anomalien der Nabelschnur, Transportkapazität der Plazenta, Plazentasitz, ungleiche Anteile der Gesamtplazentamasse der Mehrlinge, ein feto-fetales Transfusionssyndrom. Ähnlich wie bei Einlingen weisen erhöhte Erythropoetinwerte im Nabelschnurblut von mangelentwickelten Mehrlingen darauf hin, daß mangelentwickelte Mehrlinge einer chronischen Hypoxie unterliegen [28] (siehe auch Kap. 18).

Literatur

1. Anderson, R. L., J. D. Goldberg, M. S. Golbus: Prenatal diagnosis in multiple gestation: 20 years' experience with amniocentesis. Prenat. Diagn. 11 (1991) 263.
2. Bajoria, R., J. Wigglesworth, N. M. Fisk: Angioarchitecture of monochorionic placentas in relation to the twin-twin transfusion syndrome. Amer. J. Obstet. Gynec. 172 (1995) 856.
3. Berkowitz, R. L., L. Lynch, R. Lapinski, P. Berger: First trimester transabdominal multifetal pregnancy reduction: a report of two hundred completed cases. Amer. J. Obstet. Gynec. 169 (1993) 17.
4. Berry, S. M., K. S. Puder, S. F. Battoms, J. E. Uckele, R. Romero, D. B. Cotton: Comparison of intrauterine hematologic and biochemical values between twin pairs with and without stuck twin syndrome. Amer. J. Obstet. Gynec. 172 (1995) 1403.
5. Blickstein, I.: The twin-twin transfusion syndrome. Obstet. and Gynec. 76 (1990) 714.
6. Boklage, C. E.: Survival probability of human conceptions from fertilization to term. Int. J. Fertil. 35 (1990) 75.
7. Cameron, A. H.: The Birmingham twin survey. Proc. roy. Soc. Med. 61 (1968) 229.
8. Carlson, N. J., C. V. Towers: Multiple gestation complicated by the death of one fetus. Obstet. and Gynec. 73 (1989) 685.
9. Cheung, V. Y., A. D. Bocking, O. P. Dasilva: Preterm discordant twins: what birth weight difference is significant? Amer. J. Obstet. Gynec. 172 (1995) 955.
10. Collins, M. S., J. A. Bleyl: Seventy-one quadruplet pregnancies: management and outcome. Amer. J. Obstet. Gynec. 162 (1990) 1384.
11. D'Alton, M. E., E. R. Newton, C. L. Cetrulo: Intrauterine fetal demise in multiple gestation. Acta genet. med. (Roma) 33 (1984) 43.
12. De Lia, J., D.P. Cruikshank, W. R. Keye: Fetoscopic neodymium:YAG laser occlusion of placental vessels in severe twin-twin transfusion syndrom. Obstet. and Gynec. 75 (1990) 1046.
13. De Lia, J. E., R. S. Kuhlmann, T. W. Harstad, D. P. Cruikshank: Fetoscopic laser ablation of placental vessels in severe previable twin-twin transfusion syndrome. Amer. J. Obstet. Gynec. 172 (1995) 1202.
14. Dor, J., J. Shalev, S. Mashiach et al.: Elective cervical suture of twin pregnancies diagnosed ultrasonically in the first trimester following induced ovulation. Gynec. Obstet. Invest. 13 (1982) 55.
15. Edmonts, L. D., P. M. Layde: Conjoined twins in the United States, 1970–1976. Teratology 25 (1982) 301.
16. Eriksson, A. W., W. M. A. Bressers, P. J. Kostense et al.: Twinning rate in Scandinavia, Germany and the Netherlands during years of privation. Acta genet. med. (Roma) 37 (1988) 277.
17. Evans, M. I., J. D. Goldberg, M. Dommergues, R. J. Wagner: Efficacy of second-trimester selective termination for fetal abnormalities: international collaborative experience among the world's largest centers. Amer. J. Obstet. Gynec. 171 (1994) 90.
17a.Fusi, L., H. Gordon: Twin pregnancy complicated by single intrauterine death: problems and outcome with conservative management. Brit. J. Obstet. Gynaec. 97 (1990) 511.
18. Gonen, R., E. Heyman, E. V. Asztalos et al.: The outcome of triplet, quadruplet and quintuplet pregnancies managed in a perinatal unit: obstetric, neonatal and follow-up data. Amer. J. Obstet. Gynec. 162 (1990) 454.
19. Gray, P., G. A. Rouse, M. DeLange: Sonographic evaluation of twin embolization syndrome. J. diag. Med. Sonogr. 9 (1993) 3.
20. Gummerus, M., O. Halonen: Prophylactic tocolysis of twins. Brit. J. Obstet. Gynaec. 94 (1987) 249.
21. Imaizumi, Y.: Conjoined twins in Japan 1979–1985. Acta genet. med. (Roma) 37 (1988) 227.
22. Kaminski, M., E. Papiernik: Multifactorial study on the risk of prematurity at 32 weeks of gestation. II. A comparison between an empirical prediction and a discriminant analysis. J. perinat. Med. 2 (1974) 37.
23. Kilby, M. D., A. Govind, P. M. O'Brien: Outcome of twin pregnancies complicated by a single intrauterine death: a comparison with viable twin pregnancies. Obstet. and Gynec. 84 (1994) 107.
24. Lipitz, S., B. Reichmann, J. Uval et al.: A prospective comparison of the outcome of triplet pregnancies managed expectantly or by multifetal reduction to twins. Amer. J. Obstet. Gynec. 170 (1994) 874.
25. Luke B., J. Minogue, F. R. Wilter, L. G. Keith, T. R. Johnson: The ideal twin pregnancy: patterns of weight gain, discordancy, and length of gestation. Amer. J. Obstet. Gynec. 169 (1993) 588.
26. Machin, G. A., K. Still: The twin-twin transfusion syndrome: vascular anatomy of monochorionic placentas and their clinical outcomes. In: Keith, L. G., E. Papiernik, D. M. Keith, B. Luke (eds.): Multiple Pregnancy. Epidemiology, Gestation and Perinatal Outcome. Parthenon, New York–London 1995.
27. Magann, E. F., N. S. Whitworth, J. D. Bass, S. P. Chauhan, J. N. Martin, J. C. Morrison: Amniotic fluid volume of third-trimester diamniotic twin pregnancies. Obstet. and Gynec. 85 (1995) 957.

28. Maier, R. F., B. Bialobrzeski, A. Gross, M. Vogel, J. W. Dudenhausen, M. Obladen: Acute and chronic fetal hypoxia in monochorionic and dichorionic twins. Obstet. and Gynec. 86 (1995) 973.
29. Miller, H. C., T. A. Merritt: Fetal Growth in Humans. Year Book Medical, Chicago 1979.
30. Mohr, H. P.: Abnormalities in twins. Ergebn. inn. Med. Kinderheilk. 33 (1972) 1.
31. Papiernik, E., M. Kaminski: Multifactorial study on the risk of prematurity at 32 weeks of gestation. I. A study of the frequency of 30 predictive characteristics. J. perinat. Med. 2 (1974) 30.
32. Potter, E. L., J. M. Craig: Pathology of the Fetus and the Infant. Year Book Medical, Chicago 1975.
33. Pritchard, J. A.: Fetal death in utero. Obstet. and Gynec. 14 (1959) 573.
34. Reece, A. E., S. Yartoni, M. Abdalla et al.: A prospective longitudinal study of growth in twin gestations compared with growth in singleton pregnancies. I. The fetal head. J. Ultrasound Med. 19 (1991) 439.
35. Reece, A. E., S. Yartoni, M. Abdalla et al.: A prospective longitudinal study of growth in twin gestations compared with growth in singleton pregnancies. II. The fetal limbs. J. Ultrasound Med. 19 (1991) 445.
36. Saunders, N. J., R. J. Snijders, K. H. Nicolaides: Therapeutic amniocentesis in twin-twin transfusion syndrome appearing in the second trimester of pregnancy. Amer. J. Obstet. Gynec. 166 (1992) 820.
37. Sohl, S., M. David: Doppler-sonographische Untersuchung einer Geminischwangerschaft mit feto-fetalem Transfusionssyndrom. Geburtsh. u. Frauenheilk. 54 (1994) 475.
38. Syrop, C. H., M. W. Varner: Triplet gestations: maternal and neonatal implications. Acta genet. med. (Roma) 34 (1985) 81.
39. Taffel, S. M.: Demographic trends in twin births: USA. In: Keith, L. G., E. Papiernik, D. M. Keith, B. Luke (eds.): Multiple Pregnancy. Epidemiology, Gestation and Perinatal Outcome. Parthenon, New York–London 1995.
40. Tharapel, A. T., S. Elias, L. P. Shulman et al.: Resorbed co-twin as an explanation for discrepant chorionic villus results: nonmosaic 47,XX, + 16 in villi (direct and culture) with normal (46,XX) amniotic fluid and neonatal blood. Prenat. Diagn. 9 (1989) 467.
41. Timonen, S., E. Carpen: Multiple pregnancies and photoperiodicity. Ann. Chir. Gynaec. Fenn. 57 (1968) 135.
42. Veille, J.C., M. J. Morton, K. J. Burry: Maternal cardiovascular adaptations to twin pregnancy. Amer. J. Obstet. Gynec. 152 (1985) 261.
43. Vogel, M.: Pathologie der Schwangerschaft. In: Blümcke, S. (Hrsg.): Pathologie. De Gruyter, Berlin–New York 1995.
44. Vogel, M.: Atlas der morphologischen Plazentadiagnostik, 2. Aufl. Springer, Berlin–Heidelberg–New York 1996.
45. White, C., G. Wyshek: Inheritance in human dizygotic twinning. New Engl. J. Med. 271 (1964) 1003.

29 Geburtsleitung bei Mehrlingen

A. Huch

Inhalt

1	Einleitung 364	5	Anästhesie 366
2	Die Bedeutung der Lage, Einstellung und Größe der Zwillinge für die Wahl des Geburtsmodus 364	6	Die Bedeutung der Ultraschalldiagnostik bei der Leitung der Zwillingsentbindung 366
3	Geburtsleitung bei bestimmten Lagekonstellationen 364	7	Leitung der Spontangeburt 367
3.1	Geburtsleitung bei Schädellage/Schädellage-Konstellation 364	7.1	Vorbereitungsmaßnahmen 367
3.2	Geburtsleitung bei Schädellage/Beckenendlage- und Schädellage/Querlage-Konstellation 365	7.2	Das Intervall zwischen der Geburt des 1. und 2. Zwillings 368
		7.3	Die Entbindung des 2. Zwillings 368
		8	Die Indikation zur Sectio caesarea 369
4	Zeitpunkt der Zwillingsentbindung ... 365	9	Die Nachgeburtsperiode 370

1 Einleitung

Die Mehrlingsschwangerschaft stellt hohe Anforderungen an die Fähigkeiten der Geburtshelfer, der Hebammen, der Neonatologen und der Anästhesisten. Die Versorgung von Mutter und Feten ist eine Herausforderung und gleichzeitig ein Prüfstein für alle, die sich mit der Versorgung der Mutter und ihrer Feten beschäftigen. Keine andere geburtshilfliche Situation kann mit so vielen Komplikationen wie Frühgeburtlichkeit, Mangelentwicklung, Fehleinstellung des vorangehenden Teils, Nabelschnurvorfall, vorzeitige Lösung der normal sitzenden Plazenta, uterine Dystokie, drohende intrauterine Hypoxie und schließlich massive lebensgefährliche atonische Blutungen post partum gleichzeitig verbunden sein.

2 Die Bedeutung der Lage, Einstellung und Größe der Zwillinge für die Wahl des Geburtsmodus

Ob eine vaginale Entbindung für die Feten gegenwärtig als ausreichend sicher anzusehen ist, ist abhängig vom Gestationsalter, von den Gewichten und Gewichtsdifferenzen der Feten, von der Lage und Einstellung des 1. Zwillings und der Lage zueinander. Als günstigste und zugleich häufigste Lage wird die SL/SL (Schädellage/Schädellage) mit 38,6%, aber auch die SL/BEL (Schädellage/Beckenendlage) mit 25,5% und die SL/QL (Schädellage/Querlage) mit 8% beschrieben [21]. In 30% der Fälle liegen *Beckenendlagen oder Querlagen beim 1. Zwilling* vor. Diese 30% stellen das *Risikokollektiv* dar, bei dem eine Spontanentwicklung nicht angestrebt wird. Die heutige Ultraschalldiagnostik, zusammen mit der sehr genauen fetometrischen Gewichtsschätzung von ±10%, läßt Risikofälle rechtzeitig und mit großer Sicherheit erkennen. Da Lage und Einstellung der Feten sich im Verlaufe des Gestationsalter ändern, ist eine Entscheidung, ob eine Spontangeburt angestrebt werden kann, nur unmittelbar vor Geburtsbeginn zu treffen.

In einer Longitudinalstudie bei 119 Zwillingsschwangerschaften fanden Westgren et al. [22], daß die spontane Lageveränderung erwartungsgemäß mit zunehmendem Gestationsalter signifikant abnimmt, daß diese jedoch selbst noch am Termin fünf- bis sechsmal häufiger erfolgt als bei Einlings-Beckenendlagen am Termin. Eine Ausnahme bilden jene Fälle mit einer SL/SL-Einstellung, die nur selten ihre ursprüngliche Lage ändern. Alle anderen Lagen müssen als instabil gelten, wobei der vorangehende Zwilling mit einer kleineren Wahrscheinlichkeit seine Lage ändert als der 2. Zwilling. Für die Entscheidung, ob eine Spontangeburt angestrebt werden kann oder eine Sectio caesarea durchgeführt werden muß, ist dies von Bedeutung [9].

Aus den Untersuchungen von Santolaya et al. [20] geht hervor, daß die Wahrscheinlichkeit einer Steißlage des 1. Zwillings von 41% zwischen der 15. und 20. Schwangerschaftswoche auf 19% in der 35. bis 38. Schwangerschaftswoche abfällt. Wenn sich der 1. Zwilling in der 26. Schwangerschaftswoche bereits in Schädellage befindet, nimmt die Wahrscheinlichkeit zu, daß auch der 2. Zwilling die Schädellage mit steigendem Gestationsalter einnimmt.

3 Geburtsleitung bei bestimmten Lagekonstellationen

3.1 Geburtsleitung bei Schädellage/Schädellage-Konstellation

Es ist heute unbestritten, daß oberhalb eines als kritisch angesehenen fetalen Gewichts von 2000 g bei unauffälligem Zustand der Zwillinge nach Kardiotokographie-, Ultraschall- und Ultraschall-Doppler-Untersuchungen und bei entsprechenden anatomischen und psychischen Voraussetzungen der Mutter stets die *Spontangeburt* bei SL/SL angestrebt werden soll. In einer Serie von Chervenak und Mitarbeitern [7] konnten bei diesen Voraussetzungen 81,2% der Mehrlinge spontan entbunden werden. Es gilt heute als allgemein akzeptierte geburtshilfliche Erfahrung, daß bei der SL/SL sowohl die Geburtsleitung und die Entscheidung zum operativen Vorgehen als auch die Überwachung beider Feten unter der Geburt den Regeln bei Einlingsgeburten entspricht. Obgleich der 1. Zwilling in Schädellage die Hauptlast der Erweiterung der Geburtswege trägt, zeigt die Erfahrung, daß der 1. Zwilling in Schädellage selten ungewöhnliche geburtshilfliche Komplikationen durchmacht. Nach angemessener Episiotomie kann in der Regel der führende Zwilling problemlos spontan oder vaginaloperativ entbunden werden.

3.2 Geburtsleitung bei Schädellage/Beckenendlage- und Schädellage/Querlage-Konstellation

Der Entbindungsmodus von Feten, die sich in SL/BEL oder SL/QL befinden, ist aus unterschiedlichen Gründen kontrovers. Thompson und Mitarbeiter [21] fanden in einer Serie von 341 Zwillingsschwangerschaften diese Lagekombinationen in 33,5% vor. Die augenscheinlich nicht umkehrbare, zunehmende Tendenz der gegenwärtigen Geburtshilfe, die Einlingsbeckenendlagen grundsätzlich abdominal zu entbinden, hat den Blick für die abwägende Beurteilung der besonderen geburtshilflichen Situation des 2. Zwillings verstellt. Nach Dehnung der Geburtswege durch den 1. Zwilling in Schädellage – bei Berücksichtigung der Größenverhältnisse zueinander – erfolgt die Entwicklung in der Regel leicht und ist nur bedingt vergleichbar mit der Situation des Einlings aus Beckenendlage.

So sprechen Befunde von Acker und Mitarbeitern [1] für eine Spontanentwicklung. Sie verglichen 74 Zwillingspaare, die durch Sectio caesarea entbunden wurden, weil der vorangehende Zwilling sich nicht in Schädellage befand, mit 76 vaginal geborenen Zwillingspaaren, in denen sich der 1. Zwilling in Schädellage und der 2. Zwilling sich in Beckenendlage oder Querlage befanden. Beide Zwillingsgruppen hatten vergleichbare Gewichte und wogen mehr als 1500 g. Statistisch war der Zustand der Neugeborenen nicht unterschiedlich. In einer Zusammenstellung von Chervenak und Mitarbeitern [5] ist ersichtlich, daß bei 93 Fällen mit SL/BEL und 42 Fällen mit SL/QL 78% bzw. 53% vaginal entbunden wurden. Im Gegensatz zu den Neugeborenen unter 1500 g fanden sich bei Neugeborenen über 1500 g keine Todesfälle oder zerebrale Blutungen, und in nur 5% lag der Fünf-Minuten-Apgar-Wert unter 7 [7].

Ob unter der Geburt nach Entwicklung des 1. Zwillings aus Schädellage versucht werden soll, den 2. Zwilling aus Beckenendlage durch interne Manöver auf den Kopf zu wenden, ist umstritten. Gemäß Beobachtungen von Gocke und Mitarbeitern [11] wurden vermehrt Nabelschnurvorfälle und Fetal distress verzeichnet. Für die Sicherheit der vaginalen Entbindung für den 2. Zwilling, unabhängig von der Einstellung aus der Kombination SL/BEL und SL/QL in der Gewichtsgruppe über 1500 g bis 3500 g, sprechen ein wesentlicher Teil der Literatur [1, 4, 11, 17] sowie eigene Erfahrungen.

4 Zeitpunkt der Zwillingsentbindung

Heute wird allgemein die Entbindung der Zwillinge in der 37. bis 38. Schwangerschaftswoche angestrebt. Eine spätere Entbindung der Feten in Terminnähe oder die Überschreitung des Geburtstermins wird allgemein als Risiko angesehen, obgleich der entsprechende Nachweis in kontrollierten Studien bisher nicht vorliegt. Voraussetzung für die Entbindung in Terminnähe ist, daß zumindest der 1. Zwilling gestationsaltersgerecht gewachsen ist und daß weder mütterliche noch fetale Gründe vorliegen, die einer Vaginalentbindung entgegenstehen. Die Geburt wird eingeleitet, falls sie nicht bis zur 38. Schwangerschaftswoche spontan in Gang gekommen ist.

5 Anästhesie

Die Notwendigkeit einer unmittelbar verfügbaren und ausreichenden Anästhesie ist unbestritten, da zu jedem Zeitpunkt die Entscheidung zur Spontangeburt revidiert und geburtshilfliche Interventionen erforderlich werden können. Da die *Pudendusanästhesie* nur zur Schmerzerleichterung für eine Spontangeburt beider Zwillinge, vorzugsweise bei SL/SL und bestenfalls noch bei Vakuum oder Forzeps ausreichend ist, bleibt bei einer Sectio caesarea nur die Entscheidung zwischen Regionalanästhesie oder Allgemeinnarkose.

Die *Allgemeinnarkose,* die bekanntlich in der Schwangerschaft zwingend eine Intubationsnarkose zu sein hat, birgt immer dann besondere Gefahren, wenn diese notfallmäßig innerhalb von Minuten zu erfolgen hat. Diese Situation trifft auch auf die Entwicklung des 2. Zwillings besonders zu, weil die Entwicklung des 2. Zwillings mit erheblichen unvorhergesehenen Ereignissen verbunden sein kann. Von der Entscheidung zur vaginal-operativen Entwicklung aufgrund einer sich dramatisch entwickelnden Situation bis zur Durchführung der Beendigung der Geburt, z. B. bei Nabelschnurvorfall, einer notwendig werdenden Wendung auf den Fuß oder einer massiv einsetzenden Blutung, verstreichen oft kostbare Minuten, bis eine ausreichende Anästhesie erzielt werden kann, selbst wenn der Anästhesist, wie es heute allgemein Brauch ist, in einer „Standby-Situation" ist.

Aus all diesen Gründen wird in Zürich seit mehr als 15 Jahren grundsätzlich bei jeder Zwillingsentwicklung, die spontan erfolgen soll, eine *Epiduralanästhesie zu Beginn der Geburt gelegt* und die Anästhesie erst dann voll aufgesättigt, wenn eine Schmerzbefreiung ärztlich geboten oder ein operativer Eingriff droht. So können unter diesen Umständen in schonender Weise ohne Zeitverzug sowohl Zange und Vakuum beim 1. wie beim 2. Zwilling als auch die Wendung und Extraktion des 2. Zwillings in schonendster Weise vorgenommen werden. Die rechtzeitig angelegte Periduralanästhesie versieht überdies die Gebärsituation mit der notwendigen Ruhe, die für eine risikoarme Entwicklung der Feten sinnvoll und förderlich ist.

Es ist zu berücksichtigen, daß alle Analgesie- und Anästhesieformen *unerwünschte Nebeneffekte* haben können. Daß Mehrlingsschwangere empfindlicher sind in bezug auf die Rückenlage während Geburt und Entbindung als andere Schwangere, ist bekannt. Zudem besteht kein Zweifel, daß die Anästhesieführung erheblichen Einfluß auf die Geburtsdauer haben kann. Wenn argumentiert wird, daß unter Umständen die Epiduralanästhesie nicht immer eine ausreichende Relaxion der Gebärmutter für ein intrauterines operatives Vorgehen gewährleistet, so entspricht das nicht den bisherigen Zürcher Erfahrungen. Der Einfluß der entsprechenden pharmakologisch wirksamen Substanzen ist entscheidend.

Die Epiduralanästhesie bei Spontanentbindungen von Zwillingen wurde unter anderem von Crawford [8] beschrieben. In einer Studie mit 130 Frauen mit Zwillingsentbindungen hatten 105 eine Epiduralanästhesie. Dabei wurde ein erheblich verlängertes Intervall zwischen vollständig eröffnetem Muttermund und Entbindung von 90 Minuten gegenüber 33 Minuten in der Kontrollgruppe beobachtet. Das Zeitintervall zwischen der Entbindung des 1. und 2. Zwillings war überraschenderweise nicht verlängert.

Es ist festzuhalten, daß alle Narkotika, Sedativa und Tranquilizer nur von erfahrenen Geburtshelfern und Anästhesisten bei Mehrlingsschwangerschaften angewandt werden sollten, da nur bei entsprechender Erfahrung das Risiko der negativen Auswirkungen auf Mutter und Kind beherrscht und die positiven Wirkungen genutzt werden können.

6 Die Bedeutung der Ultraschalldiagnostik bei der Leitung der Zwillingsentbindung

Die Leitung der Spontangeburt einer Zwillingsschwangerschaft ist ohne permanenten Einsatz eines modernen ultraschallbildgebenden Geräts heute nicht mehr vertretbar. Bei jeder Aufnahme einer Zwillingsschwangerschaft in die Gebärabteilung ist unverzüglich eine *aktuelle Befundaufnahme der Lage und Einstellung des 1. Zwillings und der Lage des 2. Zwillings* erforderlich. Eine genaue fetometrische Untersuchung und Gewichtsschätzung beider Zwillinge sowie die Beurteilung des biophysikalischen Profils und Bestätigung einer normalen Anatomie der Feten ist für die Risikoabschätzung entscheidend. Die Kenntnis der populationsabhängigen Gewichtsnormkurve und die selbstkritische Beurteilung der eigenen Schätzgenauigkeit sind zwingend für den Ausschluß der zu kleinen oder zu großen Feten und Erkennung von Gewichtsdifferenzen, die von einer Spontangeburt absehen lassen.

Die mögliche Bedeutung der *deflektierten Kopfhaltung* (extended head) des 2. Zwillings für die Geburt ist nicht belegt. Heute legt man allgemein die Erfahrungen von Einlingsbeckenendlagen mit deflektiertem Kopf zugrunde, in denen es bei 70% zu Querschnittslähmungen bei spontaner Beckenendlagenentwicklung gekommen ist [2] und entscheidet grundsätzlich gegen eine spontane Entwicklung der Zwillinge. Bei jeder Schwierigkeit der Herzfrequenzüberwachung unter der Geburt ist der Einsatz des Ultraschall-B-Bilds geboten. Unmittelbar nach Entwicklung des 1. Zwillings wird die Lage des 2. Zwilling überprüft und unmittelbar vor Beginn eines manuellen Manövers wiederholt.

7 Leitung der Spontangeburt

7.1 Vorbereitungsmaßnahmen

Sobald die Entscheidung getroffen worden ist, eine Spontangeburt anzustreben, sind einige grundsätzliche *Vorbereitungsmaßnahmen* erforderlich:

– Bei der Aufnahme der Patientin in die Gebärabteilung ist die Lage der Zwillinge, deren Größe und die Einstellung des 1. Zwillings durch *Sonographie* zu überprüfen.
– Die neonatologische Abteilung hat bereits *für jeden Fetus einen Arzt* und eine spezialisierte Schwester organisiert und ist über Vorgeschichte und mögliche fetale Probleme informiert.
– Ein *sehr erfahrener Geburtshelfer* muß während der gesamten Zwillingsgeburt *anwesend* sein, und ein weiterer Geburtshelfer, der schwierige geburtshilfliche operative Interventionen ausführen kann, muß auf Abruf innerhalb kurzer Zeit zur Verfügung stehen.
– Ein erfahrener, geburtshilflicher Anästhesist muß bereits in der frühen Eröffnungsphase eine *Periduralanästhesie* gelegt haben, so daß jederzeit die Schmerzen erleichtert und gegebenenfalls bei Eintritt von Komplikationen zu einem späteren Zeitpunkt vaginal-operativ oder abdominal-operativ vorgegangen werden kann.
– Eine *Hebamme* betreut die Mutter und hat bereits für ausreichend venöse Zugänge gesorgt, die mit Ringerlösung durchgängig gehalten werden. Sie ist auch für ein positives Umfeld für das Elternpaar besorgt.
– Der *Entbindungsbereich* verfügt über alle Einrichtungen, die einer Intensiveinheit entsprechen und welche die denkbar möglichen Komplikationen bei Mutter und Feten beherrschen lassen.

Unter der Geburt ist die *kontinuierliche Überwachung beider Zwillinge* geboten, wobei die heutigen technischen Möglichkeiten eine ausreichende Sicherheit über die abdominale CTG-Ultraschallüberwachung ermöglichen. Bei pathologischem oder nicht deutbarem Herzfrequenzmuster im Kardiotokogramm des 1. Zwillings ist eine *Skalpblutentnahme* und eine pH-Messung geboten.

Verständlicherweise sollte jede Azidose des 1. Zwillings in der Eröffnungsperiode zu einer abdominalen Entbindung führen. Bei Auftreten eines pathologischen Herzfrequenzbilds des 2. Zwillings bevor der Muttermund vollständig eröffnet ist und eine kurz aufeinanderfolgende vaginal-operative Entwicklung des 1. und 2. Zwillings möglich wird, muß ebenfalls ohne Verzögerung die *Sectio caesarea* durchgeführt werden. Jeder protrahierte Geburtsverlauf kann durch Oxytocingabe unterstützt werden, um die Wehentätigkeit anzuregen. Generell sollte die Indikation zur Sectio caesarea großzügiger als bei Einlingsschwangerschaften gestellt werden.

Nach Entbindung des 1. Zwillings wird die Nabelschnur ligiert und entsprechend markiert. Die Lage und Einstellung des 2. Zwillings wird sogleich durch Ultraschall (B-Bild) gesichert. Die gleichzeitige abdominale und vaginale Untersuchung ergänzt die Information der Ultraschalluntersuchung. Da nach Entbindung des 1. Zwillings häufig eine Wehenpause eintritt, werden grundsätzlich bereits vor der Geburt des 1. Zwillings bei vollständig eröffnetem Muttermund zur besseren Tonisierung des Uterus Kontraktionsmittel verabreicht. Ist dies nicht erfolgt, wird spätestens nach der Geburt des 1. Zwillings mit der Gabe von Kontraktionsmitteln begonnen, ohne daß zu diesem Zeitpunkt die Fruchtblase des 2. Zwillings eröffnet wird.

7.2 Das Intervall zwischen der Geburt des 1. und 2. Zwillings

Die Empfehlung, wie lange zwischen der Spontanentbindung des 1. und 2. Zwillings zugewartet werden darf, ist seit der Einführung der elektronischen Überwachungsmöglichkeiten umstritten. Der Grundsatz vieler geburtshilflicher Zentren und die Ergebnisse zahlreicher Untersuchungen [3, 10], daß das Intervall im Interesse des 2. Zwillings und mütterlicher Komplikationen möglichst kurz – 15 Minuten und weniger – sein müsse und keinesfalls 30 Minuten überschreiten dürfe, wurden in neuerer Zeit hinterfragt [6].

In einer Studie von Rayburn [18] wurden in einem Bereich zwischen einer Minute und 134 Minuten von 115 Zwillingspaaren 60% innerhalb von 15 Minuten entbunden. Der Zustand der nach 15 Minuten geborenen Kinder war vergleichbar mit denen, die innerhalb von 15 Minuten geboren wurden. In der Gruppe der Zwillinge, die in weniger als 15 Minuten nach der Geburt des 1. Zwillings geboren wurden, mußten 3% durch Sectio entwickelt werden, während in der „späten" Gruppe 18% abdominal entbunden wurden.

In Anbetracht der möglichen Risiken für Mutter und Kind während des Intervalls – z.B. vorzeitige Lösung der normal sitzenden Plazenta, spontaner Blasensprung mit Nabelschnurvorfall und erschwerter Einleitung des vorangehenden Teils in das Becken sowie Formierung der Zervix mit erhöhten mechanischen Entwicklungsproblemen – wird in vielen Kliniken ein kurzes Geburtsintervall zwischen den Zwillingen angestrebt.

7.3 Die Entbindung des 2. Zwillings

Die Entbindung des 2. Zwillings stellt große Anforderungen an die Fähigkeiten des Geburtshelfers. In besonderen Fällen ist neben der notwendigen großen Erfahrung auch kühne Entschlußkraft Voraussetzung für die erfolgreiche spontane Entbindung des 2. Zwillings.

Sobald der 1. Zwilling geboren ist, wird unter Dauerüberwachung der Herzfrequenz und Oxytocingabe der Beginn der ersten Kontraktion abgewartet. Bei den zu diesem Zeitpunkt durchgeführten bimanuellen Untersuchungen wird sowohl palpatorisch (vaginal und gegebenenfalls intrauterin) als auch ultrasonographisch der vorangehende Teil des 2. Zwillings und dessen Beziehung zum Becken bestimmt. Wenn unter leichtem abdominalem Druck der vorangehende Teil im Becken fixiert oder manuell mit leichtem Druck in das Becken eingeleitet werden kann, wird die noch stehende Fruchtblase eröffnet. In jenen Fällen, in denen der Kopf oder der Steiß oberhalb des Beckeneingangs steht, gelingt es in der Regel durch leichtes Kristellern bei gleichzeitiger intravaginaler Leitung des vorangehenden Teils, den Kopf oder Steiß einzuleiten und ausreichend zu fixieren. Ein entschlossenes Vorgehen zu diesem Zeitpunkt ist für den weiteren Verlauf der Entbindung des 2. Zwillings entscheidend. Eine sorgfältige, kontinuierliche Überwachung der Herzfrequenz des Feten ist in dieser Phase der Entbindung zwingend. Nach Fixierung tritt der Kopf oder Steiß in wenigen Kontraktionen tiefer und kann in der Regel nahezu mühelos entwickelt werden.

Gelingt es trotz Wehen und bimanuellem Vorgehen nicht, den vorangehenden Teil in der Geburtskanal zu leiten, muß die *Entscheidung zur Spontangeburt grundsätzlich überdacht* und in der Folge zügig eine *Sectio* durchgeführt werden.

Eine solche Vorgehensweise – vor allem bei Beckenendlage des 2. Zwillings – ist heute vertretbar. Die jüngere Geburtshelfergeneration verfügt nur noch über begrenzte Erfahrungen mit der spontanen Entwicklung aus Beckenendlage, insbesondere mit der ganzen Extraktion, bedingt durch die allgemeine Tendenz, Beckenendlagen grundsätzlich durch Sectio caesarea zu entbinden. Auch die in den letzten Jahren zunehmend offenbar gewordene Haltung der Patientinnen, auch geringste Anomalien der kindlichen Entwicklung mit einem ärztlichen Kunstfehler, d.h. geburtshilflichen Problemen zu begründen, darf in solchen kritischen Entscheidungsfindungen nicht außer acht gelassen werden.

Ist der Entschluß gefaßt, die Spontanentwicklung trotz weiter hochstehender kindlicher Leitstelle fortzusetzen, wird bei Kopflagen in klassischer Manier eine *Wendung auf den Fuß und die Extraktion* des Kindes vorgenommen. Im Vergleich zur Extraktion eines Einlings aus Beckenendlage gelingt die Entwicklung unvergleichbar leichter.

8 Die Indikation zur Sectio caesarea

Während bis in die 60er Jahre die vaginal-operative Entbindung der Mehrlingsschwangerschaft zu den selbstverständlichsten geburtshilflichen Aufgaben zählte, ist heute mit der zunehmenden Gewichtung der Gesundheit des Feten eine abgewogene Einschätzung der Chancen und Risiken der vaginal-operativen Geburtsleitung erforderlich. Breit angelegte Studien bei Zwillingsschwangerschaften fehlen. Trotzdem haben sich Auffassungen auf der Grundlage von Analogieschlüssen zu den Erfahrungen der Geburtsleitungen bei Einlingen im Rahmen von Konsensusvereinbarungen durchgesetzt.

Die Entbindungsmethode von *Drillingen* und *höhergradigen Mehrlingen* ist heute auch für den erfahrensten Geburtshelfer bei lebensfähigen Feten die elektive Sectio caesarea, da die vaginale Entbindung von Drillingen und noch höhergradigen Mehrlingen bei einem hohen Prozentsatz von pathologischen Einstellungen bei mindestens einem der Mehrlinge stets mit aufwendigen vaginal-operativen Eingriffen einhergeht. So haben vergleichende Arbeiten aus den späten 70er und den frühen 80er Jahren im Vergleich zur Sectio caesarea eine erschreckend hohe perinatale Mortalität von 123 bis 444 auf 1000 erkennen lassen; bei der elektiven Sectio caesarea war diese 0 auf 1000 Fälle in vier von sechs Studien [15] bzw. 33 auf 1000 [12] oder 62 auf 1000 [19]. Aus diesen Studien ließ sich auch der Risikoanstieg von der Entwicklung des 1. Mehrlings zum letzten Mehrling erkennen. Die Bandbreite der Risiken lag zwischen 18 % [13] vom 1. bis auf 50 % [16] des 3. Drillings.

Das Phänomen der *verkeilten Zwillinge* ist extrem selten (1:800–1:1000) und hat heute durch die Ultraschalldiagnostik und Schwangerschaftsbetreuung als klinisches Problem nur noch geringe Bedeutung [14]. Die typische Verkeilung ist möglich, wenn der 1. Zwilling sich in Beckenendlage und der 2. Zwilling sich in Schädellage einstellt und so den Eintritt des Kopfes des 1. Zwillings in das Becken verhindert. Für den extrem selten denkbaren Fall, daß der Geburtshelfer bei notfallmäßiger Aufnahme von einer solchen Situation überrascht wird, kann versucht werden, den Kopf des 2. Zwillings nach kranial zu drücken und so den Eintritt des Kopfes des 1. Zwillings zu ermöglichen. Grundsätzlich sollte jedoch keine Zeit mit wenig erfolgversprechenden Handgriffen verlorengehen, sondern zügig die Sectio caesarea durchgeführt

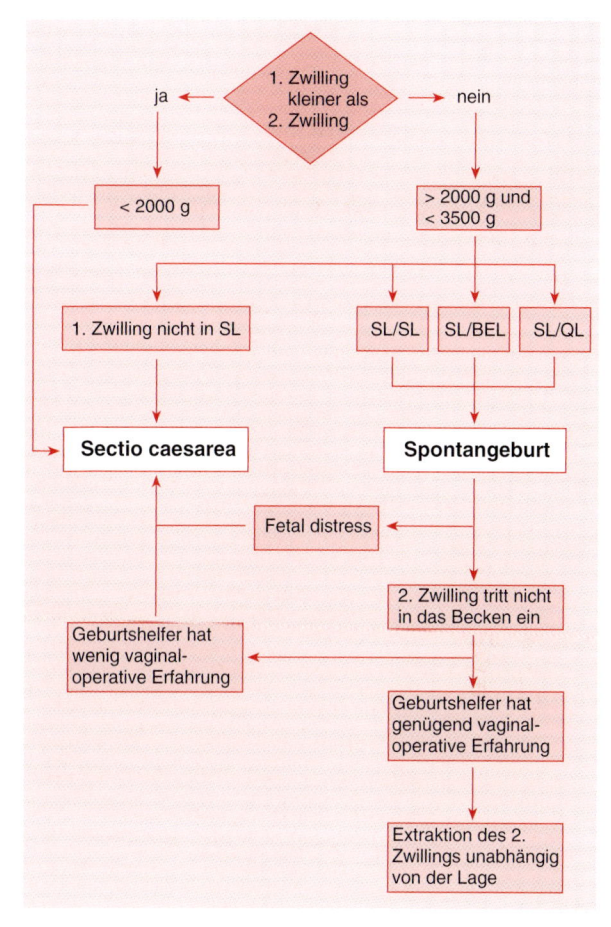

Abb. 29-1 Geburtshilfliches Management der Zwillingsgeburt in Abhängigkeit von Gewicht und Lage der Zwillinge.

werden, um jede Chance des Überlebens der Zwillinge zu nutzen.

In jeder 4. Zwillingsschwangerschaft befindet sich der *1. Zwilling in Beckenendlage*. Unabhängig davon, welche Kombination vorliegt (BEL/SL, BEL/BEL oder BEL/QL), geht man heute davon aus, daß grundsätzlich eine elektive Sectio caesarea durchgeführt werden sollte. Diese Auffassung, die durch Empfehlungen von Fachgesellschaften gestützt wird, folgt dem Trend vieler Kliniken, Feten in Beckenendlagen bei Primiparae im Interesse einer tatsächlichen oder vermeintlichen Risikominderung generell durch elektive Sectio zu entbinden. Diese Auffassung konnte auch deshalb zur allgemeinen Vorgehensweise werden, da bis heute keine Studie ausreichend belegt, daß die spontane Entwicklung des 1. Zwillings aus Beckenendlage ausreichend sicher ist. Dieser Mangel an Studien könnte auch ein gegenteiliges Management stützen. Ein entsprechendes Vorgehen findet jedoch in der geburtshilflichen Welt nur noch wenig Resonanz (Abb. 29-1).

9 Die Nachgeburtsperiode

Atonische Nachblutungen sind bei Zwillingen zwei- bis dreimal häufiger als bei Einlingen. Als Grund hierfür müssen die gehäuft protrahierten Geburtsverläufe mit nachfolgender Wehenschwäche (infolge Uterusüberdehnung) in der Post-partum-Periode angesehen werden.

Ein *aktives Management der Plazentarperiode* vermag die wesentlichen Probleme dieser Phase zu beherrschen (siehe auch Bd. 6, Kap. 16, Abschnitt 2.3). Hierzu gehören die sofortige Oxytocingabe über Dauertropf nach Entbindung und die Entwicklung der Plazenta oder der Plazenten durch Cord traction [23]; anschließend sollten einmal oder wiederholt Methergin und, falls erforderlich, Prostaglandine verabfolgt werden.

Bei aktivem Management der Plazentarperiode ist die Notwendigkeit einer manuellen Lösung nicht häufiger als bei Einlingen, und das Ausmaß des Blutverlusts erfordert in der Regel keine Bluttransfusion. Die seltene, jedoch vorkommende Ausstoßung der Plazenta des 1. Zwillings unmittelbar nach dessen Geburt ist unproblematisch und ist lediglich Veranlassung, die Geburt des 2. Zwillings unter Oxytocingabe unverzüglich vorzunehmen.

Insgesamt unterscheiden sich die Maßnahmen in der Nachgeburtsperiode nach Geburt von Zwillingen nicht von denen bei Einlingen. Die höhere Komplikationshäufigkeit erfordert jedoch eine größere Vorbereitung auf mögliche notwendige medizinische Maßnahmen und deren verzögerungsfreie Anwendung.

Literatur

1. Acker, D., M. Lieberman, M. Holbrook, O. James, M. Philippe, K. C. Edelin: Delivery of second twin. Obstet. and Gynec. 59 (1982) 710.
2. Ballas, S., R. Toaff, A. J. Jaffa: Deflexion of fetal head in breech presentation. Obstet. and Gynec. 52 (1978) 653.
3. Benirschke, K., C. K. Kim: Multiple pregnancy. New Engl. J. Med. 288 (1973) 1276.
4. Blickstein, I., Z. Schwartz-Shoham, M. Lancet, R. Borenstein: Vaginal delivery of the second twin in breech presentation. Obstet. and Gynec. 69 (1987) 774.
5. Chervenak, F. A., R. E. Johnson, R. L. Berkowitz, P. Grannum, J. C. Hobbins: Is routine cesarean section necessary for vertex-breech and vertex-transverse twin gestations? Amer. J. Obstet. Gynec. 148 (1984) 1.
6. Chervenak, F. A., R. E. Johnson, R. L. Berkowitz, J. C. Hobbins: Intrapartum external version of the second twin. Obstet. and Gynec. 62 (1983) 160.
7. Chervenak, F. A., R. E. Johnson, S. Youcha, J. C. Hobbins, R. L. Berkowitz: Intrapartum management of twin gestation. Obstet. and Gynec. 65 (1985) 119.
8. Crawford, J. S.: A prospective study of 200 consecutive twin deliveries. Anaesthesia 42 (1987) 33.
9. Divon, M. Y., M. J. Marin, R. N. Pollack et al.: Twin gestation: fetal presentation as a function of gestational age. Amer. J. Obstet. Gynec. 168 (1993) 1500.
10. Faroqui, M. O., J. H. Grossmann, R. A. Shannon: A review of twin pregnancy and perinatal mortality. Obstet. Gynec. Surv. 28 (1973) 144.
11. Gocke, S. E., M. P. Nageotte, T. Gerite, C. V. Towers, W. Dorcester: Management of the non-vertex second twin: primary cesarean section, external version or primary breech extraction. Amer. J. Obstet. Gynec. 161 (1989) 111.
12. Holcberg, G., Y. Biele, H. Jewenthal, V. Insler: Outcome of pregnancy in 31 triplet gestations. Obstet. and Gynec. 59 (1982) 472.
13. Itzkowic, D.: A survey of 59 triplet pregnancies. Brit. J. Obstet. Gynaec. 86 (1979) 23.
14. Khunda, S.: Locked twins. Obstet. and Gynec. 39 (1972) 453.
15. Loucopoulos, A., R. Jewelewitz: Management of multifetal pregnancies: sixteen years' experience at the Sloane Hospital for Women. Amer. J. Obstet. Gynec. 143 (1982) 902.
16. Micklewitz, H., J. Kennedy, C. Kawada, R. Kennision: Triplet pregnancies. J. reprod. Med. 26 (1981) 243.
17. Rabinovici, J., G. Barkai, D. M. Serr, S. Mashiach: Randomized management of the second nonvertex twin: vaginal delivery or cesarean section. Amer. J. Obstet. Gynec. 156 (1987) 52.
18. Rayburn, W. F., J. P. Lavin jr., M. Miodovnik, M. W. Varner: Multiple gestation: time interval between delivery of the first and second twins. Obstet. and Gynec. 63 (1984) 502.
19. Ron-El, R., E. Caspi, P. Schreyer, Z. Weinraub, S. Arieli, M. D. Goldberg: Triplet and quadruplet pregnancies and management. Obstet. and Gynec. 57 (1981) 458.
20. Santolaya, J., M. Sampson, J. S. Abramowicz, S. L. Warsof: Twin pregnancy: ultrasonographically observed changes in fetal presentation. J. reprod. Med. 37 (1992) 328.
21. Thompson, S. A., T. L. Lyons, E. L. Makowski: Outcomes of twin gestations at the University of Colorado Health Sciences Center. J. reprod. Med. 32 (1987) 328.
22. Westgren, M., H. Edvall, L. Nordstrom, E. Svanelius, J. Ranstam: Spontaneous cephalic version of breech presentation in the last trimester. Brit. J. Obstet. Gynaec. 92 (1985) 19.
23. Wood, C., J. H. M. Pinkerton: Uterine activity following the birth of the first twin. Aust. N. Z. J. Obstet. Gynaec. 6 (1966) 95.

Forensische Probleme

30 Forensische Probleme in der Geburtshilfe

K. Ulsenheimer

Inhalt

1	Entwicklung des Arztrechts	374
2	Qualifikation und Verantwortung des Geburtshelfers	375
2.1	Facharztstandard	375
2.2	Übernahmeverschulden	376
2.3	Einsatz eines Arztes im Praktikum	376
2.4	Entscheidung: Kaiserschnitt oder vaginale Entbindung	376
3	Kausalität	377
4	Aufklärungspflicht des Geburtshelfers	378
4.1	Umfang der Aufklärung	378
4.2	Verschiedene Geburtsalternativen	379
4.2.1	Vaginale Entbindung	379
4.2.2	Situationen ohne Pflicht zur Aufklärung	379
4.2.3	Indikation für den Kaiserschnitt	379
4.2.4	Verweigerung der Einwilligung in den Kaiserschnitt durch die Schwangere	379
4.3	Richtiger Zeitpunkt für die Sectio	380
4.4	Mutmaßliche Einwilligung der Schwangeren	380
5	Arbeitsteilung	381
5.1	Strikte Arbeitsteilung und Vertrauensgrundsatz	381
5.2	Zusammenarbeit zwischen Anästhesisten und Geburtshelfer	382
5.3	Zusammenarbeit zwischen Geburtshelfer und Hebamme	382
5.3.1	Leitung der Geburt	382
5.3.2	Behandlung regelwidriger Vorgänge	382
5.3.3	Verabreichung von Medikamenten	382
5.3.4	Durchführung spezieller Handlungen	383
5.3.5	Anwesenheit des aufsichtsführenden Arztes im Kreißsaal	383
5.3.6	Risikogeburten	383
5.3.7	Sonderstellung der Hebamme	383
5.4	Zusammenarbeit zwischen Chefarzt und Assistenzarzt	383
6	Dokumentationspflicht des Geburtshelfers	384
6.1	Beweisrechtliche Gesichtspunkte	384
6.2	Umfang der Dokumentation	384
6.3	Form der Dokumentation	385
6.4	Vermutung der Richtigkeit	385
6.5	Berufspflicht des Arztes	385
6.6	Aufbewahrungszeit für erfolgte Dokumentation	385
6.7	Anspruch der Patientin auf Einsicht	385
7	Behandlungspflicht bei schwerstgeschädigten Neugeborenen	386

1 Entwicklung des Arztrechts

Die Spitzenstellung der Deutschen Geburtsmedizin in der Welt ist allenthalben anerkannt, die geburtshilfliche Versorgung von Mutter und Kind beispielhaft und kaum noch zu verbessern: Seit 1950 ist die Müttersterblichkeit um 95% zurückgegangen, die perinatale Sterblichkeit um 87%. Diese lag 1950 in der BRD noch bei 5%, sank von da ab jedoch ständig weiter und erreichte über 3,4% (1960), 2,3% (1970), 1,3% (1980), 0,6% (1990) im Jahre 1993 einen Wert von 0,4%, der nahe an dem überhaupt theoretisch für möglich gehaltenen Ziel von 0,5% perinataler Mortalität liegt [8].

Dieser *Minimierung des medizinischen Risikos* für Mutter und Kind steht jedoch paradoxerweise eine *Maximierung des juristisch-forensischen Risikos* für den Geburtshelfer gegenüber, das im Einzelfall sogar seine wirtschaftliche Existenz bedrohen kann. Mancher Geburtshelfer hat schon heute Mühe, überhaupt eine Versicherungsgesellschaft für sein Berufshaftpflichtrisiko zu finden, obwohl enorme Haftpflichtprämien (>DM 50000 für geburtshilflich tätige Belegärzte) zu zahlen sind. Speziell für die Gynäkologen und Geburtshelfer ermittelte Jahn, daß der Schadensdurchschnitt zwischen 1978 und 1988 um 252,3% zugenommen hat und der durchschnittliche Schadensaufwand pro gemeldetem Schadensfall im Fachgebiet Geburtshilfe von ca. DM 12000 im Jahre 1981 auf ca. DM 73000 im Jahre 1991 gestiegen ist [7, 33]. Nach einer 1989 erfolgten Umfrage zu Geburtshilfeschäden gaben sieben große Versicherungsunternehmen an, 182 Fälle mit einem Gesamtaufwand in Höhe von 105 Mio. DM vorliegen zu haben. Dies zeigt, daß die Schadensersatzbeträge für ein körperlich und/oder geistig behindertes Kind im Falle eines geburtshilflichen Fehlers Ende der 80er Jahre bereits zwischen DM 500000 und DM 1 Mio. lagen, während sie in der Zeit davor deutlich niedriger ausfielen. Inzwischen ist diese Entwicklung weiter fortgeschritten: Nach Angaben von Kochs sind Schadensersatzleistungen für ein körperlich und/oder geistig schwerbehindertes Kind in Höhe von 2 bis 3 Mio. DM keine Seltenheit mehr [11]. Dies wundert nicht, wenn man bedenkt, daß das Landgericht Stuttgart im März 1993 zugunsten eines zerebral erheblich geschädigten einjährigen Kindes eine monatliche Schadensersatzrente von DM 18242 zuerkannt hat[1]!

In Rechnung zu stellen ist ferner, daß die Schmerzensgeldbeträge bis 1985 auch in Fällen schwerster Hirnschädigung des Kindes kaum über DM 100000 hinausgingen, während sie durch eine Änderung der Rechtsprechung des BGH im Jahre 1992[2] nun erheblich angestiegen sind und inzwischen zu hohen sechsstelligen Beträgen führen. Denn:

„Beeinträchtigungen von solchem Ausmaß verlangen mit Blick auf die verfassungsrechtliche Wertentscheidung in Art. 1 GG eine stärkere Gewichtung und verbieten eine lediglich symbolhafte Bewertung ... Die Einbuße der Persönlichkeit, der Verlust an personaler Qualität infolge schwerer Hirnschädigung stellt schon für sich einen auszugleichenden immateriellen Schaden dar, unabhängig davon, ob der Betroffene die Beeinträchtigung empfindet."

In der Ärzteschaft, besonders unter den Geburtshelfern, hat die vorstehend aufgezeigte Haftungsausweitung und -verschärfung verständlicherweise große Sorge und Beunruhigung hervorgerufen, darüber hinaus aber auch tiefgreifende Änderungen im Verhalten Arzt–Patient ausgelöst. Wer unter dem ständigen Druck zivil- und/oder strafrechtlicher Konsequenzen arbeiten muß, bei seiner Tätigkeit ständig durch Klage und/oder Strafanzeige bedroht ist, prüft nicht mehr unbefangen allein das medizinisch Gebotene, sondern bedenkt bei Diagnose und Therapie, bei der Indikationsstellung und Durchführung eines Eingriffs auch die eigenen forensischen Risiken [12, 13, 24]. Die Folge ist eine *Defensivmedizin,* die durch mangelnde Risikobereitschaft, Verantwortungsscheu, Dienst nach Vorschrift, Unselbständigkeit, Absicherung durch Formulare, Überdiagnostik unter anderem gekennzeichnet ist [29].

Entscheidend hat dazu sicherlich – neben der enormen Erwartungshaltung der heutigen Patienten – die höchstrichterliche Judikatur beigetragen. Dabei sind in erster Linie die unter besonderer Hervorhebung des Selbstbestimmungsrechts des Patienten immer strengeren *Anforderungen an die Aufklärungspflicht des Arztes* zu nennen, zumal bei ihm insoweit die Beweislast liegt. In vielen Fällen wird deshalb der Vorwurf eines Behandlungsfehlers mit der Behauptung einer Aufklärungspflichtverletzung entweder von vornherein gekoppelt oder aber die Aufklärungsrüge im Laufe des Prozesses nachgeschoben, wenn der Beweis eines Behandlungsfehlers scheitert, und so zu einem „regelrechten Auffangtatbestand" umfunktioniert [10].

---

[1] LG Stuttgart, 24 O 378/92: Urteil vom 19.5.93, noch nicht rechtskräftig

[2] BGH, Neue jur. Wschr. 1993, 781

Gleichzeitig entwickelte die richterliche Spruchpraxis ganz bewußt eine Vielzahl von – durchaus nicht selbstverständlichen – *Beweiserleichterungen zugunsten des Patienten,* die zu seiner Klagefreudigkeit entscheidend beigetragen und die Verteidigungschancen des Arztes im Rechtsstreit gravierend beschnitten haben. In diesem Zusammenhang ist der sog. Prima-facie-Beweis bei typischen Schadensverläufen zu nennen, mit dessen Hilfe der Richter von einem feststehenden Schaden auf einen Behandlungsfehler oder umgekehrt – von einem nachgewiesenen Behandlungsfehler auf dessen Ursächlichkeit für den Schaden des Patienten – schließen darf. Zu erwähnen ist ferner die Beweislastumkehr zum Nachteil des Arztes bei *groben* Behandlungsfehlern, bei Gerätemängeln und bei fehlender bzw. unzureichender Dokumentation. Nicht der Patient oder die Patientin müssen in diesen Fällen – wie sonst stets im Rechtsstreit – den von ihnen geltend gemachten Anspruch beweisen, vielmehr muß umgekehrt der beklagte Arzt den – vielfach unmöglichen – Beweis führen, daß der eingetretene Schaden nicht auf einem Fehler im ärztlichen Bereich beruht. Es kann daher nicht wundern, daß „der größte Teil der modernen Arzthaftung Rechtsprechungsrecht" ist, „typisierte Kasuistik der Zivilgerichte" [9], die im Strafverfahren, also wenn es um fahrlässige Körperverletzung oder um fahrlässige Tötung geht, weitestgehend übernommen wird, ausgenommen natürlich die Beweiserleichterungen zugunsten der Patientenseite. Denn im Strafprozeß gilt uneingeschränkt der rechtsstaatliche Fundamentalsatz: „im Zweifel für den Angeklagten".

2 Qualifikation und Verantwortung des Geburtshelfers

2.1 Facharztstandard

Mutter und Kind haben „Anspruch auf eine ärztliche Behandlung, die dem Standard eines erfahrenen Facharztes entspricht"[3]. Das gilt auch für den Nacht- und Sonntagsdienst sowie für Not- und Eilfälle, so daß entsprechende Vorsorge zu treffen ist. Dabei bedeutet „Facharztstandard" eine bestimmte *Qualität* ärztlichen Handelns, nämlich die Ausrichtung an den zum Behandlungszeitpunkt allgemein anerkannten, in Wissenschaft und Praxis bewährten Richtlinien für Diagnose und Therapie bzw. für die Geburtsleitung. Nach einem irritierenden Urteil des Bundesgerichtshofs im Jahre 1992[4] dürfte inzwischen klargestellt sein, daß der „Facharztstandard" *nicht formell* vom erfolgreichen Bestehen der Facharztprüfung abhängig ist, sondern ein *materielles* Kriterium beschreibt, nämlich einen bestimmten Wissens- und Erfahrungsstand des Arztes, bezogen auf die jeweilige von ihm zu treffende Behandlungsmaßnahme. „Facharztstandard gewährleistet ein Arzt also unter Umständen schon vor dem Erwerb des verbrieften Status", wenn er das medizinisch Gebotene „theoretisch wie praktisch so beherrscht, wie das von einem Facharzt dieses Fachs erwartet werden muß" [23]. Die *formelle* Facharztanerkennung wird nur für den Arzt gefordert, der einen Noch-nicht-Facharzt bei seiner Tätigkeit anleitet und beaufsichtigt[5] [23], da diese Überwachung eine besondere Kompetenz, Souveränität und Verantwortung voraussetze.

In der Rechtsprechung ist anerkannt, daß der zu fordernde medizinische Standard „je nach den personellen und sachlichen Möglichkeiten in Grenzen" variiert[6]. Die Möglichkeiten von Universitätskliniken und Spezialkrankenhäusern sind andere als die kleinerer kommunaler Krankenanstalten, und dort, wo rasch entschieden und schnell gehandelt werden muß, sind die Sorgfaltsanforderungen niedriger anzusetzen als bei wohlvorbereiteten, aufschiebbaren Eingriffen, d. h. die gebotene Sorgfalt muß sich „auch an den für den jeweiligen Patienten in der entsprechenden Situation faktisch erreichbaren Gegebenheiten ausrichten, sofern auch mit ihnen ein zwar nicht optimaler, aber noch ausreichender medizinischer Standard erreicht werden kann"[7].

Ob ein Arzt im konkreten Fall das für die eigenverantwortliche Leitung der Geburt notwendige fachspezifische Wissen und Können hatte, ist eine *Sachverständigenfrage*. Denn nur der jeweilige Gutachter verfügt über die Kenntnisse und Erfahrungen, über das erforderliche Fachwissen und Verständnis der medizinischen Zusammenhänge, um den geburtshilflichen

---

[3] BGH, Jur. Z. 1987, 879 m. Anm. Giesen
[4] BGH, Neue jur. Wschr. 1992, 1560; Vers.-Recht 1992, 745
[5] OLG Düsseldorf, Vers.-Recht 1994, 352
[6] BGH, Neue jur. Wschr. 1988, 763
[7] BGH, Vers.-Recht 1994, 480 ff.

Standard zu beschreiben. Dessen Definition bleibt damit der *medizininternen* Auseinandersetzung vorbehalten. Absolute Neutralität, hohes Verantwortungsbewußtsein und überragende Fachkompetenz sind daher unabdingbare Qualitätsvoraussetzungen für einen Sachverständigen, damit nicht durch überzogene Leistungsanforderungen, einseitige wissenschaftliche Positionen oder Voreingenommenheit inhaltlich falsche Gutachten erstattet werden. Ich erinnere insoweit nur beispielhaft an die Sachverständigenaussage, „jedes Neugeborene müsse nach einer Vakuumextraktion in jedem Fall sofort einem Kinderarzt vorgestellt werden"[8], wozu nach Auffassung der Deutschen Gesellschaft für Gynäkologie und Geburtshilfe kein Anlaß besteht. „Die Vorstellungspflicht beim Kinderarzt hängt vielmehr von anamnestischen Hinweisen und dem aktuellen Zustand des Kindes ab (z.B. Frühgeburt, schwere Asphyxie, äußere geburtstraumatische Geburtsverletzungen, Symptome einer inneren Blutung, neurologische Auffälligkeiten)".

2.2 Übernahmeverschulden

Übernimmt ein noch in der Weiterbildung zum Gynäkologen befindlicher Assistenzarzt eigenverantwortlich die Leitung einer Geburt, muß er uneingeschränkt und ununterbrochen die fachkompetente Betreuung der Patientin garantieren können. Ist er dazu – auch für ihn erkennbar – nicht in der Lage, muß er andere, sachkundigere Ärzte hinzuziehen oder von vornherein die eigenständige Behandlung ablehnen. Denn objektiv pflichtwidrig und subjektiv schuldhaft handelt auch derjenige Arzt, der eine Tätigkeit freiwillig übernimmt, der er mangels eigener persönlicher Fähigkeiten oder Sachkunde ersichtlich nicht gewachsen ist[9] [3]. Dabei kann der Assistenzarzt allerdings:

> „grundsätzlich darauf vertrauen, daß die für seinen Einsatz und dessen Organisation verantwortlichen Entscheidungsträger auch für den Fall von Komplikationen, mit denen zu rechnen ist und für deren Beherrschung, wie sie wissen müssen, seine Fähigkeiten nicht ausreichen, organisatorisch die erforderliche Vorsorge getroffen haben. Das gilt nur dann nicht, wenn – für den Assistenzarzt erkennbar – Umstände hervortreten, die ein solches Vertrauen als nicht gerechtfertigt erscheinen lassen"[10].

Unter dieser zuletzt genannten Voraussetzung liegt für den Assistenzarzt ein *Übernahmeverschulden* vor, während dem für die Organisation verantwortlichen Chef- oder Oberarzt ein *Delegationsfehler* vorzuwerfen ist, weil er den noch nicht ausreichend qualifizierten Assistenzarzt mit der eigenverantwortlichen Geburtsleitung beauftragt bzw. keine Vorsorge dafür getroffen hat, daß dessen Defizite durch die rechtzeitige und fachkompetente Unterstützung anderer ausgeglichen wurden.

2.3 Einsatz eines Arztes im Praktikum

Vor einem Einsatz des Arztes im Praktikum (AiP) im *Kreißsaal-Bereitschaftsdienst* (z.B. Nachtdienst, Wochenenddienst), abgesichert nur durch eine fachärztliche Rufbereitschaft, ist daher dringend zu warnen, und zwar wegen des möglichen Organisationsverschuldens des verantwortlichen Chef- oder Oberarztes, wegen des Übernahmeverschuldens aber auch der AiP selbst. Denn gerade unter der Geburt sind Notfall- und andere kritische Situationen, in denen innerhalb von Minuten die Lage erkannt, entschieden und gehandelt werden muß, keineswegs selten. Unter solchen Umständen muß ein fachlich entsprechend ausgewiesener, erfahrener Arzt sofort zur Verfügung stehen; der Einsatz eines AiP, dessen Qualifikation nicht ausreichend sein kann, bringt nichts. Denn zum einen ist fraglich, ob er die Gefahrensituation überhaupt und schnell genug erkennt, zum anderen wird er zur eigenen Absicherung – vernünftigerweise – stets den Rufbereitschaftsdienst hinzuziehen. Der Einsatz eines AiP im Kreißsaal bedeutet daher für die Gebärende kein Mehr an Sicherheit, wohl aber das bewußte Eingehen eines höheren Risikos, was medizinischen und juristischen Grundsätzen widerspricht.

2.4 Entscheidung: Kaiserschnitt oder vaginale Entbindung

In der Geburtshilfe steht der Arzt immer wieder vor der äußerst schwierigen und meist sehr dringlich zu entscheidenden Frage: sofortige *Schnittentbindung* und dadurch Abwehr der Gefahr für das Kind bei gleichzeitiger Erhöhung des Risikos für die Mutter oder *Abwarten* und Hoffen auf den natürlichen Geburtsfortschritt mit dem Risiko einer schweren Schädigung des Feten? So verständlich die Zurückhaltung des Geburtshelfers gegenüber der Sectio in vielen Fällen ist, so deutlich läßt sich andererseits aus einer Vielzahl von Urteilen die Schlußfolgerung ableiten, daß die *Indikation* zur Schnittentbindung oftmals verspätet gestellt wird und

---

[8] vgl. OLG Düsseldorf, Neue jur. Wschr. 1986, 2373
[9] BGH, Jur. Rdsch. 1986, 248 m. Anm. Ulsenheimer
[10] BGH, Medizinrecht 1994, 490, 491

zum anderen zwischen der Entscheidung zum Kaiserschnitt und der Entwicklung des Kindes zu viel Zeit vergeht. Die Frage, ob und wann eine Schnittentbindung hätte erfolgen müssen bzw. warum keine vorgenommen wurde, zieht sich wie ein roter Faden durch zivil- und/oder strafrechtliche Verfahren bei zerebral geschädigten oder unter der Geburt verstorbenen Kindern [15]. Die Folgen dieser Tatsache liegen auf der Hand: ein tendenziell stetiger Anstieg der Kaiserschnittfrequenz, Ausdruck einer defensiveren ärztlichen Einstellung [35]!

Die Judikatur wertet die verzögerte Vornahme der Sectio im Regelfall als *groben Behandlungsfehler,* da während der Geburt die O_2-Mangelversorgung des Kindes schnellstmöglich bekämpft werden muß, um Hirnschädigungen zu vermeiden[11]. Dies bedeutet in der Praxis: Nicht das Kind bzw. dessen Eltern müssen beweisen, daß die aufgetretenen Schädigungen ursächlich auf den ärztlichen Behandlungsfehler zurückzuführen sind, vielmehr ist der Arzt beweispflichtig dafür, daß der Schaden nicht auf seinem – grob fehlerhaften – Verhalten beruht. Da dieser Negativbeweis im Regelfall mißlingt, hat die Qualifizierung eines Behandlungsfehlers als „grob", die eine rein juristische Kategorie darstellt und daher ausschließlich ein Problem *rechtlicher* Bewertung, nicht aber sachverständiger Beurteilung ist, in der Gerichtspraxis eine ganz erhebliche Bedeutung für den Prozeßausgang. Ein grober Behandlungsfehler wird bejaht, „wenn aus objektiver ärztlicher Sicht bei Anlegung des für einen Arzt geltenden Ausbildungs- und Wissensmaßstabs das Fehlverhalten nicht mehr verständlich und verantwortbar erscheint, weil ein solcher Fehler dem behandelnden Arzt bei Anlegung des gebotenen Sorgfaltsmaßstabs schlechterdings nicht unterlaufen darf"[12].

Angesichts der weitreichenden gesundheitlichen Folgen eines verspäteten Kaiserschnitts für das Kind sind die Bemühungen zu begrüßen, die sog. *EE-Zeit* (d. h. die Zeit zwischen der *fachärztlichen* Entscheidung zur Sectio und der Entwicklung des Kindes) auf maximal 20 Minuten zu verkürzen. Dieses Ziel dürfte allerdings nicht immer und überall erreichbar sein, weshalb die Rechtsprechung auch eine längere Toleranzgrenze bis zu 30 Minuten, unter Umständen sogar bis zu 44 Minuten als nicht fehlerhaft zugebilligt hat[13] [2, 20, 27].

Inzwischen ist erstmals auch ein obergerichtliches Urteil bekannt geworden, das den Arzt wegen einer *zu frühen Schnittentbindung* zu Schadensersatz und Schmerzensgeld verurteilt hat[14]. Dabei ging es im konkreten Fall um die Beendigung einer Schwangerschaft in der 29. Woche durch Kaiserschnitt, nachdem in den Tagen zuvor mehrfach zwar keine pathologischen, aber doch nur mit sieben bzw. acht Punkten bewertete Kardiotokogramme und auch sonstige Gefährdungsumstände (Blutungen, Placenta praevia, schlechter psychischer Zustand der 35jährigen Schwangeren) vorgelegen hatten. Das Gericht wertete diese Entscheidung als „grob fehlerhaft" mit der Folge, daß der Arzt beweisen mußte, aber nicht beweisen konnte, daß die gesundheitlichen Schäden des Kindes auch im Falle einer weiteren Hinauszögerung der Geburt dennoch eingetreten wären.

3 Kausalität

Da sowohl die zivil- als auch die strafrechtliche Haftung voraussetzen, daß das Fehlverhalten des Geburtshelfers im konkreten Fall die Schädigung bzw. den Tod von Mutter und/oder Kind verursacht haben, ist diese sog. Kausalitätsfrage stets exakt zu prüfen. Dabei spielt in der Praxis insbesondere das Problem eine Rolle, ob der kindliche Schaden *präpartal, peripartal oder postpartal entstanden* ist. Insoweit ist vor allem auf die Untersuchungen von Schulte [22] und H. Schneider [21] zu verweisen. Denn daraus folgt, daß die vordergründige kausale Verknüpfung zwischen Hirnschädigung des Kindes und Behandlungsfehler des Arztes oftmals einer exakten neuropädiatrischen Abklärung nicht Stand hält. Schulte hat nämlich in den von ihm untersuchten Fällen festgestellt, daß häufig – in 27,2 % der analysierten Fälle – „eine ganz andere, sicher nicht durch die Geburtshelfer oder Neonatologen zu verantwortende Erkrankung vorliegt" und oftmals – in 11,4 % der Fälle – sogar eine perinatal erworbene Hirnschädigung mit an Sicherheit grenzender Wahrscheinlichkeit, d. h.

---

[11] OLG Schleswig, Vers.-Recht 1994, 311, 314; OLG Köln, Vers.-Recht 1991, 669; offengelassen vom BGH in Vers.-Recht 1994, 480 ff.

[12] BGH, Neue jur. Wschr. 1982, 1192, 1195; ständige Rechtsprechung
[13] OLG München, Frauenarzt 1994, 437
[14] OLG Bamberg, 6 U 22/95: Urteil vom 22.9.95, noch nicht rechtskräftig

unter Ausschluß vernünftiger Zweifel *ausgeschlossen* werden konnte.

Im *Zivilprozeß* ist die Ursächlichkeit eines ärztlichen Fehlers bewiesen, wenn nach dem gewöhnlichen Verlauf der Dinge, also nach allgemeiner Lebenserfahrung das Fehlverhalten geeignet war, die in Rede stehende Schädigung herbeizuführen. Hat der Geburtshelfer z. B. die O_2-Mangelsituation des Kindes anhand der CTG-Aufzeichnungen verkannt und deshalb den Kaiserschnitt zu spät vorgenommen, so ist dieser Behandlungsfehler erfahrungsgemäß objektiv geeignet, den festgestellten Hypoxieschaden des Kindes auszulösen. Im *Strafverfahren* werden dagegen an den Kausalitätsnachweis strengere Anforderungen gestellt. Hier hätte der schädliche Erfolg (Tod oder Körperverletzung) bei sachgemäßem Verhalten des Geburtshelfers mit an Sicherheit grenzender Wahrscheinlichkeit vermieden werden müssen. Solange also konkrete Umstände vorliegen, die insoweit Zweifel begründen, ist die Frage der Kausalität des zu prüfenden pflichtwidrigen Verhaltens nicht zu bejahen.

4 Aufklärungspflicht des Geburtshelfers

Wie in Abschnitt 1 bereits betont, spielt auch im Rahmen der Geburtshilfe die Aufklärungsproblematik eine bedeutende Rolle. Dabei geht es in den meisten Fällen um Inhalt und Umfang der sog. *Risiko-* oder *Eingriffsaufklärung,* d. h. konkret um die Frage, worüber der Geburtshelfer die Patientin vor und während der Geburt unter Berücksichtigung der Dringlichkeit des Eingriffs, seiner Schwere und möglicher persönlicher Folgen sowie etwaiger Behandlungsalternativen und der eingriffsspezifischen Risiken unterrichten muß. Eine genaue Darstellung dieses Themenbereichs kann ich natürlich hier aus Raumgründen nicht bieten [19], vielmehr muß ich mich auf einige zentrale Punkte beschränken.

4.1 Umfang der Aufklärung

Der Patientin müssen sicher „nicht jegliche Risiken in allen denkbaren Erscheinungsformen vorgeführt werden", vielmehr ist ihr nur „im großen und ganzen ein Bild von der Schwere und Richtung des konkreten Risikospektrums zu vermitteln"[15]. Unabhängig von ihrer statistischen Häufigkeit bzw. Seltenheit sind jedoch sog. *eingriffsspezifische Risiken* stets aufklärungspflichtig, wenn die Patientin nicht mit ihnen rechnet *und* ihre weitere Lebensführung schwerwiegend belastet würde[16]. Derartige Komplikationen sind z. B. die mögliche Verletzung von Blase, Harnleiter und Darm bei der Sectio, das Infektionsrisiko bezüglich Hepatitis und AIDS bei der Fremdblutransfusion und die Notwendigkeit einer Hysterektomie bei nicht stillbaren Blutungen [6].

Nicht aufklärungspflichtig sind dagegen allgemeine Risiken, „die mit jeder größeren, unter Narkose vorgenommenen Operation verbunden sind" und mit denen eine Patientin in der Regel rechnet. Dazu gehören die Wundinfektionen, Narbenbrüche, Embolien und die Möglichkeit eines Herzstillstands[17].

Der *Umfang* der ärztlichen Aufklärungspflicht wird maßgeblich vom Zweck und der Dringlichkeit des geplanten Eingriffs bestimmt. Je dringender dieser ist, um so weniger Umstand ist mit der Aufklärung zu machen, wobei in Notfällen, bei Lebensgefahr, bei unaufschiebbaren, vitalindizierten Maßnahmen die Aufklärungspflicht auch *ganz entfallen kann,* so z. B. vor einer notfallmäßigen Episiotomie bei drohendem Dammriß [4, 6].

Bleibt dagegen Zeit, muß der Geburtshelfer selbst bei vitaler Indikation des Eingriffs im Hinblick auf das *Selbstbestimmungsrecht der Patientin* ihr die Möglichkeit geben, sich eigenverantwortlich dafür oder dagegen zu entscheiden, auch wenn die Ablehnung medizinisch unvernünftig ist[18]. Deshalb ist dringend zu raten, z. B. die Aufklärung über den Dammschnitt zeitlich vorzuziehen, insbesondere dann, wenn bereits eine Indikation, etwa bei Frühgeburtlichkeit, Notwendigkeit operativer Entbindung oder drohendem O_2-Mangel erkennbar ist [4].

Auch bei normalem Schwangerschafts- und Geburtsverlauf ist die Gebärende über die *Erforderlichkeit*

---

[15] OLG Düsseldorf, Vers.-Recht 1992, 1005
[16] BGH, Neue jur. Wschr. 1992, 793; Neue jur. Wschr. 1992, 743
[17] BGH, Neue jur. Wschr. 1992, 743; Neue jur. Wschr. 1980, 635; Vers.-Recht 1981, 456
[18] BGH, Neue jur. Wschr. 1984, 1397 ff.

einer ununterbrochenen Registrierung der Herzfrequenz und „der vitalen Blutgasanalyse zur Erkennung einer etwaigen O_2-Mangelsituation aufzuklären" [4].

4.2 Verschiedene Geburtsalternativen

Besondere Bedeutung hat in der höchstrichterlichen Judikatur der letzten Jahre die Aufklärung über die verschiedenen Geburtsalternativen erlangt. Zwar ist die Wahl der Behandlungsmethode „primär Sache des Arztes"[19], doch muß immer dann, wenn mehrere Behandlungsalternativen mit deutlich unterschiedlichen Belastungen, Risiken und Erfolgschancen bestehen, die Patientin selbst prüfen können, was sie an Beschwernissen und Gefahren auf sich nehmen will[20]. Dazu bedarf es ihrer sachverständigen und vollständigen Beratung, also einer umfassenden Aufklärung durch den Arzt.

4.2.1 Vaginale Entbindung

Die vaginale Entbindung ist ein *natürlicher Vorgang*, den der Arzt lediglich unterstützt, so daß sich die Einwilligungs- und Aufklärungsproblematik hier nicht stellt. Verlangt die Patientin jedoch ohne medizinische Indikation die Vornahme einer Sectio, sollte der Geburtshelfer dies entweder ausdrücklich dokumentieren oder aber die Patientin – besser – an eine andere Klinik verweisen [18]. Allerdings dürfte nur in den seltensten Fällen angesichts des Vorrangs des Selbstbestimmungsrechts der Wunsch der Patientin sittenwidrig sein (§ 226a StGB).

4.2.2 Situationen ohne Pflicht zur Aufklärung

Der Frauenarzt muß weder im Endstadium der Schwangerschaft noch in einer „normalen Entbindungssituation" ohne besondere Veranlassung wegen der rein theoretischen Möglichkeit eines Kaiserschnitts bzw. einer Vakuum- oder Zangenextraktion auf die verschiedenen Entbindungsalternativen mit ihren jeweils unterschiedlichen Risiken für Mutter und Kind hinweisen. Wenn und solange die Vaginalentbindung bei sorgfältiger Abwägung des Für und Wider die Methode der (ersten) Wahl ist, besteht *keine* Aufklärungspflicht bezüglich der Möglichkeit einer Sectio[21].

4.2.3 Indikation für den Kaiserschnitt

Drohen im Falle einer vaginalen Geburt dem Kind jedoch erkennbar ernstzunehmende Gefahren und ist daher die Schnittentbindung indiziert bzw. eine echte Alternative (z. B. bei Beckenendlage des Kindes, nicht dagegen nach vorausgegangener Sectio bei Schädellage [4]), darf der Arzt nicht eigenmächtig entscheiden, sondern muß die bestehenden Alternativen mit ihren jeweiligen spezifischen Risiken, Vor- und Nachteilen für Mutter und Kind deutlich herausstellen und die Entscheidung der Gebärenden abwarten[22].

4.2.4 Verweigerung der Einwilligung in den Kaiserschnitt durch die Schwangere

Lehnt die Patientin entgegen ärztlichem Rat und wider alle medizinische Vernunft einen Kaiserschnitt ab, so ist der Geburtshelfer hieran gebunden, muß aber der Patientin die mit ihrer Entscheidung verbundenen Risiken, nämlich die „besonders hohen Gefahren" für die Gesundheit des Kindes „eindringlich vor Augen" stellen und dies im Prozeß gegebenenfalls beweisen[23]. Unabdingbar ist daher die *unverzügliche und exakte Dokumentation* der verweigerten Einwilligung in die Sectio.

Eine Pflicht zur Einwilligung in die Kaiserschnittentbindung im Kindesinteresse, anders formuliert, ein Recht des Arztes zur Vornahme der Sectio auch gegen den Willen der Gebärenden wird von der überwiegenden Rechtslehre unter Hinweis auf das Selbstbestimmungsrecht der Mutter zutreffend abgelehnt. Es muß – nach eingehender ärztlicher Beratung – ihre freie Entscheidung bleiben, ob sie ihre eigenen Interessen voranstellen oder im Interesse des Kindes ein höheres eigenes Risiko übernehmen will. Entgegen oder ohne den wirklichen bzw. mutmaßlichen Willen der Schwangeren darf der Geburtshelfer meines Erachtens *keine Zwangsmaßnahmen* vornehmen, selbst wenn diese zur Rettung des Lebens und/oder der Gesundheit des Kindes zwingend erforderlich sind[24] [28].

Eine Ausnahme von diesem Grundsatz ist nur im Falle der *Ablehnung einer lebensrettenden Bluttransfusion* (z. B. seitens Angehöriger der Zeugen Jehovas oder anderer Glaubensgemeinschaften) zu machen. In einem Bescheid der Generalstaatsanwaltschaft bei dem Ober-

---

[19] BGH, Neue jur. Wschr. 1982, 2121 f.
[20] BGHZ, 102, 17, 22; Neue Z. Strafr. 1996, 34 m. Anm. Ulsenheimer, Neue Z. Strafr. 1996, 132
[21] siehe auch BGH, Vers.-R. 1993, 704

[22] BGHZ 106, 153, 157; OLG München, Vers.-Recht 1994, 1345, 1346; OLG Hamm, Vers.-Recht 1990, 53; OLG Stuttgart, Vers.-Recht 1989, 520
[23] BGH, Neue jur. Wschr. 1992, 741 f.
[24] OLG München, Vers.-Recht 1994, 2347

landesgericht Stuttgart heißt es zu dieser Problematik im Einklang mit der herrschenden Lehre im juristischen Schrifttum:

„Die von den Ärzten im Zusammenhang mit der Notfallversorgung zur Lebensrettung vorgenommene Bluttransfusion bei der verstorbenen Patientin war durch § 34 StGB gerechtfertigt, auch wenn sie gegen deren ausdrücklichen Willen erfolgt ist. Im vorliegenden Fall hat das geschützte Interesse (Rettung des Lebens der Patientin) das beeinträchtigte (Schutz der Glaubens- und Gewissensfreiheit sowie Recht auf Selbstbestimmung) wesentlich überwogen. Es ist anerkannt, daß die Abwägung der widerstreitenden Interessen nach objektiven Wertmaßstäben zu erfolgen hat; keine Rolle spielt deshalb die individuelle Wertschätzung, die der Inhaber des Rechtsguts diesen beimißt.

Selbst wenn man aber – entgegen der herrschenden Meinung in der Literatur – ein Eingriffsrecht verneinen würde, müßte man dem Arzt jedenfalls einen unvermeidbaren und damit schuldausschließenden Verbotsirrtum zugestehen" [31].

4.3 Richtiger Zeitpunkt für die Sectio

Besonders problematisch sind die Fälle, in denen sich nach erfolgter Krankenhausaufnahme *unter der Geburt plötzlich die Indikationslage für eine Schnittentbindung ergibt*. In diesem Zeitpunkt kann zwar die Mutter infolge der erheblichen psychischen und physischen Belastungen durch den Geburtsvorgang, die starken Schmerzen und die verabreichten Schmerzmittel oft oder sogar regelmäßig keine eigenverantwortliche relevante Entscheidung mehr treffen[25]. Damit ist das „Kapitel Aufklärung" für den Geburtshelfer jedoch nicht erledigt, vielmehr verlangt die Judikatur eine *Vorverlagerung des Aufklärungszeitpunkts:* Eine vorgezogene Aufklärung über die unterschiedlichen Risiken der in Rede stehenden Entbindungsalternativen ist immer dann und in dem Augenblick notwendig, wenn „deutliche Anzeichen" für eine Entwicklung bestehen, in der sich ein Kaiserschnitt als notwendig oder zumindest als echte Alternative zur vaginalen Entbindung erweisen kann. „Das ist etwa dann der Fall, wenn es sich bei einer Risikogeburt konkret abzeichnet, daß sich die Risiken in Richtung auf die Notwendigkeit oder die relative Indikation einer Schnittentbindung entwickeln können"[26].

Der Geburtshelfer muß also über die verschiedenen Geburtsmethoden nicht im Sinne eines medizinischen Kollegs sozusagen prophylaktisch theoretisieren. Liegen aber konkrete Komplikationsanzeichen dafür vor, daß die normale vaginale Entbindung nicht zu Ende geführt werden, sondern die Indikation für eine Sectio

---
[25] BGH, Vers.-Recht 1993, 703; OLG München, Vers.-Recht 1994, 1346
[26] BGH, Vers.-Recht 1993, 704, 705

entstehen kann, ist der geburtsleitende Arzt verpflichtet, die erforderliche *Aufklärung so rechtzeitig vor Eintritt der (dann voraussehbaren) Notsituation* vorzunehmen, daß die Schwangere noch eine selbständige Risikoabwägung und eigenverantwortliche Entscheidung treffen kann [30].

Mit Recht haben demgegenüber Laufs und Hiersche auf die nahezu ausweglose und daher unzumutbare Lage hingewiesen, in die diese Forderung der Rechtsprechung den Geburtshelfer manövriert. Denn in einer Notsituation ist er voll damit beschäftigt, das medizinisch Gebotene zu tun, und hat kaum Zeit, „neben der unabläßlichen kritischen Erfassung und Bewertung der klinischen Daten" die Einsichts- und Urteilskraft der Schwangeren „im entscheidenden Moment abzuschätzen", zumal der Zeitraum für ein rechtswirksames Aufklärungsgespräch meist nur schwer erkennbar, unter Umständen nur sehr kurz, möglicherweise sogar überhaupt nicht mehr vorhanden ist [14].

In dieser Situation kann ich daher aus forensischer Sicht nur empfehlen, *so früh wie möglich,* d.h. im Zeitpunkt zweifellos vorhandener Einwilligungsfähigkeit, die Aufklärung über die unterschiedlichen Gefahren und Risiken der verschiedenen Entbindungsmethoden vorzunehmen, um das sonst später bei einer eventuell dramatischen Geburtsentwicklung mögliche Risiko zu vermeiden, nicht mehr rechtswirksam aufklären zu können. Dieser „defensivmedizinische" Rat bedeutet sicherlich eine unerwünschte „Pathologisierung der Geburt und Verunsicherung der Schwangeren" [4], ist aber das einzige wirklich probate Mittel des Geburtshelfers, eigene haftungsrechtliche Implikationen zu vermeiden.

4.4 Mutmaßliche Einwilligung der Schwangeren

Da vielfach unter der Geburt aus tatsächlichen oder rechtlichen Gründen (z. B. infolge Medikation, heftiger Schmerzen oder Narkose) die Patientin entscheidungsunfähig ist, kommt in diesem Bereich dem Rechtfertigungsgrund der mutmaßlichen Einwilligung eine erhebliche praktische Bedeutung zu. Zu beachten ist jedoch, daß auf den mutmaßlichen Willen der *Schwangeren* abzustellen ist, den man „aus ihren persönlichen Umständen, individuellen Interessen, Wünschen, Bedürfnissen und Wertvorstellungen", nicht aber aus ärztlicher Sicht oder aus der Sicht der nächsten Angehörigen, z. B. des Ehemanns, der Eltern, erwachsener Kinder usw. ermitteln muß. Deren Meinung sollte man, wenn möglich, unbedingt einholen, da sie Aufschluß über den wirklichen oder mutmaßlichen Willen der Patientin geben kann[27], doch ist sie für den Arzt nicht bindend, sondern nur ein Indiz neben möglicherweise anderen. Nur wenn keine Anhaltspunkte für eine abweichende Entscheidung der Patientin vorliegen, darf der Geburtshelfer davon ausgehen, „daß ihr hypothetischer Wille mit dem übereinstimmt, was gemeinhin als normal und vernünftig angesehen wird", praktisch also meist der ärztlichen Empfehlung entspricht[28]. Dabei ist nach Ansicht des Bundesgerichtshofs die Erfahrungstatsache zu berücksichtigen, daß der Wille der werdenden Mutter „in Geburtsfällen nicht immer dahin geht, die höchsten Risiken für das Kind und nur die geringsten für die Mutter einzugehen. Im Hinblick auf die gravierenden Folgen, unter denen das Kind zeitlebens zu leiden hat, wenn sich bei einer Vaginalgeburt die damit verbundenen Risiken verwirklichen, entscheiden sich zahlreiche Mütter für eine Schnittentbindung, auch wenn diese mit größeren Gefahren für sie selbst verbunden ist"[29].

5 Arbeitsteilung

Spezifische Gefahrenquellen für Mutter und Kind und damit Haftungsrisiken für den Geburtshelfer ergeben sich auch aus dem beim geburtshilflichen Management notwendigen Zusammenwirken mit anderen Ärzten (Anästhesisten, Neonatologen, Pädiatern, Kinder- und Neurochirurgen bei Frühgeburtlichkeit) sowie aus der Zusammenarbeit von Geburtshelfer und Hebamme. Es handelt sich dabei um Organisations-, Koordinations-, Kommunikations- und Überwachungsmängel, Delegationsfehler, Fehleinschätzungen der fachlichen und persönlichen Qualifikation des Partners und um Unklarheiten bzw. Unschärfen bei der Kompetenzabgrenzung.

5.1 Strikte Arbeitsteilung und Vertrauensgrundsatz

Sowohl im Bereich der *horizontalen Arbeitsteilung*, die durch das Prinzip partnerschaftlicher Gleichordnung und damit grundsätzlicher Weisungsfreiheit geprägt ist (Beispiel: Geburtshelfer/Pädiater) als auch im Bereich der *vertikalen Arbeitsteilung*, die hierarchisch mit Über- und Unterordnung, Weisungsrechten und Weisungspflichten strukturiert ist (Beispiel: Chefarzt/Assistenzarzt), gelten als die beiden tragenden Kriterien für die Abgrenzung der Verantwortlichkeiten die strikte Arbeitsteilung und der Vertrauensgrundsatz[30] [25].

Strikte Arbeitsteilung bedeutet, daß jedem an der Krankenbehandlung Beteiligten eine bestimmte Aufgabe und damit Verantwortung zugewiesen ist, daß ihn daher insoweit aber auch für diesen konkreten Aufgabenbereich die primäre persönliche Haftung trifft. Es gilt also das Prinzip der *Einzel- und Eigenverantwortlichkeit* für alle Tätigkeiten, die einer bestimmten Person jeweils zur eigenständigen Erledigung übertragen sind.

Daraus folgt zugleich aber auch – gewissermaßen als Kehrseite – daß jeder bei der Krankenbehandlung Mitwirkende auf die ordnungsgemäße Erfüllung des jeweiligen Pflichtenkreises durch den anderen vertrauen darf. Jeder Beteiligte darf sich darauf verlassen, daß der mitbeteiligte andere seine Verantwortung und Aufgabe mit der gebotenen Sorgfalt entsprechend den Regeln der ärztlichen Kunst wahrnimmt. Dies ist der Inhalt des *Vertrauensgrundsatzes,* des zweiten maßgebenden Strukturprinzips im Rahmen arbeitsteiligen Zusammenwirkens.

Eine *Ausnahme* gilt nur dann, wenn in einer konkreten Situation ein Beteiligter den an ihn gestellten und von ihm übernommenen Anforderungen erkennbar nicht gewachsen ist, z.B. infolge von Trunkenheit, Krankheit, Übermüdung oder ähnlichem. In derartigen Ausnahmefällen gilt der Vertrauensgrundsatz nicht, vielmehr tritt an seine Stelle der Aspekt der *Gesamtverantwortung* für das Wohl des Patienten, d.h. jetzt muß jeder Arzt und jede Pflegekraft – unabhängig von ihrer jeweiligen Fachkompetenz und Verantwortungszuweisung – alles in ihrer Macht Stehende tun, um den Patienten zu schützen und Schaden von ihm abzuwenden.

„Kein Arzt, der es besser weiß, darf sehenden Auges eine Gefährdung seines Patienten hinnehmen, wenn ein anderer Arzt seiner

---
[27] BGH, Monatssz. dt. Recht 1987, 234, 237
[28] BGH, Medizinrecht 1988, 248
[29] BGH, Vers.-Recht 1993, 705
[30] BGH, Neue jur. Wschr. 1980, 649 ff.

Ansicht nach etwas falsch gemacht hat oder er jedenfalls den dringenden Verdacht haben muß, es könne ein Fehler vorgekommen sein. Das gebietet der Schutz des dem Arzt anvertrauten Patienten."[31]

5.2 Zusammenarbeit zwischen Anästhesisten und Geburtshelfer

Entsprechend diesen Grundsätzen ist im Verhältnis Anästhesist–Geburtshelfer anerkannt, daß bei der *Katheter-Periduralanästhesie* eine Arbeitsteilung dergestalt erfolgen darf, daß der Anästhesist den Periduralkatheter legt, eine erste Volldosis des Anästhetikums appliziert und anschließend der Geburtshelfer die Anästhesie fortführt.

Einigkeit besteht weiter darin, daß für die *Erstversorgung des Neugeborenen* der Geburtshelfer zuständig ist, wobei er nach den allgemein anerkannten Grundsätzen der Perinatologie Atemtätigkeit und Herzfrequenz des neugeborenen Kindes in den ersten 20 Minuten nach der Geburt ständig beobachten muß[32]. Dies gilt insbesondere, wenn es nach der Geburt mit Mekonium verschmiert ist, da dann die Gefahr einer intrauterinen oder postpartalen Mekoniumaspiration und damit der Erstickung des Kindes besteht. Die *primäre Reanimation* des Neugeborenen ist dagegen eine Aufgabe, die entweder dem Geburtshelfer, dem Neonatologen oder dem Anästhesisten obliegt. Wer im Einzelfall die erforderlichen Maßnahmen durchzuführen hat, richtet sich nach den jeweiligen organisatorischen und personellen Gegebenheiten sowie den zwischen den Beteiligten getroffenen Absprachen [34].

Zur Kooperation zwischen Frauenarzt und Kinderarzt führte das Oberlandesgericht Hamm aus, der Frauenarzt trage die Verantwortung für alle Patienten auf seiner Station, also auch für die Neugeborenen, deren medizinische Betreuung er daher „zu veranlassen, zu koordinieren und zu überwachen" habe [1]. Praktisch bedeutet dies, daß der Frauenarzt für das Neugeborenen-Screening ein Kontrollbuch führen muß, aus dem sich die Testeinsendungen und der Erhalt der Befundergebnisse ergeben [1].

5.3 Zusammenarbeit zwischen Geburtshelfer und Hebamme

Die Grundprinzipien der strikten Arbeitsteilung und des Vertrauensgrundsatzes gelten auch für die Zusammenarbeit zwischen Geburtshelfer und Hebamme sowie anderem *nichtärztlichem Personal*. Allerdings treffen den Arzt in diesem Bereich auch Kontroll- und Überwachungspflichten hinsichtlich persönlicher Zuverlässigkeit und fachlicher Qualifikation, die er nicht ununterbrochen, sondern durch laufende Stichproben wahrzunehmen hat. Speziell im Verhältnis Geburtshelfer–Hebamme gelten die nachfolgend aufgeführten Grundsätze [17, 26].

5.3.1 Leitung der Geburt

Die Leitung der Geburt ist stets *zunächst* Aufgabe der Hebamme. Deshalb darf sie bei einem komplikationslosen Geburtsverlauf die Entbindung „selbständig ohne Beistand eines Arztes durchführen, wie es bei Hausgeburten im Normalfall geschieht".

5.3.2 Behandlung regelwidriger Vorgänge

Dementsprechend ist die Hebamme bei Normalgeburten befugt, bestimmte diagnostische und therapeutische Maßnahmen vorzunehmen, die im einzelnen in den jeweiligen Dienstordnungen der Länder festgelegt sind.

Treten jedoch Regelwidrigkeiten, Komplikationen oder Zeichen eines pathologischen Geburtsverlaufs auf, ist die Hebamme verpflichtet, den Geburtshelfer zu rufen. Von Ausnahmefällen (Unerreichbarkeit ärztlicher Hilfe) abgesehen, ist die Behandlung regelwidriger Vorgänge bei Schwangeren und Gebärenden *allein dem Arzt vorbehalten*.

5.3.3 Verabreichung von Medikamenten

Die Verabreichung eines betäubungsmittelfreien, krampflösenden oder schmerzstillenden Medikaments durch die *Hebamme* ist ohne ärztliche Anordnung bei entsprechender Indikation zulässig. Desgleichen darf sie selbständig ein wehenhemmendes Mittel zur Überbrückung einer Notsituation bis zur Einweisung ins Krankenhaus und ein nicht verschreibungspflichtiges Lokalanästhetikum im Fall der Versorgung eines Dammschnitts geben und bei bedrohlichen Blutungen in der Nachgeburtsperiode Wehenmittel bzw. Mutterkornpräparate oder eine Kombination beider Wirk-

---

[31] BGH, Neue jur. Wschr. 1989, 1538
[32] OLG Koblenz, Urteil vom 14.3.1991: 5 U 1789/89, KRS 91.089;

stoffe zur Blutstillung verabreichen, wenn die rechtzeitige Hinzuziehung eines Arztes oder Einweisung ins Krankenhaus nicht möglich ist.

Im übrigen bedürfen die Gabe von Medikamenten in oraler oder rektaler Form wie auch die Durchführung intramuskulärer oder intravenöser Injektionen *ärztlicher Anordnung*. Die Vornahme einer intravenösen Spritze setzt aber voraus, daß die Hebamme über genügend Erfahrung und Kenntnisse verfügt. Das Nachspritzen bei der Periduralanästhesie in einen liegenden Katheter ist auch bei ärztlicher Anordnung und genauer Dosisangabe *nur dann* auf Hebammen *delegierbar,* wenn sich der anordnende Arzt (Anästhesist, unter Umständen Geburtshelfer) in *unmittelbarer Nähe* mit der Möglichkeit sofortigen Eingreifens befindet.

5.3.4 Durchführung spezieller Handlungen

Verschiedene Berufsordnungen bejahen die Zuständigkeit der Hebamme zur Vornahme des *Dammschnitts* in eigener Verantwortung, ebenso die neue Musterberufsordnung für Hebammen. Allerdings ist hierfür – wie beim Arzt – eine besondere Qualifikation zu verlangen. Deshalb sieht die EG-Richtlinie vom 30.10.1989 vor, daß die Durchführung der Episiotomie in die Hebammenausbildung aufgenommen wird. Dasselbe gilt für die *Wundnaht,* die bislang eine rein ärztliche Aufgabe war, jetzt aber vielfach in Notfällen der Hebamme übertragen oder sonst von ihr unter Aufsicht des Arztes durchgeführt wird.

Die Kompetenz der Hebamme endet beim Auftreten einer *Schulterdystokie*.

5.3.5 Anwesenheit des aufsichtsführenden Arztes im Kreißsaal

Aus der originären Kompetenz der Hebamme für die Leitung einer Normalgeburt folgt, daß der aufsichtsführende Arzt im Krankenhaus nicht ständig im Kreißsaal anwesend sein muß. Es genügt, daß er für eine stets ordnungsgemäße Durchführung der Geburtshilfe Sorge trägt und im Falle eintretender Komplikationen sofort zur Stelle ist.

Muß der bei der Geburtshilfe mitwirkende Arzt jedoch aufgrund erkannter oder erkennbarer Versäumnisse der Hebamme gerade bei diesem Geburtsvorgang damit rechnen, daß sie die ihr speziell obliegenden Pflichten nicht sachgerecht erfüllt, ist seine ständige Anwesenheit im Kreißsaal zwingend erforderlich. Im übrigen darf der Geburtshelfer auf die persönliche und fachliche Qualifikation der Hebamme vertrauen.

5.3.6 Risikogeburten

Risikogeburten begründen die *Zuständigkeit des Arztes*. Ein Geburtshelfer, der bei einer Vorderhauptlage des Kindes die Überwachung der Geburt allein der Hebamme mit der Folge überläßt, daß die Geburt zu spät eingeleitet wird, begeht daher einen schweren Behandlungsfehler.

5.3.7 Sonderstellung der Hebamme

Hebammen nehmen aufgrund ihrer Ausbildung im Rahmen der Geburtshilfe eine Sonderstellung ein, die auf andere nichtärztliche Mitarbeiter nicht übertragbar ist. Es ist daher ein ärztlicher Fehler, geburtshilfliche Maßnahmen durch Krankenschwestern ausführen zu lassen (im konkreten Fall: die Entfernung der Nachgeburt mittels Ziehens an der Nabelschnur)[33]. Nach § 4 Abs. 1 HebG sind zur Leistung von Geburtshilfe, abgesehen von Notfällen, außer Ärztinnen und Ärzten nur Personen mit einer Erlaubnis zur Führung der Berufsbezeichnung „Hebamme" oder „Entbindungspfleger" berechtigt.

5.4 Zusammenarbeit zwischen Chefarzt und Assistenzarzt

Darüber hinaus gehört zu den sog. *sekundären Sorgfaltspflichten des Chefarztes* bzw. seines Stellvertreters die Fachaufsicht über die ärztlichen Mitarbeiter und das nichtärztliche Personal, d.h. die Assistenzärzte und Pflegekräfte sind durch regelmäßige Visiten zu beobachten, durch Teilnahme an Kursen, Veranstaltungen und praktische Schulung fortzubilden und auf typische Fehler und Gefahren hinzuweisen.

Hat der leitende Arzt einer geburtshilflichen Abteilung diese Pflichten erfüllt, gilt im Verhältnis zu seinen nachgeordneten Ärzten und sonstigem Personal der Vertrauensgrundsatz. Denn es ist grundsätzlich nicht Aufgabe des leitenden Arztes, bereits vorgenommene Untersuchungen stets durch eigene zu überprüfen; sonst würde der Grundsatz der vertikalen Arbeitsteilung aufgegeben.

In einem BGH-Urteil heißt es konkret zum Verhältnis Chefarzt–Assistenzarzt:

„Der Leitende Arzt war auch berechtigt, die weitere Betreuung der Patientin dem Stationsarzt zu übertragen. Er durfte davon ausgehen,

---
[33] vgl. OLG München, Vers.-Recht 1994, 1113

daß keine Mangelgeburt erfolgen werde, vielmehr eine unproblematische Einlingsgeburt aus Schädellage bevorstehe. Die selbständige Leitung einer solchen Geburt, die somit gerade keinen Problemfall darstellte und sich bis zur fehlerhaften Injektion von Methergin auch nicht zu einem solchen entwickelte, durfte er dem Stationsarzt überlassen, den er für einen sehr zuverlässigen Assistenzarzt hielt und der bereits 130 normale Geburten selbständig betreut und beendet hatte, ohne daß es zu Komplikationen gekommen wäre, der somit kein reiner Berufsanfänger war, der eine besonders dichte Beaufsichtigung benötigt hätte."[34] [29]

6 Dokumentationspflicht des Geburtshelfers

Die fehlende oder mangelhafte Dokumentation des Geburtsverlaufs vermag zwar – im Gegensatz zu Behandlungs-, Aufklärungs- oder Organisationsfehlern – keine Schadensersatz- und/oder Schmerzensgeldansprüche zu begründen, im Ergebnis beruht die Haftung des Arztes jedoch oftmals auf Dokumentationsmängeln. Denn „die Nichtdokumentation einer aufzeichnungspflichtigen Maßnahme indiziert deren Unterbleiben"[35], anders formuliert, ist ein dokumentationspflichtiger Vorgang oder Umstand in den Krankenblattunterlagen nicht festgehalten, so wird bis zum Beweis des Gegenteils vermutet, daß diese Maßnahme oder Handlung nicht vorgenommen wurde. Um es an zwei Beispielen klarzumachen: Sind die Herztöne des Kindes, die der Arzt mittels Stethoskop abgehört hat, nicht dokumentiert, gilt die – widerlegliche – Vermutung, daß keine derartigen Kontrollen stattgefunden haben[36]. Ist das Ergebnis der vom Geburtshelfer vorgenommenen fetalen Blutgasanalyse nicht im Krankenblatt eingetragen, wird zu Lasten des Arztes vermutet, daß dieser Befund auch nicht erhoben wurde. In beiden Fällen wäre das Unterlassen der jeweils medizinisch gebotenen Maßnahme als Behandlungsfehler zu werten, der bei Verursachung eines Schadens haftungsrechtliche Konsequenzen nach sich zieht. Dokumentationsmängel haben daher auf dem Umweg über die von ihnen ausgehende *Änderung der Beweislast* zugunsten der Klagepartei (Mutter und/oder Kind) eine erhebliche forensische Bedeutung.

6.1 Beweisrechtliche Gesichtspunkte

Die Beweiserleichterung bzw. die Beweislastumkehr wegen fehlender bzw. mangelhafter Dokumentation tritt jedoch nur ein, wenn die unterbliebene Aufzeichnung eine aus medizinischer Sicht notwendige Maßnahme betrifft. „Eine Dokumentation, die medizinisch nicht erforderlich ist, ist auch nicht aus Rechtsgründen geboten, so daß aus dem Unterbleiben derartiger Aufzeichnungen keine beweisrechtlichen Folgerungen gezogen werden" dürfen[37]. Den Umfang der Dokumentation bestimmt also nicht der Jurist, sondern der Arzt! Ist es medizinisch nicht üblich, bestimmte Kontrolluntersuchungen, selbstverständliche Routinemaßnahmen oder den pflegerischen Grundstandard in den Krankenaufzeichnungen zu dokumentieren, kann aus dem Schweigen der Unterlagen nicht der Schluß gezogen werden, daß entsprechende Untersuchungen bzw. Handlungen unterlassen wurden[38].

Die von der Judikatur an die ärztliche Dokumentationspflicht gestellten *Anforderungen* sind hoch. Die Aufzeichnungen müssen wahr, klar und vollständig sein und alle wesentlichen diagnostischen und therapeutischen Vorgänge enthalten[39]. Zu dokumentieren sind z.B. Diagnoseuntersuchungen, die erhobenen Befunde, die Medikation, ärztliche Hinweise, Anweisungen und Empfehlungen an die Patientin oder das Pflegepersonal, Abweichungen von der Standardbehandlung, wichtige Verlaufsdaten, Komplikationen, Zwischenfälle, kurzum: alles medizinisch Bedeutsame und Besonderheiten.

6.2 Umfang der Dokumentation

Die geburtshilfliche Dokumentation muß im einzelnen folgende Punkte umfassen [16]:

- das Aufklärungsgespräch mit seinem wesentlichen Inhalt unter Angabe des Zeitpunkts[40]
- die exakten Verlaufsdaten und Befunde während der Geburt unter genauer Angabe aller einzelnen Vorgänge und deren zeitliche Einordnung

---

[34] BGH, Geburtsh. u. Frauenheilk. 1992, 181
[35] BGH, Neue jur. Wschr. 1983, 333
[36] OLG Koblenz, Monatssz. dt. Recht 1993, 324

[37] BGH, Neue jur. Wschr. 1993, 2373 ff.
[38] BGH, Medizinrecht 1993, 430
[39] BGH, Vers.-Recht 1990, 340
[40] OLG Köln, Vers.-Recht 1988, 127

- wer, wann, welche Untersuchungen durchgeführt bzw. Maßnahmen vorgenommen hat
- die Uhrzeit der Benachrichtigung von Ärzten, ihres Eintreffens im Kreißsaal, eines etwaigen Dienstwechsels der Hebammen oder Ärzte
- die Kontrolle mittels des Kardiotokogramms, die genaue Aufzeichnung der CTG-Streifen mit Datum und Uhrzeit
- die festgestellte O_2-Mangelsituation
- die Anwendung etwaiger geburtshilflicher Hilfsmethoden einschließlich Kunsthilfe
- den Zustand des Neugeborenen mit Vermerk der Apgar-Werte, der pH-Werte und aller Sofortmaßnahmen wie Absaugen, Abnabeln, Intubieren, Beatmen, Puffern usw.
- sämtliche Abweichungen von der Standardbehandlung, z.B. Verlegung des Kindes, mit Zeitpunkt und Diagnose
- im Falle einer geburtshilflichen Notfallsituation den Zeitpunkt der Indikationsstellung und des Beginns der Operation (Sectio) sowie den Zeitpunkt der Entwicklung des Kindes
- den Vermerk über etwaige parallellaufende Entbindungen oder über sonstige unaufschiebbar zu treffende Maßnahmen auf der Abteilung

6.3 Form der Dokumentation

Das „*Wie" der Dokumentation* ist dem Geburtshelfer freigestellt. Er kann sowohl eine Karteikarte als auch ein sonstiges Blatt, aber auch die elektronischen Medien (EDV) benutzen. „Sonographiebefunde können z.B. durchaus auf Videoprinter dokumentiert werden, wenn sichergestellt ist, daß die Bilder zweifelsfrei einer bestimmten Person und einem bestimmten Diagnoseschritt" zuzuordnen sind [17]. Welche Schrift bzw. Abkürzungen der Geburtshelfer anwendet, ist seine Sache. Entscheidend ist nur, daß er selbst oder ein Arztkollege, der die Weiterbehandlung der Patientin übernimmt, die vorausgegangene ärztliche Tätigkeit in ihren einzelnen Schritten nachvollziehen kann, nicht dagegen, daß ein medizinischer Laie die Aufzeichnungen versteht.

6.4 Vermutung der Richtigkeit

Einer vertrauenswürdigen ärztlichen Dokumentation ist *bis zum Beweis der Unrichtigkeit Glauben zu schenken*[41].

Daher ist für die Entscheidung der Frage, ob ärztliches Handeln im konkreten Fall lege artis war, grundsätzlich der dokumentierte Behandlungsverlauf zugrunde zu legen, es sei denn, die Dokumentation erweist sich als dürftig und unvollständig[42].

6.5 Berufspflicht des Arztes

Die ordnungsgemäße Dokumentation gehört gemäß § 11 Abs. 1 Satz 1 BÄO zu den Berufspflichten des Arztes. Über ihre Einhaltung wachen die ärztlichen Berufsgerichte.

6.6 Aufbewahrungszeit für erfolgte Dokumentation

Nach § 11 Abs. 2 der MusterBO sind ärztliche Aufzeichnungen *mindestens zehn Jahre nach Abschluß der Behandlung* aufzubewahren, soweit nicht kraft gesetzlicher Vorschrift oder aus sonstigen Gründen eine längere Aufbewahrungspflicht besteht. Da vertragliche Schadensersatzansprüche der Patientin und/oder des Kindes auf Schadensersatz gegen den Arzt erst in 30 Jahren verjähren, ist eine längere Aufbewahrungszeit als zehn Jahre trotz der damit verbundenen Kapazitätsprobleme zu empfehlen. Denn gerade im Bereich der Geburtshaftpflicht kommen immer wieder Fälle vor, in denen Ansprüche wegen angeblich fehlerhafter Geburtsleitung erst nach vielen, vielen Jahren gestellt werden. Mag deshalb auch „die Pflicht zur Dokumentation des Behandlungsgeschehens allein auf die medizinische Seite der Arzt-Patienten-Beziehungen" zielen[43], so ist doch die Beweissicherung für den Haftungsprozeß aus der Sicht des Arztes ein positiver Nebeneffekt von eminenter praktischer Bedeutung.

6.7 Anspruch der Patientin auf Einsicht

Während früher die ärztlichen Aufzeichnungen bloße Gedächtnisstütze für den Arzt waren, sind sie nach der neueren höchstrichterlichen Judikatur[44] dem Patienten offenzulegen, d.h. dieser hat – auch außerhalb eines Rechtsstreits – Anspruch auf Einsicht in die ihn betreffenden Krankenunterlagen, soweit die Aufzeichnun-

---

[41] BGH, Arzthaftpflichtrechtsprechung Kza 6450/6
[42] OLG Köln, Monatsz. dt. Recht 1995, 52, 53
[43] so BGH, Vers.-Recht 1995, 340
[44] seit BGH, Neue jur. Wschr. 1983, 328, 330

gen objektive physische Befunde und Berichte über Behandlungsmaßnahmen betreffen. Der Geburtshelfer ist verpflichtet, diese Einsicht der Patientin dadurch zu ermöglichen, daß er Fotokopien sämtlicher Aufzeichnungen herstellen läßt, sie mit der schriftlichen Bestätigung ihrer Vollständigkeit und Richtigkeit versieht und sie der Patientin (gegebenenfalls gegen Erstattung der Fotokopiekosten) aushändigt.[45]

7 Behandlungspflicht bei schwerstgeschädigten Neugeborenen

Zur Frage der Behandlungspflicht bei schwerstgeschädigten Neugeborenen verweise ich auf die Einbecker Empfehlungen [5] sowie meinen Übersichtsaufsatz „Therapieabbruch beim schwerstgeschädigten Neugeborenen" [32].

Literatur

1. Blatt, H.: TSH-Screening beim Neugeborenen: Verantwortung über Befundrücklauf zwischen Krankenhaus, Frauenarzt und nachbehandelndem Kinderarzt geteilt. Frauenarzt 34 (1993) 773 f.
2. Deutsche Gesellschaft für Gynäkologie und Geburtshilfe: Mindestanforderungen an prozessuale, strukturelle und organisatorische Voraussetzungen für geburtshilfliche Abteilungen. Frauenarzt 36 (1995) 1237–1239.
3. Dreher, E., H. Tröndle: Strafgesetzbuch und Nebengesetze. 46. Aufl., § 15 Rdnr. 16 mit weiteren Nachweisen. Beck, München 1993.
4. Dudenhausen, J. W.: Aufklärung während der Schwangerschaft. Z. ärztl. Fortb. 88 (1994) 1015–1019.
5. Einbecker Empfehlungen. Medizinrecht (1986) 281; fortgeschrieben in: Medizinrecht (1992) 206 und (1994) 425 ff.
6. Hepp, H., P. Scheidel, B. Schüßler: Gynäkologische Standardoperationen, S. 304, 315. Enke, Stuttgart 1991.
7. Hickl, E. J.: Geburtshilfe aus forensischer Sicht am Beispiel der Beckenendlage. Gynäkologe 27 (1994) 184–190.
8. Hillemanns, H. G. (Hrsg.): Geburtshilfe – Geburtsmedizin, Vorwort S. V. Springer, Berlin–Heidelberg–New York 1995.
9. Isele, H. G.: Grundsätzliches zur Haftpflicht des Arztes. In: Mergen, A. (Hrsg.): Die juristische Problematik in der Medizin, Bd. 3, S. 12. Goldmann, München 1971.
10. Knoche, J.: Nebenwirkungen überzogener Anforderungen an die ärztliche Aufklärungspflicht: eine Analyse der juristisch-medizinischen Wechselbeziehung. Neue jur. Wschr. (1989) 757, 758.
11. Kochs, B.: Ärztliche Haftung aus der Sicht des Versicherers. Z. ärztl. Fortb. 89 (1995) 575, 579.
12. Laufs, A.: Arzt und Recht im Wandel der Zeit. Medizinrecht (1986) 163, 164.
13. Laufs, A.: Die Entwicklung des Arztrechts 1990/91. Neue jur. Wschr. (1991) 1516, 1521.
14. Laufs, A., H. D. Hiersche: Anmerkung zum Urteil des BGH vom 16.2.1993, VI ZR 300/91. Neue jur. Wschr. (1993) 2375.
15. Oehlert, G.: Entstehung und Bewertung von Schadensfällen in der Geburtshilfe. Frauenarzt 33 (1992) 132.
16. Ratzel, R.: Die rechtliche Bedeutung der ärztlichen Dokumentation. Frauenarzt 31 (1990) 163.
17. Ratzel, R.: Die Zusammenarbeit von Arzt und Hebamme. Gynäkologe 23 (1990) 121 ff.
18. Ratzel, R.: Zur Frage der Aufklärungspflicht bei Zustand bei Sectio hinsichtlich der in Aussicht genommenen Entbindungsart. Frauenarzt 33 (1992) 833 f.
19. Schlüter, U.: Der Aufklärungsfehler. In: Ulsenheimer, K. (Hrsg.): Rechtliche Probleme in Geburtshilfe und Gynäkologie, S. 44. Enke, Stuttgart 1990.
20. Schlund, G. H.: Die vorgeburtliche Betreuung und die bei der Geburt: auf dem Prüfstand der Gerichte. Frauenarzt 35 (1994) 434–437.
21. Schneider, H., F. K. Beller (Hrsg.): Geburtsasphyxie und kindlicher Hirnschaden. Eine Bestandsaufnahme, S. 12 ff. und S. 40 ff. Medical Jurisprudence Congress Management, Cahn/CH 1995.
22. Schulte, F. J.: Perinatale Hirnschäden. Gynäkologe 25 (1992) 169.
23. Steffen, E.: Der sogenannte Facharztstatus aus der Sicht der Rechtsprechung des BGH. Medizinrecht (1995) 360, 361.
24. Ulsenheimer, K.: Arztstrafrecht in der Praxis, Rdnr. 3. Decker & Müller, Heidelberg 1988.
25. Ulsenheimer, K.: Arztstrafrecht in der Praxis, Rdnr. 138. Decker & Müller, Heidelberg 1988 (mit weiteren Nachweisen).
26. Ulsenheimer, K.: Arbeitsteilung und Vertrauensgrundsatz bei der Zusammenarbeit von Geburtshelfer und Hebamme. Gynäkologe 25 (1992) 44 f.
27. Ulsenheimer, K.: Der juristische Fall. Geburtsh. u. Frauenheilk. 52 (1992) 180–181.
28. Ulsenheimer, K.: Der Schwangerschaftsabbruch. In: Laufs, A., W. Uhlenbruck (Hrsg.): Handbuch des Arztrechts, § 143 Rdnr. 21 (mit weiteren Nachweisen). Beck, München 1992.
29. Ulsenheimer, K.: Unfallchirurgie und Recht: ärztliches Handeln im Spannungsfeld zwischen Rechtsprechung und hippokratischem Eid. Unfallchirurg 232 (1993) 53.
30. Ulsenheimer, K.: Aufklärungsfehler vor der Entbindung: die neueste Entscheidung des BGH. Geburtsh. u. Frauenheilk. 54 (1994) M20 ff.
31. Ulsenheimer, K.: Verweigerung der Bluttransfusion aus religiösen Gründen. Geburtsh. u. Frauenheilk. 54 (1994) M83 ff.
32. Ulsenheimer, K.: Therapieabbruch beim schwerstgeschädigten Neugeborenen. Medizinrecht (1994) 425 ff.
33. Ulsenheimer, K.: Das wachsende forensische Risiko des Geburtshelfers. Ursachen, Konsequenzen und Folgerungen einer bedenklichen Entwicklung. In: Hillemanns, H. G. (Hrsg.): Geburtshilfe – Geburtsmedizin, S. 729 ff. Springer, Berlin–Heidelberg–New York 1995.

---

[45] OLG Köln, Neue jur. Wschr. 1982, 704

34. Vereinbarung der Deutschen Gesellschaft für Anästhesiologie und Intensivmedizin und des Berufsverbands Deutscher Anästhesisten mit der Deutschen Gesellschaft für Gynäkologie und Geburtshilfe und dem Berufsverband der Frauenärzte. In: Ulsenheimer, K: (Hrsg.): Rechtliche Probleme in Geburtshilfe und Gynäkologie, S. 77 ff. Enke, Stuttgart 1990.

35. Weitzel, H.: Praktische Beispiele defensiven Denkens: Geburtshilfe. In: Hammerstein, J. (Hrsg.): Defensives Denken in der Medizin: Irrweg oder Notwendigkeit? S. 94. Deutscher Ärzte-Verlag, Köln 1991.

Sachverzeichnis

Sachverzeichnis

Die Zahlenangaben beziehen sich auf Seitenzahlen; **fettgedruckte** Ziffern zeigen die Hauptfundstelle.
Bis auf pharmakologische und fremdsprachliche Termini wird die deutsche Orthographie (z, k statt c) benutzt.

A

A/B-Ratio, Doppler-Sonographie 186
Abdomen, akutes, Frühgeburt 155
Abdominalerkrankungen, fetale 294–313
Abdominalschmerzen, Uterus myomatosus 144–145
Abdominalumfang, Wachstum, fetales 181
Abort
– Cerclage 229
– Infektionen, aszendierende 223
Abruptio graviditatis, Frühgeburt 142, 144
Abruptio placentae
– s. a. Plazentalösung, vorzeitige
– Amniotomie 35
– Apoplexie, uteroplazentare 36
– Blutungen, postpartale 38
– – prä-/intrapartale 31
– Couvelaire-Uterus 36
– Diagnostik 32–33
– Eklampsie 51
– Entbindung 35–36
– Frühgeburt 140, 158
– Hysterektomie 36
– Isoimmunisierung 37
– partielle 33
– Rhesus-Immunglobuline 37
– Schwangerschaftsblutungen 146
– Schweregrade 35
– Sectio caesarea 35
– Therapie 35–36
– Totgeburt 51
– Untersuchung, bimanuelle 32
– Uterusruptur 83
– Verbrauchskoagulopathie 35
– Volumensubstitution 36
Acetylcholinesterase, Hirschsprung-Krankheit 302
Acetylsalicylsäure, IUGR-Fetus 188
ACTH, Frühgeburt 236
ACTH-Überstimulation 328
Adnexitis, Neugeborene 306
Adrenalin
– Hypoxie, fetale 13
– Surfactant 322
Adrenalinsekretion, Frühgeburt 235
Ärzte-Hebammen-Interaktion, Schwangerenberatung 195
AFI s. Amnionflüssigkeitsindex
AFP s. Alphafetoprotein
Aganglionose s. Hirschsprung-Krankheit
AGS-Syndrom, Dexamethasontherapie 328
AIS s. Amnioninfektionssyndrom
Akardiakus 354

Akuttokolyse
– s. a. Tokolyse
– Azidose 19
– Betamimetika 19, 75
– Blutdruckabfall, maternaler 20
– Dosierung 19
– Herzparameter 19
– Hypoxie, fetale 18–20
– Lactat- und Bicarbonattransfer, plazentarer 19
– Nabelschnurkompression 22
– – wehenindizierte 18
– Nebenwirkungen 20
– Pharmakologie 19–20
– Plazentadurchblutung 18, 20
– Reanimation, intrauterine 21
– Reoxygenierung 18–19
– uterine Hyperaktivität 22
– Vorteile 22
– Wirkung 18, 20
– – auf den Fetus 18
Akzelerationen, fehlende 15
Alkohol(abusus)
– Frühgeburt 121–122, 197
– Hochrisikoschwangerschaft 265
– Wehentätigkeit, vorzeitige 197
Alkoholsyndrom, embryofetales 122
Allgemeinnarkose, Mehrlingsgeburt 366
Alloimmunopathien, Frühgeburt 140
alpha-adrenerges System
– Frühgeburt 235
– Wehentätigkeit, vorzeitige 237
Alphafetoprotein (AFP)
– Blasensprung, vorzeitiger 250
– Hydramnion 88
– Steißteratom 306
Alveolenruptur, Frühgeborene 275
Ambroxol, Lungenreifungsinduktion 212, 329–330
Amine, biogene, Schwangerschaft 27
Aminophyllin, Lungenreifungsinduktion 329–330
Aminosäuren, IUGR-Fetus 188
Amniozentese, Amnioninfektionssyndrom 62
Amnionbändersyndrom, Blasensprung, vorzeitiger, früher 251
Amnionflüssigkeitsindex (AFI) 184
– Hydramnion 87, 133
– IUGR-Fetus 184
– Oligohydramnion 184
Amnioninfektionssyndrom 59–64
– Ätiologie und Pathogenese 60–61
– Amniozentese 61
– Antibiotikaprophylaxe 63–64
– Blasensprung, vorzeitiger 60, 285
– – früher 250

Amnioninfektionssyndrom
– Cerclage 229
– C-reaktives Protein 61, 251
– Diagnose 61–62
– Dystokie 63
– Endometritis post partum 63
– Erregerspektrum 60
– Fruchtwasser, Glucosekonzentration 62
– – Keimdichte 61
– – Kultur, mikrobiologische 252
– – übelriechendes 251
– Frühgeborene 285
– Frühgeburt 106, 150
– – drohende 64
– Geburtsverlauf, protrahierter 63
– Glucosekonzentration 252
– Granulozytenelastase 251
– Häufigkeit 60
– Interleukine 251
– Kardiotokogramm 252
– Komplikationen 63
– Kortikosteroide 328
– Leukozytenesterase 252
– Lungenreifungsinduktion 211
– Nativabstrich 252
– Perinatalmortalität 63
– Prophylaxe 63–64
– Prostaglandin E2 62
– Prostaglandin F2a 62
– Risikofaktoren 62
– Sectiofrequenz 63
– Tachykardie 251
– Tumornekrosefaktor 62, 251
– Uterus, schmerzhafter 251
– Verdachtsdiagnose 251
– Wundinfektionen 63
– Zytokine 62, 251
Amnioninfusionssyndrom s. Fruchtwasserembolie
Amnionitis, Wehentätigkeit, vorzeitige 194
Amnionruptur, Armvorfall 79
Amniotic-fluid-Index s. Amnionflüssigkeitsindex (AFI)
Amniotomie
– Abruptio placentae 35
– Nabelschnurvorfall 74
Amniozentese
– Amnioninfektionssyndrom 61–62
– Fruchtwasserkultur, positive 159
– Fruchtwasserparameter 166
– Mehrlingsschwangerschaft 357
Anämie, Frühgeborene 281
Anästhesie
– Mehrlingsgeburt 366
– Uterusinversion, puerperale 95
– Vena-cava-Okklusionssyndrom 8

391

Sachverzeichnis

Anästhesist
– und Geburtshelfer, Zusammenarbeit 382
– Neugeborene, Reanimation 382
Analgesie, Mehrlingsgeburt 366
Analstenose 304
Anenzephalie, Hydramnion 87, 135
Aneurysmablutung, Differentialdiagnose 155
Anfangsnahrung, Frühgeborene 283
Angiotensin, Schwangerschaft 27
anorektale Atresie 297–298
– Bougierung 298
– Miktionszystourethrographie 297
– Operation 298
anorektale Fehlbildungen 297–298
Antibiotika
– Appendizitis 306
– Blasensprung, vorzeitiger 253
– Cerclage 227
– Schwangerschaftsblutungen 147
– Wehentätigkeit, vorzeitige 200–201, 214
Antibiotikaprophylaxe
– Amnioninfektionssyndrom 64
– Bakteriurie, asymptomatische 168
– Blasensprung, vorzeitiger 64, 168–169
– Chlamydieninfektion 167
– Chorioamnionitis 168
– Fruchtblase, stehende 168
– Frühgeburt 167
– Geburtsbeendigung 64
– Hysterektomie 64
– Infektionen 167
– Mykoplasmen, genitale 168
– Neugeborenensepsis 168
– Schock 64
– Sectio caesarea 64, 167
– Sepsis 64
– – neonatale 168
– Streptokokken-B-Infektion 169
– Trichomoniasis 167
– Vaginose, bakterielle 167
– Wehentätigkeit, vorzeitige 168
Antihypertensiva
– Schwangerschaftshypertonie 54–55
– Überdosierung, Hypoxie, fetale 14
Antiinfektiva, Blasensprung, vorzeitiger 253–254
Antiphospholipidantikörper-Syndrom, Schwangerschaftsblutungen 146
Antiproteasen, Blasensprung, vorzeitiger 254
Antithrombin III, Schwangerschaft 28
Antizytokinantikörper, Schwangerschaftsblutungen 147
Antizytokine, Blasensprung, vorzeitiger 254
Anurie
– Betamimetika 206
– Blutungen, prä-/intrapartale 37
Aortenisthmusstenose, maternale, Frühgeburt 151

Aortenstenose, Frühgeburt 151
Apgar-Score
– Fruchtwasserkultur, positive 160
– Frühgeborene 271–272
Apnoe
– Frühgeborene 271, 279
– Management 279
– Ursachen 279
Apoplexie, uteroplazentare, Abruptio placentae 36
Appendizitis
– Antibiotika 306
– Differentialdiagnose 155
– Neugeborene 305–306
Apple-peel-Syndrom, Dünndarmatresie 300
Arabin-Ring 227
Arachidonsäure, Blasensprung, vorzeitiger, früher 247
Arachidonsäuremetaboliten, Schwangerschaft 27
ARED-Flow 186
Armvorfall 77–80
– Amnionruptur 79
– Fruchttod, intrauteriner 80
– Geburtskomplikation 79
– Geburtsstillstand 80
– Nabelschnurvorfall 72
– Querlage 78, 80
– Schädellage 78–79
– Schnittentbindung, abdominale 80
– unvollkommener 78
– Vakuumextraktion 80
– vollkommener 78–79
– – Nabelschnurvorfall 80
– – Reposition 80
– Wendung, innere, aus Kopflage 80
arteriovenöse Fistel, Hydramnion 135
Arthrogryposis multiplex
– Frühgeburt 132
– Hydramnion 135
Arzt
– Aufklärungspflicht, Anforderungen 374
– aufsichtsführender, Geburtshelfer 383
– im Praktikum 9
– – als Geburtshelfer 376
Arztrecht, Entwicklung 374
Asphyxie
– blasse 19
– fetale, Asthma bronchiale 154
– – Atemnotsyndrom 327
– – Blasensprung, vorzeitiger 254–255
– – Frühgeborene 257, 272
– – intrauterine, Blasensprung, vorzeitiger, früher 251
– – IUGR-Fetus 180, 190
– – postnatale, Atemnotsyndrom 325
Aspiration, Neugeborene
– Differentialdiagnose 327
– Ösophagusatresie 294
Assistenzarzt und Chefarzt, Zusammenarbeit 383
Asthma bronchiale, Frühgeburt 154

Atelektasen s. Lungenatelektasen
Atembewegungen, fetale 319
Ateminsuffizienz, Amnioninfektionssyndrom 61
Atemnotsyndrom des Neugeborenen 317–334
– Asphyxie, fetale 327
– – postnatale 325
– Atemwegserkrankungen, obstruktive 333
– Blasensprung, vorzeitiger 254
– – früher 251
– Blutgase 326
– bronchiale Hyperreagibilität 333
– bronchopulmonale Dysplasie 333
– CPAP 330
– Diagnose 325–327
– – pränatale 325
– Diagnostik, pränatale 326
– Differentialdiagnose 327
– Epidemiologie 323
– erworbenes 324
– Fruchtwasserembolie 44
– Fruchtwasserkultur, positive 160
– Frühgeborene 275, 280, 323–334
– Frühgeburt, drohende 257
– Glukokortikoide 210
– hyaline Membranen 324
– idiopathisches 318
– Katecholamine 184
– Klinik 325
– Komplikationen 333
– Kortikosteroide 328–329
– Laktatazidose 324
– Lecithin/Sphingomyelin-Quotient 325
– Letalität 333
– Luftbronchogramm 326
– Lungenatelektasen 323
– Lungenfunktion 326
– Lungenödem 324
– Mangel 324–325
– – Proteine 326
– – Therapie 330–332
– Neugeborene, reife 323–334
– Pathologie 324–325
– Pathophysiologie 323–324
– Phospholipide 326
– Postnataldiagnostik 326–327
– Prävention 327–328
– Prognose 333
– Prophylaxe 328–330
– Rechts-links-Shunt, intrapulmonaler 323
– Schock 325
– Spannungspneumothorax 276
– Stadien 326
– Surfactant 326
– – Präparate, künstliche 326
– Therapie 330
– Verlauf 327
Atemregulationsstörungen, Frühgeborene 278–279

Atemwegserkrankungen, obstruktive, Atemnotsyndrom 333
Atemzugvolumen, Frühgeborene 274
Atonie s. Uterusatonie
Aufklärung
- Entbindung, vaginale 379
- Geburtsalternativen 379
- Indikationen, Sectio caesarea 379
Aufklärungspflicht, Geburtshelfer 378–380
Augenschäden, Frühgeborene 287–288
Austauschtransfusion, Frühgeborene 274
Austreibungsperiode 29
AV-Block, Bradykardie, fetale 16
Azidose
- Akuttokolyse 19
- Frühgeborene 271, 279, 337
- IUGR-Fetus 187
- respiratorisch-metabolische, Hypoxie, fetale 13
- Zwillingsgeburt 367

B

Baby-Abholdienste 265
Bakteriurie, asymptomatische
- Antibiotikaprophylaxe 168
- Frühgeburt 163
Baro- bzw. Volumentrauma, bronchopulmonale Dysplasie 276
Bartter-Syndrom, Hydramnion 87, 135
Basendefizit, Hypoxie, fetale 13
Bauchtrauma, Verletzung, fetale 155
Bauchwanddefekte, Neugeborene 311–313
- Hydramnion 135
Bauchwanderkrankungen
- Frühgeborene 309–310
- Neugeborene 308–310
Beatmung
- Frühgeborene 272, 274–275
- Prostaglandine 280
Beckenendlage
- Differentialdiagnose 79
- Frühgeburt 258
- Hypoxie, fetale 17
- Mehrlingsschwangerschaft 364
- Nabelschnurvorfall 72
- Zwillingsgeburt 369
Beckenfrakturen, Trauma 155
Beckenvenenthrombose, tiefe, Frühgeburt 154
Behandlungsfehler, grober 377
Behandlungspflicht, Neugeborene, schwerstgeschädigte 386
Beinvenenthrombose, tiefe, Frühgeburt 154
Betamethason, Lungenreifungsinduktion 211
Betamimetika
- Akuttokolyse 75
- Blasensprung, vorzeitiger 254

Betamimetika
- Bolustokolyse 207
- Komplikationen 206
- Kontraindikationen 203
- Langzeittokolyse 207
- Lungenreifungsinduktion 212, 329–330
- Nebenwirkungen 206
- Notfall-Cerclage 226
- Notfalltokolyse 18
- Placenta-praevia-Blutung 34
- Tachykardie, fetale 206
- Tokolyse 203–207, 214
- Wehentätigkeit, vorzeitige 200
Betarezeptoren, adrenerge, Lunge 328
biophysikalisches Profil
- Infektionsdiagnostik 165
- Wachstumsretardierung, intrauterine 185
Bishop-Score, Zervixinsuffizienz 223
Blasensprung, vorzeitiger 245–255
- Abruptio placentae 32
- Abstriche, mikrobiologische 249
- Alphafetoprotein (AFP) 250
- Amnioninfektionssyndrom 60, 62, 285
- Antibiotika 64, 253
- Antibiotikaprophylaxe 168–169
- Antiinfektiva 253–254
- Antiproteasen 254
- Antizytokine 254
- Asphyxie, fetale 254–255
- Atemnotsyndrom 254
- Betamimetika 254
- Calciumantagonisten 254
- Cerclage 226
- chorioamniale Dissoziation 250
- DES-exponierte Frauen 142
- Diabetes mellitus 134
- Diagnose 249–250
- Entbindung(smodus) 257
- Farnkrauttest 249
- Fibronektin 250
- Fruchtwasserabgang 249
- früher 246
- – Amnionbändersyndrom 251
- – Amnioninfektionssyndrom 250
- – Arachidonsäure 247
- – Asphyxie, intrauterine 251
- – Atemnotsyndrom 251
- – Chorioamnionitis 247
- – C-reaktives Protein 247
- – Doppler-Sonographie 253
- – Endotoxine 248
- – Exotoxine 248
- – Geburtshilfe 255
- – Gefäßläsionen 248
- – Gefahren 250–251
- – Granulozyten, polymorphkernige 248
- – Hypertonie, schwangerschaftsinduzierte 251
- – Infektionen, aszendierende 247
- – Leukotriene 248

Blasensprung, vorzeitiger
- – Leukozytose 247
- – Lungenhypoplasie 251
- – Makrophagen 248
- – Neonatalmortalität 250
- – Nonstreß-Test 253
- – Pathogenese 247–248
- – Phospholipase A2 248
- – Plazentainsuffizienz 252
- – Plazentationsstörung 248
- – Präeklampsie 251
- – Prostaglandine 247
- – Risikofaktoren 246–247
- – Schwangerschaftsalter 255
- – Sonographie 253
- – Tumornekrosefaktor 248
- – Überwachung 251–253
- – Vaskulopathien, plazentare 251
- – Wehenbelastungstest 253
- – Zytokine 248
- Frühgeburt 158
- Geburtsverläufe, protrahierte 258
- hPL 250
- Hydramnion 136
- IGFBP-1 250
- Infektionsmorbidität 159
- Keime im Zervixabstrich 247
- Kortikosteroide 254, 328
- Lungenreifungsinduktion 211, 254
- Management, differenziertes 256
- Nabelschnurvorfall 72
- perioperativer, Cerclage 229
- Phosphatidylglycerin 250
- pH-Wert, Bestimmung 249
- Progesteron 254
- Prolactin 250
- Sedativa 254
- Sonographie 250
- Therapie 252–255
- Tokolytika 254
- Überwachung 252
- Untersuchung, klinische 249
- Uterus myomatosus 144
- Uterusfehlbildungen 143
- Wachstumsretardierung, fetale 250
- Wehentätigkeit, vorzeitige 194, 214
Blindheit, Schwangerschaftshypertonie 48
Blutabnahmen, Frühgeborene 273
Blutdruck
- arterieller, Rückenlagerung 5
- – Schwangerschaft 27
- – Seitenlagerung 5
- – Spinalanästhesie 5, 9
- venöser, Vena-cava-Okklusionssyndrom 6
Blutdruckabfall, maternaler, Akuttokolyse 20
Blutdruckmessung, Reanimation, intrauterine 21
Blutfluß, uteriner, schwangerschaftsspezifischer 28
Blutgruppeninkompatibilität, Hydramnion 135

393

Blutstillung, Plazentalösung 30
Bluttransfusion
– Frühgeborene 281
– Placenta-praevia-Blutung 34
Blutungen
– Abruptio placentae 32
– atonische, Mehrlingsgeburt 370
– – Mehrlingsschwangerschaft 364
– – Zwillingsgeburt 370
– fetale, Notsectio 17
– gastrointestinale, Schwangerschaft 37
– Hochrisikoschwangerschaft 265
– intraventrikuläre, Frühgeborene 257, 286, 336–337
– – Phenobarbital 343
– intrazerebrale, Kortikosteroide 328
– parenchymatöse, HELLP-Syndrom 51
– periventrikuläre, Frühgeborene 257, 286
– petechiale, Eklampsie 50
– plazentare 146
– postpartale 37–42
– – s. a. Uterusatonie
– – ohne Atonie 40–42
– – Credé-Handgriff, falsch durchgeführter 41
– – Frühatonie 38–40
– – Gefäßunterbindungen 42
– – Häufigkeitsverteilung 38
– – Hysterektomie 42
– – Inzidenz 38
– – Komplikationen 37
– – Laparotomie 41
– – Plazentareste, zurückgebliebene 38
– – Schweregrade 38
– – Spätatonie 42
– – Therapie 39
– – Ursachen 38
– – Uterusruptur 41
– – Uterusverletzungen 41
– – Vaginalverletzungen 41
– – Vulvahämatom 41
– prä-/intrapartale 31–37
– – Diagnostik 31–33
– – Entbindungstermin 33
– – Fibrinogenspiegel 36
– – Koagulopathie 36
– – Komplikationen 36–37
– – Schock 36
– – Therapie 33–36
– – Ursachen 31
– rektale, Hernien, eingeklemmte 309
– retroplazentare, Wehentätigkeit, vorzeitige 195
– Schock, hypovolämischer 44
– Schwangerschaft, Frühgeburt 142
– uterine 146
– – Frühgeburt 106
– uteroplazentare, Akuttokolyse 21
– vaginale 39
– – Blasensprung, vorzeitiger, früher 246
– – Cerclage 226
– – Uterus myomatosus 144
– – Zervixverletzung 41

Blutverluste, kindliche, Frühgeburt 258
Blutzuckertagesprofil, Diabetes mellitus 68
Bochdalek-Hernie 312
Bolustokolyse 205
– Betamimetika 207
– Dosierungsschema 205
– Wehentätigkeit, vorzeitige 213–214
BPD s. bronchopulmonale Dysplasie
Bradykardie
– fetale s. a. Hypoxie, fetale
– – akute, Notsectio 17
– – AV-Block 16
– – Fenoterol 18
– – Fetalblutanalyse 14
– – Herzrhythmusstörung, kindliche 16
– – Hirnschädigung 14
– – Nabelschnurvorfall 73
– – Preßwehen 17
– – Ursachen 15
– – Zerebralparese 13
– Frühgeborene 272
– maternale 26
– Neugeborene, unreife 271
– Sauerstoffmangel, intrauteriner 12
Bradykinin, Schwangerschaft 27
Brain-sparing Effekt 179
– Doppler-Sonographie 185
Bridenileus 298, 301
bronchiale Hyperreagibilität, Atemnotsyndrom 333
Bronchialsystemerkrankungen, Neugeborene 313–315
Bronchiektasen 314
Bronchodilatation, bronchopulmonale Dysplasie 277
bronchopulmonale Dysplasie
– Atemnotsyndrom 333
– Baro- bzw. Volumentrauma 276
– Bronchodilatation 277
– Diffusionsstörungen 276
– Frühgeborene 276–277
– Prognose 277
– Prophylaxe 277
– Therapie 277
– Ursachen 276–277
– Ventilationsstörungen 276

C

Calciumantagonisten
– Blasensprung, vorzeitiger 254
– Leukomalazie, periventrikuläre 343
– Tokolyse 209, 214
Candida-Sepsis, Frühgeborene 164
Candidiasis
– Antimykotika 168
– Frühgeburt 164
Carboanhydrasehemmer, Leukomalazie 343
Cerclage 224–230
– s. a. Notfall-Cerclage

Cerclage
– Abort 229
– Amnioninfektion 62, 229
– Antibiotika 227
– Blasensprung, perioperativer 229
– Dislokation 229
– Entbindungstermin 227
– Geburtsdauer 229
– Indikationen 226
– Kolpotomie 228
– Komplikationen 229–230
– Kontraindikationen 226
– Methoden 227–228
– Notfall-Cerclage 226–227
– Placenta-praevia-Blutung 34
– Sectiofrequenz 230
– Spekulumeinstellung 227
– Tokolyse 227, 229
– transabdominale 227
– Untersuchungen, retrospektive 225
– Vagina, Desinfektion 227
– Wehentätigkeit, vorzeitige 229
– Wirksamkeit 224–226
– Zervixriß 229
Chefarzt
– und Assistenzarzt, Zusammenarbeit 383
– Sorgfaltspflichten, sekundäre 383
Chemotherapie
– Neuroblastom 307
– Wilms-Tumor 308
chirurgische Intervention, Frühgeburt 155
Chlamydieninfektion
– Antibiotikaprophylaxe 167
– Diagnostik, gezielte 164
– Frühgeburt 161–162
– Schwangerenvorsorge 164
Cholezystitis, Differentialdiagnose 155
Chorangiom 179
Chordozentese
– Amnioninfektionssyndrom 62
– IUGR-Fetus 183
chorioamniale Dissoziation, Blasensprung, vorzeitiger 250
Chorioamnionitis 160–161, 203
– Antibiotikaprophylaxe 168–169
– Atonie 38
– Blasensprung, vorzeitiger, früher 247
– Cerclage 226, 229
– Entbindung(smodus) 257
– Frühgeburt 140, 160, 247
– Gestationsalter 160
– histologische 160
– Infektionsdiagnostik 165
– Lungenreifungsinduktion 211
– Plazentakultur, positive 160
– Schock, septischer 44
– Vaginose, bakterielle 161
Chorion, Phospholipase A2 170
Chorionitis, Wehentätigkeit, vorzeitige 194

Chorion(zotten)biopsie
- Amnioninfektionssyndrom 62
- Mehrlingsschwangerschaft 357
Chromosomenanomalien
- Flußumkehr, diastolische 187
- Frühgeburt 131, 140, 150
- Hydramnion 135
- Wachstumsretardierung, intrauterine 180
Clara-Zellen, Surfactant 321
Coecum mobile 300
Cord-Traction, Uterusinversion 42, 97
Corticotropin-Releasing-Hormon (CRH)
- Schwangerschaftsblutungen 146
- Wehentätigkeit, vorzeitige 195
Cortisol, Frühgeburt 236
Couvelaire-Uterus, Abruptio placentae 36
CPAP
- Atemnotsyndrom 330
- Frühgeborene 274–275
C-reaktives Protein
- Amnioninfektionssyndrom 61, 251
- Blasensprung, vorzeitiger, früher 247
- Infektionsdiagnostik 165
- Uterus myomatosus 145
Creatininkonzentrationen, Blutungen, prä-/intrapartale 37
Credé-Handgriff
- falsch durchgeführter, Blutungen, postpartale 41
- Uterusinversion, puerperale 97
CRH s. Corticotropin-Releasing-Hormon
CRIB-Score, Frühgeborene 290
Crowding-Faktor, Frühgeburt 125
CRP s. C-reaktives Protein
CTG s. Kardiotokographie
Cyclooxygenasehemmer, Tokolyse 209

D

Dammschnitt s. Episiotomie
Darmatonie, Invagination 300
Darmatresie, Omphalozele 311
Darmerkrankungen, entzündliche, Neugeborene 304–306
Darmfehlbildungen
- Analstenose 304
- Atresien 294–298
- Hirschsprung-Krankheit 302–303
- intestinale Dysplasie 303–304
- Malrotation 300–301
- Pancreas anulare 296
- Rektumstenose 304
- Volvulus 300–301
Darmobstruktionen, fetale, Hydramnion 135
Darmperforation, Frühgeborene 281
Darmperistaltik, Frühgeborene 281
Dauerdezeleration, Hypoxie, fetale 12

Dauerkontraktion
- Bradykardie, fetale 15
- Hypoxie, fetale 14
Dehydratation, Pylorusstenose 301
Dexamethason
- bronchopulmonale Dysplasie 277
- Lungenreifungsinduktion 211
Dezelerationen 14
- Desoxygenierung 14
- Hypoxie, fetale 12
- Nabelschnurvorfall 73
- späte, Plazentainsuffizienz 15
Dezidua, Prostaglandinsynthese 170
Deziduapolypen, Frühgeburt 144
Diabetes mellitus
- Amnioninfektionssyndrom 62
- diätetisch eingestellter 68
- Fehlbildungen, fetale 134
- Hochrisikoschwangerschaft 265
- Hydramnion 87, 134
- insulinpflichtiger 68
- Plazentainsuffizienz 15
- RDS-Prophylaxe 329
- SGA-Fetus 182
- Wachstumsretardierung, intrauterine 179
Diagnostik, pränatale, Atemnotsyndrom 325–326
Dialyse, Frühgeborene 274
Dick-Read-Kurs 116
Diethylstilbestrol
- Uterusfehlbildungen 142
- Uterusruptur 83
Diffusionsstörungen, bronchopulmonale Dysplasie 276
Dipalmitoylphosphatidylcholin, Surfactant 320
Diparese, spastische, Leukomalazie, periventrikuläre 345
Diplegie, spastische
- Little-Krankheit
- Leukomalazie, periventrikuläre 344
Dipygus 355
Dizephalus 354–355
Dokumentation, geburtshilfliche
- Aufbewahrungszeit 385
- Einsichtsanspruch, Patientin 385–386
- Form 385
- Gesichtspunkte, beweisrechtliche 384
- Umfang 384–385
- Vermutung der Richtigkeit 385
Dokumentationspflicht, Geburtshelfer 384–386
Doppelfehlbildungen, symmetrische 354
Doppler-Sonographie
- A/B-Ratio 186
- ARED-Flow 186
- Blasensprung, vorzeitiger, früher 253
- brain-sparing-effect 185
- Flußumkehr, diastolische 186
- IUGR-Fetus 182, 186–187, 189
- Pulsatilitätsindex 186
- Resistance-Index 186

Doppler-Sonographie
- SGA-Fetus 182, 187, 189–190
- Wachstumsretardierung, intrauterine 185–187
- Zerebralgefäße, fetale 185
Double-Bubble-Phänomen
- Duodenalatresie 295, 298
- Ladd-Bänder 298
- Pancreas anulare 298
- Volvulus 298
Drillinge, Entbindung 369
Drogen(abhängigkeit)
- Frühgeburt 122
- Hochrisikoschwangerschaft 265
- IUGR 178
Druck, intraamnialer, Hydramnion 134
Druckschmerzhaftigkeit, Uterus myomatosus 145
Ductus arteriosus (Botalli), offener
- Frühgeborene 151, 280
- Kortikosteroide 328
- Prostaglandinsynthesehemmer 208, 280
- Ventrikeldilatation 185
Ductus omphaloentericus, Omphalozele 311
Dünndarmatresie 296–297
- Apple-peel-Syndrom 300
- Hydramnion 296
Duodenalatresie 295–296
- Double-Bubble-Phänomen 295, 298
- Duodenojejunostomie 299
- Duodenostomie 299
- Erbrechen 302
- Frühgeburt 132
- Hydramnion 295
- Umgehungsanastomose 296
Duodenalmembranen, Duodenoduodenostomie 299
Duodenum, Passagestörungen 298
Durchblutungsstörungen, uteroplazentare, IUGR-Fetus 186
Dyspnoe
- Blutungen, postpartale 39
- Fruchtwasserembolie 43
Dystokie
- Amnioninfektionssyndrom 63
- uterine, Mehrlingsschwangerschaft 364

E

Early-onset-Infektion, Frühgeborene 285
EDRF s. Endothelium-derived-Relaxing-Faktoren
EE-Zeit, Sectio caesarea 377
Eicosanoidabkömmlinge
- Fruchtwasser 166
- Wehentätigkeit, vorzeitige 166
Einstellung, Zwillinge 364
Einstellungsanomalien
- Armvorfall 78
- Hydramnion 89

395

Sachverzeichnis

Einwilligung
- mutmaßliche, Geburt 380
- Schwangere 380–381
Einzel- und Eigenverantwortlichkeit, Geburtshelfer 381
Eklampsie 48, 49–50, 203
- Abruptio placentae 51
- Diagnostik 50
- Differentialdiagnose 43, 50, 52
- Gerinnungsstörungen 53, 55
- Heparinprophylaxe 55
- Hypertonie 153
- Laborbefunde 52
- Pathogenese 49
- Perinatalmortalität 56, 153
- Prophylaxe 55
- Rezidivrisiko 56
- Therapie 53–55
- Verlauf 50
- Verlauf und Prognose 56
eklamptischer Anfall 48, 49–50
- Komplikationen 50
- postpartaler 50
Eltern-Kind-Beziehung, Frühgeburt 241
Embolie, Frühgeburt 154
EMCO (extrakorporale Membranoxygenierung) 274
Endometritis
- Placenta praevia 31
- post partum, Amnioninfektionssyndrom 63
- Schock, septischer 44
Endothelin
- Schwangerschaft 27
- Schwangerschaftsblutungen 146
- Surfactant 322
- Wehentätigkeit, vorzeitige 195
Endothelium-derived-Relaxing-Faktor (EDRF), Schwangerschaft 27
Endotoxine
- Blasensprung, vorzeitiger, früher 248
- Prostaglandinsynthese 171
- Sepsis 171
Entbindung(smodus)
- Abruptio placentae 35
- Blasensprung, vorzeitiger 257
- Chorioamnionitis 257
- Drillinge 369
- Frühgeburt 257–258
- Gastroschisis 311
- Hypoxie, fetale 17
- Mehrlingsschwangerschaft 369
- Nabelschnurvorfall 75–76
- operative, Insulin-/Glucose-Infusion 68
- – Reanimation, intrauterine 21
- – Vena-cava-Okklusionssyndrom 10
- vaginale, Abruptio placentae 36
- – Aufklärung 379
- – Entscheidung 376–377
- – Uterusruptur 82
- – Zwillingsgeburt 364, 367–368

Entbindungstermin
- Blutungen, prä-/intrapartale 33
- Cerclage 227
Enterokolitis
- ischämische, Hirschsprung-Krankheit 303
- nekrotisierende 304–305
- – Antibiose 305
- – Bridenileus 301
- – CRP-Werte 305
- – Differentialdiagnose 305
- – Frühgeborene 282, 304–305
- – Frühgeburt, drohende 257
- – Glukokortikoide 210, 328
- – Prostaglandinsynthesehemmer 208
Entlastungspunktionen, Hydramnion 133
Enzephalopathie, hypoxisch-ischämische
- Frühgeborene 337–339
- Hypoxie, fetale 13
- Leukomalazie, periventrikuläre 341
Enzephalozele, Hydramnion 135
EPH-Gestose
- Berufstätigkeit 114
- RDS-Prophylaxe 329
- Vena-cava-Okklusionssyndrom 8
Epiduralanästhesie s. Spinalanästhesie
Epignathus 355
Episiotomie
- Frühgeburt 258
- Hebamme 383
- Hypoxie, fetale 17
Erbrechen
- Appendizitis 305
- Duodenalatresie 302
- Frühgeborene, Differentialdiagnose 301–302
- galliges, Malrotation 301
- Hernien, eingeklemmte 309
- Pylorusstenose 301
Ernährung
- Frühgeborene 282–283
- parenterale, Frühgeborene 274
- Wehentätigkeit, vorzeitige 196
Ernährungszustand, Frühgeburt 122
Eröffnungsperiode 29
Erstgebärende, Frühgeburt 117
Erythroblastose, fetale
- Frühgeburt 135
- Hydramnion 87, 135
Erythropoetin
- Frühgeborene, Anämie 281
- Hypoxie, fetale 184
Estradiol, kardiale Veränderungen 26
Estriol
- Mehrlingsschwangerschaft 357
- Wachstumsretardierung, intrauterine 184–185
Exomphalos-Makroglossie-Gigantismus-Syndrom, Wilms-Tumor 308
Exotoxine
- Blasensprung, vorzeitiger, früher 248
- Prostaglandinsynthese 171

F

Facharztstandard 375–376
Fallot-Tetralogie
- Frühgeburt 151
- Wachstumsretardierung, intrauterine 180
Farnkrauttest, Blasensprung, vorzeitiger 249
Farr-Reifeschema, Neugeborene 269–270
Fehlbildungen
- Anorektalbereich 297–298
- fetale, Cerclage 226
- – Diabetes mellitus 134
- – Frühgeburt 129–137, 140
- – Hydramnion 132–134
- Frühgeburt 140, 158
- Hydramnion 87–88
- kindliche, Frühgeburt 258
- Mehrlingsschwangerschaft 357
- Oligohydramnion 86–87
- uterine, Placenta accreta/increta bzw. percreta 40
- Wachstumsretardierung, intrauterine 179, 183
Fehlernährung, Wachstumsretardierung, intrauterine 179
Femoralhernien 309
Fenoterol
- Akuttokolyse 19
- Dosierungen 204
- Tokolyse 204–205
fetal distress, IUGR-Fetus 189
Fetalblutanalyse, Bradykardie, fetale 14
feto-fetales Transfusionssyndrom
- Amniozentese 359
- Digoxin 359
- Frühgeburt 132
- Gefäßanastomosen 358
- Hydramnion 88, 134–135, 358
- Mehrlingsschwangerschaft 358–359
- Mortalität 358
- Oligohydramnion 358
Fetozid, selektiver, Mehrlingsschwangerschaft 357–358
Fetus
- Atembewegungen 319
- Wachstumsphasen 178
Fibrinogenspiegel, Blutungen, prä-/intrapartale 36
Fibrinolyse
- Geburt 29
- Schwangerschaft 28
Fibrinspaltprodukte, Schwangerschaft 28
Fibronektin
- Blasensprung, vorzeitiger 250
- fetales, Fruchtwasser 166
- Frühgeburt, drohende 199
- Schwangerschaft 28
- Wehentätigkeit, vorzeitige 199, 213
Fibroplasie, retrolentale, Frühgeborene 288

Fieber, Streptokokken-B-Infektion, Geburt 162
Fisteln, tracheoösophageale 294
Fluor, pathologischer, Scheidensekret 164
Flußumkehr, diastolische, Doppler-Sonographie 186
forensische Probleme
– Beweiserleichterungen zugunsten des Patienten 375
– Geburtshilfe 373–386
Forzepsextraktion
– Hypoxie, fetale 17
– Nabelschnurvorfall 76
Fragmentozyten, HELLP-Syndrom 51
Fruchtblase
– stehende, Antibiotikaprophylaxe 168
– – Fruchtwasserkultur, positive 159
Fruchtblasenprolaps, Notfall-Cerclage 230
Fruchttod, intrauteriner 203
– Armvorfall 80
– Cerclage 226
– Herzfrequenz, maternale 16
– Mehrlingsschwangerschaft 359
– Oligohydramnion 86
Fruchtwasseparameter, Amniozentese 166
Fruchtwasserabgang, Blasensprung, vorzeitiger 249
Fruchtwasser(analyse) 166
– Glucosekonzentration 166
– – Amnioninfektionssyndrom 62
– grünes, Hypotonie 152
– Interleukine 166, 169–170
– Leukozytenesterase 166
– mekoniumhaltiges, Plazentainsuffizienz 15
– Mengenbestimmung 166
– Mikroorganismen 159
– Prostaglandine 166, 169–170
– Tumornekrosefaktor 166, 170
– übelriechendes, Amnioninfektionssyndrom 61, 251
– – Infektionsdiagnostik 165
– Wirkung, bakterienhemmende 60
– Zytokine 166, 169
Fruchtwasseraspiration, Schnappatmung 319
Fruchtwasserembolie 43–44
– Atemnotsyndrom 44
– Blutungen, postpartale 38
– Hypoxie, fetale 12
– Vena-cava-Okklusionssyndrom 9
Fruchtwasserinfektion s. Amnioninfektionssyndrom
Fruchtwasserinstillation, artifizielle 133
Fruchtwasserkultur
– mikrobiologische, Amnioninfektionssyndrom 252
– positive 159–160
– – Amniozentese 159
– – Apgar-Werte 160
– – Atemnotsyndrom 160

Fruchtwasserkultur
– – Fruchtblase, stehende 159
– – Infektionsdiagnostik 165
– – Wehentätigkeit, vorzeitige 159
Fruchtwassermenge
– abnorme s. a. Hydramnion/Oligohydramnion
– Geburtsverlauf 85–90
– SGA-Fetus 182
– Wachstumsretardierung, intrauterine 184
Fruchtwasserparameter, Infektionsdiagnostik 166
Frühabort
– habitueller, Schwangerenvorsorge 147
– Uterus myomatosus 145
Frühatonie, uterine
– s. a. Atonie
– Blutungen, postpartale 38–40
– Diagnostik 39
– Operationsbereitschaft 40
– Therapie 39–40
– Ursachen 38
Frühgeborene/Frühgeburt 99–175
– Abdomen, akutes 155
– Abruptio graviditatis, vorausgegangene 123, 142
– Abruptio placentae 140, 158
– ACTH 236
– ADH-Sekretion, inadäquate 284
– Adrenalinsekretion 235
– Ätiologie 158–161
– Alkoholabusus 121–122, 197
– Alloimmunopathien 140
– alpha-adrenerges System 235
– Alter, höheres 116–117
– – jugendliches der Mutter 116
– – – des Vaters 116
– – und Parität 117–118
– – und Reproduktionsverhalten 117
– Alveolenruptur 275
– Amnioninfektion 106, 150
– Amnioninfektionssyndrom 285
– Anabolie 284
– Anämie 281
– Anfangsnahrung 283
– Antibiotikaprophylaxe 167
– Apgar-Score 272
– Apnoe 279
– Arbeitsbedingungen, spezifische 114
– Arbeitslosigkeit 125
– Arztverhalten 112
– Asphyxie 257, 272
– Asthma bronchiale 154
– Atelektasen 277–278
– Atemnotsyndrom 275, 280, 323–334
– Atemregulationsstörungen 278–279
– Atemzugvolumen 274
– Augenschäden 287–288
– Austauschtransfusion 274
– Azidose 271, 279, 337
– Baby-Abholdienste 265
– Bakteriurie, asymptomatische 163

Frühgeborene/Frühgeburt
– Bauchwanddefekte 311–313
– Bauchwanderkrankungen 308–310
– Beatmung 272, 274–275
– Beckenendlage 258
– Beckenvenenthrombose, tiefe 154
– Befunde 184
– Behandlungspflicht, Grenzen 290
– Beinvenenthrombose, tiefe 154
– Belastungen, physische und soziale 111
– – psychische 111
– Berufstätigkeit 113–114
– beta-adrenerges System 235
– Betreuung 242
– – während der Geburt 241–243
– – stationäre 241
– Blasensprung, vorzeitiger 158
– Blutabnahmen 273
– Bluttransfusion 281
– Blutungen, intraventrikuläre 336–337
– – peri- und intraventrikuläre 286
– – uterine 106
– Blutverluste, kindliche 258
– Bradykardie 272
– Bronchialsystemerkrankungen 313–315
– bronchopulmonale Dysplasie 276–277
– Candida-Sepsis 164
– Cerclage 226
– chirurgische Intervention 155
– Chorioamnionitis 140, 160, 247
– Chromosomenanomalien 140, 150
– Cortisol 236
– CPAP 274–275
– CRIB-Score 290
– Crowding-Faktor 125
– Darmerkrankungen, entzündliche 304–306
– Darmperforation 281
– Darmperistaltik 281
– Definition 102, 268, 336
– DES-exponierte Frauen 142
– Deziduapolypen 144
– Diagnose 270
– Dialyse 274
– Drogen 122
– drohende, Amnioninfektionssyndrom 64
– – Fibronektin 199
– – Lungenreifungsinduktion 211, 257, 328
– Ductus arteriosus persistens 280
– Early-onset-Infektion 285
– Einläufe 281
– Elternbeziehung der Mutter 125
– Eltern-Kind-Beziehung 241
– Embolie 154
– Emotionen, psychophysiologische 234–236
– Entbindung(smodus) 257–258
– – Empfehlungen 258
– Enterokolitis, nekrotisierende 282, 304–305
– Entspannung 238

397

Sachverzeichnis

Frühgeborene/Frühgeburt
- Entwicklung 335–347
- Entwicklungsstörungen, psychoneurologische 344–346
- Enzephalopathie 338–339
- – Charakteristika, typische 338
- – hypoxisch-ischämische 337
- Episiotomie 258
- Erbrechen, Differentialdiagnose 301–302
- Erkrankungen, mütterliche 149–156
- Ernährung 111, 122, 282–283
- – parenterale 274
- Erstgebärende 117
- Erythroblastose 135
- extrem untergewichtige 290
- Familienstand 119–120
- Fehlbildungen 158
- – fetale 129–137, 158
- – kindliche 258
- – uterine 140
- Fibroplasie, retrolentale 288
- forensische Probleme 289
- frühe 142
- Gastarbeiterinnen 120
- Geburtenabstand 118
- Geburtsgewicht 103–104
- Geburtshelfer 257, 290
- – Qualifikationen 264
- Geburtshilfe, Regionalisierung 289
- Geburtsvorbereitungskurse 116
- Gefängnisaufenthalt 125
- Gehirn, Vulnerabilität 257
- Gehörschäden 288–289
- Gestationsalter 102, 336
- Gestose 158
- Gesundheitsverhalten 111–112
- Gewichtsabnahme 283
- Gewichtsgrenze 102
- Glucose 283
- Hämorrhagien, peri- und intraventrikuläre 257
- Häufigkeit 102–103, 336
- Harnwegsinfektionen 163–164
- Hautemphysem 276
- HELLP-Syndrom 150
- Herzerkrankungen, maternale 151
- Herzinsuffizienz 279
- Herz-Kreislauf-Therapie 274
- Herzmassage 272
- Herztamponade 276
- HFO-Beatmung 275
- Hirndurchblutung 286
- – Regulationsmechanismen 338
- Hydramnion 132–134, 140
- Hyperkapnie 337
- Hypertonie 153–154
- Hyperviskosität 280
- Hypoglykämie 284
- Hypophysen-Nebennierenrinden-Achse 236
- Hypothyreose, tertiäre 284
- Hypotonie 152

Frühgeborene/Frühgeburt
- Hypoxie 271, 279, 337
- immunologische Reaktion 171
- Infektionen 157–175, 285–286
- – – aszendierende 169–171, 223
- – – Prophylaxe 167–169
- Insulinresistenz 284
- Intensivmedizin 267–293
- Intensivtherapie 289
- Intrauterininfektion 140
- Intubation, Tubuspflege 278
- Känguruhmethode 242
- Katabolie 284
- Katecholaminsekretion 235
- Kernikterus 287
- Klassifikation, ätiologische 140
- kleine, Intensivmedizin 273–274
- Körpergewicht 122
- Körpergröße 122
- Koffein 121
- Koitusfrequenz 123
- Konisation 142
- konstitutionelle Aspekte 111, 122
- Kopfumfang, Entwicklung 337
- Kreislaufmonitoring, kontinuierliches 280
- Kürettage 141
- Langzeitbeatmung 278
- Langzeitversorgung 267–293
- – – Komplikationen 275–289
- Late-onset-Infektion 286
- Lebenssituation, belastende 124, 238
- Ledigenstatus 119
- Leistenhernien 282
- Leukomalazie, periventrikuläre 271, 287, 337–343
- Linksherzversagen 280
- Links-rechts-Shunt 280
- Luft, extraalveoläre 275–276
- Lungenembolie 154
- Lungenentfaltungsstörungen 337
- Lungenreifungsinduktion 211, 257
- Magen-Darm-Kanal 281
- Mantelpneumothorax 276
- Maskenbeatmung 272
- Mehrlingsschwangerschaft 134, 158, 359–360, 364
- Mekonium 281
- Membranoxygenierung, extrakorporale (ECMO) 274
- Meningitis 337
- minimal handling 273
- Morbidität 105–106, 337
- Mortalität 103–105, 336
- Mutter-Kind-Beziehung 241
- Muttermilch 242, 283
- Myome 140
- Myomenukleation 142
- Nabelarterienkatheter 273, 280
- Nabelschnurvorfall 72
- Nahrungsaufbau 283
- Nasen-CPAP 274
- Neonatalmortalität 337

Frühgeborene/Frühgeburt
- Netzhaut, unreife 271
- Neugeborenen-Intensivstation 258
- Neugeborenen-Notarztdienst 265
- Nierenagenesie, bilaterale 132
- Niereninsuffizienz, akute 283–284
- Noradrenalinsekretion 235
- obere Luftwege, traumatische Schäden 278
- Ödeme 284
- ökologische Kontexteffekte 112
- Oligohydramnion 132–133
- Partnerbeziehung 119–120
- PEEP-Beatmung 274
- Perinatalsterblichkeit 289
- Persönlichkeitsmerkmale 126
- Pertussisimpfung 277
- Pflege, sanfte 273
- Placenta praevia 140, 158
- Plazentainsuffizienz 152
- Plazentationsstörungen 140
- Pneumomediastinum 276
- Pneumonie 278, 337
- Pneumoperikard 276
- Pneumothorax 315
- Polyglobulie 280
- Porenzephalie 287
- Präeklampsie 140
- Prävention 106–107
- Primärversorgung 263–266
- Progesteron 201
- Prognose 103
- psychogene Aspekte 124–126
- Psychophysiologie 243
- Psychoprophylaxe 238–240
- psychosoziale Einflußfaktoren 233–244
- psychosoziales Umfeld 290
- psychovegetative Harmonisierung 238
- pulmonale Hypoplasie 336–337
- Pyelonephritis gravidarum 163
- Rachenbeatmung 272
- Rassenzugehörigkeit 120
- Rauchen 120
- Reanimation 271
- Reifealter 270
- Rendell-Baker-Maske 272
- Reproduktionsverhalten 111, 118
- Residualkapazität, funktionelle (FRC) 274–275
- Retina, Vaskularisierung 288
- Retinopathia prematurorum 288
- Risikofaktoren 106
- – postnatale 337
- Risikoklassifizierung 198
- Säure-Basen-Status 273
- Schädellage 258
- Scheidung 119
- Schock 271, 337
- Schwangerenbetreuung 112
- Schwangerenvorsorge 107, 115–116, 147–148, 234
- Schwangerschaftsbeendigung, vorzeitige 202

Frühgeborene/Frühgeburt
- Schwangerschaftsblutungen 142, 146–147
- Schwangerschaftsdauer 290
- Schwangerschaftserleben 125–126
- Sectio caesarea 142, 258
- seelische Belastungen, Anamnese 237–238
- Sepsis 162, 336–337
- Sexualverhalten 123
- SGA-Fetus 178, 189
- sozialmedizinische Aspekte 109–128
- Spannungspneumothorax 274, 276, 315
- stationäre Betreuung 240
- Streptokokken-B-Infektion 163
- Streptokokkenpneumonie 336–337
- Streß, psychosozialer 234
- Studiumabbruch 125
- Substratmangelrachitis 283
- Surfactant-Mangel 275
- Surfactant-Substitution 274
- Syndrom der inadäquaten ADH-Sekretion 284
- Teenager-Schwangerschaft 116
- Temperaturregulation 271
- Therapie, chirurgische 293–315
- Thoraxerkrankungen 313–315
- Thrombose 154
- Tod oder Behinderung des Kindes 242–243
- Tokolyse, psychologische Begleitung 239–240
- Tracheotomie 278
- Tragzeitklassen 104
- Trauma 155
- Trichomonaden 163
- Überforderung, chronische 243
- Überlebensmöglichkeit 268
- unreife, Katecholamine 271
- untergewichtige, extrem unreife 346
- Unterstützung bei ungünstigem Ausgang 242–243
- Unterstützungs- oder Betreuungsgruppe für frühgeburtsgefährdete Patientinnen 239
- Urogenitalinfektionen 158, 161, 163–164
- Ursachen 130
- – uterine 139–148
- vaginale Geburt 258
- Vaginose, bakterielle 161
- Ventrikelfunktion, linke 279
- vorausgegangene, Blasensprung, vorzeitiger, früher 247
- – – Schwangerenvorsorge 147
- Wachstum 284
- Wachstumsretardierung, intrauterine 152
- Wechseldruckbeatmung 274
- Wehentätigkeit, vorzeitige 106, 130, 158, 202
- Wohnverhältnisse 125

Frühgeborene/Frühgeburt
- Zeichen 257
- Zerebralparese, spastische 286
- Zervixinsuffizienz 140, 158, 222–223
- Zervixneoplasien 144
- Zervixpolypen 144
- ZNS 286–287
- Zwillingsschwangerschaft 134
Fußlage, Nabelschnurvorfall 72
Fußvorfall, Schädellage 79

G

Gardnerella-Besiedlung, Vaginalinfektionen 200
Gaschromatographie, Fruchtwasser 166
Gastroschisis 311
- Frühgeburt 132
- Hydramnion 135
Gebärmutter s. Uterus
Geburt
- Diabetes mellitus 68
- Einwilligung, mutmaßliche 380–381
- Fibrinolyse 29
- Fieber, Streptokokken-B-Infektion 162
  Gerinnungssystem 29
- Infektionen, aszendierende 165
- Infektionsdiagnostik 165–167
- Infektionsprophylaxe 167
- vaginale, Frühgeburt 258
Geburtenabstand, Frühgeburt 118
Geburtsalternativen, Aufklärung 379
Geburtsbeendigung
- Antibiotikaprophylaxe 64
- Reanimation, intrauterine 22
Geburtsbeginn
- Interleukine 169
- Nabelschnurvorfall 74
- Zytokine 169
Geburtsdauer, Cerclage 229
Geburtseinleitung, IUGR-Fetus 189
Geburtsgewicht
- Frühgeborene 103–104
- Life-event-stress-Skala 237
- Perinatalmorbidität 189
- Perinatalmortalität 189
- SGA-Fetus 189
Geburtshelfer
- und Anästhesist, Zusammenarbeit 382
- Arbeitsteilung 381–385
- Arzt, aufsichtsführender 383
- Arzt im Praktikum 376
- Aufgaben 266
- Aufklärungspflicht 378–380
- Berufspflicht 385
- Dokumentationspflicht 384–386
- Einzel- und Eigenverantwortlichkeit 381
- Facharztstandard 375–376
- Frühgeborene 257, 290
- Gesamtverantwortung 381
- Haftung 377–378

Geburtshelfer
- und Hebamme, Zusammenarbeit 382
- Kreißsaal-Bereitschaftsdienst 376
- Medikamente, Verabreichung 382–383
- Neugeborene, Reanimation 382
- Qualifikationen 264, 375–377
- Risiko- oder Eingriffsaufklärung 378
- Risikogeburt 383
- Übernahmeverschulden 376
- Verantwortung 375–377
- Vertrauensgrundsatz 381
- Weiterbildungsordnung der Bayerischen Landesärztekammer 264
- Zwillingsgeburt 367
Geburtshilfe
- Blasensprung, vorzeitiger, früher 255
- forensische Probleme 373–386
- Regionalisierung, Frühgeborene 289
Geburtskomplikation, Armvorfall 79
Geburtsleitung
- Hebamme 382
- Leukomalazie, periventrikuläre 343
- Mehrlingsschwangerschaft 363–370
- regelwidrige Vorgänge 382
Geburtsstillstand, Armvorfall 80
Geburtstermin, errechneter, Placenta-praevia-Blutung 34
Geburtstrauma
- Blutungen, postpartale 38
- Hirndurchblutung, fetale 13
Geburtsverlauf
- Fruchtwassermenge 85–90
- protrahierte, Blasensprung, vorzeitiger 258
- protrahierter, Amnioninfektionssyndrom 63
- – Atonie 38
- – Kindslagen, regelwidrige 258
Geburtsvorbereitungskurse, Frühgeburt 116
Geburtswehen, Prostaglandine 169
Gefäßläsionen, Blasensprung, vorzeitiger, früher 248
Gefäßunterbindungen, Blutungen, postpartale 42
Gehörschäden, Frühgeborene 288–289
geistige Retardierung, Alkoholsyndrom, embryofetales 122
Genußmittel, Wehentätigkeit, vorzeitige 196
Gerinnungsfaktoren, Schock, hypovolämischer 45
Gerinnungsinhibitoren, Schwangerschaft 28
Gerinnungsstörungen
- Eklampsie 53, 55
- HELLP-Syndrom 53, 55
- Hypertonie 153
- Präeklampsie 53, 55
- Schwangerschaftshypertonie 49
- Uterusinversion, puerperale 93
Gerinnungssystem
- Geburt 29

Gerinnungssystem
- Veränderungen, schwangerschaftsspezifische 28–29
Gesichtsfeldeinschränkung, Hypertonie 154
Gestationsalter
- Amnioninfektionssyndrom 62
- Chorioamnionitis 160
- Frühgeborene 102, 336
- - untergewichtige, extrem unreife 346
- Infektionsmorbidität 159
- Lungenreifungsinduktion 211
- Neonatalmortalität 336
Gestose
- Berufstätigkeit, Bedeutung 114
- Frühgeburt 158
- Oligohydramnion 86
Gewebshypoxie, Blasensprung, vorzeitiger, früher 248
Glucose
- Amnioninfektionssyndrom 252
- Fruchtwasser 166
- Frühgeborene 283
- IUGR-Fetus 188
Glucosetoleranztest, Vena-cava-Okklusionssyndrom 8
Glukokortikoide
- s. a. Kortikosteroide
- Enterokolitis, nekrotisierende 210
- Lungenreifungsinduktion 35, 54, 210–212
- pränatale, Placenta praevia 35
- Respiratory-distress-Syndrom (RDS) 210
- Surfactant 322
- Ventrikelblutungen, fetale 210
- Wehentätigkeit, vorzeitige 236–237
Glycin/Valin-Quotient 184
Gonokokkeninfektion
- Cephalosporine 168
- Frühgeburt 163
Granulozyten, polymorphkernige, Blasensprung, vorzeitiger, früher 248
Granulozytenelastase
- Amnioninfektionssyndrom 251
- Infektionsdiagnostik 165
Grunting s. Stöhnen, exspiratorisches

H

Hämatokrit, Betamimetika 206
Hämatom
- retroplazentares, Bradykardie, fetale 15
- - Sonographie 33
Hämaturie, HELLP-Syndrom 51
Hämodilution, IUGR-Fetus 188
hämodynamische Veränderungen, schwangerschaftsspezifische 26–27
Hämoglobin
- Betamimetika 206
- Wehentätigkeit, vorzeitige 200

Hämoglobinopathie, Wachstumsretardierung, intrauterine 179
Hämolyse
- HELLP-Syndrom 51, 154
- Schock, septischer 44
hämolytisch-urämisches Syndrom, Eklampsie/Präeklampsie/HELLP-Syndrom 49
Hämophilie, Blutungen, postpartale 38
Hämorrhagien s. Blutungen
Halbseitenlagerung
- Hypoxie, fetale 20
- Vena-cava-Kompressionssyndrom 20–21
Halstumoren, Hydramnion 135
Halten des Uterus, Frühatonie 40
Haltungsanomalien
- Armvorfall 78
- Hydramnion 89
Harnstau, Differentialdiagnose 155
Harnstoffkonzentrationen, Blutungen, prä-/intrapartale 37
Harnwegsinfektionen
- Frühgeburt 163–164
- Streptokokken-B-Infektion 162
Hautdurchblutung, Hypoxie, fetale 19
Hautemphysem, Frühgeborene 276
Hebamme
- Aufgaben 266
- Dammschnitt 383
- und Geburtshelfer, Zusammenarbeit 382
- Geburtsleitung 382
- Handlungen, spezielle 383
- Medikamentenverabreichung 382–383
- Risikogruppen 383
- Schulterdystokie 383
- Sonderstellung 383
- Wundnaht 383
- Zwillingsgeburt 367
HELLP-Syndrom 48, 50–52
- Blutungen, parenchymatöse 51
- Entwicklung 48
- Frühgeburt 150
- Gerinnungsstörungen 53, 55
- Hämolyse 154
- Heparinprophylaxe 55
- Hypertonie 153
- Laborbefunde 51–52
- Leberkapselblutung 155
- Lungenreifungsinduktion 54, 211
- Oberbauchbeschwerden 51
- Pathogenese 49
- Perinatalmortalität 56
- Plasminogenaktivator-Inhibitor Typ 1 53
- Plazentalösung, vorzeitige 51, 53
- postpartales 51
- Rezidivrisiko 56
- Schwangerschaftsbeendigung 53
- Symptome 51
- Therapie 53–55
- Thrombozyten 53, 154

HELLP-Syndrom
- Tokolyse 54
- Verlauf und Prognose 51, 56
- Wachstumsretardierung, intrauterine 179
Hemihypertrophie, Wilms-Tumor 308
Hemiparese, Leukomalazie, periventrikuläre 344
Heparinprophylaxe
- Eklampsie 55
- HELLP-Syndrom 55
- Präeklampsie 55
Heparintherapie, Blutungen, postpartale 38
Hernien
- inguinale 308–309
- - Frühgeborene 282
- - Maldescensus testis 310
- Zwerchfelldefekte 312–313
Herpesviren, Wachstumsretardierung, fetale 179
Herzbeuteltamponade, Schock, kardiogener 43
Herzerkrankungen, maternale 151
Herzfehler, fetale, Hydramnion 135
Herzfrequenz
- fetale, Akuttokolyse 19
- - Nabelschnurvorfall 73
- - Reanimation, intrauterine 22
- - Rückenlagerung 7
- - Uterusruptur 83
- - Vena-cava-Okklusionssyndrom 7
- IUGR-Fetus 187
- maternale, Fruchttod, intrauteriner 16
- Schwangerschaft 26
Herzinfarkt, Frühgeburt 151
Herzinsuffizienz 4
- Frühgeborene 279
Herzklappe, künstliche, Frühgeburt 151
Herz-Kreislauf-Therapie, Frühgeborene 274
Herzmassage, Frühgeborene 272
Herzminutenvolumen
- Akuttokolyse 19
- Lageabhängigkeit 5
- Schwangerschaft 26
- Spinalanästhesie 9
- Uteruskontraktionen 5
- Vena-cava-Okklusionssyndrom 4–5
Herzrhythmusstörungen, kindliche, Bradykardie, fetale 16
Herztamponade, Frühgeborene 276
Hexoprenalin
- Dosierungen 204
- Tokolyse 204, 206
High-cardiac-output-Failure, Hydramnion 135
Hirnblutungen
- Frühgeburt, drohende 257
- Lungenreifungsinduktion 211
Hirndurchblutung, Frühgeborene, Regulation 338
Hirnfunktionen, Hypoxie, fetale 187

Hirnödem
– Eklampsie 50
– Hypoxie, fetale 13
Hirnschädigung, fetale
– Bradykardie 14
– Hypoxie 13–14
– Nabelschnurvorfall 72
Hirschsprung-Krankheit 298, 302–303
HIV-Infektion, Amnioninfektionssyndrom 62
HIV-positive, Neugeborene 266
Hochfrequenzoszillations-(HFO-) Beatmung, Frühgeborene 275
Hochrisikoschwangerschaft, Ursachen 265
Hochschieben des vorangehenden Teils
– Hypoxie, fetale 20
– Nabelschnurkompression 21
– Nabelschnurvorfall 74–75
Hodenektopie 310
Hodenhochstand s. Maldescensus testis
Hodge-Pessar 227
hPL s. Plazentalaktogen, humanes
Hughes-Einteilung, Neuroblastom 307
Hutchinson-Handgriff, Invagination 300
hyaline Membranen, Atemnotsyndrom 324
Hydramnion/Polyhydramnion 87–89
– AFP-Konzentration 88
– akutes 135
– Amnionflüssigkeits-Index 87, 133
– Armvorfall 78
– Atonie 38
– Ausscheidungsrate, Störungen 88
– Blasensprung, vorzeitiger 136
– – früher 246
– Blutungen, postpartale 38
– Cerclage 226
– chronisches 135
– Darmobstruktionen 135
– Diabetes mellitus 134
– Druck, intraamnialer 133–134
– Einstellungsanomalien 89
– Entlastungspunktionen 133
– Erythroblastose 135
– Fehlbildungen 87–88, 295–296
– – fetale 132–134
– feto-fetale Transfusion 88
– feto-fetales Transfusionssyndrom 134, 358
– Frühgeburt 132–134, 140
– Haltungsanomalien 89
– Hydrops 135
– Indometacin 88, 209
– Lageanomalien 89
– Lungenreifungsinduktion 136
– Mediastinaltumoren 135
– Mehrlingsschwangerschaft 357
– Nabelschnurvorfall 72
– Pathophysiologie 135
– Schluckmechanismus, Störungen 88, 135
– Schluckstörungen, fetale 135

Hydramnion/Polyhydramnion
– Urinproduktion, vermehrte 135
– Wehentätigkeit, vorzeitige 136, 209
– Zwerchfellhernie 135
– Zwillingsschwangerschaft 88
Hydrocele funiculi spermatici s. Hydrozele
Hydrocephalus
– e vacuo 343
– internus e vacuo 340
Hydrochlorothiazid, bronchopulmonale Dysplasie 277
Hydronephrose, Differentialdiagnose 308
Hydrops fetalis
– Cerclage 226
– Hydramnion 135
Hydrothorax, Hydramnion 135
Hydroxyäthylstärke, IUGR-Fetus 188
Hydroxyperoxide, Plazentaischämie 195
Hydrozele 309–310
Hydrozephalus
– hämorrhagischer, Leukomalazie, periventrikuläre 343
– Hydramnion 87
– Hypoxie, fetale 13
Hyperaldosteronismus, Hydramnion 87
Hyperfibrinolyse, Uterusinversion 93
Hyperhydratation, Schock, hypovolämischer 44
Hyperkaliämie, Blutungen, prä-/intrapartale 37
Hyperkapnie, Frühgeborene 337
Hyperkinesen, extrapyramidale, Leukomalazie 344
Hypermagnesiämie, fetale 207
Hyperpolysystolie, fetale 14–15
Hyperreflexie 48
Hyperthyreoidismus, Schwangerschaft 37
hypertone Krise, Hypoxie, fetale 14
Hypertonie
– arterielle, Diabetes mellitus 134
– Frühgeburt 153–154
– Gesichtsfeldeinschränkung 154
– Komplikationen 153
– Lungenödem 154
– Ödeme 153
– Proteinurie 153
– pulmonale, persistierende, Lungenhypoplasie 327
– – Ventrikeldilatation 185
– schwangerschaftsinduzierte, Blasensprung, vorzeitiger, früher 251
– – Flußumkehr, diastolische 186
– – Plazentainsuffizienz 15
– – Wachstumsretardierung, intrauterine 186
– Thrombozytopenie 154
– Wachstumsretardierung, fetale 154
– Zyanose 154
Hyperventilation, Reanimation, intrauterine 21
Hyperventilationstetanie, Differentialdiagnose 50

Hyperviskosität
– Frühgeborene 280
– IUGR-Fetus 180
Hypervolämie, Schwangerschaft 27
Hypofibrinogenämie, kongenitale, Abruptio placentae 32
Hypoglykämie
– Frühgeborene 284
– IUGR-Fetus 179–180
Hypokaliämie
– Diabetes mellitus 68
– Tokolyse 206
Hypophysen-Nebennierenrinden-Achse, Frühgeburt 236
Hypothyreose, tertiäre, Frühgeborene 284
Hypotonie
– Frühgeburt 152
– Geburtsrisiken 152
– kalte, Schock, septischer 44
– maternale 36
– – Bradykardie, fetale 15
– – Hypoxie, fetale 14
– Rückenlagerung 4
– Schwangerschaft 152
Hypotrophie, Alkoholsyndrom, embryofetales 122
Hypoxie
– fetale 11–22
– – s. a. Bradykardie, fetale
– – Akuttokolyse 18–20
– – Diagnose 14–16
– – Differentialdiagnose 16
– – Entbindung 17
– – Erythropoetin 184
– – Geburtsbeendigung 16–17
– – Hautdurchblutung 19
– – Hirnfunktionen 187
– – Kindsbewegungen 187
– – Lipolyse 184
– – Nabelschnurkomplikationen 15, 20
– – Notsectio 17
– – Parazervikalanästhesie 12
– – Plazentainsuffizienz 12
– – Polyglobulie 184
– – Reanimation, intrauterine 17–18
– – Sauerstoffmangel, intrauteriner 12
– – Therapie 16–22
– – Triglyzeride 184
– Fruchtwasserembolie 43
– Frühgeborene 271, 279, 337
– Hirnschädigung, fetale 13–14
– intrauterine, Mehrlingsschwangerschaft 364
– – Nabelschnurvorfall 72–73
– IUGR-Fetus 187, 190
– perinatale, Leukomalazie, periventrikuläre 340
– Wachstumsretardierung, intrauterine 183–187
Hysterektomie
– Abruptio placentae 36
– Antibiotikaprophylaxe 64

Hysterektomie
– Blutungen, postpartale 42
– Placenta accreta 40
– Placenta-praevia-Blutung 34
– Plazentalösung, verzögerte 41
– Uterusruptur 84
Hysteroresektoskopie, Uterus myomatosus 145
Hysterosalpingographie, Uterusfehlbildungen 143
Hyteroskopie, Uterusfehlbildungen 143

I

IGF (Insulin-like Growth-Factor), SGA-Fetus 182
IGFBP-1 (insulin-like growth factor binding protein), Blasensprung, vorzeitiger 250
Ileus, Neugeborene 298–302
Immunabwehr, lokale, Vaginalsekret 236
Immunkompetenz, Wehentätigkeit, vorzeitige 237
Indometacin
– Dosierungen 204
– Ductus arteriosus persistens 280
– Hydramnion 209
– Komplikationen 206
– Kontraindikationen 203
– Plazentaschranke 208
– Tokolyse 204, 208
Infektionen
– aszendierende, Abort 223
– – Blasensprung, vorzeitiger, früher 247
– – Frühgeburt 169–171, 223
– – Geburt 165
– – Wehentätigkeit, vorzeitige 223
– – Zervixinsuffizienz 223
– – Zervixreifung 223
– nach Atemnotsyndrom 333
– Blutungen, prä-/intrapartale 31
– Frühgeburt 157–175, 285–286
– Mikroorganismen, Stoffwechselprodukte 170
– pulmonale, Surfactant-Therapie 331
– Tumornekrosefaktor 170
– vaginale, Cerclage 226
– – Wehentätigkeit, vorzeitige 199, 213
– Zytokine 170
Infektionsdiagnostik
– Geburt 165–167
– Schwangerschaft 164–167
– Sepsis, neonatale 165
Infektionsmorbidität 159
– Blasensprung, vorzeitiger 159
Infektionsprophylaxe
– Antibiotika 167
– Frühgeburt 167–169
Infusionsurogramm, Uterusfehlbildungen 143
Inhalationsnarkose, Vena-cava-Okklusionssyndrom 9

Insulin-like Growth-Factor s. IGF
Insulinpumpe, glucosegesteuerte 68
Insulinresistenz, Frühgeborene 284
Intensivmedizin
– Frühgeborene 267–293
– – kleine 273–274
– Surfactant-Therapie 332
Interferone, Infektionen 170
Interleukine
– Amnioninfektionssyndrom 251
– Fruchtwasser 166, 169–170
– Geburtsbeginn 169
– Infektionen 170
– Wehentätigkeit, vorzeitige 170, 195
Interruptio, vorausgegangene s. Abruptio graviditatis
intestinale Dysplasie 303–304
intrauterine growth retardation s. IUGR (-Fetus)
Intrauterininfektion, Frühgeburt 140
Intubation, Zwerchfelldefekte 312
Invagination 298–300
Inversio uteri 42, 95
– s. Uterusinversion, puerperale
– Cord-Traction 42
ischämischer Infarkt, Leukomalazie 338
Ischiopagus 354–355
Isoimmunisierung 37
isthmozervikale Insuffizienz s. Zervixinsuffizienz
IUGR (intrauterine growth retardation) 178
– s. a. Wachstumsretardierung, intrauterine
– symmetrische 178
IUGR-Fetus
– Abdominalumfang 181
– Asphyxie 180
– Chordozentese 183
– Doppler-Sonographie 182, 186
– Durchblutungsstörungen, uteroplazentare 186
– Fehlbildungen 183
– Fehlklassifikation 180
– Fetalblutanalyse 184
– Flußumkehr, diastolische 186
– Hyperviskosität 180
– Hypoglykämie 180
– Kardiotokographie 185
– Medikamente, auslösende 179
– Mekoniumaspiration 180
– Pfropfgestosen 179
– Plazentalaktogen, humanes 184
– Plazentazentese 184
– Urinproduktion 184

J

Johnson-Reposition, Uterusinversion, puerperale 94–95

K

Känguruhmethode, Frühgeborene 242
Kaiserschnitt s. Sectio caesarea
Kardiomyopathie, peripartale 43
kardiopulmonale Insuffizienz, maternale, Hypoxie, fetale 12
Kardiotokographie (CTG)
– Amnioninfektionssyndrom 252
– externe, Vena-cava-Okklusionssyndrom 8
– interne, Amnioninfektionssyndrom 62
– IUGR-Fetus 185
– Lungenreifung 33
– Magnesium 54
– Nabelschnurvorfall 74
– Plazentalösung, vorzeitige 33
– Schwangerschaftsblutungen 146
– Wachstumsretardierung, intrauterine 185
– Wehentätigkeit, vorzeitige 199, 239
Kartagener-Syndrom, Bronchiektasen 314
Katabolie, Frühgeborene 284
katastrophales Syndrom, Leukomalazie 342
Katecholamine
– Akuttokolyse 19
– Atemnotsyndrome 184
– Frühgeburt 235, 271
– Hypoxie, fetale 13
– Neugeborene, unreife 271
K-CTG s. Kinetokardiotokographie
Kehrer-Spinelli-Technik, Uterusinversion 96
Kernikterus, Frühgeborene 287
Kernspintomographie, Blutungen, prä-/intrapartale 33
Keuchhusten, Atemnotsyndrom 333
Kindsbewegungen
– Hypoxie, fetale 187
– Rückenlagerung 7
Kindsgewicht, vermindertes, Abruptio placentae 32
Kindslagen
– regelwidrige, Geburtsverläufe, protrahierte 258
– Zwillinge 364
Kinetokardiotokographie, Wachstumsretardierung, intrauterine 185
Klappenstenose, Schock, kardiogener 43
Knielage, Nabelschnurvorfall 72
Koagulopathie
– Blutungen, postpartale 38
– – prä-/intrapartale 36
– erworbene 36
– Schwangerschaftshypertonie 49
Koffein, Frühgeburt 121
kognitive Funktionen, Leukomalazie 345
Kohlendioxidpartialdruck, Vena-cava-Okklusionssyndrom 8
Kolonatresie 297

Kolpitis 201
Kolpotomie, Cerclage 228
Konisation, Frühgeburt 142
Konjunktivitis, Chlamydia trachomatis 161
Kortikosteroide
– s. a. Glukokortikoide
– ACTH-Überstimulation 328
– Amnioninfektionssyndrom 328
– Blasensprung, vorzeitiger 254, 328
– Blutung, intrazerebrale 328
– Ductus arteriosus, persistierender 328
– Enterokolitis, nekrotisierende 328
– Frühgeburt, drohende 328
– Lungenreifungsinduktion 254
– Mehrlingsschwangerschaft 328
– Surfactant 329
Krampfanfall, Hypoxie, fetale 12
kraniofaziale Dysmorphie, Alkoholsyndrom, embryofetales 122
Kraniopagus 354
Kreislaufmonitoring, kontinuierliches, Frühgeborene 280
Kreißsaal-Bereitschaftsdienst, Geburtshelfer 376
Kryptorchismus s. Maldescensus testis
Kürettage
– Chlamydia trachomatis 162
– Frühgeburt 141
Küstner-Piccoli-Technik, Uterusinversion 96
Kurztokolyse, Magnesium 208

L

Laborparameter, Wehentätigkeit, vorzeitige 199
Ladd-Bänder
– Double-Bubble-Phänomen 298
– Duodenalatresie 299
Lähmungen, spastische, Leukomalazie, periventrikuläre 344
Lageanomalien
– Hydramnion 89
– Nabelschnurvorfall 72
Laktatazidose, Atemnotsyndrom 324
Laktatkonzentration, Hypoxie, fetale 13
Lambdazeichen, Zwillingsschwangerschaft 356
Lamellenkörperchen, Typ-II-Pneumozyten 319, 322, 328
Langzeitbeatmung, Frühgeborene 278
Laparotomie
– Blutungen, postpartale 41
– explorative, Uterus myomatosus 145
Larrey-Hernie 312
Laserchirurgie, hysteroskopische, Uterus myomatosus 145
Late-onset-Infektion, Frühgeborene 286
Leberkapselblutung, HELLP-Syndrom 155

Lecithin/Sphingomyelin-Quotient, Atemnotsyndrom 325
Leistenbruch s. Hernien, inguinale
Leistenhoden s. Maldescensus testis
Leopold-Handgriffe, Vena-cava-Okklusionssyndrom 8
Leukomalazie, periventrikuläre
– Ätiologie 337–339
– Betreuung, postnatale 343
– Bewegungsstörungen 344
– Einblutungen 341
– Entstehung, silente 342
– – zeitlicher Ablauf 339–341
– Enzephalopathie, hypoxisch-ischämische 341
– Frühgeborene 271, 337–343
– Geburtsleitung 343
– Hemiparese 344
– Hirndurchblutung, Regulation 338
– Hirnschädigung 337–339
– Hydrozephalus 340, 343
– Hyperkinesen 344
– Hypoxie, perinatale 340
– ischämischer Infarkt 338
– katastrophales Syndrom 342
– Kernspintomographie 341
– Klinik 341–342
– kognitive Funktionen 345
– Lähmungen, spastische 344
– Lebensqualität 345
– Magnesium 343
– Massenblutungen, intraventrikuläre 342
– neurologische Störungen, bleibende 344–346
– Neurolyse 341
– Ödem-Blutung-Atrophie 340
– Pathogenese 33, 338–339
– saltatorisches Syndrom 342
– Schulleistungen 345
– Schweregrade 341
– Sonographie 339–341
– stuttering course 342
– Tetraparese, spastische 344
– Therapie 343
– Ventrikelvergrößerung 341
– Verhaltensstörungen 345
– Verhütung 343
Leukopenie, Amnioninfektionssyndrom 61
Leukotriene
– Blasensprung, vorzeitiger, früher 248
– Synthese 170
– Wehentätigkeit, vorzeitige 195
Leukozytenesterase
– Amnioninfektionssyndrom 252
– Fruchtwasser 166
Leukozytose, Infektionsdiagnostik 165
Life-event-stress-Skala
– Frühgeburt 237
– Geburtsgewicht 237
Linksherzversagen, Frühgeborene 280
Links-rechts-Shunt, Frühgeborene 280
Lipolyse, Hypoxie, fetale 184

Lippen-Kiefer-Gaumen-Spalten, Frühgeburt 131
Little-Krankheit 345
– Diplegie, spastische 344
Loßlaßschmerz, kontralateraler, Appendizitis 305
Low-birthweight-Rate, ökologische Kontexteffekte 112
Lunge
– Betarezeptoren, adrenerge 328
– Entwicklung, fetale 318
– nasse 327
Lungenatelektasen
– Absaugtechnik 278
– Atemnotsyndrom 323
– Frühgeborene 277–278
– Lagerungsbehandlung und Physiotherapie 278
Lungenembolie
– Frühgeburt 154
– postpartale 43
Lungenemphysem, lobäres, kongenitales 313
Lungenentfaltungsstörungen, Frühgeborene 337
Lungenfehlbildung, zystisch-adenomatoide, kongenitale, Hydramnion 135
Lungenhypoplasie
– Blasensprung, vorzeitiger, früher 251
– Differentialdiagnose 327
– Entwicklung 319
Lungenödem
– Atemnotsyndrom 324
– Betamimetika 206
– Bilanzierung 55
– Fruchtwasserembolie 43
– Hypertonie 154
– Magnesium 207
Lungenreifung, Kardiotokographie 33
Lungenreifungsinduktion
– Ambroxol 212, 329–330
– Aminophyllin 329
– Amnioninfektionssyndrom 211
– Amniophyllin 330
– AMP, zyklisches 329–330
– Betamethason 211
– Betamimetika 212, 329–330
– Blasensprung, vorzeitiger 211, 254
– Chorioamnionitis 211
– Dexamethason 211
– Frühgeburt 211
– – drohende 257
– Gestationsalter 211
– Glukokortikoide 54, 210–212
– HELLP-Syndrom 54, 211
– Hirnblutungen 211
– Hydramnion 136
– Kortikosteroide 254
– Östrogene 329–330
– Präeklampsie 54, 211
– Prolactin 329–330
– Schilddrüsenhormone 212
– Schwangerschaftsalter 255

Lungenreifungsinduktion
- Schwangerschaftsblutungen 147
- Selbstinduktion 184
- Thyroxin 329–330
- Tokolyse 207
- TRH 212, 329–330

Lungensequestration 314
- Pneumonie, rezidivierende 314

Lungenversagen, progressives, Schwangerschaft 37

Lungenzysten, kongenitale 313–314

Lupus erythematodes, Eklampsie/Präeklampsie/HELLP-Syndrom 49

M

Magen-Darm-Kanal, Frühgeborene 281
Magnesium
- Dosierungen 204
- Hypermagnesiämie, fetale 207
- Kardiotokogramm 54
- Komedikation, orale 208
- Kurztokolyse 208
- Leukomalazie, periventrikuläre 343
- Nebenwirkungen 207–208
- Schwangerschaftsverlängerung 34
- Tokolyse 204, 207–208, 214
- Überdosierung 207
- Wehentätigkeit, vorzeitige 201

Magnesiumintoxikation, Neugeborene 207
Magnesiummangel, Uteruskontraktionen 201
Magnesiumsulfat
- Applikationsweise 207
- Komplikationen 206
- Kontraindikationen 203
- Pharmakokinetik 207

Magnesiumtherapie 54
- Schwangerschaft 201

Maldescensus testis 310
- Leistenbruch 309

Malrotation 300–301
Mantelpneumothorax, Frühgeborene 276
Manualhilfe, Plazentalösung, verzögerte 40

Marfan-Syndrom
- Differentialdiagnose 155
- Frühgeburt 151

Maskenbeatmung, Frühgeborene 272
Massenblutungen, intraventrikuläre, Leukomalazie 342
Maturitas praecox placentae 248
McDonald-Cerclage 228
Meckel-Divertikel
- Differentialdiagnose 305
- Invagination 299

Mediastinaltumoren, Hydramnion 135
Megacolon congenitum 298
Megakolon 302
- symptomatisches, Differentialdiagnose 303

Megarektum 302
Mehrgebärende s. Mehrlingsgeburt
Mehrlingsgeburt
- s. a. Zwillingsentbindung/-geburt
- Anästhesie 366
- Analgesie 366
- Armvorfall 78
- Blutungen, atonische 38, 364, 370
- Fruchtwasserembolie 9
- Lagekonstellationen 364–365
- Nachgeburtsperiode 370
- Sectio caesarea 369–370
- Uterusruptur 83

Mehrlingsschwangerschaft 351–361
- Adaptation, mütterliche 356
- Amniozentese 357
- Beckenendlage 364
- Cerclage 226
- Chorionbiopsie 357
- Dystokie, uterine 364
- Entbindung 369
- Estriol 357
- Fehlbildungen 357
- Fehleinstellung des vorangehenden Kindes 364
- feto-fetales Transfusionssyndrom 358–359
- Fetozid, selektiver 357–358
- Fruchttod, intrauteriner 359
- Frühgeburt 134, 158, 359–360, 364
- Geburtsleitung 363–370
- Häufigkeit 353–354
- Hochrisikoschwangerschaft 265
- höhergradige 353
- hPL 357
- Hydramnion 357
- Hypoxie, intrauterine 364
- Kortikosteroide 328
- Lagekonstellationen 364
- Nabelschnurvorfall 72, 364
- Oligohydramnion 357
- Perinatalmortalität 356
- Plazentalösung, vorzeitige 364
- Pränataldiagnostik 357
- Schwangerenbetreuung 356–360
- Schwangerschaftsdauer 356
- Superfekundation 352–353
- Superfetation 352–353
- Überwachung, fetale 357
- Ultraschalldiagnostik 356–357
- vanishing twin 354
- Wachstumsretardierung, intrauterine 179, 360
- Wehentätigkeit, vorzeitige 202
- Zwillinge 352
- Zygotie 352–353

Mekonium
- Frühgeborene 281
- Hirschsprung-Krankheit 303

Mekoniumaspiration, IUGR-Fetus 180
Mekoniumileus 298
Membranlunge s. Atemnotsyndrom

Membranoxygenierung, extrakorporale
- Frühgeborene 274
- Zwerchfelldefekte 313

Membransyndrom s. Atemnotsyndrom
Meningitis, Frühgeborene 337
Meningomyelozele, Hydramnion 87
Mesenterialinfarkt, Differentialdiagnose 155
Mesenterium commune, Malrotation 300
Methylergometrin, Uteruatonie 39, 42
Metroplastik 143
Mikroenzephalie, Alkoholsyndrom, embryofetales 122
Mikroorganismen, Fruchtwasser 159
minimal handling, Frühgeborene 273
Mitralstenose, Frühgeburt 151
Mittelgesichtsanomalien, Frühgeburt 131
MLCK s. Myosin-light-chain-Kinase
Müller-Gänge
- Agenesie/Hypoplasie 143
- Fusionsstörungen, Frühgeburt 142

Multiparität
- Atonie 38
- Blutungen, postpartale 38
- Nabelschnurvorfall 72
- Placenta accreta/increta bzw. percreta 40
- Placenta praevia 31

Mutter-Kind-Beziehung, Frühgeburt 241
Muttermilch, Frühgeborene 242, 283
Muttermundsöffnung, Wehentätigkeit, vorzeitige 198
Muttermundverschluß, totaler
- Amnioninfektionssyndrom 62
- blutiger nach Szendi 228
- unblutiger nach Wurm-Hefner 228

Mutterpaß, Risiko-Score, Wehentätigkeit, vorzeitige 197
Mutterschaftsrichtlinien, Frühgeburt 106
Mutterschutzgesetz 196
Myelin, tubuläres, Surfactant 321
Mykoplasmeninfektion, genitale
- Antibiotikaprophylaxe 168
- Frühgeburt 163

myokardiale Ischämie, fetale, Betamimetika 206
Myokardnekrosen, Betamimetika 206
Myome s. Uterus myomatosus
Myomenukleation
- Frühgeburt 142
- Schwangerschaft 145
- Uterus myomatosus 145

Myosin-light-chain-Kinase (MLCK) 203–204
myotone Dystrophie, Hydramnion 87

N

Nabelarterienkatheter, Frühgeborene 273, 280
Nabelschnurarterie, singuläre 180

Nabelschnurkomplikationen
– Bradykardie, fetale 15
– Hypoxie, fetale 15, 20
Nabelschnurkompression
– Bradykardie, fetale 15
– Hypoxie, fetale 14
– Therapie 22
– weheninduzierte, Akuttokolyse 18
Nabelschnurpunktion s. Chordozentese
Nabelschnurvorfall 71–76
– Amniotomie 74
– Armvorfall, vollkommener 80
– Definition 74
– Häufigkeit 73
– Pathogenese 72
– Prophylaxe 74
– Therapie 74–75
– Untersuchung, vaginale 74
– Vena-cava-Kompressionssyndrom 75
– Zwillingsgeburt 76
Nachblutungen, atonische
– Blutungen, postpartale 38
– Uterusinversion 92
Nachgeburtsperiode
– Dauer 29
– Mehrlingsgeburt 370
– Plazentaausstoßung 29
– Uterusinversion, puerperale 92
– Zwillingsgeburt 370
Nahrungsaufbau, Frühgeborene 283
Nasen-CPAP, Frühgeborene 274
Natriumstoffwechselstörungen,
   Blutungen, prä-/intrapartale 37
Nebennierenrindeninsuffizienz,
   Schwangerschaft 37
NEC s. Enterokolitis, nekrotisierende
Neisseria gonorrhoeae s.
   Gonokokkeninfektion
Neonatalmorbidität 268
– Frühgeborene 337
Neonatalmortalität 194, 268
– Blasensprung, vorzeitiger, früher 250
– Frühgeborene 336–337
Neonatologe, Aufgaben 264
Nephroblastom s. Wilms-Tumor
Nephrolithiasis, Differentialdiagnose 155
Neugeborene
– Appendizitis 305–306
– Baden 266
– Bauchwanddefekte 311–313
– Bauchwanderkrankungen 308–310
– Bronchialsystemerkrankungen 313–315
– Candidose, mukokutane 164
– Darmerkrankungen, entzündliche 304–306
– Definition 268
– extrem unreif bzw. untergewichtig 268
– HIV-positive Mütter 266
– hypotrophe 270
– mäßig bzw. untergewichtig 268
– Magnesiumintoxikation 207
– Maskenbeatmung 272
– Neonatalmortalität 268

Neugeborene
– Neuroblastom 307
– Ovarzyste, stielgedrehte 306
– Pneumothorax 315
– Reanimation 264, 382
– reife, Atemnotsyndrom 323–334
– – bzw. normalgewichtige 268
– – Therapie, chirurgische 293–315
– – Wassergehalt 283
– Reifealterbestimmung 269–270
– schwerstgeschädigte, Behandlungspflicht 386
– sehr unreife bzw. untergewichtige 268
– Spannungspneumothorax 315
– Thoraxerkrankungen 313–315
– Tumoren 306–308
– unreife bzw. untergewichtig 268
– – Erstversorgung 271–272
– – physiologische Gewichtsabnahme 283
– Ventrikelblutungen 168
– wachstumsretardierte 270
Neugeborenen-Intensivstation,
   Frühgeburt 258
Neugeborenen-Notarztdienst 265
Neugeborenensepsis
– Antibiotikaprophylaxe 168
– Streptokokken-B-Infektion 162
Neugeborenensterblichkeit s. Neonatal-
   bzw. Perinatalmortalität
Neuralrohrdefekte
– Frühgeburt 131
– Hydramnion 87, 135
Neuroblastom 307
NID s. intestinale Dysplasie, neuronale
Nierenagenesie, bilaterale, Frühgeburt 132
Nierengeschwülste, Differentialdiagnose 308
Niereninsuffizienz, akute, Frühgeborene 283–284
Nierenrindennekrose, Blutungen, prä-/intrapartale 37
Nierenversagen
– akutes, Hypertonie 153
– Schwangerschaftshypertonie 48
Nifedipin
– Komplikationen 206
– Kontraindikationen 203
– Tokolyse 204, 209
Nikotinabusus
– Abruptio placentae 32
– Blasensprung, vorzeitiger, früher 246
– Frühgeburt 120
– IUGR 178
– SGA-Fetus 182
– Wehentätigkeit, vorzeitige 196
Nitabuch-Streifen, Plazentalösung 30
NO (nitric oxide, Nitroxid)
– Schwangerschaft 27
– Tokolyse 210
Nonrotation 300

Nonstreß-Test
– Blasensprung, vorzeitiger, früher 253
– Wachstumsretardierung, intrauterine 185
Noradrenalin
– Frühgeburt 235
– Hypoxie, fetale 13
noradrenerges System, Wehentätigkeit, vorzeitige 237
Notfall-Cerclage 226–227
– s. a. Cerclage
– Blasensprung, perioperativer 229
– Fruchtblasenprolaps 230
– Tokolyse 227–228
Notfallkaiserschnitt s. Notsectio
Notfalltokolyse
– s. a. Tokolyse
– Beta-Sympathomimetika 18
Notsectio
– s. a. Sectio caesarea
– Indikationen 17, 189
– Verlegung des Kindes 241
– Wehenhemmung, medikamentöse 17

O

O_2-Radikale, Plazentaischämie 195
O_2-Radikalenfänger, Leukomalazie, periventrikuläre 343
O'Sullivan-Reposition, Uterusinversion, puerperale 94–95
Oberbauchbeschwerden, HELLP-Syndrom 51
Obstipation, chronische, Differentialdiagnose 303–304
Ödeme
– Frühgeborene 284
– HELLP-Syndrom 51
– Hypertonie 153
Ösophagusatresie 294–295
– Frühgeburt 132
– Hydramnion 87, 135
Östrogene
– Lungenreifungsinduktion 329–330
– Surfactant 322
Oligohydramnion 86–87
– Amnionflüssigkeitsindex 184
– Fehlbildungen 86–87
– feto-fetales Transfusionssyndrom 358
– Frühgeburt 132–133
– Lungenhypoplasie 319
– Mehrlingsschwangerschaft 357
– Plazentainsuffizienz 15
– Wachstumsretardierung, intrauterine 181
Oligurie
– Betamimetika 206
– Blutungen, postpartale 39
– – prä-/intrapartale 37
– Schock, septischer 44
Omphalozele 311
– Fehlbildungen, assoziierte 311

Omphalozele
- Frühgeburt 132
- Hydramnion 135

Opsomyoklonie, Neuroblastom 307

Oszillationen
- Infektionsdiagnostik 165
- Plazentainsuffizienz 15

Ovarialtumor, Stieldrehung, Differentialdiagnose 155

Ovarialzyste, stielgedrehte, Neugeborene 306

Oxygenierung, fetale
- Kaiserschnittlagerung 9
- Rückenlagerung 8

Oxytocin
- Frühatonie 39
- Plazentalösung 31
- Reanimation, intrauterine 21
- Spätatonie 42
- Überdosierung, Uterusruptur 82
- Uterusatonie 38

Oxytocinantagonisten, Tokolyse 209–210, 214

Oxytocinbelastungstest, Wachstumsretardierung, intrauterine 185

P

Pagusbildung 354–355
Pancreas anulare 296
- Double-Bubble-Phänomen 298
Pankreatitis, Differentialdiagnose 155
Parazervikalanästhesie, Komplikationen 12
Parität, Abruptio placentae 32
Parvovirus-B19-Infektion, Hydramnion 135
pCO_2 s. Kohlendioxidpartialdruck
PEEP, Frühgeborene 274
Pelvic-Score nach Bishop 223
Peña-Operation, anorektale Atresie 298
Pendelhoden 310
Perfusionsstörungen, Uterusfehlbildungen 143
Periduralanästhesie 382
- Hypoxie, fetale 14
Perinatalmorbidität, Geburtsgewicht 189
Perinatalmortalität 194, 374
- Amnioninfektionssyndrom 63
- Asthma bronchiale 154
- Eklampsie 56, 153
- Frühgeborene 103–105, 289
- Geburtsgewicht 189
- HELLP-Syndrom 56
- Mehrlingsschwangerschaft 356
- Uterusruptur 83
Peritonitis
- Bridenileus 301
- Invagination 300
Pertussisimpfung, Frühgeborene 277
Peyer-Plaques, vergrößerte, Invagination 299

PFC-Syndrom 327
Pfropfgestosen, IUGR-Fetus 179
Phosphatidylcholin, Surfactant 320
Phosphatidylglycerin
- Blasensprung, vorzeitiger 250
- Surfactant 320
Phospholipase A2
- Blasensprung, vorzeitiger, früher 248
- Chorion 170
- Eklampsie/Präeklampsie/HELLP-Syndrom 49
Phospholipasen, Prostaglandinsynthese 170
Phospholipide, Surfactant 320
pH-Wert-Bestimmung, Vaginalsekret 164
Pilzinfektion, Schwangerschaft 164
Placenta
- accreta 34, 37
- – Ätiologie 41
- – Blutungen, postpartale 38
- – Hysterektomie 40
- – Plazentalösung 40
- – – verzögerte 41
- – Uterusinversion 92
- adhaerens, Uterusinversion 92
- increta, Plazentalösung 40
- – Nabelschnurvorfall 72
- percreta, Ätiologie 41
- – Plazentalösung 40
- – Uterusruptur 83–84
- praevia, Akuttokolyse 21
- – Blutungen, prä-/intrapartale 31
- – Cerclage 226
- – Diagnostik 31–32
- – Folgen 36
- – Frühgeburt 140, 158
- – Glukokortikoidbehandlung, pränatale zur Lungenreifung 35
- – Inzidenz 31–32
- – Isoimmunisierung 37
- – marginalis 37
- – Plazentalösung 34
- – Rhesus-Immunglobuline 37
- – Schwangerschaftsblutungen 146
- – Sectio caesarea 34
- – Therapie 33–35
- – Ultraschalluntersuchung, transvaginale 33
- – Wehentätigkeit, vorzeitige 197
Placenta-praevia-Blutung 34
- A. hypogastrica/uterina, Ligatur 34
- Notsectio 17
- Rhesusprophylaxe 34
- Therapie 34
Plasmaexpander, Frühatonie 39
Plasminogenaktivatoren, Schwangerschaft 28
Plasminogenaktivator-Inhibitoren
- HELLP-Syndrom 53
- Schwangerschaft 28
Plazenta
- Prostaglandinsynthese 170
- stark verkalkte, SGA-Fetus 182

Plazentaausstoßung, Nachgeburtsperiode 29
Plazentadurchblutung
- Akuttokolyse 18, 20
- Hypoxie, fetale 12
- NO 27
Plazentaimplantation, fundale, Uterusinversion, puerperale 92
Plazentainfarkt
- Schwangerschaftshypertonie 48
- Wachstumsretardierung, intrauterine 179
Plazentainsuffizienz
- Blasensprung, vorzeitiger, früher 252
- Fruchtwasser, mekoniumhaltiges 15
- Frühgeburt 152
- Hypotonie 152
- Hypoxie, fetale 12, 14
- Kardiotokogramm 15
- Oligohydramnion 15
- Schwangerschaftskomplikationen 15
Plazentaischämie 195
Plazentakultur
- Chorioamnionitis 160
- Vaginose, bakterielle 161
Plazentalaktogen, humanes (hPL)
- Blasensprung, vorzeitiger 250
- Mehrlingsschwangerschaft 357
- Wachstumsretardierung, intrauterine 184–185
Plazentalösung
- gestörte, Blutungen, postpartale 39
- manuelle, Uterusinversion, puerperale 95
- Physiologie 30–31
- Placenta praevia 34
- spontane 40
- Störung, Blutungen, postpartale 38
- Störungen 9
- Uterusinversion, puerperale 92
- verzögerte 37
- – Blutung 40–41
- vorzeitige s. a. Abruptio placentae
- – Abruptio placentae 32
- – Akuttokolyse 21
- – Bradykardie, fetale 15
- – Cerclage 226
- – Folgen 9
- – Fruchtwasserembolie 9
- – HELLP-Syndrom 51, 53
- – Hypoxie, fetale 14
- – Kardiotokographie 33
- – Mehrlingsschwangerschaft 364
- – Notsectio 17
- – Präeklampsie 51
- – Schwangerschaftsblutungen 146
- – Schwangerschaftshypertonie 48
- – Therapie 35–36
- – Trauma 155
- – Ultraschalluntersuchung, transvaginale 33
- – Vena-cava-Okklusionssyndrom 9
Plazentapolypen, Spätatonie 42

Plazentareste, zurückgebliebene, Blutungen, postpartale 38
Plazentasitz, tiefer
– Nabelschnurvorfall 72
– Placenta accreta/increta bzw. percreta 40
Plazentatextur, SGA-Fetus 182
Plazentationsstörungen
– Blasensprung, vorzeitiger, früher 248
– Frühgeburt 140
– Uterusfehlbildungen 143
Plazentazentese, IUGR-Fetus 184
Pneumomediastinum 315
– Frühgeborene 276
Pneumonie
– Chlamydia trachomatis 161
– Frühgeborene 278, 337
– Ösophagusatresie 295
– rezidivierende, Lungensequestration 314
– – Lungenzysten, kongenitale 314
Pneumoperikard, Frühgeborene 276
Pneumothorax
– Differentialdiagnose 327
– Frühgeborene 315
– Neugeborene 315
pO$_2$ s. Sauerstoffpartialdruck
Polydaktylie, Frühgeburt 131
Polyglobulie
– Frühgeborene 280
– Hypoxie, fetale 184
– Ventrikeldilatation 185
Polyhydramnion s. Hydramnion
Polyvidonjod-Suppositorien, Kolpitis 201
Ponderal-Index, Wachstumsretardierung, intrauterine 181
Porenzephalie
– Frühgeborene 287
– Hypoxie, fetale 13
Postnataldiagnostik, Atemnotsyndrom 326–327
Potter-Syndrom, Oligohydramnion 86
PPROM (preterm premature rupture of the membrane) s. Blasensprung, vorzeitiger, früher
Präeklampsie 48, 154, 203
– Acetylsalicylsäure 55
– Blasensprung, vorzeitiger, früher 251
– Diabetes mellitus 134
– Differentialdiagnose 52
– Frühgeburt 140
– Gerinnungsstörungen 53, 55
– Laborbefunde 52
– Lungenreifungsinduktion 54, 211
– Lupus erythematodes 49
– Pathogenese 49
– Plazentalösung, vorzeitige 51
– RDS-Prophylaxe 329
– Rezidivrisiko 56
– Schock, hypovolämischer 44
– Therapie 53–55
– Tokolyse 54

Präeklampsie
– Verlauf und Prognose 56
– Wachstumsretardierung, fetale 257
– – intrauterine 179
Pränataldiagnostik, Mehrlingsschwangerschaft 357
Pregnancy-associated-Plazentaprotein A, SGA-Fetus 182
Preßperiode/-wehen 29
– Bradykardie, fetale 17
– Reanimation, intrauterine 21
Primiparae, Placenta praevia 31
Progesteron
– Blasensprung, vorzeitiger 254
– Frühgeburt 201
– Schwangerschaftsblutungen 146
Prolactin
– Blasensprung, vorzeitiger 250
– Lungenreifungsinduktion 329–330
– Surfactant 322
PROM (premature rupture of the membrane) s. Blasensprung, vorzeitiger
Prosopopagus 355
Prostacyclin (PGI2)
– Schwangerschaft 27
– Schwangerschaftshypertonie 48
Prostaglandin E2
– Amnioninfektionssyndrom 62
– Schwangerschaftsblutungen 146
Prostaglandin F2a
– Amnioninfektionssyndrom 62
– Frühatonie 39–40
– Plazentalösung 31
Prostaglandine
– Antagonisten 171
– Beatmung 280
– Blasensprung, vorzeitiger, früher 247
– Fruchtwasser 166, 169–170
– Geburtswehen 169
– Plazentalösung 31
– Schnelltests 166
– Spätatonie 42
– Surfactant 322
– Synthese 170
– Wehentätigkeit, vorzeitige 166, 170, 195
– Wirksamkeit 208
Prostaglandinsynthesehemmer
– Ductus arteriosus persistens 280
– Indometacin 208
– Kontraindikationen 208
– Nebenwirkungen 208
– Tokolyse 208–209, 214
Protein C, Schwangerschaft 28
Proteinurie
– HELLP-Syndrom 51
– Hypertonie 153
Psoaszeichen, Appendizitis 305
Psychoprophylaxe 116
Pudendusanästhesie, Mehrlingsgeburt 366
pulmonale Hypoplasie, Frühgeborene 336–337

Pulsatilitätsindex, Doppler-Sonographie 186
Purpura
– thrombotisch-thrombozytopenische, Differentialdiagnose 52
– – Eklampsie/Präeklampsie/HELLP-Syndrom 49
– thrombozytopenische, idiopathische, Blutungen, postpartale 38
Pyelonephritis
– Bakterien, gramnegative 171
– Schock, septischer 44
Pyelonephritis gravidarum, Frühgeburt 163
Pylorusspasmus 301–302
Pylorusstenose
– hypertrophische 301–302
– Weber-Ramstedt-Operation 302

Q

Querlage
– Armvorfall 78, 80
– Differentialdiagnose 79
– Hypoxie, fetale 17
– Mehrlingsschwangerschaft 364
– Nabelschnurvorfall 72

R

Rachenbeatmung, Frühgeborene 272
Radspeichenphänomen, Volvulus 301
Randsinusblutung 31, 33
Rauchen s. Nikotinabusus
RDS (respiratory distress syndrome) s. Atemnotsyndrom
RDS-Prophylaxe s. Atemnotsyndrom, Prophylaxe
Reanimation
– Frühgeborene 271
– intrauterine, Akuttokolyse 21
– – Geburtsbeendigung 22
– – Herzfrequenz, fetale 22
– – Hyperventilation 21
– – Hypoxie, fetale 17–18
– – Indikationen 21
– – Kontraindikationen 21
– – Methoden 18
– – Vorgehen 21
– Neugeborene 264
Rechts-links-Shunt, intrapulmonaler, Atemnotsyndrom 323
Refluxuropathien, Hydramnion 135
Reifealter, Bestimmungsschema 269–270
Rektumstenose 304
Rendell-Baker-Maske, Frühgeborene 272
Reoxygenierung
– Akuttokolyse 18–19
– Hypoxie, fetale 18
Reproduktionsverhalten, Frühgeburt 118

407

Residualkapazität, funktionelle (FRC)
- Frühgeborene 274–275
- Surfactant 319
Resistance-Index, Doppler-Sonographie 186
Respirationstrakt, Entwicklung, morphologische 318–319
Respiratory-distress-Syndrom (RDS) s. Atemnotsyndrom
Retentio testis s. Maldescensus testis
Retina
- unreife, Frühgeborene 271
- Vaskularisierung, Frühgeborene 288
Retinablutung, Eklampsie 50
Retinopathia prematurorum, Frühgeborene 288
Rhesusprophylaxe
- Abruptio placentae 37
- Placenta praevia 37
- - Blutung 34
Rh-Inkompatibilität, Plazentainsuffizienz 15
Ritodrin
- Tokolyse 204
- Tokolytika 205
Rötelnviren, Wachstumsretardierung, fetale 179
RS-Virusinfektion, Atemnotsyndrom 333
Rückenlagerung der Schwangeren
- Blutdruck, arterieller 5
- Herzfrequenz, fetale 7
- Herzminutenvolumen 5
- Hypotonie 4
- Kindsbewegungen 7
- Oxygenierung, fetale 8
- Schlagvolumen 5
- Vena-cava-Okklusionssyndrom 4
Rückenlage-Schocksyndrom s. Vena-cava-Okklusionssyndrom

S

Säuglingssterblichkeit s. Neonatal-/Perinatalmortalität
Säure-Basen-Status, Frühgeborene 273
Sakralparasit 355
Sakralteratom 355
Sakralwirbelfehlbildungen 297–298
Salpingitis, Neugeborene 306
saltatorisches Syndrom, Leukomalazie, periventrikuläre 342
Sauerstoffatmung, maternale
- Hypoxie, fetale 20–21
- Nabelschnurvorfall 75
Sauerstoffmangel, intrauteriner 12
Sauerstoffpartialdruck, Vena-cava-Okklusionssyndrom 8
Sauerstofftherapie, IUGR-Fetus 188
Schädellage
- Armvorfall 78–79
- Frühgeburt 258

Schädellage
- Fußvorfall 79
- Mehrlingsschwangerschaft 364
- Nabelschnurvorfall 72
Schädellage/Beckenendlage, Mehrlingsgeburt 365
Schädellage/Querlage, Mehrlingsgeburt 365
Schädellage/Schädellage, Mehrlingsgeburt 364–365
Scheitel-Steiß-Länge, SGA-Fetus 180
Schilddrüsenhormone
- Lungenreifungsinduktion 212
- Surfactant 322
Schlagvolumen 5
Schluckstörungen, fetale, Hydramnion 135
Schmierblutungen, Abruptio placentae 32
Schnappatmung, Fruchtwasseraspiration 319
Schnittentbindung
- abdominale, Armvorfall 80
- - Nabelschnurvorfall 75–76
- frühe 377
- Notsectio 17
Schock
- Akuttokolyse 21
- anaphylaktischer, Differentialdiagnose 43
- Antibiotikaprophylaxe 64
- Atemnotsyndrom 325
- bakterieller, Amnioninfektionssyndrom 61
- Blutungen, prä-/intrapartale 36
- Fruchtwasserembolie 43
- Frühgeborene 271, 337
- hämorrhagischer 44, 92
- - Differentialdiagnose 43
- - fetaler, Hypoxie, fetale 12
- hypovolämischer 44–45
- hypoxämischer, Hypoxie, fetale 12
- - protrahierter 19
- irreversibler 44
- kardiogener 43
- peripartaler 43–45
- septischer 44
- Zytokine 171
Schulleistungen, Leukomalazie, periventrikuläre 345
Schulterdystokie 383
- Hypoxie, fetale 14, 17
Schwangerenberatung, Wehentätigkeit, vorzeitige 195
Schwangerenbetreuung
- Frühgeburt 112
- Mehrlingsschwangerschaft 356–360
Schwangereneinwilligung, mutmaßliche 380–381
Schwangerenvorsorge
- Chlamydien-Screening 164
- Frühabort, habitueller 147
- Frühgeburt 107, 115–116, 147–148, 234

Schwangerenvorsorge
- Sozialschicht 115
- Spätabort 147
- Urinuntersuchung 164
- Wehentätigkeit, vorzeitige 213
Schwangerschaft
- Antihypertensiva 55
- Gefäße 27–28
- Gerinnungsinhibitoren 28
- Gerinnungssystem, Anpassungen 28–29
- Hämodynamik 26–27
- Herzfrequenz 26
- Herzminutenvolumen 26
- Infektionen 164–167
- Magnesiumsubstitution 201
- Myomenukleation 145
- Pilzinfektion 164
Schwangerschaftsabbruch s. Interruptio
Schwangerschaftsalter s. Gestationsalter
Schwangerschaftsbeendigung
- HELLP-Syndrom 53
- vorzeitige, Frühgeburt 202
Schwangerschaftsblutungen
- deziduale 146–147
- Frühgeburt 142
- Komplikationen 146–147
- Plazentalösung, vorzeitige 146
Schwangerschaftsdauer
- Frühgeborene 290
- Mehrlingsschwangerschaft 356
Schwangerschaftserleben, Frühgeburt 125–126
Schwangerschaftsfettleber
- Differentialdiagnose 52
- Eklampsie/Präeklampsie/HELLP-Syndrom 49
Schwangerschaftsgymnastik 116
Schwangerschaftshypertonie 48
- Antihypertensiva 54
- Gefäßschädigung 48
- Gerinnungsstörungen 49
- Häufigkeit 48
- Hochrisikoschwangerschaft 265
- Koagulopathie 49
- Laborwerte 52–53
- Therapie 54
Schwangerschaftshypotonie, physiologische 152
Schwangerschaftskomplikationen, Plazentainsuffizienz 15
Schwangerschaftsproteinurie 48–49
- Laborwerte 52–53
Schwangerschaftsturnen 116
Sectio caesarea
- s. a. Notsectio
- Abruptio placentae 35
- Antibiotikaprophylaxe 64, 167
- Aufklärung, Situationen ohne Pflicht 379
- Einwilligung durch die Schwangere, Verweigerung 379–380
- Fruchtwasserembolie 9

Sectio caesarea
- Frühgeburt 142, 258
- HELLP-Syndrom 53
- Lagerung, Oxygenation, fetale 9
- Mehrlingsgeburt 369–370
- Narbengebiet, Placenta accreta/increta bzw. percreta 40
- Placenta praevia 34
- rechtliche Aspekte 377
- Schock, septischer 44
- Uterusinversion, puerperale 92
- Uterusruptur 82
- oder vaginale Entbindung 376–377
- Zeitpunkt, richtiger 377, 380
- Zwillingsgeburt 367, 369–370

Sectiofrequenz
- Amnioninfektionssyndrom 63
- Cerclage 230

Sedativa
- Blasensprung, vorzeitiger 254
- Schwangerschaftshypertonie 54

Seitenlagerung
- Hämodynamik 5
- Reanimation, intrauterine 21

Sepsis
- Amnioninfektionssyndrom 61
- Antibiotikaprophylaxe 64, 168
- Frühgeborene 162, 336–337
- neonatale 162, 168
- Antibiotikaprophylaxe 168
- Infektionsdiagnostik 165
- Toxine 171

Serumparameter, Infektionsdiagnostik 165
Sexualsteroide, kardiale Veränderungen 26
Sexualverhalten, Frühgeburt 123
SGA (small for gestational age) 178

SGA-Fetus
- s. a. Wachstumsretardierung, intrauterine
- Diagnostik 180
- Doppler-Sonographie 182, 187, 189–190
- Fetalblutanalyse 184
- Fruchtwassermenge 182
- Frühgeburt 178
- IGF 182
- Plazentatextur 182
- Plazentaveränderungen 182
- Pregnancy-associated-Plazentaprotein A 182
- Risiken, prädisponierende 182
- Scheitel-Steiß-Länge 180
- Symphysen-Fundus-Messung 181
- Ultraschallbiometrie 187, 190
- Ultraschalluntersuchung 181–182

Sheehan-Syndrom 37
Shirodkar-Cerclage 228
Silk-Phänomen, Leistenbruch 309
SIOP-Klassifikation, Wilms-Tumor 308
Skalpblutentnahme, Zwillingsgeburt 367
small for gestational age s. SGA

Small-left-colon-Syndrom, Differentialdiagnose 303

Sonographie
- Blasensprung, vorzeitiger 250
- – früher 253
- SGA-Fetus 181–182
- Zervixinsuffizienz 223

Sp s. Surfactant-Proteine

Spätabort
- Cerclage 226
- Schwangerenvorsorge 147

Spätatonie 42
- s. a. Uterusatonie

Spannungspneumothorax 315
- Atemnotsyndrom 276
- Frühgeborene 274, 276, 315
- Neugeborene 315

Spekulumeinstellung, Cerclage 227
Spina bifida, Hydramnion 135

Spinalanästhesie
- Hämodynamik 5, 9
- Mehrlingsgeburt 366

Spontangeburt
- Insulin-Glucose-Infusion 68
- Zwillingsgeburt 368

Stein-Erkrankung, Hydramnion 87
Steißfußlage, Nabelschnurvorfall 72
Steißteratom 306–307
Stenose, infrapapilläre 295
Steroidhormone, kardiale Veränderungen 26
Stickstoffmonoxid-(NO-)Donatoren, Schwangerschaftsblutungen 147
Stimmbandlähmung, Lungenhypoplasie 319
Stöhnen, exspiratorisches, Atemnotsyndrom 325

Streptokokken-B-Infektion
- Antibiotikaprophylaxe 169
- Frühgeburt 162–163

Streptokokkenpneumonie, Frühgeborene 336–337
Streß, Wehentätigkeit, vorzeitige 195
Streßtests, Wachstumsretardierung, intrauterine 185
subpelvine Stenosen, Hydramnion 135
Substratmangelrachitis, Frühgeborene 283
Sulindac, Tokolyse 209
Sulproston, Frühatonie 40
Superfekundation, Mehrlingsschwangerschaft 352–353
Superfetation, Mehrlingsschwangerschaft 352–353
supine hypotensive syndrome s. Vena-cava-Okklusionssyndrom

Surfactant 319–323
- Aufgabe 322
- Bedeutung, atemphysiologische 319
- Biochemie 320
- Freisetzung, Regulation 322–323
- Glukokortikoide 322, 329
- Myelin, tubuläres 321

Surfactant
- Östrogene 322
- Phospholipide 320
- Präparate, künstliche 320, 330–331
- – gentechnologische Herstellung 332
- – Komplikationen 331
- – Wirksamkeit 331
- Residualkapazität, funktionelle 319
- Typ-II-Pneumozyten 321–322
- Zusammensetzung 320

Surfactant-Mangel
- Atemnotsyndrom 324–325
- Frühgeborene 275

Surfactant-Proteine 321–322
- Struktur und Funktion 321
- Wirkung, antigene 331

Surfactant-Therapie 330–332
- Frühgeborene 274
- Komplikationen 333
- Prognose 333

Symphysen-Fundus-Abstand
- Hydramnion 88
- SGA-Fetus 181

Szendi-Saling-Technik, Muttermundverschluß, totaler 228

T

Tachyarrhythmie, Hydramnion 135

Tachykardie
- Amnioninfektionssyndrom 61, 251
- Blutungen, postpartale 39
- fetale, Akuttokolyse 19
- – Betamimetika 206
- Infektionsdiagnostik 165
- Magnesiumtherapie 207
- Schwangerschaft 26

Tamponade, uterine, Placenta-praevia-Blutung 34
Teenager-Schwangerschaft, Frühgeburt 116
Temperaturregulation, Frühgeborene 271
Teratom, sakrokokzygeales 306–307
Terbutalin, Tokolyse 206
Tetraparese, spastische, Leukomalazie 344
Thorakopagus 354
Thoraxdysplasie, Hydramnion 135
Thoraxerkrankungen, Neugeborene 313–315
Thrombose, Frühgeburt 154

Thromboxan A2
- Plazentalösung 31
- Schwangerschaft 27
- Schwangerschaftshypertonie 48

Thrombozyten, HELLP-Syndrom 53

Thrombozytopenie
- Amnioninfektionssyndrom 61
- HELLP-Syndrom 154
- Hypertonie 154

Thrombusbildung, Plazentalösung 30
Thyreoidea-Releasing-Hormon s. TRH
Thyreotoxikose, Akuttokolyse 21

Thyroxin
– Lungenreifungsinduktion 329–330
– Surfactant 322
TNF s. Tumornekrosefaktor (TNF)
TNM-Klassifikation, Neuroblastom 307
Tokolyse
– s. a. Akuttokolyse
– s. a. Notfalltokolyse
Tokolyse/Tokolytika 202–210
– Betamimetika 203–208, 214
– Blasensprung, vorzeitiger 254
– Bolusapplikation 205
– Bolustokolyse 205
– Calciumantagonisten 209, 214
– Cerclage 227, 229
– Cyclooxygenasehemmer 209
– Dosierungen 204–205
– Fenoterol 204
– HELLP-Syndrom 54
– Hexoprenalin 204, 206
– Hypokaliämie 206
– Hypoxie, intrauterine, Fetal-Outcome 17
– Indometacin 204, 208
– Komplikationen 206
– kontinuierliche 205
– Kontraindikationen 203
– Lungenreifungsinduktion 207
– Magnesium 204, 207–208, 214
– Nebenwirkungen 206, 239–240
– Nifedipin 204, 209
– NO-Donatoren 210
– Notfall-Cerclage 227–228
– Notsectio 17
– Oxytocinantagonisten 209–210, 214
– Präeklampsie 54
– Prostaglandinsynthesehemmer 208–209, 214
– psychologische Begleitung 239–240
– Ritodrin 204–205
– Schwangerschaftsblutungen 147
– Sulindac 209
– Terbutalin 206
– Tranquillanzien 240
– Uterus myomatosus 145
– Uterusinversion, puerperale 95
– Wehentätigkeit, vorzeitige 202–210, 213–214
– Ziel 214
Totgeburt, Abruptio placentae 51
Toxoplasmose
– Fetalblutanalyse 184
– Wachstumsretardierung, fetales 179
Tracheomalazie, Langzeitintubation 278
tracheoösophageale Fisteln 294
Tracheotomie, Frühgeborene 278
Tragzeitklassen, Frühgeborene 104
Tranquillanzien, Tokolyse 240
Transaminasen, HELLP-Syndrom 154
Transfusionssyndrom, feto-fetales s. feto-fetales Transfusionssyndrom
Trauma, Frühgeburt 155

Trendelenburg-Lage, Herzminutenvolumen 5
TRH (Thyreoidea-Releasing-Hormon), Lungenreifungsinduktion 212, 329–330
Trichomoniasis 168
– Antibiotikaprophylaxe 167
– Frühgeburt 163
Triglyzeride, Hypoxie, fetale 184
Triploidie, Frühgeburt 131–132
Trisomien
– Frühgeburt 131–132
– Hydramnion 135
– Wachstumsretardierung, intrauterine 179
Trommelschlegelfinger, Bronchiektasen 314
Trophoblastinvasion, Schwangerschaftshypertonie 48
Trophoblasttumoren, Spätatonie 42
Tubenimplantation, Uterusruptur 83
Tubenligatur, Uterusruptur 84
Tumoren, Neugeborene 306–308
Tumornekrosefaktor (TNF)
– Amnioninfektionssyndrom 62, 251
– Blasensprung, vorzeitiger, früher 248
– Fruchtwasser 166, 170
– Infektionen 170
– Wehentätigkeit, vorzeitige 170, 195
Turner-Syndrom
– Frühgeburt 131–132
– Wachstumsretardierung, intrauterine 179
Typ-I-Pneumozyten 319
Typ-II-Pneumozyten 319
– Lamellenkörperchen 319, 322, 328
– Surfactant 321–322

U

Übernahmeverschulden, Geburtshelfer 376
Übertragung
– Berufstätigkeit, Bedeutung 114
– Fruchtwasserembolie 9
– Plazentainsuffizienz 15
Uhrglasnägel, Bronchiektasen 314
Ultraschallbiometrie, SGA-Fetus 187, 190
Ultraschalluntersuchung s. Sonographie
Umbilikalarterien, Nullfluß, diastolischer 186
Urachus, persistierender, Omphalozele 311
Urinproduktion
– fetale, Prostaglandinsynthesehemmer 208
– vermehrte, Hydramnion 135
Urinstatus, Wehentätigkeit, vorzeitige 200
Urinuntersuchung, Schwangerenvorsorge 164

Urogenitalinfektionen
– Amnioninfektionssyndrom 62
– Frühgeburt 158, 161, 163–164
– Therapie 167
Uropathie, obstruktive, Hydramnion 135
uterine Hyperaktivität
– Akuttokolyse 22
– Bradykardie, fetale 15
– Hypoxie, fetale 14
– Reanimation, intrauterine 21
uterine Inversion s. Uterusinversion
Uterus
– arcuatus 143
– bicornis 143
– didelphys 143
– druckdolenter, Amnioninfektionssyndrom 61
– – Infektionsdiagnostik 165
– hypoplasticus, Frühgeburt 142
– myomatosus, Abdominalbeschwerden 145
– – Blasensprung, vorzeitiger 144
– – Blutungen, vaginale 144
– – C-reaktives Protein 145
– – Degeneration, rote oder fleischige 144
– – Druckschmerzhaftigkeit 145
– – Frühabort 145
– – Frühgeburt 140–141, 144
– – Inversio uteri 92
– – Placenta praevia 31
– – Plazentalösung, verzögerte 41
– – Rezidivgefahr 145
– – Schmerzen, abdominale 144
– – Therapie 145
– – Tokolyse 145
– – Uterusatonie 38
– – Wachstumsretardierung, intrauterine 144
– – Wehentätigkeit, vorzeitige 144
– schmerzhafter, Amnioninfektionssyndrom 251
– septus 143
– subseptus 143
– unicornis 143
Uterusatonie
– s. a. Blutungen, postpartale
– s. a. Früh-/Spätatonie
– postpartale 30
– – Risikofaktoren 38
– – Therapieschemata 39
Uterusdurchblutung, Vena-cava-Okklusionssyndrom 7–8
Uterusfehlbildungen 142–143
Uterusinversion, puerperale 91–97
– akute 92
– chronische 92
– inkomplette 94
– komplette 94
– konservative 96
– Nachgeburtsperiode 92
– Plazentalösung, manuelle 95

Uterusinversion, puerperale
– Therapie 94–96
– Tokolyse 95
uteruskontrahierende Medikamente, Blutungen, postpartale 39
Uteruskontraktionen 28
– Hämodynamik 5
– Magnesiummangel 201
– vorzeitige, Cerclage 226
– Wehentätigkeit, vorzeitige 199, 213
Uterusruptur 81–84
– Bradykardie, fetale 14–15
– Klinik 41, 84
– Mortalität, mütterliche und kindliche 83
– Notsectio 17
– Therapie 21
– Trauma 155
– Ursachen 82
– zephalopelvines Mißverhältnis 82
Uterustamponade, Frühatonie 40
Uterustumoren, Frühgeburt 144–146
Uterusverletzungen, Blutungen, postpartale 41

V

Vaginaldesinfektion, Cerclage 227
Vaginalinfektionen
– Cerclage 226
– Gardnerella-Besiedlung 200
Vaginalsekret
– Immunabwehr, lokale 236
– pH-Wert-Bestimmung 164
Vaginalsonographie
– Blasensprung, vorzeitiger 250
– Wehentätigkeit, vorzeitige 198
Vaginalverletzungen, Blutungen, postpartale 41
Vaginose, bakterielle
– Amnioninfektionssyndrom 62
– Antibiotikaprophylaxe 167
– Chorioamnionitis 161
– Frühgeburt 161
Vagusstimulierung, Hypoxie, fetale 13
Vakuumextraktion
– Armvorfall 80
– Hypoxie, fetale 17
– Nabelschnurvorfall 76
vanishing twin, Mehrlingsschwangerschaft 354
Vaskulitis
– choriale 146
– umbilikale 146
Vaskulopathie
– Blutungen, postpartale 38
– deziduale, Schwangerschaftsblutungen 146
– plazentare, Blasensprung, vorzeitiger, früher 251
Vasodilatation
– Akuttokolyse 21
– Schwangerschaft 27

Vasokonstriktoren, Schwangerschaft 27
Vasopressin, Surfactant 322
Vasospasmus, zerebraler, Eklampsie 50
Vena-cava-inferior-Syndrom s. Vena-cava-Okklusionssyndrom
Vena-cava-Okklusionssyndrom 4–10
– Akuttokolyse, Kontraindikationen 21
– Bradykardie, fetale 15
– Halbseitenlagerung 21
– Hypoxie, fetale 12, 14
– Nabelschnurvorfall 75
– Parazervikalanästhesie 12
– Schock, peripartaler 43
Ventilationsstörungen, bronchopulmonale Dysplasie 276
Ventrikelblutungen
– fetale, Glukokortikoide 210
– – Prostaglandinsynthesehemmer 208
– Frühgeborene 286
– Neugeborene 168
Ventrikeldilatation
– Ductus arteriosus, erweiterter 185
– Hypertonie, pulmonale 185
– Polyglobulie 185
Ventrikeldrainage, Leukomalazie 343
Ventrikelfunktion, linke, Frühgeborene 279
Ventrikelseptumdefekt, Frühgeburt 151
Verbrauchskoagulopathie
– Abruptio placentae 35
– Uterusinversion, puerperale 93
Verhaltensstörungen, Leukomalazie 345
Verletzung, fetale, Bauchtrauma 155
Vertrauensgrundsatz, Geburtshelfer 381
Very-low-birthweight-Infants (VLBW-Infants) 102, 336
Vierkanaltokographie 199
Virusinfektionen, IUGR 178
Volumensubstitution
– Abruptio placentae 36
– Hypoxie, fetale 20
Volvulus 298, 300–301
– Double-Bubble-Phänomen 298
– Radspeichenphänomen 301
Vorhofseptumdefekt, Frühgeburt 151
Vulvahämatom, Blutungen, postpartale 41

W

Wachstum, fetales 178
– Abdominalumfang 181
– Störfaktoren 179
– Zerebellum, Durchmesser 181
Wachstumsfaktoren
– epidermale, Surfactant 322
– Schwangerschaft 27
Wachstumsretardierung, intrauterine 177–192
– s. a. IUGR-Fetus
– s. a. SGA-Fetus
– Ätiologie 178

Wachstumsretardierung, intrauterine
– Armvorfall 79
– asymmetrische 179
– Blasensprung, vorzeitiger 250
– Chromosomenanomalien 180
– Definition 178
– Diagnostik 180–181, 183–189
– Fehlbildungen 183
– Flußumkehr, diastolische 186
– Fruchtwassermenge 184
– Frühgeburt 132, 152
– Hochrisikoschwangerschaft 265
– Hypertonie 154
– – schwangerschaftsinduzierte 186
– Hypoglykämie, fetale 179
– Hypoxie 183–187
– Kardiotokographie 185
– klinische Bedeutung 180
– Mehrlingsschwangerschaft 360
– Nonstreß-Test 185
– Oligohydramnion 181
– Oxytocinbelastungstest 185
– Pathophysiologie 179
– Ponderal-Index 181
– Präeklampsie 257
– Schwangerschaftshypertonie 48
– Streßtests 185
– symmetrische 178
– Therapie 188
– Ursachen 179
– Uterus myomatosus 144
Walcher-Lage, Herzminutenvolumen 5
Wechseldruckbeatmung, Frühgeborene 274
Wehenbelastungstest, Blasensprung, vorzeitiger, früher 253
Wehenhemmung s. Tokolyse/Tokolytika
Wehentätigkeit, vorzeitige 184, 193–219
– Ärzte-Hebammen-Interaktion 195
– alpha-adrenerges System 237
– Amnioninfektionssyndrom 62
– Angst 235
– Antibiotika(prophylaxe) 168, 200–201, 214
– Asthma bronchiale 154
– Blasensprung, vorzeitiger 194, 214
– Blutungen, retroplazentare 195
– Cerclage 229
– CRH 195
– Diabetes mellitus 134
– Diagnostik 213
– Eicosanoidabkömmlinge 166
– Endothelin 195
– Entspannung 238
– Ernährung 196
– Fibronektin 199, 213
– Fruchtwasserkultur, positive 159
– Frühdiagnostik 198–200
– Frühgeburt 106, 130, 158, 202
– Frühsymptome 199
– Genußmittel 196
– Glukokortikoide 236–237
– Hämoglobin 200

Wehentätigkeit, vorzeitige
– Herzminutenvolumen, maternales 27
– Hydramnion 136, 209
– Immunkompetenz 237
– Infektionen 213
– – aszendierende 194, 223
– – vaginale 199
– Kardiotokographie 199, 239
– Koitusfrequenz 123
– Kolpitis 201
– Krankengymnastik 239
– Laborparameter 199
– Lebenssituation, belastende 236–238
– – Verbesserung 196
– Leukotriene 195
– Lösungsansätze, zukünftige 212–213
– Mehrlingsschwangerschaften 202
– Merkmale 199
– Muttermundsöffnung 198
– Mutterpaß, Risiko-Score 197
– Mutterschutzgesetz 196
– Nikotinabusus 196
– noradrenerges System 237
– Pathophysiologie 194–195
– Placenta praevia 197
– Portiowirksamkeit 198
– Prävention 197–202
– Probleme, ungelöste 212–213
– Progesteron 201
– Prophylaxe 195–202
– Prostaglandine 166, 170, 195
– psychovegetative Harmonisierung 238
– Regelmäßigkeit 198
– Risikogruppen 197–198
– Rückwärtskonditionierung 235
– Schmerzhaftigkeit 198
– Schwangerenberatung 195
– Schwangerschaftsvorsorge 213
– Selbstbeobachtung der Schwangeren 239
– Streß 195
– Tokolyse 202, 204–210, 213–214
– – Betamimetika 203–207
– – psychologische Begleitung 239–240
– Tranquillanzien 240
– Tumornekrosefaktor 170, 195
– Überforderung, chronische 236
– Urinstatus 200
– Uterus myomatosus 144
– Uterusfehlbildungen 143
– Uteruskontraktionen 199, 213
– Verhalten der Schwangeren 196–197
– Vierkanaltokographie 199
– vorzeitige, Therapie 200
– Zervixbeurteilung 198
– Zervixveränderungen 213
– Zytokine 166, 169–170, 194–195
Wendung
– auf den Fuß, Zwillingsgeburt 368
– mit ganzer Extraktion, Nabelschnurvorfall 76
– innere aus Kopflage, Armvorfall 80

wet lung disease 327
White-Klassen-Einstufung, Diabetes mellitus 134
von-Willebrand-Jürgens-Syndrom, Blutungen, postpartale 38
Wilms-Tumor 308
Wundinfektionen, Amnioninfektionssyndrom 63
Wundnaht, Hebamme 383
Wurm-Hefner-Technik, Muttermundverschluß, totaler 228

X

Xiphopagus 355

Z

zephalopelvines Mißverhältnis, Uterusruptur 82
Zerebellum, Durchmesser, Wachstum, fetales 181
zerebrale Symptome 48
Zerebralgefäße, fetale, Doppler-Sonographie 185
Zerebralparese
– Bradykardie, fetale 13
– spastische, Frühgeborene 286
Zervikohysterographie 223
Zervixbeurteilung, Wehentätigkeit, vorzeitige 198
Zervixinsuffizienz 221–232
– Bishop-Score 223
– Blasensprung, vorzeitiger, früher 246
– Cerclage 224–226
– – Indikationen 226
– – Komplikationen 229–230
– – Kontraindikationen 226
– – Technik 227–228
– Definition 222
– Diagnose 223–224
– Frühgeburt 140, 158, 222–223
– Häufigkeit 222
– Infektionen, aszendierende 223
– Meßwerte 223
– Palpation 223
– Ultrasonographie 223–224
– Zervikohysterographie 223
Zervixkarzinom, Frühgeburt 144
Zervixkonisation, Cerclage 226
Zervixneoplasien, invasive, Frühgeburt 144
Zervixpolypen, Frühgeburt 144
Zervixreifung
– Infektionen, aszendierende 223
– Prostaglandine 208
Zervixriß 41
– Cerclage 229
Zervixsonographie 224
Zervixstenose 41

Zervixumschlingung 228
Zervixveränderungen, Wehentätigkeit, vorzeitige 213
Zervixverletzungen, Blutungen, vaginale 41
Zervixverschlußoperationen s. Cerclage
Zervizitis, Scheidensekret, Nativpräparat 164
ZNS, Frühgeborene 286–287
Zwerchfelldefekte/-hernie 312–313
– Hydramnion 135
Zwillinge 352, 364
– Lagekonstellationen 364–365
– parasitäre, Frühgeburt 132
– verbundene 352, 354–355
– – Schwangerenbetreuung 355
– verkeilte 369
– Zygotie 352–353
Zwillingsentbindung/-geburt 363–370
– s. a. Mehrlingsgeburt
– Azidose 367
– Blutungen, atonische 370
– Entbindung des 1. Zwillings 367
– – des 2. Zwillings 368
– Geburtshelfer 367
– Hebamme 367
– Intervall 368
– Leitung 366–367
– Nabelschnurvorfall 76
– Nachgeburtsperiode 370
– Sectio caesarea 367, 369–370
– Skalpblutentnahme 367
– Spontangeburt 367–368
– Ultraschalldiagnostik 366–367
– Wendung auf den Fuß 368
– Zeitpunkt 365
Zwillingsplazenta 353
Zwillingsschwangerschaft
– Frühgeburt 134
– Hydramnion 88
– Lambdazeichen 356
Zyanose, Hypertonie 154
Zygotie
– Diagnostik, postpartale 353
– Mehrlingsschwangerschaft 352–353
Zystennieren, Differentialdiagnose 308
Zytokine
– Amnioninfektionssyndrom 62, 251
– Antagonisten 171
– Blasensprung, vorzeitiger, früher 248
– Fruchtwasser 166, 169
– Geburtsbeginn 169
– Infektionen 170
– Schnelltests 166
– Schock 171
– Schwangerschaft 27
– Wehentätigkeit, vorzeitige 166, 169, 194
Zytomegalie
– Fetalblutanalyse 184
– Wachstumsretardierung, intrauterine 179